Urgências e Emergências Pediátricas
Manual para Rápida Tomada de Decisão

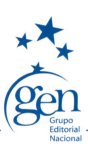

O GEN | Grupo Editorial Nacional – maior plataforma editorial brasileira no segmento científico, técnico e profissional – publica conteúdos nas áreas de ciências da saúde, exatas, humanas, jurídicas e sociais aplicadas, além de prover serviços direcionados à educação continuada e à preparação para concursos.

As editoras que integram o GEN, das mais respeitadas no mercado editorial, construíram catálogos inigualáveis, com obras decisivas para a formação acadêmica e o aperfeiçoamento de várias gerações de profissionais e estudantes, tendo se tornado sinônimo de qualidade e seriedade.

A missão do GEN e dos núcleos de conteúdo que o compõem é prover a melhor informação científica e distribuí-la de maneira flexível e conveniente, a preços justos, gerando benefícios e servindo a autores, docentes, livreiros, funcionários, colaboradores e acionistas.

Nosso comportamento ético incondicional e nossa responsabilidade social e ambiental são reforçados pela natureza educacional de nossa atividade e dão sustentabilidade ao crescimento contínuo e à rentabilidade do grupo.

Urgências e Emergências Pediátricas
Manual para Rápida Tomada de Decisão

Adriana Pasmanik Eisencraft

Mestre em Pediatria pelo Instituto da Criança e do Adolescente do Hospital das Clínicas da Faculdade de Medicina da Universidade de São Paulo (ICr-HCFMUSP). MBA em Gestão da Saúde pelo Insper/Hospital Israelita Albert Einstein (HIAE). Médica Supervisora do Centro Integrado de Emergência Referenciada Pediátrica (CIERP) do ICr-HCFMUSP. Especialista em Emergências Pediátricas por Proficiência pela Sociedade Brasileira de Pediatria (SBP) e pela Associação Brasileira de Medicina de Emergência (Abramede).

Sylvia Costa Lima Farhat

Doutora em Medicina pela Faculdade de Medicina da Universidade de São Paulo (FMUSP). Professora e Membro da Comissão da Pós-Graduação do Departamento de Pediatria da FMUSP. Médica Supervisora do Centro Integrado de Emergência Referenciada Pediátrica (CIERP) do Instituto da Criança e do Adolescente do Hospital das Clínicas da FMUSP (ICr-HCFMUSP). Especialista em Emergência Pediátrica por Proficiência pela Sociedade Brasileira de Pediatria (SBP) e pela Associação Brasileira de Medicina de Emergência (Abramede).

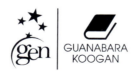

- As autoras deste livro e a editora empenharam seus melhores esforços para assegurar que as informações e os procedimentos apresentados no texto estejam em acordo com os padrões aceitos à época da publicação, *e todos os dados foram atualizados pelas autoras até a data do fechamento do livro.* Entretanto, tendo em conta a evolução das ciências, as atualizações legislativas, as mudanças regulamentares governamentais e o constante fluxo de novas informações sobre os temas que constam do livro, recomendamos enfaticamente que os leitores consultem sempre outras fontes fidedignas, de modo a se certificarem de que as informações contidas no texto estão corretas e de que não houve alterações nas recomendações ou na legislação regulamentadora.

- Data do fechamento do livro: 30/04/2021

- As autoras e a editora se empenharam para citar adequadamente e dar o devido crédito a todos os detentores de direitos autorais de qualquer material utilizado neste livro, dispondo-se a possíveis acertos posteriores caso, inadvertida e involuntariamente, a identificação de algum deles tenha sido omitida.

- **Atendimento ao cliente: (11) 5080-0751 | faleconosco@grupogen.com.br**

- Direitos exclusivos para a língua portuguesa
  Copyright © 2021 by
  Editora Guanabara Koogan Ltda.
  Uma editora integrante do GEN | Grupo Editorial Nacional
  Travessa do Ouvidor, 11
  Rio de Janeiro – RJ – 20040-040
  www.grupogen.com.br

- Reservados todos os direitos. É proibida a duplicação ou reprodução deste volume, no todo ou em parte, em quaisquer formas ou por quaisquer meios (eletrônico, mecânico, gravação, fotocópia, distribuição pela Internet ou outros), sem permissão, por escrito, da Editora Guanabara Koogan Ltda.

- Capa: Bruno Sales

- Imagens da capa: iStock (adempercem – 610566912)

- Editoração eletrônica: Edel

- Ficha catalográfica

CIP-BRASIL. CATALOGAÇÃO NA PUBLICAÇÃO
SINDICATO NACIONAL DOS EDITORES DE LIVROS, RJ

F232u

    Farhat, Sylvia Costa Lima
    Urgências e emergências pediátricas : manual para rápida tomada de decisão / Adriana Pasmanik Eisencraft, Sylvia Costa Lima Farhat. - 1. ed. - Rio de Janeiro : Guanabara Koogan, 2021.
    il.

    Inclui índice
    ISBN 978-85-277-3651-0

    1. Emergências pediátricas - Manuais, guias, etc. 2. Tratamento intensivo pediátrico. 3. Processo decisório. I. Eisencraft, Adriana Pasmanik. II. Título.

21-68961   CDD: 618.920025
                                              CDU: 616-083.98-053.2

Camila Donis Hartmann - Bibliotecária - CRB-7/6472

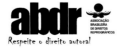

Colaboradores

Adriana Maluf Elias Sallum
Professora Colaboradora do Departamento de Pediatria no Instituto da Criança e do Adolescente do Hospital das Clínicas da Faculdade de Medicina da Universidade de São Paulo (ICr-HCFMUSP). Médica Assistente da Unidade de Reumatologia Pediátrica no ICr-HCFMUSP. Mestre e Doutora em Reumatologia Pediátrica pelo ICr-HCFMUSP.

Adriana Pozzi Pestana
Médica Pediatra formada pela Faculdade de Medicina da Universidade de São Paulo (FMUSP).

Adriana Vada Souza Ferreira
Médica Assistente do Centro Integrado de Emergência Referenciada Pediátrica (CIERP) do Instituto da Criança e do Adolescente do Hospital das Clínicas da Faculdade de Medicina da Universidade de São Paulo (ICr-HCFMUSP). Pediatra pelo Departamento de Pediatria do ICr-HCFMUSP e Emergencista Pediátrica pela Sociedade Brasileira de Pediatria (SBP) e pela Associação Brasileira de Medicina de Emergência (Abramede).

Alessandro Tavares
Médico Assistente de Urologia no Hospital das Clínicas da Faculdade de Medicina da Universidade de São Paulo (HCFMUSP). Scholar da American Urological Association (AUA) em Urologia Pediátrica no Hospital for Sick Children em Toronto (Canadá).

Alexandre Fogaça Cristante
Médico Ortopedista. Professor Associado e Livre-Docente de Ortopedia e Traumatologia da Faculdade de Medicina da Universidade de São Paulo (FMUSP).

Alfio Rossi Junior
Pediatra pelo Instituto da Criança e do Adolescente do Hospital das Clínicas da Faculdade de Medicina da Universidade de São Paulo (ICr-HCFMUSP). Especialista em Infectologia Pediátrica pelo ICr-HCFMUSP. Mestre em Pediatria pelo ICr-HCFMUSP. Presidente da Comissão de Controle de Infecções Hospitalares do ICr-HCFMUSP.

Amélia Gorete Reis
Médica Assistente do Centro Integrado de Emergência Referenciada Pediátrica (CIERP) do Instituto da Criança e do Adolescente do Hospital das Clínicas da Faculdade de Medicina da Universidade de São Paulo (ICr-HCFMUSP). Especialista em Emergência Pediátrica por Proficiência pela Sociedade Brasileira de Pediatria (SBP) e pela Associação Brasileira de Medicina de Emergência (Abramede). Mestre e Doutora pela USP.

Amilcar Martins Giron
Professor Livre-Docente da Divisão de Urologia da Universidade de São Paulo (USP). Chefe do Setor de Urologia Perinatal do Hospital das Clínicas da Faculdade de Medicina da Universidade de São Paulo (HCFMUSP). Mestre e Doutor pela USP.

Ana Carolina Barsaglini Navega
Médica Pediatra pela Faculdade de Medicina da Universidade de São Paulo (FMUSP). Médica Preceptora do Centro Integrado de Emergência Referenciada Pediátrica (CIERP) do Instituto da Criança e do Adolescente do Hospital das Clínicas da FMUSP (ICr-HCFMUSP).

Ana Catarina Lunz Macedo
Médica Assistente do Serviço de Nefrologia Pediátrica do Instituto da Criança e do Adolescente do Hospital das Clínicas da Faculdade de

Medicina da Universidade de São Paulo (ICr-HCFMUSP). Mestre em Imunologia pelo Instituto de Ciências Biomédicas da USP. Nefrologista Pediátrica pelo ICr-HCFMUSP.

Ana Cristina Aoun Tannuri
Professora de Técnica Cirúrgica e Cirurgia Experimental no Departamento de Cirurgia do Hospital das Clínicas da Faculdade de Medicina da Universidade de São Paulo (HCFMUSP). Médica Assistente do Serviço de Cirurgia Pediátrica e Transplante Hepático Pediátrico do Instituto da Criança e do Adolescente do HC-FMUSP (ICr-HCFMUSP). Doutora em Cirurgia pela FMUSP.

Ana Cristina Sayuri Tanaka
Pediatra e Cardiologista no Instituto do Coração do Hospital das Clínicas da Faculdade de Medicina da Universidade de São Paulo (InCor-HCFMUSP).

Ana Paula B. Moschione Castro
Médica Assistente da Unidade de Alergia e Imunologia do Instituto da Criança e do Adolescente do Hospital das Clínicas da Faculdade de Medicina da Universidade de São Paulo (ICr-HCFMUSP). Mestre e Doutora em Ciências pela FMUSP.

Anarella Penha Meirelles de Andrade
Médica Assistente do Centro Integrado de Emergência Referenciada Pediátrica (CIERP) do Instituto da Criança e do Adolescente do Hospital das Clínicas da Faculdade de Medicina da Universidade de São Paulo (ICr-HCFMUSP). Mestre em Pediatria pela FMUSP. Especialista em Emergência Pediátrica pela FMUSP.

André L. C. Ennes
Médico Preceptor da Residência Médica de Ginecologia do Departamento de Obstetrícia e Ginecologia do Hospital das Clínicas da Faculdade de Medicina da Universidade de São Paulo (HCFMUSP). Residência Médica em Obstetrícia e Ginecologia pela FMUSP.

André Pacca Luna Mattar
Membro do Departamento de Emergências da Sociedade de Pediatria de São Paulo (SPSP). Vice-Presidente da regional de Sorocaba da SPSP.

Médico da Unidade Einstein/Bozelli em Sorocaba.

Andrea Angel
Médica Assistente de Hematologia Pediátrica no Departamento de Pediatria da Escola Paulista de Medicina da Universidade Federal de São Paulo (EPM-Unifesp). Mestre em Ciências Aplicadas à Pediatria pela EPM-Unifesp.

Andréa Beolchi Spessoto
Médica Pediatra Especialista em Terapia Intensiva Pediátrica pela Faculdade de Medicina da Universidade de São Paulo (FMUSP).

Andrea Midori Mizioka
Médica formada pela Faculdade de Medicina de Marília (FAMEMA). Residência Médica em Pediatria pela Universidade de Santo Amaro (UNISA). Especialista em Emergências Pediátricas pelo Instituto da Criança e do Adolescente do Hospital das Clínicas da Faculdade de Medicina da Universidade de São Paulo (ICr-HCFMUSP). Plantonista do setor de Pediatria do Hospital Estadual de Sapopemba e do Pronto Atendimento de Pediatria do Hospital Sírio-Libanês.

Andreia Watanabe
Pediatra com atuação nas áreas de Terapia Intensiva Pediátrica e Nefrologia Pediátrica pelo Instituto da Criança e do Adolescente do Hospital das Clínicas da Faculdade de Medicina da Universidade de São Paulo (ICr-HCFMUSP). Mestre em Ciências pelo Departamento de Pediatria da FMUSP.

Andressa Peixoto
Médica Assistente de Pneumologia Pediátrica pela Universidade Estadual de Campinas (Unicamp). Médica Assistente da Unidade Referenciada de Urgência e Emergência Pediátrica do Hospital das Clínicas da Unicamp. Mestre em Saúde da Criança e do Adolescente pela Unicamp. Especialista em Pediatria Geral e em Pneumologia Pediátrica pela Unicamp.

Angelina Maria Freire Gonçalves
Graduada em Medicina com Residência Médica em Pediatria pela Faculdade de Medicina da Universidade de São Paulo (FMUSP). Médica da Enfermaria de Especialidades do quarto

andar do Instituto da Criança e do Adolescente do Hospital das Clínicas da FMUSP (ICr-HC-FMUSP).

Anna Dominguez Bohn
Especialista em Terapia Intensiva Pediátrica pelo Instituto da Criança e do Adolescente do Hospital das Clínicas da Faculdade de Medicina da Universidade de São Paulo (ICr-HCFMUSP).

Antonio Carlos Pastorino
Chefe da Unidade de Alergia e Imunologia do Departamento de Pediatria da Faculdade de Medicina da Universidade de São Paulo (FMUSP). Mestre e Doutor em Ciências pela FMUSP.

Beatriz Moraes V. da Silva
Médica Otorrinolaringologista formada pela Pontifícia Universidade Católica de Campinas (PUC-Campinas). Membro do Grupo de Via Aérea Pediátrica da Laringocenter e do Hospital Infantil Sabará.

Beatriz Semer
Médica Preceptora da Unidade de Endocrinologia Pediátrica do Instituto da Criança e do Adolescente do Hospital das Clínicas da Faculdade de Medicina da Universidade de São Paulo (ICr-HCFMUSP).

Benito Lourenço
Médico Hebiatra. Chefe da Unidade de Adolescentes do Instituto da Criança e do Adolescente do Hospital das Clínicas da Faculdade de Medicina da Universidade de São Paulo (ICr-HC-FMUSP). Assistente da Clínica de Adolescência do Departamento de Pediatria da Santa Casa de São Paulo. Membro do Departamento de Adolescência da Sociedade de Pediatria de São Paulo (SPSP).

Bruno Marcelo Herculano Moura
Pediatra e Emergencista Pediátrico pela Sociedade Brasileira de Pediatria (SBP) e pela Associação Brasileira de Medicina de Emergência (Abramede). Médico Preceptor do Centro Integrado de Emergência Referenciada Pediátrica (CIERP) do Instituto da Criança e do Adolescente do Hospital das Clínicas da Faculdade de Medicina da Universidade de São Paulo (ICr-HCFMUSP) no período de 2019-2020. Médico

Plantonista do Pronto Atendimento Pediátrico do Hospital Israelita Albert Einstein (HIAE).

Caio Borba Casella
Especialista em Psiquiatria da Infância e Adolescência pelo Instituto da Criança e do Adolescente do Hospital das Clínicas da Faculdade de Medicina da Universidade de São Paulo (ICr-HCFMUSP).

Camila Lanetzki
Especialista em Nefrologia Pediátrica pelo Instituto da Criança e do Adolescente do Hospital das Clínicas da Faculdade de Medicina da Universidade de São Paulo (ICr-HCFMUSP).

Camila Lúcia Dedivitis Tiossi Wild
Professora de Cardiologia do Instituto da Criança e do Adolescente do Hospital das Clínicas da Faculdade de Medicina da Universidade de São Paulo (ICr-HCFMUSP). Médica Assistente do ICr-HCFMUSP. Chefe do Serviço de Cardiopediatria do Hospital Infantil Darcy Vargas. Mestre pela Santa Casa de São Paulo. Especialista em Pediatria, Cardiopediatria e Perícias Médicas pela Santa Casa de São Paulo.

Carlos Augusto Takeuchi
Neurologista Infantil. Residência Médica pela Faculdade de Medicina da Universidade de São Paulo (FMUSP). Neurologista Infantil no Hospital Infantil Sabará.

Carlos E. Levischi Junior
Residência Médica em Cirurgia Geral e Cirurgia Torácica pelo Hospital das Clínicas da Faculdade de Medicina da Universidade de São Paulo (HCFMUSP).

Carlos Eduardo Fonseca Pires
Professor de Cirurgia de Urgência e Emergência da Sociedade Israelita Brasileira Albert Einstein. Especialista em Cirurgia Geral e Cirurgia do Aparelho Digestivo pela Faculdade de Medicina da Universidade de São Paulo (FMUSP).

Carlos Renato Yatuhara
Médico Assistente do Centro Integrado de Emergência Referenciada Pediátrica (CIERP) do Instituto da Criança e do Adolescente do Hospital das Clínicas da Faculdade de Medicina da

Universidade de São Paulo (ICr-HCFMUSP). Sócio Fundador e Diretor Jurídico da QualyKids, Clínica Especializada em Pediatria.

Carolina Silva Palha Rocha
Médica Assistente do Centro Integrado de Emergência Referenciada Pediátrica (CIERP) do Instituto da Criança e do Adolescente do Hospital das Clínicas da Faculdade de Medicina da Universidade de São Paulo (ICr-HC-FMUSP).

Carolina Vieira de Campos
Médica Assistente da Unidade de Cardiologia Pediátrica e Cardiopatias Congênitas do Adulto do Instituto do Coração do Hospital das Clínicas da Faculdade de Medicina da Universidade de São Paulo (InCor-HCFMUSP). Membro da Equipe Clínica de Cardiologia Pediátrica do Hospital Sepaco.

Caroline Andrade Gomes
Médica Pediatra Residente de Cardiologia Pediátrica pelo Instituto do Coração do Hospital das Clínicas da Faculdade de Medicina da Universidade de São Paulo (InCor-HCFMUSP). Residência Médica em Pediatria pelo Hospital Infantil Darcy Vargas. Complementação em Urgências e Emergências Pediátricas pelo Instituto da Criança e do Adolescente do HCFMUSP (ICr-HCFMUSP).

Christiane Finardi Pancera
Médica Pediátrica no setor de Terapia Intensiva Pediátrica no Hospital Israelita Albert Einstein (HIAE) e Instrutora do *Pediatric Advanced Life Support* (PALS). Mestre em Oncologia pelo A.C. Camargo – Hospital do Câncer. Especialista em Terapia Intensiva Pediátrica pela Faculdade de Ciências Médicas da Santa Casa de São Paulo (FCMSCSP).

Ciro Matsui Junior
Médico Preceptor da Residência de Neurologia Pediátrica da Faculdade de Medicina da Universidade de São Paulo (FMUSP). Especialista em Pediatria e Neurologia Pediátrica pela FMUSP.

Cristiane Freitas Pizarro
Mestre em Pediatria pela Faculdade de Medicina da Universidade de São Paulo (FMUSP).

Especialista em Pediatria e Terapia Intensiva Pediátrica pelo Instituto da Criança e do Adolescente do Hospital das Clínicas da FMUSP (ICr-HCFMUSP).

Cristina de Castro Pante
Médica Residente do Departamento de Dermatologia pelo Hospital das Clínicas da Faculdade de Medicina da Universidade de São Paulo (HCFMUSP).

Cristina Quagio Grassiotto
Médica Assistente da Enfermaria do Centro Integrado de Emergência Referenciada Pediátrica (CIERP) do Instituto da Criança e Adolescente do Hospital das Clínicas da Faculdade de Medicina da Universidade de São Paulo (ICr-HC-FMUSP).

Daniel Cardeal
Professor Assistente de Neurocirurgia no Departamento de Neurologia do Hospital das Clínicas da Faculdade de Medicina da Universidade de São Paulo (HCFMUSP). Especialista em Neurocirurgia pelo HCFMUSP.

Daniel Jarovsky
Médico Assistente em Pediatria e Infectologia Pediátrica do Departamento de Pediatria da Santa Casa de São Paulo. Mestre em Ciências da Saúde pela Faculdade de Ciências Médicas da Santa Casa de São Paulo (FCMSCSP). Especialista em Infectologia Pediátrica pela Santa Casa de São Paulo.

Daniele Martins Celeste
Médica Assistente da Hematologia Pediátrica do Instituto da Criança e do Adolescente do Hospital das Clínicas da Faculdade de Medicina da Universidade de São Paulo – Instituto de Tratamento do Câncer Infantil (ICr-HCFMUSP – ITACI). Residência Médica em Pediatria pelo HCFMUSP. Especialista em Hematologia Pediátrica pelo HCFMUSP. Formada em Medicina pela Pontifícia Universidade Católica de Campinas (PUC-Campinas).

Danielle Patriota de Oliveira
Médica Assistente de Neurofisiologia no Hospital das Clínicas da Faculdade de Medicina de São Paulo (HCFMUSP). Doutoranda pelo HCFMUSP. Especialista em Neurologia Infantil e Neurofisiologista pelo HCFMUSP.

Danielle Saad Nemer Bou Ghosn
Médica Assistente do Centro Integrado de Emergência Referenciada Pediátrica (CIERP) do Instituto da Criança e do Adolescente do Hospital das Clínicas da Faculdade de Medicina da Universidade de São Paulo (ICr-HCFMUSP). Residência Médica em Pediatria pela USP.

Danilo Yamamoto Nanbu
Médico Assistente do Centro Integrado de Emergência Referenciada Pediátrica (CIERP) do Instituto da Criança e do Adolescente do Hospital das Clínicas da Faculdade de Medicina da Universidade de São Paulo (ICr-HC-FMUSP). Médico Pediatra da Unidade de Pronto Atendimento do Hospital Israelita Albert Einstein (HIAE). Graduação e Residência Médica em Pediatria pela FMUSP.

Debora Ariela Kalman
Especialista em Pediatria pela Faculdade de Medicina da Universidade de São Paulo (FMUSP).

Denise Swei Lo
Chefe da Seção Técnica de Pacientes Internos do Hospital Universitário da Universidade de São Paulo (HU-USP). Doutora em Pediatria pela Faculdade de Medicina da Universidade de São Paulo (FMUSP).

Edmund Chada Baracat
Professor Titular de Ginecologia do Departamento de Obstetrícia e Ginecologia da Faculdade de Medicina da Universidade de São Paulo (FMUSP). Especialista em Ginecologia e Obstetrícia pela Universidade Federal de São Paulo (Unifesp).

Eduardo Juan Troster
Professor Pleno de Humanidades do Curso de Medicina da Faculdade Israelita de Ciências da Saúde Albert Einstein (FICSAE). Mestre e Doutor pelo Departamento de Pediatria da Faculdade de Medicina da Universidade de São Paulo (FMUSP).

Eduardo Vieira da Motta
Professor de Ginecologia do Departamento de Obstetrícia e Ginecologia da Universidade de São Paulo (USP). Doutor em Ginecologia pela Faculdade de Medicina da Universidade de São Paulo (FMUSP).

Eduardo Werebe
Doutor pela Faculdade de Medicina da Universidade de São Paulo (FMUSP). Especialista em Cirurgia Torácica pelo Hospital das Clínicas da FMUSP (HCFMUSP).

Elda Maria Stafuzza Gonçalves Pires
Professora de Semiologia da Graduação em Medicina da Faculdade Israelita de Ciências da Saúde Albert Einstein (FICSAE). Coordenadora Acadêmica da Graduação em Medicina da FICSAE. Masters in Health Professional Education pela Maastricht University (Holanda). Especialista em Pediatria pela Faculdade de Medicina da Universidade de São Paulo (FMUSP) e em Alergia e Imunopatologia pelo Hospital das Clínicas da FMUSP (HCFMUSP).

Eliana Paes de Castro Giorno
Médica Assistente do Centro Integrado de Emergência Referenciada Pediátrica (CIERP) do Instituto da Criança e do Adolescente do Hospital das Clínicas da Faculdade de Medicina da Universidade de São Paulo (ICr-HC-FMUSP). Médica Plantonista da Unidade de Emergência Referenciada da Universidade Estadual de Campinas (Unicamp).

Fabiana Gonçalves Cirino Mello
Médica Pediatra pelo Hospital Municipal Infantil Menino Jesus. Médica Assistente do Centro Integrado de Emergência Referenciada Pediátrica (CIERP) do Instituto da Criança e do Adolescente do Hospital das Clínicas da Faculdade de Medicina da Universidade de São Paulo (ICr-HCFMUSP). Especialista em Urgências e Emergências Pediátricas pelo ICr-HCFMUSP. Médica Pediatra da Unidade de Pronto Atendimento do Hospital Israelita Albert Einstein (HIAE).

Fábio de Barros
Médico Assistente de Cirurgia Pediátrica e Transplante Hepático do Departamento de Pediatria do Instituto da Criança e do Adolescente do Hospital das Clínicas da Faculdade de Medicina da Universidade de São Paulo (ICr-HC-FMUSP). Médico pela FMUSP, com Residência Médica em Cirurgia Geral e Cirurgia Pediátrica no HCFMUSP.

Fábio Pereira Muchão
Mestre e Doutor pela Faculdade de Medicina da Universidade de São Paulo (FMUSP). Especialista em Pneumologia Infantil pelo Instituto da Criança e do Adolescente do Hospital das Clínicas da FMUSP (ICr-HCFMUSP).

Fábio T. Maróstica
Especialista em Oftalmologista pela Universidade Estadual de Campinas (Unicamp) – Instituto Israelita de Responsabilidade Social Albert Einstein.

Felipe de Souza Rossi
Mestre pela Faculdade de Medicina da Universidade de São Paulo (FMUSP). Especialista em Pediatria e Neonatologia. Residência Médica no Instituto da Criança e do Adolescente do Hospital das Clínicas da FMUSP (ICr-HCFMUSP).

Fernanda Borges Dijigow
Ginecologista e Obstetra. Preceptora dos Residentes do Departamento de Ginecologia da Disciplina de Obstetrícia e Ginecologia do Hospital das Clínicas da Faculdade de Medicina da Universidade de São Paulo (HCFMUSP).

Fernanda Misumi
Médica Assistente da Enfermaria do Centro Integrado de Emergência Referenciada Pediátrica do Instituto da Criança e Adolescente do Hospital das Clínicas da Faculdade de Medicina da Universidade de São Paulo (ICr-HCFMUSP).

Fernanda Paixão Silveira Bello
Médica Assistente do Centro Integrado de Emergência Referenciada Pediátrica (CIERP) do Instituto da Criança e do Adolescente do Hospital das Clínicas da Faculdade de Medicina da Universidade de São Paulo (ICr-HC-FMUSP).

Fernanda Viveiros Moreira de Sá
Especialista em Emergência Pediátrica pelo Hospital das Clínicas da Faculdade de Medicina da Universidade de São Paulo (HCFMUSP). Médica Assistente do Centro Integrado de Emergência Referenciada Pediátrica (CIERP) do Instituto da Criança e do Adolescente do HCFMUSP (ICr-HCFMUSP).

Fernando Belluomini
Emergencista Pediátrico pela Universidade Estadual de Campinas (Unicamp) e pela Sociedade Brasileira de Pediatria (SBP). Coordenador da Unidade de Emergência Pediátrica do Hospital das Clínicas da Unicamp (HC-Unicamp).

Flavia Andrea Krepel Foronda
Professora Assistente de Pediatria do Departamento de Terapia Intensiva do Instituto da Criança e do Adolescente do Hospital das Clínicas da Faculdade de Medicina da Universidade de São Paulo (ICr-HCFMUSP). Doutora em Ciências no Programa de Pediatria e Mestre em Terapia Intensiva Pediátrica pelo ICr-HC-FMUSP.

Gabriela Bonente A. Herculano
Médica Pediatra e Intensivista Pediátrica no Hospital Israelita Albert Einstein (HIAE), no Hospital Municipal M'Boi Mirim e no Hospital Estadual Vila Alpina. Especialista em Pediatria pela Santa Casa de São Paulo e em Medicina Intensiva Pediátrica pelo Instituto da Criança e do Adolescente do Hospital das Clínicas da Faculdade de Medicina da Universidade de São Paulo (ICr-HCFMUSP).

Gabriela Nunes Leal
Coordenadora Médica do Serviço de Ecocardiografia do Instituto da Criança e do Adolescente do Hospital das Clínicas da Faculdade de Medicina da Universidade de São Paulo (ICr-HCFMUSP). Médica Ecocardiografista Pediátrica e Fetal do Hospital Sírio-Libanês, do Hospital do Coração e do Hospital e Maternidade São Luiz Itaim. Mestre e Doutora com Pós-Doutorado pela FMUSP.

Gabriela Pinto
Doutoranda pelo Instituto da Criança e do Adolescente do Hospital das Clínicas da Faculdade de Medicina da Universidade de São Paulo (ICr-HCFMUSP). Especialista em Terapia Intensiva Pediátrica. Residência Médica pelo ICr-HC-FMUSP. Titulação pela Associação Médica Brasileira (AMB).

Gabriele Zamperlini Netto
Oncologista Infantil do Instituto de Tratamento do Câncer Infantil (ITACI)/Instituto da Criança e do Adolescente do Hospital das Clínicas da Faculdade de Medicina da Universidade de São Paulo (ICr-HCFMUSP) e do Hospital Israelita Albert Einstein (HIAE). Ex-fellow em Oncologia e Hematologia Pediátrica no The Hospital for Sick Children, Universidade de Toronto (Canadá).

Gaby Cecilia Yupanqui Guerra Barboza
Especialista em Pediatria e Terapia Intensiva Pediátrica pelo Instituto da Criança e do Adolescente do Hospital das Clínicas da Faculdade de Medicina da Universidade de São Paulo (ICr-HCFMUSP). Médica Assistente da Enfermaria do Centro Integrado de Emergência Referenciada Pediátrica (CIERP) do ICr-HCFMUSP.

Gisele Mendes Brito
Médica Assistente do Centro Integrado de Emergência Referenciada Pediátrica (CIERP) do Instituto da Criança e do Adolescente do Hospital das Clínicas da Faculdade de Medicina da Universidade de São Paulo (ICr-HCFMUSP).

Guilherme F. Paganoti
Professor de Cirurgia Pediátrica do Departamento de Pediatria da Universidade de São Paulo (USP). Especialista em Cirurgia Geral, Cirurgia Pediátrica e Transplante Hepático pela USP.

Gustavo Foronda
Coordenador da Unidade de Terapia Intensiva Clínica Pediátrica e Neonatal do Instituto do Coração do Hospital das Clínicas da Faculdade de Medicina da Universidade de São Paulo (InCor-HCFMUSP). Médico Assistente da Unidade de Cardiologia Pediátrica e Cardiopatias Congênitas do Adulto do InCor-HCFMUSP. Coordenador da Equipe Clínica de Cardiologia Pediátrica do Hospital Sepaco.

Hamilton Cabral de Menezes Filho
Médico Assistente da Unidade de Endocrinologia do Instituto da Criança e do Adolescente do Hospital das Clínicas da Faculdade de Medicina da Universidade de São Paulo (ICr-HCFMUSP). Mestre em Medicina pela FMUSP.

Especialista em Endocrinologia Pediátrica pelo ICr-HCFMUSP.

Hamilton Matushita
Professor Livre-Docente de Neurocirurgia na Faculdade de Medicina da Universidade de São Paulo (FMUSP). Doutor em Neurocirurgia pela FMUSP. Especialista em Neurocirurgia Pediátrica pela Divisão de Neurocirurgia do Hospital das Clínicas da FMUSP (HCFMUSP).

Hany Simon Junior
Especialista em Emergência Pediátrica por Proficiência pela Sociedade Brasileira de Pediatria (SBP) e pela Associação Brasileira de Medicina de Emergência (Abramede). Médico Assistente do Centro Integrado de Emergência Referenciada Pediátrica (CIERP) do Instituto da Criança e do Adolescente do Hospital das Clínicas da Faculdade de Medicina da Universidade de São Paulo (ICr-HCFMUSP). Membro da Diretoria da Sociedad Latinoamericana de Emergencias Pediátricas (SLEPE). Secretário do Departamento de Emergências da SBP. Diretor de Cursos e Eventos e Membro do Departamento de Emergências da SBP.

Heloisa Helena de Sousa Marques
Doutora pela Faculdade de Medicina da Universidade de São Paulo (FMUSP). Especialista em Infectologia Pediátrica pelo Hospital das Clínicas da FMUSP (HCFMUSP).

Heloisa Ionemoto
Gerente Médica da Educação Continuada do Instituto PENSI da Fundação José Luiz Egydio Setúbal. Mestre pela Universidade de São Paulo (USP). Especialista pelo Instituto da Criança e do Adolescente do Hospital das Clínicas da Faculdade de Medicina da USP (ICr-HCFMUSP).

Isabela Solera Neves
Especialista em Pediatria pela Faculdade de Medicina da Universidade de São Paulo (FMUSP).

Ivete Zoboli
Médica Assistente da Unidade de Dor e Cuidados Paliativos do Instituto da Criança e do Adolescente do Hospital das Clínicas da Faculdade de Medicina da Universidade de São Paulo (ICr-HCFMUSP). Vice-Presidente do

Departamento de Cuidados Paliativos e da Dor da Sociedade de Pediatria de São Paulo (SPSP). Membro do Departamento de Medicina Paliativa e da Dor da Sociedade Brasileira de Pediatria (SBP). Especialista em Pediatria, Dor e Cuidados Paliativos pelo ICr-HCFMUSP, pelo Instituto de Ensino e Pesquisa do Hospital Israelita Albert Einstein (HIAE) e pela Asociación Pallium Latinoamérica.

Izabel Mantovani Buscatti
Doutora pela Faculdade de Medicina da Universidade de São Paulo (FMUSP). Especialista em Pediatria e Reumatologia Pediátrica pelo Hospital das Clínicas da FMUSP (HCFMUSP).

Janahyna Gomes Emerenciano
Especialista em Hematologia Pediátrica pela Escola Paulista de Medicina da Universidade Federal de São Paulo (EPM-Unifesp).

João Domingos Montoni da Silva
Especialista em Pediatria e Nefrologia Pediátrica pela Faculdade de Medicina da Universidade de São Paulo (FMUSP).

João Fernando L. de Almeida
Coordenador Médico do Centro de Terapia Intensiva Pediátrico do Hospital Israelita Albert Einstein (HIAE). MBA em Gestão de Saúde pelo Insper. Especialista em Pediatria pelo Instituto da Criança e do Adolescente do Hospital das Clínicas da Faculdade de Medicina da Universidade de São Paulo (ICr-HCFMUSP).

João Pedro Ramos Sampaio Rocha
Médico Assistente do Departamento de Ortopedia e Traumatologia do Hospital do Servidor Público Municipal (HSPM). Especialista em Ortopedia e Traumatologia e Ortopedia Pediátrica pelo Hospital das Clínicas da Faculdade de Medicina da Universidade de São Paulo (HC-FMUSP).

Joaquim Carlos Rodrigues
Médico-Chefe da Unidade de Pneumologia Pediátrica do Instituto da Criança e do Adolescente do Hospital das Clínicas da Faculdade de Medicina da Universidade de São Paulo (ICr-HCFMUSP). Pneumologista Pediátrico do Hospital Israelita Albert Einstein (HIAE). Professor

Livre-Docente do Departamento de Pediatria da FMUSP. Mestre e Doutor pela FMUSP.

José Maria Soares Júnior
Professor Associado de Ginecologia do Departamento de Obstetrícia e Ginecologia do Hospital das Clínicas da Faculdade de Medicina da Universidade de São Paulo (HCFMUSP). Mestre e Doutor em Ginecologia pela Escola Paulista de Medicina da Universidade Federal de São Paulo (EPM-Unifesp).

José Thomé de Carvalho Neto
Ortopedista Especialista em Cirurgia do Quadril pelo Instituto de Ortopedia e Traumatologia do Hospital das Clínicas da Faculdade de Medicina da Universidade de São Paulo (HC-FMUSP).

Juliana Folloni Fernandes
Especialista em Onco-Hematologia Pediátrica pelo Hospital das Clínicas da Faculdade de Medicina da Universidade de São Paulo (HC-FMUSP). Especialista em Transplante de Células-Tronco Hematopoéticas pela Université Paris VII – Hôpital Saint Louis (França). Especialista em Transplante de Células-Tronco Hematopoéticas em Imunodeficiências Primárias pela Université Paris V – Hôpital Necker Enfants-Malades (França).

Julio Bissoli
Médico Assistente Responsável pelo Grupo de Cirurgia de Uretra e Reconstrução da Disciplina de Urologia da Universidade de São Paulo (USP). Doutor pela USP/Universidade de Sheffield (Inglaterra). Especialista em Urologia Reconstrutiva e Cirurgia de Uretra pela University College London Hospitals NHS Foundation Trust (Inglaterra).

Karen Saori S. Sawamura
Médica Cardiologista Pediátrica e Ecocardiografista pela Faculdade de Medicina da Universidade de São Paulo (FMUSP).

Karina Burckart
Médica Assistente do Centro Integrado de Emergência Referenciada Pediátrica (CIERP) do Instituto da Criança e do Adolescente do Hospital das Clínicas da Faculdade de Medicina

da Universidade de São Paulo (ICr-HCFMUSP). Especialista em Urgências e Emergências Pediátricas pela FMUSP.

Karina L. de Medeiros Bastos

Pediatra pelo Instituto da Criança e do Adolescente do Hospital das Clínicas da Faculdade de Medicina da Universidade de São Paulo (ICr-HCFMUSP). Gastroenterologista e Hepatologista Pediátrica pela Escola Paulista de Medicina da Universidade Federal de São Paulo (EPM-Unifesp). Assistente da Disciplina de Gastroenterologia e Hepatologia Pediátrica do ICr-HCFMUSP. Chefe da Unidade de Hepatologia Pediátrica da USP. Hepatologista da Equipe de Transplante Hepático Pediátrico da USP. Hepatologista da Equipe de Transplante Hepático Pediátrico da Unifesp.

Karina Soares Ferreira Sousa

Especialista em Urgências e Emergências Pediátricas pela Faculdade de Medicina da Universidade de São Paulo (FMUSP).

Katharina R. Rodrigues

Pediatra Assistente do Centro Integrado de Emergência Referenciada Pediátrica (CIERP) do Instituto da Criança e do Adolescente do Hospital das Clínicas da Faculdade de Medicina da Universidade de São Paulo (ICr-HCFMUSP). Pediatra do Pronto Atendimento do Hospital Israelita Albert Einstein (HIAE) – Unidade Perdizes. Especialista em Emergências Pediátricas pela FMUSP.

Larissa Kallas Curiati

Especialista em Endocrinologia Pediátrica pelo Instituto da Criança e do Adolescente do Hospital das Clínicas da Faculdade de Medicina da Universidade de São Paulo (ICr-HCFMUSP).

Leandra Steinmetz

Médica Assistente da Unidade de Endocrinologia Pediátrica do Instituto da Criança e do Adolescente do Hospital das Clínicas da Faculdade de Medicina da Universidade de São Paulo (ICr-HCFMUSP). Mestre em Ciências pela USP. Especialista em Endocrinologista Infantil pelo ICr-HCFMUSP.

Leonardo Cavallari Bielecki

Médico Pediatra do Centro Integrado de Emergência Referenciada Pediátrica (CIERP) do Instituto da Criança e do Adolescente do Hospital das Clínicas da Faculdade de Medicina da Universidade de São Paulo (ICr-HCFMUSP) e do Pronto-Socorro do Hospital Sírio-Libanês. Especialista em Pediatria e Emergência Pediátrica pelo HCFMUSP.

Ligia Bruni Queiroz

Doutora em Pediatria pela Faculdade de Medicina da Universidade de São Paulo (FMUSP). Mestre em Medicina Preventiva pela FMUSP. Especialista em Pediatria e Medicina de Adolescentes pelo Instituto da Criança e do Adolescente do Hospital das Clínicas da FMUSP (ICr-HCFMUSP).

Lindiane Crisostomo

Doutora em Endocrinologia pela Universidade de São Paulo (USP). Especialista em Endocrinologia Pediátrica pela USP.

Louise Cominato

Médica Assistente da Unidade de Endocrinologia do Departamento de Pediatria do Hospital das Clínicas da Faculdade de Medicina da Universidade de São Paulo (HCFMUSP). Doutoranda e Mestre pela FMUSP. Especialista em Pediatria e Endocrinologia Infantil pelo Instituto da Criança e do Adolescente do HCFMUSP (ICr-HCFMUSP).

Lucia Maria de Arruda Campos

Médica Assistente da Unidade de Reumatologia Pediátrica do Departamento de Pediatria da Faculdade de Medicina da Universidade de São Paulo (FMUSP). Médica Colaboradora da FMUSP. Doutora, Mestre e Especialista em Reumatologia Pediátrica pelo Instituto da Criança e do Adolescente do Hospital das Clínicas da FMUSP (ICr-HCFMUSP).

Luciana de Paula Samorano

Médica Assistente e Supervisora da Divisão de Dermatologia do Hospital das Clínicas da Faculdade de Medicina da Universidade de São Paulo (HCFMUSP). Doutoranda pela FMUSP. Especialista em Dermatologia pelo HCFMUSP.

Luciana Miyahira
Preceptora de Ortopedia e Traumatologia da Universidade Nove de Julho (Uninove). Especialista em Ortopedia Pediátrica pelo Instituto de Ortopedia e Traumatologia do Hospital das Clínicas da Faculdade de Medicina da Universidade de São Paulo (IOT-HCFMUSP).

Luis Carlos F. de Sá
Doutor pela Faculdade de Medicina da Universidade de São Paulo (FMUSP). Especialista em Oftalmologia Pediátrica e Estrabismo pelo Hospital das Clínicas da FMUSP (HCFMUSP) e pela University of California, San Francisco (EUA).

Luisa Frerichs Chiavenato
Preceptora de Ginecologia do Departamento de Obstetrícia e Ginecologia do Hospital das Clínicas da Faculdade de Medicina da Universidade de São Paulo (HCFMUSP). Especialista em Ginecologia e Obstetrícia pela FMUSP.

Luiz Vicente Ribeiro Silva Filho
Mestre, Doutor e Livre-Docente em Pediatria pela Faculdade de Medicina da Universidade de São Paulo (FMUSP). Especialista em Pneumologia Pediátrica pelo Hospital das Clínicas da FMUSP (HCFMUSP).

Manoel Ernesto Peçanha Gonçalves
Médico Endoscopista Responsável pelo Setor de Endoscopia do Instituto da Criança e do Adolescente do Hospital das Clínicas da Faculdade de Medicina da Universidade de São Paulo (ICr-HCFMUSP). Médico Endoscopista do Hospital Israelita Albert Einstein (HIAE).

Marcela Salum D'Alessandro
Médica pela Faculdade de Medicina da Universitat de Barcelona (Espanha). Especialista em Gastroenterologia Pediátrica pelo Instituto da Criança e do Adolescente do Hospital das Clínicas da Faculdade de Medicina da Universidade de São Paulo (ICr-HCFMUSP).

Marcella Soares Pincelli
Médica Preceptora do Departamento de Dermatologia do Hospital das Clínicas da Faculdade de Medicina da Universidade de São Paulo (HCFMUSP). Especialista em Dermatologia pelo HCFMUSP.

Márcia Marques Leite
Médica Assistente do Centro Integrado de Emergência Referenciada Pediátrica (CIERP) do Instituto da Criança e do Adolescente do Hospital das Clínicas da Faculdade de Medicina da Universidade de São Paulo (ICr-HCFMUSP). Especialista em Emergência Pediátrica pelo ICr-HCFMUSP.

Marcia S. Kodaira de Almeida
Médica Assistente da Enfermaria do Centro Integrado de Emergência Referenciada Pediátrica (CIERP) do Instituto da Criança e do Adolescente do Hospital das Clínicas da Faculdade de Medicina da Universidade de São Paulo (ICr-HCFMUSP). Médica Assistente do Ambulatório de Pediatria do Centro Integrado da Saúde da Faculdade de Medicina da Universidade Anhembi Morumbi. Mestre em Pediatria pela FMUSP.

Marcus Vinícius Terashima de Pinho
Farmacêutico Clínico do Instituto da Criança e do Adolescente do Hospital das Clínicas da Faculdade de Medicina da Universidade de São Paulo (ICr-HCFMUSP). Especialista em Atenção Farmacêutica e Farmácia Clínica pela Faculdade de Ciências Farmacêuticas da USP (FCF-USP). Mestre em Farmacologia pela Faculdade de Ciências Médicas da Universidade Estadual de Campinas (FCM-Unicamp).

Maria Fernanda Bádue Pereira
Médica Assistente da Unidade de Infectologia Pediátrica do Instituto da Criança e do Adolescente do Hospital das Clínicas da Faculdade de Medicina da Universidade de São Paulo (ICr-HCFMUSP). Doutora em Ciências da Saúde pela Faculdade de Ciências Médicas da Santa Casa de São Paulo (FCMSCSP).

Maria Helena C. F. Bussamra
Doutora em Pneumologia pela Faculdade de Medicina da Universidade de São Paulo (FMUSP). Mestre em Pediatria pela FMUSP. Especialista em Pediatria e Pneumologia Pediátrica pela FMUSP.

Maria Helena Vaisbich

Médica Assistente da Unidade de Nefrologia no Instituto da Criança e do Adolescente do Hospital das Clínicas da Faculdade de Medicina da Universidade de São Paulo (ICr-HCFMUSP). Mestre e Doutora em Nefrologia pela Escola Paulista de Medicina da Universidade Federal de São Paulo (EPM-Unifesp). Especialista em Pediatria e Nefrologia pela Santa Casa de São Paulo.

Maria Lúcia Pinho Apezzato

Doutora em Ciências Médicas pela Faculdade de Medicina da Universidade de São Paulo (FMUSP). Especialista em Cirurgia Pediátrica pela Sociedade Brasileira de Cirurgia Pediátrica (CIPE).

Marina Mattiello Gabriele

Médica Assistente do Departamento de Nefrologia Pediátrica do Instituto da Criança e do Adolescente do Hospital das Clínicas da Faculdade de Medicina da Universidade de São Paulo (ICr-HCFMUSP).

Mauricio Macedo

Diretor do Serviço de Cirurgia Pediátrica do Hospital Infantil Darcy Vargas. Mestre e Doutor pela Escola Paulista de Medicina da Universidade Federal de São Paulo (EPM-Unifesp). Especialista em Cirurgia Pediátrica pelo Hospital das Clínicas da Faculdade de Medicina da Universidade de São Paulo (HCFMUSP).

Mayra de Barros Dorna

Médica Assistente da Unidade de Alergia e Imunologia do Departamento de Pediatria do Hospital das Clínicas da Faculdade de Medicina da Universidade de São Paulo (HCFMUSP). Especialista e Mestre em Alergia e Imunologia pelo Instituto da Criança e do Adolescente do HCFMUSP (ICr-HCFMUSP).

Milena De Paulis

Médica Assistente do Pronto-Socorro Infantil do Hospital Universitário da Universidade de São Paulo (HU-USP). Coordenadora do Estágio de Pronto-Socorro Infantil do HU-USP dos residentes de 1º ano de Pediatria da Faculdade de Medicina da Universidade de São Paulo (FMUSP) e de Medicina de Emergência da FMUSP. Pediatra da Unidade de Primeiro

Atendimento do Hospital Israelita Albert Einstein (HIAE). Mestre em Ciências pela FMUSP.

Miriam V. F. Park

Médica Hematologista e Pediatra do Instituto da Criança e do Adolescente do Hospital das Clínicas da Faculdade de Medicina da Universidade de São Paulo (ICr-HCFMUSP). Pesquisadora do Estudo Longitudinal Multicêntrico da Doença Falciforme no Brasil (REDS III). Presidente do Departamento de Hematologia e Hemoterapia da Sociedade de Pediatria de São Paulo (SPSP). Doutora em Ciências pela Faculdade de Medicina da Universidade de São Paulo (USP).

Monica Olsen B. Couto

Especialista em Emergências Pediátricas pela Faculdade de Medicina da Universidade de São Paulo (FMUSP).

Mônica Satsuki Shimoda

Médica Assistente da Unidade de Terapia Intensiva Neonatal e Pediátrica da Unidade de Cardiologia Pediátrica e Cardiopatia Congênita no Adulto do Instituto do Coração do Hospital das Clínicas da Faculdade de Medicina da Universidade de São Paulo (InCor-HCFMUSP). Especialista em Cardiologia Pediátrica pelo InCor-HCFMUSP.

Nadia Litvinov

Infectologista Pediátrica pelo Instituto da Criança e do Adolescente do Hospital das Clínicas da Faculdade de Medicina da Universidade de São Paulo (ICr-HCFMUSP). Assistente da Infectologia Pediátrica do ICr-HCFMUSP.

Nagilton Bou Ghosn

Especialista em Oftalmologia pela Faculdade de Medicina da Universidade de São Paulo (FMUSP).

Nicole Lee Udsen Luis

Pediatra e Neonatologia pelo Instituto da Criança e do Adolescente do Hospital das Clínicas da Faculdade de Medicina da Universidade de São Paulo (ICr-HCFMUSP). Médica Assistente do Centro Neonatal do ICr-HCFMUSP.

Patricia Prado Durante

Pediatra e Neonatologista. Médica Assistente do Centro de Terapia Intensiva do Instituto da Criança e do Adolescente do Hospital das

Clínicas da Faculdade de Medicina da Universidade de São Paulo (ICr-HCFMUSP).

Paulo H. S. Klinger
Mestre em Pediatria pelo Hospital das Clínicas da Faculdade de Medicina de Ribeirão Preto da Universidade de São Paulo (HC-FMRP-USP). Especialista em Transplante de Medula Óssea pelo Instituto de Oncologia Pediátrica – Grupo de Apoio ao Adolescente e à Criança com Câncer (IOP-GRAACC).

Rafael Shigueki Goshi Forte
Médico Assistente da Retaguarda Infantil e Pronto-Socorro Infantil do Departamento de Pediatria e Puericultura da Santa Casa de Misericórdia de São Paulo. Médico Preceptor do Centro Integrado de Emergência Referenciada Pediátrica (CIERP) do Instituto da Criança e do Adolescente do Hospital das Clínicas da Faculdade de Medicina da Universidade de São Paulo (ICr-HCFMUSP). Especialista em Pediatria pela Irmandade da Santa Casa de Misericórdia de São Paulo. Especialista em Emergência Pediátrica pelo HCFMUSP.

Regina Maria Rodrigues
Mestre em Ciências pela Faculdade de Medicina da Universidade de São Paulo (FMUSP). Médica Assistente do Centro Integrado de Emergência Referenciada Pediátrica (CIERP) do Instituto da Criança e do Adolescente do Hospital das Clínicas da FMUSP (ICr-HCFMUSP).

Renan Jose Rodrigues Fernandes
Especialista em Traumatologia e Cirurgia da Coluna Vertebral pelo Instituto de Ortopedia e Traumatologia do Hospital das Clínicas da Faculdade de Medicina da Universidade de São Paulo (IOT-HCFMUSP).

Renata Amato Vieira
Médica Assistente da Disciplina de Neonatologia do Departamento de Pediatria do Instituto da Criança e do Adolescente do Hospital das Clínicas da Faculdade de Medicina da Universidade de São Paulo (ICr-HCFMUSP). Mestre e Doutora pela FMUSP. Especialista em Pediatria e Neonatologia pelo ICr-HCFMUSP.

Renata D. Waksman
Médica Pediatra do Departamento Materno-Infantil do Hospital Israelita Albert Einstein (HIAE). Doutora pela Faculdade de Medicina da Universidade de São Paulo (FMUSP). Residência Médica pelo Instituto da Criança e do Adolescente do Hospital das Clínicas da FMUSP (ICr-HCFMUSP).

Renata de Araújo Monteiro Yoshida
Médica Assistente do Centro Neonatal de Pediatria do Hospital das Clínicas da Faculdade de Medicina da Universidade de São Paulo (HC-FMUSP). Especialista e Mestre em Pediatria e Neonatologia pela FMUSP.

Ricardo Katsuya Toma
Médico Assistente e Coordenador da Unidade de Gastroenterologia e Hepatologia Pediátrica do Instituto da Criança e do Adolescente do Hospital das Clínicas da Faculdade de Medicina da Universidade de São Paulo (ICr-HCFMUSP).

Rodrigo Locatelli Pedro Paulo
Especialista e Mestre em Pediatria pela Faculdade de Medicina da Universidade de São Paulo (FMUSP).

Rodrigo Olivio Sabbion
Especialista em Cirurgia Torácica pelo Hospital das Clínicas da Faculdade de Medicina da Universidade de São Paulo (HCFMUSP).

Rogerio Andalaft
Médico Assistente da Seção Médica de Eletrofisiologia Clínica e Arritmias Cardíacas do Instituto Dante Pazzanese de Cardiologia (IDPC). Responsável pelo Ambulatório de Arritmias Cardíacas na Infância e nas Cardiopatias Congênitas do IDPC. Médico do Centro de Arritmias Cardíacas do Hospital Israelita Albert Einstein (HIAE). Médico do Grupo de Eletrofisiologia Pediátrica – CPAN Clínica Médica. Especialista em Cardiologia Pediátrica e Cardiopatias Congênitas do Adulto pelo Instituto do Coração do Hospital das Clínicas da Faculdade de Medicina da Universidade de São Paulo (InCor-HCFMUSP). Especialista em Cardiologia pela Sociedade Brasileira de Cardiologia (SBC).

Especialista em Eletrofisiologia Clínica e Invasiva pelo IDPC e pela Sociedade Brasileira de Arritmias Cardíacas (Sobrac).

Rui Maciel de Godoy Júnior
Professor Doutor de Ortopedia Pediátrica do Departamento de Ortopedia e Traumatologia da Faculdade de Medicina da Universidade de São Paulo (FMUSP). Doutor em Sistema de Fibras Elásticas na Cápsula Articular do Quadril pela FMUSP. Mestre em Angiografia na Moléstia de Perthes pela FMUSP. Especialista em Ortopedia e Traumatologia e Ortopedia Pediátrica pela FMUSP.

Sandra Francischini
Médica Colaboradora de Oftalmopediatria do Departamento de Oftalmologia da Faculdade de Medicina da Universidade de São Paulo (FMUSP). Especialista em Oftalmologia, Retina e Oftalmopediatria pela FMUSP e pela Universidade Estadual de Campinas (Unicamp).

Saramira Bohadana
Médica Otorrinolaringologista. Doutora em Medicina pela Universidade de São Paulo (USP). Coordenadora do Serviço de Via Aérea Pediátrica do Grupo Laringocenter e Hospital Infantil Sabará.

Silvia Maria de Macedo Barbosa
Médica Assistente da Unidade de Dor e Cuidados Paliativos do Instituto da Criança e do Adolescente do Hospital das Clínicas da Faculdade de Medicina da Universidade de São Paulo (ICr-HCFMUSP), Departamento de Pediatria. Especialista em Pediatria pelo ICr-HCFMUSP.

Silvia Regina Cardoso
Médica Assistente do Setor de Endoscopia do Instituto da Criança e do Adolescente do Hospital das Clínicas da Faculdade de Medicina da Universidade de São Paulo (ICr-HCFMUSP). Médica Assistente do Setor de Endoscopia e Gastroenterologia Pediátrica do Hospital das Clínicas da Faculdade de Ciências Médicas da Universidade Estadual de Campinas (HC-FCM-Unicamp). Especialista em Pediatria, Gastroenterologia Pediátrica e Endoscopia pela Unicamp e pela USP.

Stephanie Galassi
Médica Assistente da Enfermaria de Especialidades e do Centro Integrado de Emergência Referenciada Pediátrica (CIERP) do Instituto da Criança e do Adolescente do Hospital das Clínicas da Faculdade de Medicina da Universidade de São Paulo (ICr-HCFMUSP). Especialista em Pediatria pela FMUSP.

Sulim Abramovici
Presidente do Departamento de Emergências da Sociedade de Pediatria de São Paulo (SPSP). Secretário do Departamento de Emergências e Cuidados Hospitalares da Sociedade Brasileira de Pediatria (SBP). Gerente Médico do Hospital Municipal Infantil Menino Jesus. Especialista em Emergência Pediátrica pelo Instituto da Criança e do Adolescente do Hospital das Clínicas da Faculdade de Medicina da Universidade de São Paulo (ICr-HCFMUSP).

Tânia M. Shimoda Sakano
Médica Assistente do Centro Integrado de Emergência Referenciada Pediátrica (CIERP) do Instituto da Criança e do Adolescente do Hospital das Clínicas da Faculdade de Medicina da Universidade de São Paulo (ICr-HCFMUSP). Coordenadora da Residência de Urgência e Emergência Pediátrica do HCFMUSP. Coordenadora de Ressuscitação Pediátrica pela Sociedade de Pediatria de São Paulo (SPSP) e pela Sociedade de Cardiologia do Estado de São Paulo (SOCESP). Especialista e Mestre em Pediatria pela FMUSP.

Thais Della Manna
Professora Doutora de Endocrinologia Pediátrica do Departamento de Pediatria do Instituto da Criança e do Adolescente do Hospital das Clínicas da Faculdade de Medicina da Universidade de São Paulo (ICr-HCFMUSP). Mestre e Doutora pela FMUSP. Especialista em Endocrinologia Pediátrica pelo ICr-HCFMUSP.

Thayza Marcelly Rodrigues Morato
Médica Pediatra e Emergencista Pediátrica pela Sociedade Brasileira de Pediatria (SBP). Médica Preceptora do Centro Integrado de Emergência Referenciada Pediátrica (CIERP) do Instituto da Criança e do Adolescente do Hospital das Clínicas da Faculdade de Medicina da Universidade de São Paulo (ICr-HCFMUSP).

Thomaz Bittencourt Couto

Médico Assistente do Centro Integrado de Emergência Referenciada Pediátrica (CIERP) do Instituto da Criança e do Adolescente do Hospital das Clínicas da Faculdade de Medicina da Universidade de São Paulo (ICr-HCFMUSP). Médico do Centro de Simulação Realística e da Unidade de Pronto Atendimento do Hospital Israelita Albert Einstein (HIAE). Mestre e Doutor em Ciências pela FMUSP. Especialista em Pediatria pela FMUSP.

Vera Lucia Moyses Borrelli

Médica pela Faculdade de Medicina da Universidade de São Paulo (FMUSP). Residência Médica pelo Instituto da Criança e do Adolescente do Hospital das Clínicas da FMUSP (ICr-HC-FMUSP). Especialista em Pediatria e em Neonatologia pela Sociedade Brasileira de Pediatria (SBP). Médica Preceptora na Unidade de Retaguarda do Pronto-Socorro do Hospital Infantil Darcy Vargas, período de 1982-2005. Médica Assistente na Unidade de Infectologia Pediátrica do ICr-HCFMUSP.

Victor Ishii

Médico Assistente da Clínica Obstétrica do Hospital das Clínicas da Faculdade de Medicina da Universidade de São Paulo (HCFMUSP). Residência Médica em Obstetrícia e Ginecologia no HCFMUSP.

Victor Kaneko Matsuno

Farmacêutico Clínico do Instituto da Criança e do Adolescente do Hospital das Clínicas da Faculdade de Medicina da Universidade de São Paulo (ICr-HCFMUSP). Especialista em Farmácia Clínica e Atenção Farmacêutica pela Faculdade de Ciências Farmacêuticas da USP (FCF-USP).

Vitor Emanoel de L. Carvalho

Assistente do Centro Integrado de Emergência Referenciada Pediátrica (CIERP) do Instituto da Criança e do Adolescente do Hospital das Clínicas da Faculdade de Medicina da Universidade de São Paulo (ICr-HCFMUSP). Médico Pediatra do Pronto-Socorro de Pediatria do Hospital Israelita Albert Einstein (HIAE). Especialista em Pediatria pelo Hospital Infantil Municipal Menino Jesus.

Zilda Najjar Prado de Oliveira

Professora Doutora da Divisão de Dermatologia do Hospital das Clínicas da Faculdade de Medicina da Universidade de São Paulo (HC-FMUSP). Chefe do Ambulatório de Dermatologia Pediátrica do HCFMUSP. Doutora pela FMUSP.

Agradecimentos

Compartilhar conhecimento é um sonho que, para ser realizado, necessita de trabalho intenso e profissionais dedicados. Queremos manifestar nossa gratidão a todos que contribuíram direta ou indiretamente para a realização desta obra.

Ao **GEN | Grupo Editorial Nacional**, nosso parceiro em conceder corpo a este projeto.

Aos **médicos e farmacêuticos** que, dentro de suas jornadas extenuantes, abdicaram de horas de sono e lazer para enriquecer o conteúdo deste guia.

Aos **médicos residentes de pediatria e alunos de medicina** que alavancam nossa busca permanente por melhores informações a serem oferecidas, em conteúdo e forma, para as novas gerações de médicos em formação.

Aos **hospitais com vínculo em ensino de médicos residentes e graduandos de medicina**, por proverem oportunidades de crescimento profissional e acadêmico aos seus colaboradores.

Aos **pacientes pediátricos e seus familiares** que, de alguma forma, nos inspiram na busca pelo melhor tratamento.

Adriana Pasmanik Eisencraft
Sylvia Costa Lima Farhat

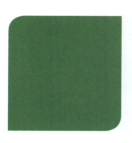

Apresentação

Para os profissionais da área de saúde, o desenvolvimento de um guia que ofereça as opções diagnósticas e terapêuticas e o rápido cálculo de dose adequada para o tratamento de crianças e adolescentes é uma importante ferramenta para evitar falhas nas etapas dos processos, maximizar chances de resultados favoráveis e reduzir as possibilidades de erros e suas consequências legais.

Este manual conta com capítulos escritos por médicos especialistas e um bulário revisado por farmacêuticos, todos profissionais de renomadas instituições brasileiras. Foi dividido em partes de acordo com as características comuns das doenças, e cada capítulo é apresentado de modo prático e objetivo, incluindo os seguintes itens:

- **Definição** breve da patologia ou condição clínica
- **Etiologia**
- **Quadro clínico** e **exame físico** sucintos
- **Exames complementares**, quando essenciais
- **Critérios diagnósticos**, quando pertinentes
- **Diagnóstico diferencial**
- **Abordagem e condução clínica** detalhadas no texto e em forma de fluxograma de tomada de decisão
- Boxe **Atenção**, destinado a lembretes relevantes para diagnóstico, atendimento e tratamento
- **Bibliografia** atualizada e pautada em diretrizes e protocolos institucionais, de entidades de classe e governamentais.

Considerando que, com certa frequência, o profissional se encontra sozinho frente a casos graves e complexos, sem tempo hábil para realizar buscas e obter a elucidação necessária, este manual se propõe a facilitar o acesso aos dados, apresentando-os nas formas impressa e digital, com um bulário com as principais medicações (vias de acesso, doses, preparo e necessidade de ajustes) e um aplicativo que facilita o cálculo do fármaco de acordo com a massa e com o volume a ser administrado.

Portanto, esta obra busca contribuir para que se reduzam erros diagnósticos e terapêuticos, e equívocos na apuração de doses, assim como no preparo e na administração dos medicamentos.

O médico não será um profissional completo se não estiver qualificado para prestar o melhor atendimento, que envolve o conhecimento clínico e técnico, a segurança do paciente e a qualidade da assistência, sem negligenciar o uso racional dos recursos.

Além disso, considerando a recente eclosão da COVID-19 como tema atual e de profunda relevância, não poderíamos negligenciar informações e orientações a seu respeito. Visto que a estruturação do manual já estava pronta quando a pandemia teve início, o Capítulo 135, relativo ao tema, foi incorporado à Parte 16, *Apêndice*, na página 596. Estamos certas de que, na próxima edição, o tema figurará na Parte 6, *Doenças Infecciosas*.

Esperamos sinceramente que este manual seja seu melhor companheiro durante as longas jornadas dos plantões.

Adriana Pasmanik Eisencraft
Sylvia Costa Lima Farhat

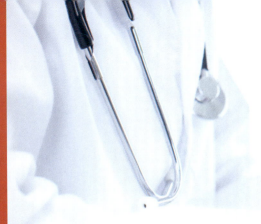

Este livro tem um grande diferencial: o aplicativo **CalcPed**, que auxilia no cálculo da dose dos principais fármacos utilizados em situações de urgência e emergência pediátricas. Este aplicativo fornece a dose em soluto (mg, mcg) e em mℓ para facilitar sua prática diária, além de fornecer dados importantes, como principais vias de administração, quadros clínicos mais comuns, informações sobre diluição e observações específicas.

Um aplicativo totalmente gratuito e fácil de usar; basta seguir estas orientações.

Acesse o CalcPed nas lojas iOS ou Android e faça o download em seu smartphone, tablet ou computador

No primeiro acesso, faça seu registro. Você receberá, no e-mail indicado, um Token, que permitirá a validação do seu registro e a inserção do PIN disponibilizado neste livro.

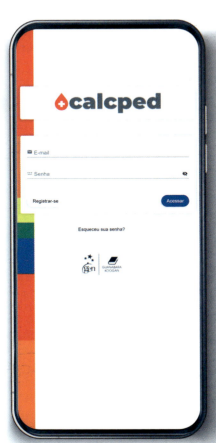

Para mais informações sobre o CalcPed, aponte a câmera do seu celular para o código e assista ao vídeo.

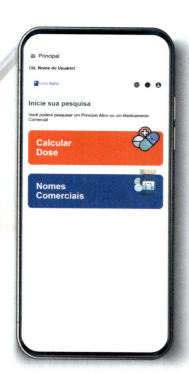

Pronto! Você poderá iniciar sua pesquisa para calcular a dose ou buscar nomes comerciais mais comuns de um medicamento.

Para iniciar o cálculo, informe o princípio ativo que deseja pesquisar.

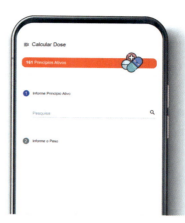

Após selecionar o princípio ativo, responda a algumas perguntas importantes que direcionarão o aplicativo para o cálculo da dose a ser prescrita.

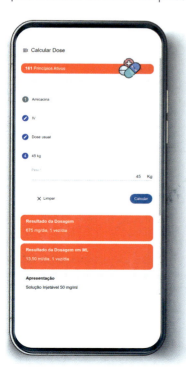

Basta clicar em Calcular e o aplicativo fornecerá as doses indicadas e outras informações importantes para sua prescrição e conduta.

Se você gostar da experiência e quiser indicar para um colega, é possível acessar o aplicativo por 30 dias, mesmo sem ter comprado o livro

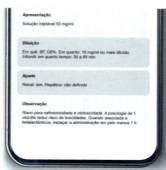

Este aplicativo permanecerá ativo durante toda a vigência da edição deste livro, sem nenhum custo adicional, por isso, aproveite!

Importante!
Esta ferramenta foi criada para auxiliar o médico prescritor e o profissional de saúde no cálculo da dose de um medicamento em situações de urgência e emergência pediátricas e NÃO deve ser utilizada como única fonte de informação para tomada de decisão.

Academia de Medicina
GUANABARA KOOGAN
www.academiademedicina.com.br

Atualize-se com o melhor conteúdo da área.

Conheça a **Academia de Medicina Guanabara Koogan**, portal online, que oferece conteúdo científico exclusivo, elaborado pelo GEN | Grupo Editorial Nacional, com a colaboração de renomados médicos do Brasil.

O portal conta com material diversificado, incluindo artigos, *podcasts*, vídeos e aulas, gravadas e ao vivo (*webinar*), tudo pensado com o objetivo de contribuir para a atualização profissional de médicos nas suas respectivas áreas de atuação.

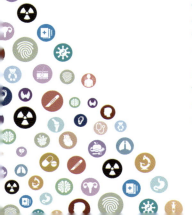

Elementos Especiais

Esta obra conta com fluxogramas de tomada de decisão e tratamento relativos aos principais eventos da emergência pediátrica. Para garantir rapidez e praticidade na leitura, os balões estão divididos em 6 cores específicas:

- Terminação: indica o início ou o fim de um fluxo de processos
- Processo alternativo
- Decisão: mostra que uma decisão terá de ser tomada e que o fluxo de processos seguirá determinada direção em função dessa decisão
- Usado para indicar o "e" lógico
- Usado para indicar o "ou" lógico
- Representa qualquer dado do fluxograma

Exemplo:

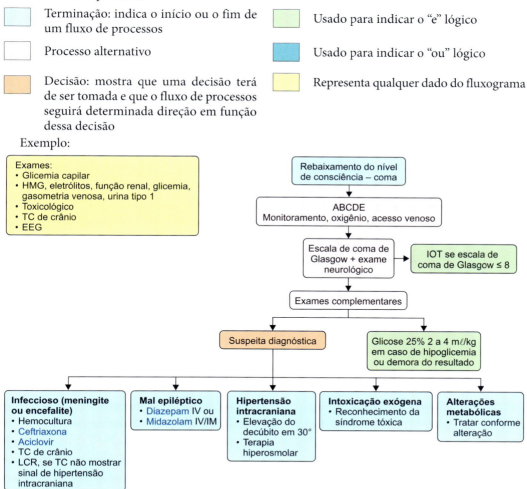

Para facilitar ainda mais a consulta, os medicamentos constantes no Bulário estão realçados na cor azul. Basta que o leitor acesse o aplicativo ou consulte o Bulário ao fim do livro para ter acesso rápido a informações como dosagem, via de administração e modo de diluição, além de outras observações específicas para cada caso. No e-book, as doses dos medicamentos presentes em cada fluxograma poderão ser consultadas com um clique logo abaixo do fluxo.

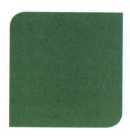

Sumário

PARTE 1
RISCO DE MORTE IMINENTE, 1

1. **Manejo de Via Aérea e Sequência Rápida de Intubação,** 2
   Milena De Paulis

2. **Insuficiência Respiratória Aguda,** 10
   Flavia Andrea Krepel Foronda

3. **Ressuscitação Cardiopulmonar,** 13
   Amélia Gorete Reis

4. **Anafilaxia,** 21
   Adriana Pasmanik Eisencraft ♦ Fernanda Viveiros Moreira de Sá

5. **BRUE | Evento Breve, Resolvido e Inexplicável,** 25
   Leonardo Cavallari Bielecki

6. **Choque,** 27
   Ana Carolina Barsaglini Navega

7. **Choque Séptico,** 31
   Eliana Paes de Castro Giorno

PARTE 2
ACIDENTES COMUNS NA INFÂNCIA, 35

SEÇÃO A | CORPO ESTRANHO

8. **Corpo Estranho em Via Aérea Superior,** 36
   Saramira Bohadana ♦ Beatriz Moraes V. da Silva

9. **Corpo Estranho em Via Aérea Inferior,** 39
   Manoel Ernesto Peçanha Gonçalves ♦ Silvia Regina Cardoso

10. **Corpo Estranho em Sistema Digestório,** 42
    Silvia Regina Cardoso ♦ Manoel Ernesto Peçanha Gonçalves

SEÇÃO B | TRAUMATISMOS

11. **Traumatismo Cranioencefálico,** 44
    Carlos Eduardo Fonseca Pires ♦ Elda Maria Stafuzza Gonçalves Pires

12. **Subluxação Atlantoaxial,** 48
    Alexandre Fogaça Cristante ♦ Renan Jose Rodrigues Fernandes

13. **Traumatismo Torácico,** 51
    Eduardo Werebe ♦ Rodrigo Olivio Sabbion

14. **Traumatismo Abdominal,** 54
    Bruno Marcelo Herculano Moura ♦ Thayza Marcelly Rodrigues Morato

15. **Traumatismo de Extremidades,** 58
    Luciana Miyahira

16. **Fraturas de Quadril,** 62
    João Pedro Ramos Sampaio Rocha ♦ José Thomé de Carvalho Neto

17. **Pronação Dolorosa,** 67
    Rui Maciel de Godoy Júnior

SEÇÃO C | INTOXICAÇÃO EXÓGENA

18. **Substâncias Comuns em Intoxicação Exógena,** 70
    Denise Swei Lo

19. **Síndrome Anticolinérgica,** 77
    Gisele Mendes Brito

20. **Síndrome Anticolinesterásica,** 80
    Andrea Midori Mizioka

xxviii Urgências e Emergências Pediátricas | Manual para Rápida Tomada de Decisão

21 Síndrome Depressiva (Sedativo-Hipnótica), 82
João Domingos Montoni da Silva ◆ Adriana Pasmanik Eisencraft

22 Síndrome Extrapiramidal, 85
Fernanda Paixão Silveira Bello

23 Síndrome Meta-Hemoglobinêmica, 88
Andrea Angel

24 Síndrome Simpatomimética, 90
Andressa Peixoto ◆ Fernando Belluomini

25 Cocaína e *Crack*, 93
Monica Olsen B. Couto ◆ Thomaz Bittencourt Couto

26 Síndrome Dissociativa | LSD e Mescalina, 95
Thomaz Bittencourt Couto ◆ Monica Olsen B. Couto

27 Intoxicação Aguda por Álcool, 97
Benito Lourenço

SEÇÃO D | QUEIMADURAS

28 Queimaduras Térmica, Cutânea (Escaldadura, Fogo) e Inalatória, 101
Katharina R. Rodrigues

29 Queimadura Química, 107
Fabiana Gonçalves Cirino Mello ◆ Fernanda Misumi

30 Queimadura Elétrica, 111
Caroline Andrade Gomes

SEÇÃO E | OUTROS ACIDENTES

31 Ferimentos por Mordedura, 114
Marcia S. Kodaira de Almeida

32 Picada de Animal Peçonhento, 119
Andressa Peixoto ◆ Fernando Belluomini

33 Afogamento, 125
Rafael Shigueki Goshi Forte ◆ Adriana Vada Souza Ferreira

PARTE 3
DISTÚRBIOS DE ELETRÓLITOS, DE FLUIDOS E ACIDOBÁSICOS, *131*

34 Desidratação, Hipovolemia e Fluidoterapia, 132
Danielle Saad Nemer Bou Ghosn

35 Hipopotassemia e Hiperpotassemia, 137
Rodrigo Locatelli Pedro Paulo

36 Hiponatremia e Hipernatremia, 141
Gaby Cecilia Yupanqui Guerra Barboza ◆ Adriana Pasmanik Eisencraft

37 Hipocalcemia e Hipercalcemia, 145
João Fernando L. de Almeida ◆ Gabriela Bonente A. Herculano ◆ Christiane Finardi Pancera

38 Distúrbios do Equilíbrio Acidobásico, 151
Carolina Silva Palha Rocha

PARTE 4
DOENÇAS ENDÓCRINAS E METABÓLICAS, *157*

39 Cetoacidose Diabética e Estado Hiperglicêmico Hiperosmolar, 158
Sylvia Costa Lima Farhat ◆ Thais Della Manna

40 Diabetes Insípido, 162
Leandra Steinmetz ◆ Louise Cominato ◆ Larissa Kallas Curiati

41 Hipoglicemia, 165
Louise Cominato ◆ Thais Della Manna ◆ Leandra Steinmetz ◆ Beatriz Semer

42 Disfunções Tireoidianas Agudas, 167
Lindiane Crisostomo

43 Insuficiência Suprarrenal, 169
Hamilton Cabral de Menezes Filho

44 Secreção Inapropriada de Hormônio Antidiurético, 172
Ana Catarina Lunz Macedo

PARTE 5
DOENÇAS IMUNOMEDIADAS, 177

45 Doença do Enxerto Contra Hospedeiro, 178
Juliana Folloni Fernandes ◆ Paulo H. S. Klinger

46 DRESS | Reação a Medicamentos com Eosinofilia e Sintomas Sistêmicos, 185
Marcella Soares Pincelli ◆ Zilda Najjar Prado de Oliveira ◆ Luciana de Paula Samorano

47 Síndrome de Stevens-Johnson e Necrólise Epidérmica Tóxica, 188
Cristina de Castro Pante ◆ Luciana de Paula Samorano

48 Púrpura de Henoch-Schönlein, 191
Izabel Mantovani Buscatti ◆ Adriana Maluf Elias Sallum

49 Síndrome Hemofagocítica, 194
Antonio Carlos Pastorino ◆ Mayra de Barros Dorna

50 Doença de Kawasaki, 198
Lucia Maria de Arruda Campos

51 Urticária e Angioedema, 202
Ana Paula B. Moschione Castro

PARTE 6
DOENÇAS INFECCIOSAS, 207

52 Febres Hemorrágicas e Arboviroses, 208
Vitor Emanoel de L. Carvalho ◆ Nadia Litvinov

53 Infecções de Partes Moles, 218
Daniel Jarovsky

54 Infecções Osteomusculares, 220
Tânia M. Shimoda Sakano

55 Síndrome do Choque Tóxico, 224
André Pacca Luna Mattar

56 Febre sem Sinais Localizatórios, 228
Hany Simon Junior

57 Infecção na Imunodeficiência Primária, 233
Angelina Maria Freire Gonçalves

58 Infecção na Imunodeficiência Secundária, 237
Nadia Litvinov ◆ Vera Lucia Moyses Borrelli ◆ Heloisa Helena de Sousa Marques

59 Sepse, 247
Cristiane Freitas Pizarro

PARTE 7
DOENÇAS HEMATOLÓGICAS E ONCOLÓGICAS, 253

60 Doença Falciforme, 254
Miriam V. F. Park

61 Anemias Agudas, 264
Karina Soares Ferreira Sousa

62 Síndromes Hemorrágicas | Petéquias e Púrpuras, 267
Regina Maria Rodrigues ◆ Sylvia Costa Lima Farhat

63 Tromboembolismo Venoso, 272
Janahyna Gomes Emerenciano

64 Neutropenia Febril, 277
Alfio Rossi Junior ◆ Isabela Solera Neves

65 Síndrome de Lise Tumoral, 280
Gabriele Zamperlini Netto

66 Síndromes Compressivas, 282
Adriana Pasmanik Eisencraft

PARTE 8
DOENÇAS NEUROLÓGICAS, 293

67 Cefaleia, 294
Carlos Augusto Takeuchi

68 Meningites e Encefalites, 299
Heloisa Helena de Sousa Marques

69 Crise Convulsiva, Estado de Mal Epiléptico e Crise Febril, 304
Danielle Patriota de Oliveira

xxx Urgências e Emergências Pediátricas | Manual para Rápida Tomada de Decisão

70 **Síncope,** *313*
Debora Ariela Kalman

71 **Coma,** *315*
Adriana Pozzi Pestana

72 **Ataxia Aguda,** *317*
Cristina Quagio Grassiotto

73 **Déficit Motor de Instalação Aguda,** *320*
Ciro Matsui Junior

74 **Hipertensão Intracraniana e Herniações,** *328*
Daniel Cardeal ◆ Hamilton Matushita

75 **Hidrocefalia,** *332*
Daniel Cardeal ◆ Hamilton Matushita

PARTE 9
DOENÇAS OFTÁLMICAS, *335*

76 **Celulite Periorbitária e Orbitária,** *336*
Karina Soares Ferreira Sousa

77 **Estrabismo Adquirido ou Agudo,** *338*
Stephanie Galassi

78 **Leucocoria,** *341*
Fábio T. Maróstica ◆ Sandra Francischini

79 **Olho Vermelho,** *343*
Nagilton Bou Ghosn

80 **Traumatismo Ocular | Corpo Estranho,** *348*
Luis Carlos F. de Sá

PARTE 10
DOENÇAS RESPIRATÓRIAS, *351*

81 **Otites,** *352*
Heloisa Ionemoto

82 **Sinusites | Rinossinusites,** *356*
Heloisa Ionemoto

83 **Faringoamigdalite,** *359*
Heloisa Ionemoto

84 **Laringite, Epiglotite e Traqueíte,** *362*
Heloisa Ionemoto

85 **Síndrome Gripal,** *366*
Carolina Silva Palha Rocha

86 **Bronquiolite Viral Aguda,** *370*
Luiz Vicente Ribeiro Silva Filho

87 **Crise Asmática,** *373*
Fábio Pereira Muchão

88 **Pneumonia Aguda,** *379*
Maria Helena C. F. Bussamra

89 **Derrames Pleurais,** *382*

TRANSUDATOS, *382*
Vitor Emanoel de L. Carvalho ◆ Eduardo Juan Troster

EXSUDATOS, *384*
Joaquim Carlos Rodrigues ◆ Sulim Abramovici

90 **Hemotórax,** *388*
Guilherme F. Paganoti

91 **Pneumotórax,** *390*
Eduardo Werebe ◆ Carlos E. Levischi Junior

92 **Tromboembolismo Pulmonar,** *397*
Daniele Martins Celeste

PARTE 11
DOENÇAS CARDIOVASCULARES, *403*

93 **Arritmias Cardíacas,** *404*
Ana Cristina Sayuri Tanaka ◆ Rogerio Andalaft

94 **Crise Hipertensiva,** *415*
Karina Burckart

95 **Endocardite Infecciosa,** *417*
Gustavo Foronda ◆ Carolina Vieira de Campos

96 **Miocardites,** *421*
Camila Lúcia Dedivitis Tiossi Wild

97 **Pericardites,** *430*
Camila Lúcia Dedivitis Tiossi Wild

98 Insuficiência Cardíaca Congestiva, *436*

Andréa Beolchi Spessoto

PARTE 12
DOENÇAS GASTRINTESTINAIS, *443*

SEÇÃO A | ABDOME INFLAMATÓRIO

99 Diarreia Aguda, *444*

Marcela Salum D'Alessandro ◆
Ricardo Katsuya Toma

100 Apendicite Aguda, *448*

Ana Cristina Aoun Tannuri

101 Peritonite, *451*

Gabriela Pinto

102 Colecistite Aguda, *453*

Guilherme F. Paganoti

103 Pancreatite, *455*

Guilherme F. Paganoti

104 Tiflite, *457*

Danilo Yamamoto Nanbu

105 Enterocolite Necrosante, *459*

Maria Lúcia Pinho Apezzato ◆ Fábio de Barros

SEÇÃO B | AFECÇÃO HEPÁTICA AGUDA

106 Hepatites Virais Agudas, *463*

Carlos Renato Yatuhara

107 Afecção Hepática Aguda Fulminante, *465*

Karina Burckart ◆
Karina L. de Medeiros Bastos

SEÇÃO C | HEMORRAGIAS DIGESTIVAS

108 Hemorragia Digestiva Alta, *467*

Anna Dominguez Bohn

109 Hemorragia Digestiva Baixa, *470*

Katharina R. Rodrigues

SEÇÃO D | ABDOME OBSTRUTIVO

110 Abdome Obstrutivo | Estenose Hipertrófica de Piloro, Invaginação, Vólvulo Intestinal e Bridas, *473*

Guilherme F. Paganoti

PARTE 13
DOENÇAS URINÁRIAS E GENITAIS, *477*

111 Infecção do Trato Urinário, *478*

Fernanda Viveiros Moreira de Sá

112 Injúria Renal Aguda, *480*

Marina Mattiello Gabriele ◆ Andreia Watanabe

113 Síndrome Nefrítica, *483*

Marina Mattiello Gabriele ◆
Camila Lanetzki

114 Síndrome Nefrótica, *486*

Maria Helena Vaisbich

115 Litíase, *490*

Camila Lanetzki ◆
Marina Mattiello Gabriele

116 Hérnia Inguinal Encarcerada ou Estrangulada, *492*

Guilherme F. Paganoti

117 Escroto Agudo, *494*

Amilcar Martins Giron ◆
Adriana Pasmanik Eisencraft

118 Parafimose e Priapismo, *498*

Mauricio Macedo

119 Traumatismo de Uretra, *501*

Alessandro Tavares ◆ Julio Bissoli

120 Doença Inflamatória Pélvica, *503*

André L. C. Ennes ◆ Fernanda Borges Dijigow ◆
Luisa Frerichs Chiavenato ◆
Eduardo Vieira da Motta ◆
José Maria Soares Júnior ◆
Edmund Chada Baracat

121 Dismenorreia, *506*

André L. C. Ennes ◆ Fernanda Borges Dijigow ◆
Luisa Frerichs Chiavenato ◆
Eduardo Vieira da Motta ◆
José Maria Soares Júnior ◆
Edmund Chada Baracat

122 Contracepção de Emergência, *508*

Victor Ishii ◆ José Maria Soares Júnior ◆
Edmund Chada Baracat

xxxii   Urgências e Emergências Pediátricas | Manual para Rápida Tomada de Decisão

PARTE 14
TRANSTORNOS PSICOSSOCIAIS, *511*

123   **Violência Sexual,** *512*

  Benito Lourenço ◆ *Ligia Bruni Queiroz*

124   **Vitimização Física e Psíquica,** *515*

  Renata D. Waksman

125   **Emergências Psiquiátricas,** *520*

  Caio Borba Casella

PARTE 15
EMERGÊNCIAS NEONATAIS, *529*

126   **Icterícia Neonatal,** *530*

  Patricia Prado Durante

127   **Convulsão Neonatal,** *538*

  Renata Amato Vieira

128   **Hipoglicemia Neonatal,** *545*

  Renata de Araújo Monteiro Yoshida ◆
  Felipe de Souza Rossi

129   **Crise Hipoxêmica,** *550*

  Mônica Satsuki Shimoda ◆
  Ana Cristina Sayuri Tanaka

130   **Reconhecimento das Cardiopatias Congênitas em Recém-Nascidos e Lactentes na Sala de Emergência,** *557*

  Gabriela Nunes Leal ◆ *Karen Saori S. Sawamura*

131   **Doenças Metabólicas Associadas à Triagem Neonatal,** *566*

  Nicole Lee Udsen Luis

PARTE 16
APÊNDICE, *571*

132   **Analgesia e Sedação em Procedimentos,** *572*

  Ivete Zoboli ◆
  Silvia Maria de Macedo Barbosa

133   **Procedimentos no Atendimento de Urgência,** *579*

  Thomaz Bittencourt Couto

134   **Reações Transfusionais,** *591*

  Katharina R. Rodrigues

135   **COVID-19 | Doença Causada pelo Coronavírus SARS-CoV-2,** *596*

  Adriana Pasmanik Eisencraft ◆
  Nadia Litvinov ◆
  Maria Fernanda Bádue Pereira

136   **Bulário,** *605*

  Anarella Penha Meirelles de Andrade ◆
  Márcia Marques Leite ◆ *Marcus Vinícius Terashima de Pinho* ◆ *Victor Kaneko Matsuno* ◆ *Adriana Pasmanik Eisencraft* ◆
  Eliana Paes de Castro Giorno

Índice Alfabético, *649*

PARTE

1

Risco de Morte Iminente

1 Manejo de Via Aérea e Sequência Rápida de Intubação, *2*

2 Insuficiência Respiratória Aguda, *10*

3 Ressuscitação Cardiopulmonar, *13*

4 Anafilaxia, *21*

5 BRUE | Evento Breve, Resolvido e Inexplicável, *25*

6 Choque, *27*

7 Choque Séptico, *31*

1 Manejo de Via Aérea e Sequência Rápida de Intubação

Milena De Paulis

▼ MANEJO DE VIA AÉREA

O manejo adequado da via aérea é uma habilidade de extrema importância para otimizar a ventilação e a oxigenação da criança em situações de emergência. As particularidades anatômicas e fisiológicas de cada idade devem ser consideradas para garantir a técnica mais adequada.

■ Características anatômicas e fisiológicas

As características anatômicas da via aérea da criança são:

- Occipício proeminente: facilita a obstrução da via aérea por flexão da cabeça sobre o pescoço e dificulta o alinhamento dos eixos oral, laríngeo e traqueal
- Pescoço curto
- Língua maior e mandíbula mais curta
- Laringe cefalizada e afunilada
- Epiglote em forma de "U" e menos alinhada com a traqueia
- Via aérea menos cartilaginosa e mais colapsável
- Menor calibre da via aérea: aumento da resistência ao fluxo na via aérea, o que pode comprometer a dinâmica respiratória
- Musculatura intercostal pouco desenvolvida
- Maior quantidade de fibras fatigáveis no diafragma.

Entre as características fisiológicas do sistema respiratório da criança, destacam-se:

- Maior consumo de oxigênio: 6 mℓ/kg/min
- Maior produção de CO_2: 100 a 150 mℓ/kg/min
- Diminuição da capacidade residual funcional: predispõe mais facilmente à hipoxia, em especial no período de apneia da laringoscopia direta, durante o procedimento de intubação traqueal

- Frequência respiratória maior: aumenta o volume-minuto e elimina o CO_2 produzido.

■ ABC

O manejo inicial prioriza a estabilização da criança com o atendimento sistematizado ABC, sigla em inglês para *airways* (vias aéreas), *breathing* (respiração) e *circulation* (circulação).

A | Desobstrução de vias aéreas

- Posicionar e abrir corretamente a via aérea: manobra de elevação da mandíbula ou do mento
- Utilizar coxim sob as escápulas (lactente < 2 anos de idade) ou sob o occipício (a partir de 2 anos de idade)
- Aspirar secreções: usar sondas de aspiração calibrosas, flexíveis ou rígidas, de acordo com a necessidade
- Usar cânula naso ou orofaríngea de acordo com o tamanho da criança para não obstruir a via aérea. Para a cânula orofaríngea, estima-se o tamanho adequado colocando-se a parte maior no canto da boca e a ponta no ângulo da mandíbula. Para a cânula nasofaríngea, a extremidade maior deve estar na ponta do nariz e a menor deve atingir o trágus da orelha.

B | Respiração

A melhor forma de ofertar oxigênio depende do grau de insuficiência respiratória (ver Capítulo 2, *Insuficiência Respiratória Aguda*). Nos casos graves, em que não existam boa ventilação e/ou boa oxigenação, uma das seguintes opções deve ser realizada:

- Ventilação com bolsa-valva-máscara (BVM): é uma habilidade fundamental no manejo da via aérea. Consiste na ventilação com pressão positiva, que pode ou não ser limitada pela válvula de *pop-off*, por meio de uma bolsa com reservatório de O_2 acoplada à máscara facial. O tamanho da bolsa do ressuscitador manual deve ser adequado para a idade da criança a fim de liberar o melhor volume corrente possível: 250 mℓ para prematuros, 450 mℓ para crianças até 1 ano, e 1.500 mℓ para crianças maiores e adolescentes. A máscara deve ser transparente, flexível, com coxim macio para não causar lesão na face, e o seu tamanho deve englobar a coluna do nariz e o mento, sem pressionar os olhos

- Máscara laríngea: consiste em um dispositivo supraglótico que direciona a ventilação para a abertura da epiglote e forma um selo com o esôfago mediante um *cuff* que, quando insuflado, evita a aspiração do conteúdo gástrico para o pulmão. A ventilação com máscara laríngea é mais efetiva do que com BVM e pode ser usada em crianças inconscientes, principalmente em casos de via aérea difícil (como alternativa à intubação orotraqueal) e parada cardiorrespiratória
- Intubação orotraqueal: é indicada quando há fadiga ou falência respiratória, perda do reflexo protetor da via aérea, comprometimento do centro respiratório central, necessidade de pressão inspiratória ou expiratória alta para manter ventilação e oxigenação, e necessidade de ventilação mecânica. A escolha do tubo traqueal, com ou sem *cuff*, depende da doença que levou à insuficiência respiratória e da idade da criança
  - Doenças com baixa complacência e alta resistência pulmonar (asma, bronquiolite, pneumonia, síndrome do desconforto respiratório agudo) podem se beneficiar de tubos com *cuff*. Para recém-nascidos e crianças até 1 ano de idade, utilizar cânula com diâmetro interno de 3 mm; para crianças entre 1 e 2 anos de idade, usar cânula de 3,5 mm; para maiores de 2 anos, empregar a seguinte fórmula:

$$\text{Diâmetro interno da cânula com } cuff = 3{,}5 + \left(\frac{\text{idade}}{4}\right)$$

  - Para as cânulas sem *cuff*, optar por diâmetros internos de 3,5 mm para recém-nascidos e de 4 mm para crianças entre 1

e 2 anos de idade; para crianças maiores de 2 anos, empregar a fórmula a seguir:

$$\text{Diâmetro interno da cânula sem } cuff = 4 + \left(\frac{\text{idade}}{4}\right)$$

  - A escolha da lâmina para o laringoscópio depende da anatomia da via aérea e do tamanho da criança. Para tanto, podem ser utilizadas lâminas retas (farão o pinçamento da epiglote) ou curvas (serão colocadas na valécula) em qualquer faixa etária.

Independentemente do procedimento escolhido, também é crucial:

- Monitorar oximetria de pulso continuamente
- Monitorar o CO_2 exalado durante a intubação orotraqueal.

C | Circulação

- Monitorar ritmo, frequência cardíaca e pressão arterial
- Administrar volume e medicações quando necessário.

▼ SEQUÊNCIA RÁPIDA DE INTUBAÇÃO

A sequência rápida de intubação (SRI) corresponde à abordagem sistematizada da via aérea em situações de emergência, mediante sedação e bloqueio neuromuscular, com o objetivo de criar condições de intubação mais favoráveis: inconsciência, laringoscopia facilitada, paralisia de cordas vocais, e inibição do reflexo de tosse e da regurgitação. Os passos da SRI estão apresentados na Figura 1.1, com base nas diretrizes da American Academy of Pediatrics.

▪ Intubação orotraqueal

A intubação orotraqueal (IOT) deve ser realizada 1 minuto após a administração do bloqueador neuromuscular (BNM), seguindo a técnica habitual de laringoscopia direta e inserção do tubo traqueal. Confirma-se o posicionamento adequado do tubo por observação clínica da expansibilidade simétrica do tórax durante a ventilação, ausculta do murmúrio vesicular nos campos pulmonares em cada hemitórax e ausência de sons na região epigástrica com a ventilação.

Contraindicações para SRI
Absolutas:
- PCR
- Coma profundo sem tônus muscular
- Inexperiência com os passos sequenciais da técnica

Relativas:
- Situações em que seja difícil obter a intubação orotraqueal e a ventilação com BVM: obstrução de vias aéreas superiores, abscessos, tumores, corpo estranho, entre outros
- Traumatismo de face e ou laringe
- Anatomia facial distorcida

Pressão cricoide (manobra de Sellick) não deve ser realizada de rotina, pois pode obstruir a via aérea, dificultar a ventilação e precipitar a hipoxia. O objetivo é minimizar a distensão gástrica decorrente da ventilação com BVM, evitar a regurgitação e a aspiração do conteúdo gástrico e facilitar a visualização das cordas vocais durante o procedimento de intubação.
Deve ser realizada após a sedação, com a criança já inconsciente.

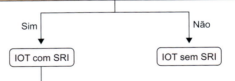

Há necessidade de via aérea definitiva de urgência

Paciente apresenta-se com alteração respiratória, neurológica e/ou hemodinâmica, MAS com reflexo de via aérea preservado

Sim → IOT com SRI
Não → IOT sem SRI

1º passo | Anamnese e exame físico
Anamnese direcionada, previamente à SRI, minimiza os riscos da intubação orotraqueal. Para isso, utiliza-se a regra mnemônica AMPLE:
- A: alergia
- M: medicações que possam interferir com os fármacos indicados
- P: passado clínico
- L: ingestão de líquidos e última refeição
- E: evento atual – o fator que desencadeou o quadro agudo

Exame físico tem por objetivo avaliar a via aérea e prever a via aérea difícil, identificando possíveis características que possam dificultar o procedimento da intubação e da ventilação com BVM, como: obesidade, malformações congênitas, micrognatia, pescoço curto, abertura limitada da boca, macroglossia, entre outras.

2º passo
Preparo de material, equipe e medicamentos

Material
- Equipamento de proteção individual (EPI)
- Sondas de aspiração
- Cânulas orofaríngea e nasofaríngea de acordo com a idade
- Máscara não reinalante e BVM
- Lâminas reta e curva de laringoscópio: número de acordo com a idade
- Cabo do laringoscópio com pilhas
- Fio-guia
- Cânulas de intubação orotraqueal com e sem *cuff* de acordo com a idade da criança (reservar sempre um número maior e outro menor)
- Fixação para cânula traqueal
- Monitor cardíaco e de pressão arterial
- Oxímetro de pulso
- Capnógrafo ou capnômetro
- Material para via aérea difícil: dispositivos supraglóticos (máscara laríngea, videolaringoscópio, quando disponível), dispositivos para punção cricoide

Equipe
Pelo menos três profissionais devem estar envolvidos:
- 1 responsável pela via aérea e pela intubação
- 1 pela ventilação com BVM, pelo monitoramento e pela pressão cricoide (quando necessária)
- 1 para a preparação e a administração das medicações

Acesso venoso
Monitoramento: cardíaco, PA, oximetria

Medicamentos
Fármacos preparados para administração, diluídos e identificados:
- Pré-medicação: podem-se utilizar fármacos opcionais (que não o sedativo e o bloqueador neuromuscular) a partir do 5º min da pré-oxigenação, de acordo com a condição clínica e a idade da criança. Os fármacos comumente utilizados como pré-medicação são: atropina, lidocaína e opioides
- Uso de sedativos: o objetivo é promover a inconsciência e diminuir o desconforto da intubação. Devem ter início de ação rápido, curta duração e mínimos efeitos colaterais. A escolha depende da condição clínica da criança: instabilidade hemodinâmica, acometimento neurológico, broncospasmo, entre outras. Os sedativos mais utilizados na SRI são: cetamina, midazolam, etomidato, tiopental e propofol
- Bloqueadores neuromusculares: promovem o completo relaxamento muscular. Devem ser administrados 1 a 2 min após o sedativo. São classificados em: agentes despolarizantes (succinilcolina) e agentes não despolarizantes (rocurônio, vecurônio e pancurônio)

FIGURA 1.1 Passos da sequência rápida de intubação (SRI) com base nas diretrizes da American Academy of Pediatrics. PCR: parada cardiorrespiratória; BVM: bolsa-valva-máscara; IOT: intubação orotraqueal; PA: pressão arterial. (*Continua*)

3º passo | Pré-oxigenação

A pré-oxigenação deve ser realizada durante 5 min, com fonte de oxigênio a 100% (máscara não reinalante) para garantir uma reserva pulmonar de O_2.
Objetivo: evitar a dessaturação por até 4 min durante a laringoscopia direta. Idealmente realizada SEM pressão positiva para evitar distensão gástrica e aspiração do conteúdo durante a intubação. Talvez em adolescentes haja superioridade da cânula nasal de alto fluxo quando comparada com a máscara não reinalante. Quando disponível, pode ser uma opção a ser considerada também na criança.
Em pacientes que não mantêm ventilação espontânea, deve ser realizada com cuidado por meio de BVM com baixa pressão associada à pressão da cricoide.

4º passo | Pré-medicação

Fármacos opcionais (que não o sedativo e o bloqueador neuromuscular) a partir do 5º min da pré-oxigenação, de acordo com a condição clínica e a idade da criança: atropina, lidocaína e opioides.
Atropina: não deve ser indicada de rotina. Pode ser considerada nas crianças com choque e instabilidade hemodinâmica, crianças menores de 5 anos que receberão succinilcolina como bloqueador neuromuscular, crianças maiores de 5 anos que receberão segunda dose de succinilcolina e crianças com bloqueio atrioventricular.
Dose: 0,02 mg/kg IV (não há dose mínima).
Lidocaína: suprime o reflexo da tosse e do vômito. O seu uso é opcional na hipertensão intracraniana.
Dose: 1 a 2 mg/kg IV.
Opioides: não são recomendados de rotina. Os efeitos adversos (hipotensão, depressão respiratória e rigidez da caixa torácica) são mais frequentes quando o medicamento é administrado rapidamente. A dose de fentanila pode variar de 1 a 3 µg/kg nos 3 min prévios à intubação. Tem como antagonista a naloxona: 0,01 mg/kg (máx: 2 mg) IV.

5º passo | Sedativos

Os mais utilizados na SRI são:
Cetamina: anestésico dissociativo que produz sedação rápida, amnésia e analgesia. Mantém o reflexo de proteção da via aérea, aumenta a liberação da catecolamina endógena (aumenta pressão arterial e frequência cardíaca e causa broncodilatação). **É o medicamento de escolha para o choque séptico (crise asmática)**. Dose: 1 a 2 mg/kg IV.
Midazolam: benzodiazepínico de curta duração, com propriedade amnéstica e anticonvulsivante. Dependendo da dose, pode causar depressão respiratória e miocárdica e diminuição da resistência vascular periférica. Dose: 0,3 mg/kg IV.
Etomidato: hipnótico não barbitúrico de ação ultrarrápida. Causa sedação e indução sem comprometer o estado hemodinâmico, sendo seguro em pacientes hipovolêmicos ou com disfunção cardíaca. Está contraindicado no choque séptico por levar a insuficiência suprarrenal. Dose: 0,3 mg/kg IV.
Tiopental: barbitúrico de curta duração com início de ação rápido. Tem efeito neuroprotetor. Provoca vasodilatação e depressão miocárdica e aumenta a liberação de histamina, causando hipotensão e broncoconstrição. É o fármaco de escolha para ser utilizado no traumatismo cranioencefálico. Dose: 3 a 5 mg/kg IV.
Propofol: sedativo hipnótico não barbitúrico, altamente lipossolúvel, com início de ação extremamente rápido e curta duração de ação. Tem efeito neuroprotetor, mas provoca depressão miocárdica e hipotensão. Dose: 1 mg/kg IV.

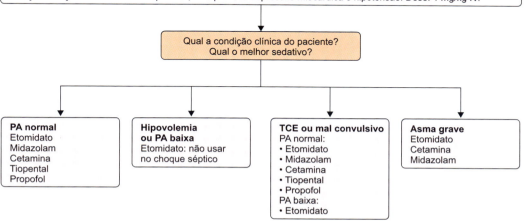

FIGURA 1.1 (*Continuação*) Passos da sequência rápida de intubação (SRI) com base nas diretrizes da American Academy of Pediatrics. BVM: bolsa-valva-máscara; IV: via intravenosa; PA: pressão arterial; TCE: traumatismo cranioencefálico.

6 PARTE 1 • Risco de Morte Iminente

> **6º passo**
> Pressão cricoide e ventilação, se indicadas

7º passo | Bloqueadores neuromusculares
Por não causarem sedação, analgesia ou amnésia, devem ser administrados 1 a 2 min após o sedativo.
São classificados em: agentes despolarizantes (succinilcolina) e agentes não despolarizantes (rocurônio, vecurônio e pancurônio).
Agentes despolarizantes: provocam hiperestimulação dos receptores nicotínicos, causando fasciculações musculares e paralisia tetânica. A succinilcolina é o maior representante com uso cada vez mais restrito pelos inúmeros efeitos colaterais: bradicardia (crianças menores de 5 anos de idade), hiperpotassemia, hipertermia maligna, aumento da pressão intracraniana e intraocular, assistolia (doses repetidas e sequenciais), entre outros.
Tem início de ação rápido (30 a 60 s) e curta duração de ação (4 a 6 min), o que torna o seu uso vantajoso em situações de emergência, mesmo em mãos inexperientes.
Contraindicações absolutas são: miopatia crônica, doença neuromuscular, politraumatismo, queimadura (nas primeiras 72 h), lesões por esmagamento, hiperpotassemia prévia e história pregressa de hipertermia maligna.
Dose: 2 mg/kg IV para lactentes e crianças até 5 anos e 1 mg/kg para crianças acima de 5 anos.
Agentes não despolarizantes: causam bloqueio dos receptores nicotínicos pós-sinápticos, impedindo a ligação de acetilcolina, a despolarização e a contração muscular. Representam essa classe o rocurônio, o vecurônio e o pancurônio.
Rocurônio: é o BNM mais utilizado, com mínimos efeitos colaterais. O início de ação é rápido (30 a 60 s), mas sua ação é mais prolongada (30 a 40 min). A dose varia de 0,6 a 1 mg/kg IV.

> Proceder à intubação orotraqueal

FIGURA 1.1 (*Continuação*) Passos da sequência rápida de intubação (SRI) com base nas diretrizes da American Academy of Pediatrics. IV: via intravenosa; BNM: bloqueador neuromuscular.

A radiografia de tórax é um método de confirmação da intubação, assim como a utilização de capnógrafo (registro da curva do CO_2 exalado) ou capnometria (método colorimétrico) e do oxímetro de pulso (melhora da saturação).

Observação e monitoramento pós-intubação. Uma vez terminada a IOT, o monitoramento e a observação devem ser mantidos para que o paciente permaneça confortável, sem dor e sem resistência à ventilação assistida, evitando a extubação acidental.

▪ Regra DOPE

Quando a condição clínica da criança intubada se deteriora repentinamente, apresentando dessaturação, cianose e instabilidade hemodinâmica, deve-se atentar para a regra mnemônica DOPE – deslocamento do tubo traqueal (D), obstrução da cânula traqueal (O), pneumotórax hipertensivo (P) e falha de equipamento (E) –, realizando as intervenções necessárias para a reversão do quadro: reposicionamento do tubo traqueal e aspiração de secreções, punção com jelco calibroso no segundo espaço intercostal da linha hemiclavicular do hemitórax acometido se a causa for pneumotórax hipertensivo e checagem de equipamento (fonte de oxigênio, válvulas etc.).

◥ VIA AÉREA DIFÍCIL

A via aérea difícil corresponde à dificuldade de manter ventilação com BVM ou intubação, ou com ambas, mesmo por um profissional qualificado. A ventilação com BVM difícil ocorre quando um único socorrista não consegue manter expansibilidade torácica adequada e saturação superior a 90% com fração inspirada de oxigênio (FiO_2) a 100%, nem evitar cianose e distensão gástrica. A intubação difícil corresponde à necessidade de mais de três tentativas ou um período superior a 10 minutos para o correto posicionamento do tubo traqueal por laringoscopia direta.

▪ Epidemiologia

Várias são as condições que aumentam o risco de complicações: peso inferior a 10 kg, micrognatia, mais de duas tentativas de intubação ou mais de três tentativas de laringoscopia direta.

O suplemento de oxigênio através de cânulas nasais ou máscara laríngea e a diminuição do número de tentativas de laringoscopia direta são medidas que minimizam a ocorrência de complicações.

■ Abordagem e condução clínica

Para auxiliar a tomada de decisão em caso de via aérea difícil não prevista na criança entre 1 e 8 anos de idade, a Association of Anaesthetists of Great Britain and Ireland (AAGBI) e a Difficult Airway Society (DAS) propuseram algoritmos para situações de ventilação com BVM difícil, ventilação com BVM adequada e intubação difícil, ventilação com BVM e intubação difíceis. As Figuras 1.2 a 1.4 mostram os passos para a abordagem da via aérea difícil não prevista em pediatria.

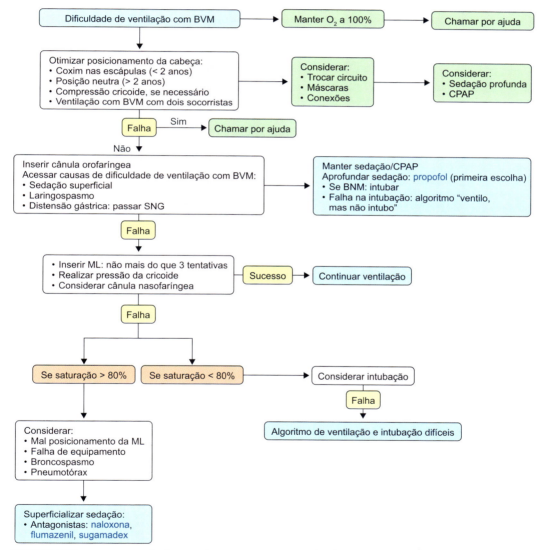

FIGURA 1.2 Passos para ventilação em crianças entre 1 e 8 anos de idade, em caso de ventilação com bolsa-valva-máscara (BVM) difícil. SNG: sonda nasogástrica; CPAP: pressão positiva contínua nas vias aéreas; ML: máscara laríngea. (Adaptada de Black et al., 2015.)

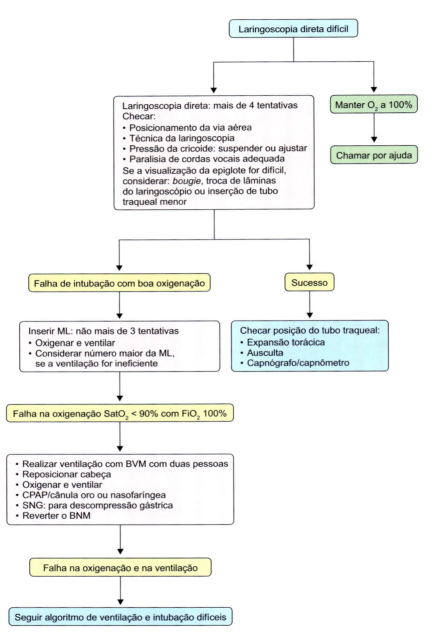

FIGURA 1.3 Passos para ventilação em crianças entre 1 e 8 anos de idade, em caso de ventilação com bolsa-valva-máscara (BVM) adequada e intubação difícil. ML: máscara laríngea; SNG: sonda nasogástrica; CPAP: pressão positiva contínua nas vias aéreas; BNM: bloqueador neuromuscular. (Adaptada de Black et al., 2015.)

CAPÍTULO 1 • Manejo de Via Aérea e Sequência Rápida de Intubação

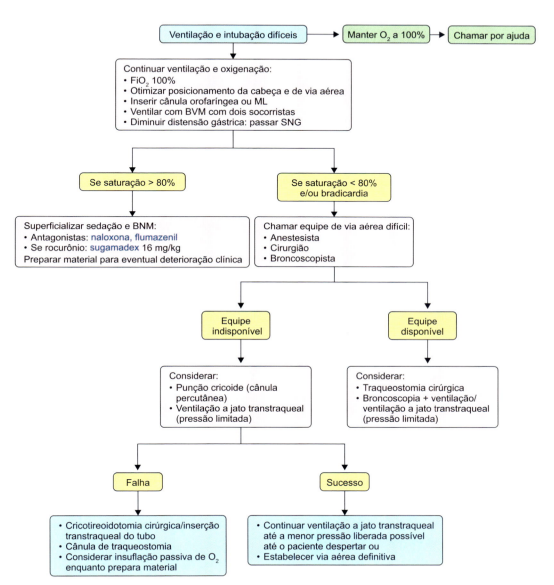

FIGURA 1.4 Passos para ventilação em crianças entre 1 e 8 anos de idade, em caso de ventilação com bolsa-valva-máscara (BVM) e intubação difíceis. SNG: sonda nasogástrica; ML: máscara laríngea. (Adaptada de Black et al., 2015.)

BIBLIOGRAFIA

American Heart Association and American Academy of Pediatrics. Pediatric Advanced Life Support Provider Manual. Rapid Sequence Intubation. 2002; 359-78.

Black AE, Flynn PER, Smith HL et al. Development of a guideline for the management of the unanticipated difficult airway in pediatric practice. Pediatr Anaesth. 2015; 25(4):346-62.

Bledsoe GH, Schexnaydery SM. Pediatric rapid sequence intubation: a review. Pediatr Emerg Care. 2004; 20(5):339-43.

Bousso A. Oxigenioterapia para lactentes e crianças. In: Gilio AE, De Paulis M, Bousso A et al. (Eds.). Urgências e emergências em pediatria geral. São Paulo: Atheneu; 2015. pp. 13-6.

Fiadjoe JE, Nishisaki A, Jagannathan N et al. Airway management complications in children with difficult tracheal intubation from the Pediatric Difficult Intubation (PeDI) registry: a prospective cohort analysis. Lancet Respir Med. 2016; 4(1)37-48.

Harless J, Ramaiah R, Bhananker SM. Pediatric airway management. Int J Crit Illn Inj Sci. 2014; 4(1):65-70.

Jagannathan N, Sohn L, Fiadjoe JE. Paediatric difficult airway management: what every anaesthetist should know! Br J Anaesth. 2016; 117(S1):i5-9.

Mace SE. Challenges and advances in intubation: Rapid Sequence Intubation. Emerg Med Clin N Am. 2008; 26(4):1043-68.

Matsumoto T, Carvalho WB. Intubação traqueal. J Pediatr (Rio J). 2007; 83(2):S83-90.

Schibler A, Franklin D. Respiratory support for children in the emergency department. J Paediatr Child Health. 2016; 52 (2):192-6.

Sukys GA, Schvartsman C, Reis AG. Avaliação da sequência rápida de intubação em pronto-socorro pediátrico. J Pediatr (Rio J). 2011; 87(4):342-9.

2 Insuficiência Respiratória Aguda

Flavia Andrea Krepel Foronda

DEFINIÇÃO

Insuficiência respiratória aguda (IRA) é a incapacidade do sistema respiratório de manter uma troca gasosa adequada para suprir as demandas metabólicas dos tecidos, sendo reconhecida quando ocorre qualquer prejuízo à ventilação ou à oxigenação. Esses prejuízos se manifestam com alterações na ventilação (pressão parcial de dióxido de carbono [$PaCO_2$]) ou na oxigenação (pressão arterial de oxigênio [PaO_2]):

- $PaCO_2 > 50$ mmHg
- Aumento da $PaCO_2 > 20$ mmHg acima do basal
- $PaO_2 < 60$ mmHg.

ETIOLOGIA

A IRA é a principal causa de parada cardiorrespiratória (PCR) em crianças e pode ocorrer por comprometimento de um ou mais sistemas que participam do processo de respiração. Isso inclui os sistemas nervoso central (SNC), cardiovascular, musculoesquelético e respiratório (Figura 2.1).

Fatores desencadeantes

- Obstrução das vias aéreas superiores
  - Com febre: epiglotite, crupe, traqueíte, abscesso retrofaríngeo

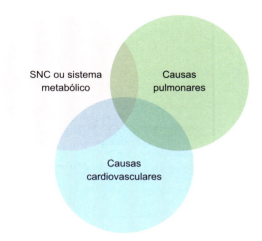

FIGURA 2.1 Etiologia da insuficiência respiratória aguda. SNC: sistema nervoso central.

CAPÍTULO 2 • Insuficiência Respiratória Aguda **11**

○ Sem febre: corpo estranho, anafilaxia, malformações, traumatismo, estenose subglótica, traqueolaringomalacia
• Parênquima pulmonar
  ○ Com febre: pneumonia, empiema, pneumonia atípica
  ○ Sem febre: atelectasia, embolia pulmonar, fibrose cística, pneumotórax, tumor/metástase, traumatismo torácico/contusão
• Comprometimento das vias aéreas inferiores: bronquiolite, asma, broncodisplasia pulmonar, corpo estranho, anafilaxia
• Comprometimento do SNC ou do sistema musculoesquelético: doença neuromuscular, sedação, apneia, meningite ou encefalite, fadiga muscular, traumatismo (cranioencefálico ou lesão medular), deformidade de caixa torácica
• Causas cardiovasculares: choque séptico, insuficiência cardíaca congestiva, cardiopatia congênita, arritmia, miocardite, pericardite, derrame pericárdico
• Causas metabólicas e outras: hemoglobinopatias, anemia, acidose metabólica, distúrbios eletrolíticos, cetoacidose diabética, dor.

◥ QUADRO CLÍNICO | EXAME FÍSICO

Os pacientes com IRA podem se mostrar letárgicos, irritados ou ansiosos. Crianças com dificuldade respiratória geralmente se sentam e se inclinam para a frente para facilitar a movimentação diafragmática e ajudar a musculatura acessória. A frequência respiratória e a qualidade da respiração devem ser avaliadas, e sons anormais (estridor, sibilos ou gemidos) podem auxiliar o diagnóstico.

ATENÇÃO

Sinais de alerta para IRA
• Bradipneia ou apneia
• Bradicardia
• Cianose
• Estupor ou coma
• Baixa entrada de ar
• Esforço respiratório muito elevado

◥ EXAMES COMPLEMENTARES

Os exames complementares mais relevantes na investigação da causa da IRA estão descritos a seguir.

▪ Exames à beira do leito

• Oximetria de pulso: para todos os pacientes com IRA
• Concentração de dióxido de carbono ao final da expiração ($EtCO_2$): para confirmar a posição da cânula endotraqueal após intubação
• Eletrocardiograma (ECG): se o exame cardiológico estiver alterado.

▪ Exames laboratoriais

• Gasometria arterial
• Eletrólitos, glicemia e amônia: se o paciente apresentar acidose metabólica
• Perfil toxicológico: em caso de paciente afebril, com IRA e alteração do nível de consciência
• Monóxido de carbono, nível meta-hemoglobina: se houve IRA e história clínica compatível + PaO_2 normal (intoxicação por monóxido de carbono = sem cianose; meta-hemoglobinemia = com cianose).

▪ Exames de imagem

• Radiografia cervical lateral para avaliação de obstrução das vias aéreas superiores (OVAS), se necessário
• Radiografia de tórax: para todos os pacientes com ausculta pulmonar assimétrica ou com desconforto respiratório significativo
• Radiografia de tórax expirado: com suspeita de corpo estranho
• Radiografia de tórax em decúbito lateral: com suspeita de derrame pleural
• Radiografia de abdome: com suspeita de obstrução ou perfuração
• Ultrassonografia (US) de tórax: com suspeita de derrame pleural
• Tomografia computadorizada (TC) de crânio: com suspeita de tumor, hidrocefalia ou traumatismo craniano
• Angiotomografia de tórax ou cintilografia: com suspeita de embolia pulmonar
• TC de abdome: se for necessário complementar a busca de causas abdominais para a insuficiência respiratória.

ABORDAGEM E CONDUÇÃO CLÍNICA

O reconhecimento de falência respiratória iminente e a identificação da causa subjacente são essenciais para o manejo da IRA. A estabilização da criança se inicia conforme as orientações de suporte de vida avançado em pediatria (PALS, *pediatric advanced life support*) da American Heart Association (AHA) (Figura 2.2).

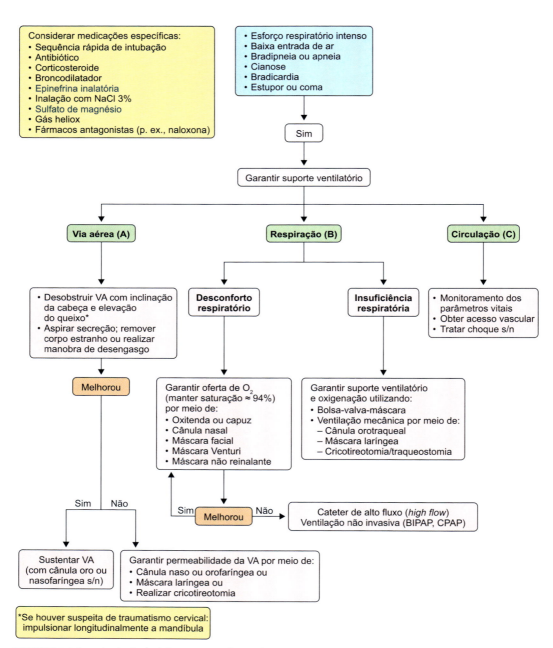

FIGURA 2.2 Sequência de decisões em caso de insuficiência respiratória aguda. VA: via aérea; s/n: se necessário.

BIBLIOGRAFIA

Faria L, Foronda F, Rodrigues F. Ventilação pulmonar mecânica convencional. In: Carvalho W. Algoritmos em terapia intensiva pediátrica, neonatologia e emergências pediátricas. São Paulo: Atheneu; 2007. pp. 133-7.

Hammer J. Acute respiratory failure in children. Paediatr Respir Rev. 2013; 14(2):64-9.

Recognition of respiratory distress and failure. In: PALS Provider Manual Dallas: American Heart Association; 2011. pp. 37-47.

Rojas-Reyes MX, Granados Rugeles C, Charry-Anzola LP. Oxygen therapy for lower respiratory tract infections in children between 3 months and 15 years of age. Cochrane Database Syst Rev. 2014; (12):CD005975.

Schliber A, Franklin D. Respiratory support for children in the emergency department. J Paediatr Child Health. 2016; 52(2):192-6.

Vo P, Kharasch VS. Respiratory failure. Pediatr Rev. 2014; 35(11):476-84; quiz 485-6.

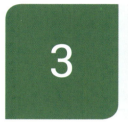

3 Ressuscitação Cardiopulmonar
Amélia Gorete Reis

DEFINIÇÃO

Ressuscitação cardiorrespiratória ou cardiopulmonar (RCP) é o conjunto de intervenções que visam evitar ou reverter a parada cardiorrespiratória (PCR) ou a bradicardia (frequência cardíaca [FC] < 60 bpm) com sinais evidentes de hipoperfusão grave. O diagnóstico de PCR é feito quando há inconsciência, ausência de respiração efetiva (apneia ou respiração agônica/*gasping*) e ausência de pulsos em grandes artérias (carótida, braquial, femoral). Os ritmos de colapso são assistolia, atividade elétrica sem pulso (AESP), fibrilação ventricular (FV) ou taquicardia ventricular (TV) sem pulso (Figura 3.1).

A RCP pode ser dividida em básica e avançada.

RESSUSCITAÇÃO CARDIOPULMONAR BÁSICA

A RCP básica compreende as intervenções descritas a seguir, realizadas principalmente no ambiente pré-hospitalar por unidades básicas de serviço de atendimento móvel de urgência (SAMU). A Figura 3.2 apresenta o fluxograma da RCP básica.

▪ Avaliar a segurança do local

O socorrista deve se certificar de que o ambiente é seguro antes de abordar a vítima com suspeita de PCR. Como exemplo, a aproximação de uma vítima aparentemente inconsciente em uma rodovia somente deve ser feita após sinalização adequada e desvio de tráfego.

▪ Avaliar a respiração e o pulso central

O socorrista deve estimular a criança de forma vigorosa, enquanto observa se a respiração está ausente ou anormal. Se não houver resposta, o socorrista deve gritar por socorro e checar o pulso central imediatamente. As avaliações da respiração e do pulso também podem ser feitas simultaneamente em menos de 10 segundos.

▪ Chamar SAMU

Se houver somente um socorrista, este deve gritar por ajuda e iniciar a RCP imediatamente. Como a maioria das PCR em pediatria decorre

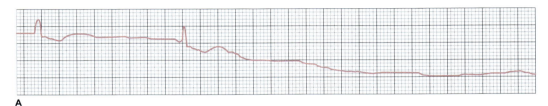
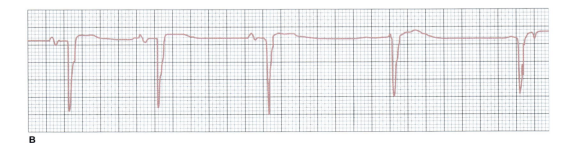
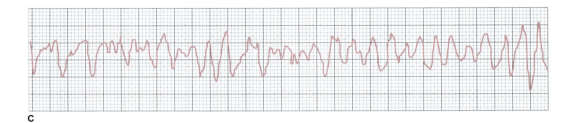
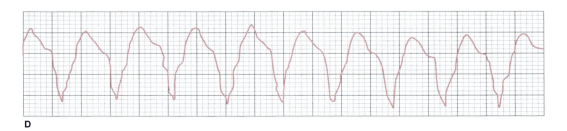

FIGURA 3.1 Ritmos cardíacos observados no monitoramento durante parada cardiorrespiratória. **A.** Assistolia. **B.** Atividade elétrica sem pulso. **C.** Fibrilação ventricular. **D.** Taquicardia ventricular sem pulso.

de asfixia, e não de distúrbios de ritmo, é recomendável que seja feita RCP por 2 minutos antes de o socorrista único parar o procedimento para ativar o SAMU e obter um desfibrilador externo automático (DEA). Se, entretanto, houver mais de um socorrista, um deles inicia a RCP enquanto o outro chama o SAMU e obtém um DEA.

▪ Compressão torácica

A compressão torácica está indicada em casos de PCR e de FC ≤ 60 bpm, com sinais de hipoperfusão grave e não responsiva a ventilação. Devem ser realizadas compressões torácicas de alta qualidade, com técnica adequada à idade da criança.

CAPÍTULO 3 • Ressuscitação Cardiopulmonar 15

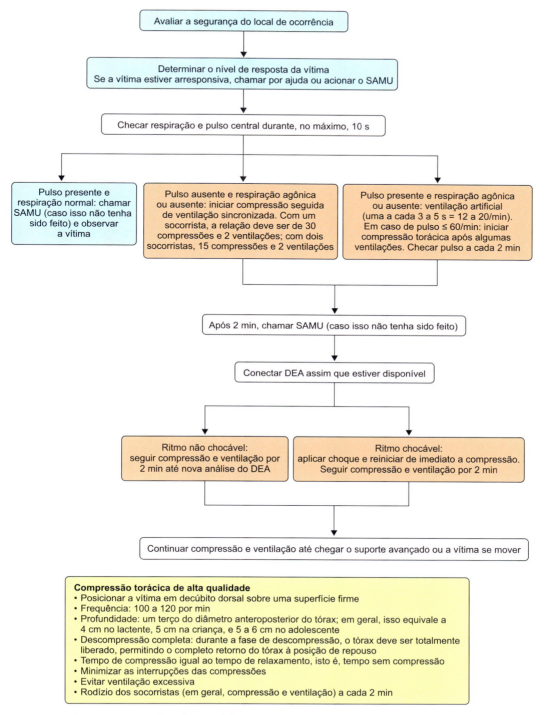

FIGURA 3.2 Ressuscitação cardiopulmonar básica. SAMU: serviço de atendimento móvel de urgência; DEA: desfibrilador externo automático.

Técnica de compressão torácica de acordo com a idade

Menores de 1 ano. Compressão no terço inferior do esterno, fugindo do apêndice xifoide. O socorrista deve envolver o tórax da criança com as mãos, colocando os polegares sobre o esterno. Como alternativa, pode comprimir o esterno com dois ou três dedos de uma das mãos, enquanto a outra mão serve como suporte abaixo das costas da criança (Figura 3.3).

De 1 a 8 anos. O local de compressão também é no terço inferior do esterno, mas o socorrista faz a compressão com a região hipotenar de uma das mãos, mantendo os braços esticados. Deve-se ainda tomar cuidado para que a compressão não seja realizada nas costelas e na junção condrocostal. Essa técnica exige que a criança esteja sobre uma superfície firme (Figura 3.4).

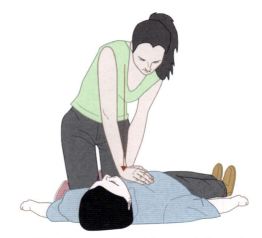

FIGURA 3.5 Compressão torácica em adultos e crianças acima de 8 anos.

Acima de 8 anos. Mesma técnica empregada para adultos e semelhante à anterior, na qual o socorrista usa as duas mãos, posicionando uma sobre a outra, para fazer compressão sobre o esterno (Figura 3.5).

▪ Desobstrução de vias aéreas

Para que as vias aéreas fiquem pérvias, deve-se inclinar a cabeça e elevar o mento (posição de cheirar). Esse procedimento deve ser executado com maior suavidade nos lactentes, evitando hiperextensão excessiva do pescoço e tomando o cuidado para não pressionar os tecidos moles abaixo do pescoço e não fechar a boca. A colocação de coxim pequeno sob o ombro do lactente ou sob a nuca na criança maior pode ser benéfica. A desobstrução das vias aéreas nos casos de traumatismo deve ser feita elevando-se o mento sem inclinação da cabeça. Também deve haver extremo cuidado na manipulação de toda a coluna, principalmente a cervical.

▪ Respiração artificial

Há várias maneiras de realizar a respiração artificial, mas, independentemente da técnica, a ventilação deve ser suave, evitando-se fluxos altos e ventilações muito rápidas. Cada respiração não deve demorar mais de 1 segundo.

A ventilação boca a boca é uma alternativa no ambiente pré-hospitalar até que o SAMU esteja

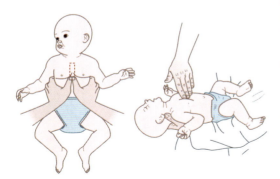

FIGURA 3.3 Compressão torácica em lactentes.

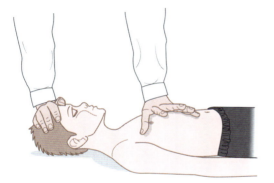

FIGURA 3.4 Compressão torácica em crianças de 1 a 8 anos de idade.

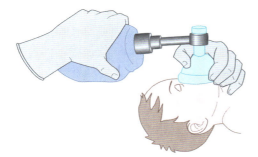

FIGURA 3.6 Ventilação com bolsa-valva-máscara (BVM).

presente. A ventilação com bolsa-valva-máscara (BVM) (Figura 3.6) é a técnica de respiração inicial de preferência, até que a intubação orotraqueal seja realizada; nesse caso, uma máscara de tamanho adequado é adaptada à face da criança, envolvendo a boca e o nariz, sendo a ventilação realizada através de uma bolsa-valva conectada à fonte de oxigênio, desde que disponível, com fluxo de 10 a 15 ℓ/min. Indica-se BVM com bolsas de 450 a 500 mℓ para lactentes e crianças pequenas, e de aproximadamente 1.000 mℓ para crianças maiores e adolescentes.

▪ Relação compressão/ventilação

Quando o paciente não dispõe de via aérea avançada, a relação compressão/ventilação com dois ou mais socorristas deve ser 15/2 na criança e 30/2 no adolescente. A compressão deve ser sincronizada com a respiração: após a sequência de compressões, faz-se uma pausa para as duas ventilações.

Quando há dois ou mais socorristas, deve haver rodízio de quem executa as compressões a cada 2 minutos, evitando-se assim fadiga e queda na qualidade do procedimento.

▪ Desfibrilador externo automático

Parada cardíaca súbita é frequentemente causada por ritmos chocáveis (FV e TV sem pulso), por isso a aplicação do DEA deve ser a mais rápida possível. O DEA também serve como um guia para a RCP mediante comando de voz; a cada 2 minutos analisa o ritmo e ordena a liberação do choque se um ritmo chocável for reconhecido.

O DEA com atenuador de carga, que libera 50 a 80 joules, é preferencialmente usado para crianças até 8 anos; acima dessa idade, pode-se usar o DEA que libera carga de choque para adulto.

▼ RESSUSCITAÇÃO CARDIOPULMONAR AVANÇADA

A RCP avançada é realizada por uma equipe de profissionais treinados em suporte avançado, cujo líder comanda e coordena as funções de cada membro da equipe. As ações da RCP avançada estão descritas adiante. A Figura 3.7 resume a ressuscitação avançada de acordo com o ritmo cardíaco.

> **ATENÇÃO**
>
> **Funções de cada membro da equipe de ressuscitação**
> - Líder
> - Compressão torácica
> - Ventilação pulmonar
> - Acesso vascular e administração de medicação
> - Monitoramento cardíaco
> - Registro dos procedimentos

▪ Ventilação com via aérea avançada

A ventilação inicial é feita com BVM, e a instalação de via aérea avançada (intubação orotraqueal ou máscara laríngea) deve ser feita por profissional habilitado.

A intubação orotraqueal deve ser realizada nos casos de PCR e bradicardia com hipoperfusão, se não houver retorno imediato da respiração espontânea após as manobras iniciais de RCP. O diâmetro interno das cânulas varia conforme a idade do paciente:

- Recém-nascido prematuro: 2,5 a 3 mm
- Recém-nascido a termo: 3 a 3,5 mm
- 1 mês a 1 ano: 3,5 a 4 mm
- Acima de 1 ano
  - (Idade em anos/4) + 4,0 (tubo sem *cuff*)
  - (Idade em anos/4) + 3,5 (tubo com *cuff*).

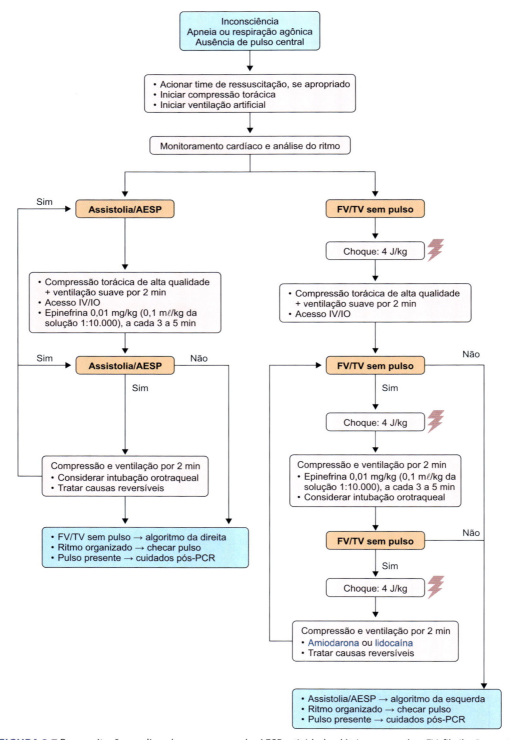

FIGURA 3.7 Ressuscitação cardiopulmonar avançada. AESP: atividade elétrica sem pulso; FV: fibrilação ventricular; TV: taquicardia ventricular; IV: intravenoso; IO: intraósseo; PCR: parada cardiorrespiratória.

CAPÍTULO 3 • Ressuscitação Cardiopulmonar **19**

A ventilação por máscara laríngea ou tubo laríngeo é uma alternativa temporária para assegurar a via aérea e está indicada nos casos em que a intubação orotraqueal não é obtida, seja devido à inexperiência do socorrista ou à ocorrência de via aérea difícil.

ATENÇÃO

Relação compressão/ventilação com via aérea avançada

A partir do momento em que o paciente está com tubo traqueal ou máscara laríngea e similares, a compressão deve ser contínua, com frequência de 100 a 120 por min e ventilação a 10 por min. A compressão não deve ser interrompida para fazer a ventilação.

▪ Monitoramento cardíaco

O monitor cardíaco deve ser imediatamente instalado se houver suspeita de PCR. O ritmo cardíaco também pode ser verificado com a aplicação das pás diretamente sobre o tórax. A cada 2 minutos durante a RCP deve-se fazer uma pausa para observar o ritmo no monitor; se houver ritmo organizado, avaliar a presença de pulso. O monitor deve revelar um dos ritmos de colapso descritos na Figura 3.1.

ATENÇÃO

É fundamental identificar e corrigir causas potencialmente reversíveis da PCR. Essas condições são identificadas como os Hs e os Ts:

Hipovolemia
Hipoxia
Hidrogênio (acidose)
Hiper ou
hipopotassemia
Hipoglicemia
Hipotermia

Tensão no tórax (pneumotórax)
Tamponamento cardíaco
Toxinas
Trombose pulmonar
Trombose de coronária

▪ Acesso vascular

A rápida obtenção de acesso venoso é fundamental para a administração de fármacos durante a RCP. Para que o medicamento alcance rapidamente a circulação central, deve-se administrar, imediatamente após sua infusão, *bolus* de 5 mℓ de solução fisiológica no lactente, 10 mℓ na criança e 20 mℓ no adulto. As seguir são apresentadas as principais vias de infusão de medicamentos.

Venosa periférica. Qualquer veia dos membros é útil, mas a antecubital mediana no membro superior e o ramo da safena ao nível do maléolo medial são preferenciais.

Intraóssea. Forma eficaz de alcançar o acesso vascular se a via venosa não for prontamente viável. Os locais de preferência são as porções proximal da tíbia e distal do fêmur. A punção é realizada de preferência com agulha intraóssea ou agulha de punção de medula óssea.

Femoral. Não há necessidade de acesso central; a punção é feita como acesso periférico. A compressão torácica de alta qualidade pode gerar pulso venoso femoral; nessa situação, a punção deve ser realizada diretamente sobre esse local; caso não se consiga sentir esse pulso, a punção deverá ser realizada usando os reparos anatômicos.

Traqueal. O tubo traqueal pode servir como via de administração de medicamentos lipossolúveis, como epinefrina, atropina e lidocaína. A absorção por essa via é errática, por isso somente deve ser usada enquanto não se obtém acesso venoso.

Central. Via de acesso de preferência se já estiver implantada antes da PCR. A obtenção de acesso venoso central é difícil e demorada, por isso não é preconizada durante a RCP.

▪ Farmacoterapia

As principais medicações usadas durante a RCP estão descritas na Tabela 3.1.

▪ Terapia elétrica

A desfibrilação está indicada em caso de FV e TV sem pulso; é importante ressaltar que esse procedimento não substitui a compressão torácica, a oxigenação e a administração de fármacos. A desfibrilação não é efetiva na assistolia, na atividade elétrica sem pulso e na bradicardia.

20 PARTE 1 • Risco de Morte Iminente

TABELA 3.1 Medicações usadas durante a ressuscitação cardiopulmonar (RCP).

Fármaco	Indicação	Dosagem	Comentários
Epinefrina	PCR, bradicardia sintomática não responsiva a ventilação e oxigenação	0,01 mg/kg (0,1 mℓ/kg da epinefrina 1:10.000) a cada 3 a 5 min. Esta solução é obtida pela diluição de 1 mℓ de epinefrina em 9 mℓ de água destilada ou solução fisiológica. Na via traqueal, a dose é 0,1 mg/kg, ou seja, 0,1 mℓ/kg da solução 1:1.000, seguida de 3 a 5 mℓ de solução salina e 5 ventilações com pressão positiva	Ação nos receptores alfa, propiciando melhor perfusão miocárdica e cerebral. A primeira dose de epinefrina deve ser infundida tão logo seja obtido o acesso vascular na assistolia e na AESP e após os dois choques iniciais na FV e na TV sem pulso
Bicarbonato de sódio	Hiperpotassemia, acidose metabólica prévia à PCR, intoxicações por antidepressivos tricíclicos e bloqueadores de canais de sódio	1 mEq/kg/dose, o que equivale a 1 mℓ/kg do bicarbonato de sódio 8,4% em 10 a 20 s. Doses subsequentes podem ser repetidas a cada 10 min	Administração rotineira, com base em estudos retrospectivos, não melhora consistentemente o prognóstico na parada cardíaca
Gluconato de cálcio	Hipocalcemia, hiperpotassemia, hipermagnesemia e superdosagem de bloqueadores de canais de cálcio	5 a 7 mg/kg de cálcio elementar, o que equivale a 0,6 mℓ/kg de gluconato de cálcio 10% ou 0,2 mℓ/kg de carbonato de cálcio 10% em 10 a 20 s, podendo ser repetida em 5 a 10 min	O seu uso rotineiro não está indicado na RCP. Infusão de cálcio pode causar esclerose de veias periféricas e queimaduras em tecidos. A administração simultânea de bicarbonato de sódio e cálcio forma precipitados insolúveis
Glicose	Hipoglicemia comprovada ou suspeitada	0,5 a 1,0 g/kg (2 a 4 mℓ/kg de G25% ou 5 a 10 mℓ/kg de G10%)	A solução de glicose hipertônica 25% ou 50% é hiperosmolar e pode causar esclerose das veias periféricas
Amiodarona	FV e TV sem pulso resistentes ao choque elétrico	5 mg/kg/dose em *bolus*	Antiarrítmico lipossolúvel inibidor não competitivo de receptores alfa e beta-adrenérgicos
Lidocaína	FV ou TV sem pulso resistente ao choque elétrico	1 mg/kg/dose em *bolus*	Bloqueador do canal de sódio que suprime arritmias ventriculares. Na PCR com FV ou TV sem pulso, a eficácia da lidocaína é semelhante à da amiodarona
Magnésio	Hipomagnesemia e *torsades de pointes*	25 a 50 mg/kg (máximo de 2 g) em 10 a 20 s	–

PCR: parada cardiorrespiratória; AESP: atividade elétrica sem pulso; FV: fibrilação ventricular; TV: taquicardia ventricular.

As pás de adultos (8 a 9 cm de diâmetro) são adequadas para crianças acima de 10 kg; para crianças abaixo desse peso, devem ser usadas pás menores. As pás nunca devem ser aplicadas diretamente na pele; pasta ou gel apropriado devem ser utilizados para propiciar a condução. As pás devem ser colocadas firmemente sobre o tórax, uma do lado superior direito e outra à esquerda do mamilo.

Monitoramento da qualidade da RCP

Nos pacientes que apresentem monitoramento invasivo de pressão arterial, o formato da onda pode guiar a qualidade da RCP; adequando o local e a profundidade das compressões, pode-se obter amplitude maior da onda de pulso. A observação da onda arterial também contribui para o reconhecimento do retorno da circulação espontânea.

O monitoramento do CO_2 exalado, por meio de capnometria durante a RCP, é útil para confirmar o sucesso da intubação orotraqueal e pode guiar a terapia farmacológica e a efetividade das compressões torácicas.

Cuidados após o retorno da circulação espontânea

O tratamento adequado pós-RCP melhora a sobrevida e a função neurológica. Os principais cuidados nessa fase são:

- Fornecer oxigenação e ventilação adequadas
- Fornecer suporte à perfusão tecidual e à função cardiovascular
- Corrigir distúrbios acidobásicos e eletrolíticos
- Manter a concentração de glicose adequada
- Assegurar analgesia e sedação adequadas
- Controlar rigorosamente a temperatura corporal e tratar agressivamente a hipertemia
- Preservar o sistema nervoso central de lesões secundárias
- Diagnosticar e tratar a causa da PCR.

BIBLIOGRAFIA

Atkins DL, Berger S, Duff JP et al. Part 11: Pediatric Basic Life Support and Cardiopulmonary Resuscitation Quality: 2015 American Heart Association Guidelines Update for Cardiopulmonary Resuscitation and Emergency Cardiovascular Care. Circulation. 2015; 132(18 Suppl 2):S519-25.

De Caen AR, Berg MD, Chameides L et al. Part 12: Pediatric Advanced Life Support: 2015 American Heart Association Guidelines Update for Cardiopulmonary Resuscitation and Emergency Cardiovascular Care. Circulation. 2015; 132(18 Suppl 2):S526-42.

De Caen AR, Maconochie IK, Aickin R et al.; Pediatric Basic Life Support and Pediatric Advanced Life Support Chapter Collaborators. Part 6: Pediatric Basic Life Support and Pediatric Advanced Life Support: 2015 International Consensus on Cardiopulmonary Resuscitation and Emergency Cardiovascular Care Science With Treatment Recommendations. Circulation. 2015; 132(16 Suppl 1):S177-203.

Maconochie IK, Bingham R, Eich C et al.; European Resuscitation Council Guidelines for Resuscitation 2015: Section 6. Paediatric life support. Resuscitation. 2015; 95:223-48.

4 Anafilaxia

Adriana Pasmanik Eisencraft ♦ Fernanda Viveiros Moreira de Sá

DEFINIÇÃO

Anafilaxia é uma reação alérgica grave, de estabelecimento rápido, que pode levar à morte. Manifesta-se por alterações cutâneas, respiratórias, gastrintestinais e/ou cardiocirculatórias, que são desencadeadas por múltiplos fatores e precisam ser tratadas de imediato.

ETIOLOGIA

- Alimentos, como amendoim e castanhas, leite e derivados, peixe e frutos do mar, soja, trigo, ovo, entre outros
- Mordida de animais ou picada ou ferroada de insetos, particularmente himenópteros (abelha e vespa)
- Látex
- Medicamentos, como antibióticos betalactâmicos, quinolonas, ácido acetilsalicílico, salicilatos, sulfa, anti-inflamatórios não esteroides (AINE), vancomicina, contrastes radiográficos, entre outros
- Produtos imunobiológicos, como vacinas, hormônios, hemoderivados, entre outros.

QUADRO CLÍNICO | EXAME FÍSICO

A anafilaxia se manifesta por aparecimento súbito (poucos minutos a algumas horas) de máculas cutâneas eritematopruriginosas, angioedema (Figura 4.1), tosse, taquidispneia, rouquidão, estridor, sibilos, taquicardia, má perfusão periférica, hipotensão, choque, arritmia cardíaca, tontura, síncope, dor abdominal, náuseas e

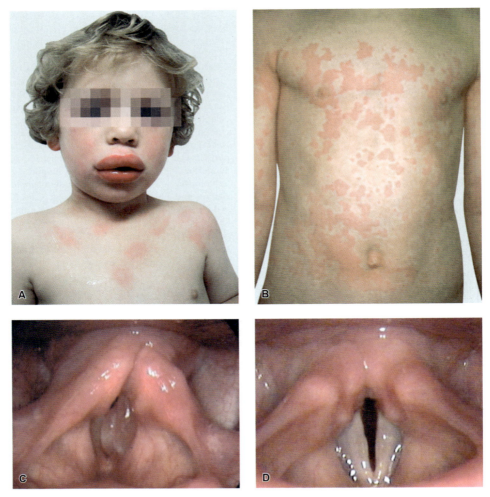

FIGURA 4.1 Manifestações mucocutâneas da reação anafilática. **A.** Angioedema e urticária. **B.** Urticária. **C.** Edema de glote (comparar com a glote normal em **D**).

vômito, entre outros. Em recém-nascidos e lactentes, podem-se evidenciar também distúrbios de comportamento, sialorreia e choro rouco.

CRITÉRIOS DIAGNÓSTICOS

A anafilaxia é altamente provável quando preenche um destes três critérios:

- 1º critério: início abrupto dos sintomas com envolvimento de pele e/ou mucosas e pelo menos um dos seguintes:
  - Envolvimento respiratório
  - Diminuição pressórica ou sintomas de disfunção orgânica
- 2º critério: ocorrência de dois ou mais dos seguintes sintomas, surgidos rapidamente após exposição ao alergênio:
  - Envolvimento de pele ou mucosas
  - Comprometimento respiratório
  - Diminuição pressórica ou sintomas associados
  - Sintomas gastrintestinais persistentes
- 3º critério: queda da pressão arterial sistólica abaixo do esperado para a idade ou queda de 30% dos níveis basais do paciente, após exposição à substância sabidamente alergênica para esse indivíduo.

DIAGNÓSTICO DIFERENCIAL

- Alterações metabólicas
- Angioedema hereditário
- BRUE – evento breve, resolvido e inexplicável (antigo ALTE)
- Cardiopatias congênitas
- Choque (séptico, cardiogênico, hipovolêmico, restritivo)
- Convulsão
- Crupe
- Disfunção de cordas vocais
- Doença linfoproliferativa
- Doença pulmonar obstrutiva crônica (DPOC)
- Doenças psíquicas (pânico, ansiedade)
- Epiglotite
- Hipoglicemia
- Intoxicação exógena
- Intussuscepção
- Mal asmático
- Obstrução das vias aéreas superiores (OVAS) por corpo estranho

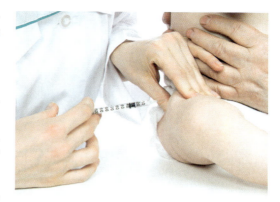

FIGURA 4.2 Local de aplicação da epinefrina intramuscular.

- Reação vasovagal
- Síndrome de Münchhausen por procuração (*by proxy*)
- Síndrome de pânico/ansiedade
- Tromboembolismo (cardíaco, pulmonar)
- Urticária.

ATENÇÃO

- A via aérea pode estar edemaciada, dificultando a intubação. Portanto, se necessário, a intubação deverá ser executada pelo profissional mais habilidoso. Considerar cricotireoidotomia
- Epinefrina deve ser administrada por via intramuscular, no vasto lateral da coxa, conforme demonstrado na Figura 4.2

ABORDAGEM E CONDUÇÃO CLÍNICA

A Figura 4.3 apresenta o fluxograma de tomada de decisão em caso de suspeita de anafilaxia.

ATENÇÃO

ABCDE
- A: via aérea
- B: respiração
- C: circulação
- D: disfunção
- E: exposição

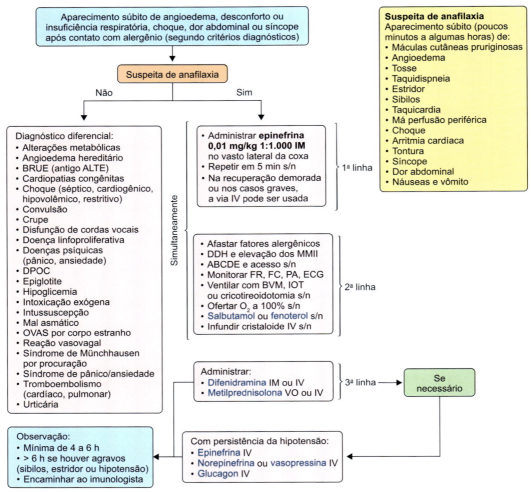

FIGURA 4.3 Fluxograma de atendimento da anafilaxia. BRUE: evento breve, resolvido e inexplicável; ALTE: evento com aparente risco de morte; DPOC: doença pulmonar obstrutiva crônica; OVAS: obstrução das vias aéreas superiores; IM: via intramuscular; IV: via intravenosa; VO: via oral; s/n: se necessário; DDH: decúbito dorsal horizontal; MMII: membros inferiores; FR: frequência respiratória; FC: frequência cardíaca; PA: pressão arterial; ECG: eletrocardiograma; BVM: bolsa-valva-máscara; IOT: intubação orotraqueal.

BIBLIOGRAFIA

Muraro A, Roberts G, Worm M et al. Anaphylaxis: guidelines from the European Academy of Allergy and Clinical Immunology. Allergy. 2014; 69:1026-45.

Pitetti RD, Singer JI. From urticaria to anaphylaxis: the spectrum of allergic reactions in children. Pediatr Emerg Med Rep. 2002; 7(6):57-68.

Sampson HA, Muñoz-Furlong A, Campbell RL et al. Second Symposium on the Definition and Management of Anaphylaxis: summary report – Second National Institute of Allergy and Infectious Disease/Food Allergy and Anaphylaxis Network Symposium. Ann Emerg Med. 2006; 47(4):373-80.

Silva EGM, Castro FFM. Epidemiologia da anafilaxia. Braz J Allergy Immunol. 2014; 2(1):21-7.

Simons FE, Ardusso LR, Bilò MB et al. World Allergy Organization anaphylaxis guidelines: summary. J Allergy Clin Immunol. 2011; 127(3):587-93.e1-22.

Simons FER, Ebisawa M, Sanchez-Borges M et al. 2015 update of the evidence base: World Allergy Organization anaphylaxis guidelines. World Allergy Organ J. 2015; 8(32):1-16.

Simons FER, Sampson HA. Anaphylaxis: unique aspects of clinical diagnosis and management in infants (birth to age 2 years). J Allergy Clin Immunol. 2015; 135:1125-31.

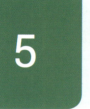

5 BRUE | Evento Breve, Resolvido e Inexplicável

Leonardo Cavallari Bielecki

▼ DEFINIÇÃO

A sigla BRUE (evento breve, resolvido e inexplicável; do inglês, *brief resolved unexplained event*), anteriormente ALTE (evento com aparente risco de morte; do inglês, *apparent life-threatening event*), denomina a condição clínica em que um lactente com até 1 ano de idade apresenta evento súbito, breve (até 1 minuto, mas, em geral, de 20 a 30 segundos) e já resolvido, com pelo menos um dos seguintes sinais e sintomas:

- Cianose ou palidez
- Esforço respiratório ausente, diminuído ou irregular
- Alteração do tônus muscular (hipertonia ou hipotonia)
- Alteração da responsividade.

O diagnóstico de BRUE só pode ser realizado se uma causa para o evento não for encontrada após anamnese e exame físico detalhados.

▼ ETIOLOGIA

Quase sempre esses casos representam um evento benigno, transitório, com baixo risco de recidiva e cuja etiologia permanece indefinida durante o acompanhamento ambulatorial. Por definição, se em qualquer momento for identificada a causa do(s) evento(s), deve-se utilizar um termo mais apropriado e restrito em vez de BRUE (p. ex., bronquiolite com cianose).

▼ QUADRO CLÍNICO | EXAME FÍSICO

Trata-se de um quadro com alterações súbitas e sem causa aparente na coloração da pele, no padrão respiratório, no tônus muscular e/ou na responsividade, com resolução rápida, espontânea (às vezes após manobras de ressuscitação) e completa. É importante caracterizar bem o evento (sintomas, sinais e circunstâncias que o precederam; posição em que a criança estava; duração do evento; sinais e sintomas associados; se houve necessidade de manobras de ressuscitação; evolução do quadro após o evento etc.) e realizar anamnese e exame físico detalhados. Deve-se valorizar qualquer informação que possa sugerir doença predisponente e/ou a causa do evento.

■ Baixo risco

Os pacientes sem risco significativo de doença grave oculta ou recorrência do episódio podem ser conduzidos sem investigação extensa e hospitalização. Para que o BRUE seja considerado de baixo risco, todos os critérios a seguir devem ser preenchidos:

- Idade > 60 dias
- Prematuro com idade gestacional ≥ 32 semanas ou idade gestacional corrigida ≥ 45 semanas
- Primeiro episódio
- Duração < 1 minuto
- Sem necessidade de ressuscitação cardiopulmonar por pessoa com treinamento adequado
- Sem achados significativos na anamnese
- Sem alterações significativas no exame físico.

▼ EXAMES COMPLEMENTARES

Para pacientes de baixo risco, são suficientes um eletrocardiograma (ECG) e um período curto de observação (1 a 4 horas, com sinais vitais seriados), com alta hospitalar em caso de ECG normal e ausência de alterações durante a observação; uma reavaliação breve em 24 horas é obrigatória. Também é importante avaliar se o lactente tem risco para infecção por *Bordetella pertussis* (checar vacinação e contato com pessoas sintomáticas) e considerar investigação e/ou admissão hospitalar em pacientes de risco. Outros exames complementares são irrelevantes.

> **ATENÇÃO**
>
> - Para caracterizar o BRUE, é preciso afastar causas na anamnese e no exame físico. Deve-se realizar ambos de forma pormenorizada, incluindo antecedentes pessoais, antecedentes familiares, medida de perímetro cefálico e exame da genitália
> - Há conduta sugerida na literatura médica apenas para BRUE de baixo risco. Se o paciente não preencher todos os critérios para baixo risco, fica a critério do médico assistente a conduta a ser tomada. Uma sugestão é ampliar a investigação com o paciente internado

▼ DIAGNÓSTICO DIFERENCIAL

- Abuso infantil
- Apneia central ou obstrutiva
- Arritmias
- Bronquiolite
- Cardiomiopatias
- Coqueluche
- Distúrbio central de hipoventilação
- Distúrbios da deglutição
- Distúrbios hidreletrolíticos
- Doença do refluxo gastresofágico
- Doenças neurológicas crônicas, incluindo epilepsia
- Erros inatos do metabolismo
- Hemorragia intracraniana
- Intoxicação
- Meningite, meningoencefalite, encefalite
- Obstrução intestinal
- Perda de fôlego (normal no lactente)
- Respiração periódica (normal no lactente)
- Sepse
- Tosse/engasgo após alimentação (normal no lactente).

▼ ABORDAGEM E CONDUÇÃO CLÍNICA

A Figura 5.1 apresenta o fluxograma de tomada de decisão em caso de suspeita de BRUE.

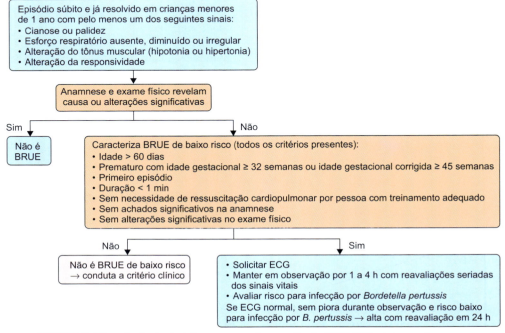

FIGURA 5.1 Sequência de decisões em caso de suspeita de BRUE. ECG: eletrocardiograma.

BIBLIOGRAFIA

Arane K, Claudius I, Goldman RD. Brief resolved unexplained event: new diagnosis in infants. Can Fam Physician. 2017; 63(1):39-41.

Esani N, Hodgman JE, Ehsani N et al. Apparent life-threatening events and sudden infant death syndrome: comparison of risk factors. J Pediatr. 2008; 152(3):365-70.

Fu LY, Moon RY. Apparent life-threatening events: an update. Pediatr Rev. 2012; 33(8):361-8; quiz 368-9.

Goldenberg I, Moss AJ, Peterson DR et al. Risk factors for aborted cardiac arrest and sudden cardiac death in children with the congenital long-QT syndrome. Circulation. 2008; 117(17):2184-91.

Horigome H, Nagashima M, Sumitomo N et al. Clinical characteristics and genetic background of congenital long-QT syndrome diagnosed in fetal, neonatal and infantile life: a nationwide questionnaire survey in Japan. Circ Arrhythm Electrophysiol. 2010; 3(1):10-7.

Kaj AH, Claudius I, Santillanes G et al. Apparent life-threatening event: multicenter prospective study to develop a clinical decision rule for admission to the hospital. Ann Emerg Med. 2013; 61(4):379-87.e4.

Kiechl-Kohlendorfer U, Hof D, Peglow UP et al. Epidemiology of apparent life-threatening events. Arch Dis Child. 2005; 90(3):297-300.

McGovern MC, Smith MB. Causes of apparent life-threatening events in infants: a systematic review. Arch Dis Child. 2004; 89(11):1043-8.

Mittal MK, Sun G, Baren JM. A clinical decision rule to identify infants with apparent life-threatening event who can be safely discharged from the emergency department. Pediatr Emerg Care. 2012; 28(7):599-605.

Monti MC, Borrelli P, Nosetti L et al. Incidence of apparent life-threatening events and post-neonatal risk factors. Acta Paediatr. 2017; 106(2):204-10.

Munger TM, Packer DL, Hammill SC et al. A population study of the natural history of Wolff-Parkinson-White syndrome in Olmsted County, Minnesota, 1953-1989. Circulation. 1993; 87(3):866-73.

Polberger S, Svenningsen NW. Early neonatal sudden infant death and near death of full term infants in maternity wards. Acta Paediatr Scand. 1985; 74(6):861-6.

Semmekrot BA, van Sleuwen BE, Engelberts AC et al. Surveillance study of apparent life-threatening events (ALTE) in the Netherlands. Eur J Pediatr. 2010; 169(2):229-36.

Tieder JS, Altman RL, Bonkowsky JL et al. Management of apparent life-threatening events in infants: a systematic review. J Pediatr. 2013; 163(1):94-9.e1-6.

Tieder JS, Bonkowsky JL, Etzel RA et al. Brief resolved unexplained events (formerly apparent life-threatening events) and evaluation of lower-risk infants. Pediatrics. 2016; 137(5):e20160590.

Wennergren G, Milerad J, Lagercrantz H et al. The epidemiology of sudden infant death syndrome and attacks of lifelessness in Sweden. Acta Paediatr Scand. 1987; 76(6):898-906.

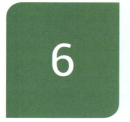

6 Choque

Ana Carolina Barsaglini Navega

DEFINIÇÃO

Choque é um estado fisiopatológico caracterizado por perfusão inadequada dos tecidos para atender às necessidades metabólicas e à oxigenação tecidual, podendo ocasionar redução do nível de consciência, baixo débito urinário e perfusão periférica lentificada.

A definição de choque não requer a presença de hipotensão, podendo ocorrer com pressão arterial sistólica normal, aumentada ou reduzida.

FISIOPATOLOGIA

O sistema cardiovascular é responsável por prover oxigênio (O_2) aos tecidos e eliminar os produtos do metabolismo celular, como o gás carbônico. Em situações de alta demanda energética e ausência de oferta adequada de O_2, o metabolismo anaeróbico produz energia com a geração de ácido láctico. Essa produção energética é limitada e, caso o metabolismo aeróbico não seja restaurado, pode ocorrer disfunção orgânica. O débito cardíaco e o teor de oxigênio sanguíneo são determinantes para uma perfusão tecidual adequada.

O teor de O_2 no sangue é estimado por meio da concentração de hemoglobina, da saturação de oxigênio e da pressão parcial de oxigênio no sangue.

O débito cardíaco (DC) corresponde ao volume sanguíneo bombeado pelo coração por minuto, e depende da frequência cardíaca (FC) e da fração de ejeção ventricular (FEV), como se pode observar na fórmula:

$$DC = FC \times FEV$$

A fração de ejeção ventricular indica o volume de sangue bombeado pelos ventrículos a cada contração. O volume de sangue no ventrículo antes da contração (pré-carga), a contratilidade miocárdica e a resistência à ejeção do ventrículo (pós-carga) são fatores determinantes da fração de ejeção ventricular (Figura 6.1).

Para manter a transferência de O_2 aos tecidos em estados de baixa oferta tecidual desse gás, podem ocorrer mecanismos compensatórios como:

- Taquicardia
- Vasoconstrição (aumento da resistência vascular sistêmica)
- Aumento na contratilidade cardíaca
- Melhora do retorno venoso mediante aumento no tônus do músculo liso venoso.

CATEGORIAS

Apesar de terem sido didaticamente divididos nas quatro categorias descritas a seguir, vale lembrar que os processos ocorrem de maneira simultânea, e o que se encontra clinicamente é a prevalência de um desses tipos.

Hipovolêmico. Volemia intravascular inadequada, geralmente por perdas (cetoacidose diabética, desidratação, hemorragia).

Distributivo. Ocorre distribuição imprópria de fluxo sanguíneo. O choque distributivo caracteriza-se por hipovolemia relativa, de maneira que é necessária a reposição volêmica. Exemplos: sepse, anafilaxia e lesão na medula espinal.

Cardiogênico. Ocorre falha na bomba cardíaca. Exemplos: arritmia, cardiopatia congênita e miocardite.

Restritivo. Há obstrução ao fluxo sanguíneo, causada por tamponamento cardíaco, pneumotórax hipertensivo, cardiopatia congênita dependente de canal arterial, entre outros.

EXAMES COMPLEMENTARES

Os exames complementares são realizados como uma extensão da avaliação clínica. A suspeita de choque deve ocorrer com base na avaliação clínica do paciente.

Exames que demonstram disfunção de órgãos podem ajudar a confirmar o diagnóstico. Os iniciais incluem:

- Glicemia capilar, gasometria arterial, lactato, hemograma, glicose, função renal, eletrólitos, coagulograma, transaminases, fibrinogênio
- Radiografia de tórax
- Eletrocardiograma
- Ultrassonografia *point of care*: ferramenta auxiliar na avaliação da volemia e do débito cardíaco do paciente
- Nível de hemoglobina: merece atenção, pois a transfusão de hemácias pode ser necessária mesmo na ausência de sangramentos.

São exemplos de exames direcionados de acordo com a causa de base:

- Ecocardiograma, mandatário na suspeita de choque obstrutivo e cardiogênico
- Tipagem sanguínea e amostra de sangue para transfusão em casos de traumatismo

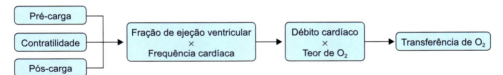

FIGURA 6.1 Fatores determinantes na transferência de oxigênio.

CAPÍTULO 6 • Choque **29**

- Dosagem do peptídio natriurético cerebral (BNP) e dímero: podem ajudar a diferenciar tromboembolismo pulmonar de causa cardíaca
- Estudo toxicológico.

DIAGNÓSTICO DIFERENCIAL

Em caso de suspeita de choque, devem-se considerar os seguintes diagnósticos diferenciais:

- Bacteriemia ou viremia
- Febre ou hipotermia
- Reflexo vasovagal
- Desidratação
- Hipoglicemia
- Mal asmático
- Intoxicação exógena
- Crise convulsiva
- Estado pós-ictal.

ABORDAGEM E CONDUÇÃO CLÍNICA

Avaliação da gravidade

Embora o choque possa ocorrer mesmo com a pressão arterial normal (choque compensado), quando os mecanismos compensatórios falham, ele é caracterizado como hipotensivo. Dessa maneira, é mandatório aferir a pressão arterial com equipamento adequado para a faixa etária do paciente.

Em crianças de 1 a 10 anos de idade, a hipotensão é configurada quando a medida sistólica é menor que 70 mmHg + (idade da criança em anos × 2) mmHg.

Metas do tratamento

- Aumentar o conteúdo de O_2 no sangue
- Melhorar o volume e a distribuição do débito cardíaco
- Reduzir a demanda de O_2
- Corrigir distúrbios metabólicos
- Fornecer suporte à função dos órgãos
- Encontrar e tratar a causa de base.

A priorização de atendimento deve seguir a sequência ABCDE.

A Figura 6.2 apresenta o fluxograma de tomada de decisão em caso de suspeita de choque.

ATENÇÃO

ABCDE
- A: via aérea (*airway*)
- B: respiração (*breathing*)
- C: circulação (*circulation*)
- D: disfunção (*disability*)
- E: exposição (*exposure*)

Tratamentos específicos da causa de base

- Patologias dependentes de canal arterial em recém-nascidos: administração de prostaglandina E1 e consulta a especialista
- Pneumotórax hipertensivo: punção descompressiva de urgência e drenagem de tórax em segundo momento
- Tamponamento cardíaco: pericardiocentese.

Tratamento segundo perfil hemodinâmico do paciente

Em caso de choque, o paciente pode apresentar perfil hemodinâmico variável, identificado clinicamente como padrão frio ou quente.

- Choque frio: apresentação clínica mais comum em pediatria. Há aumento da resistência vascular periférica, pulsos finos, extremidades geladas e tempo de enchimento capilar prolongado. Está indicado uso de inotrópicos, como a epinefrina
- Choque quente: caracterizado por baixa resistência vascular periférica, tempo de enchimento capilar rápido (em *flush*), extremidades quentes, pressão diastólica baixa e pulsos amplos. Vasopressores podem ser usados para atingir resistência vascular periférica e pressão arterial sistólica e diastólica adequadas.

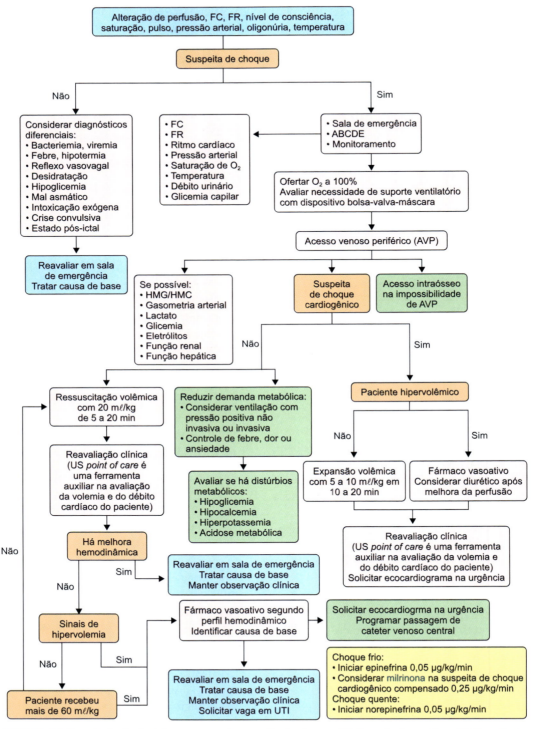

FIGURA 6.2 Sequência de decisões em caso de suspeita de choque. FC: frequência cardíaca; FR: frequência respiratória; US: ultrassonografia; UTI: unidade de terapia intensiva.

CAPÍTULO 7 • Choque Séptico **31**

BIBLIOGRAFIA

American Heart Association (AHA). Identificação do choque. Pediatric Advanced Life Suport, 2015 Guideline update. Dallas: AHA; 2015.

American Heart Association (AHA). Tratamento do choque. Pediatric Advanced Life Suport, 2015 Guideline update. Dallas: AHA; 2015.

Giorno EPC, Ferreira AVS. Choque. In: Instituto da Criança do Hospital das Clínicas da Universidade de São Paulo. Pronto-socorro – Pediatria. 3. ed. São Paulo: Manole; 2018.

7 — Choque Séptico

Eliana Paes de Castro Giorno

DEFINIÇÃO

Sepse é uma síndrome clínica caracterizada por grave disfunção orgânica decorrente de uma resposta nociva do hospedeiro a um foco infeccioso. A evolução e a progressão para choque séptico decorrem de desequilíbrio na resposta inflamatória com consequente lesão de diversos tecidos e aparecimento de um estado de imunoparalisia.

QUADRO CLÍNICO | EXAME FÍSICO

O reconhecimento do choque séptico deve ser precoce, com base em dados de exame clínico, e não de testes bioquímicos. O diagnóstico clínico é feito quando houver:

- Suspeita de infecção manifestada por febre ou hipotermia
- Sinais clínicos de perfusão tecidual inadequada, incluindo qualquer um dos seguintes: rebaixamento ou alteração do estado mental, elevação do tempo de enchimento capilar > 2 segundos, pulsos finos, livedo e extremidades frias ou perfusão rápida (em *flush*), pulsos amplos, ou diminuição do débito urinário (< 1 mℓ/kg/h).

Hipotensão é um evento tardio no choque pediátrico e, por isso, não é necessária para o diagnóstico precoce dessa condição. No entanto, em um paciente com suspeita de infecção, é confirmatória de choque séptico.

EXAMES COMPLEMENTARES

O diagnóstico é essencialmente clínico. Alguns exames complementares, entretanto, devem ou podem ser solicitados a fim de elucidar melhor o diagnóstico, permitir correções que podem ser necessárias à estabilização do paciente ou fornecer informações prognósticas.

- Glicemia capilar: pode ocorrer hipoglicemia por aumento da demanda metabólica ou hiperglicemia em resposta à situação de estresse
- Gasometria arterial ou venosa: acidose láctica frequentemente ocorre em decorrência da perfusão tecidual inadequada. Nos pacientes com cateter venoso central locado em átrio direito, a gasometria fornece dados da saturação venosa central de oxigênio ($ScvO_2$), importante para monitoramento e direcionamento terapêutico
- Hemograma completo: indicado para avaliar o valor da hemoglobina (responsável pelo transporte de oxigênio), se há leucocitose ou leucopenia, e se há consumo de plaquetas
- Lactato: deve ser coletado de um vaso com fluxo livre

32 PARTE 1 • Risco de Morte Iminente

- Eletrólitos: distúrbios hidreletrolíticos frequentemente acompanham os quadros sépticos
- Cálcio iônico: hipocalcemia afeta a função miocárdica e o tônus vascular, devendo ser prontamente corrigida
- Bilirrubina total e alanina-aminotransferase: quando alteradas, indicam disfunção hepática decorrente da sepse
- Coagulograma: alterações podem ser encontradas na coagulação intravascular disseminada (CIVD)
- Fibrinogênio e D-dímero: diminuição do fibrinogênio e aumento do D-dímero corroboram a presença de CIVD
- Hemocultura: o agente infeccioso pode estar na corrente sanguínea. O exame deve ser coletado preferencialmente antes da antibioticoterapia
- Urocultura: em pediatria, é comum que infecção urinária seja a causa da sepse
- Outras culturas: podem estar indicadas a depender do quadro clínico do paciente (p. ex., cultura de liquor)
- Proteína C reativa e procalcitonina: podem ser úteis, mas o papel das provas inflamatórias no manejo dos quadros sépticos ainda não é bem estabelecido
- Exames de imagem: devem ser indicados a depender do contexto clínico. A radiografia de tórax pode ser útil na identificação de pneumonia, congestão pulmonar e aumento da área cardíaca.

◤ ABORDAGEM E CONDUÇÃO CLÍNICA

O manejo inicial da sepse começa com um rápido reconhecimento do quadro. O tratamento segue os passos do suporte avançado de vida em pediatria e tem como preceitos manter ou reestabelecer a via aérea, a oxigenação, a ventilação e a circulação. Objetivamente, deve-se visar inicialmente à obtenção dos seguintes parâmetros:

- Tempo de enchimento capilar (< 2 s)
- Pulsos periféricos qualitativamente normais
- Extremidades quentes
- Diurese > 1 mℓ/kg/h

- Recuperação do estado mental
- Normalização da pressão arterial para a idade
- Normalização da glicemia e do cálcio iônico.

A Figura 7.1 apresenta o fluxograma de tomada de decisão em caso de choque séptico com base no American College of Critical Care Medicine.

▪ Manejo da via aérea e da respiração

O suplemento de oxigênio para corrigir hipoxia e o correto posicionamento da via aérea devem ser proporcionados a todos os pacientes. Aqueles que apresentem, já na avaliação inicial, sinais de respiração agônica ou apneia devem ser prontamente ventilados com pressão positiva e, na sequência, submetidos à intubação orotraqueal. Nos casos em que o paciente apresente respiração espontânea efetiva, mas mantenha sinais de choque, é prudente iniciar suporte ventilatório devido ao risco de deterioração adicional; no entanto, o procedimento de intubação orotraqueal idealmente deve ser realizado após ressuscitação volêmica adequada e início da infusão de inotrópico.

Na escolha dos fármacos a serem utilizados na sequência rápida de intubação (SRI), deve-se dar preferência ao uso da atropina como pré-medicação e da cetamina como analgésico/sedativo, por ser este o regime que melhor auxilia a integridade cardiovascular.

▪ Fluidoterapia

Em pacientes sem sinais precoces de congestão, dá-se início à infusão de fluidos com *bolus* de 20 mℓ/kg de solução isotônica, titulados de tal forma a atingir estabilidade hemodinâmica. Classicamente, são necessários 40 a 60 mℓ/kg de volume, porém a quantidade de fluido a ser administrada depende de minuciosa avaliação clínica, atentando-se sempre para o aparecimento de sinais de congestão, como crepitações pulmonares e hepatomegalia, situações em que está indicado o suporte com inotrópicos. As opções de fluido incluem cristaloides (soro fisiológico, Ringer lactato) ou coloides (dextrana, albumina 5%).

CAPÍTULO 7 • Choque Séptico

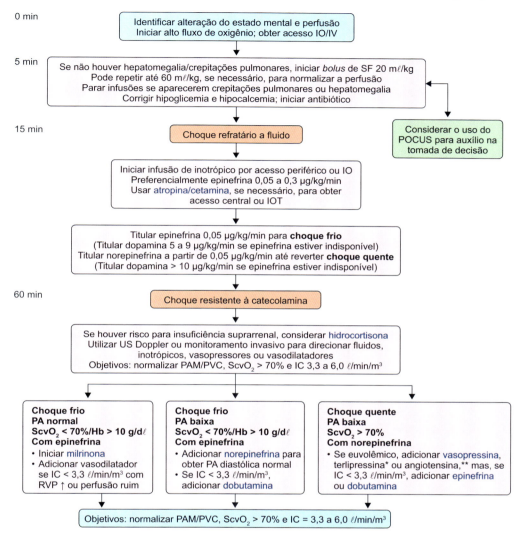

FIGURA 7.1 Algoritmo de tratamento do choque séptico com base no American College of Critical Care Medicine. *A terlipressina só deve ser utilizada em situações especiais, de preferência em ambientes de terapia intensiva, por profissionais habilitados ao seu manuseio. **Não existe formulação farmacêutica da angiotensina disponível no Brasil. POCUS: ultrassonografia *point-of-care*; IO: via intraóssea; IV: via intravenosa; SF: soro fisiológico; IOT: intubação orotraqueal; US: ultrassonografia; PAM: pressão arterial média; PVC: pressão venosa central; ScvO$_2$: saturação venosa central de oxigênio; IC: índice cardíaco; PA: pressão arterial; Hb: hemoglobina; RVP: resistência vascular periférica.

▪ Antibioticoterapia

A administração de antibióticos deve ser precoce. Antibiótico empírico de amplo espectro deve ser usado para etiologias desconhecidas. Nos casos em que haja suspeita etiológica, a escolha pode ser direcionada para o(s) antibiótico(s) com melhor penetração e atuação específica.

▪ Fármacos vasoativos

O choque séptico é um processo dinâmico e, por isso, a indicação, a adequação e a dose do fármaco escolhido devem ser constantemente reavaliadas.

Dopamina, dobutamina ou epinefrina podem ser usadas como inotrópicos de primeira linha. Dobutamina está bem indicada quando o objetivo inicial for aumentar a contratilidade cardíaca em um paciente com pressão arterial normal. Alguns autores recomendam dose baixa de epinefrina como agente de primeira linha no choque frio hipodinâmico.

Nos casos de choque com baixa resistência vascular periférica (RVP), manifestados clinicamente por rápido tempo de enchimento capilar, extremidades quentes, pressão diastólica baixa e pulsos amplos, vasopressores podem ser titulados visando atingir a resistência vascular adequada para normalização do débito urinário, porém sem causar vasoconstrição excessiva de modo a comprometer o fluxo microcirculatório. As opções de vasopressor são: dopamina em dose alta, epinefrina em dose alta ou norepinefrina. Embora não exista clara evidência de superioridade de um agente sobre o outro, alguns comitês recomendam norepinefrina como primeira opção. Dobutamina pode ser associada, se, em paralelo à queda da RVP, houver necessidade de otimizar a contratilidade cardíaca.

▪ Hidrocortisona, glicose e cálcio

Hipoglicemia é comum em pacientes críticos e está associada a mortalidade e sequelas tardias, devendo ser prontamente reconhecida e tratada ainda na primeira hora.

Por cursar com disfunção cardíaca, a hipocalcemia também deve ser corrigida, embora ainda não estejam claras a segurança e a eficácia dessa conduta no choque séptico.

Hidrocortisona segue sendo recomendada apenas nos choques refratários a catecolaminas ou para casos com risco de produção insuficiente de cortisol, quais sejam: púrpura fulminante, síndrome de Waterhouse-Friderichsen, paciente em uso prévio de corticosteroides ou com anormalidade suprarrenal ou hipofisária.

◥ BIBLIOGRAFIA

Brierley J, Carcillo JA, Choong K et al. Clinical practice parameters for hemodynamic support of pediatric and neonatal septic shock: 2007 update from the American College of Critical Care Medicine. Crit Care Med. 2009; 37:666-88.

Cummings BM. Treatment of sepsis and septic shock in children. Medscape Online. Disponível em: www.emedicine.medscape.com. Acesso em: 23/05/17.

Davis AL, Carcillo JA, Aneja RK et al. American College of Critical Care Medicine Clinical Practice Parameters for Hemodynamic Support of Pediatric and Neonatal Septic Shock. Crit Care Med. 2017; 45:1061-93.

Farrell D, Nadel S. What's new in paediatric sepsis. Curr Pediatr Rep. 2016; 4:1-5.

Pomerantz WJ, Weiss SL, Torrey SB. Systemic inflammatory response syndrome (SIRS) and sepsis in children: definitions, epidemiology, clinical manifestations, and diagnosis. UpToDate online. Disponível em: www.uptodate.com. Acesso em: 01/05/17.

PARTE

2 Acidentes Comuns na Infância

Seção A | Corpo Estranho
8 Corpo Estranho em Via Aérea Superior, *36*
9 Corpo Estranho em Via Aérea Inferior, *39*
10 Corpo Estranho em Sistema Digestório, *42*

Seção B | Traumatismos
11 Traumatismo Cranioencefálico, *44*
12 Subluxação Atlantoaxial, *48*
13 Traumatismo Torácico, *51*
14 Traumatismo Abdominal, *54*
15 Traumatismo de Extremidades, *58*
16 Fraturas de Quadril, *62*
17 Pronação Dolorosa, *67*

Seção C | Intoxicação Exógena
18 Substâncias Comuns em Intoxicação Exógena, *70*
19 Síndrome Anticolinérgica, *77*
20 Síndrome Anticolinesterásica, *80*
21 Síndrome Depressiva (Sedativo-Hipnótica), *82*
22 Síndrome Extrapiramidal, *85*
23 Síndrome Meta-Hemoglobinêmica, *88*
24 Síndrome Simpatomimética, *90*
25 Cocaína e *Crack*, *93*
26 Síndrome Dissociativa | LSD e Mescalina, *95*
27 Intoxicação Aguda por Álcool, *97*

Seção D | Queimaduras
28 Queimaduras Térmica, Cutânea (Escaldadura, Fogo) e Inalatória, *101*
29 Queimadura Química, *107*
30 Queimadura Elétrica, *111*

Seção E | Outros Acidentes
31 Ferimentos por Mordedura, *114*
32 Picada de Animal Peçonhento, *119*
33 Afogamento, *125*

Seção A | Corpo Estranho

8. Corpo Estranho em Via Aérea Superior

Saramira Bohadana ♦ Beatriz Moraes V. da Silva

▼ DEFINIÇÃO

Corpo estranho é qualquer objeto ou substância inadvertidamente introduzido nas cavidades do corpo, tanto de maneira acidental quanto voluntária. Acidentes envolvendo corpos estranhos são relativamente comuns em crianças, estando entre os cinco principais acidentes na população infantil e configurando uma queixa frequente em pronto-atendimentos.

Em alguns casos, esses acidentes podem ser graves, representando uma importante causa de morbimortalidade, além de um relevante problema de saúde pública. A sufocação, ou obstrução das vias aéreas, é a primeira causa de morte entre os acidentes de bebês com até 1 ano de idade. Segundo dados do Ministério da Saúde, em 2016, 826 crianças de até 14 anos de idade morreram por sufocação, com 636 delas tendo menos de 1 ano de idade.

Além disso, todos os setores da sociedade, em especial os pais e as crianças, devem dominar o conhecimento dos princípios básicos de saúde e conhecer as ações de prevenção de acidentes, recebendo apoio para aplicá-las.

O *Susy Safe Project* é a maior base mundial de dados sobre corpos estranhos. Esse estudo multicêntrico demonstrou que 41% das crianças afetadas tinham menos de 3 anos de idade e 54% eram do sexo masculino. Objetos alimentares representaram 51,3% dos casos, sendo os mais comuns: ossos, espinhas de peixe, amendoim e sementes. Entre os não alimentares, pérolas, pequenas esferas, bolas de gude, moedas e brinquedos em geral foram os mais frequentes.

▼ QUADRO CLÍNICO | EXAME FÍSICO

O quadro clínico varia de acordo com a localização.

Conduto auditivo externo. A criança pode apresentar sangramento e dor por lesão da pele do conduto ou por ruptura do tímpano. Nos casos em que não ocorre traumatismo, o sintoma é hipoacusia pelo tamponamento do conduto. O paciente também pode não apresentar sintoma nenhum, sendo o corpo estranho identificado na otoscopia. A Figura 8.1 mostra um corpo estranho no ouvido.

Fossas nasais. Pode levar a obstrução nasal e rinorreia purulenta unilateral. Esses sinais são fortes indícios de corpo estranho nasal, especialmente

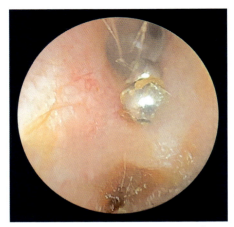

FIGURA 8.1 Corpo estranho no ouvido. É possível notar membrana íntegra e corpo estranho rígido e pequeno, ideal para remoção por lavagem.

alguns dias após sua inserção. Na maioria dos casos, o corpo estranho pode ser identificado por rinoscopia, com espéculo nasal ou otoscópio posicionado na cavidade nasal (Figura 8.2). Caso o objeto não esteja visível, pode ser necessária a realização da nasofibroscopia para avaliar sua presença.

Orofaringe e hipofaringe. Se for objeto pontiagudo, como espinha de peixe, pode espetar ou lesionar a base da língua e produzir dor à deglutição. As crianças introduzem inadvertidamente na boca peças de madeira ou plástico e pontas de lápis, que podem se localizar nas tonsilas palatinas, no palato mole, no palato duro e na base da língua. Para o diagnóstico, a radiografia é limitada, pois 80% desses objetos não são radiopacos. Caso o corpo estranho não esteja visível na oroscopia, poderá ser visualizado por laringoscopia com óticas ou simplesmente por um espelho de Garcia.

▼ ABORDAGEM E CONDUÇÃO CLÍNICA

As Figuras 8.3 a 8.5 apresentam os fluxogramas de tomada de decisão em caso de corpo estranho no ouvido, no nariz e na orofaringe, respectivamente.

ATENÇÃO

A remoção bem-sucedida do corpo estranho depende de:

- Localização do objeto
- Tipo do objeto
- Cooperação ou contenção adequada do paciente
- Instrumentais disponíveis (Figura 8.6)
- Preparação técnica.

As complicações frequentemente estão ligadas à remoção prévia por profissional não habilitado ou leigo.

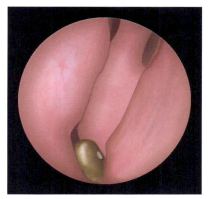

FIGURA 8.2 Corpo estranho no nariz representado pelo feijão no canto inferior.

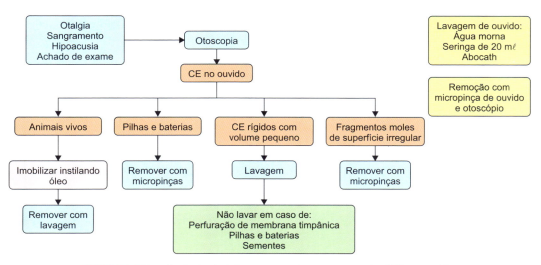

FIGURA 8.3 Sequência de decisões em caso de corpo estranho (CE) no ouvido.

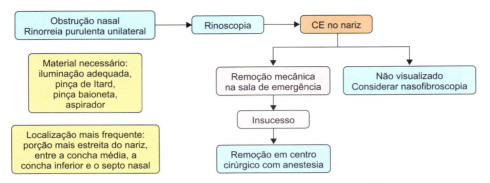

FIGURA 8.4 Sequência de decisões em caso de corpo estranho (CE) no nariz.

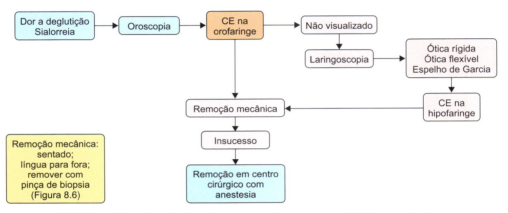

FIGURA 8.5 Sequência de decisões em caso de corpo estranho (CE) na orofaringe.

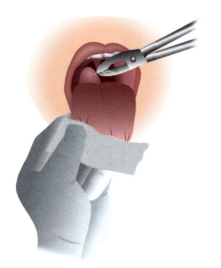

FIGURA 8.6 Remoção de corpo estranho na orofaringe com pinça de biopsia.

BIBLIOGRAFIA

Brasil. Casa Civil. Decreto nº 99.710. Convenção sobre os Direitos da Criança e Adolescente de 1990. Brasília: Diário Oficial da União; 1990.

Cardoso L, Areias C, Gonçalves J et al. Corpos estranhos no ouvido, nariz e garganta na população pediátrica. Acta Otorrinolaringol Gallega. 2018; 11(1):9-17.

Carniol ET, Bresler A, Shaigany K et al. Traumatic tympanic membrane perforations diagnosed in emergency departments. JAMA Otolaryngol Head Neck Surg. 2018; 144(2):136-9.

Costa KC, Duarte BB, Vidal MLB et al. Corpos estranhos em otorrinolaringologia: aspectos epidemiológicos de 346 casos. Inter Arq Int Otorrinolaringol. 2007; 11(2):109-15.

Gusmão RG, Bueno MC, Murad MP. Bateria alcalina como corpo estranho de ouvido: relato de 3 casos. Braz J Otorhinolaryngol. 1995; 61:79-81.

Karimnejad K, Nelson EJ, Rohde RL et al. External auditory canal foreign body extraction outcomes. Ann Otol Rhinol Laryngol. 2017; 126(11):755-61.

Mangussi-Gomes J, Andrade JSC, Matos RC et al. ENT foreign bodies: profile of the cases seen at a tertiary hospital emergency care unit. Braz J Otorhinolaryngol. 2013; 79(6):699-703.

Martins CBG, Andrade SM. Acidentes com corpo estranho em menores de 15 anos: análise epidemiológica dos atendimentos em pronto-socorro, internações e óbitos. Cad Saúde Pública. 2008; 24(9):1983-90.

Pignatari SSN, Anselmo-Lima WT. Tratado de otorrinolaringologia. 3. ed. Rio de Janeiro: Elsevier; 2018.

Rodrigues AJ, Oliveira EQ, Scordamaglio PR et al. Broncoscopia flexível como primeira opção para a remoção de corpo estranho das vias aéreas em adultos. J Bras Pneumol. 2012; 38(3):315-20.

Sih TM. Recomendações: atualização de condutas em pediatria. São Paulo: Sociedade de Pediatria de São Paulo; 2014.

Susy Safe Working Group. The Susy Safe project overview after the first four years of activity. Int J Pediatr Otorhinolaryngol. 2012; 76(Suppl 1):S3-11.

Tiago RSL, Salgado DC, Corrêa JP et al. Corpo estranho de orelha, nariz e orofaringe: experiência de um hospital terciário. Braz J Otorhinolaryngol. 2006; 72(2): 177-81.

Waksman RD, Gikas RMC, Maciel W; Sociedade Brasileira de Pediatria. Crianças e adolescentes seguros: guia completo para prevenção de acidentes e violências. São Paulo: Publifolha; 2005.

9 Corpo Estranho em Via Aérea Inferior

Manoel Ernesto Peçanha Gonçalves ◆ Silvia Regina Cardoso

▼ INTRODUÇÃO

A aspiração de corpos estranhos é um evento potencialmente fatal, o que demonstra a necessidade de diagnóstico rápido e tratamento preciso. Embora possa acometer pessoas de todas as idades, é mais prevalente em crianças entre 1 e 3 anos, pois o menor diâmetro de suas vias aéreas aumenta a gravidade das ocorrências. Os corpos estranhos orgânicos (feijão, amendoim, semente, pipoca, entre outros) são os mais frequentemente aspirados por crianças e ficam impactados principalmente nos brônquios do pulmão direito, seguidos por brônquios do pulmão esquerdo, subglote e traqueia.

▼ QUADRO CLÍNICO | EXAME FÍSICO

Os sintomas variam de acordo com a localização do corpo estranho e associam-se ao grau de obstrução das vias aéreas, que pode ser total ou parcial. Classicamente a criança apresenta um quadro súbito de "asfixia" com tosse, dispneia e sibilância, podendo ocorrer ainda cianose, palidez e estridor. A criança pode permanecer assintomática, com recorrência dos sintomas tardiamente após um evento inicial. Ao exame pode haver cianose, palidez e dispneia com diminuição localizada do murmúrio vesicular, além de sibilos e roncos regionais durante a ausculta pulmonar. Ocasionalmente os sintomas são brandos, o que atrasa o diagnóstico, o qual é feito tardiamente quando aparecem complicações como pneumonias, atelectasias, bronquiectasias ou hemoptise. A Tabela 9.1 apresenta os principais sinais e sintomas de acordo com a localização do corpo estranho na via aérea.

▼ EXAMES COMPLEMENTARES

Radiografia de tórax. Deve sempre ser realizada, embora o exame radiológico normal não exclua o diagnóstico. Corpos estranhos radiopacos são facilmente identificados. Corpos estranhos radiotransparentes, que são os mais frequentemente aspirados por crianças, são

PARTE 2 • Acidentes Comuns na Infância

TABELA 9.1 Principais sinais e sintomas de acordo com a localização do corpo estranho na via aérea.

Localização	Sinais e sintomas
Rinofaringe	Obstrução nasal, secreção unilateral
Orofaringe	Dor, náuseas, sialorreia
Laringe	OVA, disfonia
Traqueia	OVA intermitente, sinal de "ruflar de bandeira", quadro assintomático
Brônquios	Fase aguda: tosse, cianose, sibilos Fase crônica: quadro assintomático, pneumonias de repetição, pneumonia de evolução atípica

OVA: obstrução da via aérea.

suspeitados por meio de sinais indiretos, como áreas de hiperinsuflação, atelectasias e desvio do mediastino (ipsilateral ou contralateral ao corpo estranho). O exame em inspiração e expiração prolongada ajuda na identificação de alterações indiretas, como áreas de hiperinsuflação (o corpo estranho cria um mecanismo valvar, ou seja, o ar passa ao redor do corpo estranho e atinge os alvéolos durante a inspiração e não é expelido durante a expiração, devido à diminuição do calibre brônquico nessa fase respiratória). Podem também ser identificados sinais de complicações como pneumonias, pneumotórax e pneumomediastino.

Tomografia computadorizada. Detecta corpos estranhos radiopacos e não radiopacos. Pode ser realizada em crianças com baixa probabilidade de aspiração, que se encontrem assintomáticas ou que estejam sintomáticas e estáveis, nas quais a radiografia é normal ou inconclusiva. Porém, quando há dúvidas no diagnóstico, a broncoscopia deve sempre ser realizada, independentemente dos achados dos exames radiológicos.

Laringotraqueobroncoscopia. É o exame que elucida o diagnóstico definitivo de aspiração de corpo estranho em um grande número de pacientes, assim como proporciona o tratamento, o qual é, na maioria das vezes, curativo. Deve ser realizada sob anestesia, preferencialmente com o paciente estável e com tempo de jejum adequado. Exame de emergência pode ser necessário em casos de instabilidade ventilatória. A broncoscopia rígida é considerada o procedimento de escolha para a remoção de corpos estranhos

em crianças, embora broncoscópios flexíveis possam ser utilizados. Os achados variam de acordo com o tipo, o tamanho e a forma dos objetos aspirados, assim como com sua localização e tempo de permanência na via aérea. Corpos estranhos orgânicos, principalmente amendoins, produzem grande reação inflamatória, dificultando sua remoção. Corpos estranhos inorgânicos podem produzir tecido de granulação quando retidos por longo período.

◥ DIAGNÓSTICO DIFERENCIAL

- Asma brônquica
- Laringite
- Pneumonia
- Ingestão de corpo estranho.

◥ ABORDAGEM E CONDUÇÃO CLÍNICA

A conduta em caso de aspiração de corpos estranhos é baseada no grau de obstrução das vias aéreas. Pacientes com sinais de grave obstrução devem ser inicialmente submetidos a manobras de ressuscitação, com ventilação, intubação orotraqueal e broncoscopia de emergência. Crianças clinicamente estáveis podem ser investigadas com exames radiológicos e aguardar o melhor momento para a realização do exame broncoscópico. A Figura 9.1 elucida a condução de casos de aspiração de corpos estranhos.

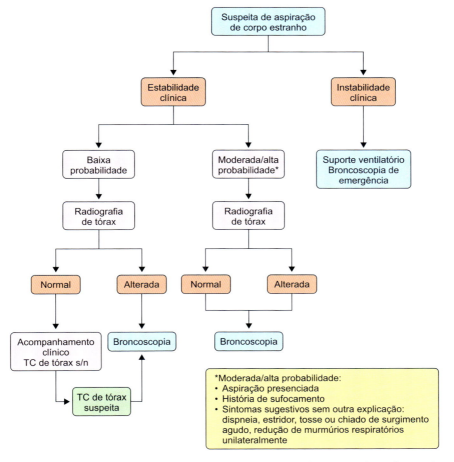

FIGURA 9.1 Sequência de decisões em caso de aspiração de corpo estranho em via aérea inferior. TC: tomografia computadorizada; s/n: se necessário.

◣ BIBLIOGRAFIA

Boufersaoui A, Smati L, Benhalla KN et al. Foreign body aspiration in children: experience from 2624 patients. Int J Pediatr Otorhinolaryngol. 2013; 77:1683-8.

Ciftci AO, Bingöl-Koloğlu M, Senocak ME et al. Bronchoscopy for evaluation of foreign body aspiration in children. J Pediatr Surg. 2003; 38:1170-6.

Mortellaro VE, Iqbal C, Fu R et al. Predictors of radiolucent foreign body aspiration. J Pediatr Surg. 2013; 48(9):1867.

Sahin A, Meteroglu F, Eren S et al. Inhalation of foreign body in children: experience of 22 years. J Trauma Acute Care Surg. 2013; 74(2):658-73.

Salih AM, Alfaki M, Alam-Elhuda DM. Airway foreign bodies: a critical review form common pediatric emergency. World J Emerg Med. 2016; 7(1):5-12.

Schmidt H, Manegold BC. Foreign body aspiration in children. Surg Endosc. 2000; 14:644.

Sultan TA, van As AB. Review of tracheobronchial foreign body aspiration in the South African paediatric age group. J Torac Dis. 2016; 8(12):3787-96.

Tan HK, Brown K, McGill T et al. Airway foreign bodies (FB): a 10-year review. Int J Pediatr Otorhinolaryngol. 2000; 56:91-9.

Zhijun C, Fugao Z, Jingjing C. Therapeutic experience from 1428 patients with pediatric tracheobronchial foreign body. J Pediatr Surg. 2008; 43(4):718-21.

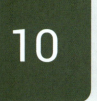

10 Corpo Estranho em Sistema Digestório

Silvia Regina Cardoso ♦ Manoel Ernesto Peçanha Gonçalves

◣ INTRODUÇÃO

A impactação, no sistema digestório, de resíduos alimentares e de corpos estranhos acidentalmente ingeridos é frequente na infância. Cerca de 80% dos corpos estranhos ingeridos são eliminados espontaneamente sem provocar qualquer sintoma. A moeda é o corpo estranho mais frequentemente ingerido por crianças, e a bateria, o corpo estranho que mais provoca complicações. Corpos estranhos de grandes dimensões e/ou pontiagudos são mais propensos à impactação, podendo provocar complicações secundárias. A existência de doença esofágica prévia, como anastomoses cirúrgicas, estenoses, esofagite eosinofílica e megaesôfago, favorece a impactação.

◣ QUADRO CLÍNICO | EXAME FÍSICO

A história de ingestão do corpo estranho é geralmente relatada com clareza. Os sintomas mais comuns são disfagia, engasgos, vômito, sialorreia, dor retroesternal e cianose. Pacientes com corpos estranhos impactados por tempo prolongado apresentam recusa alimentar, disfagia, perda de peso e pneumonias aspirativas. A impactação de corpos estranhos deve ser considerada em crianças que apresentem esses sintomas, mesmo sem haver história evidente. O exame físico geralmente é normal, a menos que haja complicações secundárias, como perfurações e sangramentos.

◣ EXAMES COMPLEMENTARES

Radiografia simples em duas posições (anteroposterior e perfil) de região cervical, tórax e/ou abdome. É útil para o diagnóstico de impactação de corpos estranhos radiopacos ou pouco radiopacos (espinha de peixe, osso de frango, madeira, plástico, vidro e pequenos objetos metálicos). O exame radiológico em perfil é de grande utilidade para identificar corpos estranhos impactados em região cervical, pois pode fornecer informações a respeito da posição do corpo estranho em relação à laringe, possibilitar a visualização de partes pontiagudas, além de permitir a visualização de sinais sugestivos de perfuração secundária à permanência do corpo estranho na região (aumento e/ou presença de ar no espaço retrofaríngeo).

Endoscopia digestiva. Possibilita o diagnóstico e o tratamento. Deve ser realizada por equipe especializada, com equipamentos adequados que possibilitem a remoção dos corpos estranhos e preferencialmente com tempo de jejum adequado (exceto para baterias e corpos estranhos perfurantes impactados no esôfago) (Tabela 10.1). Na grande maioria das vezes, a impactação de corpos estranhos ocorre em trato digestivo alto, sendo a endoscopia digestiva alta o exame de escolha para a sua remoção. Impactações de corpos estranhos em porções distais do intestino delgado e cólon são raras, podendo estar relacionadas à presença de malformações. A ocorrência dessas impactações pode ser

TABELA 10.1 Tempo de jejum para realização de exame endoscópico.

Alimento	Tempo de jejum
Líquidos claros	2 h (água, sucos coados, refrigerantes, chá claro)
Leite materno	4 h
Fórmulas lácteas infantis	6 h
Dieta leve	6 h (chá com torradas)
Dieta geral	8 h (inclui leite de vaca)

considerada quando o objeto permanecer por mais de 48 horas na mesma posição ao exame radiográfico ou se a criança apresentar sintomatologia como dor abdominal e vômito. O exame colonoscópico pode ser terapêutico nessas ocasiões, e para a sua realização sugere-se internação com preparo de cólon adequado, lembrando que o próprio preparo pode ser terapêutico, provocando a eliminação do corpo estranho.

Tomografia computadorizada e ressonância magnética. São utilizadas quando há suspeita de complicações, como perfurações, e para investigar ingestão de pacotes de narcóticos. Exame radiológico contrastado não deve ser realizado para identificar corpos estranhos impactados, pois dificulta e atrasa a realização do exame endoscópico; além disso, há risco de aspiração do contraste.

ABORDAGEM E CONDUÇÃO CLÍNICA

A conduta em caso de ingestão e impactação de corpos estranhos é baseada principalmente nos sintomas clínicos apresentados pelo paciente, na possibilidade de perfurações do sistema digestório pelo objeto ingerido e na impossibilidade de sua eliminação espontânea, sendo a remoção endoscópica o procedimento de escolha. A remoção cirúrgica é reservada para casos isolados de impossibilidade de remoção endoscópica ou em caso de complicações (Figura 10.1).

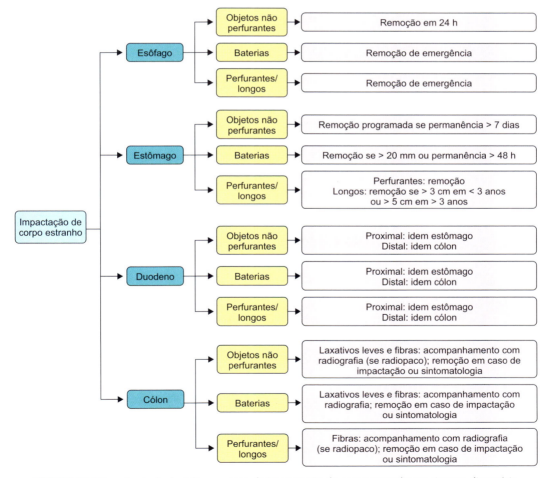

FIGURA 10.1 Sequência de decisões em caso de impactação de corpo estranho no sistema digestório.

> **ATENÇÃO**

- Alguns autores recomendam remoção de baterias de lítio de cavidade gástrica
- Em caso de ingestão de dois ou mais ímãs ou de um ímã e um ou mais corpos estranhos metálicos, os mesmos devem ser removidos, pois há possibilidade de a atração magnética provocar isquemia de tecidos, com consequentes necrose e perfuração
- Tem sido descrita a ingestão de brinquedos e produtos de limpeza contendo polímeros superabsorventes, que podem se expandir e crescer 30 a 40 vezes em volume quando hidratados, ocasionando risco de obstrução intestinal. Sua remoção deve ser realizada com urgência quando presentes em esôfago e estômago
- Embora pouco frequente, a ingestão intencional de narcóticos pode ocorrer na infância e na adolescência, não sendo indicada sua remoção endoscópica pelo risco de ruptura das embalagens com consequente intoxicação

BIBLIOGRAFIA

American Academy of Pediatrics; American Academy of Pediatric Dentistry, Coté CJ, Wilson S; Work Group on Sedation. Guidelines for monitoring and management of pediatric patients during and after sedation for diagnostic and therapeutic procedures: an update. Pediatrics. 2006; 118(6):2587-602.

ASGE Standards of Practice Committee, Ikenberry SO, Jue TL et al. Management of ingested foreign bodies and food impactions. Gastrointest Endosc. 2011; 73(6):1085-91.

ASGE Standards of Practice Committee, Lightdale JR, Acosta R et al. Modifications in endoscopy practice for pediatric patients. Gastrointest Endosc. 2014; 79(5):699-710.

Gonçalves MEP, Cardoso SR, Maruta LM. Corpo estranho em esôfago, estômago e duodeno. In: Ferrari A, Maruta L, Averbach M. Endoscopia digestiva terapêutica. Rio de Janeiro: Revinter; 2012. pp. 181-4.

Hurtado CW, Furuta GT, Kramer RE. Etiology of food impactions in children. J Pediatr Gastroenterol Nutr. 2011; 52:43-6.

Hussain SZ, Bousvaros A, Gliger M et al. Management of ingested magnets in children. J Pediatr Gastroenterol Nutr. 2012; 55(3):239-42.

Kramer RE, Lerner GD, Lin T et al. Management of ingested foreign bodies in children: a clinical repot of the NASPGHAN Endoscopy Committee. J Pediatr Gatroenterol Nutr. 2015; 60(4):562-74.

Lee JH, Lee JH, Shim JO et al. Foreign body ingestion in children: should button batteries in the stomach be urgently removed? Pediatr Gastroenterol Hepatol Nutr. 2016; 10(1):20-8.

Michaud L, Bellaiche M, Olives JP. Ingestion of foreign bodies in children. Recommendations of the French-Speaking Group of Pediatric Hepatology, Gastroenterology and Nutrition. Arch Pediatr. 2009; 16(1):54-61.

Tringali A, Thomson M, Dumonceau JM et al. Pediatric gastrointestinal endoscopy: European Society of Gastrointestinal Endoscopy (ESGE) and European Society for Paediatric Gastroenterology and Nutrition (ESPGHAN) Guideline Executive summary. Endoscopy. 2017; 49:83-91.

Zamora IJ, VuLT, Larimer EL et al. Water-absorbing balls: a "growing" problem. Pediatrics. 2012; 130(4):e1011-4.

Seção B | Traumatismos

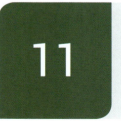

11 Traumatismo Cranioencefálico

Carlos Eduardo Fonseca Pires ♦ Elda Maria Stafuzza Gonçalves Pires

INTRODUÇÃO

O traumatismo cranioencefálico (TCE) é afecção comum de urgência em crianças de todas as idades. As causas incluem quedas, acidentes de trânsito, acidentes em práticas esportivas e maus-tratos.

O primeiro objetivo na abordagem inicial da criança com traumatismo craniano é prevenir ou minimizar lesões cerebrais secundárias, essencialmente garantindo oxigenação adequada e manutenção da perfusão cerebral. Na avaliação primária devem-se reconhecer os pacientes com risco de lesão intracraniana e indicar corretamente a investigação complementar para direcionar o tratamento apropriado.

ABORDAGEM INICIAL

A abordagem inicial segue as mesmas prioridades do ABCDE preconizadas na assistência a todos os pacientes traumatizados. Com adequada abordagem das vias aéreas e proteção cervical, ventilação e suporte hemodinâmico, garantem-se ao paciente traumatizado oxigenação adequada e perfusão cerebral a fim de reduzir as lesões cerebrais secundárias. Ainda na avaliação primária, deve-se fazer exame neurológico rápido e objetivo com o intuito de avaliar nível de consciência, tamanho e reação das pupilas, sinais de lateralização e sinais de lesão medular.

ATENÇÃO

ABCDE
- A: via aérea (*airway*)
- B: respiração (*breathing*)
- C: circulação (*circulation*)
- D: disfunção (*disability*)
- E: exposição (*exposure*)

A escala de coma de Glasgow (ECG) estabelece um padrão rápido e objetivo de avaliação da situação neurológica do paciente mediante a verificação da abertura ocular e das respostas verbal e motora. A avaliação em crianças menores de 2 anos torna-se mais difícil, e existem diversas adaptações propostas (Tabela 11.1), especialmente para resposta verbal. Atualmente recomenda-se registrar os pontos de cada resposta, em vez de apenas registrar o total de pontos. Por essa escala pode-se classificar o TCE em:

- Leve: ECG de 13 a 15
- Moderado: ECG de 10 a 12
- Grave: ECG de 3 a 9.

Alterações neurológicas identificadas na abordagem inicial podem ser decorrentes de diminuição da oxigenação, diminuição da perfusão cerebral ou de lesão direta do sistema nervoso central. Mesmo em crianças, condições decorrentes de intoxicação (álcool, substâncias psicoativas, medicamentos, emanações tóxicas) devem ser consideradas e descartadas.

AVALIAÇÃO SECUNDÁRIA

Na avaliação secundária, faz-se exame minucioso do crânio, procurando identificar ferimentos, hematomas ou sinais de fratura. Hematomas periorbitários (sinal do guaxinim) ou nas mastoides (sinal de Battle) sugerem fratura da base do crânio. Por meio da otoscopia e do exame

TABELA 11.1 Escala de coma de Glasgow.

Criança > 2 anos	Criança < 2 anos	Pontos
Abertura ocular		
Espontânea	Espontânea	4
Estímulo sonoro	Estímulo sonoro	3
Estímulo de pressão/dor	Estímulo de pressão/dor	2
Sem resposta	Sem resposta	1
Não testado	Não testado	NT
Resposta verbal		
Orientado	Balbucio/palavras incompreensíveis e/ou sorriso social; fixa e segue com o olhar	5
Confuso	Choro irritado	4
Palavras inapropriadas	Choro à dor	3
Sons incompreensíveis	Gemido à dor	2
Sem resposta	Sem resposta	1
Não testado	Não testado	NT
Resposta motora		
Atende aos comandos	Movimento espontâneo e normal	6
Localiza a dor	Reage ao toque	5
Resposta inespecífica	Reage à dor	4
Decorticação	Decorticação	3
Descerebração	Descerebração	2
Sem resposta	Sem resposta	1
Não testado	Não testado	NT

46 PARTE 2 • Acidentes Comuns na Infância

das cavidades nasais, podem-se constatar sangramentos ou suspeita de fístula liquórica. Também se incluem na avaliação secundária exame da força dos membros e alterações da sensibilidade ou da coordenação.

A fontanela abaulada em crianças menores pode ser sinal de aumento da pressão craniana. Ressalta-se que crianças com as fontanelas abertas toleram maiores volumes de sangramento intracraniano antes da rápida descompensação clínica.

Vômito e amnésia são muito comuns em crianças após traumatismo e não necessariamente refletem aumento da pressão intracraniana. No entanto, a persistência ou o aumento da frequência dos vômitos exigem investigação complementar.

Convulsões após TCE também são mais frequentes em crianças e normalmente autolimitadas. A ocorrência de convulsão no momento do traumatismo ou depois indica maior risco para lesão intracraniana; assim, indica-se sempre tomografia computadorizada (TC) para investigação. Por outro lado, quando a TC não mostra lesões intracranianas, o risco de recidiva de convulsão é baixo e pode-se dar alta ao paciente com segurança (ver "Orientações para alta", adiante).

◥ INDICAÇÃO DE TOMOGRAFIA COMPUTADORIZADA

A preocupação com a crescente exposição à radiação e com as suas consequências, particularmente na população pediátrica, tem se contraposto à indicação imponderada de TC. Assim, é de grande importância identificar quais pacientes se beneficiariam de conduta com observação clínica mais conservadora, evitando a exposição desnecessária à radiação. A indicação de TC em criança tem critérios bem estabelecidos na literatura. Os estudos comparativos sugerem que os critérios do Pediatric Emergency Care Applied Research Network (PECARN) apresentam melhor desempenho, equilibrando sensibilidade e especificidade na indicação do exame em crianças com lesões intracranianas clinicamente importantes.

A decisão entre realizar a TC ou optar por período de observação de 4 a 6 horas será determinada por alguns fatores (Figura 11.1).

Especialmente em crianças com um critério isolado, deve-se propender à observação clínica; quando houver múltiplos critérios ou em menores de 3 meses, pode-se tender para a realização da TC.

◥ CONDUÇÃO CLÍNICA

Em todos os pacientes com alteração dos sinais vitais devido a traumatismo grave, deve-se acionar precocemente a equipe de cirurgia de traumatismo ou providenciar a transferência rápida quando não houver os recursos adequados para o tratamento do paciente, evitando-se retardar a transferência devido à realização da TC. O mesmo deve ser feito para o acionamento do neurocirurgião sempre que houver alterações clínicas que sugiram lesão cerebral ou na confirmação por exame de imagem.

Diante de sinais clínicos de hipertensão intracraniana, deve-se imediatamente instituir as medidas específicas de tratamento, conforme detalhado no Capítulo 74, *Hipertensão Intracraniana e Herniações*, além do acionamento da equipe de neurocirurgia.

Pacientes sem indicação de TC de crânio e aqueles com TC de crânio normal mantendo ECG = 15 podem ter alta hospitalar.

◥ ORIENTAÇÕES PARA ALTA

Para crianças e adolescentes em condições de alta, deve-se assegurar que os pais recebam informações claras e objetivas a respeito da observação domiciliar e das condições que demandam retorno ao hospital para reavaliação médica:

- Perda de consciência, desmaio ou sonolência excessiva
- Cefaleia de forte intensidade e persistente, apesar do uso de analgésicos
- Fraqueza nos membros, sensação de formigamento ou adormecimento em parte do corpo
- Vômitos persistentes (mais do que dois episódios)
- Surgimento ou piora da perda de memória, incapacidade de reconhecer pessoas ou lugares
- Mudanças de comportamento, como falar coisas sem sentido ou agir de forma estranha ou inadequada
- Alteração visual ou fala incompreensível

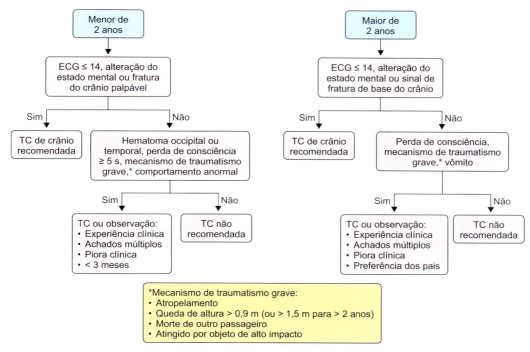

FIGURA 11.1 Indicação de tomografia computadorizada (TC) em crianças com traumatismo cranioencefálico. ECG: escala de coma de Glasgow.

- Convulsões
- Alteração do equilíbrio ou vertigem
- Sangramento nasal ou pela orelha.

Em pacientes com TC normal e qualquer sintoma neurológico, mesmo que seja uma simples cefaleia, deve-se reconhecer o diagnóstico de concussão. Os principais sinais e sintomas de concussão podem ser:

- Físicos: cefaleia, náuseas/vômito, alterações de equilíbrio, tontura, alterações visuais, fadiga, sensibilidade à luz, sensibilidade a ruídos, irritabilidade, entorpecimento
- Cognitivos: sentir-se mentalmente "nebuloso", sensação de alentecimento, dificuldade de concentração, dificuldade de memorização, perda de memória recente, confusão sobre eventos recentes, respostas alentecidas, repetição de perguntas
- Emocionais: irritabilidade, tristeza, emotividade, nervosismo
- Relacionados ao sono: sonolência, dormir menos ou mais do que o habitual, dificuldade em adormecer.

Nessa situação, é fundamental a recomendação de repouso, limitando os esforços físicos e cognitivos (como leitura, estudo, jogos eletrônicos etc.), garantindo condições de recuperação plena e reduzindo o risco de sequelas. Diferentemente dos adultos, crianças e adolescentes podem necessitar de períodos maiores para recuperação, variando de dias a semanas. À medida que a criança torna-se assintomática e sem uso de medicação, podem-se reintroduzir as atividades gradativamente a cada 24 horas. Se houver recorrência dos sintomas, é importante regredir o nível de atividade. A persistência dos sintomas ou a incapacidade de retorno normal às atividades exigem acompanhamento por pediatra experiente ou neurologista.

◣ BIBLIOGRAFIA

Badawy MK, Dayan PS, Tunik MG et al. Prevalence of brain injuries and recurrence of seizures in children with posttraumatic seizures. Acad Emerg Med. 2017; 24(5):595-605.

Borgialli DA, Mahajan P, Hoyle JD et al. Performance of the Pediatric Glasgow Coma Scale Score in the evaluation of children with blunt head trauma. Acad Emerg Med. 2016; 23(8):878-84.

Harmon KG, Drezner JA, Gammons M et al. American Medical Society for Sports Medicine position statement: concussion in sport. Br J Sports Med. 2013; 47:15-26.

Kirkham FJ, Newton CRJC, Whitehouse W. Paediatric coma scales. Dev Med Child Neurol. Wiley Online Library; 2008; 50(4):267-74.

Kuppermann N, Holmes JF, Dayan PS et al. Identification of children at very low risk of clinically-important brain injuries after head trauma: a prospective cohort study. Lancet. 2009; 374(9696):1160-70.

Pearce MS, Salotti JA, Little MP et al. Radiation exposure from CT scans in childhood and subsequent risk of leukaemia and brain tumours: a retrospective cohort study. Lancet. 2012; 380(9840):499-505.

12 Subluxação Atlantoaxial
Alexandre Fogaça Cristante ♦ Renan Jose Rodrigues Fernandes

◥ DEFINIÇÃO

Subluxação atlantoaxial (SAA) se origina de uma rotação do complexo atlantoaxial (C1-C2), que é mantido em uma posição fixa como resultado de um espasmo – muscular ou bloqueio mecânico à redução. A suspeita diagnóstica deve ser feita em crianças que procurem atendimento com pescoço torto. Embora a maioria das crianças, nessa situação, tenha um torcicolo muscular limitado, uma parcela delas não conseguirá retornar a cabeça à posição neutra. Nesses casos, a hipótese diagnóstica de SAA pode ser considerada.

Algumas crianças apresentam predisposição maior à SAA, como aquelas com doenças sindrômicas (síndrome de Down, acondroplasia) ou que sofreram traumatismos graves.

◥ ETIOLOGIA

As principais causas de subluxação atlantoaxial na infância podem ser:

- Traumáticas: pequenos traumatismos, traumatismo cranioencefálico, traumatismos de alta energia. Foram classificadas por Fielding e Hawkins em quatro tipos (Figura 12.1):
  ◦ Tipo I: desvio rotatório simples sem deslocamento anterior de C1, com ligamento transverso intacto

  ◦ Tipo II: desvio rotatório com deslocamento anterior de C1 sobre C2 menor que 5 mm
  ◦ Tipo III: desvio rotatório com deslocamento anterior de C1 sobre C2 maior que 5 mm
  ◦ Tipo IV: desvio rotatório com deslocamento posterior
- Infecciosas/inflamatórias (síndrome de Grisel): após quadro de infecção de trato respiratório superior, faringite, amigdalite, otite média, abscesso retrofaríngeo ou processo inflamatório após intervenções cirúrgicas como amigdalectomia em região cervical
- Doenças autoimunes: artrite idiopática juvenil, colite ulcerativa, espondiloartropatia soronegativa com HLA-B27 positivo.

◥ QUADRO CLÍNICO | EXAME FÍSICO

O diagnóstico de SAA se fundamenta no quadro agudo de torcicolo fixo e mobilização reduzida sem história pregressa de torcicolo muscular congênito, associado a episódios recentes de traumatismo cervical ou infecção de vias aéreas superiores, ou cirurgia em região de cabeça e pescoço.

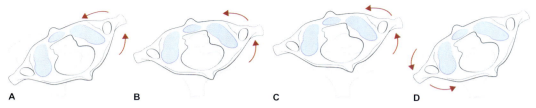

FIGURA 12.1 Classificação de Fielding e Hawkins para subluxação atlantoaxial. **A.** Subluxação rotatória sem deslocamento anterior. **B.** Subluxação rotatória com deslocamento anterior de 3 a 5 mm. **C.** Subluxação rotatória com deslocamento anterior maior que 5 mm. **D.** Subluxação rotatória com deslocamento posterior.

Os achados clínicos incluem dor cervical e de mandíbula e cefaleia; além disso, a cabeça do paciente encontra-se na classicamente descrita "posição do pardal": inclinada para um lado, com o queixo rodado para o lado oposto ao da subluxação facetária. Se a rotação ocorrer por longo período, a dor regride e pode-se notar plagiocefalia em alguns casos, entretanto a deformidade pode tornar-se fixa.

EXAMES COMPLEMENTARES

Exames de imagem podem ser úteis para classificar a subluxação e excluir traumatismo e condições inflamatórias.

Radiografia. Incidências em visão anteroposterior e transoral podem auxiliar na avaliação inicial de forma a excluir fraturas, malformações e deslocamentos rotacionais das massas laterais de C1 em relação ao processo odontoide. Incidências em perfil em flexão e extensão cervical são recomendadas para excluir instabilidade de C1 em relação a C2.

Tomografia computadorizada. Com a cabeça em posição neutra e com rotações máximas permitidas à direita e à esquerda, pode ser obtida para confirmar a perda da rotação normal da articulação atlantoaxial e confirmar o diagnóstico de SAA, embora a relevância desse exame seja questionável em função de evidências recentes.

Ressonância magnética. Auxilia na avaliação mais detalhada de partes moles e pode auxiliar na investigação de causas tumorais e infecciosas, mas ainda não é clara sua contribuição para casos crônicos e recidivantes.

CRITÉRIOS DIAGNÓSTICOS

Uma vez que muitos pacientes com SAA se apresentam sem nenhuma anormalidade óssea intrínseca, e a subluxação notada nas imagens permanece dentro da normalidade, o diagnóstico primário de SAA é clínico. Existem três sinais que podem ajudar a diferenciar uma SAA de um torcicolo muscular:

- Sinal de Sudek, descrito quando há desvio palpável do processo espinhoso de C2 na mesma direção da rotação da cabeça de pacientes com SAA
- O músculo esternoclidomastóideo ipsilateral pode tornar-se espasmódico em uma tentativa de reduzir a deformidade, uma vez que a ação normal do músculo é rodar a cabeça para o lado contralateral à contração, enquanto no torcicolo muscular o esternoclidomastóideo contralateral está contraturado, potencialmente causando a deformidade
- Inabilidade de contragirar a cabeça além da linha média.

DIAGNÓSTICO DIFERENCIAL

- Infecções da coluna vertebral
- Tumores ou anormalidades do tronco cerebral e da fossa posterior
- Anormalidades congênitas da coluna vertebral
- Torcicolo muscular por contratura do músculo esternoclidomastóideo.

ABORDAGEM E CONDUÇÃO CLÍNICA

A Figura 12.2 apresenta o fluxograma de tomada de decisão em caso de suspeita de SAA.

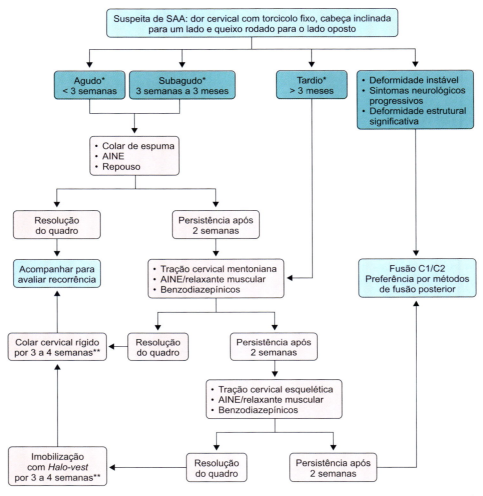

FIGURA 12.2 Fluxograma preferido dos autores para manejo de subluxação atlantoaxial (SAA). *A definição entre agudo e crônico é variável. **Períodos de tempo para tratamento podem variar entre autores. AINE: anti-inflamatórios não esteroides.

BIBLIOGRAFIA

Barros Filho TEP, Cristante AF, Marcon RM et al. Pediatric spinal injuries. In: Chhabra HS. ISCoS textbook on comprehensive management of spinal cord injuries. New Delhi: Wolters Kluwer; 2015.

Barros Filho TEP, Cristante AF, Teixeira WG. Coluna cervical. In: Hebert S, Barros Filho TEP, Xavier R et al. (Orgs.). Ortopedia e traumatologia: princípios e prática. 5. ed. Porto Alegre: Artmed; 2017.

Fielding JW, Hawkins RJ. Atlanto-axial rotatory fixation. (Fixed rotatory subluxation of the atlanto-axial joint). J Bone Joint Surg Am. 1977; 59(1):37-44.

Kinon MD, Nasser R, Nakhla J et al. Atlantoaxial rotatory subluxation: a review for the pediatric emergency physician. Pediatr Emerg Care. 2016; 32(10):710-6.

Neal KM, Mohamed AS. Atlantoaxial rotatory subluxation in children. J Am Acad Orthop Surg. 2015; 23(6):382-92.

Wang S, Yan M, Passias PG et al. Atlantoaxial rotatory fixed dislocation: report on a series of 32 pediatric cases. Spine (Phila Pa 1976). 2016; 41(12):E725-32.

Warner Jr WC, Hedequist DJ. Cervical spine injuries in children. In: Flynn JM, Skaggs DL, Waters PM. Rockwood & Wilkins' fractures in children. 8. ed. Philadelphia: Wolters Kluwer Health; 2015. pp. 883-6.

Warner Jr WC. Pediatric cervical spine. In: Canale ST, Beaty JH, Campbell WC. Campbell's operative orthopaedics. 12. ed. St. Louis, Mo.: Elsevier/Mosby; 2013. pp. 1684-6.

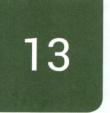

13 Traumatismo Torácico
Eduardo Werebe ♦ Rodrigo Olivio Sabbion

DEFINIÇÃO

O traumatismo torácico é definido como ferimentos ou danos causados a parede torácica, traqueia, brônquios, pulmões, coração, grandes vasos, aorta torácica, esôfago e diafragma.

ETIOLOGIA

As lesões torácicas mais encontradas durante a infância são resultantes de traumatismos fechados, causados predominantemente por acidentes com veículos a motor, além de quedas e da incidência crescente de ferimentos penetrantes no tórax. De modo geral, o mecanismo desencadeador mais frequente é o acidente de trânsito, atingindo as vítimas como passageiros em 64 a 85% e como pedestres em 6 a 29% dos casos.

A maioria das crianças com traumatismo torácico significativo apresenta lesões associadas que acabam sendo letais. Na prática, o traumatismo torácico raramente ameaça a vida, porém a identificação e o tratamento imediatos são de grande valia para o prognóstico das crianças traumatizadas.

QUADRO CLÍNICO | EXAME FÍSICO

De maneira geral, os sinais preditores de traumatismo torácico incluem baixa pressão sistólica, frequência respiratória aumentada, exame clínico anormal do tórax e ausculta torácica anormal. Frequentemente esses quadros estão associados à fratura do fêmur e/ou a escala de coma de Glasgow < 15.

As grandes lesões torácicas são conhecidas como "as doze mortais", subdivididas em letais e ocultas. As lesões torácicas com risco de morte imediato ou "seis letais" são: obstrução das vias aéreas, pneumotórax aberto, pneumotórax hipertensivo, hemotórax maciço, tórax instável e tamponamento cardíaco, lesões que obrigatoriamente devem ser identificadas na pesquisa primária.

As outras seis lesões torácicas potencialmente fatais ou "seis ocultas" são: contusão pulmonar, alargamento do mediastino/transecção da aorta, ruptura da árvore traqueobrônquica, ruptura do diafragma, perfuração esofágica e contusão miocárdica, que devem ser pesquisadas durante o exame secundário.

Uma avaliação completa e focada para lesões torácicas é necessária para descobrir a extensão e a gravidade dessas lesões. A falha em diagnosticar prontamente lesões torácicas com risco de morte imediato e tratar esses danos resulta em aumento exponencial da morbimortalidade, que pode se aproximar de 50%. Holmes et al. elencam como preditores de lesão torácica em crianças que sofreram traumatismo torácico: pressão arterial sistólica baixa, frequência respiratória elevada, resultados anormais no exame torácico, achados anormais de ausculta torácica, fratura do fêmur e escore da escala de coma de Glasgow < 15.

EXAMES COMPLEMENTARES

Na maioria dos casos, uma radiografia de tórax é suficiente para o diagnóstico. A tomografia computadorizada é aconselhada somente após a estabilização para decidir o curso adicional do manejo.

CRITÉRIOS DIAGNÓSTICOS

As manifestações clínicas mais frequentes do traumatismo cardíaco são arritmias, falência miocárdica, insuficiência cardíaca congestiva e choque cardiogênico. A apresentação inicial do paciente com traumatismo cardíaco fechado é muito variável, dificultando a sequência

52 PARTE 2 • Acidentes Comuns na Infância

de raciocínio diagnóstico. Pacientes de alto risco são identificados já na chegada ao hospital, ou seja, se o paciente com suspeita de lesão cardíaca estiver hemodinamicamente estável e com ritmo sinusal, a progressão para um estado mais crítico, caracterizado por arritmia e disfunção miocárdica, é rara. Por esse motivo, pacientes em choque ou arritmia importante devem ser monitorados em unidade de terapia intensiva (UTI).

Não há consenso entre os vários métodos diagnósticos, o que inviabiliza qualquer critério objetivo.

É preciso atentar-se para os seguintes achados:

- Dor torácica ou externa: ocorre em 50% das crianças neurologicamente sem problemas e não intubadas
- Insuficiência cardíaca congestiva associada ao aparecimento de sopro cardíaco pode sugerir lesões valvares
- Alterações eletrocardiográficas persistentes podem sugerir lesões das artérias coronárias
- Pulso paradoxal e queda de pressão de 10 mmHg durante a inspiração podem estar associados a tamponamento cardíaco
- Aumento da silhueta cardíaca à radiografia torácica e diminuição dos complexos elétricos ao eletrocardiograma (ECG) podem sugerir sangramento pericárdico
- O ecocardiograma pode mostrar líquido no saco pericárdico.

ATENÇÃO

Apesar das limitações causadas pelas dificuldades de diagnóstico do traumatismo cardíaco fechado e pelo pequeno número de relatos de literatura, Kadish (2006) propõe os seguintes princípios em relação ao paciente pediátrico com suspeita de traumatismo cardíaco fechado:

- Se a criança estiver estável hemodinamicamente e sem arritmia, há pouca chance de ser arritmia grave ou disfunção miocárdica
- Se a criança estiver hemodinamicamente instável ou tiver arritmia grave, deve ser encaminhada à UTI e submetida a ecocardiograma transesofágico
- Todos os pacientes com suspeita de traumatismo cardíaco fechado devem ser cuidadosamente acompanhados.

ABORDAGEM E CONDUÇÃO CLÍNICA

- Realizar avaliação sequencial ABC
- Estabilizar vias aéreas
- Identificar e tratar choque
- Realizar intubação endotraqueal se oxigenação e ventilação inadequadas, depressão neurológica, comprometimento do estado circulatório e via aérea instável
- Solicitar radiografia de tórax após estabilização do paciente.

Uma vez assegurada a via aérea, avalia-se a condição da ventilação por meio de inspeção e ausculta do tórax. Na inspeção são avaliados a simetria, a elevação adequada do tórax, o enchimento jugular e a posição da traqueia. A ausculta dos sons pulmonares e das bulhas cardíacas completam as informações sobre ventilação.

Se o paciente tem exame físico anormal, mas mantém oxigenação e ventilação adequadas e não está em choque, prossegue-se com a realização de radiografia. Caso a ventilação seja insatisfatória mesmo após a intubação, associada a assimetria de ausculta pulmonar, a drenagem e/ou punção do tórax é indicada. Pacientes com sons pulmonares ausentes em um hemitórax e desvio de traqueia para o hemitórax oposto necessitam de rápida descompressão por punção, seguida de drenagem do tórax. Somente após a estabilização do quadro realiza-se a radiografia do tórax.

O estado hemodinâmico é avaliado após estabilização das vias aéreas e ventilação do paciente. Tamponamento cardíaco, pneumotórax hipertensivo e hemotórax devem ser considerados nos pacientes em choque e com má perfusão periférica, casos em que outras fontes de sangramento tenham sido excluídas e a infusão de volume não tenha resultado em melhora do estado do paciente. Pericardiocentese ou toracocentese seguida de drenagem são procedimentos de salvamento e devem ser realizadas antes de se enviar um paciente instável à sala de operações para tratamento definitivo.

Uma vez estabilizados e afastados (ou tratados) os ferimentos fatais como obstrução de via aérea, pneumotórax hipertensivo, hemotórax ou tamponamento cardíaco, o paciente pode ser submetido a exames como radiografia ou tomografia computadorizada de tórax. Esses exames fornecem valiosas informações sobre outros ferimentos graves e para planejamento operatório.

A Figura 13.1 apresenta o fluxograma para tomada de decisão em caso de traumatismo torácico.

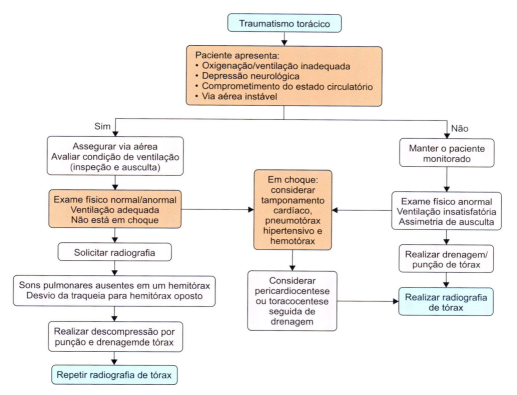

FIGURA 13.1 Sequência de decisões em caso de traumatismo torácico.

ATENÇÃO

O tratamento do paciente pediátrico com traumatismo torácico requer uma equipe com entendimento das diferenças anatômicas, fisiológicas e psicológicas entre crianças e adultos. Essa equipe deve entender que a criança é incapaz de relatar muitos sintomas e exibe poucos sinais externos do traumatismo apesar da grave lesão interna. O tratamento de lesões específicas é similar ao realizado em adultos, mas o tamanho dos pacientes muitas vezes limita as opções médicas.

As lesões traumáticas do coração e de grandes vasos torácicos estão bem documentadas em adultos. Apesar disso, nenhuma instituição ou cirurgião tem grande experiência com pacientes pediátricos, e as estratégias registradas aqui baseiam-se em relatos de casos, pequenas séries ou dados combinados. Conceitos relacionados com diagnóstico, tratamento cirúrgico e manejo pós-operatório continuam a aparecer na literatura médica. Entretanto, na população pediátrica tais eventos são ainda mais raros, e um número muito menor de experiências é encontrado na literatura, potencializando o desconhecimento do comportamento e do manejo do traumatismo de coração e grandes vasos. Por isso, as estratégias em pacientes pediátricos costumam ser extrapoladas da literatura de adultos. Apesar de as estratégias para adultos serem muito úteis, é necessário mais conhecimento da incidência, dos mecanismos de lesão e das estratégias de tratamento na população pediátrica para melhor entendimento e estabelecimento da conduta mais adequada.

54 PARTE 2 • Acidentes Comuns na Infância

◥ BIBLIOGRAFIA

Anderson SA, Day M, Chen MK et al. Traumatic aortic injuries in the pediatric population. J Pediatr Surg. 2008; 43:1077-81.

Brown CV, Neville AL, Salim A et al. The impact of obesity on severely injured children and adolescents. J Pediatr Surg. 2006; 41(1):88-91.

Connelly CR, Laird A, Barton JS et al. A clinical tool for the prediction of venous thromboembolism in pediatric trauma patients. JAMA Surg. 2016; 151(1):50-7.

Doerer JJ, Haas TS, Mark Estes III NA et al. Evaluation of chest barriers for protection against sudden death due to commotio cordis. Am J Cardiol. 2007; 99:857-9.

Glazer ES, Meyerson SL. Delayed presentation and treatment of tracheobronchial injuries due to blunt trauma. J Surg Educ. 2008; 65:302-8.

Hanson SJ, Punzalan RC, Greenup RA et al. Incidence and risk factors for venous thromboembolism in critically ill children after trauma. J Trauma. 2010; 68(1):52-6.

Holmes JF, Sokolove PE, Brant WE et al. A clinical decision rule for identifying children with thoracic injuries after blunt torso trauma. Ann Emerg Med. 2002; 39:492-9.

Holscher CM, Faulk LW, Moore EE et al. Chest computed tomography imaging for blunt pediatric trauma: not worth the radiation risk. J Surg Res. 2013; 184:352-7.

Kadish KA. Thoracic trauma. In: Fleisher GR, Ludwig S, Henretig FM (Eds.). Textbook of pediatric emergency medicine. 5. ed. Philadelphia: Lippincott, Williams & Wilkins; 2006. pp. 1433-52.

Kwon A, Sorrells DL Jr, Kurkchubasche AG et al. Isolated computed tomography diagnosis of pulmonary contusion does not correlate with increased morbidity. J Pediatr Surg. 2006; 41:78-82.

Ljungqvist O. Insulin resistance and outcomes in surgery. J Clin Endocrinol Metab. 2010; 95(9):4217-9.

Milas ZL, Milner R, Chaikoff E et al. Endograft stenting in the adolescent population for traumatic aortic injuries. J Pediatric. 2006; 4:E27-31.

Murala JSK, Numa A, Grant P. Traumatic rupture of the aorta in children: stenting or surgical intervention? A word of caution. J Thorac Cardiovasc Surg. 2006; 132:731-2.

Peng L, Quan X, Zongzheng J et al. Videothoracoscopic drainage for esophageal perforation with mediastinitis in children. J Pediatr Surg. 2006; 41:514-7.

Rana AR, Michalsky MP, Teich S et al. Childhood obesity: a risk factor for injuries observed at a level-1 trauma center. J Pediatr Surg. 2009; 44(8):1601-5.

Rodriguez RM, Hendey GW, Marek G et al. A pilot study to derive clinical variables for selective chest radiography in blunt trauma patients. Ann Emerg Med. 2006; 47:415-8.

Witt CE, Arbabi S, Nathens AB. Obesity in pediatric trauma. J Pediatr Surg. 2017; 52(4):628-32.

Woosley CR, Mayes TC. The pediatric patient and thoracic trauma. Semin Thorac Cardiovasc Surg. 2008; 20:58-63.

14 Traumatismo Abdominal

Bruno Marcelo Herculano Moura • Thayza Marcelly Rodrigues Morato

◥ DEFINIÇÃO

O traumatismo abdominal é o dano resultante de uma ação súbita e violenta, exercida contra o abdome, por diversos agentes causadores: mecânicos, químicos, elétricos e irradiações.

◥ ETIOLOGIA

Causas de traumatismo abdominal incluem lesões abertas, presença de solução de continuidade com a pele, ou contusas. O efeito do agente agressor é transmitido às vísceras através da parede abdominal, o que pode acontecer, por exemplo, em lesões esportivas, acidentes ciclísticos ou automobilísticos, quedas e abuso infantil. Nas crianças, a queda é o mecanismo mais comum. As lesões graves e as mortes são causadas mais frequentemente por colisão entre veículos automotivos, atropelamento e queda.

QUADRO CLÍNICO | EXAME FÍSICO

Lesões vasculares abdominais graves podem ser suspeitadas quando o paciente apresenta-se com sinais de instabilidade hemodinâmica, associados a traumatismos abertos ou achados do exame físico de traumatismo contuso, que incluem: equimoses, abrasões, lacerações, sensibilidade aumentada, distensão abdominal, sinal de Kehr (dor no ombro esquerdo induzida por palpação do quadrante superior) ou íleo paralítico por mais de 4 horas (parada de eliminação de gases e fezes, som metálico ou ausência de ruídos hidroaéreos, vômitos biliosos). O mais preocupante, e às vezes de apresentação sutil, é o "sinal do cinto de segurança", resultado de abrasões ou equimoses no local do cinto de segurança do automóvel, e sugestivo de lesões de vísceras ocas (Figura 14.1).

EXAMES COMPLEMENTARES

Laboratoriais. Para pacientes estáveis sem suspeita clínica de ferimento intra-abdominal, deve-se coletar hemoglobina, hematócrito, urina tipo 1 e enzimas hepáticas e canaliculares: aspartato aminotransferase (AST), alanina aminotransferase (ALT), gamaglutamiltransferase (γGT), fosfatase alcalina (FA). A utilidade das transaminases para prever lesão hepática clinicamente significativa é discutível. Para os que apresentem suspeita de lesão intra-abdominal, é preciso acrescentar aos exames citados o hemograma completo, a lipase, a gasometria e a tipagem sanguínea. Para o paciente instável, opta-se por incluir também o coagulograma e o painel metabólico completo (sódio, potássio, cloro, cálcio, magnésio e fósforo).

De imagem. O exame de imagem padrão-ouro em casos de traumatismo abdominal é a tomografia computadorizada de abdome; porém, há exposição à radiação, sendo um potencial fator de risco para neoplasias no futuro. Quando disponível, o EFAST (*extended focused assessment with sonography for trauma*) deve ser realizado para a tomada de decisão, conforme a Figura 14.2.

ATENÇÃO

7 critérios PECARN do traumatismo abdominal
A tomografia de abdome não deverá ser realizada quando:

- Não houver nenhuma evidência de traumatismo na parede abdominal ou sinal do cinto de segurança
- A pontuação da escala de coma de Glasgow for maior que 13
- Não houver nenhuma alteração da sensibilidade abdominal
- Não houver nenhuma evidência de traumatismo da parede torácica
- Não houver queixa de dor abdominal
- Não houver sons respiratórios diminuídos
- Não houver vômito

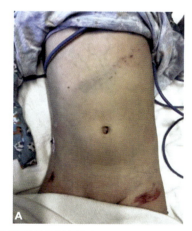

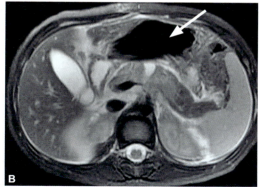

FIGURA 14.1 A. "Sinal do cinto de segurança" após traumatismo abdominal por acidente automobilístico. **B.** Ressonância magnética de abdome evidenciando laceração pancreática (*seta*). (Fonte: Sabrina et al., 2017.)

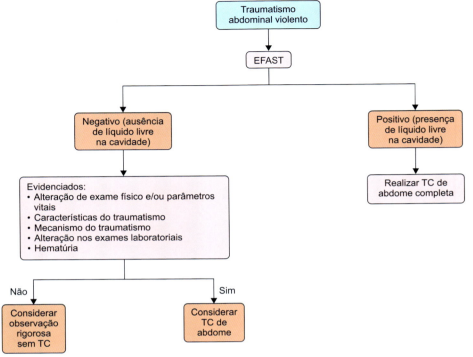

FIGURA 14.2 Indicação de tomografia computadorizada (TC) de abdome, pautada nos achados do EFAST (*extended focused assessment with sonography for trauma*).

◤ ABORDAGEM E CONDUÇÃO CLÍNICA

A Figura 14.3 apresenta um fluxograma para tomada de decisão no tratamento do traumatismo abdominal fechado, e a Figura 14.4. apresenta um fluxograma para tomada de decisão no tratamento específico do traumatismo de fígado e baço.

ATENÇÃO
Durante o atendimento inicial, atentar para:
- A: vias aéreas
- B: Boa ventilação
- C: Circulação
- D: Déficits neurológicos
- E: Exposição de todo o corpo para busca de lesões não perceptíveis anteriormente

ATENÇÃO
Mecanismos de traumatismo associados a alto risco de lesão contusa
- Colisão de veículo a motor em alta velocidade
- Ejeção do veículo
- Morte de outro passageiro no mesmo compartimento do veículo
- Pedestre arremessado ou atropelado
- Queda:
  - Criança: > 3 m ou mais que 2 a 3 vezes a altura do paciente
  - Qualquer traumatismo penetrante na cabeça, pescoço, tórax, abdome ou extremidades próximas ao cotovelo ou joelho

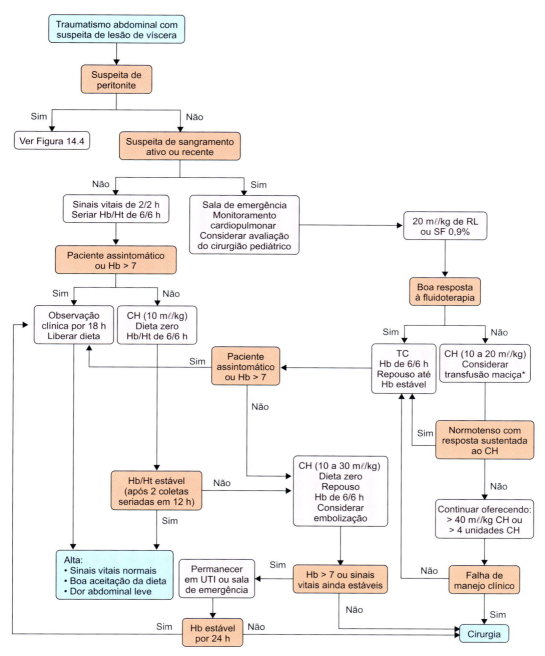

FIGURA 14.3 Fluxograma para tratamento clínico do traumatismo abdominal fechado com suspeita de lesão de víscera. Não usar o algoritmo para pacientes com peritonite. A diretriz ATOMAC foi elaborada para pacientes pediátricos ≤ 16 anos. Hb estável significa um valor de hemoglobina que não caia mais que 0,5 g/dℓ em um paciente não desidratado em um intervalo de 12 h (2 coletas). *Protocolo de transfusão maciça – reposição de > 50% da volemia em 3 h ou troca de uma volemia em 24 h. Hb: hemoglobina; Ht: hematócrito; RL: Ringer lactato; SF0,9%: soro fisiológico 0,9%; CH: concentrado de hemoglobina; TC: tomografia computadorizada; UTI: Unidade de terapia intensiva. (Adaptada de ATOMAC.)

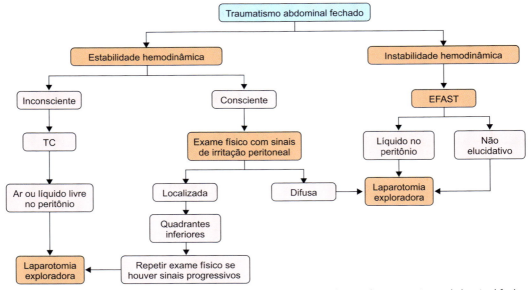

FIGURA 14.4 Fluxograma para tomada de decisão no tratamento cirúrgico do traumatismo abdominal fechado. TC: tomografia computadorizada; EFAST: *extended focused assessment with sonography for trauma*.

BIBLIOGRAFIA

Abramovici S, Souza RL. Inicial care in severe pediatric trauma. J Pediatr (Rio J). 1999; 75(Supl 2):s268-78.

Campos LR, Cerqueira AJB, Campos CJB et al. Transfusão de hemocomponentes em crianças: o quê, quando e como usar? Resid Pediatr. 2015; 5(1):14-20.

Comitê de Trauma do Colégio Americano de Cirurgiões. Recursos para o cuidado ideal do paciente ferido. Chicago: Colégio Americano de Cirurgiões; 2006.

Drexel S, Azarow K, Jafri MA. Abdominal trauma evaluation for the pediatric surgeon. Surg Clin North Am. 2017; 97(1):59-74.

Farias TCOR, de Souza JA, Iloneide Carlos de Oliveira Ramos ICO et al. Trauma abdominal fechado: manejo na Unidade de Terapia Intensiva em um hospital pediátrico terciário.

Karam O, La Scala G, Le Coultre C et al. Liver function tests in children with blunt abdominal traumas. Eur J Pediatr Surg. 2007; 17:313-6.

Notrica DM. Pediatric blunt abdominal trauma: current management. Curr Opin Crit Care. 2015; 21(6):531-7.

Ribas-Filho JM, Malafaia O, Fouani MM et al. Trauma abdominal: estudo das lesões mais frequentes do sistema digestório e suas causas. ABCD Arq Bras Cir Dig (São Paulo). 2008; 21(4):170-4.

15 Traumatismo de Extremidades

Luciana Miyahira

ANATOMIA

É verdadeira a máxima "crianças não são adultos pequenos". O esqueleto infantil tem capacidade de crescimento em comprimento e largura garantida respectivamente pela placa de crescimento (ou fise) e pelo periósteo (que é mais espesso e pode ser de grande auxílio para o tratamento das fraturas). Isso assegura que a fratura

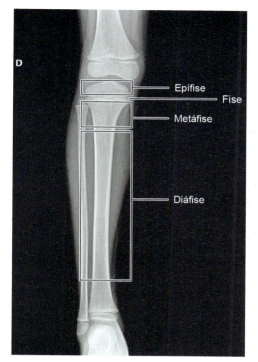

FIGURA 15.1 Radiografia anteroposterior de perna direita em criança de 6 anos.

na criança se consolide mais rapidamente, além de ter grande potencial de remodelamento em comparação à dos adultos.

Por serem compostas de tecido predominantemente cartilaginoso, a fise e a metáfise são uma região do osso mais frágil na criança do que no adulto (Figura 15.1).

DEFINIÇÃO E TIPOS DE FRATURA

Fratura é a perda da solução de continuidade do osso, incluindo a lesão da fise e da epífise. Nos ossos longos das crianças, as fraturas podem acontecer na região diafisária, na região metafisária ou na fise. Nas porções diafisária ou metafisária, as fraturas podem ser incompletas (em *torus* ou em galho verde) ou completas (Figura 15.2). Na região fisária, o traço da fratura é peculiar, podendo atravessar a fise e lesá-la parcialmente ou completamente. Essas fraturas possuem classificações próprias, sendo uma das mais utilizadas a de Salter-Harris.

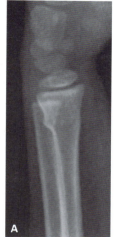
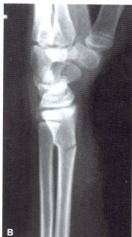
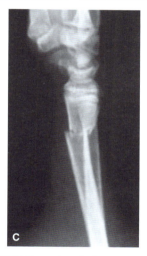

FIGURA 15.2 Exemplos de fratura em *torus* (**A**), em galho verde (**B**) e completa (**C**).

EPIDEMIOLOGIA

Fraturas em crianças são eventos razoavelmente comuns. Em 1983, Landin estimou que 42% dos meninos e 27% das meninas têm chance de ter pelo menos uma fratura dos 0 aos 16 anos de idade.

Frequentemente fraturas são frutos de acidentes domésticos, traumatismos esportivos e, em menor incidência, traumatismo de alta energia, como atropelamentos e outros acidentes automobilísticos. Das crianças envolvidas em acidentes de qualquer natureza, estima-se que 17,8% apresentarão fratura.

60 PARTE 2 • Acidentes Comuns na Infância

TABELA 15.1 Incidência das fraturas por osso longo.

Osso	Incidência (%)
Rádio	45,1
Úmero	18,4
Tíbia	15,1
Clavícula	13,8
Fêmur	7,6

TABELA 15.2 Avaliações motora e sensitiva do membro fraturado.

Nervo acometido	Avaliação motora	Avaliação sensitiva
N. radial	Extensão do punho	Dorso do polegar, tabaqueira anatômica
N. mediano	Flexão da interfalangiana distal do 2º dedo	Região palmar, iminência tenar
N. ulnar	Abdução do 5º dedo	5º dedo, borda ulnar da mão
N. fibular (ramo do n. isquiático)	Dorsiflexão do tornozelo	Porção lateral da perna

As crianças fraturam mais comumente os membros superiores, principalmente o rádio em sua porção distal, e a mão. Dos membros inferiores, ainda que incomum, a fratura mais frequente é a da tíbia. De todas, as fraturas supracondilianas do cotovelo são as que mais necessitam de tratamento cirúrgico (Tabela 15.1).

◤ MECANISMOS DE TRAUMATISMO E APRESENTAÇÃO CLÍNICA

Os mecanismos de traumatismo mais comuns nas crianças pequenas são os acidentes domésticos, como prender o dedo na porta, cair de certa altura (cama, berço, sofá) ou se machucar no recreio da escola. Nas crianças acima de 10 anos, os traumatismos esportivos (p. ex., em jogos de futebol, basquete ou vôlei) passam a ter grande importância.

Em casos de crianças com história clínica discordante entre diferentes entrevistadores, ou com mecanismos de traumatismo que não pareçam justificar a fratura, deve-se levantar a suspeita de maus-tratos. Por exemplo, a fratura do fêmur em crianças é um evento pouco comum e ainda mais raro entre 0 e 18 meses de vida, quando é sugestiva de abuso.

A criança com fratura chega ao hospital frequentemente com dor, edema, impotência funcional e muitas vezes deformidade visível (especialmente nas fraturas completas ou em galho verde). A criança protege o membro acometido, segurando-o ou apoiando-o em uma tipoia, ou é carregada pelo cuidador.

Ao exame físico, é necessário avaliar a pele em busca de lesões que possam representar fratura exposta, equimoses e edema; palpar pulsos distais; avaliar a perfusão; e fazer avaliação neurológica do membro, tanto sensitiva quanto motora (Tabela 15.2). A palpação do osso direciona o exame de imagem para o local acometido. Deve-se também palpar os segmentos e as articulações acima e abaixo do local machucado em busca de lesões associadas.

ATENÇÃO

Em caso de edema muito grande, deve-se suspeitar de síndrome compartimental. Com o aumento da pressão do compartimento, a vasculatura do membro pode ficar comprometida, podendo levar a isquemia, lesão tecidual por anoxia e morte do tecido. O mais importante para o correto diagnóstico precoce é a suspeita clínica, que deve ser levantada quando um paciente apresenta dor desproporcional ao traumatismo e piora na mobilização passiva do compartimento afetado. As fraturas que mais cursam com síndrome compartimental são as de cotovelo, antebraço e perna.

◤ EXAMES DIAGNÓSTICOS

O exame de escolha para avaliação inicial das fraturas é a radiografia simples em duas incidências (em geral anteroposterior e de perfil). Algumas vezes o formato da fise pode causar confusão na interpretação do exame e, nesses momentos, as radiografias do membro contralateral (com a lateralidade devidamente identificada) podem auxiliar na avaliação.

Em casos selecionados de fraturas da fise, a tomografia computadorizada pode auxiliar no diagnóstico mais preciso e na programação de tratamento ortopédico.

▼ CONDUTA NO PRONTO-SOCORRO

A criança com fratura precisa ser avaliada por um ortopedista para a decisão sobre o tratamento.

No pronto-socorro de pediatria, é necessário acalmar a criança e a família, garantindo analgesia adequada, que inclusive facilitará o exame físico. Analisadas as alergias, preconiza-se a analgesia com dipirona por via oral ou intravenosa e, se necessário, um anti-inflamatório não esteroide (AINE). Cuidados devem ser tomados no manejo de codeína e tramadol para crianças com menos de 12 anos.

No caso de desvios grosseiros, o membro deve ser alinhado, o que melhora a perfusão e a dor.

A imobilização do membro afetado também ajuda muito na analgesia, uma vez que estabiliza a fratura, e deve ser feita mesmo que seja apenas para aguardar a avaliação do ortopedista (Figura 15.3).

▼ PRINCÍPIOS DE IMOBILIZAÇÃO

A imobilização no ambiente de pronto-socorro deve ser feita com tala gessada ou com imobilizadores provisórios, tipo Talafix®. O gesso é reservado para o tratamento, a ser proposto pelo especialista. A regra básica dita a imobilização do segmento afetado, de uma articulação proximal e de uma distal à fratura; nas fraturas articulares, é necessário imobilizar pelo menos um segmento proximal e um distal à articulação afetada (Tabela 15.3).

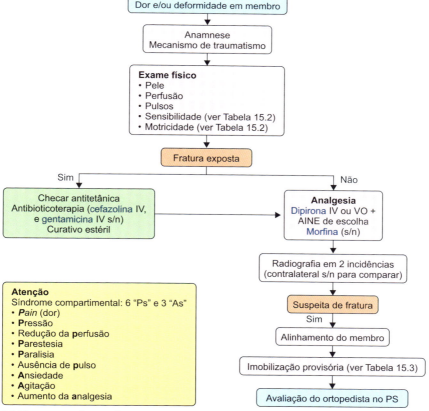

FIGURA 15.3 Fluxograma de atendimento a traumatismo de extremidades. IV: via intravenosa; VO: via oral; s/n: se necessário; PS: pronto-socorro.

PARTE 2 • Acidentes Comuns na Infância

TABELA 15.3 Tipos de imobilizações no pronto-socorro de acordo com o local do traumatismo.

Local lesionado	Tipo de tala	Limite proximal	Limite distal	Posição do membro
Lesões do antebraço e do cotovelo	Tala axilopalmar	Linha axilar	Linha palmar	Cotovelo fletido a 90°; punho com pronossupinação neutra, leve extensão
Lesões do punho e da mão	Tala antebraquiopalmar	Fossa cubital	Linha palmar	Punho com pronossupinação neutra, leve extensão
Lesões dos dedos das mãos	Tala metálica para dedo	Linha palmar	Ponta do dedo	Flexão de cerca de 15° de cada articulação
Lesões da tíbia e do joelho	Tala inguinopodálica	Região inguinal	Dedos do pé	Joelho com flexão de 20°; tornozelo neutro, com 0° de dorsiflexão
Lesões do pé e do tornozelo	Tala suropodálica	Fossa poplítea	Dedos do pé	Tornozelo neutro, com 0° de dorsiflexão

◥ BIBLIOGRAFIA

Flynn JM, Bashyal RK, Yeger-McKeever M et al. Acute traumatic compartment syndrome of the leg in children: Diagnosis and outcome. J Bone Joint Surg Am. 2011; 93(10):937-41.

Flynn JM, Skaggs DL, Waters PM (Eds.). Rockwood and Wilkins' fractures in children. 8. ed. New York: Lippincott Williams & Wilkins; 2015.

Herring JA (Ed.). Tachdjian's pediatric orthopaedics: from the Texas Scottish Rite Hospital for Children. 5. ed. Philadelphia: Saunders; 2014.

Landin LA. Fracture patterns in children. Analysis of 8,682 fractures with special reference to incidence, etiology and secular changes in a Swedish urban population 1950-1979. Acta Orthop Scand Suppl. 1983; 202:1-109

Mann DC, Rajmaira S. Distribution of physeal and nonphyseal fractures in 2,650 long-bone fractures in children aged 0-16 years. J Pediatr Orthop. 1990; 10: 713-6.

16 Fraturas de Quadril

João Pedro Ramos Sampaio Rocha ◆ José Thomé de Carvalho Neto

◥ DEFINIÇÃO

Neste capítulo, será considerada fratura de quadril na infância aquela que envolve a fratura do anel pélvico (avulsão fisária, fratura da pelve) e a fratura do fêmur proximal.

◥ ETIOLOGIA

Avulsões fisárias da pelve. O principal mecanismo de traumatismo das avulsões fisárias é em baixa energia, geralmente durante a prática esportiva, sendo mais prevalente no sexo masculino. As regiões mais acometidas são espinha ilíaca anteroinferior, tuberosidade isquiática e espinha ilíaca anterossuperior (Figuras 16.1 A e B e 16.2 A).

Fraturas da pelve. São fraturas raras (0,5 a 7% das fraturas da infância) e com média mortalidade (5 a 25%). Em geral, ocorrem em crianças vítimas de traumatismo de alta energia, tais como acidentes automobilísticos e quedas de altura, podendo ter associação com até 20% de outras lesões pélvicas ou abdominais. Há também associação com traumatismo cranioencefálico em até 92% das fraturas, mas somente 28% apresentam lesão moderada ou grave (Figuras 16.1 C e D e 16.2 B).

Fraturas da região proximal do fêmur. São fraturas raras, representando menos de 1% das fraturas pediátricas, e também são decorrentes de traumatismos de alta energia, como acidentes automobilísticos, quedas de altura ou acidentes de bicicleta (Figuras 16.1 E, 16.2 C e 16.3).

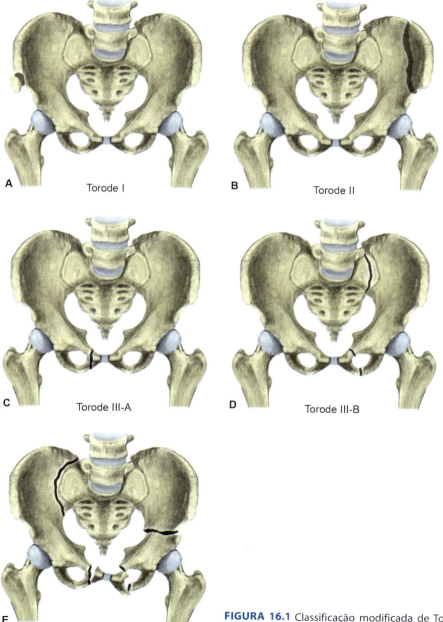

FIGURA 16.1 Classificação modificada de Torode e Zieg para as fraturas de quadril.

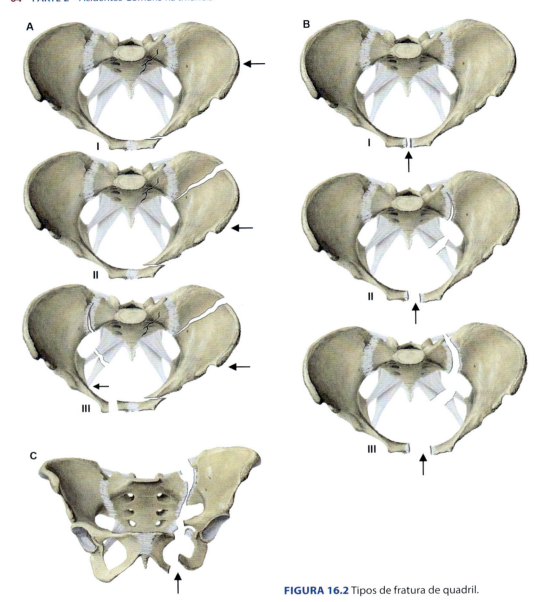

FIGURA 16.2 Tipos de fratura de quadril.

São fatores desencadeantes para fratura de pelve e fêmur proximal:

- Traumatismo de alto ou baixo impacto
- Maus-tratos
- Osteogênese imperfeita
- Displasia fibrosa
- Osteopenias secundárias (hiperparatireoidismo, hipertireoidismo, hepatopatia crônica, nefropatia crônica, má absorção intestinal, hipogonadismo, uso crônico de corticosteroide, acometimento neurológico grave).

QUADRO CLÍNICO | EXAME FÍSICO

Pacientes vítimas de fraturas da pelve geralmente apresentam dor e edema local. Já o paciente com fraturas do fêmur proximal pode apresentar,

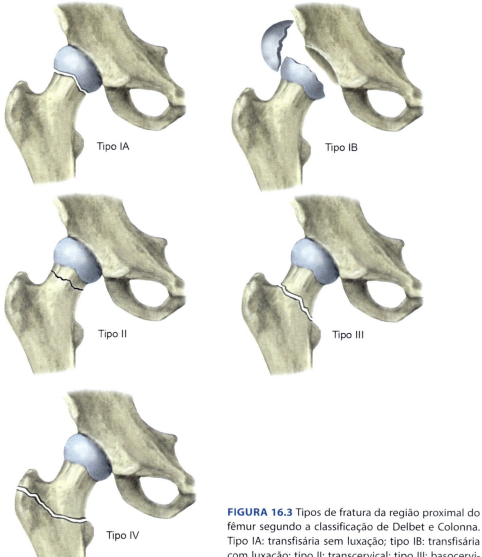

FIGURA 16.3 Tipos de fratura da região proximal do fêmur segundo a classificação de Delbet e Colonna. Tipo IA: transfisária sem luxação; tipo IB: transfisária com luxação; tipo II: transcervical; tipo III: basocervical; tipo IV: transtrocantérica.

além de dor e edema, deformidade do membro inferior e incapacidade funcional – o membro pode estar rodado externamente e encurtado.

É importante sempre realizar o exame físico neurovascular na hipótese de fraturas devido ao risco de lesões neurológicas e vasculares associadas. Nos casos de fratura da pelve, é essencial avaliar se há sangramento uretral, retal ou vaginal, pois isso é indicador de fratura exposta, o que aumenta a morbimortalidade da fratura.

◣ EXAMES COMPLEMENTARES

A incidência radiográfica é indicada de acordo com a suspeita:

- Avaliação inicial radiográfica do ATLS: radiografia anteroposterior (AP) da bacia
- Fraturas da pelve: radiografias de bacia AP, bacia *inlet* e bacia *outlet*
- Fraturas da região proximal do fêmur: radiografias de bacia AP, quadril AP e perfil.

CRITÉRIOS DIAGNÓSTICOS

Os critérios diagnósticos são eminentemente clínicos.

DIAGNÓSTICO DIFERENCIAL

- Epifisiólise
- Necrose asséptica da cabeça do fêmur.

ABORDAGEM E CONDUÇÃO CLÍNICA

Consiste em realizar avaliações primária e secundária do traumatismo (preconizado pelo Advanced Trauma Life Support – ATLS), garantir estabilidade da fratura e garantir o controle álgico, conforme fluxograma da Figura 16.4.

A estabilização da fratura é realizada mediante colocação de lençol compressivo ao redor da pelve na altura dos trocanteres do fêmur e realizando a adução dos membros inferiores, cruzando um sob o outro. Também podem ser utilizadas cintas específicas para estabilização (Figura 16.5).

ATENÇÃO

Avaliação primária do traumatismo (ATLS)

Consiste em uma avaliação sequencial, seguindo a ordem ABCDE (mnemônico criado na língua inglesa):

- A: vias aéreas com mínimo movimento cervical
- B: respiração e ventilação
- C: circulação e controle hemorrágico
- D: nível de consciência
- E: exposição

Avaliação secundária do traumatismo (ATLS)

É uma avaliação global do paciente traumatizado – isto é, história clínica e exame físico completos, incluindo reavaliação de todos os sinais vitais. Cada região do corpo é completamente examinada. O potencial de não diagnosticar uma lesão ou não compreender o quão importante é uma lesão é grande, especialmente em um paciente instável ou não responsivo.

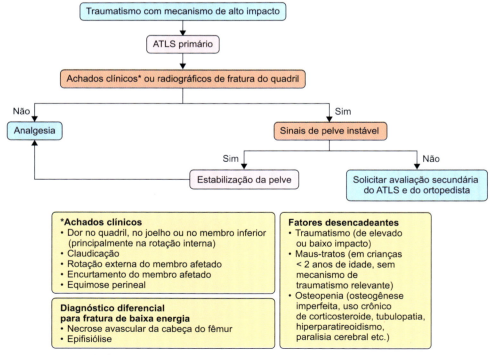

FIGURA 16.4 Fluxograma de atendimento da fratura de quadril.

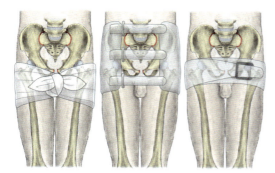

FIGURA 16.5 Estabilização da fratura.

◤ BIBLIOGRAFIA

American College of Surgeons; Committee on Trauma. Advanced Trauma Life Support: ATLS student course manual. 10. ed. Chicago: American College of Surgeons; 2018.

Flynn JM, Skaggs DL, Waters PM. Rockwood & Wilkins' fractures in children. 8. ed. Philadelphia: Lippincott Williams & Wilkins; 2015.

Guerra MR, Braga SR, Akkari M et al. Pelvic injury in childhood: what is its current importance? Acta Ortop Bras. 2016; 24(3):155-8.

Kundal VK, Debnath PR, Sen A. Epidemiology of pediatric trauma and its pattern in Urban India: a tertiary care hospital-based experience. J Indian Assoc Pediatr Surg. 2017; 22(1):33-7.

Lagisetty J, Slovis T, Thomas R et al. Are routine pelvic radiographs in major pediatric blunt trauma necessary? Pediatr Radiol. 2012; 42(7):853-8.

Mencio GA, Swiontkowski MF. Green's skeletal trauma in children. 5. ed. Philadelphia: Elsevier; 2014.

Monchal T, Ndiaye A, Gadegbeku B et al. Abdominopelvic injuries due to road traffic accidents: characteristics in a registry of 162,695 victims. Traffic Inj Prev. 2018; 19(5):529-34.

Schiller J, DeFroda S, Blood T. Lower extremity avulsion fractures in the pediatric and adolescent athlete. J Am Acad Orthop Surg. 2017; 25:251-9.

17 Pronação Dolorosa
Rui Maciel de Godoy Júnior

◤ DEFINIÇÃO

A pronação dolorosa (PD) é uma subluxação da cabeça do rádio que ocorre em crianças. Luxação é a perda total de contato entre duas superfícies articulares, enquanto subluxação é a perda parcial desse contato. No caso da PD, a subluxação ocorre entre a cabeça do rádio e o capítulo umeral (epífise distal) e a porção proximal da ulna.

◤ ANATOMIA E FISIOPATOLOGIA

A cabeça do rádio se articula com o úmero (capítulo umeral) e com a porção proximal da ulna no cotovelo. Nessa articulação ocorre um movimento de rotação (pronossupinação) e de flexoextensão.

A estabilidade do cotovelo é provida pela musculatura e pelos ligamentos.

O ligamento que estabiliza a cabeça do rádio é denominado ligamento anular.

Como as crianças geralmente apresentam os ligamentos mais elásticos, no movimento de tração do membro superior com o cotovelo em extensão e pronação do antebraço, ocorre uma "falha" na estabilidade provida pelo ligamento anular e consequente subluxação da cabeça do rádio.

A figura clássica é a do adulto que conduz a criança pela mão e que, por motivos variados (queda da criança, condução forçada em direção contrária à da criança, movimento brusco realizado pela criança sem que o adulto perceba, tração do membro superior da criança ao atravessar a rua etc.), provoca o movimento de tração súbita sobre o cotovelo em extensão, forçando o antebraço em pronação (Figura 17.1).

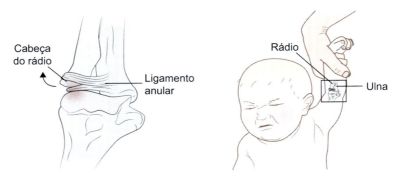

FIGURA 17.1 Mecanismo de pronação dolorosa.

▼ FATORES DE RISCO

A PD ocorre com maior frequência entre 2 e 5 anos de idade. Pode ocorrer em crianças até os 13 anos, mas em casos esporádicos.

Ocorre mais frequentemente em meninas e no membro superior esquerdo. Alguns autores acreditam que a maior incidência em meninas seja devido à maior elasticidade presente nessas crianças. O membro superior esquerdo é mais acometido porque o adulto que está conduzindo a criança o faz, geralmente, utilizando o seu membro dominante (direito).

Existe muita discussão, mas sem consenso na literatura, sobre se as crianças com frouxidão ligamentar apresentam maior incidência de PD.

▼ DIAGNÓSTICO

O diagnóstico é essencialmente clínico. A criança se apresenta com o membro superior ao lado do corpo com o antebraço pronado. Não há edema visível ou sinais inflamatórios. A criança se recusa a utilizar o membro envolvido, e a tentativa de mobilização é recusada e dolorosa. Não se observa dor evidente à palpação, e sim às tentativas de movimentar o membro, em especial ao tentar fletir o cotovelo. Ao se dar algum objeto para a criança, ela irá apanhá-lo com o membro não afetado, evitando usar o membro comprometido.

▼ EXAMES COMPLEMENTARES

O diagnóstico em geral é feito por história e exame clínico da criança. As radiografias podem ser realizadas, especialmente quando houver dúvida no diagnóstico e necessidade de afastar outras lesões (fraturas, luxações, infecções etc.). Fraturas supracondilianas do úmero, fraturas diafisárias do úmero e até fraturas da clavícula podem ser confundidas com PD. Os exames complementares são recomendados em casos de história atípica, quando houver deformidade ou lesões traumáticas da pele, e em crianças acima dos 6 anos de idade. Alguns autores descrevem a utilização da ultrassonografia como método diagnóstico na PD. Porém, nos casos típicos de PD, as radiografias e as ultrassonografias não são necessárias para o diagnóstico e o tratamento.

▼ DIAGNÓSTICO DIFERENCIAL

Outros diagnósticos devem ser afastados nos casos de suspeita de PD. Deve-se ter em mente que nem sempre a descrição do traumatismo é precisa e que a criança em geral não consegue verbalizar exatamente o que ocorreu. Muitas vezes o adulto que está acompanhando a criança não sabe o que aconteceu ou mesmo tenta omitir o fato por se sentir culpado pela lesão (p. ex., nos casos de babás que puxam a criança pelo braço quando a criança não obedece às suas ordens).

Existem relatos de casos de fratura, luxação e até osteomielite que foram confundidos com PD.

▼ ABORDAGEM E CONDUÇÃO CLÍNICA

A redução incruenta é o tratamento de escolha para a PD. Existem duas manobras que podem ser realizadas para a obtenção da redução:

- Hiperpronação: é realizada mantendo-se o cotovelo acometido em 90° de flexão e realizando-se hiperpronação do antebraço

- Supinação e flexão: com o cotovelo em 90° de flexão, faz-se a supinação do antebraço, seguida de flexão do cotovelo.

Nas duas manobras sente-se um "estalido" na altura da cabeça do rádio, significando que houve a redução da subluxação.

Ambas as manobras são eficazes, com alto índice de sucesso, podendo ser realizadas de acordo com a preferência pessoal do médico que está realizando o procedimento.

Após a redução, observa-se que em 5 a 15 minutos a criança logo volta a apresentar mobilidade normal do membro superior que estava acometido, sem dor ou desconforto aos movimentos (Figura 17.2).

A imobilização com goteira gessada axilopalmar em geral não é necessária. Pode-se realizar imobilização, eventualmente, se mesmo após a redução a criança continuar sentindo dores. Nesses casos, a imobilização é realizada e mantida por 3 a 7 dias.

A redução cirúrgica é realizada excepcionalmente em casos nos quais a redução incruenta não tiver sido obtida. Em geral são crianças de maior idade nas quais o traumatismo que originou a subluxação é de maior intensidade (quedas de altura, lesões durante a prática de esportes etc.).

◣ EVOLUÇÃO E PROGNÓSTICO

Na grande maioria das vezes, os pacientes evoluem bem após a redução incruenta sem sequelas. Deve-se orientar os pais a tomarem cuidado

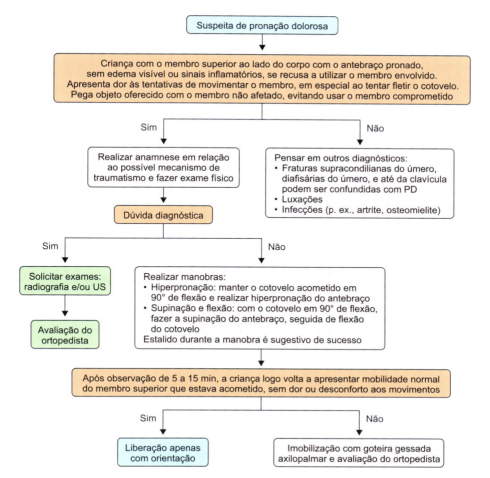

FIGURA 17.2 Sequência de decisões em caso de suspeita de pronação dolorosa (PD). US: ultrassonografia.

70 PARTE 2 • Acidentes Comuns na Infância

ao mobilizar o braço acometido durante a colocação de roupas na criança e ao conduzirem-na pelo membro superior.

Entretanto, podem ocorrer recidivas. Nos casos de reincidência, recomenda-se nova redução incruenta e imobilização com goteira gessada axilopalmar por 1 semana.

As sequelas são raras. Podem ocorrer complicações, em especial nos casos em que não tenha sido realizada redução adequada. Foram descritas dor crônica, rigidez, neuropatia e displasia articular nos casos de luxação não reduzida da cabeça do rádio.

◥ BIBLIOGRAFIA

Barton MA. Radial head subluxation in an 8-year-old girl with joint hypermobility. BMJ Case Rep. 2010; 2010. pii: bcr10.2009.2360.

Camp CL, O'Driscoll SW. Transbrachialis buttonholing of the radial head as a cause for irreducible radiocapitellar dislocation: a case report. J Pediatr Orthop. 2015; 35(7):e67-71.

Desbiolles A, Carls F, Dube S et al. Painful pronation-a diagnostic pitfall in septic arthritis and osteomyelitis of the elbow in infancy. Z Kinderchir. 1987; 42(3):187-9.

Gorman R, Mohammed A. Osteomyelitis of the ulnar head in a presumed "pulled elbow". Emerg Med J. 2009; 26(6):463-4.

Hagroo GA, Zaki HM, Choudhary MT et al. Pulled elbow – not the effect of hypermobility of joints. Injury. 1995; 26(10):687-90.

Irie T, Sono T, Hayama Y et al. Investigation on 2331 cases of pulled elbow over the last 10 years. Pediatr Rep. 2014; 6(2):5090.

Kraus R, Dongowski N, Szalay G et al. Missed elbow fractures misdiagnosed as radial head subluxations. Acta Orthop Belg. 2010; 76(3):312-5.

Krul M, van der Wouden JC, Kruithof EJ et al. Manipulative interventions for reducing pulled elbow in young children. Cochrane Database Syst Rev. 2017; 7:CD007759.

Lee YS, Sohn YD, Oh YT. New, specific ultrasonographic findings for the diagnosis of pulled elbow. Clin Exp Emerg Med. 2014; 1(2):109-13.

Schneider I, Ribas Filho HC, Carneiro ARN. Traumatismos do cotovelo na criança. In: Hebert S, Xavier R, Pardini Junior AG et al. Ortopedia e traumatologia: princípios e prática. 4. ed. Porto Alegre: Artmed; 2009. pp. 1120-50.

Sevencan A, Aygün Ü, Inan U et al. Pulled elbow in children: a case series including 66 patients. J Pediatr Orthop B. 2015; 24(5):385-8.

Sohn Y, Lee Y, Oh Y et al. Sonographic finding of a pulled elbow: the "hook sign". Pediatr Emerg Care. 2014; 30(12):919-21.

Triantafyllou SJ, Wilson SC, Rychak JS. Irreducible 'pulled elbow' in a child: a case report. Clin Orthop Relat Res. 1992; (284):153-5.

Venkatram N, Wurm V, Houshian S. Anterior dislocation of the ulnar-humeral joint in a so-called 'pulled elbow'. Emerg Med J. 2006; 23(6):e37.

Seção C | Intoxicação Exógena

18 Substâncias Comuns em Intoxicação Exógena

Denise Swei Lo

◥ INTRODUÇÃO

Intoxicação exógena sempre deve ser considerada em atendimentos de urgência e emergência. A exposição à substância tóxica pode ser acidental ou intencional. A apresentação clínica depende da quantidade e do tipo de substância ingerida, inalada ou em contato. Para que evolução do paciente seja bem-sucedida, é fundamental identificar a substância envolvida, reconhecer as principais síndromes e iniciar a terapia precocemente.

A abordagem inicial adequada de qualquer intoxicação exógena deve considerar:

• Avaliação geral de estado neurológico (nível de consciência, agitação, alucinação, mioclonia, convulsão, paralisia, rigidez), sinais vitais

(frequência cardíaca, respiratória, pressão arterial, amplitude de pulso, oximetria de pulso, ritmo cardíaco, temperatura, tempo de enchimento capilar), pupilas, hidratação, sintomas gastrintestinais, respiratórios, lesões de mucosas, sangramentos, entre outros
- Reconhecimento da substância envolvida (quantidade e tempo decorrido da exposição), existência de síndrome toxicológica e de antídoto específico
- Estabilização clínica se houver risco de morte iminente (ver Parte 1, *Risco de Morte Iminente*)
- Contato com centro de intoxicação local para orientação específica, dosagem toxicológica quando possível, notificação, coleta de exames gerais, se necessário
- Possibilidade de quadro intencional, risco de abuso e tentativa de suicídio.

A Figura 18.1 apresenta a condução clínica geral em caso de suspeita de intoxicação exógena.

Intoxicação por Medicação de Uso Comum

▼ ANTITÉRMICOS E ANTI-INFLAMATÓRIOS

▪ Paracetamol (acetaminofeno)

Dose tóxica: acima de 100 mg/kg por mais de 1 dia ou ingestão aguda de mais de 150 mg/kg.

Quadro clínico | Exame físico

- Estágio I (até 24 horas): assintomático ou náuseas, vômito, mal-estar
- Estágio II (24 a 48 horas): dor em hipocôndrio direito, hepatomegalia, nefrotoxicidade e/ou pancreatite
- Estágio III (72 a 96 horas): falência hepática e de múltiplos órgãos
- Estágio IV (4 a 14 dias): recuperação.

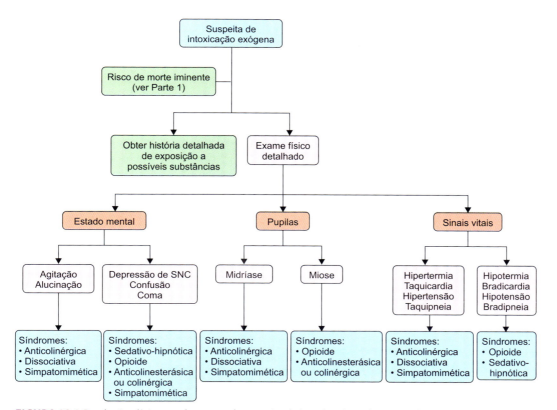

FIGURA 18.1 Condução clínica geral em caso de suspeita de intoxicação exógena. SNC: sistema nervoso central.

Exames complementares

Nível sérico de paracetamol entre 4 e 24 horas da ingestão: a correlação dessa dosagem com o tempo pós-ingestão prediz o risco de lesão hepática (nomograma de Rumack-Matthew) (Figura 18.2).

Podem ocorrer a partir do estágio II: elevação de transaminases hepáticas, alargamento do tempo de protrombina, elevação de ureia, creatinina, amilase e lipase.

Condução clínica específica

- N-acetilcisteína: administrar em 8 a 10 horas da ingestão
- Via oral (VO): 140 mg/kg inicial e 17 doses de 70 mg/kg a cada 4 horas
- Via intrabenosa (IV): 150 mg/kg na primeira hora, seguidos por 50 mg/kg em 4 horas, e por 100 mg/kg em 16 horas
- Carvão ativado 1 g/kg (máximo de 50 mg), se ingestão for maior que 150 mg/kg, com menos de 4 horas de apresentação.

▪ Ibuprofeno

Dose tóxica: acima de 100 mg/kg.

Quadro clínico | Exame físico

O paciente é assintomático na maioria das vezes; após 4 horas, pode apresentar náuseas, vômito,

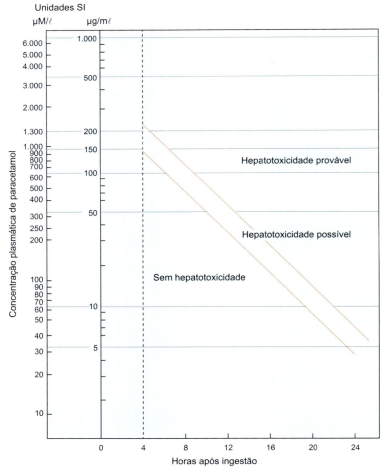

FIGURA 18.2 Nomograma de Rumack-Matthew para envenenamento por paracetamol. (Adaptada de Rumack e Matthew, 1975.)

CAPÍTULO 18 • Substâncias Comuns em Intoxicação Exógena 73

dor abdominal, cefaleia, sonolência, alteração visual e auditiva, ataxia, tontura.

Em doses acima de 400 mg/kg: apneia, bradicardia, hipotensão, arritmias, hipotermia, insuficiência renal poliúrica, convulsões e coma.

Exames complementares

Não são necessários se a dose for inferior a 100 mg/kg e os sintomas forem leves (náuseas, vômito e dor abdominal) e autolimitados em 6 horas.

Para casos graves, recomendam-se: glicemia, sódio, potássio, ureia, creatinina, lactato, gasometria arterial ou venosa (acidose metabólica), hemograma completo, urina tipo 1.

Eletrocardiograma (ECG) identifica arritmias e intervalo QT ou QRS prolongado.

Condução clínica específica

Não há antídoto.

Para a maioria dos quadros leves, recomendam-se antieméticos e antiácidos.

Carvão ativado pode ser utilizado se a dose ingerida for maior que 100 mg/kg, com menos de 1 hora de apresentação.

Para doses acima de 400 mg/kg, considerar medidas dialisadoras.

■ Ácido acetilsalicílico (AAS)

Dose tóxica: acima de 300 mg/kg.

Quadro clínico | Exame físico

- Manifestações clássicas: taquipneia e acidose metabólica; eventual taquicardia
- Sintomas iniciais: zumbido, vertigem, náuseas, vômito, diarreia
- Casos graves: febre, alteração de nível de consciência, coma, edema pulmonar não cardiogênico, alterações hematológicas (leucocitose e inibição de função plaquetária), sangramento e óbito.

Exames complementares

- Nível sérico de AAS preferencialmente 2 a 4 horas após a ingestão (pico de concentração plasmática); monitorar a cada 2 horas se > 30 mg/dℓ

- Gasometria arterial (acidose metabólica com aumento de *anion gap*), sódio, potássio, cloro, glicemia, ureia, creatinina, hemograma e coagulograma
- Urina tipo 1 (cetonúria e monitoramento do pH ácido)
- Radiografia de tórax se houver hipoxemia ou estertores
- ECG (especialmente em caso de hipopotassemia).

Condução clínica específica

- Não há antídoto. Se possível, não realizar lavagem gástrica e evitar intubação
- Carvão ativado pode ser utilizado mesmo após horas de ingestão se houver sintomas de intoxicação
- Proteger vias aéreas se houver rebaixamento de nível de consciência
- Correção de hipoglicemia e hipopotassemia
- Hidratação e alcalinização com bicarbonato de sódio (1 a 2 mEq/kg em *bolus* IV, manter infusão até nível sérico de AAS < 30 a 40 mg/dℓ) para manter pH sérico > 7,55 e urinário > 7,5
- Hemodiálise em casos graves ou se nível sérico de AAS > 100 mg/dℓ na intoxicação aguda ou > 60 mg/dℓ na intoxicação crônica.

◥ HIPOGLICEMIANTES ORAIS

■ Sulfonilureias e metformina

Exemplos de sulfonilureias: clorpropamida e glibenclamida.

Dose máxima diária de metformina para pacientes entre 10 e 16 anos de idade: 2 g/dia (sulfonilureias não são usadas em pediatria).

Quadro clínico | Exame físico

Manifestações de acidose láctica: náuseas, vômito, dor abdominal, taquicardia, taquipneia, alteração de nível de consciência, hipotensão.

Exames complementares

- Dextro ou glicemia
- Gasometria arterial ou venosa, lactato, sódio, potássio, ureia, creatinina
- ECG
- Casos graves: choque com insuficiência renal e hepática.

PARTE 2 • Acidentes Comuns na Infância

Condução clínica específica

- Carvão ativado se houver intoxicação aguda
- 0,5 a 1 g/kg de glicose em *bolus* IV, seguido por dieta se não houver contraindicação
- Bicarbonato de sódio 1 a 2 mEq/kg pode ser considerado se pH < 7,1
- Hemodiálise em casos graves.

◥ SUBSTÂNCIAS DE AÇÃO CARDIOVASCULAR

■ Betabloqueadores

Doses tóxicas:

- Atenolol > 2 mg/kg ou 100 mg/dia
- Carvedilol > 0,75 mg/kg ou 50 mg/dia
- Propranolol > 4 mg/kg ou 640 mg/dia.

Quadro clínico | Exame físico

Manifestações de intoxicação ocorrem geralmente nas primeiras 2 horas após ingestão do medicamento. Se for substância de liberação prolongada, a toxicidade pode ocorrer até 24 horas após a ingesta.

- Sintomas frequentes: bradicardia e hipotensão
- Casos graves: choque cardiogênico, rebaixamento do nível de consciência, convulsão, hipoglicemia e broncospasmo.

Exames complementares

- ECG: prolongamento do intervalo PR, bradicardia, prolongamento do QRS e QTc
- Dextro ou glicemia
- Eletrólitos: sódio, potássio, cálcio, ureia, creatinina.

Condução clínica específica

- Carvão ativado se a ingestão tiver sido há menos de 2 horas
- Em caso de hipotensão: expansão volêmica com soro isotônico
- Atropina em caso de bradicardia sintomática: 0,02 mg/kg, mínimo de 0,1 mg IV, que pode ser repetido em 3 a 5 minutos
- Glicose 0,25 g/kg em caso de hipoglicemia
- Outras terapias para hipotensão grave e bradicardia: glucagon, gluconato de cálcio, epinefrina, insulina com glicose, emulsão lipídica.

■ Digitálicos (digoxina)

A dose tóxica é muito próxima à dose terapêutica.

Quadro clínico | Exame físico

As principais manifestações são bradiarritmias, bloqueio cardíaco e sinais de hipoperfusão (confusão mental, dor abdominal, náuseas, vômito, alterações visuais).

Exames complementares

- Nível sérico de digoxina (apesar de toxicidade não estar diretamente relacionada)
- ECG seriado
- Sódio, potássio (hiperpotassemia é marcador de toxicidade e preditor de mortalidade), ureia, creatinina
- Dextro ou glicemia.

Condução clínica específica

- Carvão ativado se a ingestão tiver sido há menos de 2 horas
- Atropina em caso de bradicardia sintomática ou bradiarritmia: 0,02 mg/kg, mínimo de 0,1 mg IV
- Se houver hipotensão: expansão volêmica com soro isotônico
- Se houver hiperpotassemia: considerar uso de anticorpo antidigoxina (Fab).

■ Bloqueadores de canal de cálcio

Exemplos de bloqueadores de canal de cálcio: nifedipino, anlodipino, verapamil, diltiazem.

A dose tóxica é geralmente mais de 5 vezes a dose habitual.

Quadro clínico | Exame físico

As manifestações mais comuns são bradicardia, hipotensão e sinais de insuficiência cardíaca. O nível de consciência pode estar preservado por efeitos neuroprotetivos da substância.

Exames complementares

- ECG seriado: prolongamento do intervalo PR, bradiarritmias

CAPÍTULO 18 • Substâncias Comuns em Intoxicação Exógena **75**

- Dextro ou glicemia: pode haver hiperglicemia por inibição de liberação de insulina
- Sódio, potássio, ureia, creatinina, cálcio iônico
- Radiografia de tórax se houver sinais de edema pulmonar, hipoxemia ou desconforto respiratório.

Condução clínica específica

- Carvão ativado se a ingestão tiver sido há menos de 2 horas
- Atropina em caso de bradicardia sintomática ou bradiarritmia: 0,02 mg/kg, mínimo de 0,1 mg IV
- Se houver hipotensão: expansão volêmica com soro isotônico
- Gluconato de cálcio: 0,5 mEq/kg/h (1 mℓ/kg/h de gluconato de cálcio a 10%); repetir cálcio iônico a cada 2 horas para evitar hiperpotassemia
- Outras terapias para hipotensão grave e bradicardia: glucagon, norepinefrina, insulina com glicose, emulsão lipídica.

Ingestão Acidental de Outras Substâncias

◤ METAIS E AGENTES NÃO FARMACOLÓGICOS

■ Ferro

- Formulações:
  - Gluconato ferroso: 12% de ferro elementar
  - Sulfato ferroso: 20% de ferro elementar
  - Fumarato ferroso: 33% de ferro elementar.
- Dose tóxica: acima de 40 mg/kg de ferro elementar.

Quadro clínico | Exame físico

- Fase gastrintestinal (30 minutos a 6 horas após ingestão): dor abdominal, vômito, diarreia, hematêmese, melena; a maioria dos casos resolve-se em até 6 horas
- Fase latente (6 a 24 horas após ingestão)
- Choque e acidose metabólica (6 a 72 horas após ingestão): o choque pode ser hipovolêmico por sangramentos, distributivo ou cardiogênico

- Hepatotoxicidade: 12 a 96 horas após ingestão
- Obstrução intestinal: 2 a 8 semanas após ingestão.

Exames complementares

- Dosagem de ferro sérico para avaliar toxicidade após 4 horas da ingestão
  - Mínima: < 350 µg/dℓ
  - Leve a moderada: 350 a 500 µg/dℓ
  - Grave: > 500 µg/dℓ
  - Alta morbimortalidade: > 1.000 µg/dℓ
- Sódio, potássio, ureia, creatinina, glicemia
- Aspartato aminotransferase e alanina aminotransferase (AST/ALT)
- Gasometria
- Coagulograma, hemograma
- Tipagem sanguínea em sangramentos
- Radiografia de abdome caso tenha havido ingestão de comprimidos.

Condução clínica específica

- Lavagem gástrica caso tenha havido ingestão de comprimidos
- Carvão ativado não adsorve bem o ferro
- Deferoxamina para casos graves, com acidose metabólica, número significativo de comprimidos no sistema digestório. Dose: 15 mg/kg/h IV, que pode ser aumentada até 35 mg/kg/h.

■ Chumbo

Substância presente em tintas, pilhas, baterias e na contaminação ambiental.

Quadro clínico | Exame físico

A maioria dos quadros é assintomática na fase inicial. Os sintomas mais frequentes são vômito intermitente, letargia, anorexia, dor abdominal, irritabilidade ou letargia, cefaleia, convulsão afebril e coma.

Exames complementares

- Nível sérico de chumbo
  - Detectável (< 5 µg/dℓ): seguimento ambulatorial
  - 5 a 14 µg/dℓ: repetir exame a cada 3 meses

PARTE 2 • Acidentes Comuns na Infância

- ○ 15 a 44 µg/dℓ: repetir exame em 2 a 4 semanas; radiografia de abdome
- ○ 45 a 69 µg/dℓ: repetir exame em 48 horas. Radiografia de abdome, protoporfirina eritrocitária, sódio, potássio, ureia, creatinina, cálcio, magnésio, AST, ALT, ferro, saturação de transferrina, capacidade total de ligação do ferro, urina tipo 1
- ○ Acima de 70 µg/dℓ: repetir exame em 24 horas, realizar exames citados no tópico anterior, além de tomografia computadorizada (TC) de crânio se houver encefalopatia.

Condução clínica específica

- Nível sérico de chumbo acima de 70 µg/dℓ ou sintomático demanda hospitalização
- Lavagem gástrica se corpo estranho for visualizado
- Quelação orientada por centro de intoxicação local.

■ Hidrocarbonetos

Derivados de petróleo, como gasolina, querosene, produtos de limpeza, diluentes de pintura, cola, óleos cosméticos, aerossóis etc.

Quadro clínico | Exame físico

Dependendo da quantidade ingerida ou inalada, boa parte dos quadros pode ser assintomática.

Quando há ingestão importante ou aspiração maciça: vômito, tosse, taquidispneia, sibilância, hipoxemia (pneumonite química, hemorragia pulmonar), febre, arritmias ventriculares, sonolência, cefaleia, ataxia, convulsão, coma.

Exames complementares

- Se assintomático: radiografia de tórax após 6 horas do evento
- Se sintomático: gasometria, hemograma, glicemia, sódio, potássio, ureia, creatinina, urina tipo 1, AST, ALT, radiografia de tórax.

Condução clínica específica

- Descontaminação externa: não se recomendam lavagem gástrica ou carvão ativado

- Alta após 6 horas se o paciente estiver assintomático, com oximetria, função cardiopulmonar e radiografia de tórax normais
- Admissão se o paciente estiver inicialmente assintomático e se, durante 6 horas de observação, apresentar alteração cardiorrespiratória ou radiológica
- Suporte cardiorrespiratório e neurológico para quadros sintomáticos.

■ Cáusticos

Ácidos fortes e álcalis (soda cáustica, produtos de limpeza, cosméticos).

Quadro clínico | Exame físico

Dependendo da quantidade ingerida e do tipo de substância, boa parte dos quadros pode ser assintomática, sem lesão oral.

- Sintomas leves: lesão oral discreta, sem sintomas respiratórios ou gastrintestinais
- Sintomas graves: salivação, disfagia, estridor, sibilância, dor retroesternal, abdominal, sinais sistêmicos de perfuração intestinal.

Exames complementares

- Se o paciente continuar assintomático após observação: não é necessária a realização de endoscopia digestiva
- Paciente sintomático: endoscopia digestiva e estadiamento de lesões; radiografia de tórax.

Condução clínica específica

- Descontaminação externa: não se recomendam lavagem gástrica ou carvão ativado
- Paciente assintomático: oferecer líquidos após 2 a 4 horas de observação e alta, se continuar bem
- Paciente sintomático: de acordo com grau de lesão esofágica, pode ser necessária a colocação de sonda nasogástrica ou gastrostomia. Antibióticos, na suspeita de perfuração.

■ Plantas tóxicas

Exemplos de plantas tóxicas: comigo-ninguém-pode, bico-de-papagaio, aroeira, copo-de-leite, coroa-de-cristo, mamona, tinhorão, lírio-do-vale, coração-de-maria, urtiga, cogumelos.

Quadro clínico | Exame físico

- O contato pode provocar dor imediata, sensação de queimação e edema de lábios, boca e língua, sialorreia, disfagia, vômito, dor abdominal, irritação ocular, prurido
- Casos graves: taquicardia, taquipneia, arritmia, acidose metabólica, choque, sangramentos, confusão mental, convulsões, coma.

Exames complementares

- Se o paciente estiver assintomático e em caso de ingestão de planta de baixa toxicidade e em pequena quantidade, não são necessários exames complementares
- Paciente sintomático: reconhecer se há síndrome toxicológica e manifestações clínicas para realização de exames de sistemas comprometidos.

Condução clínica específica

- Lavar a pele e ao redor da boca com água e sabão
- Reconhecer síndrome toxicológica
- Paciente assintomático e ingestão de pequena quantidade: observar por 6 horas se surgirão sintomas
- Analgésicos em caso de dor
- Paciente sintomático ou ingestão de plantas de alta toxicidade ou em grande quantidade: administrar carvão ativado na primeira hora
- Após estabilização, oferecer líquidos frios
- Considerar corticosteroides em caso de edema de mucosa oral.

> **ATENÇÃO**
>
> A intoxicação exógena pode ser **desconhecida** ou **intencional** e, portanto, a história pode ser inconsistente, insuficiente ou incompatível.

BIBLIOGRAFIA

Gummin DD, Hryorzuk DO. Hydrocarbons. In: Flomenbaum NE, Goldfrank LR, Hoffman RS et al. (Eds). Goldfrank's toxicologic emergencies. 8. ed. New York: McGraw-Hill; 2006. p. 1429.

Henretig FM, Paschall R, Donaruma-Kwoh MM. Child abuse by poisoning. In: Reece R, Christian C (Eds.). Child abuse medical diagnosis & management. 3. ed. Elk Grove Village: American Academy of Pediatrics; 2009. p. 549.

Jolliff HA, Fletcher E, Roberts KJ et al. Pediatric hydrocarbon-related injuries in the United States: 2000-2009. Pediatrics. 2013; 131(6):1139-47.

Mowry JB, Spyker DA, Brooks DE et al. 2015 Annual Report of the American Association of Poison Control Centers' National Poison Data System (NPDS): 33rd Annual Report. Clin Toxicol (Phila). 2016; 54(10):924-1109.

Osterhoudt KC, Ewald MB, Shannon M et al. Toxicologic emergencies. In: Fleisher G, Ludwig S. Textbook of pediatric emergency medicine. 6. ed. Baltimore: Williams & Wilkins; 2010. pp. 1171-223.

Palmer M, Fetz JM. Plants. In: Nelson LS, Lewin NA, Howland MA et al. (Eds.). Goldfrank's toxicologic emergencies. 9. ed. New York: McGraw-Hill; 2011. p. 1537.

Parkar M, Rao S. Evaluation and management of common childhood poisonings. Am Fam Physician. 2009; 79(5):397-403.

Rumack BH, Matthew H. Acetaminophen poisoning and toxicity. Pediatrics. 1975; 55:871.

Velez LI, Shepherd JG, Goto CS. Approach to the child with occult toxic exposure. UpToDate. Waltham: UpToDate Inc. Acesso em: 07/12/2017.

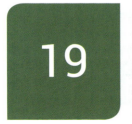

19 Síndrome Anticolinérgica
Gisele Mendes Brito

DEFINIÇÃO

Síndrome anticolinérgica é a intoxicação por agentes inibidores da ação da acetilcolina nos receptores muscarínicos. Estes estão presentes no sistema nervoso central (SNC) e em neurônios periféricos pós-ganglionares de músculos lisos (intestino, brônquios, bexiga, coração), glândulas salivares e corpo ciliar ocular.

86 **PARTE 2** • Acidentes Comuns na Infância

pobreza de movimentos e lentidão da iniciação e execução de ato motores voluntários.

Acatisia. Movimentação excessiva do paciente, que parece compelido a andar para a frente e para trás, mexer os pés quando sentado ou movimentar continuamente a boca e os lábios.

Os sintomas podem ocorrer logo após a ingestão de uma única dose, depois de vários dias de uso (na maioria das vezes nas primeiras 72 horas) ou ainda como manifestação de superdosagem dos medicamentos citados anteriormente.

EXAMES COMPLEMENTARES

Não são indicados exames complementares, sendo o diagnóstico estabelecido pelo binômio história e exame físico.

Se houver suspeita de overdose, considerar exame toxicológico de urina antes de iniciar o tratamento.

DIAGNÓSTICO DIFERENCIAL

O diagnóstico diferencial deve ser feito com outros distúrbios neurológicos e sistêmicos, tais como:

- Convulsões parciais
- Infecção do sistema nervoso central (meningite, encefalite, abscesso)
- Tétano
- Distúrbios eletrolíticos
- Hipoglicemia
- Doenças psiquiátricas
- Tireotoxicose
- Tumor de sistema nervoso central
- Encefalopatia hepática e/ou urêmica
- Lúpus eritematoso sistêmico
- Envenenamento por estricnina.

ABORDAGEM E CONDUÇÃO CLÍNICA

A síndrome extrapiramidal, especialmente a distonia aguda, normalmente apresenta boa resposta ao tratamento com anti-histamínicos ou anticolinérgicos administrados por via parenteral. Os benzodiazepínicos, pelo seu efeito miorrelaxante, também têm sido descritos como eficazes em alguns casos. Se a resposta não for alcançada, a busca por diagnósticos diferenciais deve ser considerada.

A difenidramina parenteral é o anti-histamínico de escolha nesses casos (1 a 2 mg/kg/dose, máximo de 50 mg), e o resultado é esperado em poucos minutos.

O diazepam intravenoso (0,05 a 0,1 mg/kg) é o benzodiazepínico usado nesses casos, podendo ser eficaz no tratamento da reação distônica aguda, não por interferir no balanço dos neurotransmissores, mas pelo relaxamento muscular imediato. No entanto, tem potente efeito sedativo.

O medicamento de ação anticolinérgica mais utilizado é o biperideno. Ele deve ser administrado em crianças com mais de 3 anos de idade, na dose de 0,04 mg/kg, podendo ser repetido após meia hora. Quando administrado por via intravenosa, tem início de ação rápido (1 a 2 minutos) e pico em aproximadamente 10 minutos, e é mais descrito no tratamento do parkinsonismo.

De modo semelhante aos anticolinérgicos, os inibidores do ácido gama-aminobutírico, como o baclofeno, restauram o desequilíbrio entre agonistas e antagonistas da atividade muscular. São pouco usados no tratamento de distonias agudas, pois, por estarem disponíveis apenas para administração oral, seu início de ação é lento.

Distonias irreversíveis, focais e segmentares podem ser tratadas com injeção local de toxina botulínica, porém com resultados limitados.

Pode-se considerar o uso de carvão ativado como medida de descontaminação se a ingestão tiver ocorrido nos 60 minutos que antecedem a procura do serviço médico, apesar de não existirem evidências concretas de que ele mude o desfecho clínico nas intoxicações. Vale lembrar que ele é contraindicado na intoxicação por lítio, já que não se liga a esse metal e não previne, portanto, sua absorção.

A Figura 22.1 sugere as opções terapêuticas e os principais diagnósticos diferenciais.

> **ATENÇÃO**
>
> A intoxicação exógena pode ser **desconhecida** ou **intencional** e, portanto, a história pode ser inconsistente, insuficiente ou incompatível.

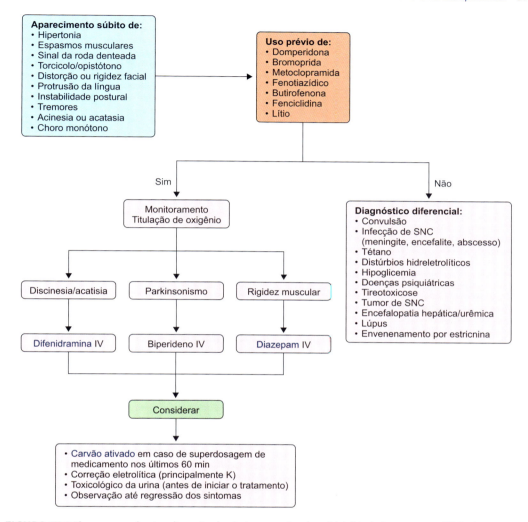

FIGURA 22.1 Fluxograma de atendimento da síndrome extrapiramidal. IV: via intravenosa; SNC: sistema nervoso central.

BIBLIOGRAFIA

Barreira ER, Magaldi RB. Acute dystonia after use of bromopride in pediatric patients. Rev Paul Pediatr. 2009; 27(1):110-4.

Bucaretchi F, Baracat ECE. Exposições tóxicas agudas em crianças: um panorama. Pediatr (Rio J). 2005; 81(5 Suppl):S212-22.

Caroff SN, Campbell EC. Drug-induced extrapyramidal syndromes: implications for contemporary practice. Psychiatr Clin North Am. 2016; 39(3):391-411.

McGregor T, Parkar M, Rao S. Evaluation and management of common childhood poisonings. Am Fam Physician. 2009; 79(5):397-403.

Nitrini R, Bacheschi LA. A neurologia que todo médico deve saber. São Paulo: Atheneu; 2003.

Riordan M, Rylance G, Berry K. Poisoning in children 1: general management. Arch Dis Child. 2002; 87(5): 392-6.

Schvartsman C, Samuel S. Intoxicações exógenas agudas. J Pediatr (Rio J).1999; 75(Suppl 2):S244-50.

Schvartsman S. Intoxicações agudas. 3. ed. São Paulo: Sarvier; 1985.

Thompson TM, Theobald J, Lu J et al. The general approach to the poisoned patient. Disease-a-Month. 2014; 60(11):509-24.

88   PARTE 2 • Acidentes Comuns na Infância

23   Síndrome Meta-Hemoglobinêmica
Andrea Angel

◥ DEFINIÇÃO

A meta-hemoglobina (MetHba) é a forma oxidada da hemoglobina, e a sua concentração aumentada pode decorrer de alterações congênitas e/ou exposição a agentes químicos. Qualquer agente oxidante pode levar à formação de MetHba; entretanto, os sistemas neurais redutores mantêm os níveis de MetHba abaixo de 2%. O acúmulo de MetHba acima de 10%resulta em um quadro de cianose que não responde à oxigenoterapia.

◥ ETIOLOGIA

As causas da síndrome meta-hemoglobinêmica podem ser congênitas ou adquiridas (Tabela 23.1).

ATENÇÃO

Fatores desencadeantes relevantes na pediatria
- Anestésicos: benzocaína, bupivacaína, lidocaína, prilocaína, EMLA®
- Anticonvulsivantes: ácido valproico, fenitoína
- Antibióticos: nitrofurantoína, rifampicina, sulfas
- Antimaláricos: cloroquina, primaquina
- Azul de metileno (em dose elevada)
- Nitratos e nitritos: nitrofurantoína, nitroprussiato, nitrato de prata, nitroglicerina, óxido nítrico, óxido nitroso, entre outros
- Outros: dapsona, hipoglicemiantes orais, metoclopramida, piperazina

---

◥ QUADRO CLÍNICO | EXAME FÍSICO

As manifestações clínicas decorrem da hipoxia tecidual e dependem da fração de MetHba com

---

TABELA 23.1 Etiologia da síndrome meta-hemoglobinêmica.

Congênita
- Deficiência de citocromo B5-redutase (CB5R) de herança autossômica recessiva (é a causa mais comum e tem maior prevalência em indígenas da América do Norte e nativos da Sibéria)
- Deficiência da hemoglobina M (HbM) de herança autossômica dominante (a forma homozigota é incompatível com a vida)

Adquirida
- Exposição a agentes oxidantes (p. ex., fármacos como anestésicos locais, antimaláricos, nitratos e nitritos)
- Exposição a agentes químicos, como anilina (tinta de carimbo), pesticidas, herbicidas à base de nitratos, fumaça de escapamentos, agentes industriais (naftaleno, aminofenóis, uso de água de poço [possível contaminação por nitratos]) etc.

---

relação à hemoglobina total expressa em percentual (fMet-Hb):

- fMet-Hb < 10%: sem alteração clínica
- fMet-Hb < 10 a 15%: pigmentação acinzentada da pele, descoloração da pele
- fMet-Hb > 15 a 20%: sangue marrom "cor de chocolate" e cianose central que não responde à administração de oxigênio (O_2)
- fMet-Hb > 20 a 50%: sintomas neurológicos e cardiovasculares (ansiedade, fadiga, taquicardia, letargia, tontura, cefaleia, dispneia, sonolência e crise convulsiva)
- fMet-Hb > 50 a 70%: alteração do sensório, depressão respiratória, coma, convulsão, choque e óbito.

Os lactentes são mais suscetíveis à MetHba, pois têm uma atividade reduzida da CB5R (de 50 a 60% com relação ao adulto) até os 4 meses de idade, além do fato de a hemoglobina fetal (HbF) ser mais facilmente oxidada que a HbA.

EXAMES COMPLEMENTARES

O diagnóstico deve ser suspeitado em pacientes com cianose central e discrepância entre a saturação baixa de O_2 observada no oxímetro de pulso e aquela analisada no aparelho de gasometria arterial (normal), assim como nos casos em que não ocorra melhora da cianose após a administração de oxigênio. Quando disponível, pode-se utilizar a co-oximetria, considerada padrão-ouro por medir a concentração dos diferentes tipos hemoglobina por espectrofotometria.

ATENÇÃO

Fatores que interferem na leitura da saturação por oxímetro de pulso:

- Carboxiemoglobina
- Variantes anormais de hemoglobina
- Esmalte escuro
- Baixa perfusão, sinal fraco, pulsações venosas
- Artefato de movimento

ABORDAGEM E CONDUÇÃO CLÍNICA

A Figura 23.1 apresenta o fluxograma para a condução terapêutica da síndrome meta-hemoglobinêmica.

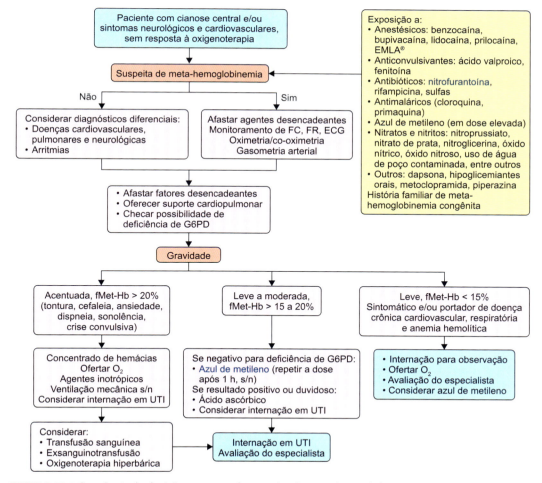

FIGURA 23.1 Sequência de decisões em caso de suspeita de meta-hemoglobinemia. s/n: se necessário; UTI: unidade de terapia intensiva; FC: frequência cardíaca; FR: frequência respiratória; ECG: eletrocardiograma.

90   PARTE 2 • Acidentes Comuns na Infância

BIBLIOGRAFIA

Ash-Bernal R, Wise R, Wright SM. Acquired methemoglobinemia: a retrospective series of 138 cases at 2 teaching hospitals. Medicine (Baltimore). 2004; 83(5):265.

Coleman MD, Coleman NA. Drug-induced methaemoglobinaemia. Tratment issues. Drug Saf. 1996; 14(6):394.

Cortazzo JA, Lichtman AD. Methemoglobinemia: a rewiew and recomendations for management. J Cardiothorac Vasc Anesth. 2014; 28(4):1043.

D'sa SR, Victor P, Jagannati M et al. Severe methemoglobinemia due to ingestion of toxicants. Clin Toxicol (Phila). 2014; 52(8):897-900.

Haymond S, Cariappa R, Eby CS et al. Laboratory assessment of oxygenation in methemoglobinemia. Clin Chem. 2005; 51(2):434-44.

Henry LR, Pizzini M, Delarso B et al. Methemoglobinemia: early intraoperative detection by clinical observation. Laryngoscope. 2004; 114(11):2025.

Mortamet G, Oualha M, Renolleau S et al. Methemoglobinemia following monolinuron ingestion: a case report in a child. Pediatr Emerg Care. 2018; 34(3):55-6.

Nascimento TS, Pereira ROL, Mello HLD et al. Methemoglobinemia: from diagnosis to treatment. Rev Bras Anestesiol. 2008; 58(6):651-64.

Reading NS, Ruiz-Bonilla JA, Christensen RD et al. A patient with both methemoglobinemia and G6 PD deficiency: a therapeutic conundrum. Am J Hematol. 2017; 92(5):474.

Wakita R, Fukayama H. Methemoglobinemia should be suspected when oxygen saturation apparently decreases after prilocaine infiltration during intravenous sedation. Clin Case Rep. 2018; 17(6):1077-81.

24 — Síndrome Simpatomimética

Andressa Peixoto • Fernando Belluomini

DEFINIÇÃO

Síndrome simpatomimética é o conjunto de sinais e sintomas desencadeados por substâncias que promovem hiperestimulação da atividade do sistema nervoso simpático.

ETIOLOGIA

Principais agentes etiológicos. Anfetaminas e derivados (como *ecstasy*), cocaína, descongestionantes nasais (efedrina, pseudoefedrina, fenilefrina e nafazolina), cafeína e teofilina.

Mecanismo de ação. A síndrome simpatomimética ocorre por mecanismos distintos e decorre de:

- Aumento da liberação das catecolaminas
- Bloqueio da recaptação da norepinefrina
- Interferência no metabolismo
- Estimulação direta do receptor adrenérgico.

QUADRO CLÍNICO | EXAME FÍSICO

Anamnese. Quando a exposição for conhecida, as seguintes perguntas devem ser feitas na anamnese: Qual o produto envolvido? Qual foi a via de exposição? Qual é a dose estimada? A exposição foi acidental ou intencional? Quem estava cuidando da criança? Há quanto tempo ocorreu a exposição? Foi tomada alguma conduta antes de chegar ao serviço médico?

Quadro clínico geral. O aspecto geral da sintomatologia está apresentado na Tabela 24.1.

ATENÇÃO

Quadro clínico específico
Devido ao risco potencial de utilização em crianças e a facilidade de aquisição de descongestionantes nasais sem receita médica, é imperativa a abordagem da sintomatologia específica dos derivados imidazolínicos, principalmente da nafazolina (Figura 24.1).

Exame físico. A realização do exame físico pode auxiliar na identificação das síndromes tóxicas. A Tabela 24.2 apresenta os aspectos importantes do exame físico que devem ser observados.

EXAMES COMPLEMENTARES

Algumas substâncias podem ser detectadas na urina e/ou no sangue, porém sua dosagem é demorada e não influencia o tratamento imediato,

CAPÍTULO 24 • Síndrome Simpatomimética

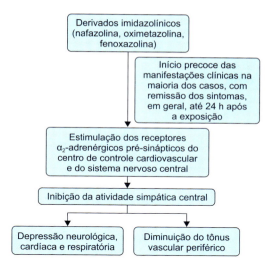

FIGURA 24.1 Sintomatologia específica associada ao uso dos derivados imidazolínicos.

TABELA 24.1 Sintomatologia associada à síndrome simpatomimética em acidentes comuns na infância e adolescência.

Sistema acometido	Sintomatologia
Nervoso	Convulsões, *delirium*, agitação e distúrbios psíquicos; midríase e hiper-reflexia
Cardiovascular	Hipertensão; palpitação e taquicardia; dor precordial
Respiratório	Taquipneia; edema pulmonar
Pele e anexos	Piloereção; hipertermia, rubor cutâneo e sudorese

TABELA 24.2 Reconhecimento da síndrome tóxica por alterações no exame físico.

Local	Avaliar
Pele e mucosas	Temperatura, coloração, odor, hidratação
Boca	Hálito, lesões corrosivas
Olhos	Conjuntivas, pupila, movimentos extraoculares
Sistema nervoso central	Nível de consciência e estado neuromuscular
Sistema cardiovascular	Frequência e ritmo cardíaco, ausculta, pressão arterial, perfusão periférica
Sistema respiratório	Frequência e movimentos respiratórios, ausculta pulmonar

que não pode ser retardado. Os principais exames são:

- Gerais: glicemia, eletrólitos (sódio, potássio, cálcio, fósforo e magnésio), ureia, creatinina, gasometria e eletrocardiograma
- Específicos
  - Qualitativos: triagem da urina para anfetaminas, cafeína, cocaína e teofilina
  - Quantitativos: dosagem sérica das substâncias e consequente controle da intoxicação pelo agente causal.

▼ DIAGNÓSTICO DIFERENCIAL

Dentre as possibilidades de diagnóstico diferencial, em relação à sintomatologia associada à síndrome simpatomimética em acidentes comuns na infância, destacam-se:

- Tóxico
  - Anticolinérgicos
  - Síndrome serotoninérgica
  - Síndrome neuroléptica maligna
  - Intoxicação por inibidor de monoamina-oxidase (MAO)
  - Envenenamento com estricnina
  - Interações medicamentosas
- Metabólico
  - Síndrome de abstinência (álcool e hipnótico-sedativos)
  - Tireotoxicose
  - Estado de mal epiléptico
  - Encefalopatia hipertensiva
  - Hipoglicemia
  - Hipertermia maligna
- Infeccioso
  - Meningite
  - Encefalite
  - Sepse
- Estrutural
  - Tumor cerebral
  - Feocromocitoma.

▼ ABORDAGEM E CONDUÇÃO CLÍNICA

A abordagem inicial, incluindo o reconhecimento clínico, a terapia de estabilização, a descontaminação e os métodos de eliminação, está descrita na Figura 24.2.

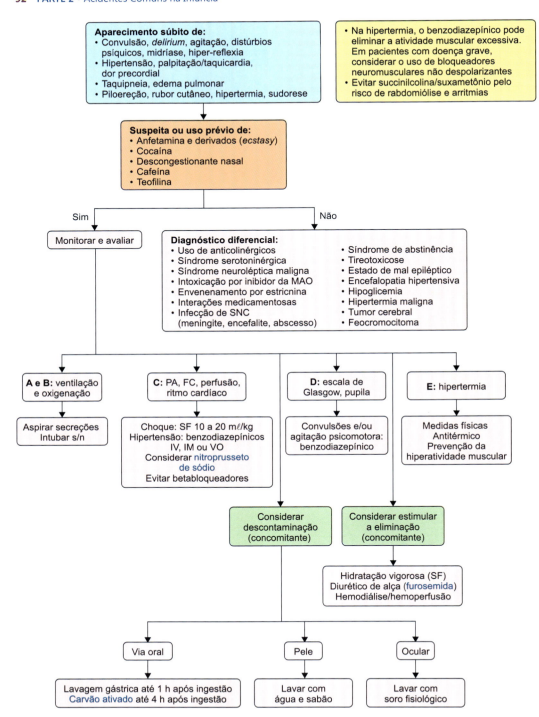

FIGURA 24.2 Abordagem clínica para terapia de estabilização, descontaminação e métodos de eliminação na síndrome simpatomimética em acidentes comuns na infância. PA: pressão arterial; FC: frequência cardíaca; s/n: se necessário; SF: solução fisiológica; MAO: monoamina-oxidase; SNC: sistema nervoso central; IV: via intravenosa; IM: via intramuscular; VO: via oral.

> ### ATENÇÃO
>
> A intoxicação exógena pode ser **desconhe-cida** ou **intencional** e, portanto, a história pode ser inconsistente, insuficiente ou incompatível.

BIBLIOGRAFIA

Aaron CK, Northrup K. Sympathomimetic syndrome. In: Brent J, Wallace K, Burkhart K et al. (Eds.). Critical care toxicology. Philadelphia: Elsevier; 2005. pp. 383-92.

Barrueto F, Gattu R, Mazer-Amirshahi M. Updates in the general approach to the pediatric poisoned patient. Pediatr Clin N Am. 2013; 60:1203-20.

Calello DP, Henretig F. Pediatric toxicology. Specialized approach to the poisoned child. Emerg Med Clin N Am. 2014; 32:29-52.

Gosselin S. Antihistamines and decongestants. In: Nelson L, Lewin NA, Howland MA et al. Goldfrank's toxicologic emergencies. 10. ed. New York: McGraw-Hill Education; 2015.

Mahieu LM, Rooman RP, Goossens E. Imidazoline intoxication in children. Eur J Pediatr. 1993; 152:944-6.

Schvartsman S. Intoxicações agudas. 4. ed. São Paulo: Sarvier; 1991.

Temple AR. Poison prevention education. Pediatrics. 1984; 74(5):964-9.

25 Cocaína e *Crack*

Monica Olsen B. Couto ◆ Thomaz Bittencourt Couto

DEFINIÇÃO

Cocaína é uma substância estimulante extraída da folha de coca (*Erythroxylon coca*), que costuma ser usada por via intranasal ou por via intravenosa, quando dissolvida em água. Essa substância também pode ser inalada ou fumada na forma de pedra, o *crack*.

Cocaína é a causa mais comum de visitas ao departamento de emergência nos EUA, enquanto o *crack* é droga de abuso de uso comum em grandes centros urbanos do Brasil. Casos de morte por overdose não intencional de cocaína e derivados e de violência relacionada com o uso de cocaína e *crack* ocorrem globalmente.

QUADRO CLÍNICO | EXAME FÍSICO

A cocaína tem efeito simpatomimético, podendo gerar toxicidade em qualquer órgão. Queixas como dor torácica, dispneia, cefaleia e sintomas neurológicos focais são especialmente preocupantes. Ao exame físico, o paciente apresenta hipertensão, taquicardia, hipertermia, agitação e pode ter sinais neurológicos focais, sugestivos de acidente vascular cerebral. As pupilas são midriáticas, e a ausculta pulmonar geralmente é normal, mas pode ocorrer pneumotórax em consequência do uso de *crack*.

EXAMES COMPLEMENTARES

- Glicemia capilar e eletrocardiograma para todos os casos
- Exame toxicológico na urina confirma uso prévio recente, mas não necessariamente intoxicação aguda
- Exames específicos podem ser solicitados, a depender da sintomatologia (p. ex., marcadores de isquemia miocárdica se houver suspeita de infarto agudo do miocárdio).

DIAGNÓSTICO DIFERENCIAL

- Outras intoxicações por substâncias simpatomiméticas como anfetaminas, efedrinas, pseudoefedrinas, teofilina, cafeína
- Outras substâncias que possam causar agitação, como inibidores de receptação de serotonina ou neurolépticos
- Outras causas de agitação psicomotora, como hipoglicemia, hipoxia, infecções de sistema nervoso central, hipertireoidismo e doenças psiquiátricas.

ABORDAGEM E CONDUÇÃO CLÍNICA

A Figura 25.1 apresenta o fluxograma de tomada de decisão no caso de intoxicação exógena por cocaína ou *crack*.

> **ATENÇÃO**
>
> A intoxicação exógena pode ser **desconhecida** ou **intencional** e, portanto, a história pode ser inconsistente, insuficiente ou incompatível.

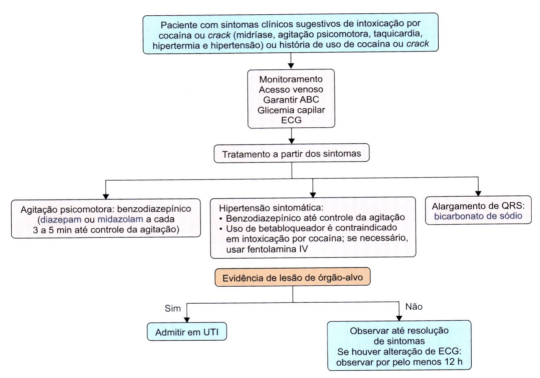

FIGURA 25.1 Sequência de decisões em caso de intoxicação exógena por cocaína ou *crack*. ABC: vias aéreas, boa ventilação e circulação; ECG: eletrocardiograma; IV: via intravenosa; UTI: unidade de terapia intensiva.

BIBLIOGRAFIA

Armenian P, Fleurat M, Mittendorf G et al. Unintentional pediatric cocaine exposures result in worse outcomes than other unintentional pediatric poisonings. J Emerg Med. 2017; 52(6):825-32.

Marzuk PM, Tardiff K, Leon AC et al. Fatal injuries after cocaine use as a leading cause of death among young adults in New York City. N Engl J Med. 1995; 332:1753.

Pianca TG, Sordi AO, Hartmann TC et al. Identification and initial management of intoxication by alcohol and other drugs in the pediatric emergency room. J Pediatr (Rio J). 2017; 93(Suppl 1):46-52.

Riordan M, Rylance G, Berry K. Poisoning in children 5: rare and dangerous poisons. Arch Dis Child. 2002; 87(5):407-10.

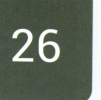

26 Síndrome Dissociativa | LSD e Mescalina

Thomaz Bittencourt Couto ♦ Monica Olsen B. Couto

▼ DEFINIÇÃO

Dietilamida do ácido lisérgico, ou LSD, é uma potente substância alucinógena sintética geralmente vendida em barras, cápsulas, líquidos, selos ou autocolantes. Costuma ser consumido por via oral ou sublingual.

Os aspectos abordados valem também em relação ao uso de mescalina.

▼ QUADRO CLÍNICO | EXAME FÍSICO

Efeitos do LSD ocorrem em 30 a 90 minutos após o consumo, com pico após 3 a 5 horas e duração de até 12 horas.

Sintomas neuropsiquiátricos. São comuns a qualquer alucinógeno e incluem percepção neurossensorial aumentada, distorção do senso de tempo, euforia, sensação de bem-estar, percepção de estar alheio a eventos ou fora do corpo, experiências místicas ou espirituais. Um sintoma específico relacionado com o uso do LSD é a sinestesia (mistura de sentidos, como "ouvir" cores e "ver" sons). Sintomas negativos (a popularmente designada *bad trip*) podem incluir medo, pânico, disforia, terror e imagens assustadoras. Alucinógenos podem induzir psicose por dias.

Alterações de sinais vitais. Geralmente são pequenas, e sua presença deve levar à pesquisa de outras toxinas, como *ecstasy* e cocaína. Hipertensão e taquicardia sem repercussão podem ocorrer.

Hipertermia. Raramente ocorre em intoxicação isolada por alucinógenos, mas, quando aparece, é sinal de toxicidade grave. Costuma ser secundária à agitação psicomotora, mas pode ocorrer também por síndrome serotoninérgica (alteração do estado mental, anormalidades neuromusculares e hiperatividade autonômica).

▼ EXAMES COMPLEMENTARES

Exames complementares podem ser dispensados quando o paciente consegue relatar o uso de alucinógenos. A maioria das substâncias não é detectada em exames-padrão para substâncias de abuso; no entanto, glicemia capilar e eletrocardiograma são úteis para todos os casos. Se houver suspeita de toxicidade grave, devem ser realizados exames de função renal, enzimas musculares e eletrólitos.

▼ DIAGNÓSTICO DIFERENCIAL

- Outras substâncias que possam causar agitação, como inibidores de receptação de serotonina ou neurolépticos
- Intoxicação por anticolinérgicos, como atropina ou brometo de N-butilescopolamina
- Outras causas de alteração neuropsiquiátrica, como hipoglicemia, hipoxia, traumatismo craniano, infecções de sistema nervoso central, hipertireoidismo e doenças psiquiátricas.

▼ ABORDAGEM E CONDUÇÃO CLÍNICA

A Figura 26.1 apresenta o fluxograma de tomada de decisão em caso de intoxicação exógena por LSD e mescalina.

ATENÇÃO

A intoxicação exógena pode ser **desconhecida** ou **intencional** e, portanto, a história pode ser inconsistente, insuficiente ou incompatível.

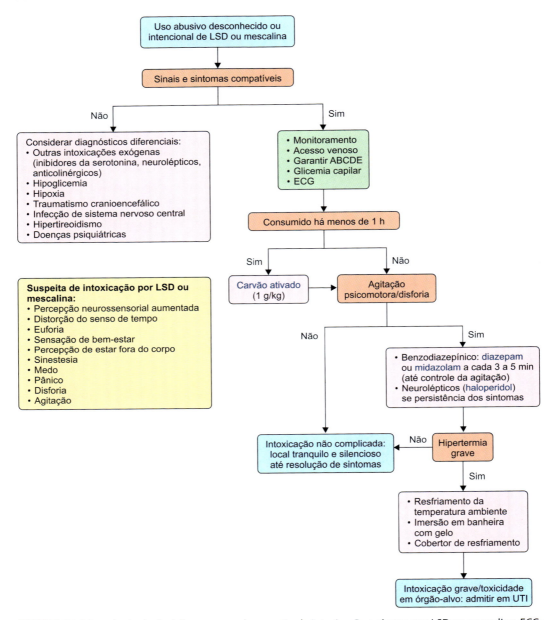

FIGURA 26.1 Sequência de decisões em caso de suspeita de intoxicação exógena por LSD ou mescalina. ECG: eletrocardiograma; UTI: unidade de terapia intensiva.

BIBLIOGRAFIA

Fantegrossi WE, Murnane KS, Reissig CJ. The behavioral pharmacology of hallucinogens. Biochem Pharmacol. 2008; 75:17.

Pianca TG, Sordi AO, Hartmann TC et al. Identification and initial management of intoxication by alcohol and other drugs in the pediatric emergency room. J Pediatr (Rio J). 2017; 93(Suppl 1):46-52.

Riordan M, Rylance G, Berry K. Poisoning in children 5: rare and dangerous poisons. Arch Dis Child. 2002; 87(5):407-10.

Schvartsman C, Schvartsman S. Acute poisoning in children. J Pediatr (Rio J). 1999; 75(Suppl 2):S244-50.

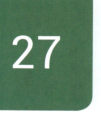

27 Intoxicação Aguda por Álcool

Benito Lourenço

▼ DEFINIÇÃO

Intoxicação aguda por álcool caracteriza-se por distúrbio transitório do nível de consciência, com graus variáveis de prejuízo na cognição e na percepção sensorial, mudanças comportamentais e em funções psicofisiológicas. Vômito com risco de aspiração, hipoglicemia e depressão respiratória são complicações que ameaçam a vida. Outros riscos também se associam ao estado tóxico: quedas e traumatismos, acidentes automobilísticos, crimes, violência sexual, prática sexual desprotegida, gravidez na adolescência e suicídio.

Todos os pacientes com alteração do nível de consciência admitidos em uma unidade de urgência pediátrica, particularmente os adolescentes, devem ser questionados sobre o uso de substâncias lícitas ou não – em especial a mais frequentemente disponível e acessível: o álcool.

Diferentemente da população adulta, que pode apresentar um padrão de consumo crônico e abusivo de bebidas alcoólicas, em adolescentes o padrão de uso em *binge* (beber pesado episódico) é mais nocivo e fortemente associado a comportamentos de risco. Define-se o *binge drinking*, em adolescentes, como o consumo de 3 a 5 ou mais doses de álcool (dependendo de idade e sexo) em uma única ocasião, o que geralmente resulta em um quadro de intoxicação aguda.

Em crianças, é frequente a intoxicação por ingestão de produtos domésticos que contêm álcool, tais como perfumes, loções pós-barba, alguns colutórios bucais, medicamentos e solventes.

Como regra geral, níveis inferiores a 25 mg/dℓ estão associados a sensação de calor e bem-estar. A euforia e a diminuição do julgamento ocorrem em níveis entre 25 e 50 mg/dℓ. Descoordenação, diminuição do tempo de reação e ataxia ocorrem em níveis de 50 a 100 mg/dℓ. A disfunção cerebelar ocorre em níveis de 100 a 250 mg/dℓ. Coma pode ocorrer em níveis superiores a 250 mg/dℓ, enquanto depressão respiratória, perda de consciência e risco de morte ocorrem em níveis superiores a 300 a 400 mg/dℓ.

▼ QUADRO CLÍNICO | EXAME FÍSICO

Bebedores novatos, não crônicos, como são os adolescentes, exibem sintomas mais previsíveis, diferentemente dos usuários crônicos adultos, que por vezes demonstram pouca sintomatologia com níveis séricos muito altos de etanol (fenômeno de tolerância).

O diagnóstico diferencial das condições que alteram o comportamento, as percepções sensoriais e o nível de consciência é amplo (ver adiante). Assim, um exame clínico detalhado é fundamental para revelar as informações não tão claras. Outro ponto a ser considerado é que o uso concomitante de álcool e outras drogas é comum, e as combinações de etanol com outros sedativos hipnóticos ou opioides podem potencializar seus efeitos sedativos.

A intoxicação aguda por álcool pode ser identificada pela combinação dos fatores a seguir.

Relato do paciente ou dos acompanhantes. A coleta de informações na admissão pode ser comprometida pelo estado de consciência do paciente ou pela ausência de testemunhas fidedignas. É preciso estar ciente de que os pacientes geralmente relutam em admitir o uso e subestimam a quantidade de etanol que ingeriram. No caso de crianças, informações devem ser obtidas para identificar as condições de segurança do seu domicílio (acessibilidade ao álcool).

Observação e exame clínico do estado mental do paciente. Pacientes com níveis menores de alcoolemia que se manifestam com desinibição, relaxamento e euforia (início da fase excitatória da intoxicação alcoólica) dificilmente procuram um serviço de emergência. Dependendo da dose ingerida, essa fase pode ser seguida por níveis progressivos de depressão do sistema nervoso central (SNC). Assim, pacientes com quadros mais estabelecidos de alterações comportamentais e ataxia e em fase depressora da intoxicação etílica são mais comuns no pronto-socorro, pela exuberância de suas manifestações. Os principais achados no paciente intoxicado são:

- Sinais comportamentais: desinibição/euforia/excitação, argumentatividade, comportamento agressivo, labilidade do humor, dificuldade de atenção, dificuldade de julgamento, comprometimento dos reflexos sensitivos, prejuízo do funcionamento social
- Sinais clínicos: odor etílico, marcha instável e dificuldade de coordenação, dificuldade em permanecer de pé, fala arrastada, nistagmo, rebaixamento do nível de consciência que pode evoluir até para estupor ou coma, rubor facial, hiperemia conjuntival, vômito, hipotensão e taquicardia (vasodilatação/desidratação), convulsões (hipoglicemia).

Determinação dos níveis séricos de etanol. É o padrão-ouro para identificação e quantificação do álcool no sangue do paciente. O uso do etilômetro (detecção respiratória) é um método mais rápido, não disponível na maior parte dos pronto-atendimentos. É importante observar que, na prática, o uso do etilômetro ou até mesmo de "fitas urinárias" visa detectar o uso, e não diagnosticar a intensidade ou o nível de intoxicação.

◥ DIAGNÓSTICO DIFERENCIAL

Os principais diagnósticos diferenciais da intoxicação aguda por álcool são:

- Hipoglicemia
- Intoxicação por outros depressores do SNC (p. ex., benzodiazepínicos, opioides, barbitúricos)
- Meningite e encefalite

- Cetoacidose diabética
- Estado hiperosmolar hiperglicêmico
- Outras causas de acidose metabólica e alterações eletrolíticas
- Encefalopatia hepática
- Traumatismo craniano.

◥ ABORDAGEM E CONDUÇÃO CLÍNICA

O tratamento fundamenta-se nos cuidados de suporte e atenção para o risco de complicações (Figura 27.1). Hipoglicemia e depressão respiratória são as duas complicações mais imediatas que ameaçam a vida. A atitude do profissional deve ser acolhedora, sem julgamento moral. Deve-se oferecer local de segurança, cadeira ou maca com proteção lateral e cabeceira elevada, para evitar quedas.

Sempre considere o ABCDE durante toda a permanência do paciente. Tal como acontece com todos os pacientes de emergência, o tratamento inicial deve focar vias aéreas, respiração e circulação. A descontaminação gástrica raramente é necessária para intoxicação alcoólica. Uma exceção a isso pode ser um paciente que se apresente imediatamente após a ingestão de álcool, no qual se espera recuperar quantidade significativa por aspiração com sonda nasogástrica. A administração de carvão ativado não é recomendada. A diurese forçada também não é útil, porque a metabolização do etanol é hepática.

É importante salientar que pouco se pode fazer para acelerar a metabolização do álcool e aliviar os sintomas de embriaguez. Em adultos, algumas publicações sobre o uso de metadoxina (derivado da piridoxina) demonstram segurança e efetividade na redução dos níveis séricos de álcool e melhora dos sintomas. Ainda não existem trabalhos na população de crianças e adolescentes.

Deve-se manter a hidratação adequada do paciente, que pode estar prejudicada em consequência de vômitos e efeito diurético do álcool.

A temperatura corporal do paciente deve ser mantida.

Fármacos depressores do SNC estão contraindicados.

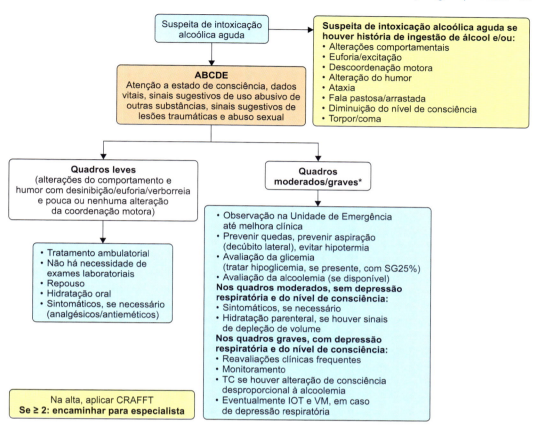

FIGURA 27.1 Fluxograma de atendimento da intoxicação alcoólica aguda. *Na intoxicação etílica no lactente e na criança menor de 2 anos, indicam-se observação clínica e abordagem intensiva independentemente da gravidade. CRAFFT: *car, relax, alone, forget, family/friends, trouble*; TC: tomografia computadorizada; IOT: intubação orotraqueal; VM: ventilação mecânica.

Em caso de agitação intensa ou violência física, é possível usar haloperidol (0,025 a 0,075 mg/kg/dose por via intramuscular [IM]) e protocolos específicos de contenção. Trata-se de uma medida de exceção e deve-se considerar a possibilidade de interação entre as substâncias sedativas e o álcool, com risco de hipotensão e depressão respiratória.

Se necessário, sintomáticos podem ser utilizados para vômito e cefaleia.

Em casos de alterações de consciência desproporcionais em relação à quantidade ingerida de álcool ou ao nível de alcoolemia, deve-se pensar na possibilidade de lesão cerebral concomitante (traumatismo) ou coingestão de fármacos ou substâncias. Na suspeita de traumatismo e sinais neurológicos focais, neuroimagem deverá ser obtida.

A hipoglicemia é uma das complicações da intoxicação aguda por álcool mais frequentes em idade pediátrica. A etiologia da hipoglicemia é multifatorial, mas, em grande parte, secundária à inibição da gliconeogênese por etanol e relacionada à diminuição das reservas de glicogênio relativamente menores em crianças (grupo mais vulnerável à hipoglicemia em comparação com adolescentes e adultos), em decorrência de jejum e atividade física prévia à ingestão de álcool. A determinação da glicemia capilar é um exame acessível, e o monitoramento glicêmico deve ser realizado durante o período de vigilância clínica até a alta. Em crianças, a tríade clássica de sinais de intoxicação por etanol inclui coma, hipoglicemia e hipotermia. Tais sinais geralmente ocorrem quando o nível de etanol no sangue excede 50 a 100 mg/dℓ; no entanto, a hipoglicemia pode ser observada com níveis séricos de etanol tão baixos quanto 50 mg/dℓ. A intoxicação etílica tipicamente mascara a taquicardia e a diaforese associadas à hipoglicemia.

Pacientes com quadros diagnosticados (a critério do examinador) como leves, sem hipoglicemia e sem vômito poderão ser encaminhados ao domicílio com medidas de suporte como hidratação oral e medicação sintomática. O uso rotineiro do nível sérico de álcool no sangue é controverso, em grande parte porque é pouco provável que altere o manejo em um paciente acordado e alerta. Os quadros moderados e graves devem permanecer na unidade de saúde para observação e cuidados mais específicos. Em crianças, o etanol é eliminado em taxas de aproximadamente 30 mg/dℓ/h, o que é mais rápido do que a taxa de depuração em adultos. Bebedores não crônicos apresentam taxa de depuração mais lenta que os usuários frequentes (cerca de 15 a 20 mg/dℓ/h).

A indicação de tiamina, comum em pacientes adultos usuários crônicos de álcool, não é realizada rotineiramente em adolescentes. Pode ser indicada no coma (suspeita de encefalopatia de Wernicke-Korsakoff). Não há evidências científicas suficientemente fortes sobre as doses adequadas de tiamina (doses entre 100 e 300 mg IM).

Os metabólitos do etanol são tóxicos, principalmente o acetaldeído, que é responsável por sensação de mal-estar, náuseas, vômito, cefaleia, tontura e indisposição pós-embriaguez. Esses sintomas costumam ser autolimitados e desaparecem com o uso de sintomáticos.

ALTA E ACOMPANHAMENTO

Grande importância tem sido dada ao papel dos profissionais que atendem adolescentes na identificação e no acompanhamento dos casos que apresentam uso nocivo de substâncias, categorizados na edição mais recente do Manual Diagnóstico e Estatístico dos Transtornos Mentais (DSM-5) como transtornos relacionados a substâncias. A característica essencial de um transtorno por uso de substâncias consiste na presença de um agrupamento de sintomas (baixo controle, prejuízo social, uso arriscado e fissura) indicando o uso contínuo pelo indivíduo, apesar de problemas significativos relacionados à substância.

Antes de dar alta a pacientes recuperados de seu estado agudo de intoxicação, o profissional de saúde deve identificar quais adolescentes merecem encaminhamento específico para aprofundar a discussão sobre tópicos relacionados ao uso de álcool. Mesmo não sendo a emergência pediátrica um local propício para uma conversa com o adolescente sobre seu padrão de consumo, instrumentos de rastreamento foram criados e validados para detecção dos pacientes que merecem maior atenção. Um dos questionários de triagem validados e mais utilizados é o CRAFFT, que consiste em seis perguntas rápidas que podem ser feitas ao adolescente a respeito do consumo de bebidas alcoólicas nos últimos 12 meses:

- Já andou em um carro ou moto após ter consumido bebida alcoólica? (*Car*)
- Já consumiu álcool ou outras drogas para relaxar, sentir-se bem ou se enturmar? (*Relax*)
- Já consumiu álcool ou outras drogas quando estava sozinho(a)? (*Alone*)
- Já se esqueceu do que fez após consumir álcool ou outras drogas? (*Forget*)
- Sua família e amigos já pediram que diminuísse seu consumo de álcool e outras drogas? (*Family/Friends*)
- Já se envolveu em problemas enquanto estava sob efeito de álcool ou outras drogas? (*Trouble*).

Duas ou mais respostas positivas sugerem maior risco de transtorno de uso e sinalizam necessidade de melhor avaliação/encaminhamento.

ATENÇÃO

A intoxicação exógena pode ser **desconhecida** ou **intencional** e, portanto, a história pode ser inconsistente, insuficiente ou incompatível.

BIBLIOGRAFIA

American Psychiatric Association (APA). Diagnostic and statistical manual of mental disorders. 5. ed. Arlington: APA; 2013.

Ernst AA, Jones K, Nick TG et al. Ethanol ingestion and related hypoglycemia in a pediatric and adolescent emergency department population. Acad Emerg Med. 1996; 3(1):46-9.

Knight JR, Sherritt L, Shrier LA et al. Validity of the CRAFFT substance abuse screening test among adolescent clinic patients. Arch Pediatr Adolesc Med. 2002; 156(6):607-14.

Kraut JA, Kurtz I. Toxic alcohol ingestions: clinical features, diagnosis, and management. Clin J Am Soc Nephrol. 2008; 3(1):208-25.

Lamminpaa A. Alcohol intoxication in childhood and adolescence. Alcohol. 1995; 30(1):5-12.

Megarbane B, Borron SW, Baud FJ. Current recommendations for treatment of severe toxic alcohol poisonings. Intensive Care Med. 2005; 31(2):189-95.

National Institute on Alcohol Abuse and Alcoholism. Alcohol screening and brief intervention for youth. A practitioner's guide. 2011. Disponível em: www.niaaa.nih.gov/youthguide.

Vonghia L, Leggio L, Ferrulli A et al. Alcoholism Treatment Study Group. Acute alcohol intoxication. Eur J Intern Med. 2008; 19(8):561-7.

Seção D | Queimaduras

28

Queimaduras Térmica, Cutânea (Escaldadura, Fogo) e Inalatória

Katharina R. Rodrigues

DEFINIÇÃO

Queimadura é uma patologia traumática potencialmente grave que atinge todos os grupos populacionais. Por ser frequente, é fundamental que o pediatra emergencista saiba identificar e tratar adequadamente essa lesão. Por definição, queimadura térmica é aquela provocada por fontes de calor como fogo, líquidos ferventes, vapores, objetos quentes e excesso de exposição ao sol.

ETIOLOGIA

Nos EUA, queimaduras são a 4ª principal causa de morte acidental, precedida apenas por acidente automobilístico, atropelamento e afogamento. Mais de 120.000 crianças buscam anualmente o pronto-atendimento apresentando queimaduras. Em crianças com menos de 5 anos de idade, predominam as queimaduras por escaldadura. Em crianças mais velhas, são mais comuns as queimaduras por chamas. A

mortalidade é proporcional à porcentagem de superfície corpórea queimada, sendo maior em crianças com lesão inalatória.

CLASSIFICAÇÃO

As queimaduras podem ser classificadas por sua extensão e profundidade.

▪ Profundidade

Essa classificação, que pode ser difícil nos primeiros dias, é realizada por meio de observação. Os quatro graus de queimaduras, de acordo com sua profundidade, são apresentados na Tabela 28.1.

▪ Extensão

Os métodos para se avaliar a extensão das queimaduras consideram apenas aquelas de 2º e de 3º graus. Em pediatria, considera-se o paciente

TABELA 28.1 Classificação da queimadura pela sua profundidade.

Classificação	Profundidade	Aspecto	Sensibilidade	Cicatrização
Superficial ou de 1º grau	Limita-se à epiderme	Eritema e edema, sem formação de bolhas	Dolorosa	Cicatrização completa em 3 a 6 dias
Parcial superficial ou de 2º grau superficial	Destruição da epiderme e metade da derme	Eritema e edema, com formação de bolhas	Bastante dolorosa	A recuperação pode ser integral, mas há perda da espessura da derme (geralmente, ficam discromias); cicatrização em 7 a 21 dias
Parcial profunda ou de 2º grau profunda	Destruição da epiderme e de mais de 50% da derme	Aparência pálida e seca, sem bolhas	Dolorosa somente quando pressionada	Mais de 21 dias para cicatrização; tende a formar cicatrizes hipertróficas e retrações
Espessura total ou de 3º grau	Destruição da epiderme e de toda a derme	Aspecto pálido, endurecido e seco	Indolor	Cicatrização a partir da periferia, com retração das bordas
4º grau	Atinge fáscia, músculo, osso e/ou órgãos internos	–	–	–

um grande queimado quando mais de 10% da sua superfície corporal é afetada. São vários os métodos disponíveis para o cálculo dessa porcentagem, sendo os mais importantes:

- Lund e Browder (Figura 28.1)
- Regra dos nove (Figura 28.2)
- Regra da mão espalmada: a mão da criança corresponde a cerca de 1% de sua superfície corpórea.

◥ QUADRO CLÍNICO | EXAME FÍSICO

É importante obter uma história detalhada do traumatismo. O mnemônico SAMPLE é útil para lembrar os principais dados da anamnese:

- S – sinais e sintomas
- A – alergias
- M – medicações em uso
- P – passado médico/gravidez
- L – líquidos e alimentos ingeridos
- E – eventos relacionados com o traumatismo e ambiente do traumatismo.

Alguns dados de história podem identificar fatores de risco para complicações:

- Pacientes que sofreram queimaduras por chamas em ambiente fechado podem apresentar lesão inalatória

- Crianças com queimaduras por chamas podem ter sido expostas a tóxicos como monóxido de carbono e cianeto
- História de queda ou explosão aumenta as chances de outras lesões traumáticas
- Pacientes com queimadura elétrica com alta voltagem (> 1.000 V) podem apresentar complicações como arritmias cardíacas, fraturas, síndrome compartimental e mioglobinúria
- História inconsistente pode indicar maus-tratos.

◥ ABORDAGEM E CONDUÇÃO CLÍNICA

▪ Pré-hospitalar

As prioridades do atendimento pré-hospitalar incluem as seguintes condutas:

- Remoção da criança para um local seguro, atendendo às normas de segurança para o socorrista
- Contenção da causa do acidente
- Retirada das roupas, incluindo acessórios (anéis, correntes)
- Lavagem copiosa do local com água corrente em caso de queimadura química

CAPÍTULO 28 • Queimaduras Térmica, Cutânea (Escaldadura, Fogo) e Inalatória

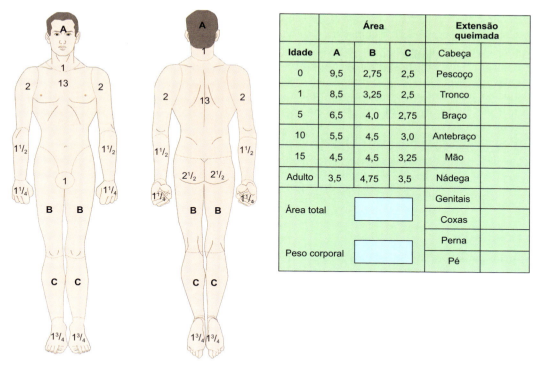

FIGURA 28.1 Cálculo da área queimada (esquema de Lund e Browder).

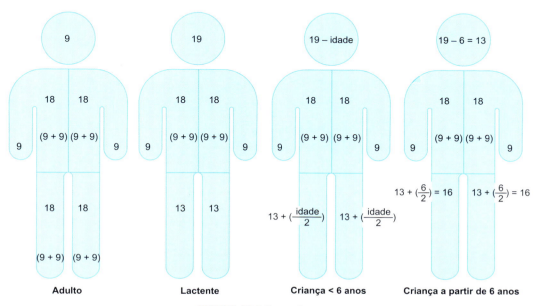

FIGURA 28.2 Regra dos nove.

- Suporte básico de vida: ABCDE (via aérea, respiração, circulação, disfunção, exposição)
- Cobertura da área ferida com pano estéril, pois diminui a dor e aquece a criança
- Transporte rápido da criança para um hospital
- Acesso intravenoso e ressuscitação hídrica não são indicados no local do acidente se o transporte for imediato (menos de 1 hora)
- Ressuscitação fluídica (soro fisiológico ou Ringer lactato 10 mℓ/kg/h) pode ser necessária em caso de queimaduras extensas (> 10% da superfície corpórea) ou transportes prolongados.

Hospitalar

As prioridades iniciais no manejo do paciente queimado são as mesmas do paciente traumatizado: ABCDE. Condições que imponham risco à vida devem ser rapidamente reconhecidas e prontamente tratadas.

As indicações da American Burn Association para internação hospitalar são:

- Mais de 5 a 10% de superfície corpórea queimada
- Queimaduras de 3º grau acometendo 2 a 5% da superfície corpórea
- Queimadura circunferencial
- Comorbidades que predisponham a complicações (como diabetes melito e anemia falciforme)
- Suspeita de maus-tratos.

A mesma associação sugere o encaminhamento para um centro especializado em queimaduras nos seguintes casos:

- Queimaduras de 2º grau acometendo mais de 10% da superfície corporal
- Queimadura em face, mãos, pés, genitália, períneo ou grandes articulações
- Queimaduras de 3º grau
- Queimaduras elétricas graves
- Queimaduras químicas
- Lesão inalatória
- Doença prévia capaz de complicar o tratamento da queimadura
- Outro traumatismo associado
- Necessidade de auxílio social, emocional ou de reabilitação.

A Figura 28.3 resume as principais etapas no tratamento de um grande queimado.

Emergência

A Figura 28.4 mostra esquematicamente um fluxograma de atendimento ao paciente vítima de queimadura térmica, cutânea ou inalatória.

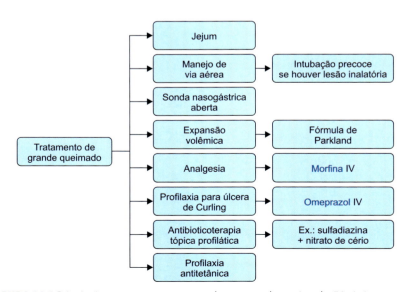

FIGURA 28.3 Principais etapas no tratamento de um grande queimado. IV: via intravenosa.

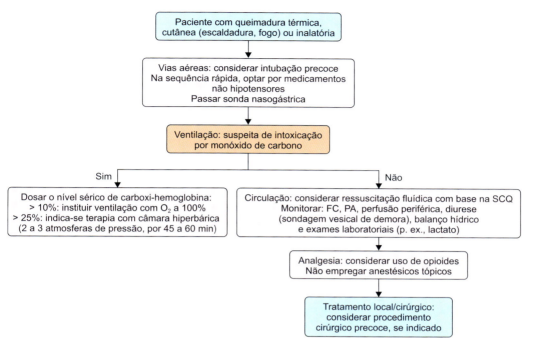

FIGURA 28.4 Fluxograma de atendimento ao paciente vítima de queimadura térmica, cutânea ou inalatória. SCQ: superfície corporal queimada; FC: frequência cardíaca; PA: pressão arterial;

▪ Vias aéreas

Pacientes com queimaduras em vias aéreas superiores devem ser intubados precocemente. A Figura 28.5 apresenta sinais e sintomas clínicos sugestivos de lesão inalatória.

Na sequência rápida de intubação, deve-se optar por medicamentos não hipotensores (p. ex., cetamina) e evitar o uso de succinilcolina (suxametônio), pelo risco de hiperpotassemia. Além disso, é preciso lembrar da passagem de uma sonda nasogástrica na criança intubada.

▪ Ventilação

O distúrbio ventilatório pode ter diversas etiologias: rebaixamento do nível de consciência, inalação de fumaça ou toxinas (p. ex., monóxido de carbono e cianeto), lesões traumáticas associadas e/ou síndrome compartimental por queimadura torácica e/ou abdominal circunferencial.

Na suspeita de intoxicação por monóxido de carbono, é preciso dosar o nível sérico de carboxi-hemoglobina: quando > 10%, instituir ventilação com O_2 a 100%; quando > 25%, indica-se terapia com câmara hiperbárica (2 a 3 atmosferas de pressão, por 45 a 60 minutos). Vale lembrar que a leitura do oxímetro de pulso na intoxicação por monóxido de carbono pode estar falsamente normal.

▪ Circulação

A ressuscitação fluídica é parte fundamental do atendimento ao paciente queimado e é realizada com base na porcentagem de superfície corpórea queimada. Várias fórmulas orientam o volume de fluido a ser administrado, sendo comum o uso da fórmula de Parkland, que é acrescida de soro de manutenção em crianças com menos de 5 anos de idade ou 30 kg. É importante obter acessos vasculares em locais não queimados.

Fórmula de Parkland: 4 ml/kg/%SCQ (superfície corporal queimada); quando a porcentagem de SCQ é maior que 50%, para termos de cálculo, fixa-se o valor de 50%.

Deve-se administrar, na forma de Ringer lactato ou soro fisiológico, 50% do volume nas primeiras 8 horas (a contar do acidente) e a outra metade nas 16 horas subsequentes.

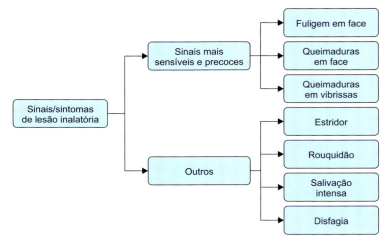

FIGURA 28.5 Sinais e sintomas de lesão inalatória.

É importante ressaltar que as fórmulas servem como ponto de partida para as quantidades necessárias de reposição volêmica. Outros parâmetros também devem ser considerados, como frequência cardíaca, pressão arterial, perfusão periférica, diurese (sondagem vesical de demora), balanço hídrico e exames laboratoriais (p. ex., lactato). Em crianças de até 30 kg, objetiva-se uma diurese de 1 a 2 mℓ/kg/h nas primeiras 24 horas após o traumatismo. Naquelas com mais de 30 kg, o alvo da diurese é de 0,5 a 1 mℓ/kg/h. Caso haja hematúria ou mioglobinúria, deve-se objetivar o dobro dessa diurese. Devem-se monitorar com atenção a glicemia e a glicosúria, porque hiperglicemia provocando diurese osmótica pode dar a falsa impressão de hidratação adequada.

A avaliação laboratorial inicial deve englobar a dosagem no sangue dos seguintes parâmetros: hemograma completo, tipagem sanguínea, ureia, creatinina, eletrólitos, gasometria arterial, lactato, glicemia, carboxi-hemoglobina e creatinofosfoquinase. Também se devem solicitar urina tipo 1 e dosagem de mioglobina urinária.

▪ Analgesia

É fundamental o controle álgico em pacientes queimados, o que pode ser realizado com o uso de opioides. Vale lembrar que agitação nem sempre é sinal de dor, devendo-se considerar hipoxia, choque, intoxicação por monóxido de carbono ou cianeto e traumatismo cranioencefálico como possíveis causas. Não se devem empregar anestésicos tópicos para controle da dor.

▪ Outros aspectos

Após uma queimadura, é fundamental avaliar a necessidade de profilaxia antitetânica. Além disso, grandes queimados necessitam de profilaxia de úlcera gástrica.

Merecem especial atenção queimaduras em face (com urgente avaliação das córneas) e lesões no pavilhão auditivo, pois podem evoluir para condrite supurativa.

A antibioticoterapia sistêmica profilática não costuma ser usada, por serem controversos os dados da literatura relacionados com queimaduras graves.

▪ Tratamento local/cirúrgico

A programação cirúrgica das queimaduras deve ocorrer precocemente, já nas primeiras 48 horas após o traumatismo, assim que o paciente estiver estabilizado do ponto de vista hemodinâmico. O tempo cirúrgico, quando indicado, não deve tardar mais do que 7 dias, pois há risco crescente de infecção do local cirúrgico.

O tratamento cirúrgico visa tanto ao desbridamento de tecidos necróticos como à cobertura da área lesada. Esta última pode ser realizada por meio do fechamento primário da lesão ou pelo uso de enxertos ou retalhos cirúrgicos. Em queimaduras de 2º ou 3º grau circunferenciais, nas quais há risco de evolução para síndrome compartimental, podem ser necessárias escarotomias. Curativos oclusivos e com antibiótico tópico são preconizados, pois auxiliam na hemostasia da área desbridada e no controle infeccioso da lesão.

A conduta frente a bolhas é controversa. Quem defende a ruptura e o desbridamento de bolhas intactas argumenta que bolhas grandes e em expansão podem exercer pressão sobre o leito de pele subjacente e limitar a movimentação. Bolhas intactas também prejudicam a avaliação acurada da profundidade da queimadura e, em tese, aumentam o risco infeccioso e dificultam o processo de cicatrização. Por outro lado, há quem defenda que as bolhas sejam barreiras naturais contra a infecção e facilitem a cicatrização, além de manter a umidade da lesão. Apesar dessa controvérsia, bolhas grandes, frágeis ou dolorosas costumam ser removidas.

◣ BIBLIOGRAFIA

American Burn Association. Practice guidelines. Disponível em: https://apps.dtic.mil/dtic/tr/fulltext/u2/a627709.pdf.

ATLS Subcommittee; American College of Surgeons' Committee on Trauma; International ATLS working group. Advanced Trauma Life Support (ATLS®): the ninth edition. J Trauma Acute Care Surg. 2013; 74(5):1363-6.

Martins HS, Damasceno MST, Awada SB. Pronto-socorro: medicina de emergência. 3. ed. São Paulo: Manole; 2012.

Stape A, Troster EJ, Pinus J et al. Trauma na criança: da prevenção à reabilitação. São Paulo: Roca; 2013.

29 Queimadura Química

Fabiana Gonçalves Cirino Mello ♦ Fernanda Misumi

◣ DEFINIÇÃO

Queimadura é uma lesão tecidual causada por traumatismos térmicos, químicos, elétricos ou radioativos. Sua gravidade é estipulada pela porcentagem de tecido atingido, pelo tempo de exposição e pelo agente causal.

As queimaduras constituem um importante problema de saúde pública, tanto pelo número de pacientes acometidos quanto pelo gasto gerado no seu tratamento e acompanhamento pós-internação, em função das sequelas físicas e psicológicas, de alta taxa de morbidade e mortalidade.

As queimaduras químicas ocorrem quando uma substância química, geralmente um ácido, uma base ou um composto orgânico, entra em contato com a pele. Os produtos químicos podem causar danos diretos às células por meio de múltiplos mecanismos, como oxidação, redução, desnaturação e desidratação, dependendo da substância. Essas reações costumam ser exotérmicas (reação química que libera energia em forma de calor), o que pode adicionar dano térmico à lesão química. A duração da exposição em queimaduras químicas geralmente é maior do que a das queimaduras térmicas porque a exposição à substância estende-se até a completa remoção do agente. A gravidade da queimadura química é determinada por vários fatores, incluindo mecanismo de ação, quantidade, concentração, força de penetração e duração do contato com a pele.

◣ EPIDEMIOLOGIA

Estudos epidemiológicos mundiais indicam que a queimadura é uma das principais causas de

108 PARTE 2 • Acidentes Comuns na Infância

acidentes não intencionais em crianças e adolescentes.

Estima-se que ocorram 1 milhão de acidentes por queimaduras ao ano no Brasil. Os dados epidemiológicos revelam que cerca de 50% das queimaduras ocorrem em ambientes domésticos, com 80% dos acidentes ocorridos na cozinha. Além disso, as queimaduras químicas representam 1 a 4% das queimaduras em geral, com cerca de 40% de letalidade.

Por serem mais vulneráveis a situações que as exponham a queimaduras, as crianças demandam vigilância e atuação eficaz dos adultos, com o intuito de promover sua proteção e bem-estar. Dentre os acidentes infantis, as queimaduras são relevantes por sua elevada morbimortalidade e pelas sequelas físicas e psicológicas relacionadas além de ter elevado custo econômico e social, incluindo gastos hospitalares.

◥ ETIOLOGIA

Os produtos domésticos, como produtos de limpeza de vasos sanitários, detergentes e alvejantes, constituem a causa mais comum de queimadura química em crianças, sendo responsáveis por aproximadamente 1% do total registrado de queimaduras. Substâncias comuns encontradas nesses produtos incluem ácido clorídrico, ácido fosfórico, ácido sulfúrico, ácido fluorídrico, hidróxido de sódio e hidróxido de potássio. As causas menos comuns de queimaduras químicas em crianças são as exposições a metais elementares, fenol, agentes de guerra química, cal seca e fósforo branco.

◥ QUADRO CLÍNICO | EXAME FÍSICO

A partir do exame físico é possível determinar a gravidade da queimadura, com base na área da superfície do corpo afetada e na profundidade da queimadura. Em crianças, área de superfície da cabeça e do pescoço é maior em comparação aos adultos, enquanto a área de superfície das extremidades inferiores é menor.

O diagrama de Lund e Browder (ver Figura 28.1, no capítulo anterior) é o método mais usado e preciso para estimar a área de superfície queimada em crianças. É responsável pela

variação na forma do corpo com a idade para viabilizar uma avaliação precisa da área de superfície corporal afetada. Se estiver não disponível, a palma da mão do paciente, independentemente da idade, pode ser usada para estimar 1% da área da superfície corporal (Figura 29.1).

É importante não subestimar a área de superfície corporal em criança, pois a razão entre a área de superfície corporal e a massa em crianças aumenta em relação aos adultos, e o volume de fluido necessário por porcentagem da área da superfície corporal queimada é maior. Além disso, devido aos seus estoques limitados de glicogênio, bebês e crianças correm risco de desenvolver hipoglicemia, se isso não for considerado. Em crianças com menos de 5 anos de idade ou menos de 30 kg, utiliza-se a fórmula de Parkland: 4 mℓ/kg/%SCQ (superfície corporal queimada), administrando-se metade do volume nas primeiras 8 horas e a outra metade nas 16 horas seguintes.

◥ ABORDAGEM E CONDUÇÃO CLÍNICA

O tratamento da queimadura é considerado difícil pela maioria dos médicos, tanto pela sua gravidade no período agudo como pelo grande número de complicações, como retrações e piora na qualidade de vida.

Na fase inicial, a irrigação e a desintoxicação após queimadura química são cruciais. O atendimento deve incluir:

- Remoção imediata do paciente do local da queimadura química e das vestimentas
- Irrigação precoce e completa com água abundante
- Lavagem do agente o mais rápido possível (a medida mais importante para evitar mais danos aos pacientes).

Após a descontaminação adequada, as queimaduras químicas devem ser tratadas da mesma maneira que as térmicas, com a aplicação de antibióticos e curativos tópicos conforme indicação clínica. Exposições químicas ao olho devem ser encaminhadas a um oftalmologista pediátrico. Embora a irrigação abundante da água deva ser usada para quase todas as queimaduras químicas, existem exceções importantes.

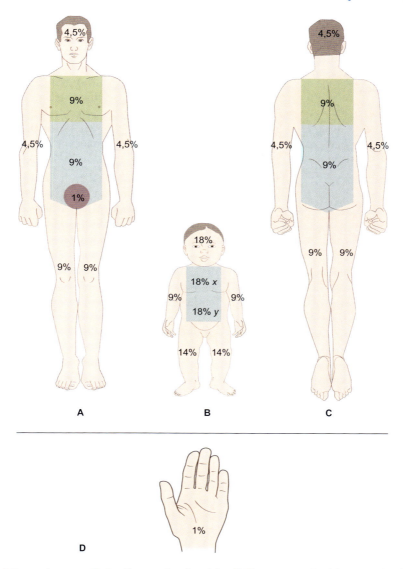

FIGURA 29.1 Regra dos nove. **A.** Região anterior do adulto. **B.** Troncos anterior (x) e posterior (y) da criança. **C.** Região posterior do adulto. **D.** Regra da palma da mão: geralmente a palma da mão de um indivíduo representa 1% de sua superfície corporal, sendo possível, a partir dela, estimar a extensão de uma queimadura, calculando-se o número de palmas.

O resultado da irrigação apenas com água é insatisfatório para alguns produtos químicos insolúveis em água. O fenol, por exemplo, é insolúvel em água e deve ser primeiro retirado da pele com esponjas embebidas nos seus agentes solubilizantes, tais como 50% de polietilenoglicol ou 70% de etanol até o cheiro de fenol ter desaparecido; somente então, deve ser realizada a lavagem com água. Cal seca e cimento contêm óxido de cálcio, que pode reagir com a água para formar hidróxido de cálcio, uma base forte prejudicial, e gerar calor extremo ao mesmo tempo. Portanto, a cal seca e o cimento devem ser removidos da pele antes da irrigação com água. O ácido sulfúrico concentrado e o ácido muriático criam uma reação exotérmica significativa quando combinados com água; portanto, esses agentes devem ser neutralizados com sabão ou água de cal antes da lavagem com água.

O uso de agentes neutralizantes deve ser cauteloso. Embora, teoricamente, as soluções neutralizantes possam efetivamente remover substâncias químicas ativas da ferida da pele e proporcionar alívio de novas lesões, o calor produzido na reação de neutralização causa mais danos térmicos. Enquanto isso, o controle da quantidade de agentes neutralizantes é muito difícil, e alguns deles podem causar toxicidade.

Alguns produtos domésticos, como removedores de ferrugem, produtos de vidro, ou limpadores de rodas automotivas, contêm ácido fluorídrico em concentrações menores em comparação a produtos industriais. Exposições dérmicas com ácido fluorídrico de baixa concentração podem não causar sintomas imediatos, uma vez que as moléculas penetram primeiramente no tecido e causam lesão celular. Para essas exposições dérmicas isoladas, o tratamento com soluções tópicas de cálcio (cloreto de cálcio ou gluconato de cálcio) ou injeções de cálcio subcutâneo, intravenoso ou intra-arterial, juntamente com o controle da dor, é uma abordagem eficaz. Hipocalcemia sistêmica ou hipomagnesemia é incomum nas exposições dérmicas isoladas ao ácido fluorídrico de baixa concentração. No entanto, quando ingerida ou com exposição cutânea a ácido fluorídrico de alta concentração, a hipocalcemia ou hipomagnesemia sistêmica pode ser fatal.

É recomendável seguir a abordagem ABCDE:

- Manutenção de via aérea patente
- Oxigênio em alto fluxo
- Acesso venoso periférico (dois acessos calibrosos em caso de choque)
- Remoção da substância em contato com o corpo.

A Figura 29.2 apresenta o fluxograma de tomada de decisão em caso de queimadura química.

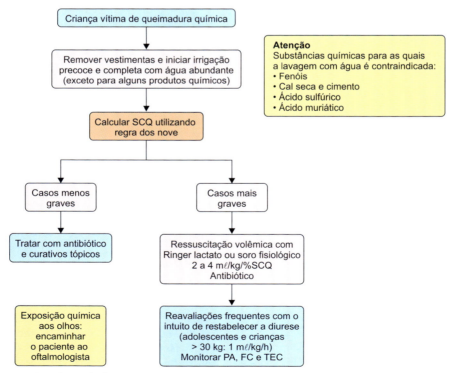

FIGURA 29.2 Sequência de decisões em caso de queimadura química. SCQ: superfície corporal queimada; PA: pressão arterial; FC: frequência cardíaca; TEC: tempo de enchimento capilar.

BIBLIOGRAFIA

Brasil. Ministério da Saúde. Secretaria de Atenção à Saúde. Departamento de Atenção Especializada. Cartilha para tratamento de emergência das queimaduras. Brasília: Ministério da Saúde; 2012.

Burd A, Yuen C. A global study of hospitalized paediatric burn patients. Burns. 2005; 31:432-8.

Carlsson A, Udén G, Håkansson A et al. Burn injuries in small children, a population-based study in Sweden. J Clin Nurs. 2006; 15:129-34.

D'Cruz R, Pang TC, Harvey JG et al. Chemical burns in children: aetiology and prevention. Burns. 2015; 41:764-9.

Hardwicke J, Bechar J, Husam B et al. Cutaneous chemical burns in children e a comparative study. Burns. 2013; 39(8):1626-30.

Palao R, Monge I, Ruiz M et al. Chemical burns: pathophysiology and treatment. Burns. 2010; 36(3):295-304.

Palmieri TL. Pediatric burn resuscitation. Crit Care Clin. 2016; 32:547-59.

Pham TN, Cancio LC, Gibran NS. American Burn Association Practice Guidelines Burn Shock Resuscitation. J Burn Care Res. 2008; 29:257-66.

Reed JL, Pomerantz WJ. Emergency management of pediatric burns. Pediatr Emerg Care. 2005; 21:118-29.

Romanowski KS, Palmieri TL. Pediatric burn resuscitation: past, present, and future. Burns Trauma. 2017; 5:26.

Strobel AM, Fey R. Emergency care of pediatric burns. Emerg Med Clin North Am. 2018; 36:441-58.

Tse T, Poon CHY, Tse KH et al. Pediatric burn prevention: an epidemiological approach. Burns. 2006; 32:229-34.

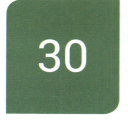

30 Queimadura Elétrica

Caroline Andrade Gomes

DEFINIÇÃO

A queimadura elétrica está relacionada com lesões causadas diretamente pela corrente elétrica sobre os tecidos e órgãos. Essas lesões alteram o potencial de repouso da membrana celular e causam tetania muscular pela conversão em energia térmica, podendo resultar em queimaduras de diferentes graus com destruição tecidual e necrose coagulativa. A queimadura elétrica também pode estar associada a lesão mecânica com traumatismo direto resultante de quedas ou contração muscular abrupta.

ETIOLOGIA

A lesão por corrente elétrica e sua gravidade dependem de quatro fatores determinantes:

- Intensidade da corrente elétrica (determinada pela voltagem e pela resistência, sendo que, quanto maior a voltagem da fonte, maior a lesão e quanto maior a resistência elétrica da pele, das mucosas e dos órgãos internos da vítima, menor o grau de lesão)
- Caminho percorrido pela corrente elétrica no corpo
- Tipo de corrente elétrica
- Duração do contato com a fonte de eletricidade.

Com relação à intensidade da corrente elétrica, os acidentes elétricos podem ser causados por raio, lesões de alta ou baixa voltagem. A Tabela 30.1 apresenta as lesões pelas diferentes voltagens e os danos característicos de cada tipo.

CLASSIFICAÇÃO

As lesões elétricas podem ser classificadas da seguinte maneira:

- Lesões elétricas verdadeiras: o paciente torna-se parte do circuito elétrico durante o acidente, apresentando um local de entrada e saída da corrente elétrica ao exame físico
- Lesões em *flash*: queimaduras superficiais na pele, sem circulação elétrica pelo organismo

112 PARTE 2 • Acidentes Comuns na Infância

TABELA 30.1 Lesões pelas diferentes voltagens e os danos causados.

Parâmetro	Raio	Alta voltagem	Baixa voltagem
Voltagem (V)	$> 30 \times 10^6$	> 1.000	< 600 (< 240)
Corrente (A)	> 200.000	< 1.000	< 240
Duração	Instantânea	Breve	Prolongada
Tipo de corrente	CD	CD ou CA	Em geral, CA
Parada cardíaca (causa)	Assistolia	Fibrilação ventricular	Fibrilação ventricular
Parada respiratória (causa)	Lesão direta ao SNC	Traumatismo indireto ou contrações tetânicas dos músculos respiratórios	Contrações tetânicas dos músculos respiratórios
Contração muscular	Simples	CD: simples; CA: tetânica	Tetânica
Queimaduras	Raras, superficiais	Comuns, profundas	Em geral, superficiais
Rabdomiólise	Incomum	Muito comum	Comum
Contusão (causa)	Efeito de explosão, onda de choque	Contração muscular, queda	Queda (incomum)
Mortalidade (aguda)	Muito alta	Moderada	Baixa

CD: corrente direta; CA: corrente alternada; SNC: sistema nervoso central. Fonte: Kombourlis, 2002.

- Lesões por chama: causadas por ignição da roupa das pessoas por arcos elétricos, podendo haver ou não circulação elétrica pelo organismo
- Lesões por raios: ocorrem em voltagens extremamente altas pelo menor tempo; a maioria do fluxo elétrico ocorre sobre o corpo.

◥ QUADRO CLÍNICO | EXAME FÍSICO

Sensação de formigamento, queimaduras de pele (mais comuns), lesão tecidual (pode não corresponder a lesões cutâneas, uma vez que a corrente elétrica pode ser transmitida para estruturas mais profundas antes de causar danos significativos à pele), síndrome compartimental, rabdomiólise, arritmias, taquicardia sinusal, alterações inespecíficas das ondas T e ST, bloqueios cardíacos, prolongamento do intervalo QT, convulsão, perda da consciência, amnésia, lesão medular, apneia e disfunção autonômica (pupilas fixas, dilatadas ou assimétricas, que não devem ser tomadas como parâmetros para decisão de encerrar medidas de ressuscitação).

◥ EXAMES COMPLEMENTARES

Hemograma, eletrólitos, ureia, creatinina, exames para avaliar função hepática, urina tipo I (avaliar mioglobinúria), creatinofosfoquinase e coagulograma. Exames de imagem devem ser realizados na suspeita de fraturas ósseas por contrações tetânicas. Eletrocardiograma deve ser solicitado para todos os pacientes.

◥ ABORDAGEM E CONDUÇÃO CLÍNICA

A criança vítima de acidente por eletricidade deve ser abordada inicialmente como vítima de traumatismo, seguindo a avaliação sequencial do Advanced Trauma Life Support (ATLS). Dessa maneira, devem ser medidas primárias durante o suporte médico a permeabilidade das vias aéreas, a respiração, a circulação e a imobilização cervical. Obtenção de acesso intravenoso, monitoramento cardíaco e oximetria de pulso também devem ser realizados no atendimento inicial.

Pacientes com queimaduras por corrente elétrica necessitam de reposição vigorosa de fluidos intravenosos (cloreto de sódio 0,9% ou Ringer lactato) iniciada precocemente, devido à possibilidade de lesões teciduais importantes. A reposição de fluidos geralmente é maior do que a realizada em vítimas de queimaduras térmicas, portanto não é indicado o cálculo da reposição hídrica pelas fórmulas de Parkland ou similares.

A reposição de fluidos é semelhante à realizada para se prevenir lesão renal aguda por mioglobinúria e, devido ao risco de hiperpotassemia, deve-se evitar reposição com fluidos contendo potássio. O objetivo da reposição volêmica é manter a perfusão renal, com débito urinário entre 1 e 2 mℓ/kg/h. O controle laboratorial de eletrólitos, principalmente potássio, deve ser realizado a cada 2 a 4 horas.

Quanto a arritmias cardíacas, o manejo deve ser realizado conforme orientado pelo Pediatric Advanced Life Support (PALS), devendo-se manter o monitoramento cardíaco por pelo menos 24 horas após o acidente.

As lesões cutâneas podem requerer avaliação de centro especializado para queimaduras e tratamento com fasciotomia, escarotomia, reconstrução extensa da pele ou amputação de membros em casos graves. Deve-se realizar antibioticoterapia profilática tópica para queimaduras não superficiais.

Em relação às lesões abdominais, apesar de menos comuns, deve-se estar atento aos sintomas de dor abdominal, íleo paralítico e isquemia mesentérica, que podem necessitar de avaliação pela cirurgia pediátrica. É necessário iniciar terapia profilática para proteção gástrica, uma vez que vítimas de queimaduras elétricas têm maior chance de desenvolver úlceras gástricas por estresse.

O início precoce de fisioterapia, em casos de lesões extensas, também auxilia na prevenção da deterioração do estado funcional. Em vítimas de grandes acidentes, a avaliação pela psiquiatria pode ser necessária, a fim de prevenir e identificar distúrbios de estresse pós-traumático e comportamentais.

Exames otológicos e audiométricos devem ser realizados após estabilização, podendo revelar lesões a serem reparadas em um segundo momento.

A Figura 30.1 apresenta o fluxograma de tomada de decisão em caso de queimadura elétrica.

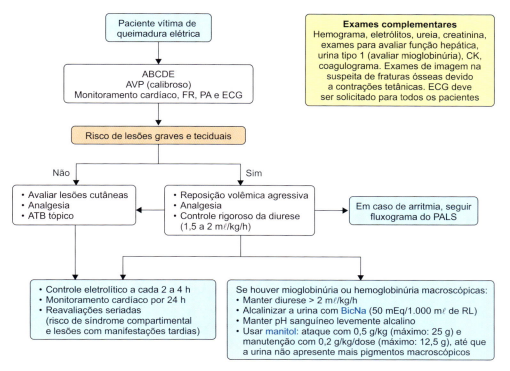

FIGURA 30.1 Sequência de decisões em caso de queimadura elétrica. AVP: acesso venoso periférico; FR: frequência respiratória; PA: pressão arterial; ECG: eletrocardiograma; CK: creatinofosfoquinase; ATB: antibiótico; PALS: Pediatric Advanced Life Support; BicNa: bicarbonato de sódio; RL: Ringer lactato.

BIBLIOGRAFIA

Arnoldo B, Klein M, Gibran NS. Practice guidelines for the management of electrical injuries. J Burn Care Res. 2006; 27(4):439-47.

Blumenthal R, Jandrell IR, West NJ. Does a sixth mechanism exist to explain lightning injuries? Investigating a Possible new injury mechanism to determine the cause of injuries related to close lightning flashes. Am J Forensic Med Pathol. 2012; 33(3):222-6.

Browne BJ, Gaasch WR. Electrical injuries and lightning. Emerg Med Clin North Am. 1992; 10(2):211-29.

Carleton SC. Cardiac problems associated with electrical injury. Cardiol Clin. 1995; 13(2):263-6.

Colic M, Ristic L, Jovanovic M. Emergency treatment and early fluid resuscitation following electrical injuries. Acta Chir Plast. 1996; 38(4):137-41.

Cooper MA. Emergent care of lightning and electrical injuries. Semin Neurol. 1995; 15(3):268-78.

Fontanarosa PB. Electrical shock and lightning strike. Ann Emerg Med. 1993; 22(2 Pt 2):378-87.

Kombourlis AC. Electrical injuries. Crit Care Med. 2002; 30(11 Suppl):S424-30.

Martinez JA, Nguyen T. Electrical injuries. South Med J. 2000; 93(12):1165-8.

Seção E | Outros Acidentes

31 Ferimentos por Mordedura

Marcia S. Kodaira de Almeida

DEFINIÇÃO

Ferimentos por mordedura são lesões corto ou perfurocontusas, causadas por dentes de humanos ou de animais domésticos ou silvestres. Podem causar complicações imediatas, como lacerações e sangramento, e tardias, como infecções secundárias e deformidades.

ETIOLOGIA

Serão descritas as mordidas mais frequentes, causadas por cães, gatos e humanos.

QUADRO CLÍNICO | EXAME FÍSICO

Mordedura de cão. Podem causar lesão em estruturas profundas como vasos, músculos, tendões e ossos. Em geral, as complicações imediatas dessa mordedura apresentam-se com sangramento intenso. Lesões fatais são raras e, quando presentes, envolvem cabeça pescoço ou penetração direta em órgãos vitais de crianças pequenas.

Mordedura de gato. Os gatos têm dentes com grande poder de perfuração, podendo predispor à inoculação de bactérias em tecidos profundos. Em geral, os ferimentos ocorrem na mão e podem causar infecção rapidamente (12 a 24 horas) e com maior frequência do que as mordeduras de cães.

Mordedura de humanos. Caracteriza-se por área de eritema ou hematoma semicircular ou oval. Na população pediátrica, apresenta-se tipicamente em face, membros superiores e tronco. Deve-se observar a distância entre as marcas dos caninos; se maior que 2,5 cm, o ferimento provavelmente foi provocado por mordida de adulto – neste caso, considerar a hipótese de maus-tratos.

ETIOLOGIA INFECCIOSA DECORRENTE DAS MORDEDURAS

De modo geral, a infecção secundária pós-mordedura é causada por flora polimicrobiana.

A morbidade está relacionada principalmente com infecção da ferida e celulite, e em alguns casos, pode haver infecção grave com eritema, edema, dor local intensa, febre, linfadenopatia, secreção purulenta e, por vezes, osteomielite, artrite séptica, pneumonia, meningite, insuficiência renal, coagulação intravascular disseminada, endocardite e sepse em 12 a 24 horas após a mordedura.

Clostridium tetani deve sempre ser considerado em pacientes não imunizados.

A raiva, quando presente, é quase sempre fatal.

A Tabela 31.1 apresenta os principais agentes infecciosos relacionados à infecção secundária em lesão por mordedura.

▚ EXAMES COMPLEMENTARES

Exames geralmente são desnecessários em ferimentos não infectados. Em caso de infecção, recomendam-se:

- Exames laboratoriais: hemograma, marcadores inflamatórios agudos (PCT, PCR, VHS), cultura de material da ferida infectada e hemocultura (em pacientes febris e/ou imunodeprimidos)
- Exames de imagem: radiografia, ultrassonografia, tomografia computadorizada (TC) e ressonância magnética (RM), que são úteis em casos de fraturas, suspeita de corpo estranho, osteomielite, pioartrite ou abscessos.

Em lactentes, particularmente, com mordida profunda na cabeça causada por cão, recomenda-se investigar penetração óssea com TC.

Avaliação radiológica da coluna cervical deve ser realizada nos casos de criança sacudida.

▚ ABORDAGEM E CONDUÇÃO CLÍNICA

A principal abordagem e condução clínica de um paciente vítima de mordedura é controle de hemorragia e estabilização hemodinâmica. A Tabela 31.2 mostra as considerações para o fechamento das lesões causadas por mordeduras. Somente após a abordagem dessa fase inicial deve-se considerar a indicação de antibióticos e vacina para prevenção da raiva e tétano. A Figura 31.1 mostra o fluxograma com os passos para abordagem do paciente.

TABELA 31.1 Principais agentes infecciosos relacionados à infecção secundária em lesão por mordedura.

Cão
Staphylococcus sp.
Streptococcus sp.
Eikenella corrodens
Pasteurella multocida
Proteus sp.
Klebsiella sp.
Haemophilus sp.
Enterobacter sp.
Capnocytophaga canimorsus

Gato
Pasteurella multocida
Actinomyces sp.
Bacteroides sp.
Fusobacterium sp.
Clostridium sp.
Staphylococcus sp.
Streptococcus sp.
Propionibacterium sp.
Wolinella sp.

Humanos
Staphylococcus sp.
Streptococcus sp.
Eikenella corrodens
Haemophilus influenzae
Fusobacterium nucleatum
Prevotella sp.
Porphyromonas sp.
Peptococcus sp.
Vírus da imunodeficiência humana

TABELA 31.2 Considerações para o fechamento da lesão.

Lesão em face: sutura imediata
Demais locais: somente ferida efetivamente limpa, se possível, após discussão com especialista

Considerar cicatrização por segunda intenção ou sutura tardia
- Em mãos, extremidades inferiores
- Ocorridas há mais de 8 a 12 h (24 h em face)
- Infectados na apresentação
- Causadas por gato, primatas ou humano (exceto em face)
- Por esmagamento
- Perfurações
- Lesões profundas
- Em pacientes imunocomprometidos, com estase venosa e adultos com diabetes melito

O fechamento do ferimento com cola adesiva (cianoacrilato) **não é recomendado**

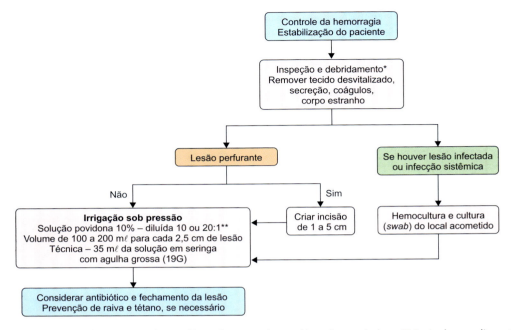

FIGURA 31.1 Abordagem e condução clínica de um paciente vítima de mordedura. *Principal procedimento para evitar infecção. **Iodopovidona – virucida, importante na prevenção da raiva. Opções: solução fisiológica, água da torneira, cloreto de benzalcônio 2%.

TABELA 31.3 Prevenção de infecção secundária.

Limpeza adequada da ferida: principal responsável na prevenção da infecção
Antibiótico: uso controverso
Utilizar antibiótico profilático precoce nos ferimentos de alto risco   • Em mãos, face ou genitália   • Reparação cirúrgica   • Área de circulação venosa ou linfática comprometida   • Mordedura por gato com perfuração   • Esmagamento   • Apresentação tardia (> 12 h)   • Imunodeprimidos/asplênicos   • Lesão moderada ou grave (principalmente em face)   • Lesões que possam ter penetrado em articulações ou periósteo   • Mordedura por humanos (principalmente se penetração epidérmica)

A inspeção e o debridamento com a limpeza adequada da ferida são medidas importantes para evitar infecção. O uso de antibiótico profilático precoce deve ser instituído nos ferimentos de alto risco (Tabela 31.3). Os principais antimicrobianos que podem ser utilizados nas infecções secundárias às mordeduras podem ser observados na Tabela 31.4.

Nas mordeduras causadas por animais, a profilaxia da raiva deve ser considerada. A Figura 31.2 demonstra essa abordagem.

Toda lesão por mordedura é considerada um risco para tétano. A profilaxia depende do estado vacinal do paciente. Considerar o uso de imunoglobulina em caso de paciente imunocomprometido (Tabelas 31.6 e Tabela 31.7).

TABELA 31.4 Antibioticoterapia.

Profilaxia: 3 a 5 dias
Tratamento de infecção na apresentação: 10 dias ou mais

Meta: cobertura para *Staphylococcus*, *Streptococcus*, *Pasteurella* sp. e anaeróbios

Primeira opção	Outras opções
Amoxicilina + clavulanato VO Se houver alto risco de infecção, infundir na primeira dose IV: • Ampicilina + sulbactam • Piperacilina-tazobactam • Carbapeném	• Cefuroxima + clindamicina ou metronidazol • Fluoroquinolona + clindamicina ou metronidazol • Sulfametoxazol-trimetoprima + clindamicina ou metronidazol • Penicilina + clindamicina ou metronidazol • Amoxicilina + clindamicina ou metronidazol • Azitromicina ou doxiciclina + clindamicina ou metronidazol (menos efetivo)

VO: via oral; IV: via intravenosa.

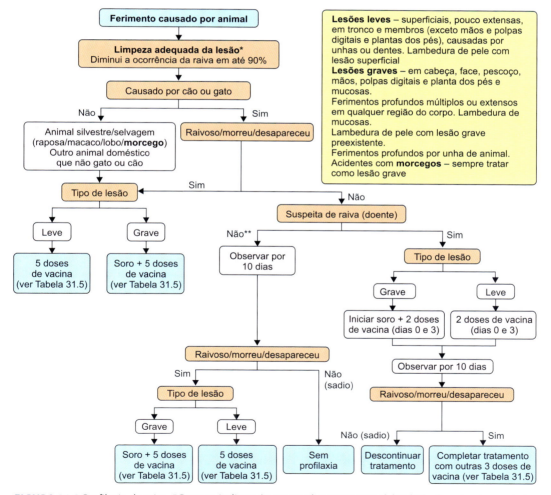

FIGURA 31.2 Profilaxia da raiva. *Contato indireto (tocar ou alimentar animal, lambida do animal na pele íntegra): somente limpeza local. **Em área de raiva não controlada: iniciar esquema com vacina (dias 0 e 3) e observar animal por 10 dias; se apresentar raiva, desaparecer ou morrer: administrar soro e completar esquema com as 5 doses da vacina. Caso permaneça saudável, suspender profilaxia.

PARTE 2 • Acidentes Comuns na Infância

TABELA 31.5 Prevenção da raiva: vacina e imunoglobulina.

Considerada intervenção médica de urgência
Imunoglobulina   Aplicação imediata ou em até 7 dias   Dose: 20 U/kg   Infiltrar máximo possível ao redor da lesão, e o restante IM
Vacina   Não aplicar em região glútea   5 doses IM, dias 0, 3, 7, 14, 28
Em pacientes imunocomprometidos, se possível, suspender imunossupressores durante a profilaxia

IM: via intramuscular.

TABELA 31.6 Prevenção do tétano na mordedura em humanos, de acordo com o estado vacinal.

Estado vacinal	Administrar imunoglobulina	Administrar vacina
Sem 3 doses da vacina ou desconhecido	Sim	Sim
3 doses da vacina e última dose > 5 anos	Sim	Sim
3 doses da vacina e reforço < 5 anos	Não	Não

TABELA 31.7 Prevenção do tétano: vacina e imunoglobulina.

Vacina antitetânica   < 7 anos: dT ou DPT, IM   > 7 anos: dT, IM   Encaminhar para completar esquema vacinal, se necessário
Imunoglobulina antitetânica humana (IgT)   < 7 anos: 4 U/kg, IM, dose única;* ou 250 U, IM, dose única   > 7 anos: 250 U, IM, dose única   Não utilizar a mesma seringa da vacina   Aplicar em membro contralateral à vacina

*Recomendação da American Academy of Pediatrics.
dT: vacina dupla bacteriana tipo adulto; DPT: vacina tríplice bacteriana; IM: via intramuscular.

BIBLIOGRAFIA

Abrahamian FM. Dog bites: bacteriology, management, and prevention. Curr Infect Dis Rep. 2000; 2(5):446-53.

American Academy of Pediatrics Committee on Child Abuse and Neglect, American Academy of Pediatric Dentistry. Guideline on oral and dental aspects of child abuse and neglect. Pediatr Dent. 2005-2006; 27(7 Suppl):64-7.

Centers for Disease Control and Prevention. B virus (herpes B, monkey B virus, herpesvirus simiae, and herpesviru B). Disponível em: www.cdc.gov/herpesbvirus. Acesso em: 10/09/2017.

Centers for Disease Control and Prevention. Dog. Disponível em: www.cdc.gov/healthypets/pets/dogs.html. Acesso em: 23/03/2020.

Centers for Disease Control and Prevention. Tetanus. Disponível em: www.cdc.gov/vaccines/pubs/pinkbook/downloads/tetanus.pdf. Acesso em: 20/09/2017.

Centro de Vigilância Epidemiológica (CVE). Normas Técnicas do Programa de Imunização do Centro de Vigilância Epidemiológica (CVE) "Prof. Alexandre Vranjac", do Governo do Estado de São Paulo. Disponível em: www.saude.sp.gov.br/resources/instituto-pasteur/pdf/protocolos/profilaxiadaraivahumana.pdf.

Chambers GH, Payne JF. Treatment of dog-bite wounds. Minn Med. 1969; 52(3):427-30.

Garth AP. Animal bites in emergency medicine. Medscape Reference. Disponível em: https://emedicine.medscape.com. Acesso em: 15/09/2017.

Manning SE, Rupprecht CE, Fishbein D et al. Human rabies prevention – United States, 2008: recommendations of the Advisory Committee on Immunization Practices. MMWR Recomm Rep. 2008; 57:1-28.

Oehler RH, Velez AP, Mizrachi M et al. Bite-related and septic syndromes caused by cats and dogs. Lancet Infect Dis. 2009; 9(7):439-47.

Paschos NK, Makris EA, Gantsos A et al. Primary closure versus non-clousure of dog bite wounds. A randomised controlled trial. Injury. 2014; 45(1):237-40.

Stevens DL, Bisno AL, Chambers HF et al. Practice guidelines for the diagnosis and management of skin and soft tissue infections: 2014 update by the infectious diseases society of America. Clin Infect Dis. 2014; 59(2): 147-59.

Talan DA, Abrahamian FM, Moran GJ et al. Clinical presentation and bacteriologic analysis of infected human bites in patients presenting to emergency departments. Clin Infect Dis. 2003; 37(11):1481-9.

Talan DA, Citron DM, Abrahamian FM et al. Bacteriologic analysis of infected dog and cat bites. N Engl J Med. 1999; 340(2):85-92.

32 Picada de Animal Peçonhento
Andressa Peixoto ♦ Fernando Belluomini

DEFINIÇÃO

Acidentes com animais peçonhentos são aqueles causados pela picada de animais produtores de substâncias tóxicas (veneno) e providos de sistema específico para inoculação dessas substâncias. O acidente é um evento de notificação compulsória no Sistema de Informação de Agravos de Notificação.

ETIOLOGIA

Os acidentes podem ser causados principalmente por escorpiões, serpentes e aranhas. Como o quadro clínico e a abordagem são específicas para cada animal, este capítulo discute cada conduta separadamente.

ESCORPIÃO

Os acidentes com escorpião, atualmente, são o de maior prevalência no meio urbano, sendo difícil o controle ambiental das populações desses animais.

As principais espécies de importância médica são: *Tityus serrulatus* (patas amarelas) – acidentes de maior gravidade –, *T. bahiensis* e *T. stigmurus* (Figura 32.1). A maioria dos casos tem curso benigno, mas a faixa etária pediátrica representa o grupo de maior risco para manifestações clínicas de maior gravidade.

O veneno age nos canais de sódio, produzindo despolarização e liberação de catecolaminas e acetilcolina. A dor local é um sintoma constante

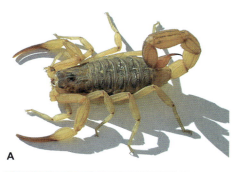
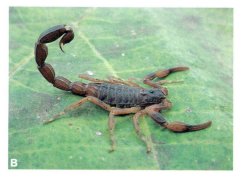
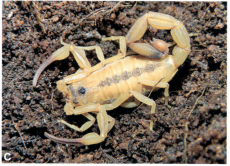

FIGURA 32.1 Principais espécies de escorpiões associadas a acidentes comuns na infância. **A.** *Tityus serrulatus*. **B.** *Tityus bahiensis*. **C.** *Tityus stigmurus*.

O veneno tem atividades neurotóxica (paralisias musculares), miotóxica (rabdomiólise) e anticoagulante (incoagulabilidade sanguínea, porém sem alterações das plaquetas e com rara manifestação hemorrágica). Assim como no acidente botrópico, é indicada soroterapia de acordo com a gravidade (Tabela 32.3). Além da soroterapia, o tratamento deve manter boa hidratação e diurese adequada (1 a 2 mℓ/kg/h); manitol ou furosemida podem ser indicados, e alcalinização da urina pode ser considerada.

Exames complementares. Tempo de coagulação (frequentemente alterado), hemograma, CPK, LDH e transaminases (AST e ALT). Muita atenção ao exame de urina 1, eletrólitos, ureia e creatinina. Insuficiência renal por necrose tubular aguda é a complicação mais grave, ocorrendo geralmente nas primeiras 48 horas.

ARANHAS

Existem três gêneros de aranhas de importância médica: *Phoneutria*, *Loxosceles* e *Latrodectus* (Figura 32.3).

ATENÇÃO

Os acidentes causados por *Lycosa* (aranha-de-jardim) são frequentes e, quando causados por caranguejeiras – muito temidas –, não têm importância clínica.

Phoneutria

A *Phoneutria*, popularmente conhecida como armadeira, tem o corpo com extensão de 3 a 4 cm e cerca de 15 cm de envergadura de pernas. Não constrói teia geométrica, sendo um

TABELA 32.3 Classificação do acidente crotálico quanto à gravidade e soroterapia recomendada.

Manifestação e tratamento	Classificação (avaliação inicial)		
	Leve	Moderada	Grave
Fácies miastênica/visão turva	Ausente ou tardia	Discreta ou evidente	Evidente
Mialgia	Ausente ou discreta	Discreta	Intensa
Urina vermelha ou marrom	Ausente	Pouco evidente ou ausente	Presente
Oligúria/anúria	Ausente	Ausente	Presente/ausente
Tempo de coagulação (TC)	Normal ou alterado	Normal ou alterado	Normal ou alterado
Soroterapia (nº de ampolas) SAC/SABC/SABL*	5	10	20
Via de administração	Intravenosa	Intravenosa	Intravenosa

SAC: soro anticrotálico; SABC: soro antibotrópico-crotálico; SABL: soro antibotrópico-laquético.

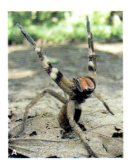 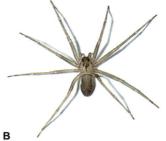 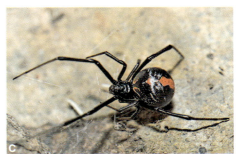

FIGURA 32.3 Principais gêneros de aranhas associadas a acidentes comuns na infância. **A.** *Phoneutria* (armadeira). **B.** *Loxosceles* (aranha-marrom). **C.** *Latrodectus* (viúva-negra).

CAPÍTULO 32 • Picada de Animal Peçonhento **123**

TABELA 32.4 Classificação do foneutrismo quanto a gravidade, manifestações clínicas, tratamentos geral e específico.

Classificação	Manifestações clínicas	Tratamento geral	Tratamento específico
Leve	Dor local na maioria dos casos, eventualmente taquicardia e agitação	Observação de até 6 h	–
Moderada	Dor local intensa associada a: sudorese e/ou vômito ocasional e/ou agitação e/ou hipertensão arterial	Internação	2 a 4 ampolas de SAAr (crianças) IV
Grave	Além das anteriores, apresenta uma ou mais das seguintes manifestações: sudorese profusa, sialorreia, vômito frequente, hipertonia muscular, priapismo, choque e/ou edema pulmonar agudo	Unidade de cuidados intensivos	5 a 10 ampolas de SAAr* IV

*Uma ampola = 5 mℓ (1 mℓ neutraliza 1,5 dose mínima mortal). SAAr: soro antiaracnídico; IV: via intravenosa.

animal errante que caça principalmente à noite. Agressiva, ergue-se apoiada nas patas traseiras para morder. O tratamento deve ser de acordo com as manifestações clínicas (Tabela 32.4).

O tratamento é sintomático, com adequado controle da dor, que pode ser feito com bloqueio troncular ou analgesia sistêmica.

Exames complementares. Os exames complementares são inespecíficos e, em geral, nos casos graves, há ocorrência de leucocitose, hiperglicemia e acidose metabólica.

▪ *Loxosceles*

As *Loxosceles*, popularmente conhecidas como aranhas-marrons, constroem teias irregulares ao abrigo da luz direta. Podem atingir 1 cm de corpo e até 3 cm de envergadura de pernas. Não são aranhas agressivas, mordendo apenas quando comprimidas contra o corpo (geralmente ao se refugiarem em vestimentas).

A picada quase sempre é indolor e imperceptível. O quadro clínico decorrente do envenenamento costuma ser na chamada forma cutânea

de instalação lenta e progressiva, dividida em três fases (lesão):

• Incaracterística: bolha de conteúdo seroso, edema, calor e rubor, com ou sem dor em queimação
• Sugestiva: enduração, bolha, equimoses e dor em queimação
• Característica: dor em queimação, lesões hemorrágicas focais, mescladas com áreas pálidas de isquemia (placa marmórea) e necrose. O diagnóstico geralmente é feito nesta oportunidade.

A forma cutâneo-visceral (hemolítica) é muito rara e inclui manifestações sistêmicas precoces com hemólise intravascular, anemia, icterícia, hemoglobinúria e coagulação intravascular disseminada. O tratamento é realizado de acordo com o protocolo da Tabela 32.5 e, além das medidas descritas, inclui cuidados específicos com a ferida, em especial antibioticoterapia e desbridamento em caso de infecção ou necrose, respectivamente.

Exames complementares. Pouco específicos e úteis.

TABELA 32.5 Classificação do loxocelismo quanto a gravidade, manifestações clínicas e tratamento.

Classificação	Manifestações clínicas	Tratamento
Leve	*Loxosceles* identificada como agente causador do acidente Lesão característica Sem comprometimento do estado geral Sem alteração laboratorial	Sintomático: acompanhamento até 72 h após a picada*

(continua)

124   PARTE 2 • Acidentes Comuns na Infância

TABELA 32.5 (*Continuação*) Classificação do loxocelismo quanto a gravidade, manifestações clínicas e tratamento.

Classificação	Manifestações clínicas	Tratamento
Moderada	Com ou sem identificação de *Loxosceles* no momento da mordida Lesão sugestiva ou característica Alterações sistêmicas (*rash* cutâneo, petéquias) Sem alterações laboratoriais sugestivas de hemólise	Soroterapia: 5 ampolas de SAAr IV *e/ou* Prednisona: adultos (40 mg/dia) e crianças (1 mg/kg/dia) por 5 dias
Grave	Lesão característica Alteração no estado geral: anemia aguda, icterícia Evolução rápida Alterações laboratoriais indicativas de hemólise	Soroterapia: 10 ampolas de SAAr IV *e/ou* Prednisona: adultos (40 mg/dia) e crianças (1 mg/kg/dia) por 5 dias

*Pode haver mudança de classificação durante esse período. SAAr: soro antiaracnídico; IV: via intravenosa.

▪ *Latrodectus*

As *Latrodectus* são popularmente conhecidas como viúvas-negras. Apenas as fêmeas causam acidentes significativos. São pequenas, com aproximadamente 1 cm de comprimento e 3 cm de envergadura de pernas, com o abdome globular de desenho característico no ventre em formato de ampulheta. Constroem teias irregulares entre vegetações arbustivas e gramíneas, podendo apresentar hábitos domiciliares e peridomiciliares.

Casos graves podem cursar com alterações hematológicas (leucocitose, linfopenia, eosinopenia), bioquímicas (hiperglicemia, hiperfosfatemia), do sedimento urinário (albuminúria, hematúria, leucocitúria e cilindrúria) e eletrocardiográficas (arritmias cardíacas). Nos casos de maior gravidade, além de analgesia e soroterapia, também é possível utilizar diazepam, gluconato de cálcio e clorpromazina. A Tabela 32.6 apresenta a classificação do latrodectismo e seu tratamento.

◥ ABORDAGEM E CONDUÇÃO CLÍNICA

A Figura 32.4 apresenta o fluxograma de tomada de decisão em caso de picada de animal peçonhento.

TABELA 32.6 Classificação do latrodectismo quanto a gravidade, manifestações clínicas e tratamento.

Classificação	Manifestações clínicas	Tratamento
Leve	Dor local, edema local discreto, sudorese local, dor nos membros inferiores, parestesia em membros, tremores e contraturas	Sintomático: analgésicos, gluconato de cálcio Manter em observação
Moderada	Além dos citados para leve: Dor abdominal, sudorese generalizada, ansiedade/agitação, mialgia, dificuldade de deambulação, cefaleia e tontura, hipertemia	Sintomático: analgésicos, sedativos *e* Específico: SALatr 1 ampola, IM
Grave	Todos os citados e: Taqui/bradicardia, hipertensão arterial, taquipneia/dispneia, náuseas e vômito, priapismo, retenção urinária, fácies latrodectísmica	Sintomático: analgésicos, sedativos *e* Específicos: SALatr 1 a 2 ampolas, IM

SALatr: soro antilatrodético, se disponível; IM: via intramuscular.

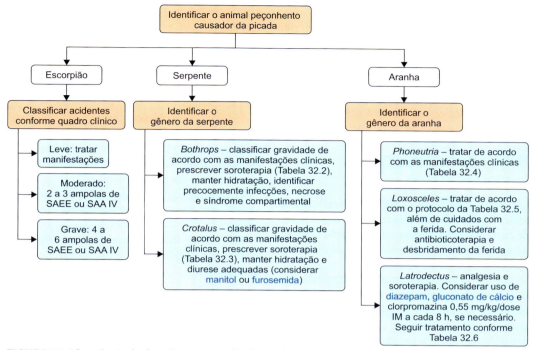

FIGURA 32.4 Sequência de decisões em caso de picada de animal peçonhento. SAEE: soro antiescorpiônico; SAA: soro antiaracnídico; IV: via intravenosa.

BIBLIOGRAFIA

Brasil. Ministério da Saúde. Acidentes por animais peçonhentos em guia de vigilância epidemiológica. 7. ed. Caderno 15. Brasília: Fundação Nacional de Saúde; 2009. pp. 1-24.

Brasil. Ministério da Saúde. Manual de diagnóstico e tratamento de acidentes por animais peçonhentos. 2. ed. Brasília: Fundação Nacional de Saúde; 2001.

Juang HJ, Tonelloto J. Atendimento inicial às vítimas de acidentes com animais peçonhentos. PROPED – Programa de atualização em terapêutica pediátrica, ciclo 2. 2015. pp. 97-132.

Reis MC, Fraga AMA. Acidentes com animais peçonhentos e não peçonhentos. In: Sociedade Brasileira de Pediatria. Tratado de pediatria. 4. ed. SBP; 2017.

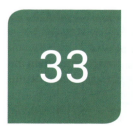

33 Afogamento
Rafael Shigueki Goshi Forte ♦ Adriana Vada Souza Ferreira

DEFINIÇÃO

De acordo com as diretrizes Utstein, definidas pela American Heart Association (AHA) e pela Organização Mundial da Saúde (OMS), afogamento é definido como processo resultante de submersão ou imersão em meio líquido (geralmente água), que provoca prejuízo respiratório primário.

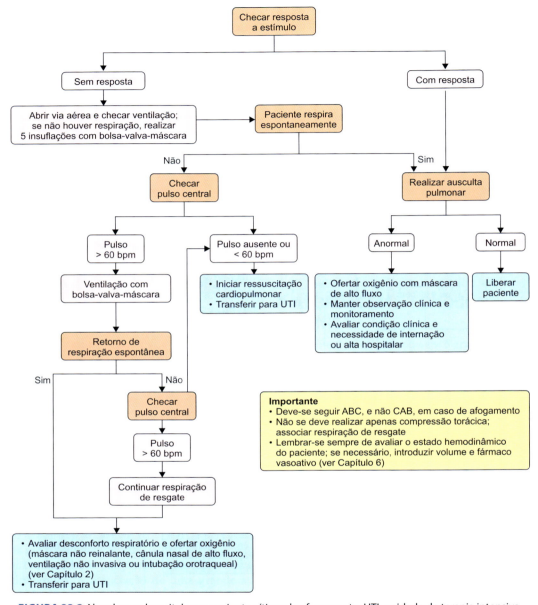

FIGURA 33.2 Abordagem hospitalar ao paciente vítima de afogamento. UTI: unidade de terapia intensiva.

BIBLIOGRAFIA

Idris AH, Bierens JJLM, Perkins GD et al. 2015 revised utstein-style recommended guidelines for uniform reporting of data from drowning-related resuscitation: An ILCOR advisory statement. Circ Cardiovasc Qual Outcomes. 2017; 10(7).

Main AB, Hooper AJ. Drowning and immersion injury. Anaesthesia Intensive Care Med. 2017; 18(8):401-3.

Quan L, Bierens J, Lis R et al. Predicting outcome of drowning at the scene: a systematic review and meta-analyses. Resuscitation. 2016; 104:63-75.

Quan L, Mack CD, Schiff MA. Association of water temperature and submersion duration and drowning outcome. Resuscitation. 2014; 85(6):790-4.

Szpilman D, Bierens J, Handley A et al. Drowning. New Engl J Med. 2012; 366:2102-10.

Tipton MJ. A proposed decision-making guide for the search, rescue and resuscitation of submersion (head under) victims based on expert opinion. Resuscitation. 2011; 82(7):819-24.

van Beeck EF, Branche CM, Szpilman D et al. A new definition of drowning: towards documentation and prevention of a global public health problem. Bull World Health Organ. 2005; 83(11):853-6.

Vanden Hoek TL, Morrison LJ, Shuster M et al. Part 12: cardiac arrest in special situations: drowning: 2010 American Heart Association Guidelines for Cardiopulmonary Resuscitation and Emergency Cardiovascular Care. Circulation. 2010; 122(Suppl 3):S847-8.

World Health Organization (WHO). Global report on drowning: preventing a leading killer. Geneva: WHO; 2014.

PARTE

3

Distúrbios de Eletrólitos, de Fluidos e Acidobásicos

34 Desidratação, Hipovolemia e Fluidoterapia, *132*

35 Hipopotassemia e Hiperpotassemia, *137*

36 Hiponatremia e Hipernatremia, *141*

37 Hipocalcemia e Hipercalcemia, *145*

38 Distúrbios do Equilíbrio Acidobásico, *151*

PARTE 3 • Distúrbios de Eletrólitos, de Fluidos e Acidobásicos

34

Desidratação, Hipovolemia e Fluidoterapia

Danielle Saad Nemer Bou Ghosn

◥ DEFINIÇÃO

A desidratação (hipovolemia) é resultado de depleção volumétrica aguda, levando à redução efetiva do volume circulatório e comprometendo a perfusão de órgãos e tecidos.

A gastrenterite aguda é uma das síndromes mais frequentes em pediatria. O principal risco das gastrenterites é a desidratação.

A perda de líquidos pelas fezes pode levar à desidratação e, portanto, à hipovolemia, ao choque e à morte, principalmente em crianças com menos de 5 anos de idade.

◥ ETIOLOGIA

A hipovolemia pode ser causada por:

- Perdas excessivas
  - Gastrintestinais: diarreia, vômito, sangramentos
  - Pele: febre, queimadura
  - Urina: glicosúria, diabetes insípido, terapia diurética, nefropatia
- Por desequilíbrio entre oferta e perdas
- Por perdas de fluido intravenoso para o terceiro espaço (doenças renais, hepáticas, cardiocirculatórias, alteração de permeabilidade vascular, desnutrição, entre outras).

Este capítulo enfoca a desidratação e a hipovolemia decorrentes de perdas gastrintestinais.

◥ QUADRO CLÍNICO | EXAME FÍSICO

A desidratação deve ser avaliada de maneira sistemática e rigorosa em pacientes pediátricos:

- Peso: a avaliação do percentual de peso perdido indica o grau de desidratação e a reposição volêmica inicial. É fundamental para o cálculo de volumes ofertados e para a avaliação final do paciente

- Mucosas: devem estar hidratadas e com brilho. Quanto mais seca a mucosa ou espessas as secreções, maior o grau de desidratação
- Sinais vitais (pressão arterial, frequência respiratória, frequência cardíaca, tempo de enchimento capilar, temperatura): avaliação do estado hemodinâmico
- Diurese: importante questionar o horário da última micção. A partir da reparação hídrica, um dos parâmetros a ser avaliado é a frequência e o volume de diurese
- Fontanela: quando aberta, é de grande valia para avaliar a desidratação, pois geralmente está deprimida
- Pele: deve-se observar turgor.

◥ EXAMES COMPLEMENTARES

Avaliação bioquímica não está indicada rotineiramente para pacientes com desidratação, porém alguns estudos afirmam que níveis baixos de bicarbonato (< 15 mEq/ℓ) e níveis aumentados de ureia (> 10 mmol/ℓ) podem sugerir desidratação moderada ou grave. Nos casos de desidratação leve e moderada, não há indicação de coleta de exames laboratoriais. Em pacientes com doença grave, e em todas as crianças que serão submetidas à hidratação intravenosa, está indicada coleta de eletrólitos, em função do risco de distúrbios de sódio, tanto antes quanto no decorrer da hidratação.

◥ CRITÉRIOS DIAGNÓSTICOS

A classificação da desidratação pode ser feita de duas maneiras:

- Pela porcentagem de peso perdido
  - Grau 1 ou leve: ≤ 5%
  - Grau 2 ou moderada: de 6 a 9%
  - Grau 3 ou grave: ≥ 10%

CAPÍTULO 34 • Desidratação, Hipovolemia e Fluidoterapia **133**

- Pela avaliação clínica inicial, com base em parâmetros clínicos (Tabela 34.1)
  - Hidratado: escore 0
  - Desidratado em algum grau: escore 1 a 4
  - Desidratado grave: escore 5 a 8.

▼ ABORDAGEM E CONDUÇÃO CLÍNICA

A hidratação obtida por via enteral, por meio de soro de reidratação oral (SRO), é extremamente eficaz e mais fisiológica que a via parenteral. Entretanto, em casos de desidratação grave ou com limitação para a oferta de terapia de reidratação oral, opta-se por hidratação intravenosa, realizada com solução cristaloide (soro fisiológico ou Ringer lactato). As Tabelas 34.2 e 34.3 apresentam soluções utilizadas nas fases de hidratação e manutenção. As Figuras 34.1 e 34.2 orientam a condução terapêutica, e a Figura 34.3 exemplifica como calcular o volume de infusão de solução isotônica, de acordo com a condição pré-existente.

TABELA 34.1 Escala de avaliação clínica de desidratação com base nos parâmetros clínicos.

Características	0	1	2
Aparência	Normal	Sedento, agitado ou letárgico, mas irritável à manipulação	Sonolento, frio, sudoreico, comatoso ou não
Olhos	Normais	Levemente encovados	Extremamente encovados
Mucosas	Úmidas	Saliva espessa	Secas
Lágrimas	Presentes	Diminuídas	Ausentes

Fonte: Freedman et al., 2011.

TABELA 34.2 Composição de algumas soluções utilizadas na hidratação intravenosa.

Eletrólito (mEq/mℓ)	SF (NaCl 0,9%)	Ringer acetato	Ringer lactato	Plasma-Lyte	SG 5%/SF	Holliday-Segar
Sódio	154	130	130	140	77	30
Potássio	–	5	4	5	–	25
Cálcio	–	1	1,35	4,4	–	–
Cloreto	154	112	109	98	77	55
Magnésio	–	1	–	3	–	–
Lactato	–	–	28	–	–	–
Gluconato	–	–	–	23	–	–
Acetato	–	27	–	27	–	–
Osmolaridade (mOsm/ℓ)	308	276	274	294	(154)	110
Glicose	–	–	–	–	(25 g)	–

SF: soro fisiológico; SG: soro glicosado.

TABELA 34.3 Composição das soluções-padrão de manutenção disponíveis no mercado brasileiro.

Solução	Solução de manutenção isotônica	Solução de manutenção hipotônica
Eletrólito (mEq/mℓ)	SG 5% 1.000 mℓ + NaCl 20% 40 mℓ + KCl 19,1% 10 mℓ	SG 5% 1.000 mℓ + NaCl 20% 20 mℓ + KCl 19,1% 10 mℓ
Sódio	136	68
Potássio	25	25
Cloreto	136	68
Glicose	50 g	50 g

SG: soro glicosado; NaCl: cloreto de sódio; KCl: cloreto de potássio.

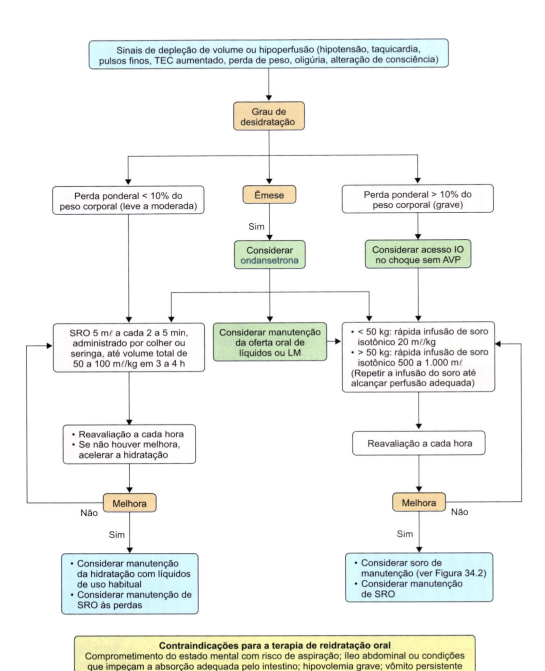

FIGURA 34.1 Fluxograma de atendimento a pacientes desidratados (hipovolêmicos): fase de reidratação. TEC: tempo de enchimento capilar; SRO: soro de reidratação oral; LM: leite materno; IO: intraósseo; AVP: acesso venoso periférico.

CAPÍTULO 34 • Desidratação, Hipovolemia e Fluidoterapia

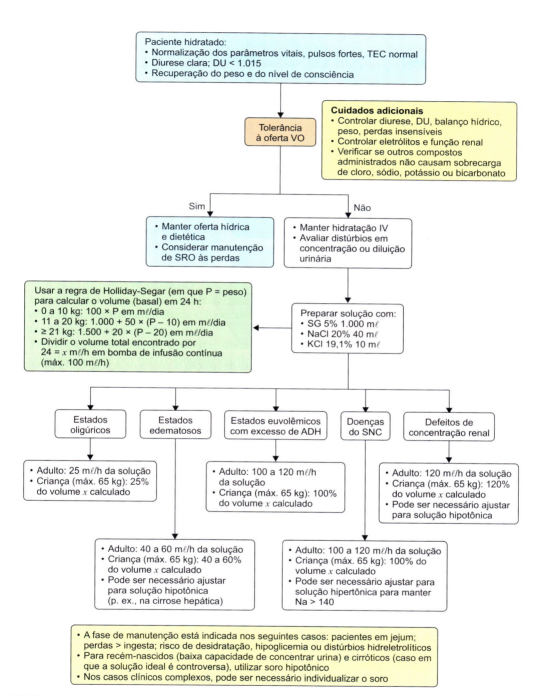

FIGURA 34.2 Fluxograma de atendimento a pacientes após reidratação: fase de manutenção. TEC: tempo de enchimento capilar; DU: densidade urinária; VO: via oral; IV: intravenosa; SRO: soro de reidratação oral; ADH: hormônio antidiurético; SNC: sistema nervoso central.

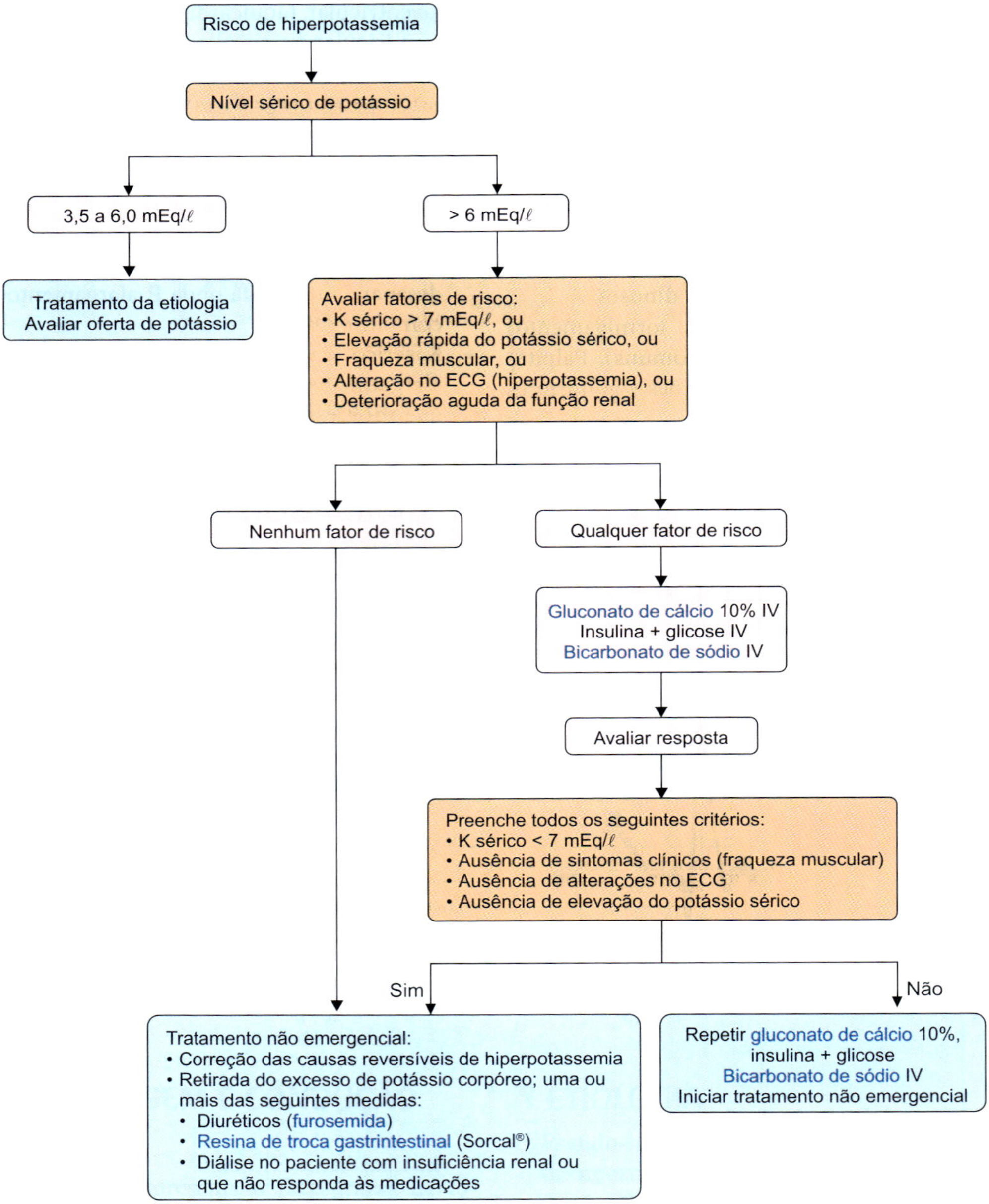

140 PARTE 3 • Distúrbios de Eletrólitos, de Fluidos e Acidobásicos

```
                    ┌─────────────────────────┐
                    │  Risco de hiperpotassemia │
                    └─────────────────────────┘
                                 │
                    ┌─────────────────────────┐
                    │  Nível sérico de potássio │
                    └─────────────────────────┘
                                 │
              ┌──────────────────┴──────────────────┐
    ┌──────────────────┐              ┌──────────────────┐
    │  3,5 a 6,0 mEq/ℓ │              │    > 6 mEq/ℓ     │
    └──────────────────┘              └──────────────────┘
              │                                 │
  ┌────────────────────────┐      ┌────────────────────────────────────┐
  │ Tratamento da etiologia│      │ Avaliar fatores de risco:          │
  │ Avaliar oferta de      │      │ • K sérico > 7 mEq/ℓ, ou           │
  │ potássio               │      │ • Elevação rápida do potássio      │
  └────────────────────────┘      │   sérico, ou                       │
                                  │ • Fraqueza muscular, ou            │
                                  │ • Alteração no ECG                 │
                                  │   (hiperpotassemia), ou            │
                                  │ • Deterioração aguda da função renal│
                                  └────────────────────────────────────┘
                                                 │
                          ┌──────────────────────┴──────────────────────┐
              ┌────────────────────┐                      ┌────────────────────┐
              │ Nenhum fator de    │                      │ Qualquer fator de  │
              │ risco              │                      │ risco              │
              └────────────────────┘                      └────────────────────┘
                        │                                           │
                        │                         ┌────────────────────────────┐
                        │                         │ Gluconato de cálcio 10% IV  │
                        │                         │ Insulina + glicose IV       │
                        │                         │ Bicarbonato de sódio IV     │
                        │                         └────────────────────────────┘
                        │                                           │
                        │                              ┌────────────────────┐
                        │                              │  Avaliar resposta  │
                        │                              └────────────────────┘
                        │                                           │
                        │              ┌──────────────────────────────────────────────┐
                        │              │ Preenche todos os seguintes critérios:       │
                        │              │ • K sérico < 7 mEq/ℓ                         │
                        │              │ • Ausência de sintomas clínicos              │
                        │              │   (fraqueza muscular)                        │
                        │              │ • Ausência de alterações no ECG              │
                        │              │ • Ausência de elevação do potássio sérico    │
                        │              └──────────────────────────────────────────────┘
                        │                          │                        │
                        │                        Sim                       Não
```

Tratamento não emergencial:
• Correção das causas reversíveis de hiperpotassemia
• Retirada do excesso de potássio corpóreo; uma ou mais das seguintes medidas:
  • Diuréticos (furosemida)
  • Resina de troca gastrintestinal (Sorcal®)
  • Diálise no paciente com insuficiência renal ou que não responda às medicações

Repetir gluconato de cálcio 10%, insulina + glicose
Bicarbonato de sódio IV
Iniciar tratamento não emergencial

FIGURA 35.4 Sequência de decisões em caso de suspeita de hiperpotassemia. K: potássio; ECG: eletrocardiograma; IV: via intravenosa.

◣ BIBLIOGRAFIA

Masilamani K, van der Voort J. The management of acute hyperkalaemia in neonates and children. Arch Dis Child. 2012; 97(4):376-80.

Schaefer TJ, Wolford RW. Disorders of potassium. Emerg Med Clin North Am. 2005; 23(3):723-47.

Zieg J, Gonsorcikova L, Landau D. Current views on the diagnosis and management of hypokalaemia in children. Acta Paediatr. 2016; 105(7):762-72.

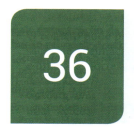

36 Hiponatremia e Hipernatremia

Gaby Cecilia Yupanqui Guerra Barboza ♦ Adriana Pasmanik Eisencraft

Hiponatremia

DEFINIÇÃO

A hiponatremia ocorre quando o sódio sérico se encontra abaixo de 130 mEq/ℓ, sendo considerada grave quando inferior a 120 mEq/ℓ.

CLASSIFICAÇÃO E ETIOLOGIA

Há várias formas de classificar as hiponatremias.

A Tabela 36.1 tem como referência a condição de sódio corpóreo, e a Tabela 36.2, o tempo de instalação da hiponatremia.

ATENÇÃO

A correção de sódio só deve ser feita quando a hiponatremia for sintomática ou houver sódio corpóreo total baixo.

TABELA 36.1 Classificação das hiponatremias de acordo com o sódio corpóreo total.

Classificação	Condição do sódio corpóreo total	Condições clínicas
Pseudo-hiponatremia	Falsamente diminuído	Promovem excesso de proteína e lipídio no plasma
Hiponatremia redistributiva	Diluição do sódio sérico	Decorrentes da presença de solutos osmoticamente ativos no sangue: • Cetoacidose diabética • Tratamento com manitol

Hiponatremia hipovolêmica (causa mais comum na infância)	Perda efetiva de sódio, e maior do que a perda de água	• Gastrintestinais
		  ○ Diarreia
		  ○ Vômito
		  ○ Pancreatite
		• Renais
		• Uso de diuréticos
		• Fibrose cística
		• Exercício extenuante (maratona)
		• Hipoaldosteronismo

Hiponatremia euvolêmica	Sódio corpóreo total normal	• SIADH • Hipoadrenalismo • Hipotireoidismo • Falência renal • Polidipsia psicogênica
Hiponatremia hipervolêmica	Sódio corpóreo total aumentado	Estados edematosos: • ICC • Insuficiência hepática • Síndrome nefrótica • DMO

SIADH: secreção inapropriada de hormônio antidiurético; ICC: insuficiência cardíaca congestiva; DMO: disfunção de múltiplos órgãos.

TABELA 36.2 Tempo de instalação da hiponatremia e velocidade de correção do distúrbio.

Tempo de instalação do distúrbio	Forma de correção do Na
Hiponatremia aguda (< de 48 h de instalação)	5 mEq/kg/h
Hiponatremia crônica (< de 48 h de instalação)	2,5 mEq/kg/h
Tempo desconhecido de instalação	2,5 mEq/kg/h
Fórmula para correção do sódio	
Fórmula de correção: Nai = (Nad – Nas) × 0,6 × P	
Solução de infusão: NaCl 3% (0,5 mEq de Na/mℓ)	

Na: sódio; Nai: sódio a ser infundido; Nad: sódio desejado; Nas: sódio sérico encontrado; P: peso em quilogramas.

◤ QUADRO CLÍNICO | EXAME FÍSICO

Pacientes com hiponatremia crônica intensa podem ser oligossintomáticos, enquanto pacientes com níveis não muito baixos, porém de instalação rápida, podem ter muitos sintomas, principalmente relacionados com o sistema nervoso central (SNC), como irritabilidade, confusão, cefaleia, letargia, desorientação, convulsão e coma.

A avaliação clínica deve considerar os sintomas neurológicos e o estado volêmico do paciente, para guiar melhor o tratamento.

◤ EXAMES COMPLEMENTARES

A avaliação inicial inclui dosagem de:

- Sódio sérico
- Função renal (ureia e creatinina séricas)
- Concentração do sódio urinário.

◤ ABORDAGEM E CONDUÇÃO CLÍNICA

O tratamento visa corrigir o sódio plasmático a valores seguros e tratar a verdadeira causa da hiponatremia. Também deve considerar a gravidade, as causas, o tempo de instalação e o estado do volume extracelular:

- Água corporal extracelular diminuída: aporte de sódio

- Água corporal extracelular normal ou aumentada: restrição hídrica.

A Figura 36.1 orienta a condução terapêutica dos casos de hiponatremia.

ATENÇÃO

A velocidade de correção deve ser controlada, a fim de evitar a desmielinização osmótica (a variação do sódio sérico não deve ultrapassar 8 a 12 mEq/dia).

Hipernatremia

◤ DEFINIÇÃO

A hipernatremia é definida por valores de sódio sérico maiores que 145 mEq/ℓ.

◤ CLASSIFICAÇÃO E ETIOLOGIA

Há várias formas de classificar as hipernatremias.

A Tabela 36.3 tem como referência a condição de sódio corpóreo, e a Tabela 36.4, o tempo de instalação da hipernatremia.

ATENÇÃO

Na desidratação hipernatrêmica, a correção rápida da volemia com cristaloide só deve ser feita quando houver choque hipotensivo.

◤ QUADRO CLÍNICO | EXAME FÍSICO

Os sinais e sintomas são inespecíficos, como febre, choro irritado, taquipneia. Os sinais neurológicos mais frequentes são: letargia, confusão, estupor, coma, espasticidade, ataxia, convulsões, cãibras, hiper-reflexia, tremor, ataxia, convulsões e alterações neurológicas focais.

Em neonatos a desidratação das células do SNC pode levar à hemorragia intracraniana.

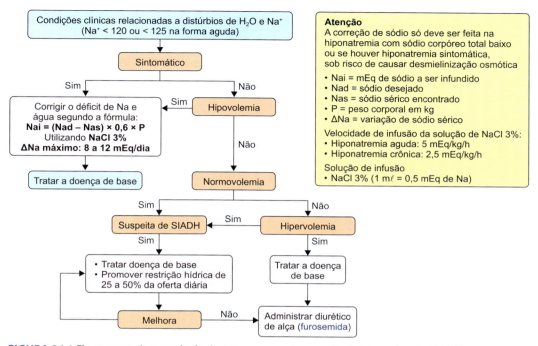

FIGURA 36.1 Fluxograma de tomada de decisão em caso de suspeita de hiponatremia. SIADH: secreção inapropriada de hormônio antidiurético.

TABELA 36.3 Classificação das hipernatremias.

Classificação	Condições clínicas
Por diminuição da ingesta de água, com sódio corpóreo total normal	• Baixa oferta de água • Alteração do estado mental

Por perda de água maior do que a de sódio, e sódio corpóreo total pouco diminuído ou normal	• Gastrintestinais
	  ◦ Diarreia, vômito
	  ◦ Sonda nasogástrica
	  ◦ Terceiro espaço
	• Renais
	  ◦ Tubulopatia
	  ◦ Diabetes insípido
	  ◦ Diurese osmótica
	• Pele
	  ◦ Grande queimado
	  ◦ Necrólise epidérmica tóxica
	• Pulmonares
	  ◦ Hiperventilação

Por ganho de sódio, com sódio corpóreo total aumentado	• Por aumento na ingestão de sódio
	  ◦ Preparo inadequado de soluções de hidratação
	  ◦ Preparo inadequado de fórmulas infantis
	  ◦ Medicação rica em sódio
	  ◦ Afogamento em água salgada
	• Por aumento na reabsorção de sódio
	  ◦ Hiperplasia congênita de suprarrenal não perdedora de sal
	  ◦ Síndrome de Cushing
	  ◦ Fármacos: glicocorticoide ou mineralocorticoide

TABELA 36.4 Tempo de instalação da hipernatremia e velocidade de correção do distúrbio.

Tempo de instalação do distúrbio
Hipernatremia aguda (< de 48 h de instalação)
Hipernatremia crônica (< de 48 h de instalação)
Tempo desconhecido de instalação
Fórmula para correção do sódio
Fórmula de correção: mNas = Nai – Nas/(P × 0,6) + 1
• Soluções de infusão = SG5% (0 mEq de Na/ℓ)
• Solução salina 0,2% (34 mEq de Na/ℓ)
• Solução salina 0,45% (77 mEq de Na/ℓ)
• Soro fisiológico (154 mEq de Na/ℓ)
• Solução salina 3% (513 mEq de Na/ℓ)
Administrar vasopressina aquosa no diabetes insípido
Administrar diuréticos se houver aumento da oferta de água livre

mNas: mudança no sódio sérico; Nai: concentração de sódio na solução; Nas: nível do sódio sérico encontrado; P: peso em quilogramas.

ABORDAGEM E CONDUÇÃO CLÍNICA

Como a hipernatremia pode ser de instalação crônica, não se recomenda a correção rápida, pois pode provocar edema cerebral.

Se houver sinais de hipotensão, a ressuscitação volêmica pode ser feita com soluções isotônicas. Caso o paciente esteja estável, é recomendado o uso de soluções hipotônicas por via oral ou intravenosa, com solução ao meio ou simplesmente solução de glicose a 5%, pois a metabolização da glicose oferta água livre.

Antes de iniciar o tratamento, é importante calcular o déficit de água estimado a fim de escolher a melhor solução para correção da hipernatremia.

A Figura 36.2 orienta a condução terapêutica dos casos de hipernatremia.

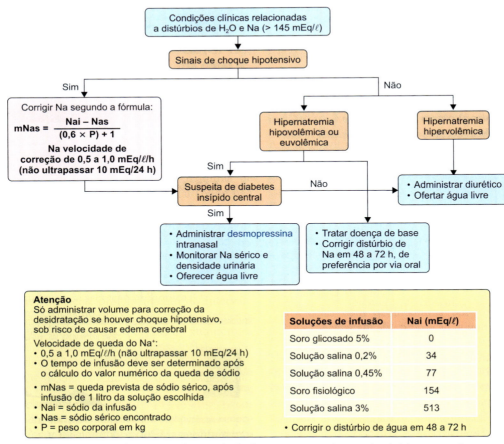

FIGURA 36.2 Fluxograma de tomada de decisão em caso de suspeita de hipernatremia.

> **ATENÇÃO**
>
> A queda recomendada no sódio é de, no máximo, 0,5 a 1 mEq/ℓ (até 10 mEq/ℓ) em 24 horas (e de 18 mEq/ℓ em 48 horas), sob risco de desenvolvimento de edema cerebral.

BIBLIOGRAFIA

Alcázara R, Tejedorb A. Guidelines on hyponatremia that not always guide. Nefrologia. 2013; 37(4):357-9.

Álvarez H, González E. Bases fisiopatológicas de los trastornos del sodio en pediatría. Rev Chil Pediatr. 2014; 85(3):269-80.

Boer S, Unal S, Van Wouwe JP et al. Evidence based weighing policy during the first week to prevent neonatal hypernatremic dehydration while breastfeeding. PLoS One. 2016; 11(12):e0167313.

Hoorn EJ, Tuut MK, Hoorntj SJ et al. Dutch guideline for the management of electrolyte disorders – 2012 revision. Neth J Med. 2013; 71(3):153-65.

Kimura T, Hashimoto Y, Tanaka M. Sodium-chloride difference and metabolic syndrome: a population-based large-scale cohort study. Intern Med. 2016; 55(21):3085-90.

Lin M, Liu SJ, Lim IT. Disorders of water imbalance. Emerg Med Clin North Am. 2005; 23:749.

Schvartsman C, Gorete A, Farhat S. Pediatria: pronto-socorro. 2. ed. São Paulo: Manole; 2013.

Somers M, Traum AZ. Hyponatremia in children. UpToDate; 2018. Disponível em: https://relaped.com/wp-content/uploads/2018/08/Hyponatremia-in-children-UpToDate.pdf.

37 Hipocalcemia e Hipercalcemia

João Fernando L. de Almeida • Gabriela Bonente A. Herculano • Christiane Finardi Pancera

Hipocalcemia

DEFINIÇÃO

Hipocalcemia é definida por cálcio sérico menor que 7,0 mg/dℓ em prematuros, 8,0 mg/dℓ em recém-nascidos a termo e 8,8 mg/dℓ em crianças. É decorrente do desequilíbrio entre absorção, excreção e distribuição. É um dos distúrbios metabólicos mais comuns em crianças e pode ter diversas etiologias.

A fisiopatologia da hipocalcemia pode ser mais bem compreendida observando-se a Figura 37.1.

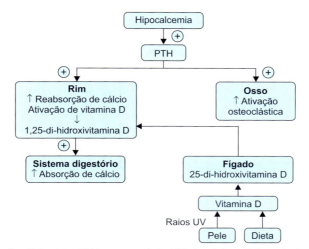

FIGURA 37.1 Regulação do cálcio sérico. PTH: paratormônio; UV: ultravioleta. (Adaptada de Cooper e Gittoes, 2008.)

ETIOLOGIA

A Tabela 37.1 elucida a etiologia da hipocalcemia.

QUADRO CLÍNICO | EXAME FÍSICO

Os sintomas refletem o papel principal do cálcio na condução nervosa e na atividade muscular, resultando em aumento da excitabilidade neuromuscular. São eles:

- Parestesias
- Sensação de formigamento
- Cãibras
- Tetania
- Convulsões focais ou generalizadas
- Laringospasmo e estridor
- Apneia em recém-nascidos
- Aumento do intervalo QT ao eletrocardiograma
- Casos crônicos: calcificação nos gânglios da base, catarata e papiledema.

Duas manifestações clássicas de hipocalcemia latente, descritas a seguir, podem ser encontradas ao exame físico.

Sinal de Chvostek. Espasmos dos músculos da face em resposta à percussão do nervo facial 0,5 a 1 cm abaixo do processo zigomático e 2 cm anterior ao lobo da orelha. Estudos mostram que quase 70% dos pacientes com hipocalcemia laboratorial apresentam este sinal positivo (Figura 37.2).

Sinal de Trousseau. É realizado com insuflação do esfigmomanômetro acima da pressão sistólica por cerca de 3 minutos. É positivo quando se obtém espasmo carpopedal. É o sinal mais específico, encontrado em cerca de 94% dos pacientes (Figura 37.3).

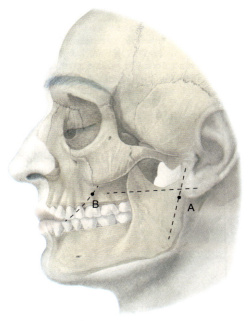

FIGURA 37.2 Ilustração dos pontos faciais onde ocorrem espasmos involuntários dos músculos da face em resposta à percussão do nervo facial. **A.** Ponto de percussão anterior ao lobo da orelha. **B.** Ponto de percussão abaixo do processo zigomático. (Adaptada de Hoffman, 1958.)

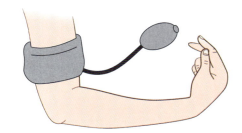

FIGURA 37.3 Ilustração do sinal de Trousseau. Espasmo carpopedal após insuflação de esfigmomanômetro.

TABELA 37.1 Etiologia da hipocalcemia.

Causa	PTH	FA	Fósforo	25-OH vit D
Deficiência de vitamina D	↑	Normal ou ↑	↓	↓
Hipoparatireoidismo	↓	Normal	↑	Normal
Doença renal	↑	Normal ou ↑	↑	Normal ou ↓
Hipomagnesemia	Normal ou ↓	Normal	Normal	Normal ou ↓

PTH: paratormônio; FA: fosfatase alcalina; 25-OH vit D: 25-hidroxivitamina D. Fonte: Cooper e Gittoes, 2008.

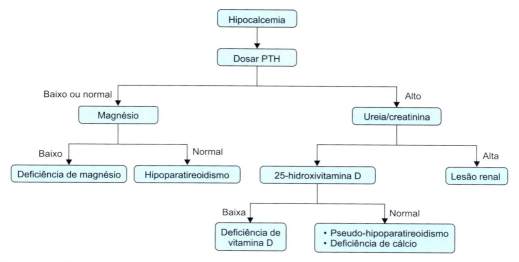

FIGURA 37.4 Exames complementares para quadros de hipocalemia. PTH: paratormônio. (Adaptada de Cooper e Gittoes, 2008.)

◤ EXAMES COMPLEMENTARES

Os exames complementares podem variar de acordo com o quadro clínico apresentado. A Figura 37.4 mostra quais exames são indicados de acordo com os sinais e sintomas apresentados pelo paciente.

◤ ABORDAGEM E CONDUÇÃO CLÍNICA

Casos agudos e sintomáticos. Infusão de gluconato de cálcio 10% 0,5 a 1 mℓ/kg (0,25 a 0,5 mEq/kg) em 10 a 30 minutos com manutenção intravenosa por 24 horas. Posteriormente, é feita manutenção com cálcio enteral (p. ex., carbonato de cálcio).

Hipoparatireoidismo ou pseudo-hipoparatireoidismo. Pode-se fazer uso de calcitriol na dose de 0,5 a 1 mg/dia com ou sem suplementação de cálcio.

Deficiência de vitamina D. Suplementação com ergocalciferol ou colecalciferol (50.000 IU/semana por 2 meses) para reposição dos estoques de 25-hidroxivitamina D.

Hipomagnesemia. Reposição de magnésio por via oral, 0,3 a 0,5 mEq/kg/dia.

ATENÇÃO

- O cálcio real deve ser corrigido quando associado a alterações da albumina

  Cálcio corrigido = cálcio medido + [(4,0 − albumina) × 0,8]

- O cálcio deve ser infundido preferencialmente em veia calibrosa e bem diluído para evitar extravasamento, o que pode levar a lesões de pele com necrose
- No recém-nascido, pode estar correlacionado a secreção de paratormônio (prematuros), asfixia neonatal (limitação da ingesta) e mães diabéticas (perda materna de magnésio urinário por glicosúria)

A Figura 37.5 apresenta o fluxograma de tomada de decisão em caso de hipocalcemia.

Hipercalcemia
◤ DEFINIÇÃO

Hipercalcemia é definida pela concentração de cálcio sérico maior que dois desvios padrões do valor normal. É sempre importante diferenciar se a hipercalcemia é real, devido às alterações que podem ocorrer quando há aumento da ligação proteica. Os níveis de cálcio ionizado

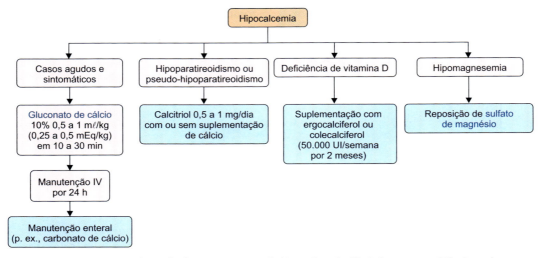

FIGURA 37.5 Sequência de decisões em caso de hipocalcemia. IV: via intravenosa; VO: via oral.

costumam ser maiores em recém-nascidos do 3º dia até a 2ª semana de vida. Algumas diferenças nos níveis de cálcio total e ionizado de acordo com a idade podem ser observadas na Tabela 37.2.

▼ ETIOLOGIA

As causas podem ser diversas e são classificadas em relação à dependência ao paratormônio (PTH). As principais são:

- Dependentes do PTH
  - Hiperparatireoidismo neonatal
  - Mucolipidose tipo II
  - Adenoma ou carcinoma de paratireoide
  - Hiperparatireoidismo familiar
  - Neoplasias endócrinas múltiplas
  - Hiperparatireoidismo terciário
  - Depleção de fósforo em prematuros
  - Hipocalcemia materna durante gestação
  - Radiação cervical prévia
- Independentes do PTH
  - Doenças neoplásicas: linfoma, leucemias, diserminoma de ovário, meduloblastoma, hepatoblastoma, rabdomiossarcoma, sarcoma hepático

TABELA 37.2 Níveis de cálcio total e ionizado de acordo com a idade.

Idade	Cálcio total (mg/dℓ)	Cálcio ionizado (mg/dℓ)	Cálcio ionizado (mmol/ℓ)
Cordão umbilical	8,2 a 11,2	5,2 a 6,4	1,3 a 1,6
Recém-nascido (24 h)	Não relatado	4,4 a 5,44	1,1 a 1,36
Recém-nascido (5 dias)	Não relatado	4,88 a 5,92	1,22 a 1,38
Nascimento até 90 dias	8,0 a 11,3	Não relatado	Não relatado
91 a 180 dias	8,9 a 11,2	Não relatado	Não relatado
181 a 364 dias	9,0 a 11,3	Não relatado	Não relatado
1 a 3 anos	8,9 a 11,1	4,8 a 5,52	1,2 a 1,38
4 a 11 anos	8,7 a 10,7	4,8 a 5,52	1,2 a 1,38
12 a 18 anos	8,5 a 10,7	4,8 a 5,52	1,2 a 1,38
≥ 19 anos	8,5 a 10,5	4,64 a 5,28	1,16 a 1,32

Fontes: Stokes et al., 2017; Roizen et al., 2013.

CAPÍTULO 37 • Hipocalcemia e Hipercalcemia **149**

- Induzidas por fármacos: intoxicação por vitaminas D e A, tiazídicos, suplementação inadequada de fósforo em nutrição parenteral
- Genéticas: síndrome de Williams-Beuren, condrodisplasia de Jansen, síndrome de Down
- Doenças granulomatosas: tuberculose, sarcoidose e necrose de tecido subcutâneo
- Endocrinológicas: hiperparatireoidismo, doença de Addison, feocromocitoma, hipotireoidismo congênito, cetoacidose diabética
- Erros inatos do metabolismo: deficiência de lactase congênita, síndrome de Bartter, intolerância a dissacarídios
- Outras: imobilizações, dieta cetogênica, idiopáticas (síndrome de Lightwood).

◥ QUADRO CLÍNICO | EXAME FÍSICO

- Sistema nervoso: alteração de comportamento, cefaleia, alucinações, miopatias, irritabilidade, alteração da marcha
- Sistema digestório: cólicas abdominais, constipação intestinal, anorexia, vômito, náuseas, pancreatite por calcificação
- Sistema renal: desidratação, nefrolitíase, poliúria e polidipsia, lesão renal
- Sistema musculoesquelético: dor óssea, calcificação ectópica.

A anamnese deve investigar sintomas sugestivos de hipercalcemia ou malignidade; uso de medicamentos (vitamina D, suplementos, medicações alternativas); história familiar de nefrolitíase, hipercalcemia, paratireoidectomia e neoplasia endócrina múltipla.

O exame físico deve incluir a avaliação de hidratação; estigmas de síndromes; calcificação ectópica, subcutânea e *rash*; baixa estatura; linfadenomegalia generalizada; dor óssea e fraturas.

◥ EXAMES COMPLEMENTARES

Inicialmente deve-se realizar dosagem de PTH, fósforo, fosfatase alcalina, eletrólitos, função renal, 25-hidroxivitamina D, gasometria, cloro, magnésio e relação cálcio/creatinina urinária. Para investigação complementar, sugerem-se ultrassonografia de rins e paratireoide, investigação familiar, testes genéticos, inventário ósseo, entre outros.

◥ ABORDAGEM E CONDUÇÃO CLÍNICA

O principal objetivo é reverter o cálcio sérico elevado e a doença de base. As etapas do tratamento são descritas a seguir.

Medidas gerais. Diminuição da oferta de cálcio nas dietas enterais ou parenterais, descontinuação de medicamentos ou suplementos que aumentem o cálcio sérico.

Aumento da excreção renal de cálcio. Expansores de volume para correção de volemia e uso da furosemida, que deve ser administrada com cautela a longo prazo pois pode levar à nefrocalcinose.

Redução da secreção do PTH. Agentes calcimiméticos reduzem a secreção de PTH quando o aumento é a causa da hipercalcemia.

Diminuição da absorção intestinal de cálcio. Quando a hipercalcemia é causada por aumento da 1,25-hidroxivitamina D, pode-se fazer uso de glicocorticoides que reduzem a conversão da 25-hidroxivitamina D em 1,25-hidroxivitamina D.

Inibição da reabsorção óssea. Uso de bifosfonatos (pamidronato, alendronato).

Calcitonina. Em situações agudas, leva à diminuição do cálcio plasmático.

Outros. Terapias dialíticas, paratireoidectomia.

> **ATENÇÃO**
>
> - Nos casos de hipercalcemia que impõem risco à vida, hemodiálise é mais efetiva do que a diálise peritoneal
> - Hipercalcemia é rara na infância. Em adultos, costuma estar relacionada com malignidade e hiperparatireoidismo primário

A Figura 37.6 apresenta o fluxograma de tomada de decisão em caso de hipercalcemia.

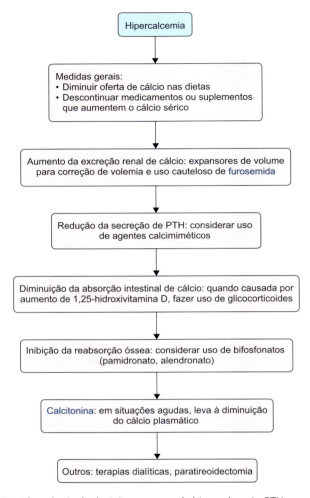

FIGURA 37.6 Sequência de decisões em caso de hipercalcemia. PTH: paratormônio.

BIBLIOGRAFIA

Allgrove J, Shaw NJ (Eds.). A practical approach to hypocalcaemia in children. In: Calcium and bone disorders in children and adolescents. 2. ed. Switzerland: Karger; 2015. pp. 84-110.

Allgrove J, Shaw NJ. Approach to the child with hypercalcaemia. In: Calcium and bone disorders in children and adolescents. 2. ed. Switzerland: Karger. 2015. pp. 84-110.

Brainbridge RR, Koo WWK, Tsang RC. Neonatal calcium and phosphorus disorders. Ped Endocrinol. 1996; 476-96.

Cooper MS, Gittoes NJL. Diagnosis and management of hypocalcaemia. BMJ. 2008; 336:1298-302.

Hoffman E. The Chvostek sign: a clinical study. Am J Surg. 1958; 96:33-7.

Roizen JD, Shah V, Kevine MA et al. Determination of reference intervals for serum total calcium in the vitamin D-replete pediatric population. J Clin Endocrinol Metab. 2013; 98(12):1946-50.

Stokes V, Nielsen MF, Hannan FM et al. Hypercalceic disorders in chidren. J Bone Miner Res. 2017; 32(11): 2157-70.

Umpaichitra V, Bastian W, Castells S. Hypocalcemia in children: pathogenesis and management. Clin Pediatr. 2001; 305-12.

Urbano FL. Signs of hypocalcemia: Chvostek's and Trousseau's signs. Hospital Physician. 2000; 43-5.

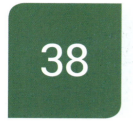

38 Distúrbios do Equilíbrio Acidobásico

Carolina Silva Palha Rocha

▼ DEFINIÇÃO

Equilíbrio acidobásico é aquele obtido a partir de mecanismos respiratórios e metabólicos e/ou renais para restauração adequada de ácidos ou bases produzidos pelo organismo humano. Por meio de sistemas tampão, ocorre a compensação de excesso ou falta de íons H^+ no plasma. Quando esses mecanismos se esgotam diante de algum dano, ocorrem os distúrbios acidobásicos.

▼ ETIOLOGIA

Acidemia e alcalemia são condições em que o pH sanguíneo está alterado. Acidose e alcalose são os mecanismos que levam a acidemia e alcalemia, respectivamente, mas nem sempre o pH estará alterado na acidose ou na alcalose, o que indica que o pH normal não descarta a possibilidade de distúrbio do equilíbrio acidobásico.

Os distúrbios podem ser de ordem metabólica ou respiratória. A compensação respiratória inicia-se imediatamente e atinge seu estado máximo em 12 a 24 horas. A compensação metabólica, que se dá principalmente pelos rins, tem início em algumas horas, levando 2 a 5 dias para atingir seu grau máximo.

É importante lembrar que os mecanismos compensatórios corrigem o pH para valores próximos da normalidade, mas não levam à normalização, de maneira que, em caso de pH normal diante de pCO_2 e/ou bicarbonato alterados, deve-se aventar a possibilidade de distúrbios mistos.

Identificar a causa dos distúrbios acidobásicos é importante para o manejo, pois o tratamento deve ser direcionado à correção dessa causa.

▼ CRITÉRIOS DIAGNÓSTICOS

Para o diagnóstico dos distúrbios, é preciso inicialmente entender, a partir da história e do exame físico, as perdas, ingestas, doenças de base e outros quadros relacionados. A análise laboratorial deve incluir gasometria e dosagem de eletrólitos (sódio, potássio, cloreto). A análise da gasometria deve conter os seguintes passos.

1. Identifique o processo predominante:
   - Observe pH
   - Observe pCO_2
   - Observe HCO_3^-.

2. Verifique se o valor de HCO_3^- ou pCO_2 está dentro do esperado como compensação ao distúrbio primário e verifique se é um distúrbio simples ou misto.

3. Analise o *anion gap* (AG), que é o cálculo da diferença entre cátions (representados pelo sódio) e ânions (representados por bicarbonato e cloreto), e representa a quantidade de ânions não mensuráveis (fosfatos, proteínas, ácidos orgânicos) presentes no plasma.

$$AG = Na^+ - (HCO_3^- + Cl^-)$$

O AG ajuda a identificar a causa da acidose, se é de AG normal (hiperclorêmica) ou aumentado, e ainda possibilita a identificação de acidose oculta por valores gasométricos normais em caso de distúrbio misto. O AG é considerado normal quando seu valor está entre 10 e 12. Em casos de hipoalbuminemia, o valor deve ser corrigido: a cada 1 g/dℓ abaixo da normalidade, subtrai-se 2,5 mEq/ℓ no valor do AG.

4. Calcule a relação $\Delta AG/\Delta HCO_3^-$, sendo:

$$\Delta AG = AG \text{ obtido} - AG \text{ normal}$$
(considerando-se normal = 10)

$\Delta HCO_3^- = HCO_3^-$ normal $- HCO_3^-$ obtido (considerando-se normal = 25)

A partir dessa relação é possível avaliar se há distúrbio metabólico misto. Caso seja igual ou próxima de 1:1, trata-se de uma simples acidose de AG aumentado. Variação no AG maior que a de bicarbonato sugere que existe algo elevando o bicarbonato, configurando acidose metabólica associada a alcalose metabólica. No entanto, quando a queda no bicarbonato é maior que o aumento do AG, trata-se de acidose de AG aumentado associada a acidose hiperclorêmica.

5. Obtidas essas informações, é possível compreender a condição do paciente, considerar diagnósticos diferenciais e direcionar o tratamento adequadamente.

Como cada distúrbio do equilíbrio acidobásico tem quadro clínico e manejo específicos, esses assuntos serão, a partir daqui, agrupados para melhor compreensão.

◤ ACIDOSE METABÓLICA

Identificada por redução do pH ou queda no bicarbonato sérico. Gasometria revela redução na pCO_2 como mecanismo compensatório. É decorrente de perda de bicarbonato ou adição de ácidos ao plasma (exógena ou endogenamente).

São exemplos de acidose metabólica com AG aumentado: cetoacidose diabética, insuficiência renal, intoxicação por metanol e sepse.

São exemplos de acidose metabólica com AG normal (hiperclorêmica): perdas gastrintestinais, acidose tubular renal e uso de diurético poupador de potássio.

Fórmula de compensação:

pCO_2 esperado $= (1{,}5 \times HCO_3^-) + 8 \pm 2$

Abordagem e condução clínica. Deve-se tratar a causa que está levando à acidose, incluindo hidratação, manejo da sepse, insulinoterapia na cetoacidose diabética e remoção de toxinas, se possível (Figura 38.1).

Reposição de bicarbonato deve ser reservada a casos em que o valor de bicarbonato seja inferior a 8. O cálculo da quantidade de bicarbonato (em mEq) a ser reposta deve basear-se no volume de distribuição, por meio da seguinte relação:

HCO_3^- infundido $= (HCO_3^-$ desejado $- HCO_3^-$ medido$) \times 0{,}3 \times$ peso

Essa infusão deve ser feita de maneira lenta, com solução isotônica.

◤ ALCALOSE METABÓLICA

Aumento no pH ou no bicarbonato sérico; ocorre aumento da pCO_2 como forma de compensação. Costuma ser decorrente da contração de volume extracelular associada a perda de cloreto, perda de H^+ ou adição de HCO_3^-. Alguns exemplos são vômito, uso de diurético de alça e hiperaldosteronismo.

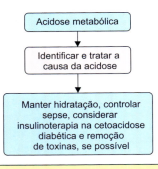

FIGURA 38.1 Sequência de decisões em caso de acidose metabólica.

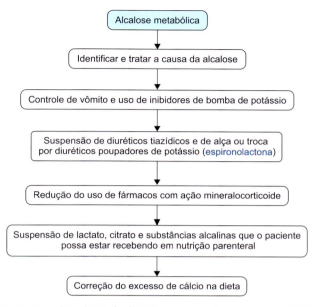

FIGURA 38.2 Sequência de decisões em caso de alcalose metabólica.

Fórmula de compensação:

pCO_2 esperado $= (0,9 \times HCO_3^-) + 9$

Abordagem e condução clínica. Deve-se tratar a causa (Figura 38.2). Na maioria das vezes, a alcalose metabólica é hipoclorêmica, seja pela perda gástrica de HCl, seja pela perda renal de Cl^- pelo uso de diuréticos. Entre as medidas para controle da alcalose, devem-se considerar:

- Controle de vômito e uso de inibidores de bomba de potássio
- Suspensão de diuréticos tiazídicos e de alça ou troca por diuréticos poupadores de potássio (espironolactona)
- Redução do uso de fármacos com ação mineralocorticoide
- Suspensão de lactato, citrato e substâncias alcalinas que o paciente possa estar recebendo em nutrição parenteral, por exemplo
- Correção do excesso de cálcio na dieta.

Caso a causa seja corrigida e ainda seja necessária correção mais rápida da alcalose, devem-se considerar:

- Restauração volêmica com cloreto de sódio, reposição de cloreto de potássio
- Uso cauteloso de acetazolamida, pelo risco de perda de fósforo e potássio na urina

- Em casos extremos, deve-se infundir HCl: solução de 100 a 200 mEq/ℓ, em cateter central, a uma velocidade de 0,2 mEq/kg/h. Administração restrita à veia periférica se diluído em solução lipídica ou solução de aminoácidos
- Hemodiálise quando o paciente apresentar risco de sobrecarga volêmica (insuficiência renal ou cardíaca), com redução da concentração de álcali no dialisato
- Quando se tratar de alcalose cloreto-resistente, que ocorre pelo excesso de atividade mineralocorticoide (como nas síndromes de Bartter ou Gitelman), deve-se suprimir tal atividade, recorrendo a diuréticos poupadores de potássio, inibidores da enzima conversora de angiotensina. Deve-se, ainda, repor potássio para esses pacientes.

ACIDOSE RESPIRATÓRIA

Identificada por aumento na pCO_2. A gasometria revela aumento do HCO_3^- como resposta compensatória. Decorre de ventilação alveolar inadequada. São exemplos: depressão de sistema nervoso central, doenças neuromusculares e doenças pulmonares exacerbadas.

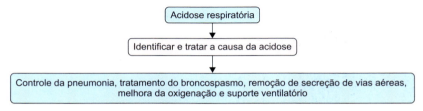

FIGURA 38.3 Sequência de decisões em caso de acidose respiratória.

Fórmulas de compensação:

Acidose respiratória aguda: $\Delta HCO_3^- = 0{,}1 \times \Delta pCO_2$

Acidose respiratória crônica: $\Delta HCO_3^- = 0{,}35 \times \Delta pCO_2$

Abordagem e condução clínica. Deve-se tratar a causa do distúrbio, por meio de controle de pneumonia, tratamento do broncospasmo, remoção de secreção de vias aéreas, melhora da oxigenação e suporte ventilatório (Figura 38.3). Quando o paciente apresentar acidose respiratória crônica, deve-se tentar reduzir a pCO_2 para valores próximos ao basal, de maneira parcimoniosa para não ocorrer alcalose pós-hipercápnica, pois é necessário tempo para eliminação de bicarbonato. O uso de bicarbonato deve ser reservado a situações com acidose metabólica associada.

▼ ALCALOSE RESPIRATÓRIA

Identificada por queda na pCO_2. A gasometria revela aumento do HCO_3^- como resposta compensatória. Decorre de hiperventilação. São exemplos: estímulo do centro respiratório, doenças pulmonares intersticiais e pneumonia.

Fórmulas de compensação:

Alcalose respiratória aguda: $\Delta HCO_3^- = 0{,}2 \times \Delta pCO_2$

Alcalose respiratória crônica: $\Delta HCO_3^- = 0{,}5 \times \Delta pCO_2$

Abordagem e condução clínica. Deve-se tratar a causa do distúrbio (Figura 38.4). Devem-se considerar:

- Melhora da oxigenação e ajuste de parâmetros ventilatórios
- Respiração em bolsa não reinalante
- Sedação.

▼ DISTÚRBIOS MISTOS

Dizem respeito à ocorrência de dois ou três distúrbios simultaneamente. São reconhecidos quando o valor detectado de bicarbonato ou de pCO_2 é diferente do esperado para a compensação do distúrbio identificado. Por exemplo, no caso de uma acidose metabólica, o valor detectado de pCO_2 é diferente do esperado pela compensação fisiológica (com base no valor encontrado de bicarbonato e na fórmula de compensação). Infere-se, portanto, que há um distúrbio respiratório associado. O distúrbio misto pode normalizar o pH, o que não ocorre pela simples compensação do distúrbio primário.

▼ CONSIDERAÇÕES FINAIS

A compreensão dos distúrbios do equilíbrio acidobásico envolve avaliação clínica completa do

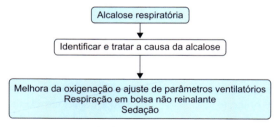

FIGURA 38.4 Sequência de decisões em caso de alcalose respiratória.

paciente, análise laboratorial cuidadosa de gasometria e eletrólitos e ponderação de diagnósticos diferenciais cabíveis. O manejo do distúrbio deve basear-se no tratamento da condição que o está ocasionando, reservando medidas específicas de correção de alcalemia ou acidemia para situações mais graves.

BIBLIOGRAFIA

Adrogué HJ, Madias NE. Management of life-threatening acid-base disorders. First of two parts. N Engl J Med. 1998; 338(1):26-34.

Adrogué HJ, Madias NE. Management of life-threatening acid-base disorders. Second of two parts. N Engl J Med. 1998; 338(2):107-11.

Ayers P, Dixon C, Mays A. Acid-base disorders. Nutr Clin Pract. 2015; 30(1):14-20.

Brewer ED. Disorders of acid-base balance. Pediatr Clin North Am. 1990; 37(2):429-47.

Carmody JB, Norwood VF. Paediatric acid-base disorders: a case-based review of procedures and pitfalls. Paediatr Child Health. 2013; 18(1):29-32.

Narins RG, Emmett M. Simple and mixed acid-base disorders: a practical approach. Medicine (Baltimore). 1980; 59(3):161-87.

Seifter JL, Chang HY. Disorders of acid-base balance: new perspectives. Kidney Dis (Basel). 2016; 2(4):170-86.

PARTE

4

Doenças Endócrinas
e Metabólicas

39 Cetoacidose Diabética e Estado Hiperglicêmico Hiperosmolar, *158*

40 Diabetes Insípido, *162*

41 Hipoglicemia, *165*

42 Disfunções Tireoidianas Agudas, *167*

43 Insuficiência Suprarrenal, *169*

44 Secreção Inapropriada de Hormônio Antidiurético, *172*

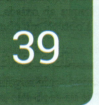

39 Cetoacidose Diabética e Estado Hiperglicêmico Hiperosmolar

Sylvia Costa Lima Farhat • Thais Della Manna

▼ DEFINIÇÃO

Cetoacidose diabética (CAD) é uma complicação aguda e grave do diabetes melito, com elevado risco de morte. Ocorre quando o corpo produz ácidos sanguíneos (cetonas) em excesso. A maioria dos casos de CAD acontece em pacientes com diabetes melito do tipo 1 (DM1) de origem autoimune. Entre 11 e 67% das crianças e adolescentes diabéticos apresentaram quadro de CAD como primeira manifestação da doença (primodescompensação).

O estado hiperglicêmico hiperosmolar (EHH) é também uma complicação grave do diabetes melito, sendo mais frequente no tipo 2 (DM2) em situações de doença aguda intercorrente, como traumatismos, infecções e cirurgias. Caracteriza-se por hiperglicemia grave, desidratação extrema, hiperosmolaridade do plasma e alteração do nível de consciência. Apesar de raro na faixa etária pediátrica, o número de casos de EHH relatados tem crescido na última década, provavelmente em virtude do aumento da prevalência do DM2 no jovem.

▼ QUADRO CLÍNICO | EXAME FÍSICO

A desidratação, em geral com diurese, é a apresentação clínica predominante da CAD e do EHH, e pode ser leve, moderada ou grave, com instabilidade hemodinâmica (tempo de enchimento capilar > 3 segundos, pulso fino, taquicardia, pressão arterial normal ou diminuída). Em geral, o EHH se instala de modo insidioso, com antecedente de alguns dias de doença aguda. A alteração do nível de consciência, até mesmo o coma, é mais comum nessa situação.

Como a cetogênese ocorre de modo marcante na CAD, a procura pelo serviço médico costuma ser mais precoce devido ao quadro de náuseas, vômito, dor abdominal e taquipneia (desde leve até respiração de Kussmaul), rubor facial e hálito cetônico, além da desidratação.

▼ CRITÉRIOS DIAGNÓSTICOS

Os critérios bioquímicos para a definição de CAD e EHH são apresentados na Tabela 39.1.

Na CAD, os níveis de pH e concentração de bicarbonato sérico podem sofrer influência da compensação respiratória ou ser afetados por outros distúrbios acidobásicos. Idealmente, seria necessário realizar o diagnóstico pela cetonemia quantitativa; esta, no entanto, ainda não é acessível em todos os serviços.

A CAD pode ser classificada em:

- Leve (pH < 7,3 e/ou bicarbonato < 15 mEq/ℓ)
- Moderada (pH < 7,2 e/ou bicarbonato < 10 mEq/ℓ)
- Grave (pH < 7,1 e/ou bicarbonato < 5 mEq/ℓ).

TABELA 39.1 Critérios bioquímicos para a definição de cetoacidose diabética (CAD) e estado hiperglicêmico hiperosmolar (EHH).

Parâmetros	CAD	EHH
Glicemia (mg/dℓ)	> 200	> 600
pH	< 7,3	≥ 7,3
Bicarbonato (mEq/ℓ)	< 15	≥ 15
Cetonúria	Presente	Ausente
Cetonemia (mmol/ℓ)	> 3	< 3*
Anion gap	> 12	< 12

*Apesar de a cetonemia ser geralmente mínima, a acidemia láctica é comum no EHH devido à hipoperfusão tecidual, sendo corrigida pela fluidoterapia.

ABORDAGEM INICIAL E EXAMES COMPLEMENTARES

A abordagem inicial da CAD e do EHH inclui os procedimentos e exames indicados na Tabela 39.2.

ABORDAGEM E CONDUÇÃO CLÍNICA

Cetoacidose diabética

Os objetivos do tratamento da CAD (Figura 39.1 e Tabela 39.3) são:

- Reparação do volume extracelular para promover a recuperação do ritmo de filtração glomerular e, consequentemente, a eliminação de glicose e corpos cetônicos pela urina
- Correção das perdas eletrolíticas
- Interrupção da cetogênese pela administração de insulina que reverterá a proteólise e a lipólise, estimulando a captação e o processamento periférico da glicose, tendendo a controlar a glicemia e a acidose metabólica
- Prevenção das complicações do tratamento, tais como edema cerebral, hipopotassemia e hipoglicemia

- Identificação e tratamento dos fatores desencadeantes.

Quanto à correção da acidose, deve-se levar em consideração que o tratamento adequado da CAD conduz ao término da produção da carga ácida:

- Hidratação resulta em melhor perfusão periférica e redução da produção de ácido láctico
- Administração de insulina exógena faz cessar a lipólise com consequente bloqueio da formação de ácidos orgânicos.

A utilização de bicarbonato pode ocasionar acidose paradoxal no sistema nervoso central e agravar a hipopotassemia e, desse modo, o uso de bicarbonato é restrito aos casos em que a acidose for grave (pH ≤ 6,9), devido ao risco de depressão miocárdica. A dose a ser administrada em 1 hora pode ser calculada pela seguinte fórmula:

$$\text{Bicarbonato a administrar (mEq)} = (15 - \text{bicarbonato encontrado}) \times 0,3 \times \text{peso (kg)}$$

Alternativamente, pode-se fornecer 1 a 2 mEq/kg em 1 hora.

TABELA 39.2 Abordagem inicial e exames complementares em caso de cetoacidose diabética (CAD) e estado hiperglicêmico hiperosmolar (EHH).

À entrada	A cada hora	Até correção da CAD ou controle do EHH	Após correção da CAD ou controle do EHH
Oxigênio caso haja instabilidade hemodinâmica e obtenção de acesso venoso adequado	Controles de glicemia capilar a cada hora até próxima etapa	Controles a cada 2 h	Controles a cada 4 h nas próximas 24 h
Coletar para diagnóstico e conduta inicial: • Glicemia plasmática e capilar • Gasometria venosa • Sódio, potássio, ureia • Cálculo da osmolalidade sérica efetiva • Pesquisa de corpos cetônicos na urina e/ou pesquisa da cetonemia em sangue capilar	–	Coletar controles séricos a cada 2 h: • Glicemia • Gasometria venosa • Na⁺/K⁺/Cl/P/Mg • Cetonemia, se disponível Na suspeita infecciosa após hidratação inicial, verificar: • Hemograma • Hemocultura • Urocultura • Radiografia de tórax, se clínica	Coletar controles séricos a cada 4 h: • Glicemia

PARTE 4 • Doenças Endócrinas e Metabólicas

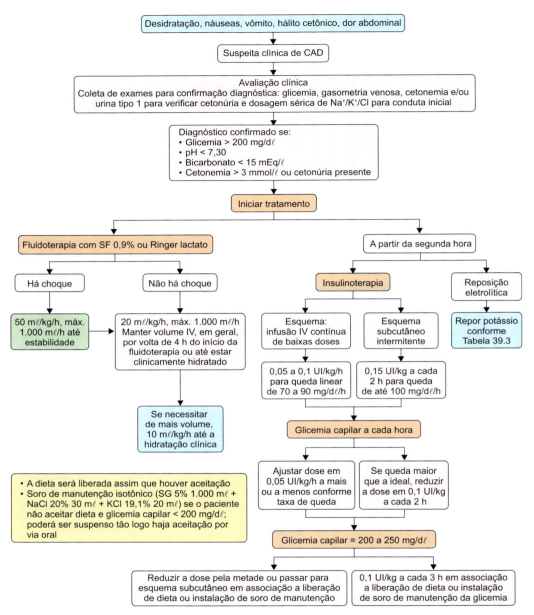

FIGURA 39.1 Tratamento da cetoacidose diabética (CAD). SF: soro fisiológico; IV: via intravenosa.

TABELA 39.3 Reposição de potássio em caso de cetoacidose diabética (CAD).

Se o K⁺ sérico coletado na admissão for ≤ 6,5 mEq/ℓ e a diurese estiver presente
Iniciar a partir da segunda hora da hidratação a reposição na concentração de 30 mEq/ℓ na velocidade de 0,5 mEq/kg/h. Pode-se repor metade na forma de KCl (1 mℓ = 2,5 mEq) e metade na forma de KH₂PO₄ a 25% (1 mℓ = 1,8 mEq)
Se o K⁺ sérico inicial for > 6,5 mEq/ℓ
Coletar nova amostra e utilizar na segunda hora apenas com NaCl 0,9% até o resultado desta nova dosagem
Se o K⁺ sérico inicial for ≤ 3,5 mEq/dℓ
A velocidade de reposição pode ser aumentada até 1 mEq/kg/h (de acordo com o grau de depleção), desde que o paciente esteja monitorado e a concentração não ultrapasse 70 mEq de K⁺/ℓ de soro

Estado hiperglicêmico hiperosmolar

Os objetivos gerais do tratamento do EHH (Figura 39.2 e Tabela 39.4) são:

- Expansão dos volumes intra e extravascular e restauração da perfusão renal
- Correção do déficit total de fluidos, da hiperosmolalidade sérica e reposição das perdas hídricas
- Reposição eletrolítica
- Correção da hiperglicemia
- Prevenção das complicações do tratamento, como eventos tromboembólicos, edema cerebral e rabdomiólise.

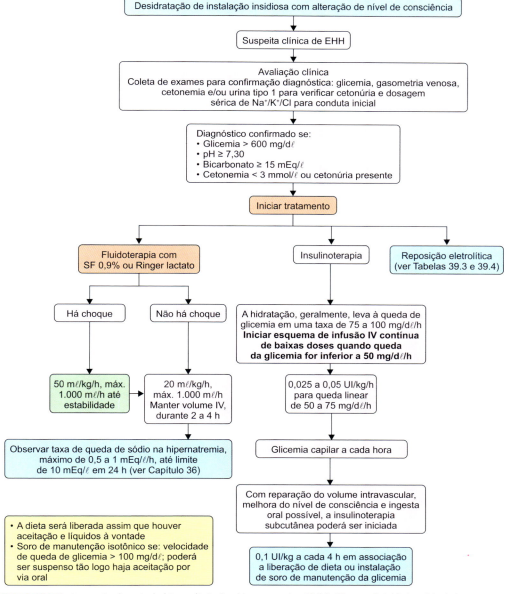

FIGURA 39.2 Tratamento do estado hiperglicêmico hiperosmolar (EHH). SF: soro fisiológico; IV: via intravenosa.

TABELA 39.4 Reposição de fósforo e magnésio em caso de estado hiperglicêmico hiperosmolar (EHH).

Se fósforo sérico depletado gravemente (< 1 mg/dℓ)

Risco de rabdomiólise, uremia hemolítica, fraqueza muscular e paralisia

Pode-se repor metade na forma de KH_2PO_4 a 25% (1 mℓ = 56 mg de P) no fluido de reparação junto com potássio na dose de 30 a 40 mg/kg

Se magnésio sérico depletado gravemente (< 1 mg/dℓ)

Dose de 25 a 50 mg/kg a cada 4 a 6 h, se necessário, em uma taxa de infusão máxima de 150 mg/min ou 2 g/h

As recomendações para o tratamento do EHH em crianças e adolescentes são ainda fundamentadas na experiência clínica em adultos, devendo-se evitar correções rápidas dos distúrbios metabólicos e da hiperosmolalidade decorrentes de infusão de soluções hipotônicas e/ou doses altas de insulina.

◣ BIBLIOGRAFIA

Della Manna T, Farhat SC. Cetoacidose diabetic. In: Reis AG, Schvartsman C, Farhat SCL. Pronto-socorro. Coleção Pediatria Instituto da Criança-Hospital das Clínicas. 2. ed. São Paulo: Manole; 2013.

Della Manna T, Farhat SC. Cetoacidose diabética. In: Grisi SJFE, Escobar AMU. Prática pediátrica. 2. ed. Rio de Janeiro: Atheneu; 2007. pp. 193-8.

Kitabchi AE, Nyenwe EA. Hyperglycemic crises in diabetes mellitus: diabetic ketoacidosis and hyperglycemic hyperosmolar state. Endocrinol Metab Clin North Am. 2006; 35(4):725-51.

Klein M, Sathasivam A, Novoa Y et al. Recent consensus statements in pediatric endocrinology: a selective review. Endocrinol Metab Clin N Am. 2009; 38: 811-25.

Olivieri L, Chasm R. Diabetic ketoacidosis in the pediatric emergency department. Emerg Med Clin North Am. 2013; 31:755-73.

Rosenbloom A. The management of diabetic ketoacidosis in children. Diabetes Ther. 2010; 1:103-20.

Rosenbloom AL. Hyperglycemic hyperosmolar state: an emerging pediatric problem. J Pediatr. 2010; 156: 180-4.

Savoldelli RD, Farhat SCL, Manna TD. Diabetology & metabolic syndrome. 2010. Disponível em: www.dms-journal.com/content/2/1/41.

Umpierrez G, Korytkowski. Diabetic emergencies: ketoacidosis, hypergycaemic hyperosmolar state and hypoglcaemia. Nature Reviews. 2016; 12:222-32.

Wolfsdorf JI, Allgrove J, Craig ME et al. A consensus statement from the International Society for Pediatric and Adolescent Diabetes: diabetic ketoacidosis and hyperglycemic hyperosmolar state. Pediatric Diabetes. 2014; 15(Suppl 20):154-79.

40 Diabetes Insípido

Leandra Steinmetz ◆ Louise Cominato ◆ Larissa Kallas Curiati

◣ DEFINIÇÃO

O diabetes insípido é uma síndrome caracterizada por incapacidade de reabsorção de água livre nos ductos coletores e concentração de urina de acordo com a osmolaridade sérica, com consequente desenvolvimento de urina hipotônica e aumento de volume urinário. Pode ocorrer pela redução da liberação do hormônio antidiurético (ADH), produzido no hipotálamo

CAPÍTULO 40 • Diabetes Insípido

e armazenado na neuro-hipófise, ou pela resistência à sua ação nos túbulos renais. Quando há deficiência na síntese do ADH, o diabetes insípido é denominado central; quando há resistência à sua ação nos túbulos renais, é denominado renal ou nefrogênico. O foco deste capítulo é o diabetes insípido central (DIC).

ETIOLOGIA

- Causa idiopática (30 a 50% dos casos, ou seja, a maioria)
- Tumores primários (craniofaringioma) ou secundários do sistema nervoso central (SNC), como linfoma e leucemia
- Doenças infiltrativas (histiocitose de células de Langerhans, sarcoidose, hipofisite linfocítica autoimune)
- Neurocirurgia (em geral, transesfenoidal)
- Traumatismo cranioencefálico (com acometimento hipotalâmico ou de neuro-hipófise)
- Hipopituitarismo congênito
- Displasia septo-óptica
- Causas genéticas.

QUADRO CLÍNICO | EXAME FÍSICO

Noctúria, polidipsia e poliúria, a qual se caracteriza pelos seguintes valores de volume urinário:

- Neonatos: > 2 ℓ/m²/dia, 150 mℓ/kg/dia ou > 6 mℓ/kg/h
- Até 2 anos de idade: 100 a 110 mℓ/kg/dia ou > 4 mℓ/kg/h
- Crianças com mais de 2 anos: 40 a 50 mℓ/kg/dia ou > 2 mℓ/kg/h.

Enurese em pacientes previamente desfraldados pode ser consequência de diabetes insípido.

Crianças menores de 1 ano podem apresentar desidratação grave, constipação intestinal, febre, irritabilidade e convulsão. Além disso, pode haver sintomas secundários a neoplasias do SNC ou ao acometimento de outros eixos hipofisários, tais como retardo do crescimento, fadiga, cefaleia, vômito, hipoglicemia e alterações visuais.

Pacientes sem livre acesso a água (sedados, neuropatas), com alteração hipotalâmica do centro da sede ou com grande volume urinário, podem apresentar graves distúrbios hidreletrolíticos, com destaque para hipernatremia.

EXAMES COMPLEMENTARES

Após confirmada a poliúria, a investigação inicial deve incluir osmolalidades sérica (OsmS) e urinária (OsmU), dosagem sérica de sódio, potássio, cálcio, glicose e ureia.

Osmolalidade sérica acima de 300 mOsm/kg associada a urina inapropriadamente diluída (OsmU < 300 mOsm/kg) é indicativa de diabetes insípido (DI).

Para confirmação diagnóstica e diagnóstico diferencial entre DI e polidipsia primária, pode ser necessária a realização de teste de restrição hídrica.

Todos os pacientes com DI devem ser submetidos a ressonância magnética de hipófise para elucidação diagnóstica.

DIAGNÓSTICO DIFERENCIAL

- Diabetes melito
- Diabetes insípido nefrogênico
- Polidipsia psicogênica
- Hipercalcemia
- Hipopotassemia.

ABORDAGEM E CONDUÇÃO CLÍNICA

A Figura 40.1 apresenta o fluxograma de tomada de decisão em caso de suspeita de diabetes insípido.

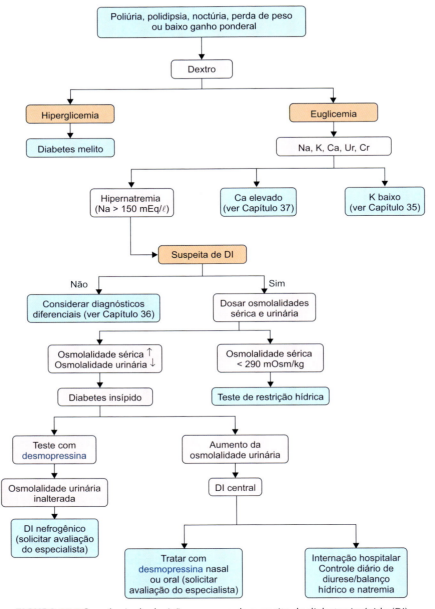

FIGURA 40.1 Sequência de decisões em caso de suspeita de diabetes insípido (DI).

◼ BIBLIOGRAFIA

Brasil. Ministério da Saúde. Secretaria de Atenção à Saúde. Protocolo clínico e diretrizes terapêuticas: diabete insípido. Portaria conjunta nº 02, de 10 de janeiro de 2018.

Dabrowski E, Kadakia R, Zimmerman D. Diabetes insipidus in infants and children. Best Pract Res Clin Endocrinol Metab. 2016; 30(2):317-28.

Di Iorig N, Morana G, Napoli F et al. Management of diabetes insipidus and adipsia in the child. Best Pract Res Clin Endocrinol Metab. 2015; 29(3):415-36.

Di Iorig N, Napoli F, Allegri AE et al. Diabetes insipidus: diagnosis and management. Horm Res Paediatr. 2012; 77:69-84.

Maghnie M, Cosi G, Genovese E et al. Central diabetes insipidus in children and young adults. N Engl J Med. 2000; 343:999-14.

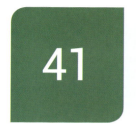

41 Hipoglicemia

Louise Cominato ◆ Thais Della Manna ◆ Leandra Steinmetz ◆ Beatriz Semer

▼ DEFINIÇÃO

A faixa normal de glicemia plasmática para crianças com mais de 48 horas de vida e adultos é de 70 a 100 mg/dℓ. Hipoglicemia é definida pela tríade de Whipple: sinais ou sintomas sugestivos, confirmação laboratorial de hipoglicemia e melhora dos sintomas após administração de glicose. Contudo, ainda não há definição de um limiar glicêmico abaixo do qual existam evidências inquestionáveis do risco para sequelas neurológicas e comportamentais.

▼ ETIOLOGIA

- Em crianças diabéticas: excesso de insulina, diminuição de ingesta ou aumento de gasto energético
- Episódios isolados: infecções agudas gastrintestinais e jejum prolongado
- Episódios recorrentes: hipoglicemia cetótica, hiperinsulinismo, hipopituitarismo (deficiência de hormônio do crescimento [GH] e/ou cortisol), glicogenoses ou outros erros inatos do metabolismo, síndrome de Beckwith-Wiedemann, insuficiência suprarrenal, insuficiência hepática
- Hipoglicemia transitória em recém-nascido (pequeno ou grande para a idade gestacional [PIG ou GIG], mãe diabética, asfixia neonatal).

▼ QUADRO CLÍNICO | EXAME FÍSICO

Os sintomas de hipoglicemia demonstram as respostas neurogênicas e cerebrais à falta de glicose. Podem ser adrenérgicos (palpitação, tremor, agitação), colinérgicos (sudorese, fome, parestesias) ou neuroglicopênicos (coma, convulsão, confusão mental ou hipoatividade). No exame físico, devem-se procurar evidências de hipopituitarismo (micropênis, lábio leporino, baixa estatura), insuficiência suprarrenal (desidratação, dor abdominal recorrente, hiperpigmentação, perda de peso) ou síndrome de Beckwith-Wiedemann (onfalocele, macroglossia, hemi-hipertrofia) e erros inatos do metabolismo (hepatomegalia, dismorfismos).

▼ EXAMES COMPLEMENTARES

É necessário coletar amostra crítica na vigência de hipoglicemia (glicemia < 50 a 55 mg/dℓ): glicemia, gasometria arterial ou venosa, Na, K, Cl, ureia, creatinina, lactato, amônia, urina tipo 1 (para avaliar cetonúria e substâncias redutoras), insulina, cetonemia, peptídio C, cortisol e GH. Considerar aspartato aminotransferase e alanina aminotransferase (AST e ALT), fosfatase alcalina (FA), gamaglutamiltransferase (GGT) e coagulograma. Ressalta-se que a glicemia capilar pode ser 10 a 15 mg/dℓ menor que a plasmática.

▼ CRITÉRIOS DIAGNÓSTICOS

Os critérios diagnósticos são a tríade de Whipple documentada:

- Sinais ou sintomas sugestivos
- Confirmação laboratorial de hipoglicemia
- Melhora dos sintomas após administração de glicose.

▼ DIAGNÓSTICO DIFERENCIAL

- Distúrbios hidreletrolíticos
- Epilepsia de causa neurológica
- Sepse neonatal.

ABORDAGEM E CONDUÇÃO CLÍNICA

Hipoglicemia sintomática e níveis glicêmicos < 50 a 55 mg/dℓ deverão ser tratados com solução de glicose a 10% 2 mg/kg (2 mℓ/kg) em *bolus* intravenoso (evitar mais de duas repetições, pelo risco de estimular secreção inapropriada de insulina), seguida de infusão contínua de glicose. Se o paciente tiver condições de ingestão por via oral, oferecer 15 g de carboidrato (150 mℓ de suco ou 3 sachês de açúcar de 5 g ou gel de glicose). Controles glicêmicos deverão ser realizados a cada 30 a 60 minutos até sua estabilização; utilizar como meta terapêutica glicemia > 70 mg/dℓ. É ideal que seja coletada a amostra crítica antes da correção e com glicemia < 50 mg/dℓ. No entanto, caso seja perdida a oportunidade da coleta, considerar internação hospitalar para prova de jejum. Para diagnóstico e posterior tratamento conforme etiologia, deve-se seguir o fluxograma da Figura 41.1.

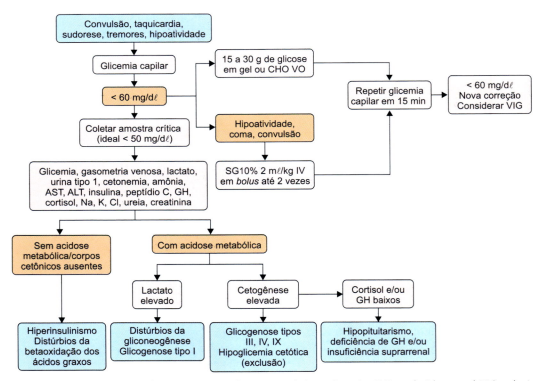

FIGURA 41.1 Sequência de decisões em caso de suspeita de hipoglicemia. CHO: carboidrato oral; VIG: velocidade de infusão de glicose; AST: aspartato aminotransferase; ALT: alanina aminotransferase; GH: hormônio do crescimento; VO: via oral; IV: via intravenosa.

BIBLIOGRAFIA

Damiani D, Dichtchekenian V, Filho HCM et al. Emergências em endocrinologia pediátrica. In: Damiani D (Ed.). Endocrinologia na prática pediátrica. 3. ed. São Paulo: Manole; 2016. pp. 395-402.

De Leon DD, Thornton OS, Stanley CA et al. Hypoglycemia in the newborn and infant. In: Sperling MA (Ed.). Pediatric endocrinology. 4. ed. Philadelphia: Elsevier Saunders; 2014. pp. 157-85.

Güemes M, Hussain K. Hyperinsulinemic hypoglycemia. Pediatr Clin North Am. 2015; 62(4):1017-36.

Josefson J, Zimmerman D. Hypoglycemia in the emergency department. Clin Pediatr Emerg Med. 2009; 10: 285-91.

Langdon DR, Stanley CA, Sperling MA. Hypoglycemia in the toddler and child. In: Sperling MA (Ed.). Pediatric endocrinology. 4. ed. Philadelphia: Elsevier Saunders; 2014. pp. 920-1577.

Stanley CA, Rozance PJ, Thornton OS et al. Re-evaluating "transitional neonatal hypoglycemia": mechanism and implications for management. J Pediatr. 2015; 166(6):1520-5.

Sweet CB, Grayson S, Polak M. Management strategies for neonatal hypoglycemia. J Pediatr Pharmacol Ther. 2013; 18(3):199-208.

Thornton PS, Stanley CA, De Leon DD et al. Recommendations from the Pediatric Endocrine Society for evaluation and management of persistent hypoglycemia in neonates, infants, and children. J Pediatr. 2015; 167(2):238-45.

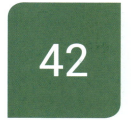

42 Disfunções Tireoidianas Agudas

Lindiane Crisostomo

Crise Tireotóxica

DEFINIÇÃO

Trata-se da exacerbação aguda do hipertireoidismo, rara e potencialmente fatal se não for tratada adequadamente. Durante a crise tireotóxica, frequência cardíaca, pressão arterial e temperatura corporal podem se elevar a níveis perigosamente altos, sendo essencial diagnosticá-la precocemente e estabelecer um tratamento agressivo para preservar a vida do paciente.

ETIOLOGIA

Resulta de hipertireoidismo não tratado ou subtratado, podendo ser precipitada por fatores que incluem:

- Traumatismo
- Cirurgia
- Infecções
- Sobrecarga aguda de iodo
- Uso de substâncias adrenérgicas, anticolinérgicas ou hormônios tireoidianos
- Gravidez
- Cetoacidose diabética.

QUADRO CLÍNICO | EXAME FÍSICO

Em geral, há história prévia de hipertireoidismo, associado aos seguintes sintomas:

- Hipertermia
- Taquicardia e fibrilação atrial
- Hipertensão arterial

- Disfunção do sistema nervoso central (agitação, *delirium*, psicose, convulsões, coma)
- Disfunção gastrintestinal (diarreia, náuseas, vômito, dor abdominal, icterícia).

EXAMES COMPLEMENTARES

O diagnóstico de crise tireotóxica é clínico e não há teste laboratorial específico que identifique tal condição. Se o paciente apresentar quadro clínico compatível, não se deve retardar o início do tratamento, aguardando testes laboratoriais. Alguns exames complementares que podem ser úteis:

- Hormônio tireoestimulante (TSH): em geral, suprimido
- T3 e T4 (totais e livres): elevados
- Eletrólitos: normais
- Glicemia: hiperglicemia leve a moderada
- Alanina aminotransferase (ALT), aspartato aminotransferase (AST) e bilirrubinas: podem estar elevadas em decorrência de disfunção hepática
- Eletrocardiograma: taquicardia, fibrilação atrial
- Radiografia de tórax: pode evidenciar aumento de área cardíaca em caso de insuficiência cardíaca congestiva.

ABORDAGEM E CONDUÇÃO CLÍNICA

O manejo da crise tireotóxica está esquematizado na Figura 42.1 e deve seguir estas recomendações:

- Correção agressiva da hipertermia: preferencialmente, uso de paracetamol

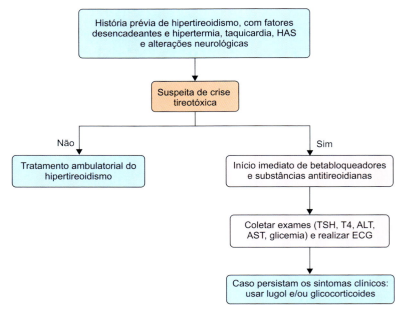

FIGURA 42.1 Sequência de decisões em caso de suspeita de crise tireotóxica aguda. HAS: hipertensão arterial sistêmica; TSH: hormônio tireoestimulante; ALT: alanina aminotransferase; AST: aspartato aminotransferase; ECG: eletrocardiograma.

- Betabloqueadores: controle da frequência cardíaca e melhora da função cardíaca
  - Propranolol: 1 a 2 mg/kg, a cada 4 a 6 horas
- Substâncias antitireoidianas: bloqueiam a síntese de novos hormônios tireoidianos. Início de ação: 1 a 2 horas
  - Propiltiouracila: 5 a 10 mg/kg/dia, divididos em 3 vezes/dia
  - Metimazol: 0,5 a 1 mg/kg/dia, 1 vez/dia
- Soluções iodadas ou contraste iodado: inibem a conversão periférica de T4 em T3. Devem ser usadas pelo menos 1 hora após a administração das substâncias antitireoidianas
  - Lugol: 10 gotas, 3 vezes/dia
- Glicocorticoides: reduzem a conversão periférica de T4 em T3
  - Hidrocortisona: 50 a 100 mg/m^2/dia, divididos em 3 vezes/dia.

Tireoidite Subaguda

▌ DEFINIÇÃO

Trata-se de uma inflamação aguda da tireoide, provavelmente causada por vírus, notadamente os vírus respiratórios. É comum hipertireoidismo inicial, às vezes seguido por um período transitório de hipotireoidismo.

▌ QUADRO CLÍNICO | EXAME FÍSICO

O paciente apresenta dor na região anterior do pescoço e febre baixa. A dor no pescoço, muitas vezes, irradia-se para a mandíbula e os ouvidos. Em geral, é confundida com dor de dente, faringite ou otite, agravando-se pela deglutição e ao virar a cabeça. Sintomas de hipertireoidismo são comuns no início da doença, em decorrência da liberação dos hormônios nos folículos rompidos. No exame físico, a tireoide está assimetricamente aumentada, firme e dolorosa.

▌ EXAMES COMPLEMENTARES

- Dosagem de hormônios tireoidianos: no início do quadro, geralmente há supressão de hormônio tireoestimulante (TSH) e

aumento de T4 livre. Após 2 a 4 semanas, há elevação de TSH e diminuição de T4 livre e T3
- Ultrassonografia com Doppler de tireoide: diminuição do fluxo sanguíneo tireoidiano
- Velocidade de hemossedimentação (VHS): aumentada no início do quadro.

ABORDAGEM E CONDUÇÃO CLÍNICA

- Anti-inflamatório não esteroide (AINE) para melhora da dor
- Corticosteroide sistêmico para quadros graves e prolongados
- Betabloqueador para melhora da taquicardia e tremores característicos do hipertireoidismo.

O prognóstico é de quadro autolimitado, com duração de 2 semanas a alguns meses.

BIBLIOGRAFIA

Bacuzzi A, Dionigi G, Guzzetti L et al. Predictive features associated with thyrotoxic storm and management. Gland Surg. 2017; 6(5):546-51.

Hanley P, Lord K, Bauer AJ. Thyroid disorders in children and adolescentsa review. JAMA Pediatr. 2016; 170(10):1008-19.

Maia AL, Scheffel RS, Meyer ELS et al. The Brazilian consensus for the diagnosis and treatment of hyperthyroidism: recommendations by the Thyroid Department of the Brazilian Society of Endocrinology and Metabolism. Arq Bras Endocrinol Metab. 2013; 57(3):205-32.

Ross DS, Burch HB, Cooper DS et al. 2016 american thyroid association guidelines for diagnosis and management of hyperthyroidism and other causes of thyrotoxicosis. Thyroid. 2016; 26(10):1343-421.

Srinivasan S, Misra M. Hyperthiroidism in children. Pediatr Rev. 2015; 36(6):239–48.

43 Insuficiência Suprarrenal

Hamilton Cabral de Menezes Filho

DEFINIÇÃO

A insuficiência suprarrenal é definida pela incapacidade do córtex suprarrenal em secretar adequadamente o cortisol para suprir a demanda do organismo. Na insuficiência suprarrenal primária, decorrente de doenças que afetam as glândulas suprarrenais, além do comprometimento da secreção de cortisol, há também redução da secreção de mineralocorticoides. Por outro lado, em casos de insuficiência suprarrenal secundária ou terciária, decorrentes de problemas que afetam, respectivamente, a hipófise ou o hipotálamo, há redução da secreção de cortisol, mas não de mineralocorticoides.

A crise suprarrenal (também denominada insuficiência suprarrenal aguda) representa o espectro de maior gravidade da insuficiência suprarrenal, sendo definida como deterioração aguda do estado geral associada a hipotensão absoluta ou relativa, com melhora após administração de glicocorticoide por via parenteral. Na crise suprarrenal deve haver melhora significativa da hipotensão em 1 hora e dos sinais/sintomas em 2 horas após a administração do glicocorticoide. Esse aspecto é importante, uma vez que a ausência de melhora significativa da hipotensão até 1 hora após administração de hidrocortisona deve fazer com que o pediatra considere outras causas para a hipotensão. Este capítulo enfatiza o diagnóstico e o tratamento da crise suprarrenal.

ETIOLOGIA

Na faixa etária pediátrica, a principal causa de insuficiência suprarrenal primária é a hiperplasia suprarrenal congênita, causada por deficiência de enzimas responsáveis pela esteroidogênese suprarrenal. Em 90% dos casos de hiperplasia suprarrenal congênita, a deficiência envolve a

170 PARTE 4 • Doenças Endócrinas e Metabólicas

21-hidroxilase. Nos adultos, a destruição autoimune das glândulas suprarrenais responde por 80 a 90% dos casos de insuficiência suprarrenal primária. Por outro lado, a interrupção abrupta de corticoterapia prolongada representa importante causa de insuficiência suprarrenal secundária ou terciária, que também pode ser causada por craniofaringioma, síndrome da sela vazia, displasia septo-óptica, tumores no sistema nervoso central (SNC), cirurgias e radioterapia no SNC.

É necessário destacar que a crise suprarrenal fatal pode representar a primeira manifestação de insuficiência suprarrenal.

Na grande maioria dos casos de crise suprarrenal, é possível identificar o evento precipitante. Este aumenta a demanda de cortisol em indivíduos já incapazes de manter a secreção normal do hormônio mesmo em condições "basais". Dentre os precipitantes destacam-se as doenças infecciosas. Tais doenças, além de aumentarem a demanda de cortisol, podem contribuir para a evolução para crise suprarrenal porque aumentam a resposta inflamatória, promovem vasodilatação e reduzem a função cardíaca, potencializando, assim, o risco para instalação de choque. Nas infecções gastrintestinais, os fatores adicionais incluem aumento da perda hidrossalina e diminuição da absorção do glicocorticoide (habitualmente administrado por via oral). As infecções respiratórias representam importante desencadeante nos primeiros anos de vida. Outros precipitantes incluem estresse cirúrgico, medicamentos (especialmente quando aumentam a metabolização do cortisol, como levotiroxina e carbamazepina), traumatismos, atividade física intensa, gestação e estresse emocional.

◤ QUADRO CLÍNICO | EXAME FÍSICO

Os sintomas da insuficiência suprarrenal podem ser vagos e inespecíficos, tais como fadiga, fraqueza, anorexia, vômito, ganho pôndero-estatural inadequado e avidez por sal. Na insuficiência suprarrenal primária, a elevação do CRH, hormônio liberador de corticotrofina, resulta em aumento da secreção do peptídio pró-opiomelanocortina (POMC). A POMC será clivada em outros peptídios, incluindo a corticotrofina, também denominada hormônio adrenocorticotrófico (ACTH), e o hormônio melanotrófico (α-MSH). A elevação do α-MSH explica

a hiperpigmentação, importante característica da insuficiência suprarrenal primária, observada em regiões como periungueal, linhas das palmas e gengivas. A hiperpigmentação auxilia na diferenciação diagnóstica da insuficiência suprarrenal, uma vez que não ocorre nas causas secundárias ou terciárias.

A principal característica clínica da crise suprarrenal é a descompensação hemodinâmica aguda com hipotensão e taquicardia, podendo evoluir para choque hipovolêmico. Outros sinais e sintomas frequentemente observados incluem desidratação, náuseas, vômito, dor abdominal, pele com coloração marmórea, febre, hipoatividade, desorientação, *delirium*, rebaixamento do nível de consciência e coma. A crise suprarrenal tem evolução rápida, ocorrendo, em média, no período das 24 horas que se seguem ao surgimento dos primeiros sintomas da doença desencadeante.

É importante lembrar que, nos pacientes com insuficiência suprarrenal secundária e/ou terciária, tanto a crise suprarrenal quanto os distúrbios eletrolíticos são menos comuns e mais leves, uma vez que, em tais pacientes, há menor comprometimento da secreção de cortisol e preservação da secreção mineralocorticoide.

◤ EXAMES COMPLEMENTARES

Na crise suprarrenal, as principais alterações laboratoriais incluem:

- Hiponatremia (presente em mais de 90% dos pacientes; mais comum na insuficiência suprarrenal primária, por redução da secreção mineralocorticoide, mas podendo ocorrer também em pacientes com insuficiência suprarrenal secundária, por aumento da secreção do hormônio antidiurético)
- Hiperpotassemia (em 50% dos pacientes; mais comum nos pacientes com insuficiência suprarrenal primária, nos quais há comprometimento da secreção mineralocorticoide e grave comprometimento da secreção de cortisol)
- Hipoglicemia
- Acidose metabólica
- Redução moderada da função renal
- Hipercalcemia
- Anemia normocrômica e normocítica
- Eosinofilia
- Linfocitose.

CRITÉRIOS DIAGNÓSTICOS

O diagnóstico de crise suprarrenal deve ser suspeitado em pacientes com história de insuficiência suprarrenal primária ou secundária/terciária e que se apresentem com comprometimento do estado geral e hipotensão ou choque.

A suspeita também deve incluir pacientes nos quais houve interrupção abrupta de corticoterapia prolongada. Deve-se ressaltar que não há dados estabelecidos a respeito de dose, duração ou via de administração do glicocorticoide capazes de predizer o risco de crise suprarrenal.

Até mesmo nos casos sem história de insuficiência suprarrenal, o diagnóstico de crise suprarrenal deve ser suspeitado nos pacientes com choque refratário às medidas habituais.

DIAGNÓSTICO DIFERENCIAL

O diagnóstico diferencial da crise suprarrenal envolve qualquer situação clínica que resulte no comprometimento do estado geral e em hipotensão ou choque, com rápida evolução.

ABORDAGEM E CONDUÇÃO CLÍNICA

A potencial gravidade da crise suprarrenal exige que o tratamento seja iniciado a partir do momento em que se estabeleça a hipótese diagnóstica. Inicialmente, deve-se coletar hemograma completo, sódio, potássio, glicemia, gasometria venosa e ureia, creatinina, acrescentando-se culturas em caso de suspeita infecciosa. A dosagem de cortisol e ACTH pode ser útil para a confirmação diagnóstica, especialmente nos pacientes sem diagnóstico prévio de insuficiência suprarrenal, mas não terá importância para a abordagem inicial do paciente com crise suprarrenal. O tratamento da crise suprarrenal deve resultar em remissão das alterações laboratoriais, incluindo hiponatremia e hiperpotassemia. A Figura 43.1 apresenta o fluxograma para diagnóstico e tratamento da crise suprarrenal.

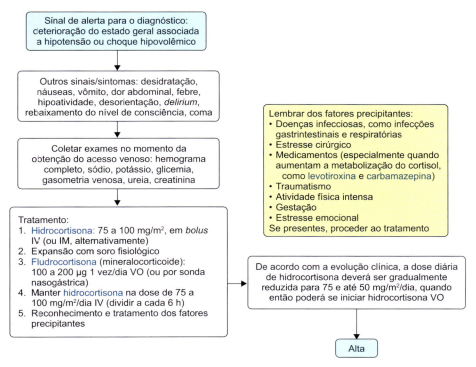

FIGURA 43.1 Fluxograma para diagnóstico e tratamento da crise suprarrenal. IV: via intravenosa; IM: via intramuscular; VO: via oral.

BIBLIOGRAFIA

Pazderska A, Pearce SH. Adrenal insufficiency: recognition and management. Clin Med (Lond). 2017; 17(3):258-62.

Puar TH, Stikkelbroeck NM, Smans LC et al. Adrenal crisis: still a deadly event in the 21 st century. Am J Med. 2016; 129(3):339.e1-9.

Rushworth RL, Torpy DJ, Falhammar H. Adrenal crisis: perspectives and research directions. Endocrine. 2017; 55(2):336-45.

Uçar A, Baş F, Saka N. Diagnosis and management of pediatric adrenal insufficiency. World J Pediatr. 2016; 12(3):261-74.

44 Secreção Inapropriada de Hormônio Antidiurético

Ana Catarina Lunz Macedo

▼ DEFINIÇÃO

Trata-se de uma secreção inapropriadamente alta e persistente de hormônio antidiurético (ADH) em situação *não* desencadeada por hiperosmolaridade ou hipovolemia, tendo como consequência acúmulo de água livre e hiponatremia.

▼ ETIOLOGIA

As causas relacionadas à secreção inapropriada de hormônio antidiurético (SIHAD) podem ser:

- Relacionadas ao sistema nervoso central (SNC): cirurgia, traumatismo, tumor, isquemia, hemorragia subaracnóidea, hidrocefalia, encefalite, meningite, fase pós-ictal (crise tônico-clônica generalizada), síndrome de Guillain-Barré
- Pulmonares: ventilação mecânica, pneumonia, tuberculose, aspergilose
- Tumorais: carcinoma broncogênico, carcinoma pancreático, carcinoma prostático, carcinoma celular renal, adenocarcinoma de cólon, timoma, osteossarcoma, linfoma, leucemia
- Medicamentosas: carbamazepina, clorpropamida, vimblastina, vincristina, azatioprina, colchicina, somatostatina, amiodarona, antidepressivos tricíclicos
- Outras: náuseas prolongadas, dor e estresse.

▼ QUADRO CLÍNICO | EXAME FÍSICO

O paciente pode não ter sintomas até que o sódio alcance um valor crítico, a partir do qual passa a apresentar os sintomas da hiponatremia: confusão mental, cefaleia, dificuldade de concentração, cãibras, convulsões e coma.

O paciente apresenta hiponatremia com baixa osmolaridade sérica, euvolemia (ou volume plasmático ligeiramente aumentado), com urina inapropriadamente concentrada em relação à resposta esperada para a baixa osmolaridade sérica.

▼ EXAMES COMPLEMENTARES

- Hiponatremia (Na < 130 mEq/ℓ)
- Osmolaridade plasmática < 280 mOsm/ℓ
- Osmolaridade urinária > 100 mOsm/ℓ (em geral > 300 mOsm/ℓ)
- Sódio urinário > 40 mEq/ℓ.

Glicemia, lipidograma, proteínas totais e frações devem ser coletados para afastar estados de pseudo-hiponatremia.

Na Figura 44.1, após o diagnóstico da hiponatremia hipo-osmolar (ou hipotônica), o fluxograma mostra a distinção diagnóstica a partir da osmolaridade e do sódio urinários em relação à volemia.

CAPÍTULO 44 • Secreção Inapropriada de Hormônio Antidiurético

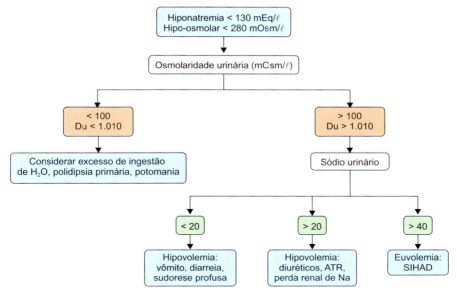

FIGURA 44.1 Fluxograma diagnóstico da hiponatremia hipotônica. Du: densidade urinária; ATR: acidose tubular renal; SIHAD: secreção inapropriada de hormônio antidiurético.

▼ DIAGNÓSTICO DIFERENCIAL

Condições com hiponatremia e hipo-osmolaridade:

- Hipervolêmicas: insuficiência cardíaca congestiva, insuficiência hepática e síndrome nefrótica (situações que apresentam volume corporal total aumentado, embora mal distribuído, com volume intravascular efetivo diminuído)
- Euvolêmicas: hipotireoidismo grave (mixedema ou hormônio tireoestimulante [TSH] > 50 mU/ℓ), uso abusivo de substâncias psicoativas
- Hipovolêmicas: perdas renais (diurético, nefropatias perdedoras de sódio, síndrome cerebral perdedora de sal, deficiência de mineralocorticoide), perdas extrarrenais (vômito e diarreias, pancreatite, queimaduras graves)
- Iso-osmolares com pseudo-hiponatremia: hipertrigliceridemia, hiperproteinemias.

▼ ABORDAGEM E CONDUÇÃO CLÍNICA

Na Figura 44.2, propõe-se um fluxograma para tratamento da SIHAD.

No paciente clinicamente estável, presume-se que a hiponatremia seja de instalação crônica: a taxa de correção deve idealmente ser de até 10 mEq/24 h (evitar exceder a taxa de correção em 0,5 mEq/h, pelo risco de mielinose pontina) e, no máximo, 8 mEq/24 h nos pacientes com natremia abaixo de 120 mEq/ℓ:

- Restringir oferta de água livre: restrição hídrica de cerca de 800 mℓ/dia (a restrição deve ser um volume menor que o volume urinado nas últimas 24 horas). A perda de 3 mℓ/kg de água livre resulta no aumento de cerca de 1 mEq/ℓ na concentração plasmática de sódio. A restrição não deve ser prescrita em caso de SIHAD por hemorragia subaracnóidea, pelo risco de vasoespasmo e piora neurológica
- Tratar condições desencadeantes: doenças associadas, náuseas, dor
- Suspender ou substituir medicações relacionadas com SIHAD
- Na impossibilidade de maior restrição de água livre, considerar uso de furosemida (que diminui o gradiente medular renal) e bloqueador do receptor V2 (que aumenta a excreção de água livre, sem afetar a excreção de sódio e potássio)
- Não restringir oferta de sódio oral e proteínas na dieta.

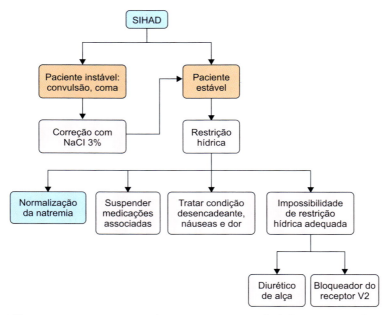

FIGURA 44.2 Fluxograma para tratamento da secreção inapropriada de hormônio antidiurético (SIHAD).

No paciente instável, com convulsão ou coma causados por hiponatremia, o ideal é alcançar uma taxa de correção que não exceda 2 a 4 mEq/ℓ nas primeiras 2 a 4 horas:

- Correção de sódio IV com 1 a 2 mEq/ℓ/h com solução de osmolaridade superior à plasmática (a apresentação de NaCl 3% tem 1.020 mOsm/ℓ e 0,5 mEq de sódio por mℓ).

Fazer prescrição de 2 mℓ/kg de NaCl 3%, em infusões de 10 minutos, até melhora dos sintomas (repetida até 3 vezes), e com coletas seriadas de controle do Na sérico. Após controle do quadro de convulsão, suspender a correção rápida e manejar a hiponatremia com restrição hídrica, objetivando a correção entre 6 e 8 mEq/24 h.

ATENÇÃO

- Verifique se o paciente suspendeu ou reduziu uso recente de glicocorticoide. O uso de corticosteroide pode suprimir a secreção de ACTH, com consequente insuficiência de cortisol, o que pode levar a hiponatremia. Na suspeita de insuficiência suprarrenal primária ou secundária, é recomendada a coleta de cortisol previamente ao uso da hidrocortisona
- O pós-operatório da cirurgia hipotalâmico-hipofisária pode ter apresentação trifásica em relação aos distúrbios do sódio:
  - Primeira fase: geralmente dentro das primeiras 48 h, até 25% dos pacientes apresentam diabetes insípido
  - Segunda fase: cerca de 4 a 10 dias após a cirurgia, até 35% dos pacientes podem apresentar quadro de SIHAD
  - Terceira fase: dentro de semanas, alguns dos pacientes podem apresentar novamente diabetes insípido (cerca de 2% de forma permanente). Nem todos os pacientes apresentam as três fases, sendo necessária a vigilância de diurese, natremia e natriurese do paciente

BIBLIOGRAFIA

Aylwin S, Burst V, Peri A et al. 'Dos and don'ts' in the management of hyponatremia. Curr Med Res Opin. 2015; 31(9):1755-61.

Gentile JKA, Haddad MMCB, Simm JA et al. Hiponatremia: conduta na emergência. Rev Bras Clin Med. 2010; 8(2):159-64.

Goh KP. Managment of hyponatremia. Am Fam Physician. 2004; 69:2387-94.

Sterns RH. Disorders of plasma sodium: causes, consequences, and correction. N Engl J Med. 2015; 372(1):55-65.

Verbalis JG, Grossman A, Hoybye C et al. Review and analysis of differing regulatory indications and expert panel guidelines for the treatment of hyponatremia. Curr Med Res Opin. 2014; 30(7):1201-7.

Woodmansee WW, Carmichael J, Kelly D et al. American association of clinical endocrinologists and american college of endocrinology disease state clinical review: postoperative management following pituitary surgery. Endocr Pract. 2015; 21(7):832-8.

PARTE

5 Doenças Imunomediadas

45 Doença do Enxerto Contra Hospedeiro, *178*

46 DRESS | Reação a Medicamentos com Eosinofilia e Sintomas Sistêmicos, *185*

47 Síndrome de Stevens-Johnson e Necrólise Epidérmica Tóxica, *188*

48 Púrpura de Henoch-Schönlein, *191*

49 Síndrome Hemofagocítica, *194*

50 Doença de Kawasaki, *198*

51 Urticária e Angioedema, *202*

178   PARTE 5 • Doenças Imunomediadas

45   Doença do Enxerto Contra Hospedeiro

Juliana Folloni Fernandes ◆ Paulo H. S. Klinger

◥ DEFINIÇÃO

O transplante de células-tronco hematopoéticas (TCTH) é uma alternativa terapêutica para muitas doenças na faixa etária pediátrica, incluindo doenças malignas (leucemias, linfomas, mielodisplasia) e não malignas (síndromes de falência medular, imunodeficiências primárias, doenças metabólicas, hemoglobinopatias).

A doença do enxerto contra hospedeiro (DECH) é uma complicação que pode trazer importante morbimortalidade em pacientes submetidos ao TCTH e pode se apresentar de duas maneiras principais: aguda e crônica. Historicamente, DECH aguda e crônica eram complicações categorizadas pelo tempo de aparecimento – a DECH aguda se manifestava até 100 dias após o transplante e a DECH crônica, após este período.

Com o avanço do conhecimento e as diferentes técnicas utilizadas no TCTH, essa classificação se tornou inadequada e, atualmente, classificam-se DECH aguda e crônica a partir de suas formas de manifestação e suas diferentes fisiopatologias (Tabela 45.1).

DECH Aguda

◥ FISIOPATOLOGIA

As principais células responsáveis pela reação do enxerto contra hospedeiro aguda são os linfócitos T imunocompetentes do doador, que são transplantados em um organismo imunossuprimido pela quimioterapia preparatória para o transplante. No modelo de fisiopatologia descrito na DECH aguda existem três fases:

- Dano tecidual causado pela quimioterapia usada na preparação do transplante (regime de condicionamento)
- Ativação de linfócitos T do doador, estimulados pelas células apresentadoras de antígenos (apresentando antígenos derivados do receptor)
- Dano tecidual direto, causado pelos linfócitos T citotóxicos, e indireto, causado pela produção de citocinas inflamatórias (principalmente interferon-γ e fator de necrose tumoral alfa).

Mesmo em transplante com doadores totalmente compatíveis (irmãos HLA-idênticos), a incidência da DECH de algum grau pode

TABELA 45.1 Categorias da doença do enxerto contra hospedeiro (DECH) aguda e crônica.

Categoria	Tempo de aparecimento dos sintomas após TCTH ou ILD	Presença de características da DECH aguda	Presença de características da DECH crônica
DECH aguda			
Clássica	≤ 100 dias	Sim	Não
Persistente, recorrente ou de início tardio	> 100 dias	Sim	Não
DECH crônica			
Clássica	Sem limite de tempo	Não	Sim
Síndrome da sobreposição	Sem limite de tempo	Sim	Sim

TCTH: transplante de células-tronco hematopoéticas; ILD: infusão de linfócitos do doador.

CAPÍTULO 45 • Doença do Enxerto Contra Hospedeiro **179**

atingir até 50 a 60% dos pacientes submetidos ao TCTH. O risco é maior em transplantes com doadores não aparentados ou com algum grau de diferença no HLA (antígenos de histocompatibilidade humana). Assim, todos os pacientes devem receber algum tipo de profilaxia (farmacológica ou não) da DECH, que visa promover a tolerância entre os linfócitos T do doador e os antígenos tissulares do receptor. A profilaxia da DECH mais frequentemente utilizada tem como base inibidores de calcineurina (ciclosporina, tacrolimo) e metotrexato, mas também podem ser utilizados micofenolato de mofetila, corticosteroides e métodos de depleção de linfócitos T (*in vivo*: imunoglobulina antitimocítica, alentuzumabe, ciclofosfamida pós-transplante; ou *in vitro*: seleção positiva de células CD34).

A DECH aguda acomete três órgãos principais (pele, trato gastrintestinal e fígado). A classificação de gravidade da DECH foi descrita por Glucksberg em 1979, e é baseada inicialmente no grau de acometimento de cada órgão em particular (estádio) (Tabela 45.2), e, posteriormente

com a combinação dos diversos órgãos acometidos, dividimos o grau de acometimento global em I a IV (Tabela 45.3).

◥ QUADRO CLÍNICO | EXAME FÍSICO

A manifestação cutânea da DECH pode aparecer inicialmente como um leve eritema maculopapular, atingindo até 50% da superfície corporal, em geral acometendo também palmas e plantas (estágios 1 a 2). Em casos mais graves, pode acometer todo o corpo e provocar descamação importante e lesões bolhosas (estágio 4).

O trato GI pode ter acometimento somente alto, com sintomas como náuseas, vômito e inapetência (grau IIa), ou baixo, com diarreia líquida, dor abdominal e, nos casos mais graves, íleo paralítico e enterorragia. A classificação leva em consideração o tipo de acometimento e principalmente o volume de diarreia a cada 24 horas. O acometimento hepático leva primariamente a colestase e é graduado pelo nível de aumento das

TABELA 45.2 Estadiamento da doença do enxerto contra hospedeiro (DECH) aguda.

	Estágio 0	Estágio 1	Estágio 2	Estágio 3	Estágio 4
Pele	Sem eritema	Eritema < 25% da SC	25 a 50% da SC	> 50% da SC, eritrodermia generalizada	Presença de bolhas e descamação
Perdas pelo trato GI	Adultos: < 500 mℓ/dia	Adultos: 500 a 1.000 mℓ/dia	Adultos: 1.001 a 1.500 mℓ/dia	Adultos > 1.500 mℓ/dia	Dor abdominal grave, íleo paralítico, enterorragia/melena
	Crianças < 10 mℓ/kg/dia	Crianças: 10 a 19,9 mℓ/kg/dia	Crianças: 20 a 30 mℓ/kg/dia	Crianças: > 30 mℓ/kg/dia	
Trato GI alto	–	Náuseas e vômito	–	–	–
Fígado: bilirrubina (mg/dℓ)	≤ 2	2,1 a 3	3,1 a 6	6,1 a 15	> 15

GI: gastrintestinal; SC: superfície corporal.

TABELA 45.3 Graduação da doença do enxerto contra hospedeiro (DECH) aguda.

Grau*	Pele**	Fígado**	Trato GI**	Trato GI alto**
I	1 a 2	0	0	0
II	3	1	1	1***
III	–	2 a 3	2 a 4	–
IV	4	4	–	–

*Cada grau baseia-se no estágio máximo de envolvimento de cada órgão. **Cada coluna identifica o estágio mínimo de cada órgão acometido. ***Grau IIa. GI: gastrintestinal.

180   PARTE 5 • Doenças Imunomediadas

bilirrubinas. O aumento de transaminases e fosfatase alcalina pode preceder ou acompanhar a elevação de bilirrubinas. O acometimento isolado do fígado é raramente visto; na maioria das vezes, está acompanhado de outro órgão envolvido.

◥ EXAMES COMPLEMENTARES

O diagnóstico da DECH aguda é essencialmente clínico, mas o exame anatomopatológico dos órgãos acometidos (principalmente pele e trato GI – endoscopia, colonoscopia ou retossigmoidoscopia) é recomendado para corroborar a hipótese e excluir diagnósticos diferenciais.

◥ DIAGNÓSTICO DIFERENCIAL

Dentre os diagnósticos diferenciais mais importantes, destacam-se: quadros infecciosos (diarreia), reações alérgicas (*rash* cutâneo), doença venoclusiva do fígado (colestase) e reações medicamentosas (Tabela 45.4).

◥ ABORDAGEM E CONDUÇÃO CLÍNICA

O tratamento inicial da DECH aguda depende do órgão acometido e do grau de acometimento. Frequentemente, no aparecimento da DECH aguda, os pacientes ainda estão recebendo

TABELA 45.4 Diagnósticos diferenciais conforme a manifestação da doença do enxerto contra hospedeiro (DECH) aguda.

Eritema cutâneo
- Reação medicamentosa ou alérgica
- Infecções
- Toxicidade cutânea da quimioterapia ou radioterapia

Diarreia
- Infecções (virais, fúngicas, bacterianas)
- Efeito colateral de medicamentos
- Mucosite

Dor abdominal
- Pancreatite aguda
- Colecistite/colelitíase

Colestase/aumento de transaminases
- Doença venoclusiva do fígado
- Infecções/sepse
- Toxicidade medicamentosa
- Infecções virais
- Hemólise

medicamentos de profilaxia – na maioria das vezes, um inibidor de calcineurina. A DECH de pele em estágios 1 a 2 (grau I global) pode ser tratada apenas com medidas tópicas (pomadas e cremes de corticosteroide ou tacrolimo). A partir do grau II, é recomendado o tratamento sistêmico, inicialmente com base em corticosteroides. A dose inicial recomendada é de 2 mg/kg de metilprednisolona ou prednisona. A taxa de resposta da DECH aguda à terapia inicial com corticosteroides é de aproximadamente 50%. A resposta pode ser medida pelos sintomas clínicos, e um paciente pode ser considerado refratário a corticosteroide em três situações: progressão dos sintomas em 3 dias, ausência de melhora em 7 dias ou falta de resolução em 14 dias.

Quando considerada corticorrefratária, a DECH é uma complicação de alta mortalidade. Várias terapias de segunda linha já foram estudadas no controle da DECH corticorrefratária; porém, até o momento, nenhuma alternativa se mostrou muito superior. Algumas alternativas para tratamento da DECH na ausência de resposta à corticoterapia estão listadas na Tabela 45.5. Como a maioria dos esquemas alternativos tem como base imunossupressores mais potentes, a resposta ao tratamento pode estar associada a risco aumentado de infecções, mantendo a alta mortalidade dessa complicação. É importante lembrar que a vigilância e a profilaxia de infecções oportunistas (reativação de citomegalovírus, infecções fúngicas invasivas) devem ser reforçadas nessas situações.

A Figura 45.1 apresenta o fluxograma para tomada de decisão em caso de DECH aguda.

DECH Crônica

◥ FISIOPATOLOGIA

A DECH crônica ocorre em 30 a 70% dos pacientes submetidos a TCTH alogênico. Os pacientes que desenvolvem DECH crônica apresentam qualidade de vida inferior e maior morbimortalidade em comparação com os pacientes não acometidos por essa complicação. A DECH crônica é a principal causa de mortalidade tardia não relacionada à recidiva da doença, frequentemente associada a complicações infecciosas relacionadas à imunossupressão ou ao próprio estado de imunodeficiência causada pela doença.

TABELA 45.5 Opções terapêuticas para doença do enxerto contra hospedeiro (DECH) aguda corticorrefratária.

Agentes	Comentários
Imunoglobulina antitimócitos (ATG)	Agente antilinfócitos inespecífico Alguns estudos indicam boa resposta, se usado precocemente Alta mortalidade por causas infecciosas
Anticorpos antirreceptores de IL-2 (basiliximabe, daclizumabe)	Respostas de até 50% em alguns estudos Algumas formas como o daclizumabe não estão mais disponíveis no mercado Aumento do risco de infecções
Anticorpos anti-TNF (etanercepte, infliximabe)	Mais usados para acometimento gastrintestinal Aumento da incidência de infecções fúngicas
Sirolimo	Inibidor de mTOR Risco de hiperlipidemia
Micofenolato de mofetila	Comumente associado na profilaxia da DECH Pode ser considerado na DECH corticorrefratária
Fotoferese extracorpórea	Terapia imunomodulatória com mecanismo de ação multifatorial Resultados divergentes em DECH aguda Sem aumento de infecções associado Terapia de alto custo
Células mesenquimais	Primeiros estudos mostrando boas respostas em pele e trato GI Resultados não reprodutíveis em diversas instituições
Inibidores de JAK2 (ruxolitinibe)	Resultados promissores em estudos recentes Mais estudos são necessários

IL-2: interleucina 2; TNF: fator de necrose tumoral; GI: gastrintestinal.

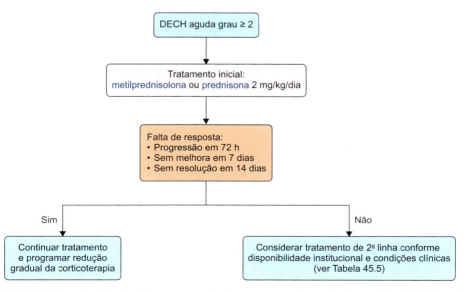

FIGURA 45.1 Sequência de decisões em caso de doença do enxerto contra hospedeiro (DECH) aguda.

182   PARTE 5 • Doenças Imunomediadas

A fisiopatologia da DECH crônica não é totalmente esclarecida – estudos mostram o início do processo com um dano tecidual desencadeando resposta inflamatória mediada por linfócitos T citotóxicos, interleucinas e linfócitos B. Essa reação inflamatória causa fibrose tecidual e redução da função tímica e de linfócitos T reguladores.

◥ QUADRO CLÍNICO | EXAME FÍSICO

O diagnóstico e a graduação da DECH crônica foram recentemente revistos e padronizados em um consenso promovido pelo National Institutes of Health (NIH) dos EUA. Essa iniciativa possibilitou a uniformização dos estudos clínicos. As manifestações clínicas são divididas em sinais diagnósticos (achados suficientes para estabelecer o diagnóstico), distintivos (vistos na DECH crônica, mas não suficientes para o diagnóstico), comuns (vistos na DECH aguda e crônica) e outros sinais não classificados (Tabela 45.6). Esse consenso também definiu um escore de gravidade da DECH crônica, que é calculado conforme o grau de cada órgão acometido.

Os órgãos mais comumente acometidos pela DECH crônica são: pele, olhos, cavidade oral, trato GI, fígado e pulmões. As manifestações da DECH crônica podem incluir características inflamatórias e agudas, como *rash* eritematoso, diarreia, aumento de transaminases e infiltrados pulmonares, ou podem ser mais fibróticas e crônicas, como alterações cutâneas escleróticas ou do tipo líquen plano, fasciite, síndrome *sicca*, estenoses esofágicas e bronquiolite obliterante. A pele é o órgão mais frequentemente acometido. Entre os casos de maior gravidade, destacam-se os com acometimento pulmonar, que podem apresentar dois padrões principais: obstrutivo e restritivo. Uma das formas mais graves e incapacitantes é a bronquiolite obliterante.

◥ ABORDAGEM E CONDUÇÃO CLÍNICA

A primeira linha de tratamento da DECH crônica são os corticosteroides. A dose empregada é de 1 a 2 mg/kg/dia de prednisona ou equivalente. Podem ser adicionados ao esquema de tratamento os inibidores de calcineurina (ciclosporina A ou tacrolimo), que podem ajudar a reduzir a corticoterapia prolongada,

TABELA 45.6 Manifestações clínicas da doença do enxerto contra hospedeiro (DECH) crônica.

Órgão ou local	Diagnósticas*	Distintivas**	Outras características ou entidades não classificadas	Comuns***
Pele	Poiquilodermia, lesões semelhantes a líquen-plano, esclerose, lesões tipo morfeia, lesões tipo líquen esclerosante	Despigmentação, lesões papuloescamosas	Alteração da sudorese, ictiose, queratose pilar, hipo e hiperpigmentação	Eritema, *rash* maculopapular, prurido
Unhas	–	Distrofia, estrias longitudinais, onicólise, *pterygium unguis*, perda das unhas (geralmente simétrica)	–	–
Couro cabeludo e cabelos	–	Alopecia total ou areata, descamação	Cabelos escassos, ásperos, sem brilho; cabelo grisalho prematuro	–

(continua)

TABELA 45.6 (*Continuação*) Manifestações clínicas da doença do enxerto contra hospedeiro (DECH) crônica.

Órgão ou local	Diagnósticas*	Distintivas**	Outras características ou entidades não classificadas	Comuns***
Boca	Lesões semelhantes a líquen-plano, placas hiperqueratóticas, restrição da abertura da boca por esclerose	Xerostomia, mucoceles, atrofia da mucosa, úlceras e pseudomembranas	–	Gengivite, mucosite, eritema, dor
Olhos	–	Olho seco, sensação de areia ou dor, ceratoconjuntivite *sicca*, ceratopatia *punctata* em áreas confluentes	Fotofobia, blefarite, hiperpigmentação periorbital	–
Genitais	Lesões semelhantes a líquen-plano, lesões tipo líquen esclerosante, estenose vaginal, fimose	Erosões, fissuras, úlceras	–	–
Sistema digestório	Estrias esofágicas, estreitamento ou estenose do terço superior do esôfago	–	Insuficiência pancreática exócrina	Anorexia, náuseas, vômito, diarreia, perda de peso, déficit de crescimento
Fígado	–	–	–	Bilirrubina total, fosfatase alcalina, AST ou ALT > 2 vezes o LSN
Pulmões (diagnóstico com PFP e TC)	Bronquiolite obliterante diagnosticada com biopsia pulmonar, síndrome da bronquiolite obliterante	Aprisionamento aéreo e bronquiectasias na TC de tórax	Pneumonia em organização criptogênica (COP), doença pulmonar restritiva	–
Músculos, fáscias e articulações	Fasciite, articulações endurecidas ou contraturas secundárias a esclerose	Miosite, polimiosite	Edema, cãibras musculares, artralgia ou artrite	–
Hematopoético e imunológico	–	–	Eosinofilia, linfopenia, hipo ou hiper-gamaglobulinemia, autoanticorpos (AHAI, PTI), fenômeno de Raynaud	–

(*continua*)

PARTE 5 • Doenças Imunomediadas

TABELA 45.6 (*Continuação*) Manifestações clínicas da doença do enxerto contra hospedeiro (DECH) crônica.

Órgão ou local	Diagnósticas*	Distintivas**	Outras características ou entidades não classificadas	Comuns***
Outros	–	–	Derrame pericárdico ou pleural, ascite, neuropatia periférica, síndrome nefrótica, miastenia *gravis*, cardiomiopatia, alterações da condução cardíaca	–

*Suficientes para estabelecer o diagnóstico da DECH crônica. **Vistas na DECH crônica, mas insuficientes isoladamente para o diagnóstico. **Vistas tanto na DECH aguda quanto na crônica. AST: aspartato aminotransferase; ALT: alanina aminotransferase; LSN: limite superior da normalidade; PFP: prova de função pulmonar; TC: tomografia computadorizada; AHAI: anemia hemolítica autoimune; PTI: púrpura trombocitopênica imunológica.

amenizando complicações como necrose avascular, osteoporose e diabetes. O tratamento tópico também é recomendado nas lesões de pele e mucosas e oculares (pomadas, cremes, loções e gotas à base de corticosteroide, ciclosporina ou tacrolimo). A resposta ao tratamento é lenta e gradual, podendo levar até 6 meses para mudanças significativas. Em casos de DECH crônica refratária à corticoterapia, vários agentes de segunda linha têm sido estudados, incluindo: micofenolato de mofetila, sirolimo, fotoferese extracorpórea, inibidores de tirosinoquinase (imatinibe), rituximabe, ibrutinibe, ruxolitinibe. A indicação da terapia de segunda linha deve ser individualizada conforme a condição clínica, os órgãos acometidos, a disponibilidade dos medicamentos e a experiência de cada serviço.

◢ BIBLIOGRAFIA

Calore E, Calo A, Tridello G et al. Extracorporeal photochemotherapy may improve outcome in children with acute GVHD Bone Marrow Transplant. 2008; 42(6):421-5.

Carpenter PA, Macmillan ML. Management of acute graft-versus-host disease in children. Pediatr Clin North Am; 2010; 57(1):273-95.

Filipovich AH, Weisdorf D, Pavletic S et al. National Institutes of Health consensus development project on criteria for clinical trials in chronic graft-versus-host disease: I. Diagnosis and staging working group report. Biol Blood Marrow Transplant. 2005; 11(12):945-56.

Flowers MED, Martin PJ. How we treat chronic graft-versus-host disease. Blood. 2015; 125(4):606-15.

Glucksberg H, Storb R, Fefer A et al. Clinical manifestations of graft-versus-host disease in human recipients of marrow from HL-A-matched sibling donors. Transplantation. 1974; 18(4):295-304.

Hill L, Alousi A, Kebriaei P et al. New and emerging therapies for acute and chronic graft versus host disease. Ther Adv Hematol. 2018; 9(1):21-46.

Jagasia MH, Greinix HT, Arora M et al. National Institutes of Health Consensus Development Project on Criteria for Clinical Trials in Chronic Graft-versus-Host Disease: I. The 2014 Diagnosis and Staging Working Group report. Biol Blood Marrow Transplant. 2015; 21(3):389-401.e1.

Khandelwal P, Teusink-Cross A, Davies SM et al. Ruxolitinib as salvage therapy in steroid-refractory acute graft-versus-host disease in pediatric hematopoietic stem cell transplant patients. Biol Blood Marrow Transplant. 2017; 23(7):1122-7.

Le Blanc K, Rasmusson I, Sundberg B et al. Treatment of severe acute graft-versus-host disease with third party haploidentical mesenchymal stem cells. Lancet (London, England). 2004; 363(9419):1439-41.

Messina C, Faraci M, de Fazio V et al. Prevention and treatment of acute GvHD. Bone Marrow Transplant. 2008; 41(Suppl 2):S65-70.

Olivieri A, Locatelli F, Zecca M et al. Imatinib for refractory chronic graft-versus-host disease with fibrotic features. Blood. 2009; 114(3):709-18.

Perez L, Anasetti C, Pidala J. Have we improved in preventing and treating acute graft-versus-host disease? Curr Opin Hematol. 2011; 18(6):408-13.

Zecca M, Prete A, Rondelli R et al. Chronic graft-versus-host disease in children: incidence, risk factors, and impact on outcome. Blood. 2002; 100(4):1192-200.

Zeiser R, Blazar BR. Acute graft-versus-host disease – Biologic process, prevention, and therapy. N Engl J Med. 2017; 377(22):2167-79.

Zeiser R, Blazar BR. Pathophysiology of chronic graft-versus-host disease and therapeutic targets. N Engl J Med. 2017; 377(26):2565-79.

46 DRESS | Reação a Medicamentos com Eosinofilia e Sintomas Sistêmicos

Marcella Soares Pincelli ♦ Zilda Najjar Prado de Oliveira ♦ Luciana de Paula Samorano

▼ DEFINIÇÃO

A reação a medicamentos com eosinofilia e sintomas sistêmicos (DRESS, do inglês *drug reaction with eosinophilia and systemic symptoms*), ou síndrome de hipersensibilidade induzida por fármaco, é considerada uma farmacodermia, caracterizada principalmente por exantema maculopapular, febre e envolvimento multivisceral, como linfadenopatia, alterações hepáticas e hematológicas (eosinofilia e linfócitos atípicos). Trata-se de uma condição potencialmente fatal.

▼ ETIOLOGIA

Os principais fármacos relacionados a DRESS são anticonvulsivantes aromáticos (fenitoína, carbamazepina e fenobarbital) e alopurinol. Outros medicamentos também são descritos, como antidepressivos, sulfonamidas e sulfonas, antibióticos, antivirais, anti-inflamatórios não esteroides, betabloqueadores, inibidores da enzima de conversão da angiotensina, sais de ouro, diltiazem e azatioprina.

Além disso, é estudada a participação dos herpes-vírus na patogênese da doença, como herpes-vírus dos tipos 6 e 7 (HHV-6 e 7), vírus Epstein-Barr (EBV) e citomegalovírus (CMV). Acredita-se que a reativação viral nos pacientes com DRESS prediga pior prognóstico dessa farmacodermia.

▼ QUADRO CLÍNICO | EXAME FÍSICO

O quadro clínico caracteriza-se, principalmente, por erupção cutânea maculopapular difusa (Figura 46.1), edema da face, linfadenomegalia em pelo menos dois locais e febre. Pode haver

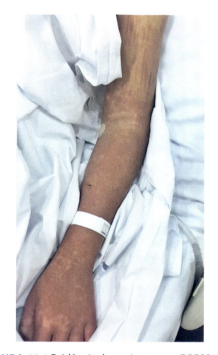

FIGURA 46.1 Evidência de paciente com DRESS, com quadro cutâneo de exantema maculopapular.

hepatoesplenomegalia. Na pele, podem, eventualmente, surgir vesículas decorrentes de edema da derme, pequenas pústulas e descamação.

O quadro se inicia, em geral, entre 3 semanas e 3 meses após a introdução do fármaco suspeito. Hepatite fulminante por necrose hepática é a principal causa de morte.

▼ EXAMES COMPLEMENTARES

- Hemograma completo
- Coagulograma: tempo de protrombina (TP) e tempo de tromboplastina parcial ativada (TTPA)

186 PARTE 5 • Doenças Imunomediadas

- Alanina aminotransferase (ALT), aspartato aminotransferase (AST)
- Fosfatase alcalina, gama-GT
- Lipase
- Triglicerídios
- Eletroforese de proteínas
- Ureia, creatinina
- Ferritina
- Desidrogenase láctica (DHL), creatinofosfo-quinase (CPK)
- Glicemia
- Proteína C reativa
- Hemocultura
- Fator antinúcleo (FAN)
- Sorologias para hepatites A, B e C
- Urina de 24 horas
- Biopsia cutânea para exame histológico
- Reação da cadeia de polimerase (PCR) para HHV-6 e 7, EBV e CMV.

Eosinofilia, linfócitos atípicos, linfopenia e/ou trombocitopenia fazem parte dos critérios diagnósticos da doença. Elevação das transaminases, da fosfatase alcalina e da creatinina, além de proteinúria e eosinofilúria, indicam envolvimento hepático e renal. A biopsia de pele para exame histológico pode evidenciar infiltrado linfocítico perivascular, com eosinófilos na derme superficial, dermatite de interface e linfócitos atípicos na derme, porém os achados não são específicos de DRESS. Outros exames podem ser indicados no acompanhamento dos pacientes, como radiografia ou tomografia computadorizada de tórax, eletrocardiograma e ecocardiograma, análise de líquido cefalorraquidiano, anticorpos tireoidianos, hormônio tireoestimulante (TSH), T4 livre, esofagogastroduodenoscopia e colonoscopia.

CRITÉRIOS DIAGNÓSTICOS

Os critérios mais utilizados nos casos de suspeita de DRESS são o do RegiSCAR (European Registry of Severe Cutaneous Adverse Reaction [Registro Europeu de Reações Adversas Cutâneas Graves]) e o do SCAR-J (Japanese Research Committee on Severe Cutaneous Adverse Reaction [Comitê Japonês de Pesquisa em Reações Adversas Cutâneas Graves]). No primeiro, para se levantar a suspeita de DRESS, o paciente deve estar hospitalizado, em uso de fármaco suspeito e apresentar pelo menos três destes itens: erupção cutânea aguda, febre acima de 38°C, linfonodomegalia em pelo menos duas localizações, acometimento de pelo menos um órgão interno e alterações no hemograma (eosinofilia e/ou linfopenia ou linfocitose e/ou trombocitopenia). Há ainda outro escore para o diagnóstico definitivo de DRESS, descrito pelo RegiSCAR.

O SCAR-J propõe os seguintes critérios, em que a presença de mais de cinco itens indica o diagnóstico de DRESS: erupção cutânea após 3 semanas de início de um número limitado de fármacos, achados clínicos persistentes mesmo após a suspensão do fármaco, febre acima de 38°C, alterações hepáticas (ALT acima de 100), anormalidades leucocitárias (pelo menos uma destas: leucocitose acima de 11.000/mm³, linfocitose atípica acima de 5% e eosinofilia acima de 1.500/mm³) e reativação do HHV-6.

DIAGNÓSTICO DIFERENCIAL

- Exantemas virais
- Síndrome de Stevens-Johnson e necrólise epidérmica tóxica
- Síndrome hipereosinofílica
- Eritrodermia por outras causas (psoríase, eczemas, por fármacos, linfomas etc.)
- Pustulose exantemática generalizada aguda
- Doença de Kawasaki
- Doença do enxerto contra hospedeiro
- Síndrome do choque tóxico estafilocócico.

ABORDAGEM E CONDUÇÃO CLÍNICA

A Figura 46.2 apresenta o fluxograma de tomada de decisão em caso de suspeita de DRESS.

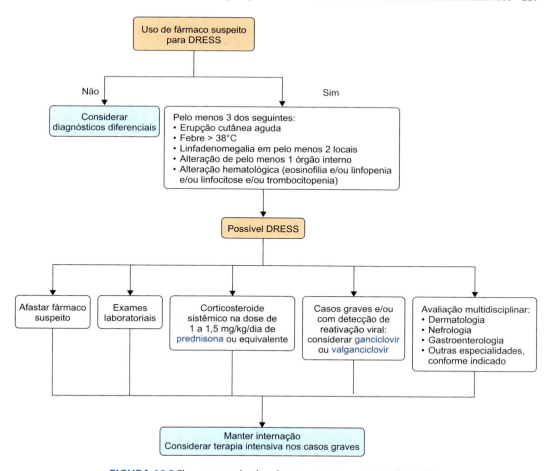

FIGURA 46.2 Fluxograma de abordagem em caso suspeito de DRESS.

▼ BIBLIOGRAFIA

Avancini J, Maragno L, Santi CG et al. Drug reaction with eosinophilia and systemic symptoms/drug-induced hypersensitivity syndrome: clinical features of 27 patients. Clin Exp Dermatol. 2015; 40(8):851-9.

Bocquet H, Bagot M, Roujeau JC. Drug-induced pseudolymphoma and drug hypersensitivity syndrome (Drug Rash with Eosinophilia and Systemic Symptoms: DRESS). Semin Cutan Med Surg. 1996; 15(4):250-7.

Criado PR, Criado RF, Avancini J et al. Drug reaction with eosinophilia and systemic symptoms (DRESS)/drug-induced hypersensitivity syndrome (DIHS): a review of current concepts. An Bras Dermatol. 2012; 87:435-49.

Criado PR, Criado RF, Vasconcellos C et al. Drug-induced hypersensitivity syndrome due to anticonvulsants in a two-year-old boy. J Dermatol. 2004; 31(12):1009-13.

Husain Z, Reddy BY, Schwartz RA. DRESS syndrome: Part I. Clinical perspectives. J Am Acad Dermatol. 2013; 68(5):693.e1-14; quiz 706-8.

Husain Z, Reddy BY, Schwartz RA. DRESS syndrome: Part II. Management and therapeutics. J Am Acad Dermatol. 2013; 68(5):709.e1-9; quiz 18-20.

Kardaun SH, Sidoroff A, Valeyrie-Allanore L et al. Variability in the clinical pattern of cutaneous side-effects of drugs with systemic symptoms: does a DRESS syndrome really exist? Br J Dermatol. 2007; 156(3):609-11.

Ortonne N, Valeyrie-Allanore L, Bastuji-Garin S et al. Histopathology of drug rash with eosinophilia and systemic symptoms syndrome: a morphological and phenotypical study. Br J Dermatol. 2015; 173(1):50-8.

Shiohara T, Iijima M, Ikezawa Z et al. The diagnosis of a DRESS syndrome has been sufficiently established on the basis of typical clinical features and viral reactivations. Br J Dermatol. 2007; 156(5):1083-4.

Tohyama M, Hashimoto K, Yasukawa M et al. Association of human herpesvirus 6 reactivation with the flaring and severity of drug-induced hypersensitivity syndrome. Br J Dermatol. 2007; 157(5):934-40.

188 PARTE 5 • Doenças Imunomediadas

47 Síndrome de Stevens-Johnson e Necrólise Epidérmica Tóxica

Cristina de Castro Pante ◆ Luciana de Paula Samorano

◤ DEFINIÇÃO

A síndrome de Stevens-Johnson (SSJ) e a ne-crólise epidérmica tóxica (NET) são doenças que levam à necrose e ao desprendimento da epiderme da pele e das mucosas. Quando a área da superfície corporal com descolamento epi-dérmico for menor que 10%, denomina-se SSJ. NET é definida quando essa área é maior que 30%. Descolamento epidérmico entre 10 e 30% é considerado forma de sobreposição/transição de SSJ e NET.

◤ ETIOLOGIA

- Medicamentos: alopurinol, anticonvulsivan-tes, sulfonamidas, nevirapina e anti-inflama-tórios não esteroides (Tabela 47.1)
- Outros (raros): pneumonia por *Mycoplasma pneumoniae*, vacinas, medicamentos fitote-rápicos.

◤ QUADRO CLÍNICO | EXAME FÍSICO

O paciente com SSJ ou NET apresenta pródro-mo de febre e sintomas gripais (cefaleia, coriza, mialgia, artralgia) por 1 a 4 dias antes do apare-cimento das lesões de pele e mucosas. Na pele, inicialmente, há máculas com centro purpúrico ou eritema difuso, com posterior formação de vesículas e bolhas sero-hemorrágicas que, ao se desprenderem, formam retalhos epidérmicos. Pode haver positividade nos sinais de Nikol-sky (formação de bolha ao se pressionar a pele aparentemente normal próximo à pele alterada) e de Asboe-Hansen (extensão lateral da bolha após pressionada). A principal mucosa acome-tida é a oral, havendo formação de bolhas he-morrágicas que se rompem, deixando áreas de erosão cobertas por crostas (Figura 47.1). Se não forem tratadas adequadamente, essas lesões

TABELA 47.1 Fármacos associados a síndrome de Stevens-Johnson (SSJ) e necrólise epidérmica tóxica (NET).

Classe	Fármacos
Fortemente associados	
Antirretroviral	Nevirapina
Antiepilépticos	Lamotrigina, carbamazepina, oxcarbazepina, fenobarbital, fenitoína
Anti-inflamatórios não esteroides	Meloxicam, piroxicam, tenoxicam
Sulfonamidas	Sulfadiazina, sulfametoxazol, sulfadoxina, sulfassalazina
Outros	Alopurinol
Associados	
Quinolonas	Ciprofloxacino, levofloxacino
Cefalosporinas	Ceftriaxona, cefuroxima, cefadroxila, cefixima
Ciclinas	Doxiciclina
Aminopenicilinas	Amoxicilina, ampicilina
Macrolídeos	Azitromicina, claritromicina, eritromicina

Fonte: Sassolas et al., 2010.

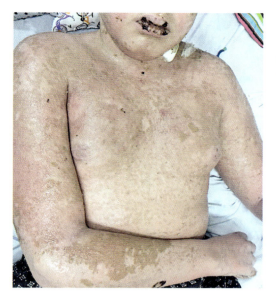

FIGURA 47.1 Paciente com necrólise epidérmica tóxica (NET), apresentando edema e crostas hemorrágicas nos lábios e retalhos epidérmicos.

TABELA 47.2 Critérios estabelecidos pelo SCORTEN para avaliação de gravidade dos pacientes com necrólise epidérmica tóxica (NET).

Fatores prognósticos	Pontos
Idade ≥ 40 anos	1 ponto
Câncer ou doença hematológica maligna	1 ponto
Frequência cardíaca ≥ 120 bpm	1 ponto
Ureia sérica > 10 mmol/ℓ (28 mg/dℓ)	1 ponto
Nível de bicarbonato sérico < 20 mmol/ℓ	1 ponto
Área de superfície corporal descolada no 1º dia > 10%	1 ponto
Glicose sérica > 14 mmol/ℓ (252 mg/dℓ)	1 ponto
Taxa de mortalidade	
0 a 1 ponto: 3,2%; 2 pontos: 12,1%; 3 pontos: 35,8%; 4 pontos: 58,3%; ≥ 5 pontos: 90%	

Fonte: Bastuji-Garin et al., 2000.

podem evoluir com sinéquias, xerostomia, microdontia, entre outras alterações. As mucosas ocular, genital, anal e visceral também são potencialmente afetadas, levando a possíveis complicações, como fotofobia, triquiase, xeroftalmia, estenose de introito vaginal, retenção urinária e bronquiectasias.

▼ EXAMES COMPLEMENTARES

- Biopsia com exame anatomopatológico e imunofluorescência direta (IFD): no exame histológico, há apoptose e necrose de queratinócitos, clivagem subepidérmica e infiltrado inflamatório na derme papilar. Na IFD, não há fluorescência específica, sendo este exame solicitado para diagnóstico diferencial
- Sorologia e reação da cadeia de polimerase (PCR) para *Mycoplasma pneumoniae* (se história compatível)
- Laboratório geral: hemograma completo, proteína C reativa, velocidade de hemossedimentação (VHS), painel metabólico (ureia, creatinina, eletrólitos, alanina aminotransferase e aspartato aminotransferase [ALT e AST], gama-GT, fosfatase alcalina, bilirrubinas, glicose sérica e gasometria arterial), culturas (pele, urina e sangue), se houver suspeita de infecção
- Radiografia de tórax: pelo risco de pneumonia e pneumonite associadas.

Os exames complementares, associados às alterações clínicas, são fundamentais para avaliação da gravidade e acompanhamento dos pacientes. A Tabela 47.2 apresenta fatores relacionados ao prognóstico dos pacientes conforme sua avaliação inicial (nas primeiras 24 horas), de acordo com critérios estabelecidos pelo SCORTEN (Score for Toxic Epidermal Necrolysis), ainda utilizados em pediatria.

▼ DIAGNÓSTICO DIFERENCIAL

- Eritema polimorfo
- Eritrodermia e exantema por fármacos
- Pustulose exantemática generalizada aguda
- Síndrome da pele escaldada estafilocócica
- Pênfigo paraneoplásico.

▼ ABORDAGEM E CONDUÇÃO CLÍNICA

A Figura 47.2 apresenta o fluxograma de tomada de decisão em caso de suspeita de SSJ ou NET.

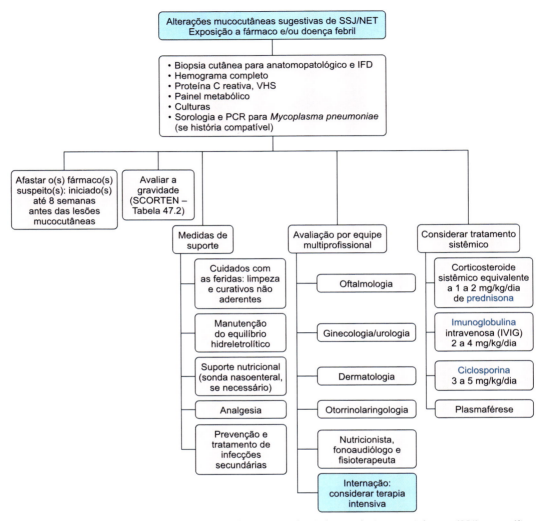

FIGURA 47.2 Sequência de decisões em caso de suspeita de síndrome de Stevens-Johnson (SSJ) e necrólise epidérmica tóxica (NET). IFD: imunofluorescência direta; PCR: reação da cadeia de polimerase; VHS: velocidade de hemossedimentação.

Com relação às opções de tratamento sistêmico, ainda há controvérsias. Há grupos especializados em farmacodermias que indicam somente terapia de suporte. Outros estudos sugerem a possibilidade de benefício com a introdução de fármaco(s) citado(s) no fluxograma.

◣ **BIBLIOGRAFIA**

Bastuji-Garin S, Fouchard N, Bertocchi M et al. SCORTEN: a severity-of-illness score for toxic epidermal necrolysis. J Invest Dermatol. 2000; 115:149.

Creamer D, Walsh SA, Dziewulski P et al. U.K. Guidelines for the management of Stevens-Johnson syndrome/toxic epidermal necrolysis in adults 2016. Br J Dermatol. 2016; 174:1194.

Dodiuk-Gad RP, Chung WH, Valeyrie-Allanore L et al. Stevens-Johnson syndrome and toxic epidermal necrolysis: an update. Am J Dermatol. 2015; 16(6):475-93.

Gaultier F, Rochefort J, Landru MM et al. Severe and unrecognized dental abnormalities after drug-induced epidermal necrolysis. Arch Dermatol. 2009; 145:1332.

González-Herrada C, Rodríguez-Martín S, Cachafeiro L et al. Cyclosporine use in epidermal necrolysis is associated with an important mortality reduction: evidence

from three different approaches. J Invest Dermatol. 2017; 137:2092.
Lerch M, Mainetti C, Terziroli Beretta-Piccoli B et al. Current perspectives on Stevens-Johnson syndrome and toxic epidermal necrolysis. Clin Rev Allergy Immunol. 2018; 54(1):147-76.
Levi N, Bastuji-Garin S, Mockenhaupt M et al. Medications as risk factors of Stevens-Johnson syndrome and toxic epidermal necrolysis in children: a pooled analysis. Pediatrics. 2009; 123:e297.
Mockenhaupt M, Viboud C, Dunant A et al. Stevens-Johnson syndrome and toxic epidermal necrolysis: assessment of medication risks with emphasis on recently marketed drugs. The EuroSCAR-study. J Invest Dermatol. 2008; 128:35.
Roujeau JC, Bastuji-Garin S. Systematic review of treatments for Stevens-Johnson syndrome and toxic epidermal necrolysis using the SCORTEN score as a tool for evaluating mortality. Ther Adv Drug Saf. 2011; 2:87.
Roujeau JC, Kelly JP, Naldi L et al. Medication use and the risk of Stevens-Johnson syndrome or toxic epidermal necrolysis. N Engl J Med. 1995; 333:1600.
Sassolas B, Haddad C, Mockenhaupt M et al. ALDEN, an algorithm for assessment of drug causality in Stevens-Johnson syndrome and toxic epidermal necrolysis: comparison with case-control analysis. Clin Pharmacol Ther. 2010; 88:60.
Schneck J, Fagot JP, Sekula P et al. Effects of treatments on the mortality of Stevens-Johnson syndrome and toxic epidermal necrolysis: A retrospective study on patients included in the prospective EuroSCAR Study. J Am Acad Dermatol. 2008; 58:33.
Sorrell J, Anthony L, Rademaker A et al. Score of toxic epidermal necrosis predicts the outcomes of pediatric epidermal necrolysis. Pediatr Dermatol. 2017; 34(4):433-7.
Watkins LKF, Olson D, Diaz MH et al. Epidemiology and molecular characteristics of mycoplasma pneumoniae during an outbreak of M. pneumoniae-associated Stevens-Johnson syndrome. Pediatr Infect Dis J. 2017; 36:564.
Zimmermann S, Sekula P, Venhoff M et al. systemic immunomodulating therapies for Stevens-Johnson syndrome and toxic epidermal necrolysis: a systematic review and meta-analysis. JAMA Dermatol. 2017; 153:514.

48 Púrpura de Henoch-Schönlein

Izabel Mantovani Buscatti ♦ Adriana Maluf Elias Sallum

▼ DEFINIÇÃO

A púrpura de Henoch-Schönlein (PHS), atualmente denominada vasculite por IgA, é a vasculite primária mais comum na faixa etária pediátrica. Acomete predominantemente os vasos de pequeno calibre, que apresentam deposição de imunocomplexos com IgA. Mais de 90% dos pacientes têm idade inferior a 10 anos. O comprometimento renal é o principal determinante prognóstico.

▼ ETIOLOGIA

O mecanismo patogênico não é conhecido. Em geral, verifica-se história prévia de infecção inespecífica de vias aéreas superiores em 50% dos casos, sendo o *Streptococcus pyogenes* identificado em 30% dos envolvidos.

▼ QUADRO CLÍNICO | EXAME FÍSICO

Cerca de 90% dos pacientes apresentam púrpura palpável localizada em membros inferiores e nádegas (Figura 48.1); petéquias, equimoses, úlceras e bolhas hemorrágicas em face, mãos e membros superiores também podem ocorrer. As lesões são indolores, às vezes pruriginosas, e geralmente não deixam cicatriz. Frequentemente, há edema de tecido subcutâneo no dorso de mãos e pés. Também pode haver dor abdominal difusa, em cólica, às vezes acompanhada de náuseas e vômito, assim como hemorragia gastrintestinal (hematêmese e melena) e perfuração ou invaginação intestinal. Alguns pacientes apresentam artralgia e/ou artrite. Nefrite se manifesta como hematúria microscópica, proteinúria

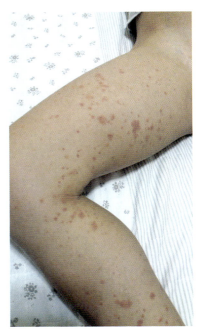

FIGURA 48.1 Lesões purpúricas e petéquias em membros inferiores.

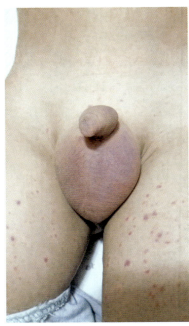

FIGURA 48.2 Hiperemia e edema em bolsa escrotal e lesões purpúricas em coxas.

leve, síndrome nefrítica aguda, síndrome nefrótica, hipertensão ou insuficiência renal. Pode haver envolvimento escrotal com dor e/ou edema de bolsa testicular (Figura 48.2). Cerca de 30% dos pacientes apresentam febre.

▗ EXAMES COMPLEMENTARES

Não há alterações laboratoriais específicas – o que se observa são plaquetas normais ou aumentadas e coagulograma normal; pode haver anemia, leucocitose e aumento de proteína C reativa e velocidade de hemossedimentação (VHS). Em caso de nefrite, as alterações urinárias podem ser: hematúria, cilindros hemáticos, leucocitúria, proteinúria leve a nefrótica e diminuição da função renal.

A ultrassonografia de abdome pode evidenciar espessamento, invaginação ou perfuração de alça intestinal, e a ultrassonografia testicular pode mostrar orquite e/ou orquiepididimite.

▗ CRITÉRIOS DIAGNÓSTICOS

O diagnóstico da PHS tem como base os critérios clínicos observados na fase aguda da doença. Os critérios diagnósticos do EULAR/PRINTO/PRESS (2010) para púrpura de Henoch-Schönlein são:

- Critério mandatório: púrpura ou petéquia com predomínio em membros inferiores (não relacionada com trombocitopenia) + um dos critérios:
  - Dor abdominal (pode-se considerar: intussuscepção ou sangramento gastrintestinal)
  - Artrite ou artralgia
  - Comprometimento renal (proteinúria maior que 0,3 g/24 h ou hematúria maior que 5 hemácias/campo)
  - Biopsia: vasculite leucocitoclástica ou glomerulonefrite proliferativa (imunofluorescência) com depósito de IgA.

▗ DIAGNÓSTICO DIFERENCIAL

- Púrpura trombocitopênica imune
- Microangiopatias trombóticas
- Vasculites infecciosas
- Glomerulonefrite pós-estreptocócica aguda
- Septicemia

- Coagulação intravascular disseminada
- Meningococcemia
- Lúpus eritematoso sistêmico juvenil
- Poliarterite nodosa
- Doença de Kawasaki.

ABORDAGEM E CONDUÇÃO CLÍNICA

A Figura 48.3 apresenta o fluxograma de tomada de decisão em caso de suspeita de PHS.

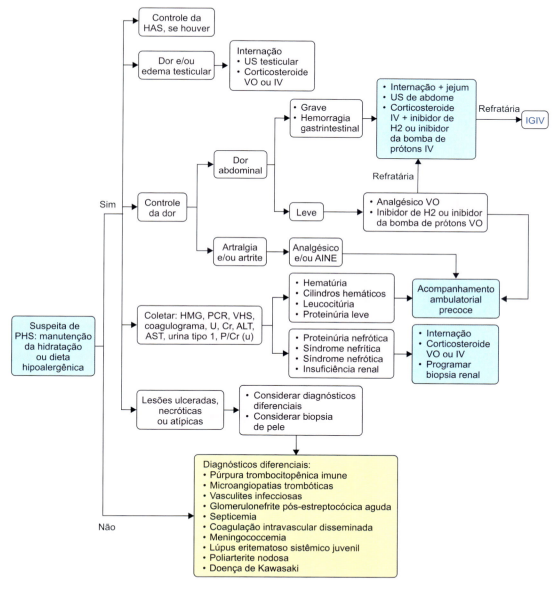

FIGURA 48.3 Sequência de decisões em caso de suspeita de púrpura de Henoch-Schönlein (PHS). HMG: hemograma; PCR: proteína C reativa; VHS: velocidade de hemossedimentação; ALT: alanina aminotransferase; AST: aspartato aminotransferase; VO: via oral; IV: via intravenosa; P/Cr (u): proteína/creatinina em urina, amostra isolada; AINE: anti-inflamatório não esteroide; IGIV: imunoglobulina intravenosa; HAS: hipertensão arterial sistêmica; US: ultrassonografia.

194 PARTE 5 • Doenças Imunomediadas

❚ BIBLIOGRAFIA

Albaramki J. Henoch-schonlein purpura in childhood a fifteen-year experience at a tertiary hospital. J Med Liban. 2016; 64:13-7.

Chan H, Tang YL, Lv XH et al. Risk factors associated with renal involvement in childhood Henoch-Schönlein purpura: a meta-analysis. PLoS One. 2016; 11:e0167346.

Chen JY, Mao JH. Henoch-Schönlein purpura nephritis in children: incidence, pathogenesis and management. World J Pediatr. 2015; 11:29-34.

de Almeida JL, Campos LM, Paim LB et al. Renal involvement in Henoch-Schönlein purpura: a multivariate analysis of initial prognostic factors. J Pediatr. 2007; 83:259-66.

Eleftheriou D, Brogan PA. Therapeutic advances in the treatment of vasculitis. Pediatr Rheumatol Online J. 2016; 14:26.

Feng D, Huang WY, Hao S et al. A single-center analysis of Henoch-Schönlein purpura nephritis with nephrotic proteinuria in children. Pediatr Rheumatol Online J. 2017; 15:15.

Hetland LE, Susrud KS, Lindahl KH et al. Henoch-Schönlein purpura: a literature review. Acta Derm Venereol. 2017; 97:1160-6.

Ozen S, Pistorio A, Iusan SM et al. Paediatric Rheumatology International Trials Organisation (PRINTO). EULAR/PRINTO/PRES criteria for Henoch-Schönlein purpura, childhood polyarteritis nodosa, childhood Wegener granulomatosis and childhood Takayasu arteritis: Ankara 2008. Part II: Final classification criteria. Ann Rheum Dis. 2010; 69:798-806.

Song Mao, Jianhua Zhan. Risk factors for renal damage in Henoch-Schönlein purpura: a meta analysis. Int J Clin Exp Med. 2016; 9:3607-13.

Wang X, Zhu Y, Gao L et al. Henoch-Schönlein purpura with joint involvement: analysis of 71 cases. Pediatr Rheumatol. 2016; 14:20.

49 Síndrome Hemofagocítica

Antonio Carlos Pastorino • Mayra de Barros Dorna

❚ DEFINIÇÃO

A síndrome hemofagocítica ou linfo-histiocitose hemofagocítica (HLH, do inglês *hemophagocytic lymphohistiocytosis*) é uma síndrome rara, agressiva e com risco de morte, na qual se observa uma ativação imunológica exagerada. Ocorre predominantemente em crianças até os 18 meses de idade, sem predomínio entre os sexos, mas pode ocorrer inclusive em adultos.

❚ ETIOLOGIA

Trata-se de processo inflamatório generalizado com destruição tecidual, que muito se assemelha à sepse, muitas vezes sem detecção de agentes infecciosos e sem reposta aos tratamentos convencionais. O termo HLH se refere a um conjunto de patologias que podem ser divididas em formas primárias ou hereditárias e formas secundárias ou adquiridas.

▪ Formas primárias ou hereditárias

Correspondem a 25% de todos os casos de HLH e têm apresentação mais precoce e grave; requerem, na maioria dos casos, o transplante de células hematopoéticas. Nessa forma também estão incluídos os casos de imunodeficiências primárias que desenvolvem síndrome hemofagocítica precocemente, como a síndrome de Chédiak-Higashi e a síndrome de Griscelli tipo 2, cuja característica clínica mais evidente consiste nas alterações pigmentares como albinismo parcial e cabelos prateados. Outras imunodeficiências mais raras podem cursar com HLH, quando relacionadas com o vírus Epstein-Barr.

Os defeitos genéticos identificados como causa de linfo-histiocitose hereditária estão descritos na Tabela 49.1.

CAPÍTULO 49 • Síndrome Hemofagocítica **195**

TABELA 49.1 Defeitos genéticos identificados como causa de linfo-histiocitose hereditária.

Doença	Gene	Proteína	Porcentagem
fHLH-1	Desconhecido 9q21.3-22	–	Rara
fHLH-2	*PRF1*	Perforina	20 a 37%
fHLH-3	*UNC13D*	Munc 13-4	20 a 33%
fHLH-4	*STX11*	Sintaxina 11	< 5%
fHLH-5	*STXBP2*	Proteína 2 ligadora da sintaxina	5 a 20%
Síndromes com albinismo oculocutâneo parcial			
Síndrome de Griscelli	*RAB27A*	Rab27A	5%
Síndrome de Chédiak-Higashi	*LYST*	Lyst	2%
Síndrome de Hermansky-Pudlak 2	*AP3B1*	Subunidade 1 do complexo AP-3	Raro
Desencadeados por EBV e formas raras			
XLP1	*SH2D1A*	SAP	7%
XLP2	*BIRC4*	XIAP	2%
Deficiência de ITK	*ITK*	ITK	Raro
Deficiência de CD27	*CD27*	CD27	Raro
XMEN	*MAGT1*	MAGT1	Raro

fHLH: linfo-histiocitose familiar; EBV: vírus Epstein-Barr. Fonte: Erker et al., 2017.

▪ Formas secundárias

Correspondem aos casos em que não se encontram as mutações descritas nas formas hereditárias e cujos desencadeantes podem ser infecções, doenças autoimunes (também denominada síndrome de ativação macrofágica [SAM]) ou neoplasias.

Os desencadeantes mais frequentes da HLH são as infecções virais, especialmente pelo vírus Epstein-Barr, mas já foram descritos casos associados a vírus do HIV ou da dengue, leishmaniose visceral, síndrome de Kawasaki, infecções graves, entre outros. Neoplasias, em especial linfoma, e doenças reumatológicas como artrite idiopática juvenil e lúpus eritematoso sistêmico também são possíveis causas de HLH secundária.

◥ QUADRO CLÍNICO | EXAME FÍSICO

Os achados clínicos da HLH estão associados ao seu envolvimento multissistêmico e podem mimetizar doenças infecciosas, febre de origem indeterminada, além de manifestar-se com eritrodermia, icterícia, hepatite, encefalite, convulsão, ataxia, mau estado geral, entre outros, sem diferenças entre os tipos genéticos. Os achados mais frequentes são: febre, hepatomegalia e esplenomegalia (> 90%), seguidos por febre (93%), linfonodomegalia, sintomas neurológicos e *rash* cutâneo em um terço dos casos, além dos achados correspondentes às doenças de base envolvidas. O quadro clínico de falta de resposta aos tratamentos usuais ou de piora clínica sem justificativa clara deve levar à suspeita de HLH e à revisão dos critérios diagnósticos.

◥ EXAMES COMPLEMENTARES

Os exames laboratoriais podem evidenciar citopenias (até 80% dos casos), elevados níveis de ferritina (> 500 µg/dℓ), hipertrigliceridemia (> 265 mg/dℓ em jejum), hipofibrinogenemia (< 1,5 g/dℓ), hemofagocitose em medula óssea

(80% dos casos), liquor ou linfonodos, redução na atividade das células *natural killer* (NK) e aumento dos níveis séricos de CD25 solúvel.

CRITÉRIOS DIAGNÓSTICOS

Deve-se considerar o diagnóstico de HLH sempre que cinco de oito critérios clínico-laboratoriais forem preenchidos pelos critérios definidos em 2004 ou pelo estudo genético. No caso de pacientes com antecedente pessoal de HLH ou diagnóstico familiar de HLH primária, o diagnóstico deve ser considerado mesmo que apresentem menos de cinco dos oito critérios:

- Febre
- Esplenomegalia
- Citopenia em ≥ 2 linhagens de sangue periférico
  - Hemoglobina < 9,0 g/dℓ
  - Plaquetas < 100 × 10^9/ℓ
  - Neutrófilos < 1 × 10^9/ℓ
- Hiperferritinemia
  - Ferritina ≥ 500 µg/ℓ
- Hipofibrinogenemia ou hipertrigliceridemia
  - Fibrinogênio ≤ 1,5 g/ℓ
  - Triglicerídios em jejum ≥ 265 mg/dℓ
- Hemofagocitose (em medula óssea, baço ou gânglios linfáticos)
- Nível sérico elevado de CD25 solúvel ≥ 2.400 U/mℓ
- Atividade de célula NK baixa ou ausente.

Outros achados comuns

- Sinais e sintomas clínicos: hepatomegalia, linfadenopatia, disfunção hepática, diátese hemorrágica, edema, *rash* cutâneo, disfunção do sistema nervoso central, falência múltipla de órgãos
- Características histológicas: infiltração tecidual de células imunológicas ativadas, coagulação intravascular difusa
- Anormalidades laboratoriais: hipercitocinemia, leucopenia (linfopenia), hipoproteinemia, hipoalbuminemia, hiponatremia, hiperbilirrubinemia, aumento de dímeros D,

aumento de enzimas hepáticas, aumento de lactato desidrogenase, redução da citotoxicidade de células T CD8$^+$.

ABORDAGEM E CONDUÇÃO CLÍNICA

A investigação exaustiva dos possíveis desencadeantes infecciosos, bem como de eventuais causas de base (doenças reumatológicas, autoimunes e neoplasias), é fundamental, uma vez que seu tratamento, muitas vezes, pode ser o suficiente para o controle do processo inflamatório.

No caso de HLH secundária sem resposta satisfatória ao tratamento do desencadeante, bem como de HLH primária, o tratamento com imunossupressores deve ser iniciado precocemente. Nos casos secundários a doenças reumatológicas, sugere-se seguir o protocolo indicado para as síndromes de ativação macrofágica, com critérios e tratamento próprios. Nos casos secundários a doenças infecciosas, pode-se iniciar com uso de corticosteroide ou associação de corticosteroide e gamaglobulina intravenosa caso a evolução clínico-laboratorial não esteja sendo satisfatória.

Nos casos primários, em geral, o tratamento inclui dexametasona, etoposídeo e profilaxias anti-infecciosas com gamaglobulina intravenosa, fluconazol e sulfametoxazol-trimetoprima (SMZ-TMP). A literatura atual sugere manter o esquema terapêutico do protocolo de 1994, pois o esquema de 2004 não mostrou superioridade na evolução dos pacientes, e o uso precoce de ciclosporina poderia induzir maior número de casos com PRES (do inglês, *posterior reversible encephalopathy syndrome*). A investigação de causas infecciosas também é fundamental nos casos primários, bem como a coleta de material para estudo genético e preparo do paciente para transplante de células-tronco hematopoéticas.

A Figura 49.1 apresenta o fluxograma de tomada de decisão em caso de suspeita de síndrome hemofagocítica.

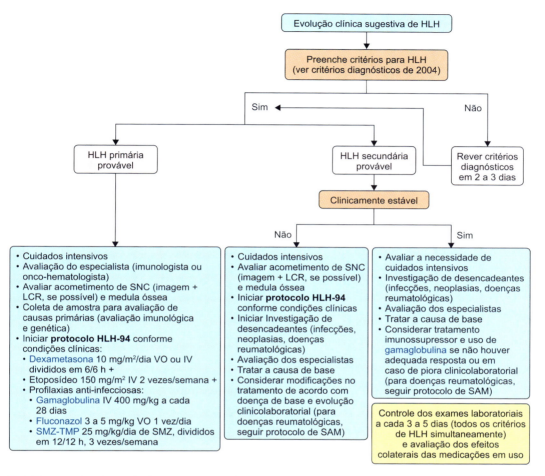

FIGURA 49.1 Sequência de decisões em caso de síndrome hemofagocítica (HLH). SNC: sistema nervoso central; LCR: líquido cefalorraquidiano; SMZ: sulfametoxazol; TMP: trimetoprima; SAM: síndrome de ativação macrofágica; VO: via oral; IV: via intravenosa.

BIBLIOGRAFIA

Bergsten E, Horne A, Aricó M et al. Confirmed efficacy of etoposide and dexamethasone in HLH treatment: long-term results of the cooperative HLH-2004 study. Blood. 2017; 130(25):2728-38.

Erker C, Harker-Murray P, Talano JA. Usual and unusual manifestations of familial hemophagocytic lymphohistiocytosis and Langerhans cell histiocytosis. Pediatr Clin North Am. 2017; 64(1):91-109.

Henter JI, Aricò M, Egeler RM et al. HLH-94: a treatment protocol for hemophagocytic lymphohistiocytosis. HLH study Group of the Histiocyte Society. Med Pediatr Oncol. 1997; 28(5):342-7.

Henter JI, Horne A, Aricó M et al. HLH-2004: diagnostic and therapeutic guidelines for hemophagocytic lymphohistiocytosis. Pediatr Blood Cancer. 2007; 48:124-31.

Janka GE. Hemophagocytic syndromes. Blood Rev. 2007; 21(5):245-53.

McClain KL, Eckstein O, Newburger P et al. Clinical features and diagnosis of hemophagocytic lymphohistiocytosis. UpToDate; 2017. Disponível em: www.uptodate.com/contents/clinical-features-and-diagnosis-of-hemophagocytic-lymphohistiocytosis. Acesso em: 20/02/18.

McClain KL, Newburger P, Rosmarin AG. Treatment and prognosis of hemophagocytic lymphohistiocytosis. UpToDate; 2017. Disponível em: www.uptodate.com/contents/treatment-and-prognosis-of-hemophagocytic-lymphohistiocytosis. Acesso em: 20/02/18.

Ravelli A, Davì S, Minoia F et al. Macrophage activation syndrome. Hematol Oncol Clin North Am. 2015; 29(5):927-41.

50 Doença de Kawasaki

Lucia Maria de Arruda Campos

◤ DEFINIÇÃO

A síndrome ou doença de Kawasaki (DK) é uma vasculite multissistêmica aguda, que afeta predominantemente vasos de médio calibre, cuja principal complicação é a lesão das artérias coronárias, com formação de aneurismas. Em países desenvolvidos, é considerada a causa mais frequente de cardiopatia adquirida na faixa etária pediátrica. Acomete predominantemente crianças menores de 5 anos de idade, com pico entre 18 e 24 meses.

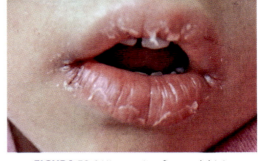

FIGURA 50.1 Hiperemia e fissuras labiais.

◤ ETIOLOGIA

A etiologia da DK ainda é desconhecida, mas o consenso atual é de que ocorra uma resposta imune exacerbada – envolvendo as imunidades inata e adquirida – em indivíduos geneticamente predispostos, após o contato com um desencadeante infeccioso.

De fato, em cerca de 50% dos casos, um agente infeccioso viral é identificado concomitantemente ao diagnóstico da DK, embora a relação causal desses achados não possa ser estabelecida. Entre os agentes virais associados à DK, podem-se citar: Coxsackie, parainfluenza, vírus sincicial respiratório, metapneumovírus, *chikungunya* e citomegalovírus. Agentes bacterianos, tais como estreptococos e estafilococos, também foram descritos em associação com a DK.

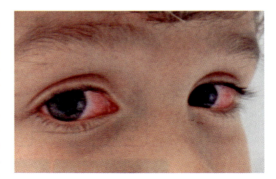

FIGURA 50.2 Hiperemia conjuntival.

◤ QUADRO CLÍNICO | EXAME FÍSICO

Os principais achados clínicos estão descritos mais adiante, nos critérios diagnósticos, e estão ilustrados nas Figuras 50.1 a 50.5.

Outras manifestações clínicas observadas em pacientes com DK que não fazem parte dos critérios diagnósticos são: irritabilidade intensa,

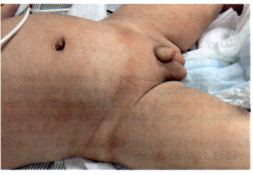

FIGURA 50.3 Exantema polimorfo.

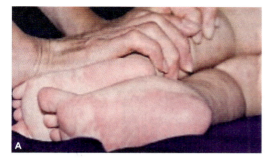
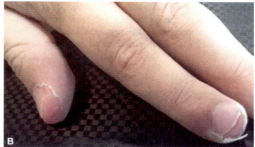
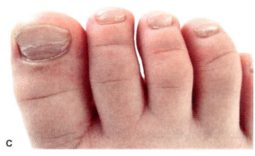

FIGURA 50.4 A. Eritema e edema de extremidades (fase aguda). **B.** Descamação periungueal (fase subaguda). **C.** Linhas de Beau (fase crônica).

uretrite, dor abdominal, vômito, diarreia, hepatomegalia, icterícia, vesícula hidrópica, uveíte anterior, artralgia/artrite, mialgia, otite média aguda, ativação da cicatriz da vacina BCG e síndrome de ativação macrofágica.

A Tabela 50.1 apresenta os fatores clínicos e laboratoriais de pior prognóstico coronariano na DK.

◤ EXAMES COMPLEMENTARES

Não há disponível um exame laboratorial diagnóstico da DK, mas algumas alterações são frequentemente observadas em pacientes na fase aguda da doença e corroboram o diagnóstico. Alguns achados, inclusive, são considerados como fatores de mau prognóstico da doença (ver Tabela 50.1) em termos de pior resposta terapêutica e maior risco de comprometimento coronariano:

TABELA 50.1 Fatores clínicos e laboratoriais de pior prognóstico coronariano na doença de Kawasaki.

Manifestações clínicas	Manifestações laboratoriais
• Sexo masculino • Idade < 3 meses ou > 5 anos • Casos incompletos • Refratariedade ao tratamento • Febre prolongada	• Aumento persistente de VHS e PCR • Anemia • Leucocitose intensa • Plaquetopenia • Hipoalbuminemia

VHS: velocidade de hemossedimentação; PCR: proteína C reativa.

- Provas inflamatórias: proteína C reativa (PCR) e/ou velocidade de hemossedimentação (VHS) significantemente elevados
- Hemograma: caracteriza-se por leucocitose, com predomínio de neutrófilos. Anemia e plaquetopenia também podem ser encontradas. Plaquetose é mais frequentemente

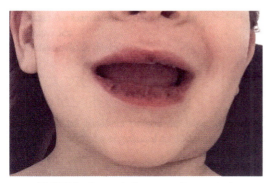

FIGURA 50.5 Linfadenomegalia cervical.

observada na fase subaguda da doença, a partir do 7º ao 10º dia do início da febre
- Hipoalbuminemia
- Elevação de enzimas hepáticas
- Dislipidemia
- Leucocitúria asséptica
- Meningite asséptica.

◣ CRITÉRIOS DIAGNÓSTICOS

O diagnóstico da DK tem como base critérios clínicos observados na fase aguda da doença, a saber:

- Febre por pelo menos 5 dias, associada a pelo menos quatro das cinco principais manifestações clínicas descritas a seguir
  - Hiperemia labial, fissuras labiais, língua em framboesa e/ou enantema de mucosa oral e faríngea, sem exsudato
  - Hiperemia conjuntival bilateral, sem exsudado
  - Exantema maculopapular difuso, eritrodermia ou eritema multiforme
  - Eritema ou edema de mãos e pés (fase aguda) e/ou descamação periungueal (fase subaguda)
  - Linfadenomegalia cervical (≥ 1,5 cm de diâmetro), habitualmente unilateral.

Na presença das cinco principais manifestações clínicas, o diagnóstico de DK pode ser feito no 4º dia de febre.

Nos casos incompletos, com três ou menos das principais manifestações clínicas, sugere-se seguir o algoritmo proposto pela American Heart Association (AHA) para identificar os pacientes que requerem tratamento para a prevenção de aneurismas coronarianos, a partir de achados laboratoriais e ecocardiográficos (Figura 50.6).

◣ DIAGNÓSTICO DIFERENCIAL

Uma vez que as manifestações que compõem os critérios diagnósticos da DK são bastante inespecíficas, o diagnóstico diferencial dessa doença inclui uma vasta gama de patologias, tanto infecciosas como não infecciosas, tais como:

- Infecções virais: sarampo, adenovírus, enterovírus, mononucleose, parvovírus
- Infecções bacterianas: escarlatina, leptospirose, síndrome do choque tóxico, adenite bacteriana, meningite, sepse
- Doenças autoimunes: síndrome de Steven-Johnson, doença do soro, doenças reumáticas, como lúpus eritematoso sistêmico, artrite idiopática juvenil na forma sistêmica e poliarterite nodosa

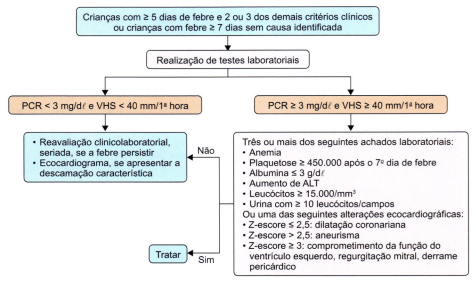

FIGURA 50.6 Avaliação dos casos suspeitos de doença de Kawasaki incompleta. PCR: proteína C reativa; VHS: velocidade de hemossedimentação; ALT: alanina aminotransferase.

CAPÍTULO 50 • Doença de Kawasaki

- Febres periódicas: síndrome periódica associada ao receptor do fator de necrose tumoral (TRAPS), síndrome da hiperimunoglobulinemia D (deficiência de mevalonato quinase), síndrome periódica associada à criopirina (CAPS).

◤ ABORDAGEM E CONDUÇÃO CLÍNICA

Uma vez estabelecido o diagnóstico da DK, a terapêutica deve ser instituída o mais brevemente possível, uma vez que sua eficácia está relacionada com a precocidade de sua introdução. Preferencialmente, deve ser iniciado até o 10º dia do início da febre. O tratamento de escolha está descrito na Figura 50.7.

Uma metanálise publicada em 2017 sobre o uso de corticosteroides na DK concluiu que o uso de esteroides na fase aguda da doença esteve associado a menor duração dos sintomas clínicos, redução das provas inflamatórias, menor tempo de hospitalização e melhor prognóstico coronariano, sem descrição de óbitos ou eventos adversos sérios a curto prazo. Tais resultados foram particularmente observados em populações asiáticas que preenchiam escores de gravidade bem estabelecidos, desenvolvidos para essas populações específicas, e que utilizaram um curso mais prolongado da medicação, em contraste com estudos com o uso de dose única de pulso de metilprednisolona. Os autores, no entanto, salientam que ainda são necessários estudos e desenvolvimento de escores de pior prognóstico que se apliquem às populações ocidentais para determinar com maior precisão quais pacientes mais se beneficiariam dessa modalidade terapêutica.

Cerca de 10 a 20% dos pacientes são refratários ao tratamento inicial com gamaglobulina intravenosa, continuando com febre por mais de 48 horas após o término da infusão da medicação. Nesses casos, pode-se repetir a dose da imunoglobulina (2 g/kg), associada ou não ao uso de corticosteroides, ou utilizar pulso de metilprednisolona. Outras opções são: anti-IL1 (anakinra), anti-TNF-α (infliximabe), ciclosporina, ciclofosfamida e plasmaférese.

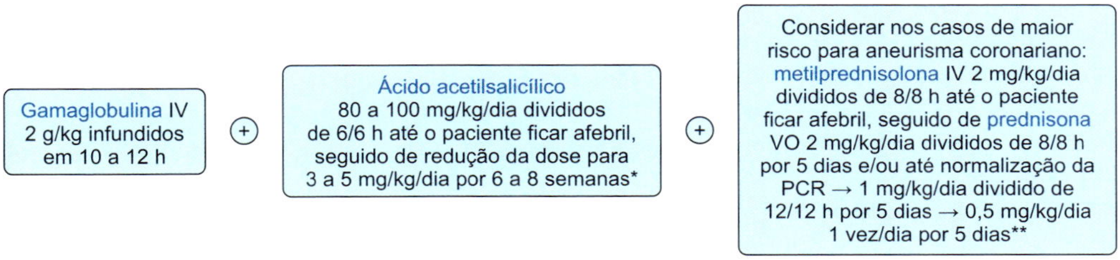

FIGURA 50.7 Tratamento inicial da doença de Kawasaki. *A medicação pode ser suspensa após esse período nos casos sem comprometimento coronariano. Se houver irregularidades, dilatações ou aneurismas, utiliza-se o ácido acetilsalicílico na dose antiagregante plaquetária até a resolução das alterações. **Sugere-se o uso dos corticosteroides em casos selecionados, considerados como de maior risco de comprometimento coronariano. IV: via intravenosa; VO: via oral; PCR: proteína C reativa.

◤ BIBLIOGRAFIA

Dietz SM, van Stijn D, Burgner D et al. Dissecting Kawasaki disease: a state-of-the-art review. Eur J Pediatr. 2017; 176:995-1009.

Kobayashi T, Saji T, Otani T et al. RAISE study group investigators. Efficacy of immunoglobulin plus prednisolone for prevention of coronary artery abnormalities in severe Kawasaki disease (RAISE study): a randomised, open-label, blinded-endpoints trial. Lancet. 2012; 379(9826):1613-20.

McCrindle BW, Rowley AH, Newburger JW et al. American Heart Association Rheumatic Fever, Endocarditis, and Kawasaki Disease Committee of the Council on Cardiovascular Disease in the Young; Council on Cardiovascular and Stroke Nursing; Council on Cardiovascular Surgery and Anesthesia; and Council on Epidemiology and Prevention. Diagnosis, Treatment, and Long-Term Management of Kawasaki Disease: A Scientific Statement for Health Professionals From the American Heart Association. Circulation. 2017; 135:e927-99.

Newburger JW, Takahashi M, Gerber MA et al. Diagnosis, treatment, and long-term management of Kawasaki disease. A statement for health professionals from the

Committee on Rheumatic Fever, Endocarditis and Kawasaki Disease, Council on Cardiovascular Disease in the Young, American Heart Association – Endorsed by the American Academy of Pediatrics. Circulation. 2004; 110:2747-71.

Rossi FS, Silva MFC, Kozu KT et al. Extensive cervical lymphadenitis mimicking bacterial adenitis as the first presentation of Kawasaki disease. Einstein (São Paulo). 2015; 13:426-9.

Scuccimarri R. Kawasaki disease. Pediatr Clin North Am. 2012; 59:425-45.

Sleeper LA, Minich LL, McCrindle BM et al. Pediatric heart network investigators. evaluation of Kawasaki disease risk-scoring systems for intravenous immunoglobulin resistance. J Pediatr. 2011; 158:831-5.

Wardle AJ, Connolly GM, Seager MJ et al. Corticosteroids for the treatment of Kawasaki disease in children. Cochrane Database Syst Rev. 2017; 1:CD011188.

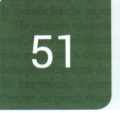

51 Urticária e Angioedema
Ana Paula B. Moschione Castro

▼ DEFINIÇÃO

Urticária é uma doença principalmente cutânea, caracterizada por pápulas ou placas eritematosas, pruriginosas, fugazes, isoladas ou agrupadas, que desaparecem à digitopressão e podem estar associadas ou não a angioedema. O angioedema é um inchaço, em área limitada, resultado do extravasamento de líquidos no interstício, e pode estar associado à urticária, compartilhando a mesma fisiopatologia (liberação de histamina) ou ser resultante de uma alteração na permeabilidade de origem não histaminérgica.

▼ ETIOPATOGENIA

A célula principal na fisiopatologia da urticária é o mastócito, sendo a histamina o mediador determinante. A urticária pode ser desencadeada por um agente físico (frio, calor, pressão) ou ocorrer de forma espontânea, sem que um desencadeante seja reconhecido em todos os casos. Alimentos, medicamentos e picadas ou ferroadas de insetos podem causar urticária, mas, na população pediátrica, os principais desencadeantes das lesões são os processos infecciosos. A urticária pode se apresentar de forma aguda, quando o episódio dura até 6 semanas, ou crônica, se o evento for mais prolongado. Há um tipo denominado urticária vasculite, em que as lesões são fixas por mais de 24 horas. Cerca de 40% das manifestações de urticária podem ser acompanhadas de angioedema, mas, em 10% de todos os episódios, o angioedema é a manifestação isolada. Neste cenário, outras causas de angioedema devem ser consideradas, como o angioedema hereditário, cujo principal mediador é a bradicinina, e os cuidados com este paciente envolvem outras estratégias terapêuticas, uma vez que ele não é responsivo ao bloqueio da histamina.

▼ QUADRO CLÍNICO | EXAME FÍSICO

As manifestações clínicas são quase exclusivamente cutâneas. Há placas eritematosas, pruriginosas e elevadas de tamanho variado, únicas ou numerosas e por vezes coalescentes (sendo a região central geralmente mais pálida), que desaparecem à digitopressão. Podem acometer qualquer superfície do corpo, incluindo palmas das mãos e plantas dos pés, locais onde geralmente são dolorosas. O sintoma clínico mais relevante é o prurido, e sua ausência coloca o diagnóstico de urticária em dúvida. Embora a condição possa durar meses ou anos, cada lesão, individualmente, dura 1 a 2 horas, raras

CAPÍTULO 51 • Urticária e Angioedema

vezes ultrapassando 24 horas, enquanto novas lesões surgem em outros locais. Após a resolução do quadro, não existem lesões pigmentares residuais e a pele volta à sua condição inicial. Lesões com maior duração devem ser investigadas por suspeita de processos vasculíticos. No caso de manifestações isoladas de angioedema, a investigação da história familiar é mandatória, uma vez que a herança é autossômica dominante; contudo, as mutações *de novo* podem ocorrer em até um terço dos casos.

A investigação diagnóstica nas urticárias agudas e crônicas deve partir de dados clínicos, com história detalhada e exame físico completo. Muitas vezes, exames complementares são desnecessários, evitando-se, assim, resultados falso-positivos.

Um roteiro dirigido de anamnese pode auxiliar no diagnóstico. Recomenda-se obter história detalhada a respeito de possíveis desencadeantes da urticária aguda, com informações sobre:

- Alimentos ou contato com materiais como látex
- Uso de medicamentos ou agentes biológicos, como transfusões
- Infecções ou exposição a patógenos (em viagens, por exemplo)
- Picada de insetos
- Fatores físicos
- Comorbidades
- Outros sintomas que possam estar relacionados com doenças do tecido conjuntivo ou outras doenças imunológicas.

O exame físico, por sua vez, deve contemplar:

- Extensão e natureza das lesões de urticária
- Ocorrência de dermatografismo
- Aumento do volume da tireoide
- Linfadenomegalia e visceromegalias
- Febre, icterícia
- Ocorrência de sinovites e sinais de vasculite.

◥ EXAMES COMPLEMENTARES

A partir de dados de história e exame físico detalhados, há uma orientação específica do que deve ser considerado na investigação laboratorial.

Caso haja suspeita de desencadeante alérgico como, por exemplo, um alérgeno alimentar ou picada de inseto, é possível realizar pesquisa de imunoglobulina E (IgE) específica sérica ou teste de puntura para confirmação. Entretanto, é importante salientar que:

- Somente o alimento relacionado na história deve ser pesquisado, a fim de evitar exames e restrições desnecessários
- Aditivos alimentares como corantes e conservantes não podem ser avaliados por pesquisa de IgE específica
- O teste de puntura só pode ser realizado após a suspensão do anti-histamínico
- O padrão-ouro para o diagnóstico de reações alérgicas causadas por alimentos ou fármacos é o teste de provocação duplo-cego placebo-controlado; no entanto, em lactentes com sintomas objetivos como urticária, o teste de provocação aberto pode ser uma alternativa mais factível.

Caso não haja um desencadeante claro, deve-se considerar a realização de exames inespecíficos de modo limitado, especialmente se houver repetição de episódios de urticária aguda. Neste contexto, recomenda-se contagem de leucócitos com diferencial, velocidade de hemossedimentação (VHS), hormônio tireoestimulante (TSH), exames de funções renal e hepática e outros, de acordo com os achados de história e exame físico.

Em pacientes que apresentem urticária crônica sem características típicas, podem ser solicitados os seguintes exames: hemograma, VHS e proteína C reativa (PCR), dosagem de TSH e enzimas hepáticas, com o objetivo de detectar um comprometimento sistêmico. Quando há, na anamnese, algum sinal de alerta para uma possível causa, os seguintes exames devem ser considerados:

- Biopsia de pele
- Testes de provocação físicos
- Sistema complemento (p. ex., C3, C4 e CH50)
- Análise de fezes para ovos e parasitas
- Exame de urina
- Sorologias para hepatites B e C

204 **PARTE 5** • Doenças Imunomediadas

- Radiografia de tórax, outros estudos de imagem
- Anticorpo antinuclear
- Fator reumatoide, antipeptídio citrulinado
- Crioglobulinas
- Testes cutâneos e/ou sorológicos de hipersensibilidade imediata
- Autoanticorpos de tireoide
- Eletroforese de proteínas séricas.

■ Urticárias físicas

Este tipo de urticária demanda investigações e testes específicos, a depender da suspeita:

- Aquagênica: compressas de água no antebraço por 20 minutos
- Colinérgica: exercício físico que provoque sudorese ou banho quente
- Dermatografismo: arranhar ou raspar a pele com uma espátula
- Urticária de pressão tardia: teste de pressão com algo pesado sobre braço ou ombro por 10 a 15 minutos. A reação ocorre após 4 a 12 horas

- Vibratória: aplicação de estímulo vibratório no antebraço por 4 minutos (de preferência um vibrador de vórtex laboratorial)
- Urticária ao frio: cubo de gelo no antebraço por 5 minutos
- Urticária solar: exposição de determinada área da pele a luz de comprimento de onda específico ou luz do sol
- Urticária induzida por exercício: sintomas sistêmicos (prurido, urticária e angioedema) de liberação de mediadores, após exercício em esteira.

◥ ABORDAGEM E CONDUÇÃO CLÍNICA

A Figura 51.1 ilustra a estruturação diagnóstica e destaca a abordagem em pacientes que apresentem exclusivamente angioedema.

A condução clínica de pacientes com urticária envolve identificar o agente desencadeante e, se possível, afastá-lo. O tratamento medicamentoso consiste, basicamente, em anti-histamínicos de segunda geração em um esquema que pode ser observado na Tabela 51.1.

TABELA 51.1 Proposta terapêutica para tratamento da urticária.

Etapa 1
- Anti-histamínico H1 de 2ª geração
- Afastar desencadeantes

Etapa 2
- Um ou mais dos seguintes:
  - Aumentar a dose do anti-histamínico de 2ª geração
  - Acrescentar outro anti-histamínico de 2ª geração
  - Acrescentar um antagonista H2
  - Acrescentar antagonista de receptor de leucotrieno
  - Acrescentar anti-histamínico de 1ª geração à noite

Etapa 3
- Aumentar a dose de anti-histamínico potente (p. ex., hidroxizina ou doxepina), se tolerado

Etapa 4
- Adicionar outro grupo de medicação:
  - Omalizumabe ou ciclosporina
  - Outras substâncias anti-inflamatórias, imunossupressoras ou agentes biológicos
  - Corticosteroide oral (esquema curto de 1 a 3 semanas)

Corticosteroide oral
- Sim, esquema curto (1 a 3 semanas)

Começar o tratamento na etapa adequada, dependendo da intensidade dos sintomas e de história de tratamento prévio. Em cada etapa, a conduta deve ser avaliada tanto para a tolerância do paciente quanto para a eficácia. Voltar para etapa anterior sempre que o controle dos sintomas da urticária/angioedema for alcançado.

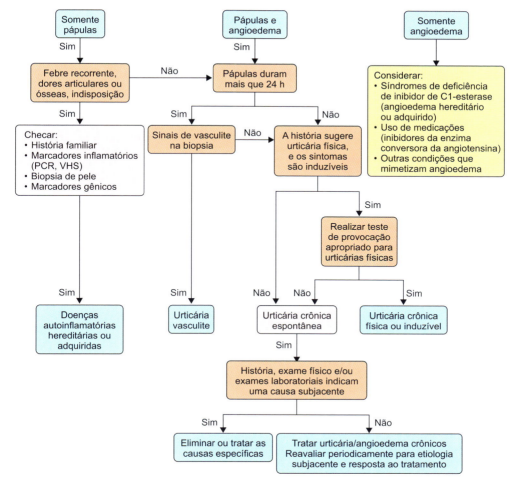

FIGURA 51.1 Sequência de decisões em caso de suspeita de urticária e/ou angioedema. PCR: proteína C reativa; VHS: velocidade de hemossedimentação. (Adaptada de Bernstein et al., 2014; Zuberbier et al., 2014.)

BIBLIOGRAFIA

Bernstein JA, Lang DM, Khan DA et al. The diagnosis and management of acute and chronic urticaria: 2014 update. J Allergy Clin Immunol. 2014; 133(5):1270-7.

Choi SH, Baek HS. Approaches to the diagnosis and management of chronic urticaria in children. Korean J Pediatr. 2015; 58(5):159-64.

Fine LM, Bernstein JA. Guideline of chronic urticaria beyond. Allergy Asthma Immunol Res. 2016; 8(5):396-403.

Fine LM, Bernstein JA. Urticaria Guidelines: consensus and controversies in the European and American Guidelines. Curr Allergy Asthma Rep. 2015; 15(6):30.

Kaplan AP. Urticaria and angioedema. In: Adkinson NF, Bochner BS, Busse WW et al. (Eds.). Middleton's allergy: principles and practice. 7. ed. St Louis: Mosby; 2009. p. 1063.

Marrouche N, Grattan C. Childhood urticaria. Curr Opin Allergy Clin Immunol. 2012; 12(5):485-90.

Pite H, Wedi B, Borrego LM et al. Management of childhood urticaria: current knowledge and pratic recommendations. Acta Derm Venereol. 2013; 93(5):500-8.

Zuberbier T, Aberer W, Asero R et al.; European Academy of Allergy and Clinical Immunology; Global Allergy and Asthma European Network; European Dermatology Forum; World Allergy Organization. The EAACI/GA(2) LEN/EDF/WAO Guideline for the definition, classification, diagnosis, and management of urticaria: the 2013 revision and update. Allergy. 2014; 69(7): 868-87.

PARTE

6

Doenças Infecciosas

52 Febres Hemorrágicas e Arboviroses, *208*

53 Infecções de Partes Moles, *218*

54 Infecções Osteomusculares, *220*

55 Síndrome do Choque Tóxico, *224*

56 Febre sem Sinais Localizatórios, *228*

57 Infecção na Imunodeficiência Primária, *233*

58 Infecção na Imunodeficiência Secundária, *237*

59 Sepse, *247*

208 PARTE 6 • Doenças Infecciosas

52 | Febres Hemorrágicas e Arboviroses

Vitor Emanoel de L. Carvalho • Nadia Litvinov

Febres Hemorrágicas

◤ DEFINIÇÃO

As doenças febris hemorrágicas, ou febres he-morrágicas (FH), são síndromes febris agudas, caracterizadas por fenômenos hemorrágicos, com apresentação clínica variável – desde qua-dros leves de pequena fragilidade capilar até quadros mais graves, como o choque agudo grave, que pode levar o paciente rapidamente à morte.

Sua detecção deve ser precoce, para garantir tratamento e prognóstico melhores ao paciente.

◤ ETIOLOGIA

As FH podem ser de etiologia infecciosa, com destaque para infecções virais e bacterianas. Apesar da similaridade de certas manifestações sistêmicas e hemorrágicas, cada etiologia tem suas particularidades clínicas com epidemiolo-gia sugestiva e patogênese típica.

Vale ressaltar as seguintes condições como causas mais relevantes a este tema: dengue he-morrágica, febre amarela, febre tifoide, hanta-virose, hepatites virais, leptospirose, malária e meningococcemia.

◤ QUADRO CLÍNICO | EXAME FÍSICO

O quadro clínico das FH é bastante variado. De modo geral, é causado por lesão no capilar vascular, provocando extravasamento de líqui-dos e sangue para o terceiro espaço, poden-do chegar a um quadro de choque agudo com grande perda sanguínea intravascular.

O exame físico desses pacientes deve aten-tar para sinais de má perfusão orgânica, altera-ções cardiovasculares (avaliação de frequência cardíaca, pressão arterial, frequência respirató-ria, saturação de O_2, palpação de pulsos e perfu-são periférica), além de estimar a gravidade da hemorragia a partir de áreas comprometidas da pele com hematomas e equimoses difusas.

◤ EXAMES COMPLEMENTARES

Devem ser coletados exames inespecíficos como hemograma, hemocultura, leucograma, con-tagem de plaquetas, velocidade de hemossedi-mentação sanguínea (VHS), eletrólitos, função renal, transaminases, gamaglutamiltransferase (GGT), fosfatase alcalina (FA), proteínas totais e frações, coagulograma, urina tipo 1, ultrasso-nografia abdominal, gasometria venosa, radio-grafia de tórax e coleta de liquor se houver sinais meníngeos.

Os exames laboratoriais específicos para o diagnóstico etiológico também deverão ser so-licitados, mas não devem retardar o tratamento inicial empírico.

◤ DIAGNÓSTICO DIFERENCIAL

As Tabelas 52.1 e 52.2 mostram os principais aspectos clínicos e epidemiológicos das FH e os exames específicos que devem ser solicitados para o diagnóstico etiológico.

◤ ABORDAGEM E CONDUÇÃO CLÍNICA

O tratamento específico das FH deve ser in-dividualizado de acordo com a etiologia. A Figura 52.1 orienta a elucidação diagnóstica conforme sinais e sintomas. Por outro lado, o tratamento da síndrome hemorrágica é inespe-cífico e, de modo geral, consiste em estabiliza-ção volêmica e suporte clínico.

CAPÍTULO 52 • Febres Hemorrágicas e Arboviroses **209**

TABELA 52.1 Diagnóstico diferencial das principais febres hemorrágicas virais.

Patologia	Epidemiologia	Quadro clínico	Exames específicos
Febre amarela	• Ciclo urbano (*A. aegypti* e homem) • Ciclo silvestre (*Haemagogus*, *Sabethes* e primatas, embora humanos possam entrar no ciclo)	• PI: 3 a 6 dias • Forma maligna: sintomas clássicos intensos, hemorragia profusa em múltiplos órgãos, encefalopatia	• Isolamento viral e PCR-RT de sangue ou tecidos • IgM-ELISA e IFI pareadas • HA e IHQ
Dengue grave: febre hemorrágica (FH)	• Ciclo urbano (*A. aegypti* e homem)	• PI: 4 a 10 dias • Manifestações hemorrágicas, perda plasmática, sinais de insuficiência circulatória, choque hipovolêmico	• Isolamento viral e PCR-RT de sangue, fragmentos de vísceras • IgM-ELISA e IFI pareadas • HA e IHQ
Febre por arenavírus (FH do Brasil – vírus Sabiá; FH da Argentina – vírus Junin; FH da Bolívia – vírus Machupo; FH da Venezuela – vírus Guanarito)	• Vírus encontrado na urina, no sangue e na garganta de roedores • Transmissão: ingestão de alimentos, inalação de aerossóis, contato da pele e mucosas com secreções (urina e saliva) de roedores	• PI: 6 a 17 dias • Congestão conjuntival, extravasamento vascular, petéquias (face, pescoço, tórax e axilas), dor abdominal, oligúria, disfunção de múltiplos órgãos, choque, encefalopatia	• Isolamento viral de sangue, urina, saliva e fragmentos de vísceras • PCR-RT • IgM-ELISA e IFI (amostras pareadas) • HA e IHQ
Síndrome pulmonar e cardiovascular por hantavírus	• Vírus é encontrado na urina, nas fezes e na saliva de roedores • Modo de transmissão: inalação de aerossóis infectados com excretas desses roedores	• PI: 1 a 6 semanas • Manifestações: febre, calafrios, cefaleia, mialgias dos ombros, região lombar inferior e coxas, náuseas, vômito, diarreia, tontura e tosse • Edema pulmonar e hipoxemia grave aparecem abruptamente após período da tosse • Em casos graves, ocorre hipotensão persistente por disfunção miocárdica	• Isolamento viral • PCR-RT • IgM-ELISA • Teste de neutralização em placas • Imunofluorescência • HA e IHQ
Hepatites virais	Transmissão: via parenteral – VHB, VHC e VHD; via sexual e vertical – VHB; via fecal-oral – VHA, VHE	• Forma fulminante: alterações do comportamento, letargia, sangramento (hematêmese), sinais de falência hepática aguda, encefalopatia hepática	• PCR • Testes sorológicos
Ebola – vírus da família Filoviridae, gênero *Ebolavirus*	• Patógenos zoonóticos carreados por morcegos frugívoros (presentes na África Central e Subsaariana) • Transmissão por contato com fluidos corporais, como sangue, urina, fezes, vômito, saliva, suor, leite materno, secreções e esperma	• Início abrupto com febre, calafrios, mal-estar e mialgias • Manifestações hemorrágicas surgem com o pico da doença	• ELISA: IgM (detecta 2 dias após o início dos sintomas) • PCR (detecta 3 dias a 16 dias após o início dos sintomas) • Isolamento viral

PI: período de incubação; PCR: reação da cadeia de polimerase; PCR-RT: reação da cadeia de polimerase com transcriptase reversa; IFI: imunofluorescência indireta; HA: hemoaglutinação; IHQ: imuno-histoquímica; VHB: vírus da hepatite B; VHC: vírus da hepatite C; VHD: vírus da hepatite D (delta); VHA: vírus da hepatite A; VHE: vírus da hepatite E.

210 PARTE 6 • Doenças Infecciosas

TABELA 52.2 Diagnóstico diferencial das principais febres hemorrágicas não virais.

Doença	Agente etiológico	Reservatório/transmissão	Aspectos clínicos e epidemiológicos	Exames	Tratamento
Febre purpúrica	*H. influenzae* – biogrupo *aegyptius*	• Homem (fonte de infecção) • Transmissão: contato direto com pessoas infectadas ou indireto (toalhas, insetos, mãos)	• PI: 7 a 16 dias • História de conjuntivite há 3 semanas, febre alta, taquicardia, hipotensão, exantema macular difuso, petéquias, púrpuras e sufusões hemorrágicas, diarreia e sinais de IRA • Quadro grave e fulminante (1 a 3 dias), alta letalidade (40 a 90%)	• Hemograma, função renal, gasometria e coagulograma • Culturas (sangue, conjuntiva, LCR, *swab* para lesão de pele) • CIE: soro, LCR	• Ampicilina • Amoxicilina • Cloranfenicol (associado) • Hidrocortisona
Febre maculosa brasileira	*Rickettsia rickettsi*	• Carrapatos: Amblyomma (*A. cajennense*) • Transmissão: picada de carrapato infectado (adesão à pele: 6 a 10 h)	• PI: 2 a 14 dias (7 dias) • Início abrupto com febre (2 a 3 semanas), cefaleia e/ou mialgia intensa, diarreia, dor abdominal difusa, exantema palmoplantar, petéquias, equimoses e necrose • Complicações: SNC, pulmões (SARA) e rins	• Anemia e trombocitopenia, hiponatremia, elevação de DHL e CPK • Cultura (sangue e tecidos) • Sorologias: IFI ≥ 1/64), IH, aglutinação em látex, Fc do anticorpo • PCR, imuno-histoquímica	• Doxiciclina (fármaco de escolha) • Cloranfenicol (alternativa) • Correção de sódio e restrição hídrica • Corticosteroides (uso controverso)
Leptospirose	*Leptospira interrogans*	• Reservatório: rato • Transmissão: direta (sangue, tecidos, órgãos, urina de animais infectados) ou indireta (exposição ao meio ambiente contaminado)	• PI: 1 a 30 dias (7 a 15 dias) • Clínica: assintomática ou sintomas como febre, mialgia (panturrilha), vômito, calafrios, oligúria, hiperemia de conjuntiva, icterícia, manifestações hemorrágicas, meningite asséptica • 10% quadros graves: síndrome de Weil	• Forma ictérica (síndrome de Weil): leucocitose, plaquetopenia, DHL, CPK, ureia e creatina elevados, coágulo alterado • Sorologia (soroaglutinação microscópica [MAT]), ELISA (teste rápido de IgM)	• Casos leves: doxiciclina • Casos graves: ampicilina, penicilina cristalina, ceftriaxona, suporte ventilatório e hemodinâmico, diálise

Doença	Agente / Transmissão	Quadro clínico	Diagnóstico	Tratamento
Febre tifoide	Salmonella (sorotipos Paratyphi A, B e C e Typhi) • Transmissão fecal-oral (água e alimentos) • Portador assintomático da doença	• PI: 8 a 14 dias (3 a 60 dias) • Evolução insidiosa, temperatura aumenta gradativamente (40°C) • 1ª semana: febre, mialgia, queda do estado geral, hiporexia • Hepatoesplenomegalia (50 a 60%) • Podem ocorrer hemorragias digestivas (5 a 10%)	• Exames inespecíficos: anemia, leucopenia, neutropenia, plaquetopenia • Exames específicos: hemoculturas, coproculturas, mielocultura, ELISA/CIE	• Antibiótico oral: ciprofloxacino por 7 a 10 dias • Alternativas: ceftriaxona, azitromicina e cloranfenicol
Malária	Plasmodium (P. vivax e P. falciparum) • Homem – único reservatório • Transmissão: mosquito do gênero Anopheles	• PI: 7 a 14 dias • Febre irregular, cefaleia, calafrios, sudorese, lombalgia, diarreia e vômito • Hepatoesplenomegalia, icterícia (sinal de alerta) • Pior prognóstico: < 3 anos, convulsão, coma, insuficiência renal ou edema/hemorragia pulmonar	• Gota espessa (padrão-ouro) • PCR • Sorológicos (IFI, ELISA)	• Cloroquina (base) • Primaquina • Sulfato de quinina e doxiciclina • Mefloquina • Derivados de artemisinina
Doença meningocócica	Neisseria meningitidis • Reservatório: homem • Adolescentes e adultos jovens – 10% portadores assintomáticos • Transmissão direta: via aérea (gotículas de nasofaringe)	• PI: 1 a 10 dias (3 a 4 dias) • Doença meningocócica septicêmica aguda (10% casos), quadro abrupto, febre alta, calafrios, mialgias, cefaleia, vômito e erupção petequial ou equimose, ausência de sinais meníngeos • Formas fulminantes: hipotensão, choque, CIVD e falência de múltiplos órgãos, óbito em 12 a 48 h após o início do quadro	• Anemia, leucocitose com desvio, plaquetopenia, alteração do coagulograma • Isolamento bacteriano: exame bacteriológico direto, CIE, aglutinação em látex, ELISA, PCR	• Suporte clínico e hemodinâmico • Antibioticoterapia • Penicilina G cristalina ou ceftriaxona

PI: período de incubação; IRA: insuficiência renal aguda; LCR: líquido cefalorraquidiano; SNC: sistema nervoso central; SARA: síndrome da angústia respiratória aguda; DHL: desidrogenase lática; CPK: creatinofosfoquinase; IFI: imunofluorescência indireta; IH: imuno-histoquímica; Fc: fragmento cristalizável; PCR: reação da cadeia de polimerase; CIVD: coagulação intravascular disseminada.

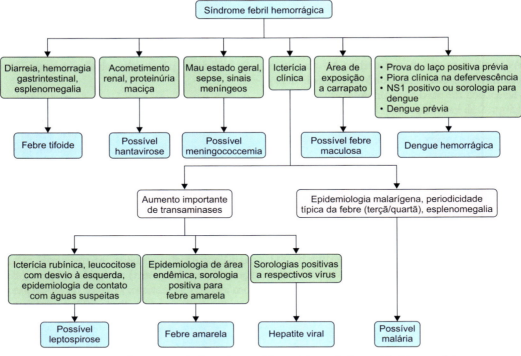

FIGURA 52.1 Fluxograma de diagnósticos diferenciais na síndrome febril hemorrágica.

Para pacientes chocados, mal perfundidos (tempo de enchimento capilar [TEC] > 2 segundos), deve-se iniciar expansão volêmica com soro fisiológico em alíquotas de 20 mℓ/kg até que se restabeleça a volemia ou o paciente apresente sinais de congestão cardíaca. Caso o paciente tenha anemia sintomática, considera-se transfusão de concentrado de hemácias (10 mℓ/kg).

Na suspeita de quadro bacteriano ou ausência de diagnóstico na chegada do paciente, considerar o uso de antibioticoterapia empírica conforme gravidade e epidemiologia do quadro.

Dengue, Zika e Chikungunya

▼ DEFINIÇÃO

O termo arboviroses é atribuído a um grupo de doenças virais transmitidas por meio de vetores – em sua maioria, insetos. Atualmente existem centenas de doenças causadas por arbovírus; no entanto, em decorrência da epidemiologia em nosso país e da sua importância clínica, optamos por dar destaque a dengue, chikungunya e Zika.

Essas infecções podem ser transmitidas por uma variedade de insetos, sendo o *Aedes aegypti* o principal.

▼ ETIOLOGIA

O vírus da dengue é um arbovírus do gênero *Flavivirus* pertencente à família Flaviviridae com quatro sorotipos diferentes (1, 2, 3 e 4). No Brasil, os quatro sorotipos circulam concomitantemente, sendo o tipo 1 e o 2 os mais prevalentes.

O vírus Zika, também da família Flaviviridae, típico da África e da Polinésia, foi introduzido no Brasil em 2015 e, desde então, tem se transformado em um desafio de saúde pública, não por sua gravidade na infecção aguda, mas pela gravidade dos casos de transmissão vertical, causando a síndrome congênita do vírus Zika.

O chikungunya é causado por um arbovírus do gênero *Alphavirus*, família Togaviridae, e tem três linhagens genéticas; também foi introduzido recentemente no Brasil – o primeiro caso foi confirmado em 2014.

QUADRO CLÍNICO | EXAME FÍSICO

O quadro clínico das três infecções se assemelha na fase aguda, sendo caracterizado por febre, prostração, mialgia, artralgia, dor retrorbitária, exantema, conjuntivite, cefaleia, náuseas, dor abdominal, vômito e diarreia. A artralgia é uma manifestação mais frequente e mais intensa na infecção pelo vírus da chikungunya, sendo este responsável por alguns casos de artralgia crônica. Tanto a doença pelo vírus Zika quanto chikungunya não costumam evoluir com quadros graves de choque e nem de doença hemorrágica. Nos últimos anos, poucos óbitos por Zika e chikungunya foram relatados no Brasil.

Os casos agudamente graves de choque e fenômenos hemorrágicos estão principalmente relacionados com dengue. Fragilidade capilar e extravasamento de líquido para o terceiro espaço podem levar a choque distributivo. Dor abdominal e ascite estão relacionadas em até 80% com os quadros de choque, por isso devem ser consideradas sinais de alerta. É importante lembrar que, em crianças, os sinais e sintomas de dengue são mais inespecíficos e a evolução para quadros graves é súbita, dificultando o diagnóstico e o manejo.

Os fenômenos hemorrágicos podem estar presentes em todas as formas de dengue e a evolução para choque independe destes, mas devem ser também considerados como sinais de alerta.

A Tabela 52.3 mostra as principais diferenças clínicas das três doenças.

EXAMES COMPLEMENTARES

Os achados laboratoriais nas arboviroses são inespecíficos; no entanto, as alterações mais encontradas são leucopenia com plaquetopenia, aumento de hematócrito, principalmente nos casos de dengue, e icterícia nos casos moderado a grave de febre amarela.

Inicialmente, o diagnóstico das arboviroses deve ser clínico, por meio de história clínica, sintomatologia e exame físico do paciente. Os testes laboratoriais confirmatórios são por meio

TABELA 52.3 Principais diferenças clínicas entre dengue, Zika e chikungunya.

Manifestação clínica	Dengue	Zika	Chikungunya
Febre e duração	> 38°C 4 a 7 dias	Sem febre ou subfebril (≤ 38°C) 1 a 2 dias subfebril	Febre alta > 38°C 2 a 3 dias
Rash cutâneo	A partir do 4º dia, em 30 a 50% dos casos	Surge no 1º ou 2º dia, em 90 a 100% dos casos	Surge do 2º ao 5º dia, em 50% dos casos
Mialgia (rara)	+++	++	+
Artralgia	+	++	+++
Intensidade da dor articular	Leve	Leve a moderada	Moderada a grave
Edema da articulação	Rara	Frequente e de leve intensidade	Frequente e de moderada a intensa
Conjuntivite	Rara	50 a 90% dos casos	30% dos casos
Cefaleia	+++	++	++
Hipertrofia ganglionar	+	+++	++
Discrasia hemorrágica	++	Ausente	+
Risco de morte	+++	+	++
Acometimento neurológico	+	+++	++
Leucopenia	+++	+++	+++
Linfopenia	Incomum	Incomum	Frequente
Trombocitopenia	+++	Ausente (rara)	++

de sorologias e/ou isolamento viral (reação da cadeia de polimerase [PCR]) para cada tipo de vírus. As sorologias devem ser coletadas a partir do 5º dia do início da doença; a sorologia para o antígeno específico de dengue NS1 deve ser coletada após as primeiras 24 horas de doença até o 5º dia. A sensibilidade de PCR é maior quanto mais precocemente for feita a coleta, preferencialmente nos primeiros dias da doença. Alguns estudos sugerem que PCR na urina pode permanecer positiva por um tempo mais prolongado.

DIAGNÓSTICO DIFERENCIAL

Os diagnósticos diferenciais devem se nortear em outras infecções de etiologia viral, tais como influenza, enteroviroses, sarampo, rubéola, *mono-likes*, outras doenças exantemáticas, sepse e meningococcemia.

ABORDAGEM E CONDUÇÃO CLÍNICA

O tratamento de todas as arboviroses baseia-se em suporte clínico, envolvendo medicações sintomáticas e hidratação. Por conta da gravidade de alguns pacientes, estes devem ser encaminhados à unidade de terapia intensiva para melhor controle clínico.

Os manuais já divulgados pelo Ministério da Saúde para o manejo de dengue e chikungunya são apresentados nas Figuras 52.2 a 52.4.

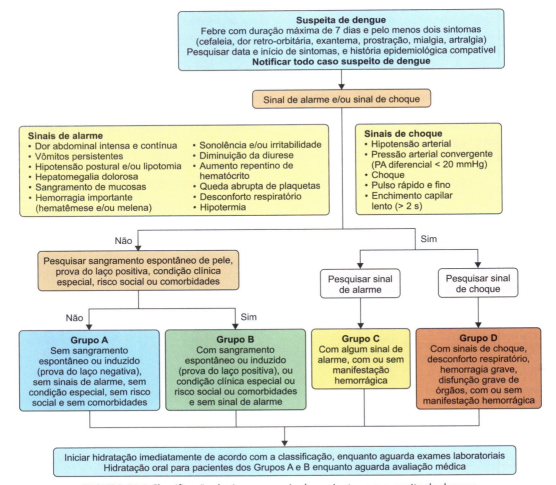

FIGURA 52.2 Classificação de risco e manejo do paciente com suspeita de dengue.

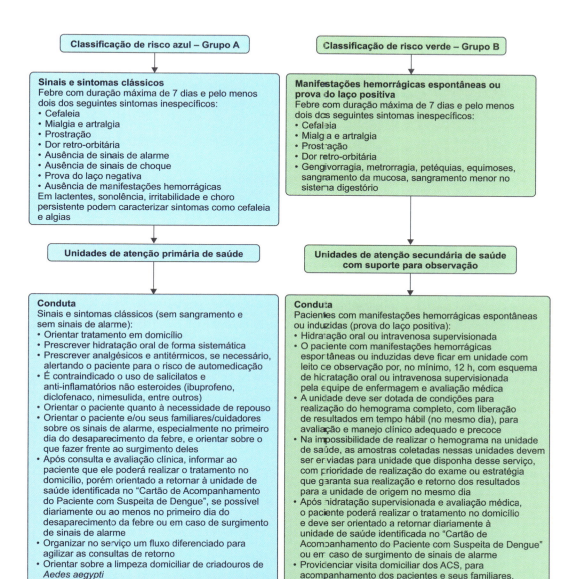

FIGURA 52.3 Classificação de risco para priorização de atendimento ao paciente com dengue. (*Continua*)

Classificação de risco amarelo – Grupo C

Sinais de alarme
- Dor abdominal
- Vômitos persistentes
- Hipotensão postural e/ou lipotomia
- Sonolência e/ou irritabilidade
- Hepatomegalia dolorosa
- Hemorragias importantes (hematêmese e/ou melena)
- Diminuição da diurese
- Diminuição repentina da temperatura corporal ou hipotermia
- Desconforto respiratório
- Aumento repentino do hematócrito
- Queda abrupta das plaquetas

Unidades de atenção terciária de saúde com leitos de internação

Conduta
Pacientes com sinais de alarme:
- Fase de expansão com soro fisiológico ou Ringer lactato: 20 mℓ/kg/h (adulto/criança), podendo ser repetido até 3 vezes
- Reavaliação clínica de hora em hora e hematócrito após 24 h
- Melhora clinicolaboratorial: iniciar a fase de hidratação intravenosa de manutenção:
  Adulto – 25 mℓ/kg, de 6/6 h (de acordo com a melhora, pode-se estabelecer frequência de 8/8 h e até 12/12 h)
  Criança – necessidade de hidratação diária (NHD) + perdas (regra de Holliday-Segar)
- Avaliar após cada etapa de hidratação
- Paciente sem melhora clinicolaboratorial, tratar como Grupo D (vermelho)

Atenção: de acordo com as condições clínicas e caso a unidade de saúde não apresente o padrão necessário para atendimento, transferir o paciente com hidratação intravenosa vigorosa, de imediato, para uma unidade de saúde com leito de internação e capacidade de monitoramento e supervisão médica contínua

Classificação de risco vermelho – Grupo D

Sinais de choque
- Pressão arterial convergente (PA diferencial < 20 mmHg)
- Hipotensão arterial
- Extremidades frias
- Cianose
- Pulso rápido e fino
- Enchimento capilar lento > 2 s

Unidades de atenção terciária de saúde com leitos em unidade de terapia intensiva

Conduta
Pacientes com sinais de choque:
- Assegurar bom acesso venoso, de preferência em dois locais diferentes
- Iniciar hidratação intravenosa com solução isotônica (20 mℓ/kg em até 20 min, tanto em adulto como em criança) imediatamente
- Se necessário, repetir o procedimento por até 3 vezes
- Avaliar hemoconcentração (aumento do hematócrito)
- Reavaliação clínica (a cada 15 a 30 min) e hematócrito após 2 h
- Avaliar melhora do choque (normalização de PA, densidade e débito urinário, pulso e respiração)
- Em caso de melhora clinicolaboratorial, tratar o paciente conforme descrito para conduta do Grupo C, em unidade com leito de internação e com capacidade de realizar hidratação intravenosa, sob supervisão médica, por um período mínimo de 24 h
- Se a resposta for inadequada, avaliar hemoconcentração
- Hematócrito em ascensão e choque: após hidratação adequada, utilizar expansores (coloide sintético 10 mℓ/kg/h ou, na falta deste, albumina: adulto 3 mℓ/kg/h, criança: 0,5 a 1 g/kg/h)
- Hematócrito em queda e choque: iniciar cuidados em unidade de terapia intensiva
- Hematócrito em queda e choque: paciente necessita de avaliação médica de imediato para investigar ocorrência de hemorragias
- Na fase de absorção do volume extravasado, investigar hiper-hidratação (sinais de insuficiência cardíaca congestiva) e tratar com diuréticos, se necessário
- A persistência da velocidade e dos volumes de infusão líquida, de 12 a 24 h após reversão do choque, pode levar ao agravamento do quadro de hipervolemia
- Observar a ocorrência de acidose metabólica e corrigi-la para evitar coagulação intravascular disseminada
- Corrigir hiponatremia e hipopotassemia

Atenção: crianças dos Grupos C e D podem apresentar edema subcutâneo generalizado e derrames cavitários pela perda capilar, o que não significa, em princípio, hiper-hidratação e que podem aumentar após hidratação satisfatória

FIGURA 52.3 (*Continuação*) Classificação de risco para priorização de atendimento ao paciente com dengue.

CAPÍTULO 52 • Febres Hemorrágicas e Arboviroses   217

Exames
1. **Específico:** conforme orientação da Vigilância Epidemiológica (isolamento viral, PCR ou sorologia)
2. **Inespecífico:** hemograma com contagem de plaquetas e critério médico

Exames
1. **Específico:** conforme orientação da Vigilância Epidemiológica (isolamento viral, PCR ou sorologia)
2. **Inespecífico:** hemograma com contagem de plaquetas e critério médico
3. **Complementares:** conforme critério médico

Exames
1. **Específico:** obrigatório (isolamento viral, PCR ou sorologia)
2. **Inespecífico:** hemograma com contagem de plaquetas e critério médico (auxiliar diagnóstico diferencial)
3. **Bioquímico:** função hepática, transaminases, função renal e eletrólitos
4. **Complementares:** conforme critério médico

Conduta clínica na unidade
1. **Fármaco de escolha:** paracetamol ou dipirona; evitar o uso de aspirina e anti-inflamatórios; em caso de dor refratária, seguir as recomendações de *Febre de Chikungunya: manejo clínico*
2. **Hidratação oral:** avaliar grau de desidratação e estimular a ingestão de líquidos
3. **Avaliar hemograma para apoio no diagnóstico diferencial:** dengue, malária e leptospirose
4. Encaminhar para unidade de referência a partir de surgimento de sinais de gravidade ou de critérios de internação
5. Notificar
6. Orientar retorno em caso de persistência da febre por mais de 5 dias ou aparecimento de sinais de gravidade

Conduta clínica na unidade
1. **Fármaco de escolha:** paracetamol ou dipirona; evitar o uso de aspirina e anti-inflamatórios; em caso de dor refratária, seguir as recomendações de *Febre de Chikungunya: manejo clínico*
2. **Hidratação oral:** avaliar grau de desidratação e estimular a ingestão de líquidos
3. **Avaliar hemograma para apoio no diagnóstico diferencial:** dengue, malária e leptospirose
4. Notificar
5. Encaminhar para unidade de referência a partir de surgimento de sinais de gravidade
6. Orientar retorno diário até o desaparecimento da febre

Conduta clínica na unidade
1. Avaliar o grau de desidratação e sinais de choque para instituir terapia de reposição volêmica
2. **Fármaco de escolha:** paracetamol ou dipirona; evitar o uso de aspirina e anti-inflamatórios; em caso de dor refratária, seguir as recomendações de *Febre de Chikungunya: manejo clínico*
3. **Avaliar hemograma para apoio no diagnóstico diferencial:** dengue, malária e leptospirose
4. Tratar complicações graves conforme quadro clínico e recomendações de *Febre de Chikungunya: manejo clínico*
5. Notificar
6. Critérios de alta: melhora clínica, ausência de sinais de gravidade, aceitação de hidratação oral e avaliação laboratorial

FIGURA 52.4 Manejo clínico de chikungunya. Grupo verde (pacientes sem sinais de gravidade, sem critérios para internação e/ou condições de risco): acompanhamento ambulatorial. Grupo amarelo (paciente do grupo de risco em observação): acompanhamento ambulatorial em observação. Grupo vermelho (paciente com sinais de gravidade e/ou critérios de internação): acompanhamento em internação. Sinais de gravidade: acometimento neurológico; sinais de choque (instabilidade hemodinâmica, tempo de enchimento capilar aumentado > 2 segundos, cianose, hipotensão); dispneia; dor torácica; vômito persistente; neonatos; descompensação em doença de base; sangramento de mucosas. Grupos de risco: gestantes; maiores de 65 anos de idade; menores de 2 anos de idade (exceto neonatos); pacientes com comorbidades.

◥ BIBLIOGRAFIA

Febres hemorrágicas e arboviroses

Brasil. Ministério da Saúde. Secretaria de Atenção à Saúde. Febre amarela: guia para profissionais de saúde. Brasília: Ministério da Saúde; 2017.

Brasil. Ministério da Saúde. Secretaria de Vigilância em Saúde. Coordenação-Geral de Desenvolvimento da Epidemiologia em Serviços. Guia de Vigilância em Saúde. 1. ed. atual. Brasília: Ministério da Saúde; 2016.

Brasil. Ministério da Saúde. Secretaria de Vigilância em Saúde. Departamento de Vigilância das Doenças Transmissíveis. Leptospirose: diagnóstico e manejo clínico. Brasília: Ministério da Saúde; 2014.

Brasil. Ministério da Saúde. Secretaria de Vigilância em Saúde. Departamento de Vigilância Epidemiológica.

Manual integrado de vigilância e controle da febre tifoide. Brasília: Ministério da Saúde; 2008.

Brasil. Ministério da Saúde. Secretaria de Vigilância em Saúde. Diretoria Técnica de Gestão. Dengue: diagnóstico e manejo clínico: adulto e criança. 4. ed. Brasília: Ministério da Saúde; 2013.

Centers for Disease Control and Prevention. Update: Hantavirus disease – United States, 1993. MMWR MorbMortal Wkly Rep. 1993; 42:612-4.

World Health Organization. Roll back malaria. Disponível em: http://rbm.who.int.

Dengue, Zika e chikungunya

Brasil. Ministério da Saúde, Secretaria de Atenção à Saúde. Febre amarela: guia para profissionais de saúde. Brasília: Ministério da Saúde; 2017.

Brasil. Ministério da Saúde, Secretaria de Vigilância em Saúde, Diretoria Técnica de Gestão. Dengue: diagnóstico e manejo clínico: adulto e criança. 5. ed. Brasília: Ministério da Saúde: 2016.
Brasil. Ministério da Saúde. Portal da Saúde. Disponível em: www.saude.gov.br.

Brasil. Ministério da Saúde. Secretaria de Vigilância em Saúde. Secretaria de Atenção Básica. Chikungunya: Manejo Clínico. Brasília: Ministério da Saúde; 2017.
Pinto Junior VL, Luz K, Parreira R et al. Zika virus: a review to clinicians. Acta Med Port. 2015; 28(6):760-5.

53 Infecções de Partes Moles

Daniel Jarovsky

◤ DEFINIÇÃO

As infecções bacterianas agudas de pele e tecidos moles são entidades clínicas de apresentação, etiologia e gravidade variáveis que envolvem a invasão microbiana das diversas camadas da pele e tecidos moles subjacentes. São elas:

- Impetigo: infecção superficial da pele, limitada ao estrato córneo
- Erisipela: infecção que envolve a derme superficial e vasos linfáticos superficiais, apresentando margens bem limitadas e progressão rápida
- Celulite: infecção com envolvimento da derme profunda e tecido subcutâneo
- Abscesso: coleção purulenta em derme e/ou tecidos profundos
- Foliculite: infecção superficial do folículo piloso limitada à epiderme
- Furúnculo: infecção profunda do folículo piloso, com extensão da supuração à derme profunda e ao tecido subcutâneo
- Carbúnculo (ou antraz): infecção extensa e profunda da pele e dos tecidos subjacentes (frequentemente localizada na nuca ou nas costas), com numerosos abscessos irregulares, intercomunicantes e coalescentes, com supuração através de múltiplas aberturas
- Piomiosite: infecção bacteriana primária do músculo esquelético, resultando em abscesso.

◤ ETIOLOGIA

- *Staphylococcus aureus*: impetigo, foliculite, carbúnculo, abscessos cutâneos, celulite, piomiosite, infecções de feridas cirúrgicas
- *Streptococcus pyogenes*: impetigo, erisipela, infecções necrosantes, piomiosite

- Bactérias gram-negativas (especialmente *Pseudomonas aeruginosa*): infecções de feridas cirúrgicas, piomiosite
- Infecções polimicrobianas: infecções necrosantes, úlceras de pressão.

◤ QUADRO CLÍNICO | EXAME FÍSICO

O paciente apresenta amplo espectro de manifestações clínicas, variando desde lesões localizadas e supuração de feridas até quadros de infecção de camadas profundas da pele, lesões necrosantes rapidamente progressivas e sepse. Em geral, essas infecções são caracterizadas por área de vermelhidão, edema ou endurecimento ≥ 75 cm², eventualmente com secreção purulenta.

◤ EXAMES COMPLEMENTARES

Coloração de Gram e cultura do material drenado e de secreções purulentas/exsudativas auxiliam na identificação de um agente causador específico. Hemograma, proteína C reativa, lactato e gasometria são úteis na caracterização de gravidade dos quadros sistêmicos; ressonância magnética, tomografia computadorizada com contraste e ultrassonografia auxiliam a definir e delimitar a extensão dessas infecções.

◤ ABORDAGEM E CONDUÇÃO CLÍNICA

A Figura 53.1 apresenta o fluxograma de tomada de decisão em caso de suspeita de infecções bacterianas agudas de pele e tecidos moles.

CAPÍTULO 53 • Infecções de Partes Moles

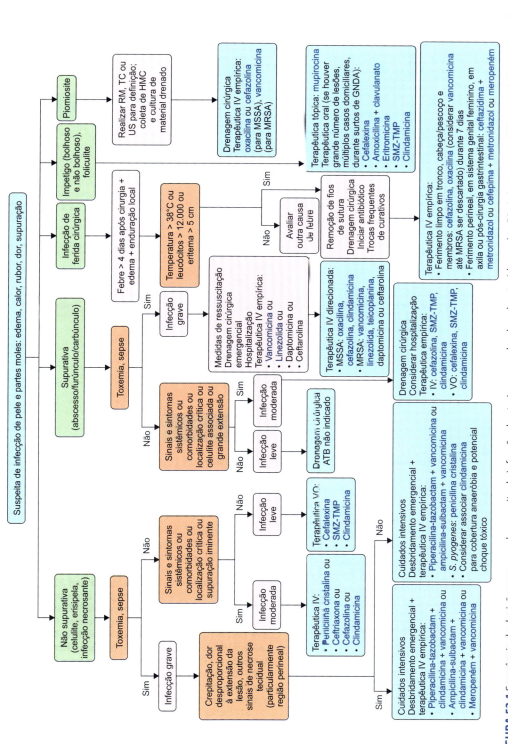

FIGURA 53.1 Sequência de decisões em caso de suspeita de infecções bacterianas agudas de pele e tecidos moles. IV: via intravenosa; VO: via oral; SMZ-TMP: sulfametoxazol-trimetoprima; ATB: antibiótico; MSSA: *Staphylococcus aureus* sensíveis à meticilina; MRSA: *Staphylococcus aureus* resistentes à meticilina; GNDA: glomerulonefrite difusa aguda; RM: ressonância magnética; TC: tomografia computadorizada; US: ultrassonografia; HMC: hemocultura.

220 PARTE 6 • Doenças Infecciosas

ATENÇÃO

- Pacientes imunossuprimidos devem ser hospitalizados e receber esquema antimicrobiano com espectro para gram-negativos até definição do agente etiológico
- Nos quadros graves e quando houver exantema e/ou instabilidade hemodinâmica, considerar associar clindamicina para eventual choque tóxico (exceto no uso de linezolida)
- Descartar endocardite em todos os casos que cursem com bacteriemia
- Clindamicina pode ser utilizada como monoterapia se as taxas de resistência não superarem 10 a 15%

◥ BIBLIOGRAFIA

Esposito S, Bassetti M, Bonnet E et al.; International Society of Chemotherapy (ISC). Hot topics in the diagnosis and management of skin and soft-tissue infections. Int J Antimicrob Agents. 2016; 48(1):19-26.

Esposito S, Bassetti M, Concia E et al.; Italian Society of Infectious and Tropical Diseases. Diagnosis and management of skin and soft-tissue infections (SSTI). A literature review and consensus statement: an update. J Chemother. 2017; 29(4):197-214.

Kwak YG, Choi SH, Kim T et al. Clinical guidelines for the antibiotic treatment for community-acquired skin and soft tissue infection. Infect Chemother. 2017; 49(4): 301-25.

McClain SL, Bohan JG, Stevens DL. Advances in the medical management of skin and soft tissue infections. MJ. 2016; 355:i6004.

Montravers P, Snauwaert A, Welsch C. Current guidelines and recommendations for the management of skin and soft tissue infections. Curr Opin Infect Dis. 2016; 29(2):131-8.

Russo A, Concia E, Cristini F et al. Current and future trends in antibiotic therapy of acute bacterial skin and skin-structure infections. Clin Microbiol Infect. 2016; 22(Suppl 2):S27-36.

Stevens DL, Bisno AL, Chambers HF et al. Infectious Diseases Society of America. Practice guidelines for the diagnosis and management of skin and soft tissue infections: 2014 update by the Infectious Diseases Society of America. Clin Infect Dis. 2014; 59(2): e10-52.

U.S. Department of Health and Human Services – Food and Drug Administration. Guidance for Industry – Acute Bacterial Skin and Skin Structure Infections: Developing Drugs for Treatment 2013. Disponível em: www.fda.gov/downloads/Drugs/Guidances/ucm071185.pdf.

54 | Infecções Osteomusculares
Tânia M. Shimoda Sakano

◥ DEFINIÇÃO

A osteomielite bacteriana aguda e a artrite séptica correspondem à infecção do tecido ósseo e do tecido articular, respectivamente. Em 15 a 50% dos casos de infecções osteomusculares, o tecido ósseo e o articular estão concomitantemente envolvidos.

Já a discite infecciosa corresponde à infecção do disco vertebral, enquanto a espondilodiscite infecciosa, à infecção simultânea do disco e do corpo vertebral (Figura 54.1).

◥ ETIOLOGIA

A principal via de disseminação é hematogênica e, em alguns casos, há história de traumatismo anterior ou infecção. Os principais agentes etiológicos em infecções osteoarticulares em pediatria estão apresentados na Tabela 54.1.

◥ QUADRO CLÍNICO | EXAME FÍSICO

Em casos de infecções osteomusculares, as manifestações clínicas mais frequentes são febre,

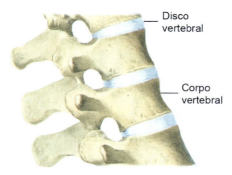

FIGURA 54.1 Anatomia da coluna vertebral.

irritabilidade, dor e redução da movimentação do local acometido, além de hiperemia e edema. Nos casos graves, o paciente pode evoluir com quadro séptico.

Nos casos de discites e espondilodiscites, a localização mais frequente é a região lombar e, em seguida, coluna torácica e cervical. Além de febre, dor e rigidez local, pode ocorrer recusa em andar ou sentar. Na minoria dos casos, podem existir sintomas neurológicos como dor em ciático e paraplegia.

▼ EXAMES COMPLEMENTARES

O diagnóstico tem como base manifestações clínicas, elevação das provas inflamatórias (proteína C reativa [PCR] e velocidade de hemossedimentação [VHS]), exames de imagem, positividade microbiológica, histopatológica e resposta ao tratamento antimicrobiano.

O padrão-ouro para o diagnóstico é a ressonância magnética, pois permite o diagnóstico precoce das infecções osteomusculares. Quando esse método não estiver disponível, a tomografia computadorizada pode ser indicada.

Na etiologia piogênica, apesar de ser a mais comum, os achados laboratoriais podem não ser expressivos, com discreto aumento das provas inflamatórias e elevação do leucograma.

Os exames laboratoriais devem incluir hemograma, hemocultura antes do início do antibiótico, provas inflamatórias como VHS, proteína C reativa e pró-calcitonina (se disponível). A pesquisa etiológica por hemocultura é frequentemente negativa e pode ser aprimorada por reação da cadeia de polimerase para agentes bacterianos, quando disponível. Em casos de artrite séptica, a punção articular será indicada, e o material, encaminhado para cultura, coloração de Gram e exame quimiocitológico.

Os métodos de imagem para o diagnóstico das infecções osteomusculares são apresentados na Tabela 54.2.

▼ DIAGNÓSTICO DIFERENCIAL

Como os sinais e sintomas são frequentemente inespecíficos, é necessário considerar os seguintes diagnósticos diferenciais de osteomielite aguda em crianças:

- Infecciosas: celulite, artrite séptica, abscesso ileopsoas, artrite reacional
- Musculoesqueléticas: maus-tratos, fratura, doença de Osgood-Schlatter, síndrome de hipermobilidade, doença de Legg-Calvé-Perthes
- Genéticas: doença de Gaucher
- Tumores benignos: osteoma osteoide, condroblastoma

TABELA 54.1 Principais agentes etiológicos nas infecções osteoarticulares em pediatria.

Agente etiológico	Características
Staphylococcus aureus sensível à meticilina (MSSA)	80% dos casos ocorrem em lactentes jovens e crianças
Kingella kingae	14 a 50% dos casos; principal patógeno entre 6 meses e 4 anos de idade
Staphylococcus coagulase-negativo, *Streptococcus* grupo A, *S. pneumoniae*, *Haemophilus influenzae* tipo B e não tipável, gram-negativos (*Escherichia coli*, *Salmonella* spp.)	Menos frequentes
Mycobacterium tuberculosis	Considerar em países emergentes
Fungos (*Aspergillus* spp., *Candida* spp., *Cryptococcus neoformans*)	Especialmente mais frequentes em imunodeprimidos

Fonte: Principi e Esposito, 2016; Faust et al., 2012.

222 **PARTE 6** • Doenças Infecciosas

TABELA 54.2 Exames de imagem para diagnóstico de infecções osteomusculares.

Modalidade	Vantagens	Desvantagens	Observações
Radiografia	Fácil obtenção Baixo custo	Alterações não estão presentes precocemente	Quando normal, não exclui o diagnóstico
Ressonância magnética	Sem radiação Permite diagnóstico precoce Identifica complicações	Alto custo Nem sempre disponível Necessidade de sedação (crianças pequenas)	Sensibilidade de 80 a 100%
Cintilografia	Útil em lesões multifocais	Exposição à radiação	Sensibilidade de 53 a 100% Especificidade de 5 a 100%
Tomografia computadorizada	Mais disponível Mais rápida que a ressonância magnética	Exposição à radiação	Sensibilidade de 67% Especificidade de 50%
Ultrassonografia	Baixo custo Sem radiação	–	Sensibilidade de 55% Especificidade de 47%

- Tumores malignos: osteossarcoma, sarcoma de Ewing, neuroblastoma, leucemia linfoide aguda, leucemia mieloide aguda
- Hematológicas: infarto ósseo em paciente com doença falciforme
- Neurológicas: dor neuromuscular, síndrome da dor regional complexa
- Reumatológicas: miosite, artrite idiopática juvenil, púrpura de Henoch-Schönlein, lúpus eritematoso sistêmico, artrite idiopática juvenil.

◤ ABORDAGEM E CONDUÇÃO CLÍNICA

O fluxograma de atendimento das infecções osteomusculares em pediatria é mostrado na Figura 54.2.

As Tabelas 54.3 e 54.4 apresentam as principais etiologias distribuídas por faixa etária e as respectivas opções de antibióticos empíricos para tratamento das infecções osteomusculares.

TABELA 54.3 Agentes etiológicos mais comuns de infecções osteomusculares por faixa etária.

Agente etiológico	Antibiótico recomendado
Neonatos e lactentes jovens (< 3 meses)	
Staphylococcus aureus *Escherichia coli* e outros gram-negativos *Streptococcus* do grupo B *Haemophilus influenzae*	Cobertura MSSA *versus* MRSA e cefotaxima
Crianças (3 meses a 5 anos)	
Staphylococcus aureus *Kingella kingae* *Streptococcus pyogenes* (grupo A) *Streptococcus* pneumoniae *Haemophilus influenzae*	Cobertura MSSA *versus* MRSA
Crianças > 5 anos e adolescentes	
Staphylococcus aureus *Streptococcus pyogenes* (grupo A)	Cobertura MSSA *versus* MRSA

MSSA: *S. aureus* sensíveis à meticilina; MRSA: *S. aureus* resistentes à meticilina.

CAPÍTULO 54 • Infecções Osteomusculares

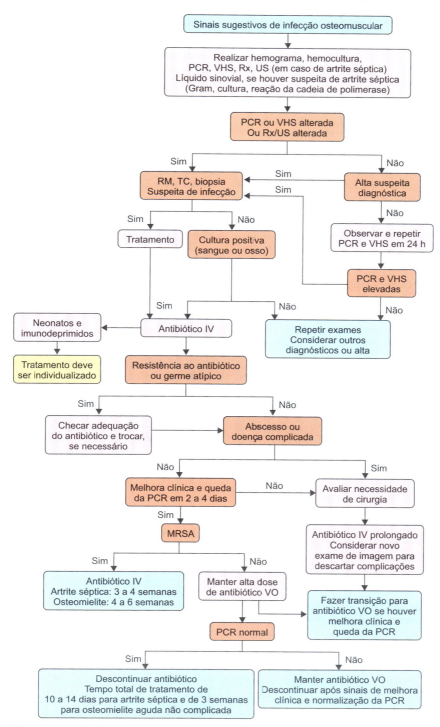

FIGURA 54.2 Sequência de decisões em caso de suspeita de infecção osteomuscular. PCR: proteína C reativa; VHS: velocidade de hemossedimentação; Rx: radiografia; US: ultrassonografia; RM: ressonância magnética; TC: tomografia computadorizada; MRSA: *Staphylococcus aureus* resistente à meticilina; IV: via intravenosa; VO: via oral.

PARTE 6 • Doenças Infecciosas

TABELA 54.4 Antibióticos empíricos para tratamento das infecções osteomusculares.

Resistência local	Tratamento empírico
Prevalência de MSSA ≥ 90%	Cefalosporinas de 1ª geração ou oxacilina
Prevalência de MRSA ≥ 10% e prevalência de *Staphylococcus aureus* resistentes à clindamicina < 10%	Clindamicina
Prevalência de MRSA ≥ 10% e prevalência de *S. aureus* resistentes à clindamicina > 10%	Vancomicina
Sem resposta à vancomicina	Linezolida
Alternativas para agentes específicos	
Streptococcus beta-hemolítico dos grupos A e H, *Influenzae* tipo B (não produtor de betalactamase) e *Streptococcus pneumoniae*	Ampicilina ou amoxicilina
Kingella kingae	Sensível a penicilinas e cefalosporinas; resistente a vancomicina e clindamicina
Quando antibióticos mais seguros não estão disponíveis	Cloranfenicol

MSSA: *S. aureus* sensíveis à meticilina; MRSA: *S. aureus* resistentes à meticilina.

◤ BIBLIOGRAFIA

Altaf F, Heran MKS, Wilson LF. Back pain in children and adolescentes. Bone Joint J. 2014; 96-B:717-23.

Arnold JC, Bradley JS. Osteoarticular infection in children. Infect Dis Clin N Am. 2015; 29:557-74.

Dartnell J, Ramachandran M, Katchburian M. Haematogenous acute and subacute paediatric osteomyelitis: a systematic review of the literature. J Bone Joint Surg Br. 2012; 94:584.

Dodwell E. Osteomyelitis and septic arthritis in children: current concept. Curr Opin Pediatr. 2013; 25:58-63.

Faust SN, Clark J, Pallet A et al. Managing bone and joint infection. Arch Dis Child. 2012; 92:545-53.

Liu C, Bayer A, Cosgrove SE et al. Clinical practice guidelines by the Infectious Diseases Society of America for the treatment of methicilin-resistant Staphylococcus aureus infectious in adults and children. Clin Infect Dis. 2011; 52(3):e18-55.

Merali HS, Reisman J, Wang LT. Emergency department management of acute hematogenous osteomyelitis in children. Pediatr Emerg Med Pract. 2014; 11(2): 1-18.

Pääkkönen M, Peltola H. Bone and joint infections. Pediatr Clin North Am. 2013; 60(2):425-36.

Peltola H, Pääkkönen M. Acute osteomyelitis in children. N Engl J Med. 2014; 370:352-60.

Principi N, Esposito S. Infectious discitis and spondylodiscitis in children. Int J Mol Sci. 2016; 17:539.

Whyte NS, Bielski RJ. Acute Hematogenous osteomyelitis in children. Pediatr Ann. 2016; 45(6):e204-8.

---

55 Síndrome do Choque Tóxico

André Pacca Luna Mattar

◤ DEFINIÇÃO

A síndrome do choque tóxico (SCT) é uma doença aguda caracterizada por febre, *rash* cutâneo, hipotensão, falência de múltiplos órgãos e descamação.

◤ ETIOLOGIA

A SCT é causada por cepas de *Staphylococcus aureus* ou de *Streptococcus pyogenes* produtoras de toxinas.

QUADRO CLÍNICO | EXAME FÍSICO

Choque tóxico por *S. aureus*

Casos menstruais. Sua ocorrência tem associação com o uso de absorventes intravaginais com alto poder de absorção e que, portanto, não são trocados com frequência. Houve maior ocorrência no início dos anos 1980, correspondendo a cerca de 90% dos casos registrados nos EUA. Após a retirada desses tampões do mercado, os casos menstruais passaram a responder por cerca de metade dos casos de SCT.

Casos não menstruais. Respondem pela outra metade dos casos de SCT e podem ser observados nas mais diversas situações clínicas: infecções de feridas cirúrgicas, mastite, osteomielite, artrite, queimaduras, lesões cutâneas ou subcutâneas e infecções respiratórias. Nos últimos anos, a proporção de casos após procedimentos cirúrgicos vem aumentando.

As principais manifestações clínicas da SCT por *S. aureus* são:

- Sinais gerais: febre, calafrios, vômito, diarreia, dor abdominal, fadiga, mialgia, queda do estado geral
- Disfunção de múltiplos órgãos e sistemas: insuficiência renal (pré-renal e renal), distúrbios metabólicos, edema e isquemia cerebrais, comprometimento pulmonar, depressão da função miocárdica e disfunção hepática e hematológica (anemia e plaquetopenia são as mais comuns)
- Manifestações cutâneas precoces: *rash* eritematoso macular difuso semelhante à queimadura solar – não poupa palmas e plantas; pode ser súbito e passageiro
- Manifestações cutâneas tardias: *rash* maculopapular pruriginoso – surgimento após 1 a 2 semanas do início da doença. Descamação de palmas e plantas pode ocorrer em até 3 semanas após o início do quadro; queda de cabelo e de unhas, 2 meses após o início do quadro, com recuperação em 6 meses do início.

Choque tóxico por *S. pyogenes*

O sintoma inicial mais comum de SCT por estreptococo é dor difusa ou localizada, de início abrupto e forte intensidade, e que normalmente precede achados físicos de infecções de partes moles. Em geral, a dor acomete uma extremidade, mas pode também afetar tórax e abdome, mimetizando outros quadros (p. ex., pneumonia ou peritonite).

São fatores de risco associados ao desenvolvimento de doença invasiva por *S. Pyogenes*:

- Traumatismo
- Lesões que resultem em hematoma, escoriação ou distensão muscular
- Procedimentos cirúrgicos
- Infecções virais (p. ex., varicela e influenza) – principal fator em crianças
- Uso de anti-inflamatórios não esteroides.

As principais manifestações clínicas da SCT por estreptococo são:

- Sinais gerais: calafrios, febre ou hipotermia, mialgia, náuseas, vômito, diarreia e confusão mental
- Sinais de infecção de partes moles: 80% dos pacientes apresentam edema localizado e hiperemia, que evoluem para equimose e destruição da pele, que podem progredir para fasciíte necrosante ou miosite em 70% dos casos
- Hipotensão arterial
- Odinofagia
- Exantema escarlatiniforme: ocorre em 10% dos casos.

CRITÉRIOS DIAGNÓSTICOS

Choque tóxico estafilocócico

Critérios clínicos

- Febre > 38,9°C
- *Rash* cutâneo: eritrodermia macular difusa
- Descamação em 1 a 2 semanas após o início da doença, principalmente palmar e plantar
- Hipotensão
- Envolvimento de três ou mais órgãos e sistemas:
  - Digestório: vômito e diarreia na instalação da doença

226 PARTE 6 • Doenças Infecciosas

- Muscular: mialgia intensa e elevação de creatinofosfoquinase (CPK) 2 vezes acima do limite
- Membrana mucosa: orofaringe, vagina e conjuntiva
- Renal: elevação de ureia e creatinina 2 vezes acima do limite e leucocitúria acima de 5 leucócitos/campo na ausência de infecção urinária
- Hepático: elevação de aspartato aminotransferase e alanina aminotransferase (AST/ALT) ou bilirrubina total e frações (BTF) 2 vezes acima do limite normal
- Hematológica: plaquetas $< 100.000/mm^3$
- Neurológico: confusão mental, sem sinais localizatórios, na ausência de febre e hipotensão.

Critérios laboratoriais

Resultado negativo nos seguintes testes, se obtidos: hemocultura e cultura de liquor e orofaringe negativas para bactérias que não o *S. Aureus*. Hemocultura para *S. aureus* pode ser positiva em 5% dos casos.

Sorologias negativas para sarampo, rubéola, febre das Montanhas Rochosas e leptospirose.

Classificação do caso

- Provável: paciente preenche os critérios laboratoriais e quatro dos cinco critérios clínicos
- Confirmado: paciente preenche os critérios laboratoriais e todos os critérios clínicos, inclusive descamação (exceto se o paciente for a óbito antes).

■ Choque tóxico estreptocócico

Critérios clínicos

- Hipotensão
- Envolvimento de múltiplos órgãos caracterizado por dois ou mais dos seguintes:
  - Comprometimento renal (em crianças, creatinina 2 vezes o limite superior para a idade)

- Coagulopatia (p. ex., plaquetas $\leq 100.000/mm^3$ ou coagulação intravascular disseminada [CIVD])
- Comprometimento hepático (2 vezes o limite superior de transaminases ou bilirrubinas)
- Síndrome da angústia respiratória aguda (SARA)
- Exantema macular difuso (pode ser descamativo)
- Necrose de partes moles (fasciite, miosite ou gangrena).

Classificação do caso

- Provável: definição de caso clínico na ausência de outra etiologia identificada para a doença e com isolamento do *Streptococcus* do grupo A de um local não estéril (garganta, vagina, pele)
- Confirmado: definição de caso clínico com isolamento do *S. pyogenes* de local estéril (sangue, liquor, líquido pleural, peritoneal, biopsia de tecido).

▼ DIAGNÓSTICO DIFERENCIAL

- Dengue
- Doença de Kawasaki
- Meningococcemia
- Reações cutâneas a substâncias
- Infecções virais exantemáticas
- Sepse por outros agentes
- Leptospirose
- Febre tifoide.

▼ ABORDAGEM E CONDUÇÃO CLÍNICA

■ Choque tóxico estafilocócico

A Figura 55.1 apresenta o fluxograma para abordagem do choque tóxico estafilocócico, e a Figura 55.2, o fluxograma para manejo do choque tóxico estreptocócico.

CAPÍTULO 55 • Síndrome do Choque Tóxico

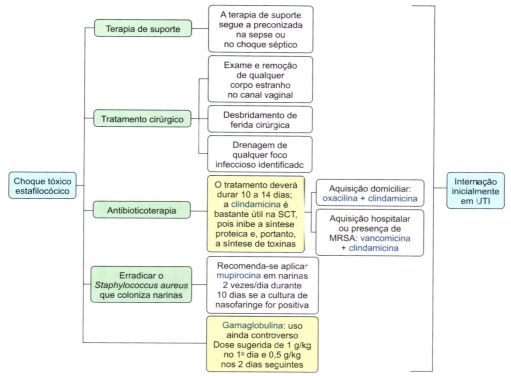

FIGURA 55.1 Sequência de decisões em caso de choque tóxico estafilocócico. SCT: síndrome do choque tóxico; MRSA: *Staphylococcus aureus* resistentes à meticilina; UTI: unidade de terapia intensiva.

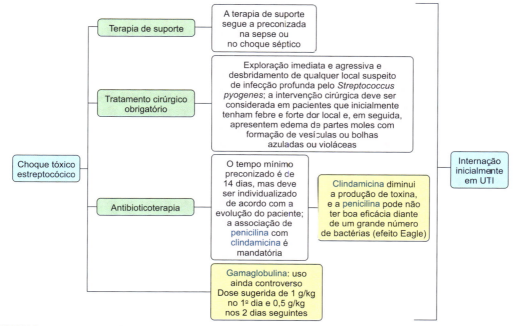

FIGURA 55.2 Sequência de decisões em caso de choque tóxico estreptocócico. UTI: unidade de terapia intensiva.

228 PARTE 6 • Doenças Infecciosas

◤ BIBLIOGRAFIA

Bisno AL, Stevens DL. Streptococcal infections in skin and soft tissues. N Engl J Med. 1996; 334(4):240-5.

Centers for Disease Control (CDC). Disponível em: wwwn.cdc.gov/nndss/conditions/streptococcal-toxic-shock-syndrome/case-definition/2010. Acesso em: 30/10/17.

Centers for Disease Control (CDC). Reduced incidence of menstrual toxic-shock syndrome: United States 1980-1990. MMWR Morb Mortal Wkly Rep. 1990; 39(25):421-3.

Centers for Disease Control (CDC). Toxic Shock Syndrome (other than streptococcal) (TSS) 2011 Case Definition. Disponível em: wwwn.cdc.gov/nndss/conditions/toxic-shock-syndrome-other-than-streptococcal/case-definition/2011. Acesso em: 26/10/17.

Centers for Disease Control (CDC). Update: toxic-shock syndrome – United States. MMWR Morb Mortal Wkly Rep. 1983; 32(30):398-400.

Chuang YY, Huang YC, Lin TY. Toxic shock syndrome in children: epidemiology, pathogenesis, and management. Paediatr Drugs. 2005; 7(1):11-25.

Darenberg J, Ihendyane N, Sjölin J et al. Intravenous immunoglobulin G Therapy in streptococcal toxic shock syndrome: a European randomized, double-blind, placebo-controlled trial. Clin Infect Dis. 2003; 37(3):333-40.

Durand G, Bes M, Meugnier H et al. Detection of new methicillin-resistant Staphylococcus aureus clones containing the toxic shock syndrome toxin 1 gene responsible for hospital- and community-acquired infections in France. J Clin Microbiol. 2006; 44:847.

Evangelista SS, Oliveira, AC. Community-acquired methicillin-resistant Staphylococcus aureus: a global problem. Rev Bras Enferm. 2015; 68(1):136-43.

Hajjeh RA, Reingold A, Weil A et al. Toxic shock syndrome in the United States: surveillance update, 1979 1996. Emerg Infect Dis. 1999; 5:807.

Imöhl M, van der Linden M, Reinert RR et al. Invasive group A streptococcal disease and association with varicella in Germany, 1996-2009. FEMS Immunol Med Microbiol. 2011; 62:101.

Khateeb OM, Osborne D, Mulla ZD. Gastrointestinal symptomatology as a predictor of severe outcomes of invasive group A streptococcal infections. Epidemiol Infect. 2010; 138:534.

Lappin E, Ferguson AJ. Gram-positive toxic shock syndromes. Lancet Infect Dis. 2009; 9(5):281-90.

Linnér A, Darenberg J, Sjölin J et al. Clinical efficacy of polyspecific intravenous immunoglobulin therapy in patients with streptococcal toxic shock syndrome: a comparative observational study. Clin Infect Dis. 2014; 59:851.

O'Brien KL, Beall B, Barrett NL et al. Epidemiology of invasive group A streptococcus disease in the United States, 1995-1999. Clin Infect Dis. 2002; 35(3):268-76.

Schlievert PM, Kelly JA. Clindamycin-induced suppression of toxic-shock syndrome associated exotoxin production. J Infect Dis. 1984; 149:471.

Schlievert PM. Role of superantigens in human disease. J Infect Dis. 1993; 167(5):997-1002.

Shah SS, Hall M, Srivastava R et al. Intravenous immunoglobulin in children with streptococcal toxic shock syndrome. Clin Infect Dis. 2009; 49(9):1369-76.

Stevens DL, Yan S, Bryant AE. Penicillin binding protein expression at different growth stages determines penicillin efficacy in vitro and in vivo: an explanation for the inoculum effect. J Infect Dis. 1993; 167(6):1401-5.

Stevens DL. Could nonsteroidal antiinflammatory drugs (NSAIDs) enhance the progression of bacterial infections to toxic shock syndrome? Clin Infect Dis. 1995; 21:977.

---

56 Febre sem Sinais Localizatórios

Hany Simon Junior

◤ DEFINIÇÃO

Febre é definida como elevação da temperatura retal maior ou igual a 38°C. No Brasil, porém, a medida da temperatura costuma ser realizada na axila.

Bacteriemia oculta (BO) é a presença de patógeno bacteriano na cultura de sangue de paciente sem história ou exames físico e laboratorial sugestivos de infecção bacteriana. Doença bacteriana grave (DBG) inclui bacteriemia,

CAPÍTULO 56 • Febre sem Sinais Localizatórios **229**

meningite bacteriana, sepse, infecção urinária, pneumonia, enterite bacteriana, celulite e doenças bacterianas osteoarticulares. Febre sem sinais localizatórios (FSSL) tem duração menor que 7 dias, sem causa identificada por história e exame físico.

⬟ EPIDEMIOLOGIA

■ Bacteriemia oculta e doença bacteriana grave

É importante lembrar que a epidemiologia das infecções bacterianas na criança tem mudado com a introdução de vacinas como a Hib (que protege do *Haemophilus influenzae* tipo B) e as antipneumocócicas (PCV7, PVC10 ou PVC13, que protegem do *Streptococcus pneumoniae*).

Recém-nascidos e os menores de 3 meses têm risco de DBG de até 12%. Lactentes com menos de 4 semanas de idade têm risco de infecções por agentes microbianos neonatais (*Escherichia coli* e estreptococos do grupo B) bem como da comunidade (*S. pneumoniae*, *Salmonella* sp. e *Neisseria meningitidis*).

Dois estudos distintos com casuística somada de quase 15 mil crianças, mostraram 0% de hemoculturas positivas para Hib em crianças de 3 meses a 3 anos de idade em investigação para bacteriemia oculta. Isso torna nula a importância desse agente como etiologia de BO e desnecessária a sua investigação atualmente.

Em crianças com FSSL, em bom estado geral e com vacinação completa para pneumococo, a avaliação laboratorial adicional e a cobertura antimicrobiana em razão desse agente podem ser desnecessárias. Considera-se cobertura completa 3 doses da vacina antipneumocócica.

■ Infecção do trato urinário

Infecções urinárias são fontes comuns de febre em crianças menores de 6 meses, as quais apresentam risco de lesão renal permanente por causa dessas infecções.

Infecção do trato urinário (ITU) é a causa mais comum de infecção bacteriana grave.

A prevalência de infecção urinária em crianças varia de 2 a 5%, mas há certos grupos nos quais esse *risco é maior.*

Em meninas, deve-se indicar coleta de urina se houver dois ou mais dos seguintes fatores de risco:

- Idade < 12 meses
- Temperatura > 39°C
- Etnia branca
- Ausência de outro foco de febre
- Febre por mais de 2 dias.

Para meninos, não há indicação semelhante, mas, como a prevalência de ITU é maior em meninos com menos de 6 meses de idade, deve-se coletar urina em todos os meninos abaixo dessa faixa etária que tiverem temperatura maior que 39°C sem foco infeccioso, ou se tiverem mais que 6 meses de idade e três dos seguintes critérios:

- Temperatura > 39°C
- Febre por mais de 1 dia
- Ausência de outro foco de febre
- Etnia não branca.

O risco de infecção urinária em meninos não circuncidados chega a ser 20 vezes maior do que em meninos circuncidados. Dessa forma, meninos não circuncidados com FSSL devem ter urina coletada se apresentarem dois ou mais dos critérios citados anteriormente.

O método de coleta de urina deve ser sondagem vesical ou punção suprapúbica. A maioria dos pacientes acima de 2 meses de idade pode ser tratada por via oral. O tratamento por via oral ou parenteral é de igual eficácia.

■ Infecção viral

A presença de infecção viral documentada diminui a chance de infecção bacteriana grave. Estudo realizado em 2004 mostrou que o risco de doença bacteriana grave caiu de 12,3% (grupo sem vírus isolado) para 4,2% (grupo com isolamento viral positivo). Não houve meningite bacteriana no grupo com isolamento viral positivo. A taxa de bacteriemia foi 5 vezes menor no grupo em que houve isolamento viral.

O isolamento dos vírus não exclui coinfecção bacteriana nem doença bacteriana grave, porém torna essas condições bem menos frequentes.

230 **PARTE 6** • Doenças Infecciosas

QUADRO CLÍNICO | EXAME FÍSICO

Existem condições que por si já indicam a necessidade de investigação da criança febril, pelo risco de desenvolvimento de DBG. São elas:

- Doença de base que leve a algum grau de imunocomprometimento (doença falciforme, AIDS, síndrome nefrótica, doença neoplásica, uso de medicação imunossupressora etc.)
- Contato com doença meningocócica
- Toxemia ou mau estado geral.

Dessa maneira, a aplicação de protocolo de avaliação e a abordagem de crianças com FSSL excluem, por definição, pacientes toxemiados, imunossuprimidos ou que tenham tido contato com doença meningocócica.

Crianças que preencham critérios para aplicação do protocolo de FSSL estão por definição em bom estado geral e com exame físico normal.

EXAMES COMPLEMENTARES

A contagem de leucócitos no hemograma está associada com o aumento no risco de bacteriemia quando seus valores são menores que 5.000 células/mm³, maiores que 15.000 células/mm³, ou quando a relação entre bastonetes e neutrófilos é maior que 20% (ou 0,2). Esses valores estão relacionados a maior risco de desenvolvimento de DBG. O leucograma tem até 93% de especificidade, porém apenas 38% de valor preditivo positivo. Sempre que uma criança com FSSL for classificada como de risco para DBG, deve-se fazer hemocultura.

O liquor, quando coletado, deve ser submetido a bacterioscopia, cultura, látex ou contraimunoeletroforese (CIE) e exame quimiocitológico. A contagem dos leucócitos no liquor, quando usado valor maior que 8 células/mm³, apresenta sensibilidade de 77% e especificidade de 79% para meningite bacteriana; se usado valor maior que 10 células/mm³, a sensibilidade será de 73% e a especificidade, de 84%.

A coleta de exames de urina (urina tipo 1, bacterioscópico de urina e urocultura) deve ser obtida por meio de cateterização ou punção suprapúbica, como melhor forma de diagnosticar ITU (evidência nível B). Presença de mais de 10 leucócitos por campo ou mais de 10.000 leucócitos/mm³ na urina tipo 1 e bacterioscópico de urina positivo são sugestivos de ITU; entretanto, o diagnóstico definitivo é obtido com a positividade da urocultura, que deve ser sempre solicitada.

ABORDAGEM E CONDUÇÃO CLÍNICA

■ Neonatos e crianças entre 29 e 90 dias de vida

Nesta faixa etária, considera-se temperatura maior ou igual a 38,0°C para iniciar investigação laboratorial e tratamento da FSSL (Figura 56.1).

A partir dos 29 dias de vida, a investigação liquórica, embora não seja obrigatória, é fortemente recomendada se houver intenção de introduzir antibiótico em pacientes dessa faixa etária quando hemograma ou sedimento urinário estiverem normais. Não deve ser feita a administração de antibióticos sem coleta de liquor. Nesses casos, a coleta de liquor não implica admissão hospitalar obrigatória. Se não houver pleocitose liquórica ou acidente de punção, o paciente pode ser acompanhado ambulatorialmente.

■ Crianças entre 3 e 24 meses de idade

As crianças sem história ou exame físico sugestivos da causa do quadro febril e que estejam em bom estado, mas com temperatura corporal ≥ 39°C, devem ser submetidas a exames capazes de fazer triagem para DBG.

A abordagem inicial da criança entre 3 e 24 meses que se apresente em bom estado, com febre ≥ 39°C e sem sinais localizatórios deve levar em consideração os fatores de risco para infecção urinária e bacteriemia oculta pelo pneumococo (Figura 56.2). Após a introdução rotineira da vacinação antipneumocócica nos EUA, os achados de doença invasiva por pneumococo vêm diminuindo e mostrando possível modificação na abordagem da criança com FSSL, tendo em vista a menor probabilidade de DBG pelo pneumococo. No Brasil a vacina antipneumocócica 10-valente faz parte do calendário nacional desde 2010.

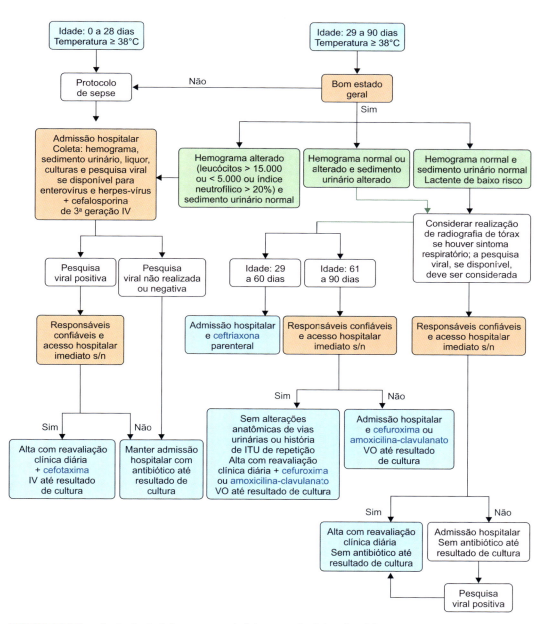

FIGURA 56.1 Sequência de decisões em caso de febre sem sinais localizatórios em neonatos e crianças entre 29 e 90 dias de vida. IV: via intravenosa; IM: via intramuscular; VO: via oral; s/n: se necessário; ITU: infecção do trato urinário.

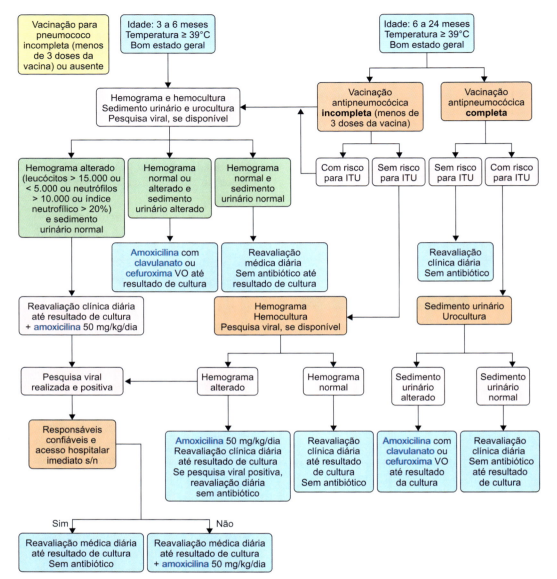

FIGURA 56.2 Sequência de decisões em caso de febre sem sinais localizatórios em crianças entre 3 e 24 meses de vida. VO: via oral; s/n: se necessário; ITU: infecção do trato urinário.

BIBLIOGRAFIA

ACEP clinical policies committee and the clinical policies subcommittee on pediatric fever clinical police for children younger than three years presenting to the emergency department with fever. Ann Emerg Med. 2003; 42(4):530-45.

Alpern ER, Alessandrini EA, Bell LM et al. Occult bacteremia from a pediatric emergency department: current prevalence, time to detection, and outcome. Pediatrics. 2000; 106(3):505-11.

Avner JR, Baker MD. Management of fever in infants and children. Emerg Med Clin North Am. 2002; 20(1):49-67.

Black S, Shinefield H, Baxter R et al. Postlicensure surveillance for pneumococcal invasive disease after use of heptavalente pneumococcal conjugate vaccine in Northern California Kaiser Permanente. Pediatr Infect Dis J. 2004; 23(6):485-9.

Byington CL, Henriquez F, Hoff C et al. Serious bacterial infections in febrile infants 1 to 90 days old with and without viral infections. Pediatrics. 2004; 113(6):1662-6.

Carstairs KL Tanen DA, Johnson AS et al. Pneumococcal bacteremia in febrile infants presenting to the emergency department before and after the introduction of the heptavalent pneumococcal vaccine. Ann Emerg Med. 2007; 49(6):772-7.

Harper MB. Update on the management of febrile infant. Clin Pediatr Emerg Med. 2004; 5:5-12.

Ishimine P. Fever without source in children 0 to 36 months of age. Pediatr Clin North Am. 2006; 53(2):167-94.

Ishimine P. The evolving approach to the young child who has fever and no obvious source. Emerg Med Clin North Am. 2007; 25(4):1087-115.

King C. Evaluation and management of febrile infants in the emergency department. Emerg Med Clin North Am. 2003; 21(1):89-99.

Klein JO. Management of the febrile child without a focus of infection in the era of universal pneumococcal immunization. Pediatr infect Dis J. 2002; 21(16):584-8.

Lee GM, Harper MB. Risk of bacteremia for febrile young children in the post-Haemofilus influenza type b era. Arch Pediare Adolesc Med. 1998; 152(7):624-8.

Lo DS. Infecção urinária comunitária: aspectos epidemiológicos, clínicos e laboratoriais em crianças e adolescentes. [Tese.] São Paulo: Universidade de São Paulo, Departamento de Pediatria; 2017.

McCarthy P. Fever without apparent source on clinical examination. Curr Opin Pediatr. 2007; 17(1):93-11.

Murphy CG, Pol AC, Harper MB. Clinical predictors of occult pneumonia in febrile children. Acad Emerg Med. 2007; 14(3):243-9.

Pan American Health Organization (PAHO). Informe regional de SIREVA II, 2014. Disponível em: www.paho.org/hq/index.php?option=com_content&view=article&id=5536%3A2011-sireva-ii&catid=1591%3Aabout&Itemid=3966&lang=en. Acesso em: 14/11/17.

Schnadower D, Kuppermann N, Macias CG et al. American Academy of Pediatrics Pediatric Emergency Medicine Collaborative Research Committee. Febrile infants with urinary tract infections at very low risk for adverse events and bacteremia. Pediatrics. 2010; 126(6): 1074-83.

Seow VK, Lin AC, Lin IY et al. Comparing different patterns for managing febrile children in the ED between emergency and pediatric physicians: impact on patient outcome. Am J Emerg Med. 2007; 25(4):1004-8.

Slater M, Krug SE. Evaluation of the Infant with fever without source: an evidence based approach. Emerg Med Clin North Am. 1999; 17(1):97-126.

Smitherman HF, Cavines C, Macias CG. Retrospective review of serious bacterial infection in infants who are 0 to 36 months of age and have Influenza A infection. Pediatrics. 2005; 115(3):710-8.

Subcommittee on Urinary Tract Infection, Steering Committee on Quality Improvement and Management, Roberts KB. Urinary tract infection: clinical practice guideline for the diagnosis and management of the initial UTI in febrile infants and children 2 to 24 months. Pediatrics. 2011; 128(3):595-610.

Sur DK, Bukont EL. Evaluating fever of unidentifiable source in young children. Am Fam Physician. 2007; 75(12):1805-11.

Toltziz P, Jacobs MR. The epidemiology of childhood pneumococcal disease in the United States in the era of conjugate vaccine use. Infect Dis Clin North Am. 2005; 19(3):629-45.

Wilkinson M, Bullock B, Smith M. Prevalence of occult bacteremia in children aged 3 to 36 months presenting to the emergency department with fever in the post-pneumococcal conjugate vaccine era. Acad Emerg Med. 2009; 16(3):220-5.

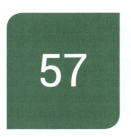

57 Infecção na Imunodeficiência Primária

Angelina Maria Freire Gonçalves

▼ DEFINIÇÃO

A imunodeficiência primária (IDP), redefinida como erro inato da imunidade, engloba um grupo de doenças geneticamente heterogêneas, que afetam diferentes componentes das imunidades inata e adaptativa, tais como neutrófilos, monócitos, células dendríticas, complemento, células *natural killer* (NK) e linfócitos B e T. De maneira geral, a incidência é de 1 para cada 2.000 nascimentos, predominando no sexo masculino (1:5), visto que algumas doenças são ligadas ao

234 PARTE 6 • Doenças Infecciosas

cromossomo X. Tem início precoce, embora a imunodeficiência comum variável possa começar na segunda ou terceira década de vida. Apesar da grande variabilidade geográfica e racial, estima-se que as imunodeficiências humorais ou de anticorpos correspondam à metade dos casos.

A classificação da IDP se baseia no fenótipo clínico, tendo também como objetivo o aumento de suspeição, reconhecimento e tratamento adequados. Sua revisão é feita a cada 2 anos pela International Union of Immunological Societies (IUIS).

A classificação IUIS 2017 engloba as seguintes formas clínicas:

- I. Deficiências que afetam as imunidades celular e humoral
  - Ia. Imunodeficiência grave combinada (SCID), definida como linfopenia de CD3 T
  - Ib. Imunodeficiência combinada geralmente menos profunda do que a SCID
- II. Imunodeficiências combinadas com características associadas ou sindrômicas (IIa e IIb)
- III. Deficiências predominantemente de anticorpos
  - IIIa. Hipogamaglobulinemia
  - IIIb. Deficiência de outros anticorpos
- IV. Doenças de desregulação imunológica
  - IVa. Linfo-histiocitose hemofagocítica (HLH) e suscetibilidade ao vírus Epstein-Barr (EBV)
  - IVb. Síndrome com autoimunidade e outros
- V. Defeitos congênitos de número e/ou função de fagócitos
  - Va. Neutropenia
  - Vb. Defeitos funcionais
- VI. Defeitos de imunidade intrínseca e inata
  - VIa. Infecções bacterianas e parasitárias
  - VIb. Suscetibilidade mendeliana a doenças ocasionadas por micobactérias (MSMD) e infecções virais.
- VII. Doenças autoinflamatórias (VIIa e VIIb)
- VIII. Deficiências de complemento
- IX. Fenocópias de IDP (associadas a mutações somáticas e autoanticorpos).

◤ ETIOLOGIA

Os pacientes portadores de IDP têm maior suscetibilidade a infecções, muitas vezes recorrentes e de gravidade variável. Observa-se tendência a microrganismos específicos e de baixa virulência, geralmente de evolução prolongada, resposta inadequada a antibióticos habituais e elevado risco de complicações e hospitalização.

Podem ocorrer reações adversas graves após vacinas com patógenos vivos, como BCGite na doença granulomatosa crônica (DGC) e poliomielite vacinal na agamaglobulinemia.

Manifestações não infecciosas podem estar associadas, como quadros alérgicos (asma de difícil controle), doença inflamatória crônica intestinal, endocrinopatias, angioedema não alérgico e neoplasias do sistema linfo-hematopoético.

Idade de início, patógeno e localização podem sugerir o tipo de alteração imunológica (Tabela 57.1).

◤ QUADRO CLÍNICO | EXAME FÍSICO

Uma vez que a imunidade mediada por anticorpos é o principal mecanismo contra patógenos respiratórios, imunodeficiências humorais ou de anticorpos cursam com infecções sinopulmonares por bactérias extracelulares encapsuladas e secundariamente com infecções gastrintestinais por *Enterovirus* e *Giardia lamblia*.

Alterações da imunidade celular estão relacionadas a infecções graves por patógenos intracelulares como vírus, fungos, micobactérias e *Salmonela* sp. Deficiências específicas da NK podem estar associadas a infecções fatais ou disseminadas por vírus herpes-zóster, além de outras infecções virais como condilomatose vulvar recorrente associada a carcinoma cervical e infiltrado pulmonar.

Deficiências fagocíticas levam a uma tendência à formação de abscessos cutâneos e profundos por estafilococos, bactérias gram-negativas e fungos. Alterações dos componentes terminais do sistema complemento predispõem infecções

CAPÍTULO 57 • Infecção na Imunodeficiência Primária   **235**

TABELA 57.1 Tipos de alteração imunológica e suas características.

Características	Deficiências celulares	Deficiências humorais	Deficiências de fagócitos	Deficiências de complemento
Idade de início	Precoce	5 a 12 meses ou final da infância	Precoce	Qualquer idade
Patógenos mais frequentes	Micobactérias, Pseudomonas, CMV, EBV, VZV, enterovírus, *Candida* sp., *P. jirovecii*	*S. pneumoniae*, Hib, *S. aureus*, *Campylobacter* sp., enterovírus, *Giardia*, *Cryptosporidium*	*S. aureus*, *Pseudomonas* sp., *Serratia* sp., *Klebsiella* sp., *Candida* sp., *Nocardia* sp., *Aspergillus* sp.	*N. meningitidis*, *E. coli*
Órgãos mais afetados	Baixo ganho ponderoestatural, candidíase persistente	Infecções sinopulmonares, gastrintestinais, artrite, meningoencefalite	Celulite, abscessos, adenite, periodontite, osteomielite	Meningite, artrite, septicemia, infecções sinopulmonares
Características especiais	BCGite, tetania, hipocalcemia, GVHD por células maternas ou transfusão de sangue	Autoimunidade, linfoma, timoma, poliomielite vacinal	Retardo na queda do coto umbilical, dificuldade de cicatrização	Vasculite, LES, dermatomiosite, glomerulonefrite, angioedema

CMV: citomegalovírus; EBV: vírus Epstein-Barr; VZV: vírus varicela-zóster; GVHD: doença do enxerto contra hospedeiro; Hib: *Haemophilus influenzae* tipo B; LES: lúpus eritematoso sistêmico. Fonte: Woroniecka e Ballow, 2000.

por bactérias do gênero *Neisseria*, e deficiências do componente central do complemento (C3) predispõem infecções bacterianas piogênicas.

A anamnese deve contemplar:

- Imunossupressão
  - Duração
  - Infecções prévias (citomegalovírus [CMV], herpes simples)
  - Uso de antibiótico de largo espectro (predisposição à infecção fúngica)
  - Transfusões (risco de hepatites, CMV, EBV, malária)
  - Padrões de febre
- Sintomas associados
  - Dor
  - Tosse ou desconforto respiratório
  - Vômito, náuseas ou diarreia
  - Alterações visuais ou cefaleia
  - Alterações do nível de consciência
- Exposição nosocomial
- Lesões de pele ou mucosa
- Procedimentos invasivos (cateteres, sondas).

◣ EXAMES COMPLEMENTARES

A abordagem da infecção no imunossuprimido envolve história clínica e exame físico cuidadosos, exames complementares por vezes agressivos, introdução de antibióticos de largo espectro de forma empírica, antecipação do potencial de complicações e coinfecções, monitoramento da resposta clínica e efeitos colaterais e possível redução da imunossupressão.

A investigação diagnóstica deve englobar:

- Hemograma
- Provas inflamatórias: proteína C reativa, velocidade de hemossedimentação (VHS) ou pró-calcitonina
- Hemocultura: em caso de cateter central, coleta de hemocultura pareada, central e periférica
- Urocultura
- Cultura de secreções e feridas: por punção ou *swab* a partir de lesões mucocutâneas, feridas cirúrgicas ou inserção de cateteres
- Culturas de vigilância: na suspeita de microrganismos multirresistentes, coleta de *swab* nasal e prega cutânea

236 PARTE 6 • Doenças Infecciosas

- Líquido cefalorraquidiano (LCR): associação com sintomatologia de sistema nervoso central
- Radiografia de tórax: na admissão, reservada a pacientes com quadro respiratório
- De acordo com evolução clínica:
  - Exames de imagem com maior acurácia como tomografia computadorizada, ressonância magnética (RM), ultrassonografia (US), ecocardiograma
  - Sorologias, antigenemias e exames de biologia molecular (reação da cadeia de polimerase [PCR])
  - Biopsia, incluindo aquelas obtidas a partir de broncoscopia ou endoscopia
  - Broncoscopia com pesquisa de lavado broncoalveolar
  - Endoscopia.

ABORDAGEM E CONDUÇÃO CLÍNICA

Como exposto previamente, a abordagem terapêutica empírica deve ser avaliada tendo em vista a alta morbimortalidade.

Medidas profiláticas devem ser empregadas de acordo com o tipo de IDP: profilaxia com antibióticos e antifúngicos nas deficiências inatas; clotrimazol nas deficiências celulares; imunoglobulina polivalente nas deficiências humorais; e vacinação e antibioticoterapia em pacientes com asplenia ou deficiência de complemento.

A Tabela 57.2 apresenta a terapia antimicrobiana empírica para pacientes imunossuprimidos, e a Figura 57.1 mostra o manejo do paciente com imunodeficiência primária e febre.

TABELA 57.2 Terapia antimicrobiana empírica em pacientes imunossuprimidos.

Fármaco	Dose	Agentes etiológicos
Aciclovir	40 a 60 mg/kg/dia, 8/8 h	HSV, CMV, EBV, VZV
Ampicilina	200 a 300 mg/kg/dia, 6/6 h	*L. monocytogenes, S. pneumoniae, N. meningitidis, H. influenzae*
Anfotericina B	1 a 1,5 mg/kg/dia	Antifúngico e antiprotozoários
Azitromicina	10 mg/kg/dia	*Mycobacterium avium-intracellulare complex, L. pneumophila, Cryptosporidium*
Cefepima	150 mg/kg/dia, 8/8 h	*E. coli, Klebsiella*
Cefotaxima	200 mg/kg/dia, 6/6 h	*S. pneumoniae, E. coli, N. meningitidis, H. influenzae, Klebsiella*
Ceftazidima	150 mg/kg/dia, 8/8 h	*P. aeruginosa, E. coli, Klebsiella, N. meningitidis, H. influenzae, S. pneumoniae*
Ceftriaxona	50 a 100 mg/kg/dia 12/12 h	*S. pneumoniae, N. meningitidis, H. influenzae, E. coli, Klebsiella*
Ciprofloxacino	20 a 30 mg/kg/dia, 12/12 h	*P. aeruginosa, Mycobacterium avium-intracellulare complex, L. pneumophila, MSSA, Chromobacterium, E. coli*
Fluconazol	10 mg/kg/dia, 1 vez/dia	*C. albicans, Cryptococcus neoformans*
Gentamicina	7,5 mg/kg/dia, 8/8 h	*P. aeruginosa, Serratia, Staphylococcus*
Trimetoprima/ sulfametoxazol	20 mg/kg/dia, 6/6 h	*P. jirovecii, Nocardia, L. monocytogenes, Chromobacterium, Burkholderia* sp., *Serratia* sp., MSSA, toxoplasmose, *E. coli, Klebsiella*
Vancomicina/teicoplanina	40 a 60 mg/kg/dia, 6/6 h	MRSA

HSV: herpes-vírus simples; CMV: citomegalovírus; EBV: vírus Epstein-Barr; VZV: vírus varicela-zóster; MSSA: *Staphylococcus aureus* sensíveis à meticilina; MRSA: *Staphylococcus aureus* resistentes à meticilina. Fonte: Alkhater, 2009; Schreier e Chatterjee, 2015.

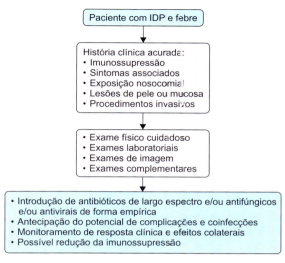

FIGURA 57.1 Sequência de decisões em caso de paciente com imunodeficiência primária (IDP) e febre.

■ BIBLIOGRAFIA

Aguilar C, Malphettes M, Donadieu J et al. Prevention of infections during primary immunodeficiency. Clin Infect Dis. 2014; 59(10):1462-70.

Alkhater SA. Approach to the child with recurrent infections. J Family Community Med. 2009; 16(3):77-82.

Bousfiha A, Jeddane L, Picard C et al. The 2017 IUIS Phenotypic Classification for Primary Immunodeficiencies. J Clin Immunol. 2018; 38:129-43.

Carvalho BTC, Kokron CM, Dorna MB. Imunodeficiências primárias. In: Pastorino AC, Castro APBM, Carneiro-Sampaio M. Alergia e imunologia para o pediatra. 3. ed. Barueri: Manole; 2018. pp. 77-122.

Florescu DF, Sandkovsky U, Kalil AC. Sepsis and challenging infections in the immunosuppressed patient in the intensive care unit. Infect Dis Clin North Am. 2017; 31(3):415-34.

Morimoto Y, Routes JM. Immunodeficiency overview. Prim Care. 2008; 35(1):159-73.

Notarangelo, LD. Primary immunodeficiencies. J Allergy Clin Immunol. 2010; 125(Suppl 2):S182-94.

Roxo Jr P. Primary immunodeficiency diseases: relevant aspects for pulmonologists. J Bras Pneumol. 2009; 35(10):1008-17.

Roxo Jr P, Carvalho BTC, Tavares FS. Infecções de repetição: o que é importante para o pediatra. Rev Paul Pediatr. 2009; 27(4):430-5.

Schreier R, Chatterjee A. Infections in the immunocompromised host. Disponível em: www.medscape.org. Acesso em: 22/04/2015.

Woroniecka M, Ballow M. Office evaluation of children with recurrent infection. Pediatr Clin North Am. 2000; 47(6):1211-24.

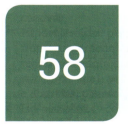

58

Infecção na Imunodeficiência Secundária

Nadia Litvinov ♦ Vera Lucia Moyses Borrelli ♦ Heloisa Helena de Sousa Marques

■ INTRODUÇÃO

Nas últimas décadas, tem sido observado aumento significativo do número de pacientes com algum grau de imunodeficiência, seja ela primária ou secundária. Alterações da imunidade celular, humoral ou da fagocitose, aliadas a fatores predisponentes como quebra de barreira de defesa (pele e mucosa), acarretam risco aumentado de infecções, tanto por agentes habituais como por agentes oportunistas.

238 PARTE 6 • Doenças Infecciosas

O grupo de pacientes imunodeprimidos é muito diverso e, portanto, com riscos infecciosos diferentes. Assim, na avaliação de uma criança imunossuprimida com febre, é muito importante determinar, além da doença de base, o *status* imunológico, a fim de definir o risco infeccioso e adotar a terapêutica mais adequada.

▼ ETIOLOGIA

Na Tabela 58.1 estão resumidos os patógenos mais comumente envolvidos de acordo com o tipo de comprometimento imunológico.

▼ QUADRO CLÍNICO | EXAME FÍSICO

Deve-se atentar para tipo e tempo de imunodeficiência, infecções prévias, uso de medicação imunossupressora e/ou antibióticos e antecedente recente de transfusão de hemoderivados.

Esses pacientes podem ser oligossintomáticos ou apresentar sinais e sintomas atípicos. Por isso, o exame físico deve ser minucioso e detalhado, sem esquecer a inspeção de pele e mucosas oral e anal, que pode guiar a elucidação diagnóstica. Mucosite, por exemplo, aumenta o risco de translocação de bactérias da flora oral e intestinal. Lesões vesiculares em boca e pele ou exantemas podem sugerir infecções virais. Lesões bolhosas ou necróticas e nódulos subcutâneos são sugestivos de infecções por bactérias gram-negativas e/ou fungos.

É necessário avaliar se há dispositivos que poderiam ser a origem da infecção, como cateteres, sondas e próteses.

O exame da região perianal é mandatório no paciente imunossuprimido, em virtude do risco de úlceras, abscessos ou fissuras.

▼ EXAMES COMPLEMENTARES

A propedêutica complementar deve ser empregada no sentido de elucidação etiológica quanto ao quadro infeccioso.

Exames rotineiros incluem hemograma, provas inflamatórias, função renal, enzimas hepáticas e culturas.

Deve-se avaliar a necessidade de exames mais invasivos e específicos: culturas para fungos e micobactérias, sorologias e realização de exames

TABELA 58.1 Patógenos relacionados a infecções conforme o comprometimento imunológico.

Granulocitopenia
- Cocos gram-positivos
  - *Staphylococcus aureus*
  - *Staphylococci* coagulase-negativos (*S. epidermidis, S. haemolyticus, S. hominis*)
  - *Streptococcus viridans*
  - *Granulicatella* e *Abiotrophia* spp.
  - *Enterococci* (*E. faecalis, E. faecium*)
- Bacilos gram-negativos
  - *Escherichia coli*
  - *Pseudomonas aeruginosa*
  - *Klebsiella pneumoniae*
  - *Enterobacter, Citrobacter* spp.

Alteração da imunidade celular
- Herpes-vírus
- Citomegalovírus
- Vírus respiratórios
- *Listeria monocytogenes*
- *Nocardia* spp.
- *Mycobacterium tuberculosis*
- Micobactérias não tuberculosas
- *Pneumocystis jirovecii*
- *Aspergillus* spp.
- *Cryptococcus* spp.
- *Histoplasma capsulatum*
- *Coccidioides* spp.
- *Penicillium marneffei*
- *Toxoplasma gondii*

Alteração da imunidade humoral
- *Streptococcus pneumoniae*
- *Haemophilus influenzae*

Esplenectomia
- *Streptococcus pneumoniae*
- *Haemophilus influenzae*
- *Neisseria meningitidis*

Quebra de barreiras
- Relacionados com pele e cateter venoso central
  - *Staphylococci* coagulase-negativos (*S. epidermidis, S. haemolyticus, S. hominis*)
  - *Staphylococcus aureus*
  - *Stenotrophomonas maltophilia*
  - *Pseudomonas aeruginosa*
  - *Acinetobacter* spp.
  - *Corynebacterium*
  - *Candida* spp. (*C. albicans, C. parapsilosis*)
  - *Rhizopus* spp.

(continua)

TABELA 58.1 (*Continuação*) Patógenos relacionados a infecções conforme o comprometimento imunológico.

- Mucosite oral
  - Streptococci do grupo *viridans* (*S. mitis, S. oralis*)
  - *Abiotrophia* e espécies de *Granulicatella*
  - *Capnocytophaga* spp.
  - *Fusobacterium* spp.
  - *Rothia mucilaginosa*
  - *Candida* spp. (*C. albicans, C. tropicalis, C. glabrata*)
  - Herpes-vírus simples
- Lesão de mucosa intestinal
  - *Escherichia coli*
  - *Pseudomonas aeruginosa*
  - *Staphylococci* coagulase-negativos
  - *Enterococci* (*E. faecalis, E. faecium*)
  - *Candida* spp.
  - Enterocolite por *Clostridium* spp. (*C. septicum, C. tertium*)
  - *Clostridium difficile*
  - *Staphylococcus aureus*
  - *Pseudomonas aeruginosa*

Fonte: Donnelly et al., 2015.

de imagem mais específicos com tomografia computadorizada (TC), ultrassonografia (US) e/ou ressonância magnética (RM). Outros exames mais invasivos com lavado broncoalveolar e biopsias, além de exames de biologia molecular, poderão ser de grande utilidade para o diagnóstico e devem ser indicados precocemente.

◣ ABORDAGEM E CONDUÇÃO CLÍNICA

A seguir se discutem as principais imunodeficiências e seus riscos infecciosos: síndrome da imunodeficiência adquirida, neutropenia febril no paciente oncológico, transplante de órgão sólido, transplante de células-tronco hematopoéticas e pacientes em uso de corticosteroides ou imunobiológicos.

■ Paciente com infecção pelo HIV e febre

Pacientes com níveis de CD4 normal, em uso de terapia antirretroviral por tempo prolongado e com boa adesão têm risco infeccioso praticamente idêntico ao do paciente hígido. Portanto, enquanto em tais crianças o manejo pode ser semelhante ao dos pacientes imunocompetentes, nos que apresentam CD4 baixo ou má adesão ao tratamento, a investigação de doenças oportunistas é mandatória.

A Tabela 58.2 apresenta as infecções mais frequentes na criança com AIDS e seu respectivo tratamento, e a Figura 58.1 mostra o manejo da criança com infecção pelo HIV e febre.

■ Neutropenia febril no paciente oncológico

Trata-se de paciente em tratamento quimioterápico com neutropenia pós-quimioterapia e febre.

Para o manejo de pacientes pediátricos febris, define-se neutropenia como número absoluto de neutrófilos (ANC) < 500 ou com possível queda para esse patamar nas 48 horas seguintes. O risco relativo de infecção depende tanto da intensidade como do tempo de duração da neutropenia. Tal risco é progressivamente maior a partir de ANC < 1.000, < 500 e muito grave com ANC ≤ 100 (neutropenia profunda).

Em paciente neutropênico, define-se febre uma única temperatura > 38,3°C ou > 38°C por mais de 1 hora.

Etiologia da febre

A bacteriemia é a forma mais comum de infecção documentada. Outros possíveis focos são o sistema digestório, com mucosite oral ou intestinal ou diarreia, sistema respiratório superior ou inferior, sistema urinário, pele e partes moles.

Tanto germes gram-positivos quanto gram-negativos são isolados e variam conforme a instituição, havendo tendência geral de predomínio dos gram-positivos, em função do uso frequente de antimicrobianos profiláticos e cateteres venosos centrais. Bacilos gram-negativos aeróbios representam 1/3 a 1/2 dos episódios de bacteriemia. A neutropenia prolongada, decorrente de protocolos com fármacos mais agressivos, o uso de cateteres centrais e de antibióticos de amplo espectro e as condições do ambiente hospitalar podem predispor infecções fúngicas. Tipicamente, é isolada com mais frequência *Candida* spp. Outros fungos incluem *Aspergillus* spp., *Zygomycetes* e *Cryptococcus* spp. *Fusarium* spp. tem aumentado, principalmente em transplante de células hematopoéticas.

240 PARTE 6 • Doenças Infecciosas

TABELA 58.2 Tratamento para os agentes etiológicos e apresentações clínicas mais frequentes na criança com AIDS.

Patógenos	SNC	Pulmões	Sistema digestório	Pele, tecido subcutâneo e mucosas	Bacteriemia	Infecção disseminada	Tratamento
Vírus							
Herpes simples	–	–	–	+	–	+	Aciclovir
CMV	+	+	+	–	–	+	Ganciclovir, foscarnete
Varicela-zóster	–	–	–	+	–	+	Aciclovir
Bactérias							
H. Influenzae	+	+	–	+	+	–	Cloranfenicol, cefalosporina de 2ª ou 3ª geração
S. pneumoniae	+	+	–	–	+	–	Penicilina, ampicilina, cefalosporina de 2ª ou 3ª geração, vancomicina
S. aureus	+	+	–	+	+	–	Oxacilina, clindamicina, vancomicina, cefalosporina de 1ª geração, teicoplanina,
Salmonela	–	–	+	–	+	–	Aminoglicosídeos, cefalosporina de 3ª geração
Tuberculose	+	+	–	–	–	+	INH + RMP + PZA ± ETB
Micobactérias atípicas	–	+	+	–	–	+	ETB + claritromicina
Fungos							
Cândida	–	+	+	+	–	+	Equinocandinas, fluconazol, anfotericina B
Histoplasma	–	+	–	–	–	+	Anfotericina B, fluconazol
Cryptococcus	+	–	–	–	–	+	Anfotericina B, fluconazol
P. jirovecii	–	+	–	–	–	–	SMTX/TMP, pentamidina, clindamicina
Protozoários							
Toxoplasmose	+	–	–	–	–	–	Sulfadiazina, pirimetamina
Criptosporídio	–	–	+	–	–	–	Nitazoxanida, paromomicina + azitromicina
Isospora	–	–	+	–	–	–	SMTX/TMP

SNC: sistema nervoso central; CMV: citomegalovírus; INH: isoniazida; RMP: rifampicina; PZA: pirazinamida; ETB: etambutol; SMTX/TMP: sulfametoxazol-trimetoprima.

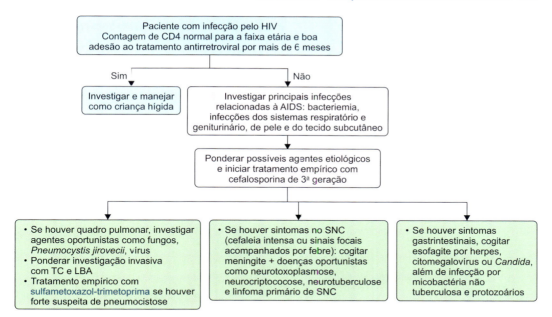

FIGURA 58.1 Sequência de decisões para o manejo da criança com infecção pelo HIV e febre. TC: tomografia computadorizada; LBA: lavado brônquio-alveolar; SNC: sistema nervoso central.

Os vírus mais comumente presentes são herpes simples e varicela-zóster e, nos aspirados nasofaríngeos, os vírus respiratórios.

Manejo

As Figuras 58.2 a 58.4 apresentam os fluxogramas para abordagem ao paciente oncológico com neutropenia febril.

■ Pacientes submetidos a transplante de órgãos sólidos

O risco de infecção em crianças submetidas a transplante de órgãos sólidos (TOS) está principalmente relacionado a:

- Condições do doador e do receptor
- Procedimentos e técnicas cirúrgicas complexas
- Necessidade de intensa imunossupressão com a combinação de agentes.

De modo geral, o risco de infecção e os agentes associados estão relacionados ao intervalo pós-transplante e são agrupados em três períodos: precoce, intermediário e tardio (Tabela 58.3).

■ Pacientes submetidos a transplante de células-tronco hematopoéticas

As infecções são a principal complicação no transplante de células-tronco hematopoéticas (TCTH) e causa de grande morbimortalidade. Estão relacionadas com aplasia e mucosite provocada pelo regime de condicionamento e com imunodepressão prolongada que decorre da demora na reconstituição imunológica e do uso de medicamentos imunossupressores para a profilaxia e tratamento da doença do enxerto contra hospedeiro (DECH), aguda ou crônica.

A reconstituição do sistema imune após a infusão do enxerto é progressiva. Inicia-se com a recuperação dos neutrófilos (ou pega neutrofílica), que pode variar de 2 a 4 semanas, a depender da fonte do transplante, seguida imediatamente pela reconstituição de células *natural killer* (NK) e plaquetas. A reconstituição de linfócitos B e T ocorre mais tardiamente, podendo demorar meses a anos.

Os principais fatores que determinam o risco de infecções no transplante estão resumidos na Tabela 58.4.

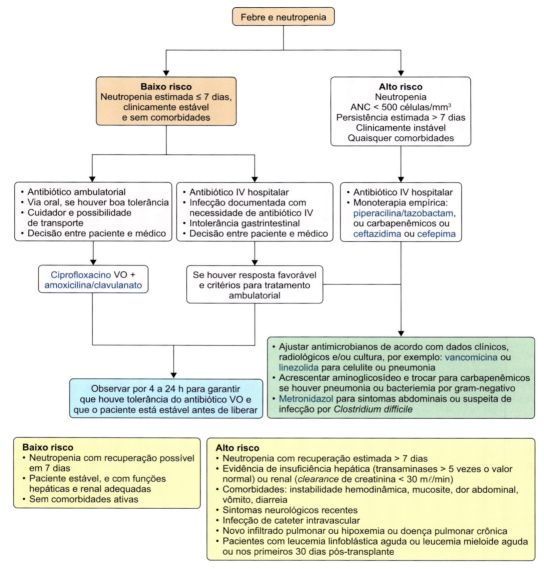

FIGURA 58.2 Abordagem ao paciente oncológico com neutropenia febril. ANC: número absoluto de neutrófilos; IV: via intravenosa; VO: via oral. (Adaptada de Ahmed e Flynn, 2018.)

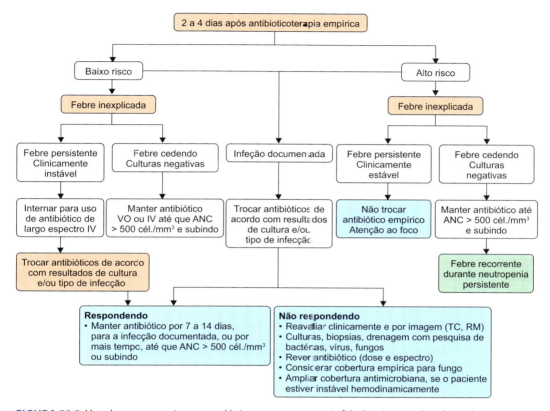

FIGURA 58.3 Abordagem ao paciente oncológico com neutropenia febril após 2 a 4 dias de antibioticoterapia empírica. ANC: número absoluto de neutrófilos; IV: via intravenosa; VO: via oral; TC: tomografia computadorizada; RM: ressonância magnética. (Adaptada de Ahmed e Flynn, 2018.)

Para efeito didático, pode-se dividir a reconstituição do sistema imune do paciente e, consequentemente, o risco de adquirir infecção em três fases.

Na Tabela 58.5, descrevem-se resumidamente as principais infecções em função do tempo após a infusão de células.

Pacientes em uso de corticosteroides ou imunobiológicos

Os corticosteroides são amplamente usados como terapia anti-inflamatória, imunomoduladora e imunossupressora. As alterações na imunidade provocadas por esse grupo de medicamentos estão relacionadas tanto com o tempo quanto com a dose utilizada. Doses equivalentes a 2 mg/kg/dia de prednisona por 1 semana ou 1 mg/kg/dia por 15 a 30 dias são suficientes para afetar a resposta imunológica inata e adaptativa, levando o aumento do risco infeccioso por micobactérias, vírus (grupo Herpes), fungos (principalmente *Candida* e *P. jirovecii*) e bactérias da comunidade.

As crianças com doenças reumatológicas e outras doenças inflamatórias (doença intestinal crônica, entre outras) têm risco infeccioso aumentado variável, conforme o grau de imunodeficiência e a condição clínica da doença de base. A Tabela 58.6 resume os principais agentes infecciosos e as doenças relacionadas ao uso de imunobiológicos.

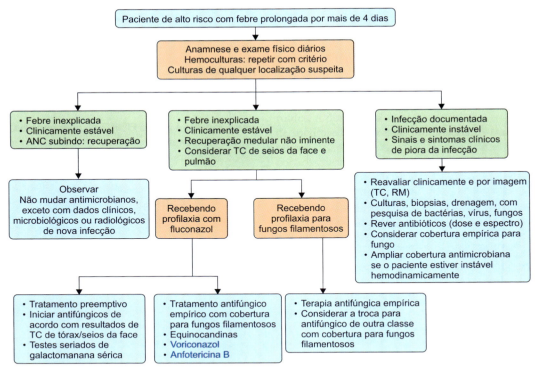

FIGURA 58.4 Abordagem ao paciente oncológico com neutropenia febril de alto risco (febre por mais de 4 dias). ANC: número absoluto de neutrófilos; TC: tomografia computadorizada; RM: ressonância magnética. (Adaptada de Ahmed e Flynn, 2018.)

TABELA 58.3 Riscos de infecção relacionados ao intervalo pós-transplante de órgãos sólidos.

Intervalo pós-transplante	Causas	Agentes etiológicos mais comuns
Precoce (0 a 30 dias)	Infecções relacionadas ao procedimento cirúrgico, infecção de ferida operatória, pneumonia, infecção urinária, bacteriemia, sepse e infecções relacionadas a cateteres	• Bactérias gram-positivas e gram-negativas intra-hospitalares e flora intestinal • Fungos: *Candida*
Intermediário (1 a 6 meses)	Doenças causadas pela reativação de microrganismos latentes no receptor ou doador (enxerto) em razão da imunodeficiência	• Infecções classicamente associadas a transplantes: sepse por citomegalovírus (CMV), pneumonia por *Pneumocystis jirovecii*, aspergilose, toxoplasmose, nocardiose • Reativação de infecções latentes: tuberculose, doença ativa causada pelo vírus Epstein-Barr (EBV), nefropatia intersticial causada pelo vírus BK
Tardio (após 6 meses)	O risco de infecção depende da condição do enxerto e do grau de imunodeficiência	• Agentes da comunidade • Doenças oportunistas em pacientes com necessidade de imunossupressão aumentada (pneumocistose, *Candida* etc.)

CAPÍTULO 58 • Infecção na Imunodeficiência Secundária **245**

TABELA 58.4 Fatores relacionados com risco de infecção pós-transplante de células-tronco hematopoéticas.

Parâmetro avaliado	Efeito nas barreiras do hospedeiro ou imunidade	Consequências infecciosas
Tipo de transplante (autólogo × alogênico)	• Alogênico: a reconstituição de linfócitos B e T é mais tarcia	• Maior risco para todos os agentes infecciosos e principalmente fungos e herpes-vírus
Doador (aparentado × não aparentado)	• Doador não aparentado cu com *mismatch*: reconstituição de linfócitos B e T mais tardia	• Maior risco para todos os agentes infecciosos, mas principalmente fungos e herpes-vírus
Tipo de enxerto (sangue periférico, medula ou cordão)	• Sangue periférico: pega mais rápida, porém mais risco de DECH crônica • Cordão: pega mais tardia e menos risco de DECH, reconstituição de linfócitos B e T mais tardia	• Riscos infecciosos diferentes relacionados com tempo de neutropenia e DECH
Regime de condicionamento	• Mucosite • Tempo de neutropenia	• Infecções bacterianas, tiflite
Regime de imunossupressão (profilaxia e tratamento para DECH)	• ATG: deficiência grave de linfócitos T • Metotrexato: mais mucosite, maior tempo de neutropenia	• Infecções fúngicas e por herpes-vírus • Infecções bacterianas
Cateter venoso central	• Quebra de barreiras	• Infecções bacterianas e fúngicas (*Candida*)

DECH: doença do enxerto contra hospedeiro; ATG: globulina antitimocítica.

TABELA 58.5 Principais infecções em pacientes submetidos a transplantes de células-tronco e infecções em função do tempo após a infusão de células.

	Fase I (anterior à enxertia)	Fase II (da enxertia até 100 dias depois)	Fase III (mais de 100 dias depois)
Deficiência imune do hospedeiro	• Neutropenia prolongada e profunda e quebra de barreiras mucocutâneas, provocada por mucosite e acesso venoso central	• Imunidade celular ainda não restabelecida + • Ocorrência de DECH aumenta risco infeccioso • Asplênia funcional	• Imunidade celular ainda não restabelecida + • Ocorrência de DECH aumenta risco infeccioso • Asplênia funcional
Infecções	• Translocação de floras oral e gastrintestinal: bacilos gram-negativos, *Streptococcus* sp., *Candida* • Translocação de flora cutânea: estafilococos coagulase-negativos e estreptococos do grupo *viridans* • Infecções por agentes intra-hospitalares • Reativação de doença por herpes simples • Infecções por fungos filamentosos	• Reativações de vírus: CMV, EBV, HSV • *Pneumocystis jirovecii* *Candida* • Fungos filamentosos, mais raramente • Toxoplasmose, raramente	• Reativação de vírus: CMV, VVZ, EBV • Vírus respiratórios • Bactérias encapsuladas (*Haemophilus influenzae, Streptococcus pneumoniae*) • Infecções fúngicas quando há DECH • Toxoplasmose, raramente

DECH: doença do enxerto contra hospedeiro; CMV: citomegalovírus; EBV: vírus Epstein-Barr; HSV: herpes-vírus simples; VVZ: vírus varicela-zóster.

246 PARTE 6 • Doenças Infecciosas

TABELA 58.6 Principais agentes infecciosos e doenças relacionadas ao uso de imunobiológicos.

Nome	Alvo	Infecções associadas
Infliximabe Adalimumabe Certolizumabe pegol Etanercepte Golimumabe	TNF-α	Micobactérias (tuberculose), micoses endêmicas, *Listeria*, reativação de hepatite B
Rituximabe Ofatumumabe	CD20 (linfócito B)	Bactérias, reativação de hepatite B
Alentuzumabe	CD52 (linfócito T e B)	Herpes-vírus (CMV, HSV, VZV), poliomavírus (JC, BK), *Pneumocystis*, *Aspergillus*
Natalizumabe	α4-integrina	Vírus JC, meningite por HSV
Anakinra	Receptor de interleucina-1	Pneumonia bacteriana, celulite

TNF: fator de necrose tumoral; CMV: citomegalovírus; HSV: herpes-vírus simples; VZV: vírus varicela-zóster.

◼ BIBLIOGRAFIA

Ahmed NM, Flynn PM. Fever in children with chemotherapy-induced neutropenia. UpToDate; 2018. Disponível em: www.uptodate.com/contents/fever-in-children-with-chemotherapy-induced-neutropenia/contributors.

Allen U, Green M. Prevention and treatment of infectious complications after solid organ transplantation in children. Pediatr Clin North Am. 2010; 57(2):459-79.

Barnhat HX, Cadwell MB, Thomas P et al. Natural history of human immunodeficiency virus disease in perinatally infected children: an analysis from the Pediatric Spectrum on Disease Project. Pediatrics. 1998; 102:1064-86.

Callahan JM. Emergency evaluation and care. In: Zeichner SL, Read JS. Handbook of pediatric HIV care. 2. ed. Bethesda: Cambridge University Press; 2006. pp. 177-205.

Center for Disease Control and Prevention (CDC). Guidelines for preventing opportunistic infections among hematopoietic stem cell transplant recipients: recommendations of CDC, the Infectious Disease Society of America, and the American Society of Blood and Marrow Transplantation. MMWR Recomm Rep. 2000; 49:(RR-10):1-125.

Concannon A, Rudge S, Yan J et al. The incidence, diagnostic clinical manifestations and severity of juvenile systemic lupus erythematosus in New Zealand Maori and Pacific Island children: the Starship experience (2000-2010). Lupus. 2013; 22(11):1156-61.

Donnelly JP, Blijlevens NMA, van der Velden WJFM. Infections in special hosts. Infections in the immunocompromised host: general principles. In: Mandell, Douglas, and Bennett's principles and practice of infectious diseases. 8. ed. Philadelphia: Saunders; 2015. pp. 3384-94.

Green M, Michaels MG. Infections in solid organ transplant recipients. In: Long SS, Prober CG, Pickering LK (Eds.). Principles & practice of pediatric infectious diseases. 3. ed. Philadelphia: Churchill Livingstone; 2008. pp. 551-7.

Green M. Introduction: infections in solid organ transplantation. Am J Transplant. 2013; 13:3-8.

Marques HHS, Litvinov N, Durigon GS. Infecções em crianças submetidas a transplantes de órgãos sólidos e de células-tronco hematopoiéticas. In: Marques HHS, Sakane PT. Infectologia. Coleção pediatria. 2. ed. Barueri: Manole; 2017. pp. 378-94.

Marques HHS, Litvinov N. Infecções na criança imunodeprimida e com síndrome da imunodeficiência adquirida. In: Hirsccheimer R, Carvalho BW e Matsumoto T. Terapia intensiva pediátrica e neonatal. 4. ed. Rio de Janeiro: Atheneu; 2017.

McCulloh RJ. Infections associated withs biologics. In: Cohen J, Powderly NG, Opal SM (Eds.). Infections disease. 4. ed. Philadelphia: Elsevier; 2017. pp. 1377-81.

Mendes AVA, Sapolnik R, Mendonça N. Novas diretrizes na abordagem clínica da neutropenia febril e da sepse em oncologia pediátrica. J Pediatr (Rio J). 2007; 83(2).

Pizzo PA. Fever in immunocompromised patients. N Engl J Med. 1999; 341:893-900.

Steele RW. Managing Infection in cancer patients and other immunocompromised children. Ochsner J. 2012; 12(3):201-10.

Tessier JM. Infections in the non-transplanted immunocompromised host. Surgical Infections. 2016; 17(3): 323-8.

Wingard JR, Hsu J, Hiemenz JW. Hematopoietic stem cell transplantation: an overview of infection risks and epidemiology. Infect Dis Clin N Am. 2010; 24:257-72.

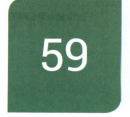

59 Sepse
Cristiane Freitas Pizarro

INTRODUÇÃO

Por ser uma causa importante de morbimortalidade em unidades pediátricas de urgência e emergência, e em unidades regulares de internação e de terapia intensiva, é primordial o reconhecimento precoce da sepse, da sepse grave e do choque séptico. Cada hora de atraso na instituição de uma terapêutica consistente com o ACCM-PALS (American College of Critical Care Medicine e Pediatric Advanced Life Support) representa um aumento de 50% nas taxas de mortalidade.

DEFINIÇÕES

Os conceitos de síndrome da resposta inflamatória sistêmica, infecção, sepse, sepse grave e choque séptico são definidos na pediatria da seguinte maneira:

- Síndrome da resposta inflamatória sistêmica (SIRS): presença de pelo menos dois dos quatro critérios a seguir, sendo ao menos um deles anormalidade de temperatura ou contagem de leucócitos:
  - Temperatura > 38,5°C ou < 36°C
  - Taquicardia definida como média acima de dois desvios padrões para idade na ausência de estímulos externos, de medicações crônicas ou de estímulo doloroso
  - Bradicardia, válida para crianças com menos de 1 ano de idade, definida como frequência cardíaca média menor que o percentil 10 para a idade na ausência de estímulo vagal, de betabloqueadores ou de cardiopatia congênita
  - Frequência respiratória média > 2 desvios padrões acima do normal para idade ou ventilação mecânica em processo agudo não relacionado com doença neuromuscular ou anestesia geral
  - Contagem de leucócitos aumentada ou diminuída para a idade (não secundária a quimioterapia) ou > 10% neutrófilos imaturos
- Infecção: infecção suspeita ou comprovada (cultura, reação da cadeia de polimerase) por qualquer patógeno ou síndrome clínica associada a alta probabilidade de infecção
- Sepse: SIRS na presença, ou como resultado, de uma infecção suspeita ou comprovada
- Sepse grave: sepse associada a disfunção cardiovascular, ou síndrome do desconforto respiratório agudo, ou duas ou mais disfunções orgânicas outras (Tabela 59.1)
- Choque séptico: sepse associada a disfunção cardiovascular.

FISIOPATOLOGIA

Na sepse há um desequilíbrio entre as respostas pró-inflamatória e anti-inflamatória. O predomínio da resposta pró-inflamatória leva à liberação de mediadores secundários, com disfunção orgânica múltipla, falência de múltiplos órgãos e sistemas, e óbito (Figura 59.1). O predomínio da resposta anti-inflamatória (CARS) resulta em imunossupressão, prolongamento da fase de imunoparalisia e maior suscetibilidade a infecções secundárias.

QUADRO CLÍNICO | EXAME FÍSICO

Conforme já mencionado, o reconhecimento precoce da sepse, da sepse grave e do choque séptico tem relação direta com a sobrevida e deve ocorrer antes que se instale a hipotensão (choque descompensado). A avaliação clínica inicial deve compreender:

- Avaliação do estado geral e do nível de consciência

TABELA 59.1 Critérios para definição de disfunção orgânica em pediatria.

Sistema	Disfunções

Cardiovascular	Apesar da administração de fluidos IV ≥ a 40 mℓ/kg em 1 h, ocorrem:
	• Hipotensão abaixo do percentil 5% para a idade ou pressão arterial sistólica abaixo de dois desvios padrões para a idade; *ou*
	• Necessidade de substâncias vasoativas para manter a pressão arterial média (dopamina > 5 μg/kg/min ou dobutamina, epinefrina ou norepinefrina em qualquer dose); *ou* dois dos seguintes:
	  ○ Acidose metabólica com BE > 5,0 mEq/ℓ
	  ○ Lactato arterial acima de duas vezes o limite superior
	  ○ Oligúria abaixo de 0,5 mℓ/kg/h
	  ○ TEC > 5 s
	  ○ Gradiente de temperatura central/periférica > 3°C

Respiratório	• $PaCO_2$ > 65 mmHg *ou* 20 mmHg acima da $PaCO_2$ basal *ou* • PaO_2/FiO_2 < 300 na ausência de cardiopatia cianótica ou doença pulmonar pré-existente *ou* • Necessidade de FiO_2 > 50% para manter $SatO_2$ ≥ 92% *ou* • Necessidade de ventilação mecânica ou ventilação não invasiva não eletiva
Neurológico	• ECG ≤ 11 *ou* • Mudança aguda do nível de consciência com queda ≥ 3 pontos da ECG do basal anormal
Hepático	• Bilirrubinas totais ≥ 4 mg/dℓ (não aplicável a recém-nascido) *ou* • ALT ≥ 2 vezes maior que o limite normal para a idade
Renal	• Creatinina sérica ≥ 2 vezes o limite superior para a idade *ou* • Aumento de creatinina de 2 vezes em relação ao basal
Hematológico	• Contagem de plaquetas < 80.000/mm³ ou redução de 50% no número de plaquetas em relação ao maior valor registrado nos últimos 3 dias para pacientes oncológicos e portadores de doenças hematológicas crônicas *ou* • Alteração significativas de RNI (> 2)

IV: via intravenosa; BE: *base excess*; TEC: tempo enchimento capilar; $PaCO_2$: pressão parcial de gás carbônico no sangue arterial; PaO_2: pressão parcial de oxigênio no sangue arterial; FiO_2: fração inspirada de oxigênio; $SatO_2$: saturação de oxigênio; ECG: escala de coma de Glasgow; ALT: alanina aminotransferase; RNI: razão normalizada internacional. Fonte: Goldstein et al., 2005.

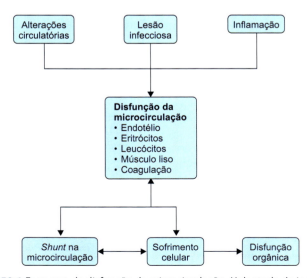

FIGURA 59.1 Esquema da disfunção da microcirculação. (Adaptada de Ince, 2005.)

- Avaliação da coloração da pele e das mucosas
- Avaliação do padrão respiratório e ausculta pulmonar
- Avaliação da ausculta, da frequência e do ritmo cardíacos
- Avaliação da perfusão periférica: amplitude dos pulsos periféricos, comparação entre pulsos centrais e periféricos, temperatura das extremidades, tempo de enchimento capilar e determinação da pressão arterial
- Determinação horária da diurese
- Determinação da temperatura corpórea.

A Tabela 59.2 apresenta os valores esperados de frequência cardíaca, frequência respiratória, pressão arterial sistólica e temperatura conforme a faixa etária.

As condições de alto risco para sepse, de acordo com Davis et al. (2017), são:

- Doença oncológica
- Asplênia
- Transplante de medula óssea
- Presença de cateter venoso central
- Transplante de órgão sólido
- Imunodeficiência, imunossupressão, pacientes imunocomprometidos.

ATENÇÃO

Sinais de alerta para sepse grave e choque séptico

- Alteração do nível de consciência manifestada por irritabilidade, agitação, choro inapropriado, pouca interação com familiares, sonolência, letargia ou coma
- Pele pálida, marmórea ou eritrodermia
- Pulsos periféricos diminuídos em relação aos pulsos centrais ou amplos
- Extremidades frias ou livedo reticular (choque frio ou quente), vasodilatadas (choque quente)
- Tempo de enchimento capilar > 2 s ou "flash" (< 1 s)
- Diurese < 1 mℓ/kg/h
- Hipotensão – sinal tardio choque descompensado

EXAMES COMPLEMENTARES

Após a avaliação clínica inicial, o médico deve coletar exames laboratoriais a fim de avaliar uma possível disfunção orgânica. Dessa maneira, devem ser coletados, na primeira hora, os seguintes exames: gasometria arterial e venosa central, dosagem de lactato arterial, hemograma completo com plaquetas, hemocultura pareada e culturas direcionadas conforme o foco infeccioso, provas de coagulação, provas de atividade inflamatória (proteína C reativa, procalcitonina) e função renal (ureia e creatinina), além de exames bioquímicos, principalmente a dosagem sérica de cálcio e glicose.

ABORDAGEM E CONDUÇÃO CLÍNICA

A sobrevida dos pacientes com sepse depende de:

- Reconhecimento precoce, identificando-se rapidamente os pacientes com suspeita de sepse, sepse grave ou choque séptico
- Instituição imediata de tratamento agressivo e escalonado
- Atento monitoramento clínico, laboratorial e hemodinâmico.

Vale mencionar que o tratamento deve ser individualizado e cada centro deve ter seu protocolo de atendimento gerenciado. Especialistas acreditam que a melhora do prognóstico de pacientes sépticos pode ser alcançada por meio de educação e mudanças no processo de atendimento, ou seja, a partir do treinamento de toda a equipe multiprofissional envolvida no atendimento, para o reconhecimento precoce e a instituição de terapêutica agressiva e escalonada, guiada por metas.

A Figura 59.2 apresenta o fluxograma de tomada de decisão em caso de choque séptico.

Monitoramento básico na primeira hora de choque

- Oximetria de pulso
- Monitoramento cardíaco: eletrocardiograma contínuo
- Controle da pressão arterial
- Monitoramento da temperatura
- Monitoramento do débito urinário
- Monitoramento do nível de consciência
- Ecocardiograma funcional à beira do leito
- Dosagem seriada de lactato arterial.

TABELA 59.2 Sinais vitais conforme a faixa etária.

Idade	FC (bpm)	FR (mpm)	PAS (mmHg)	Temperatura (°C)
0 a 1 mês	> 205	> 60	< 60	< 36 ou > 38
> 1 a 3 meses	> 205	> 60	< 70	< 36 ou > 38
> 3 meses a 1 ano	> 190	> 60	< 70	< 36 ou > 38,5
> 1 a 2 anos	> 190	> 40	< 70 + (idade em anos × 2)	< 36 ou > 38,5
> 2 a 4 anos	140	> 40	< 70 + (idade em anos × 2)	< 36 ou > 38,5
> 4 a 6 anos	> 140	> 34	< 70 + (idade em anos × 2)	< 36 ou > 38,5
> 6 a 10 anos	> 140	> 30	< 70 + (idade em anos × 2)	< 36 ou > 38,5
> 10 a 13 anos	> 100	> 30	< 90	< 36 ou > 38,5

FC: frequência cardíaca; FR: frequência respiratória; PAS: pressão arterial sistólica. Fonte: Davis et al., 2017.

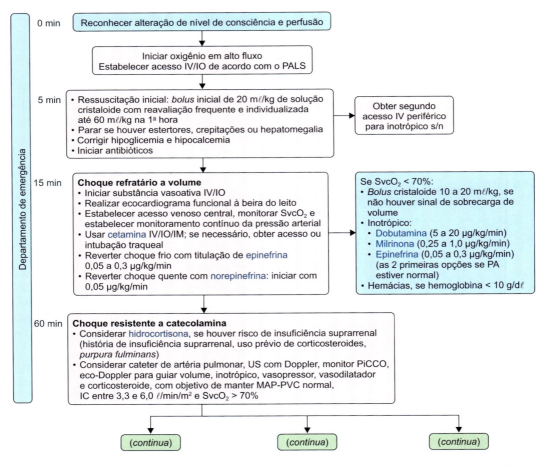

FIGURA 59.2 Recomendações para o manejo do choque séptico em crianças. IV: via intravenosa; IO: via intraóssea; PALS: Pediatric Advanced Life Support; s/n: se necessário; SvcO$_2$: saturação venosa central de oxigênio; IM: via intramuscular; PA: pressão arterial; PVC: pressão venosa central; PIA: pressão intra-abdominal; PAM: pressão arterial média; ECO: ecocardiograma; IC: índice cardíaco; ECMO: oxigenação de membrana extracorpórea; US: ultrassonografia. (Adaptada de David et al., 2017.) (*Continua*)

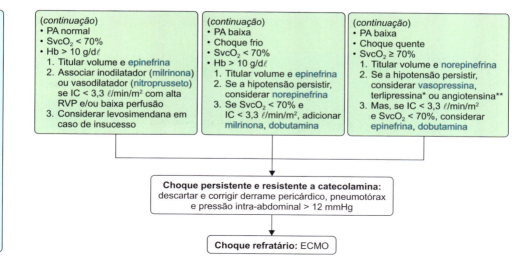

FIGURA 59.2 (*Continuação*) Recomendações para o manejo do choque séptico em crianças. *A terlipressina só deve ser utilizada em situações especiais, de preferência em ambientes de terapia intensiva, por profissionais habilitados ao seu manuseio. **Não existe formulação farmacêutica da angiotensina disponível no Brasil. IV: via intravenosa; IO: via intraóssea; PALS: Pediatric Advanced Life Support; Hb: hemoglobina; $SvcO_2$: saturação venosa central de oxigênio; IM: via intramuscular; PA: pressão arterial; PVC: pressão venosa central; PIA: pressão intra-abdominal; PAM: pressão arterial média; ECO: ecocardiograma; IC: índice cardíaco; ECMO: oxigenação de membrana extracorpórea; RVP: resistência vascular periférica. (Adaptada de David et al., 2017.)

Monitoramento após a primeira hora de choque

Após a primeira hora, devem-se acrescentar aos parâmetros básicos:

- Pressão arterial média invasiva por meio de cateterização arterial
- Pressão venosa central por cateterização venosa central
- Saturação venosa central de oxigênio
- Medida dinâmica do volume intravascular pela variação da pressão de pulso
- Pressão intra-abdominal.

BIBLIOGRAFIA

Carcillo JA. Pediatric septic shock and multiple organ failure. Crit Care Clin. 2003; 19:413-40.

Davis LA, Carcillo JA, Aneja RK et al. American College of Critical Care Medicine Clinical Practice Parameters for Hemodynamic Support of Pediatric and Neonatal Septic Shock. Crit Care Med. 2017; 45(6):1079-92.

Fitzgerald JC, Weiss SL, Kissoon N. 2016 Update for the Rogers' textbook of Pediatric Intensive Care: Recognition and Initial Management of shock. Pediatric Crit Care Med. 2016; 17(11):1073-9.

Goldstein B, Giroir B, Randolph A. International pediatric sepsis consensus conference: definitions for sepsis and organ dysfunction in pediatrics. Ped Crit Care Med. 2005; 6(1):2-8.

Han YY, Carcillo JA, Dragotta MA et al. Early reversal of pediatric-neonatal septic shock by community physicians is associated with improved outcome. Pediatrics. 2003; 112:793-9.

Ince C. The microcirculation is the motor of sepsis. Crit Care. 2005; 9(Suppl 4):S13-9.

Machado JR, Soave DF, da Silva MV et al. Neonatal sepsis and inflammatory mediators. Mediators Inflamm. 2014; 2014:269681.

Oliveira CF, Oliveira DSF, Gottschald AFC et al. ACCM/PALS haemodynamic support guidelines for paediatric septic shock: an outcomes comparison with and without monitoring central venous oxygen saturation. Intensive Care Med. 2008; 34(6):1065-75.

Parker MM, Shelhamer JH, Bacharach SL et al. Profound but reversible myocardial depression in patients with septic shock. Ann Intern Med. 1984; 100:483-90.

PARTE

7

Doenças Hematológicas e Oncológicas

60 Doença Falciforme, *254*

61 Anemias Agudas, *264*

62 Síndromes Hemorrágicas | Petéquias e Púrpuras, *267*

63 Tromboembolismo Venoso, *272*

64 Neutropenia Febril, *277*

65 Síndrome de Lise Tumoral, *280*

66 Síndromes Compressivas, *282*

60 Doença Falciforme
Miriam V. F. Park

▼ DEFINIÇÃO

A doença falciforme (DF) é a doença monogênica mais comum no mundo e representa um importante problema de saúde pública em muitos países, dentre eles o Brasil. Trata-se de um grupo de distúrbios hereditários nos quais a hemoglobina apresenta uma mutação.

A Portaria nº 55 do Ministério da Saúde regulamentou a "Atenção às pessoas portadoras de doença falciforme no Brasil" e, a partir de então, foram criados protocolos de tratamento para diferentes aspectos ambulatoriais dessa doença.

Neste capítulo serão abordadas as principais complicações agudas da DF observadas em serviços de emergência e será apresentada uma sugestão de abordagem, fundamentada em literatura recente.

▼ CRISE ÁLGICA OU CRISE DE DOR

A manifestação mais comum da DF é um marcador da doença, e a causa mais comum de hospitalização: um episódio agudo de vasoclusão que leva a isquemia e a inflamação do tecido ósseo, de partes moles, e de qualquer outro tecido. De intensidade variável, a dor costuma fazer o paciente buscar atendimento médico, e a equipe de saúde deve estar preparada para seu pronto reconhecimento e tratamento. Os fatores desencadeantes incluem infecções, acidose, mudanças de clima, exposição ao frio, estresse físico ou psicológico, gravidez e apneia do sono. A dactilite de mãos e pés constitui um quadro típico de lactentes, sendo chamada síndrome mão-pé.

A crise de dor é uma emergência médica e, na triagem do serviço de emergência, deve ser classificada com escore de alta prioridade, ou seja, o paciente não pode esperar e deve ser atendido prontamente. As experiências dolorosas recorrentes do paciente ocasionam medo, depressão, baixa autoestima e baixa qualidade de vida. O padrão de dor intensa pode se repetir em crises subsequentes, o que demanda atenção individualizada.

É fundamental administrar analgesia nos primeiros 30 minutos após a triagem, com o fármaco, a dose e a via apropriados para aquele episódio. Não se pode subestimar a dor relatada, e o paciente deve ser reavaliado frequentemente. É preciso estar atento e considerar possíveis complicações associadas, tais como: síndrome torácica aguda, acidente vascular cerebral (AVC), crise aplásica, infecções, osteomielite e sequestro esplênico. Sempre que possível, devem ser associadas intervenções não farmacológicas, como repouso, calor local, técnicas de relaxamento, massagem etc.

As Tabelas 60.1 e 60.2 mostram a classificação de triagem na emergência e o escore clínico usados no Instituto da Criança do Hospital das Clínicas da Faculdade de Medicina da Universidade de São Paulo. As Figuras 60.1 a 60.3 mostram a avaliação inicial e um fluxograma para a conduta na crise de dor da DF. A Tabela 60.3, por sua vez, apresenta as medicações e dosagens comumente administradas.

▼ ACIDENTE VASCULAR CEREBRAL

A vasculopatia cerebral acomete os pacientes com anemia falciforme (ou homozigotos) e aqueles com DF S-Beta0. Essa vasculopatia ocorre na forma de AVC sintomático (*overt stroke*), ataque isquêmico transitório, AVC silencioso ou de doença de Moya-Moya.

Na ausência de profilaxia, 11% dos pacientes com anemia falciforme sofrem AVC sintomático e 39% sofrem infarto silencioso até os 18

TABELA 60.1 Classificação de triagem do departamento de emergência.

Parâmetro	Característica	Pontuação
Faixa etária	> 3 anos	0
	3 meses a 3 anos	2
	1 mês a 3 meses incompletos	3
	< 1 mês	5
Doença crônica	Ausente	0
	Presente	3
Queixa atual	Não caracteriza urgência	0
	Potencial risco de urgência	4
Internação anterior	Não	0
	Sim, em pronto-socorro ou enfermaria há até 1 mês	1
	Sim, em unidade de terapia intensiva há até 1 ano	2
Febre	Ausente	0
	Não medida, ou < 39°C	1
	≥ 39°C	2
Nível de consciência	Consciente	0
	Agitado ou irritado	2
	Sonolento ou torporoso	5
Cor da pele	Corada	0
	Pálida	2
	Cianótica	5
Hidratação	Hidratado	0
	Algum grau de desidratação	1
	Desidratado grave	3
Síndrome hemorrágica	Ausente	0
	Presente	5
Frequência respiratória	Normal	0
	Aumentada	1
	Diminuída	5
Desconforto respiratório	Ausente	0
	Presente	3
Dor (escore de dor)	Ausente	0
	Leve	1
	Moderada	2
	Grave	3

TABELA 60.2 Escore clínico de triagem no departamento de emergência do Instituto da Criança do Hospital das Clínicas da Faculdade de Medicina da Universidade de São Paulo.

Classificação	Pontuação
Branco	0 a 3
Azul	4 a 8
Amarelo	9 a 14
Laranja	15 a 18
Vermelho	19 a 39

Quanto maior a pontuação, maior a gravidade.

anos de idade. Na criança, é mais comum o AVC isquêmico, enquanto o AVC hemorrágico ocorre mais frequentemente no adulto.

As causas não são bem definidas, mas vários fatores contribuem para as manifestações neurológicas na anemia falciforme: baixo valor de hemoglobina, alta concentração de hemoglobina S, baixa oximetria, infecção aguda com febre, AVC prévio, rápido aumento de hemoglobina (tipicamente acima de 12 g/dℓ) após reversão de sequestro esplênico ou hepático, ou após transfusão, e ainda, o risco cardiovascular comum à população geral.

A recorrência após o primeiro evento é alta (46 a 90% dos casos), e a mortalidade do evento agudo é de 24 a 50%. Por esse motivo, é dada muita importância à sua prevenção, ao diagnóstico precoce e ao tratamento.

▪ Quadro clínico

O paciente pode apresentar diferentes graus de paresias, afasia, parestesias, cefaleia, alteração do nível de consciência, convulsão ou coma. O AVC pode levar a óbito ou causar graves sequelas motoras ou cognitivas.

▪ Suspeita de AVC agudo

- É uma emergência médica (atendimento prioritário)
- Avaliação clínica, neurológica, acesso venoso calibroso, jejum, hidratação venosa, suporte, medidas gerais, monitoramento
- Exame de imagem (tomografia computadorizada de crânio e/ou ressonância magnética). A angiorressonância durante a hospitalização inicial é útil para a avaliação da vasculatura cerebral.

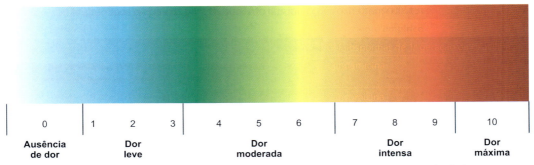

FIGURA 60.1 Escala visual analógica (EVA) para crianças com mais de 7 anos de idade.

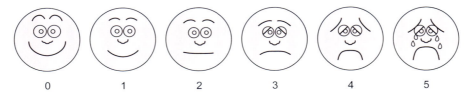

FIGURA 60.2 Escala de faces Wong-Baker para crianças com menos de 7 anos de idade.

▪ AVC confirmado

- Suporte respiratório, hemodinâmico
- Está formalmente indicada a transfusão de concentrado de hemácias para diminuir a progressão da lesão e a recorrência do AVC: a transfusão reduz a hemoglobina S, o que reduz o fluxo sanguíneo local e o dano vascular.

▪ Transfusão

Após a coleta de hemograma, reticulócitos e amostra para a prova cruzada, é indicada a exsanguinotransfusão, realizada de maneira automatizada pelo banco de sangue. Como alternativa, pode ser feita a transfusão de troca manual: expansão com cristaloide intravenoso em 30 a 60 minutos (10 mℓ/kg), concomitante ou seguida de sangria (retirada de sangue em alíquotas de 20 mℓ ou com extrator, se disponível) de 10 mℓ/kg, seguida de transfusão simples de concentrado de hemácias (10 mℓ/kg). Pode ser feita, ainda, a transfusão simples de concentrado de hemácias se o paciente estiver muito anêmico (hemoglobina < 8 g/dℓ).

◣ SÍNDROME TORÁCICA AGUDA

É um quadro respiratório de início agudo, com algum destes sintomas: dor torácica, tosse, taquipneia, roncos pulmonares, broncospasmo, ou baixa oximetria em relação ao valor basal do paciente, com ou sem febre, associado a um infiltrado novo à radiografia de tórax.

Desde a entrada, essa síndrome deve ser abordada prontamente, como evento potencialmente grave, pois é a segunda principal causa de hospitalização e a causa mais frequente de óbito na DF em todas as faixas etárias.

As causas mais frequentemente identificadas são infecciosas (bactérias, vírus ou bactérias atípicas), mas pode ser embólica (embolia gordurosa da medula óssea), vasoclusiva e, ainda, atelectasia ou edema pulmonar. Pacientes com asma são mais suscetíveis a desenvolver síndrome torácica aguda. Ela pode ocorrer na vigência de crise de dor no pós-operatório e costuma ser acompanhada de queda da hemoglobina, baixa oximetria e leucocitose.

CAPÍTULO 60 • Doença Falciforme

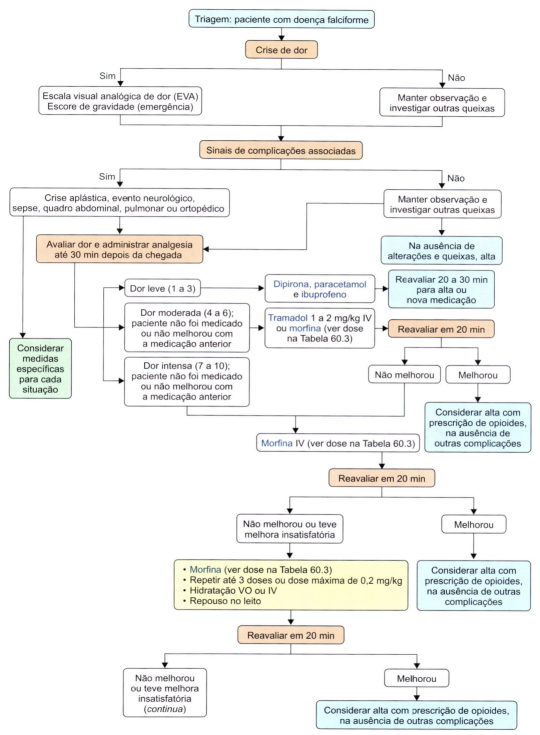

FIGURA 60.3 Atendimento de paciente com crise de dor na doença falciforme. IV: via intravenosa; VO: via oral. (*Continua*)

258   PARTE 7 • Doenças Hematológicas e Oncológicas

```
┌─────────────────────┐
│    (continuação)    │
│   Não melhorou ou   │
│     teve melhora    │
│     insatisfatória  │
└─────────────────────┘
            │
            ▼
```

Internação
- Monitorar FC, FR, PA, T, SatO₂, escala de dor, analgesia e sedação: a cada 4 h
- Dieta laxativa + líquidos VO, preferencialmente na ausência de vômito e náuseas
- Hidratação IV com volume calculado pela fórmula de Holliday; usar restrição de fluido, se necessário; evitar hiperidratação
- Manter morfina de horário, na soma das doses iniciais (máx. 0,15 mg/kg/dose IV – máx. 5 mg/dose IV a cada 4 h por 8 a 12 h); após esse período, reavaliar se é possível reduzir a dose
- Associar dipirona IV de horário a cada 6 h
- Resgate de morfina: 10% da dose diária prescrita, se necessário
- Lactulose de horário ou PEG
- Considerar aumento da dose de morfina se o paciente tiver recebido resgate nas últimas 24 h; neste caso, acrescentar a dose total do resgate do dia anterior à dose total do dia atual
- Associar AINE se não houver contraindicação (microalbuminúria, HAS, doença péptica): introduzir 12 h após o início (ibuprofeno, naproxeno, cetorolaco, cetoprofeno), e manter por 3 a 5 dias
- Considerar individualização do tratamento, baseando-se nos episódios anteriores do paciente
- Usar medidas não farmacológicas como calor local, massagem, TENS, terapias cognitivas
- Fisioterapia para incentivar espirometria de fluxo periódica
- Em caso de oximetria menor que a basal do paciente ou dispneia, administrar O₂
- Anti-histamínico e antiemético, se necessário
- Considerar hemograma + reticulócitos + proteína C reativa em caso de internação ou dependendo do quadro clínico
- Exames adicionais, se houver suspeita de complicações (exames de imagem, hemocultura, urocultura etc.)

Sem melhora significativa em 24 h
- Reavaliar o tratamento recebido
- Anti-histamínicos de horário
- Considerar opioide IV contínuo para titulação (*patient controlled analgesia*) somente em cenários com essa experiência
- Considerar avaliação da equipe de dor e cuidados paliativos para possível uso de clonidina, lidocaína tópica, bloqueio intravenoso com lidocaína e/ou outras terapias medicamentosas
- Transfusão simples de concentrado de hemácias ou exsanguinotransfusão reservada para os casos refratários
- Reavaliar fatores associados ou que perpetuem a dor

Com melhora em 24 h
- Considerar redução de 20% da dose de morfina a cada 8 a 12 h, com base na avaliação individual
- Diminuição progressiva se houver melhora, até critérios para alta

Critérios para alta
- Paciente sem dor ou EVA < 5, em melhora progressiva
- Dose adequada de medicação oral (codeína, tramadol ou morfina)
- Ausência de efeitos colaterais impeditivos
- Possibilidade de ter acesso à medicação na farmácia até o retorno ambulatorial
- Retorno ambulatorial agendado/combinado

FIGURA 60.3 (*Continuação*) Atendimento de paciente com crise de dor na doença falciforme. IV: via intravenosa; VO: via oral; FC: frequência cardíaca; FR: frequência respiratória; PA: pressão arterial; T: temperatura; SatO₂: saturação de oxigênio; PEG: polietilenoglicol; AINE: anti-inflamatório não esteroide; HAS: hipertensão arterial sistêmica; TENS: estimulação elétrica nervosa transcutânea.

TABELA 60.3 Medicações e dosagens comumente administradas.

Morfina IV/SC* (infusão em 5 min)
- RN: 25 a 50 µg/kg a cada 6 h
- 1 a 6 meses: 0,1 mg/kg a cada 6 h (máx. 2,5 mg/dose) – (0,025 a 0,05 até 4/4 h: 25 a 50% da dose)
- 6 a 12 meses: 0,1 mg/kg a cada 4 h (máx. 2,5 mg/dose)
- 2 anos: 0,1 mg/kg a cada 4 h
- 12 anos: 0,1 a 0,2 mg/kg a cada 4 h (dose máxima inicial de 5 mg)

Morfina VO, liberação rápida
- 1 mês a 1 ano: 0,15 mg/kg a cada 4 h
- 1 a 2 anos: 0,3 mg/kg a cada 4 h
- 2 a 12 anos: 0,3 mg/kg a cada 4 h (dose máxima inicial de 10 a 15 mg)

(*continua*)

CAPÍTULO 60 • Doença Falciforme   **259**

TABELA 60.3 (*Continuação*) Medicações e dosagens comumente administradas.

Morfina | Dose de resgate
Pode ser dada quando necessário, na dose de, no máximo, 10% da dose diária de morfina. Se necessárias doses de resgate, deve-se ajustar a dose de morfina diária guiando-se pela quantia de morfina recebida de resgate, com o aumento máximo de 50% em 24 h

Morfina | Desmame
Depois de um tratamento de até 7 dias, se o paciente tiver melhora da dor, a morfina pode ser suspensa. Após 7 dias de tratamento, a dose original deve ser diminuída em 10% da dose original a cada 24 h. Depois de um tratamento longo (> 14 dias), a dose deve ser reduzida em não mais que 10 a 20% por semana

Morfina | Transição para alta
Quando a dose de morfina for de 0,05 mg/kg IV (ou 2 reduções na dose), deve-se trocar para morfina VO (3 vezes a dose IV) ou tramadol VO, para programar alta em 12 a 24 h

Tramadol
Comp. 50 mg; solução oral 100 mg/mℓ (observe a apresentação). No Instituto da Criança, 1 mℓ tem 40 gotas, ou seja, 1 gota = 2,5 mg); solução injetável: 50 mg/mℓ
• > 16 anos e adultos: 50 a 100 mg a cada 4 a 6 h (máx. 400 mg/dia)
• Crianças: 1 a 2 mg/kg a cada 6 a 8 h

Codeína
Deve ser considerada para os pacientes com mais de 12 anos de idade, responsivos à codeína (comprimido 30 mg; solução oral 3 mg/mℓ) 0,5 a 1 mg/kg VO a cada 4 h

Dipirona VO/IV
Observe a apresentação disponível quanto à miligramagem da gota: 25 mg/kg/dose a cada 6 h
Use dipirona com precaução em crianças com menos de 3 meses de idade

Paracetamol
10 a 15 mg/kg VO a cada 4 a 6 h (máx. 4 doses ou 4 g em 24 h)

Ibuprofeno
> 6 meses: 5 a 10 mg/kg a cada 6 a 8 h (máx. 400 a 600 mg)

Cetoprofeno
1 mg/kg/dose VO a cada 8 h (máx. 25 a 50 mg)

Cetorolaco IV
> 2 anos: 0,5 mg/kg a cada 6 a 8 h (máx. 30 mg)

Celecoxibe VO
12 anos: 1 a 2 mg/kg VO a cada 12 a 24 h (máx. 100 mg)

Naproxeno VO
> 2 anos: 5 a 7 mg/kg a cada 8 a 12 h (máx. 1 g/dia)

Hidroxizina VO
• 0 a 2 anos: 0,5 mg/kg ou 0,25 mℓ do xarope/kg, a cada 6 h
• 2 a 6 anos: 25 a 50 mg/dia ou 12,5 a 25 mℓ do xarope/dia em 2 a 4 vezes
• 6 a 12 anos: 50 a 100 mg/kg ou 25 a 50 mℓ do xarope/dia em 2 a 4 vezes
• > 12 anos: 25 a 100 mg 3 a 4 vezes/dia

Lidocaína em adesivo tópico
Aplique 1 adesivo sobre o local com dor por 12 h, então retire e deixe sem o adesivo por 12 h
Reaplique, se necessário. Uso máximo: 3 adesivos de uma vez (para pacientes > 50 kg)
Avalie a dose para crianças menores

Óleo mineral VO
0,5 a 1 mℓ/kg/dose, a cada 12 h (máx. 60 mℓ)

Lactulose VO
1 mℓ/kg/dose, a cada 12 h (máx. 60 mℓ)

PEG VO
0,5 a 1 g/dia, dose única diária

*SC a critério médico, em casos selecionados. IV: via intravenosa; SC: via subcutânea; RN: recém-nascido; VO: via oral; PEG: polietilenoglicol.

A transfusão geralmente está indicada quando há desconforto respiratório significativo, e quando o quadro progride para insuficiência respiratória e falência de múltiplos órgãos e sistemas. Dado o potencial de evolução grave, está indicada a internação para observação e tratamento em todos os casos.

A Figura 60.4 apresenta o fluxograma de tomada de decisão em caso de suspeita de síndrome torácica aguda em paciente com DF.

◤ SEQUESTRO ESPLÊNICO

É definido como aumento súbito das dimensões do baço e queda da hemoglobina de pelo menos 2 g/dℓ abaixo do valor basal do paciente.

Tende a ocorrer em crianças homozigotas com menos de 5 anos, e mais tardiamente em crianças com DF S-Beta0 ou SC, pela persistência do baço após essa idade. Tem gravidade variável, mas pode levar ao choque ou a óbito se não for tratado prontamente, constituindo importante causa de atendimento de emergência na faixa etária pediátrica.

■ Abordagem e condução clínica

Suporte e estabilização hemodinâmica com fluidos intravenosos; e transfusão simples de concentrado de hemácias (10 a 15 mℓ/kg), solicitada em caráter de urgência. Pode ser necessário assinar a autorização para a transfusão sem provas cruzadas, dependendo do caso. Não há um alvo de valor de hemoglobina; o objetivo é a estabilização, pois, como os eritrócitos sequestrados pelo baço são liberados em horas ou dias, pode haver hiperviscosidade se o valor de hemoglobina aumentar muito. A recorrência do sequestro é alta, sendo indicada a esplenectomia após o mesmo. O hematologista é quem decide o melhor momento, considerando a idade da criança, o estado vacinal, as condições socioeconômicas etc.

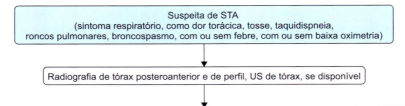

1. Internação
2. Medir oximetria; administrar oxigênio para manter SatO₂ ≥ 95% (cateter, máscara de Venturi, pressão positiva, intubação e suporte ventilatório mecânico s/n)
3. Hemograma, reticulócitos, proteína C reativa, hemocultura, pesquisa viral da secreção respiratória em caso de síndrome gripal
4. Hidratação intravenosa e/ou oral (dependendo do estado respiratório e neurológico); evitar hiperidratação
5. Analgesia de acordo com a intensidade da dor
6. Iniciar cefalosporina de 3ª geração (ceftriaxona) + macrolídio (claritromicina ou eritromicina)
7. Iniciar oseltamivir se houver síndrome gripal (febre, tosse ou dor de garganta, e pelo menos um dos sintomas: cefaleia, mialgia, artralgia; em menores de 2 anos: febre, tosse, coriza, obstrução nasal)
8. Fisioterapia respiratória e espirometria de incentivo periódica quando o paciente estiver acordado
9. Broncodilatador, se houver broncospasmo; realizar prova terapêutica com beta-2-agonista mesmo sem sinais evidentes de broncospasmo
10. Monitoramento rigoroso de PA, FC, FR, temperatura, oximetria, escala visual analógica de dor (EVA) e nível de consciência
11. Transfusão simples de concentrado de hemácias desleucotizadas (10 mℓ/kg) se houver queda da Hb > 1 g/dℓ em relação à entrada ou ao valor basal do paciente, ou se houver desconforto respiratório significativo
12. Exsanguinotransfusão se houver rápida progressão da STA, com oximetria abaixo de 90%, aumento do desconforto respiratório, progressão do infiltrado pulmonar, deterioração clínica rapidamente progressiva, declínio da Hb apesar de transfusão recebida
13. Em caso de piora clínica, considerar prontamente suporte de terapia intensiva
14. O tempo de tratamento e o esquema definitivo de antibioticoterapia dependem da evolução, do resultado de culturas, de haver derrame pleural ou outras complicações pulmonares

FIGURA 60.4 Fluxograma para abordagem de paciente com doença falciforme e síndrome torácica aguda (STA). US: ultrassonografia; s/n: se necessário; PA: pressão arterial; FC: frequência cardíaca; FR: frequência respiratória.

FEBRE

A febre é comum a várias manifestações na DF e pode ser o único sinal precoce para um evento fatal. Os pacientes são mais suscetíveis à bacteriemia e infecções invasivas por germes encapsulados (*Streptococcus pneumoniae* e *Haemophilus influenzae* tipo B) por causa da asplênia funcional que desenvolvem, mesmo imunizados para pneumococo e hemófilos e mesmo recebendo profilaxia com penicilina (até os 5 anos de idade). Todo episódio febril nesses pacientes deve, portanto, ter uma abordagem especial, descrita a seguir.

Em caso de febre, o paciente deve ser avaliado clinicamente e com exames complementares, deve receber antibiótico empírico inicial e deve ser considerada internação na maioria dos casos (Tabela 60.4). História pregressa de bacteriemia ou eventos graves, questionamento sobre o estado de vacinação e sobre a aderência à profilaxia, além de eventos adversos ou alergias a medicamentos, devem guiar as opções terapêuticas.

■ Abordagem e condução clínica

Tratamento domiciliar, na ausência de critérios de internação:

- Hemograma, reticulócitos, proteína C reativa, hemocultura

TABELA 60.4 Critérios de internação em paciente com doença falciforme e febre.

- Paciente SS ou S-Beta0 com menos de 2 anos de idade
- Temperatura > 40°C
- Sinais de toxemia (*ill appearing*), instabilidade hemodinâmica, hipoxemia, sepse
- Complicações associadas que requerem internação: STA, crise de dor, sequestro esplênico, crise aplástica
- Número de leucócitos > 30.000/mm³ ou < 5.000/mm³
- Queda do valor basal de Hb > 2 g/dℓ
- História prévia de bacteriemia, ou infecção invasiva bacteriana, principalmente por *S. pneumoniae*
- Paciente portador de cateter venoso central (PICC também)
- Necessidade de uso de vancomicina, ou antibiótico que necessite de administração em posologia frequente ou intravenosa
- Se a família tem dificuldade de compreensão, reconhecimento de sinais de gravidade ou de retorno ao serviço de saúde

STA: síndrome torácica aguda; Hb: hemoglobina; PICC: cateter central de inserção periférica.

- Ceftriaxona parenteral (IV ou IM) (50 a 100 mg/kg)
- Alta com orientações de sinais de alerta e retorno
- Retorno em 24 horas para reavaliação no serviço de saúde ou contato telefônico para avaliar necessidade de retorno.

A Figura 60.5 apresenta as recomendações para tomada de decisão em caso de paciente com DF e febre.

Critérios para alta

- Paciente afebril
- Ausência de outras complicações que necessitem de tratamento intra-hospitalar
- Estabilidade hemodinâmica
- O paciente tem condições de tomar líquidos e medicações por via oral, e especialmente de retomar a profilaxia com penicilina
- O serviço de saúde deve ter um método bem estabelecido de convocar o paciente para readmissão se o resultado das culturas for positivo após a alta.

PRIAPISMO

O priapismo é uma ereção dolorosa e involuntária do pênis com duração de mais de 4 horas, que acomete 35% dos meninos e homens com DF. Costuma ocorrer durante o sono e não tem causa aparente, mas pode estar associado aos seguintes fatores desencadeantes: relação sexual, masturbação, ingesta de álcool, infecção da próstata ou bexiga, traumatismo recente ou medicamentos com efeitos autonômicos.

Classicamente, pode ser de dois tipos: baixo e alto fluxo. Na DF, o priapismo tende a ser isquêmico, ou de baixo fluxo, e pode clinicamente ser recorrente (*stuttering*) ou agudo.

O isquêmico ocorre durante o sono, e o pênis não detumesce ao acordar. Tem duração de menos de 3 horas, não provoca dor intensa e, em geral, cessa espontaneamente. O priapismo agudo é mais intenso e duradouro e leva o paciente a procurar a emergência. Se ocorrer repetidamente, pode levar à disfunção erétil.

São descritos resultados variados com diversas abordagens terapêuticas: oxigênio, hidroxiureia, terapia hormonal (dietilestilbestrol, finasterida, leuprolida), bicalutamida, hidralazina, sildenafila, hiperidratação, exercício físico

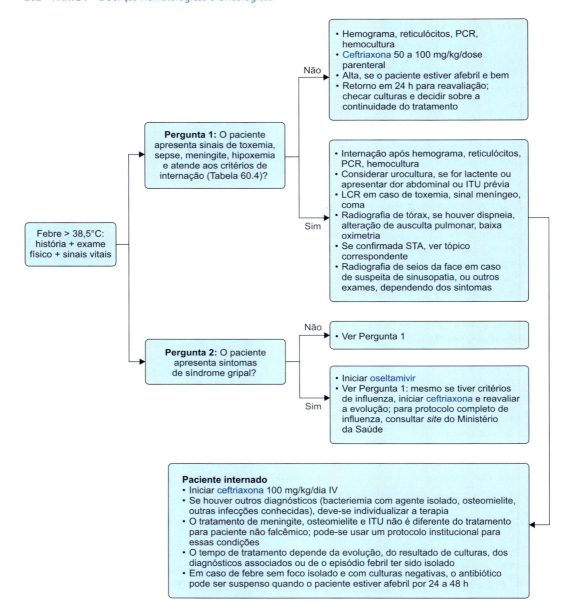

FIGURA 60.5 Conduta no paciente com doença falciforme e febre. PCR: proteína C reativa; ITU: infecção do trato urinário; LCR: líquido cefalorraquidiano; STA: síndrome torácica aguda; IV: via intravenosa.

e salbutamol. No entanto, vários estudos ressaltam a importância do reconhecimento precoce e da abordagem inicial conservadora do episódio agudo com analgésicos, hidratação intravenosa, oxigênio e até sedação, se necessário.

A transfusão de hemácias tem papel restrito nessa condição, visto que não há benefícios claros na melhora do quadro, e pelos relatos de eventos neurológicos associados à transfusão em pacientes com priapismo.

CAPÍTULO 60 • Doença Falciforme **263**

■ Abordagem e condução clínica

- Hidratação por via oral ou intravenosa
- Analgesia apropriada à intensidade da dor (morfina) por via oral ou intravenosa
- Avaliação por urologista para provável aspiração de sangue dos corpos cavernosos e injeção de simpaticomiméticos, como fenilefrina (100 a 500 µg/mℓ) no seu interior (alíquotas de 1 mℓ, com intervalos de 3 a 5 minutos, máx. 1 mg). Antes da aspiração, é recomendado antibiótico profilático e bloqueio anestésico.

A European Association of Urology define resolução do priapismo como a manutenção do estado de flacidez do pênis por mais de 24 horas, e recorrência do priapismo como ereções repetitivas depois desse período.

❧ ANEMIA AGUDA

Os pacientes com DF podem apresentar episódios de acentuação da anemia, e necessitam de diagnóstico preciso e tratamento. Apesar da anemia crônica compensada, uma queda de mais de 2 g/dℓ do valor basal do paciente pode levar a sintomas como letargia, taquicardia e, eventualmente, síncope, o que costuma fazer o paciente buscar atendimento médico. Devem-se considerar os seguintes diagnósticos diferenciais: crise aplásica, sequestro esplênico ou hepático, hemólise por crise de dor ou síndrome torácica aguda, processos infecciosos, anemia hemolítica autoimune e outras causas, como hemorragias.

O hemograma e a contagem de reticulócitos auxiliam na compreensão do episódio. Na emergência, a coleta de Hb/Ht e a tipagem com solicitação de concentrado de hemácias de urgência podem ser necessárias. Em geral, a crise aplásica é causada pelo parvovírus B19, que destrói os precursores vermelhos e leva à falência temporária da medula óssea em produzir novos eritrócitos. Por isso a contagem de reticulócitos é bem baixa nesse caso, diferentemente do estado basal ou das situações em que há hemólise, quando os reticulócitos estão bem aumentados. O tratamento da crise aplásica é sintomático e a transfusão simples está indicada pela baixa hemoglobina e instabilidade hemodinâmica.

❧ MANIFESTAÇÕES OCULARES

No decorrer da vida, o paciente com DF pode desenvolver lesão progressiva dos vasos da retina, a retinopatia proliferativa da DF. No entanto, podem ocorrer episódios de manifestação aguda que requerem atendimento de emergência, pois podem ser devastadores e causar a perda completa da visão. A avaliação oftalmológica de emergência é fundamental para o diagnóstico preciso, para a prevenção de danos maiores à função ocular e para o tratamento imediato das lesões encontradas.

As manifestações oculares agudas que costumam levar o paciente ao pronto-socorro são: hifema, oclusão da artéria central da retina, infarto de ossos da órbita, síndrome da compressão orbital, infecções orbitárias e periorbitárias. A descrição detalhada do seu quadro clínico e conduta podem ser encontradas na página eletrônica do National Institute for Health and Care Excellence, indicada na Bibliografia deste capítulo.

❧ FALÊNCIA MÚLTIPLA DE ÓRGÃOS

A falência múltipla de órgãos é uma entidade específica da DF, e não se relaciona com a falência crônica que o paciente apresenta no decorrer da sua vida. Classicamente, ocorre quando o paciente já está internado por vários dias, em geral para tratamento de crise de dor intensa. Quando a dor está melhorando, instalam-se rapidamente disfunção e falência de pulmões, fígado e rins. Podem ocorrer febre, queda do valor de hemoglobina e do número de plaquetas, além de sinais de encefalopatia.

Não há estudos específicos sobre as causas e o tratamento dessa entidade, de maneira que o diagnóstico imediato e o tratamento das complicações que se manifestam são de crucial importância para prevenir o óbito.

❧ BIBLIOGRAFIA

Agency for Healthcare Research and Quality. Emergency Severity Index (ESI): a triage tool for emergency department care, version 4. Rockville: AHRQ; 2012.

Angulo I. Acidente vascular cerebral e outras complicações do sistema nervoso central nas doenças falciformes. Rev Bras Hematol Hemoter. 2007; 29(3):262-7.

Ballas SK. Sickle cell pain. 2. ed. Washington: IASP Press; 2014.

Baskin MN, Goh XL, Heeney MM et al. Bacteremia risk and outpatient management of febrile patients with sickle cell disease. Pediatrics. 2013; 131:1035-41.

Brasil. Ministério da Saúde. Portaria nº 1.391, de 16 de agosto de 2005. Brasília: Diário Oficial da União; 2005.

Brasil. Ministério da Saúde. Protocolo de tratamento de influenza 2013. Brasília: Ministério da Saúde; 2014.

Brasil. Ministério da Saúde. Síndrome gripal: Classificação de risco e manejo do paciente. Disponível em: http://bvsms.saude.gov.br/bvs/cartazes/sindrome_gripal_classificacao_risco_manejo.pdf.

Cançado RD, Jesus JA. A doença falciforme no Brasil. Rev Bras Hematol Hemoter. 2007; 29:203-7.

Daswani DD, Shah VP, Avner JR et al. Accuracy of point-of-care lung ultrasonography for diagnosis of acute chest syndrome in pediatric patients with sickle cell disease and fever. Acad Emerg Med. 2016; 26:932-40.

DeBaun MR, Kirkham FJ. Central nervous system complications and management in sickle cell disease. Blood. 2016; 127:829-38.

Heeney MM, Ware RE. Sickle cell disease. In: Nathan and Oski's Hematology and oncology of infancy and childhood. Philadelphia: Elsevier; 2015. pp. 675-714.

Howard J, Hart N, Roberts-Harewood M et al. Guideline on the management of acute chest syndrome in in sickle cell disease. Br J Haematol. 2015; 169:492-505.

National Heart, Lung, and Blood Institute. Evidence-based management of sickle cell disease. Expert Panel Report; 2014. Disponível em: www.nhlbi.nih.gov/health-topics/evidence-based-management-sickle-cell-disease.

National Institute for Health and Care Excellence. Sickle cell disease: acute painful episode overview. [Internet] Disponível em: https://pathways.nice.org.uk/pathways/sickle-cell-disease-acute-painful-episode.

Perondi MB, Sakano TM, Schvartsman C. Utilização de um sistema informatizado de atendimento em pronto-socorro pediátrico com sistema de escore clínico de triagem. Einstein. 2008; 6:31-6.

Rogers Z. Management of fever in sickle cell disease. UpToDate; 2017. Disponível em: www.uptodate.com/contents/management-of-fever-in-sickle-cell-disease/print.

Simon E, Long B, Koyfman A. Emergency medicine management of sickle cell disease complications: an evidence-based update. J Emerg Med. 2016; 51:370-81.

Vichinsky E, Neumayr LD, Earles AN et al. Causes and outcomes of the acute chest syndrome in sickle cell disease. National Acute Chest Syndrome Study Group. N Engl J Med. 2000; 342:1855-65.

World Health Organization. WHO Guidelines on the pharmacological treatment of persisting pain in children with medical illness. Geneva: WHO; 2012.

Yücel ÖB, Salabas E, Ermeç B et al. The case report of priapus and a modern approach to an ancient affliction. Sex Med Rev. 2017;5(1):120-8.

61 Anemias Agudas
Karina Soares Ferreira Sousa

◤ DEFINIÇÃO

Anemia é definida como a redução do conteúdo de hemoglobina (Hb) circulante, ou como a diminuição da concentração de Hb < 2 desvios padrões abaixo da média para idade e sexo ou como a diminuição do hematócrito (Ht). A anemia pode ser aguda ou crônica. A primeira, mais comum no departamento de emergência, instala-se de modo abrupto, em dias ou horas, e pode ter graus variáveis de gravidade. É esta, a anemia aguda, que será discutida neste capítulo.

◤ ETIOLOGIA

A anemia pode ocorrer por três mecanismos principais ou por combinações entre eles, a saber:

- Deficiência na produção: deficiências nutricionais, infecções virais, doenças infiltrativas da medula óssea
- Excesso de destruição (hemólise): anemias hemolíticas hereditárias (falciforme), síndrome hemolítico-urêmica, anemias hemolíticas, isoimunização fetal, anemias hemolíticas autoimunes

CAPÍTULO 61 • Anemias Agudas **265**

- Perdas sanguíneas: secundárias a traumatismos seguidos por hemorragias digestivas, epistaxes e hipermenorragias.

QUADRO CLÍNICO | EXAME FÍSICO

A sintomatologia pode variar de acordo com o tempo de instalação da anemia. Nas anemias agudas, o paciente pode apresentar sinais de choque, taquicardia e hipovolemia. Também pode haver dispneia e sintomas de insuficiência cardíaca congestiva, como taquipneia, ritmo de galope, cardiomegalia, estertores em ausculta pulmonar, estase jugular e hepatomegalia. Em casos graves, pode haver agitação psicomotora, choque e rebaixamento do nível de consciência.

Icterícia (hemólise), equimoses ou petéquias (doenças da hemostasia/coagulação) e esplenomegalia devem ser investigadas no exame físico para orientação da pesquisa etiológica.

Pacientes com anemia crônica geralmente são assintomáticos. A avaliação de palidez, icterícia, edemas e sinais de sangramento (como sangue nas fezes, epistaxes, petéquias) pode auxiliar.

EXAMES COMPLEMENTARES

O hemograma completo, a microscopia do esfregaço de sangue periférico e a contagem de reticulócitos devem fazer parte da avaliação inicial do quadro de anemia. O hemograma deve ser analisado globalmente, considerando todas as séries. As concentrações de hemoglobina e hematócrito devem ser avaliadas com critério, observando-se os valores de referência para cada faixa etária e sexo.

CRITÉRIOS DIAGNÓSTICOS

Uma vez diagnosticada a anemia, a análise dos outros índices hematimétricos pode ser útil na investigação etiológica:

- Volume corpuscular médio (VCM): costuma estar normal nas anemias agudas por perdas sanguíneas. Classifica as anemias em:
  - Microcíticas (sugerem deficiência de ferro, talassemia, ou serem mediadas por fármacos ou toxinas como chumbo)
  - Macrocíticas (sugerem deficiência de folato ou vitamina B_{12}, uso de fármacos como

metotrexato e anticonvulsivantes, hipotireoidismo etc.)
  - Normocíticas (sugerem anemia hemolítica adquirida, perdas sanguíneas, insuficiência renal crônica, sequestro esplênico)
- Reticulócitos: são sinais indiretos da eritropoese ativa e são importantes na diferenciação da causa da anemia por aumento de destruição periférica, por perda sanguínea, ou por diminuição da produção
- Índice de anisocitose eritrocitária (RDW): é a descrição estatística da heterogeneidade do tamanho das hemácias
- Análise do esfregaço do sangue periférico: pode fornecer informações sugestivas de doenças ou mecanismos específicos, como na síndrome hemolítico-urêmica (esquizócitos ou hemácias crenadas). Os esferócitos, hemácias em foice ou em alvo, podem ser sugestivos de anemias hemolíticas
- Outros exames devem ser direcionados pela história e pelo exame físico: níveis de bilirrubina indireta e desidrogenase láctica, o teste da antiglobulina direta (Coombs), eletroforese de hemoglobina, curva de fragilidade osmótica, ferritina, saturação de transferrina, mielograma, entre outros.

DIAGNÓSTICO DIFERENCIAL

- Choque (séptico, hipovolêmico não hemorrágico)
- Insuficiência cardíaca congestiva
- Hipoglicemia
- Doença linfoproliferativa
- Anemias microangiopáticas
- Outros

ATENÇÃO

Na anemia aguda, antes da tomada da conduta de transfusão sanguínea, é preciso atentar para coleta de tipagem sanguínea, sorologias e provas cruzadas, sempre que possível.

ABORDAGEM E CONDUÇÃO CLÍNICA

A Figura 61.1 apresenta o fluxograma para tomada de decisão em caso de anemia aguda.

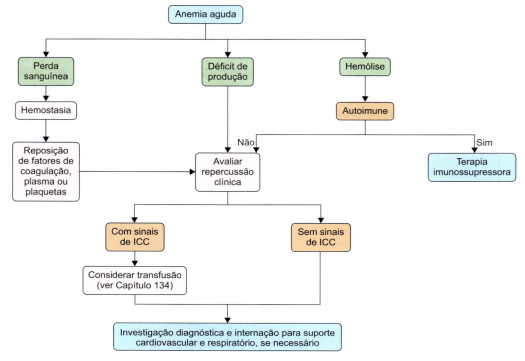

FIGURA 61.1 Algoritmo para abordagem terapêutica das anemias agudas. ICC: insuficiência cardíaca congestiva.

◣ BIBLIOGRAFIA

Behrman RE, Kliegman RM, Jenson HB. Diseases of the blood. In: Nelson textbook of pediatrics. 17. ed. Philadelphia: Saunders; 2004. pp. 1599-677.

Bell EF, Strauss RG, Widness JA et al. Randomized trial of liberal versus restrictive guidelines for red blood cell transfusion in preterm infants. Pediatrics. 2005; 115(6):1685-91.

Blackman SC, Del Rey JAG. Hematologic emergencies: acute anemia. Clin Pediatr Emerg Med. 2005; 6: 124-37.

British Committee for Standards in Hematology. Blood Transfusion Task Force. Transfusion Guidelines for neonates and older children. Brit J Haematol. 2004; 124:433-53.

Brunetti M, Cohen J. Anemia. General evaluation. In: The Harriet Lane Handbook: a manual for pediatric house officers. 18. ed. St. Louis: Mosby; 2008.

Centers for Disease Control and Prevention (CDC). Blood safety: diseases and organisms. Disponível em: www.cdc.gov/bloodsafety/bbp/diseases-organisms.html. Acesso em: 14/03/13.

Cobain TJ, Vamvakas EC, Wells A et al. A survey of the demographics of blood use. Transfus Med. 2007; 17: 1-15.

Gibson BE, Todd A, Roberts I et al. Transfusion guidelines for neonates and older children. Br J Haematol. 2004; 124(4):433-53.

Lacroix J, Hébert PC, Hutchison JS et al. Transfusion strategies for patients in pediatric intensive care units. New Eng J Med. 2007; 356(16):1609-19.

Mendes C. Prática em transfusão de glóbulos vermelhos e índice de oxigenação em um centro de terapia intensiva pediátrico. [Dissertação.] São Paulo: Faculdade de Medicina da Universidade de São Paulo; 2007.

Roseff SD, Luban NL, Manno CS. Guidelines for assessing appropriateness of pediatric transfusion. Transfusion. 2002; 2(11):1398-413.

Souza KSF. Anemia aguda. In: Schvartsman C, Reis AG, Farhat SC (Eds.). Pronto-socorro – Série Pediatria 7 – Instituto da Criança FMUSP. 3. ed. São Paulo: Manole; 2018. pp. 814-25.

Transfusion Task Force. Amendments and corrections to the 'Transfusion Guidelines for neonates and older children' (BCSH, 2004a); and to the 'Guidelines for the use of fresh frozen plasma, cryoprecipitate and cryosupernatant' (BCSH, 2004b). Br J Haematol. 2007; 136(3):514-6.

World Health Organization (WHO). The clinical use of blood in medicine, obstetrics, pediatrics, surgery and anaesthesia, trauma and burns. Geneva: WHO; 1999.

62 Síndromes Hemorrágicas | Petéquias e Púrpuras

Regina Maria Rodrigues ♦ Sylvia Costa Lima Farhat

▼ DEFINIÇÃO

As síndromes hemorrágicas ocorrem devido à alteração da hemostasia primária ou secundária. As de origem primária derivam de fatores que afetam a formação do tampão plaquetário inicial (como plaquetopenias, prejuízo da integridade vascular, alteração da função plaquetária) ou da interação entre colágeno e plaquetas (como na doença de von Willebrand). As de origem secundária derivam de distúrbios na formação da fibrina dependente dos fatores de coagulação, como as hemofilias.

▼ ETIOLOGIA E QUADRO CLÍNICO

A Tabela 62.1 apresenta as principais causas das síndromes hemorrágicas na pediatria.

Vasculites também podem levar a quadros purpúricos, como a Henoch-Schönlein (ver Capítulo 48, *Púrpura de Henoch-Schönlein*).

A diferenciação clínica dos tipos de distúrbios da hemostasia pode ser encontrada na Tabela 62.2.

▼ EXAMES COMPLEMENTARES

Na suspeita de síndromes hemorrágicas, pode-se iniciar investigação com hemograma completo, reticulócitos e coagulograma. Na suspeita de hemofilias, coletar dosagem dos fatores de coagulação específicos.

▼ DOENÇAS HEMORRÁGICAS ASSOCIADAS À HEMOSTASIA PRIMÁRIA

As doenças plaquetárias podem ser causadas por alteração no número, na função plaquetária, ou por falha na interação entre plaquetas e colágeno (doença de von Willebrand). As alterações numéricas são mais prevalentes e ocorrem por falta de produção ou aumento da destruição.

O risco de sangramento de acordo com a contagem plaquetária encontra-se na Tabela 62.3.

A Figura 62.1 mostra a abordagem geral das síndromes hemorrágicas.

A doença de von Willebrand é resultante do defeito quantitativo e/ou qualitativo do fator von Willebrand (FVW). Das doenças hemorrágicas hereditárias, é a mais comum, com prevalência em cerca de 1% da população.

TABELA 62.1 Causas mais prevalentes de síndrome hemorrágica.

Doenças associadas à hemostasia primária

Defeito da interação do colágeno e plaquetas
- Doença de von Willebrand

Defeitos na função plaquetária
- Adesão: síndrome de Bernard-Soulier
- Agregação: trombastenia de Glanzmann
- Medicamentos: ácido acetilsalicílico, trimetropina-sulfametoxazol, fenitoína

Diminuição do número de plaquetas
- Diminuição da produção
  - Anemia de Fanconi
  - Doenças mieloproliferativas
  - Aplasia medular
  - Quimioterapia
- Aumento da destruição
  - Presença de autoanticorpos
  - Púrpura trombocitopênica imune
  - Hiperesplenismo

Doenças associadas à hemostasia secundária
- Hemofilias A e B

Outras doenças hemorrágicas adquiridas
- Púrpura *fulminans*
- Microangiopatias trombóticas (púrpura trombocitopênica trombótica e síndrome hemolítico-urêmica)

268 **PARTE 7** • Doenças Hematológicas e Oncológicas

TABELA 62.2 Manifestações clínicas dos distúrbios da hemostasia.

	Hemostasia primária	Hemostasia secundária
Alterações da hemostasia	• Número de plaquetas • Função plaquetária • Doença de von Willebrand	• Fatores de coagulação
Possíveis apresentações clínicas	• Petéquias, equimoses, púrpuras • Sangramento de mucosas: epistaxe, gengivorragia, conjuntival • Acometimentos gastrintestinal e urinário são menos frequente • Ginecológicas: metrorragia e/ou hipermenorragia • Sangramento após pequenos cortes, pós-cirúgico e extração dentária: imediato leve/moderado	• Petéquias e púrpuras *não* costumam estar presentes • Hemartrose, hematomas em grandes músculos são muito comuns • Sangramentos de mucosas são pouco frequentes • Sangramentos cavitários: pleural, peritoneal e retroperitoneal • Acometimentos gastrintestinal, urinário e ginecológico podem ocorrer • Sangramentos pós-cirúgicos, extração dentária: tardios e graves

TABELA 62.3 Risco de sangramento de acordo com a contagem plaquetária.

Número de plaquetas	Manifestação clínica	Classificação
100.000 a 150.000	Sem sangramento	Assintomático
50.000 a 100.000	Eventual sangramento a traumatismos	Leve
20.000 a 50.000	Sangramento em caso de traumatismo leve ou cirurgia	Moderado
10.000 a 20.000	Risco de sangramento espontâneo	Grave
< 10.000	Risco de sangramento grave e incontrolável	Muito grave

Devido aos diversos subtipos, as manifestações clínicas são heterogêneas. Nas formas leves, predominam surgimento de equimoses a pequenos traumatismos, epistaxe, sangramento menstrual abundante e sangramento excessivo após extração dentária. Nas formas graves, podem ocorrer sangramentos musculares, hemorragia pós-traumatismo e pós-cirurgia, mas o surgimento de hemartroses não é comum na DVW. Muitas vezes não há manifestação clínica, e sim apenas alteração laboratorial. O achado laboratorial típico inclui tempo de protrombina (TP) e contagem plaquetária normais com tempo de sangramento (TS) aumentado e tempo de tromboplastina parcial ativado (TTPA) normal ou aumentando. Nos casos suspeitos, deverão ser realizados testes específicos, como quantificação do antígeno e da atividade funcional do FVW e concentração plasmática do FVIII, para firmar o diagnóstico

A púrpura trombocitopênica imune (Figura 62.2) tem grande importância na pediatria.

Ocorre devido à produção de anticorpos, promovendo destruição plaquetária e consequente diminuição numérica.

Costuma afetar crianças com mais de 1 ano de idade, sem acometimento de outras séries hematológicas e sem outras alterações significantes ao exame físico.

A Figura 62.3 apresenta a abordagem para a púrpura trombocitopênica imune.

▼ DOENÇAS HEMORRÁGICAS HEREDITÁRIAS ASSOCIADAS À HEMOSTASIA SECUNDÁRIA

Hemofilia é uma doença hemorrágica hereditária de herança recessiva ligada ao X causada pela deficiência do fator (F) VIII (hemofilia A) ou fator IX (hemofilia B). As hemofilias são classificadas em:

• Graves: quando os níveis séricos dos fatores VIII ou IX são inferiores a 1 UI/dû (< 1%)

CAPÍTULO 62 • Síndromes Hemorrágicas | Petéquias e Púrpuras

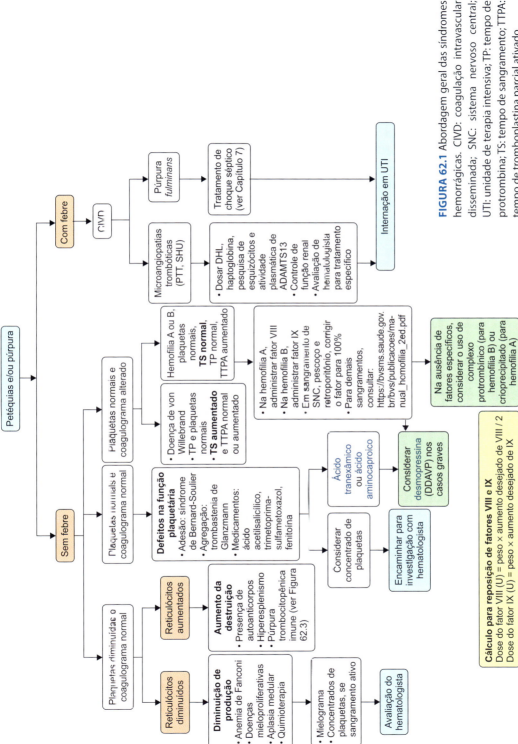

FIGURA 62.1 Abordagem geral das síndromes hemorrágicas. CIVD: coagulação intravascular disseminada; SNC: sistema nervoso central; UTI: unidade de terapia intensiva; TP: tempo de protrombina; TS: tempo de sangramento; TTPA: tempo de tromboplastina parcial ativado.

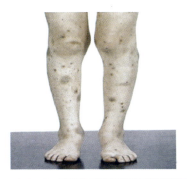

FIGURA 62.2 Púrpura trombocitopênica imune.

- Moderadas: quando os níveis séricos dos fatores VIII ou IX estão entre 1 e 5 UI/dû (entre 1% e 5%)
- Leves: quando os níveis séricos dos fatores VIII ou IX são maiores do que 5 UI/dû (> 5%). Quando o nível plasmático do fator deficiente é maior do que 40%, não há risco de sangramento.

As principais manifestações clínicas das hemofilias podem ser observadas na Tabela 62.4.

Para o diagnóstico, a história pessoal e familiar é importante. Hemograma é normal, TS é normal, e TTPA é aumentado. Na suspeita, deve-se dosar o fator VIII ou IX.

OUTRAS DOENÇAS HEMORRÁGICAS

Púrpura *fulminans*. É uma desordem trombótica rapidamente progressiva caracterizada por infarto hemorrágico da pele e coagulação intravascular disseminada (CIVD) (Figura 62.4).

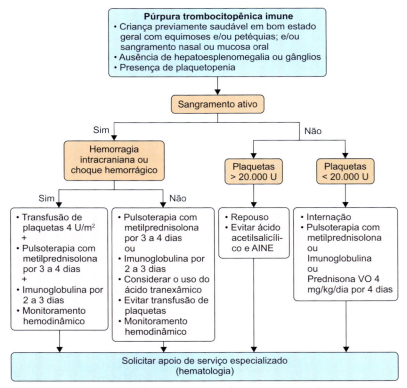

FIGURA 62.3 Sequência de decisões em caso de paciente com púrpura autoimune.

TABELA 62.4 Manifestações clínicas das hemofilias.

Tipo de sangramento	Grave	Moderada	Leve
Muscular/articular	Espontâneo	Após traumatismo leve	Após traumatismo grave
SNC	Alto risco*	Risco moderado	Raro
Mucosas	Comum	Incomum	Raro
Cirurgia	Intenso	Comum	Comum
Coto umbilical	Comum	–	–
Extração dentária	Intenso	Comum	Comum
Idade de diagnóstico	< 1 ano	< 5 anos	Adolescentes/adultos

*Também no período neonatal. SNC: sistema nervoso central.

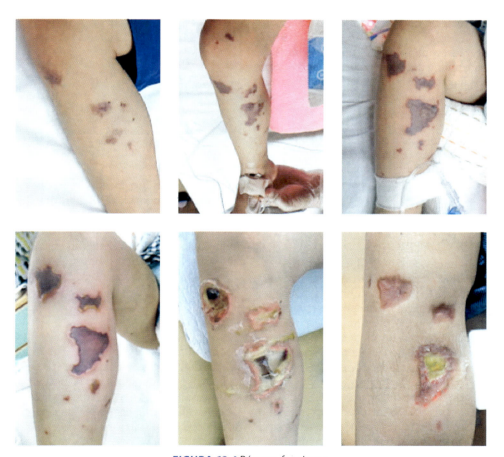

FIGURA 62.4 Púrpura *fulminans*.

Pode estar associada a uma infecção aguda bacteriana (*Neisseria meningitidis, Streptococcus pneumoniae, Haemophilus influenzae*) ou viral (varicela-zóster, rubéola), ou ainda ocorrer após 7 a 10 dias da infecção por *Streptococcus* sp. ou varicela (deficiência autoimune de proteína S ou C).

No quadro séptico, a púrpura *fulminans* pode evoluir para necrose das lesões cutâneas e choque séptico. A CIVD frequentemente está associada a aumento dos produtos de degradação do fibrinogênio, aumento de TP e TTPA, trombocitopenia e diminuição dos níveis de fibrinogênio.

PARTE 7 • Doenças Hematológicas e Oncológicas

Púrpura trombocitopênica trombótica. É cau-sada por disfunção do endotélio, levando à agre-gação de plaquetas na microcirculação causada por moléculas grandes de fator de von Wille-brand. A trombose microvascular desencadea-da causa isquemia em múltiplos órgãos.

Clinicamente, podem ser observados: anemia, púrpuras cutâneas, icterícia e algum grau de insu-ficiência renal, alteração neurológicas (confusão, convulsão, coma etc.) e alterações gastrintestinais. Maior diferencial é CIVD. Laboratorialmente, há presença de esquizócitos no sangue periférico, aumento de DHL, diminuição de haptoglobina, hiperbilirrubinemia às custas de bilirrubina in-direta (anemia hemolítica microangiopática), aumento de produtos da degradação da fibrina e atividade plasmática de ADAMTS13 inferior a 10 UI/dℓ (parâmetro específico para diagnóstico).

Síndrome hemolítico-urêmica (SHU). Anemia hemolítica microangiopática com predominan-te acometimento renal com atividade plasmá-tica de ADAMTS13 superior a 10 UI/dℓ. Está geralmente associada a produção de toxinas por bactérias como *Escherichia coli* O157:H7, pneu-mococos *Shigella*. A SHU atípica tem etiologia ainda desconhecida e conta com participação de ativação do sistema complemento e de ativa-ção plaquetária mais intensa.

◥ BIBLIOGRAFIA

Blanchette V, Bolton-Maggs P. Childhood immune thrombocytopenic purpura: diagnosis and manage-ment. Hematol Oncol Clin N Am. 2010; 24:249-73.

Chalmers E, Cooper P, Forman K et al. Purpura fulmi-nans: recognition, diagnosis and management. Arch Dis Child. 2011; 96(11):1066-71.

Cines DB, Blanchette VS, Chir B. Immune thrombo-cytopenia purpura. N Engl J Med. 2002; 346:995-1008.

Cines DB, Kuter DJ, Newland AC et al. Immune thrombo-cytopenia. The handbook. European School of Haema-thology. Forum Service; 2011.

Davi G, Patrono C. Platelet activation and atherothrom-bosis. N Engl J Med. 2007; 357:482-94.

Farhat SC, Rodrigues RM. Síndromes hemorrágicas. In: Schvartsman BG, Maluf PT. Pronto-socorro. 2. ed. São Paulo: Manole; 2013. pp. 753-68.

Hamerschlak N, Campêlo DHC. Síndromes hemorrági-cas. In: Schvartsman BG, Maluf PT, Carneiro MG. Pron-to-socorro. 3. ed. São Paulo: Manole; 2018. pp. 838-60.

Manucci PM. Treatment of von Willebrand disease. N Eg-land J Med. 2004; 351;683-94.

McCreigt AL, Wickiser JE. Bleeding disorders. In: Strange GR, Ahrens WR, Schafermeyer RW et al. Pediatric emergency medicine. 3. ed. New York: McGraw-Hill Professional; 2009.

---

63 Tromboembolismo Venoso

Janahyna Gomes Emerenciano

◥ DEFINIÇÃO

O tromboembolismo venoso (TEV) é uma con-dição clínica rara na pediatria, de alta morbi-mortalidade, caracterizada pela formação de trombo no interior dos vasos sanguíneos, que ocorre na presença de um ou mais componen-tes da tríade de Virchow: lesão endotelial, estase sanguínea e hipercoagulabilidade.

◥ ETIOLOGIA

Em pediatria, mais de 95% dos casos de trom-bose estão associados a condições clínicas pre-disponentes, sendo o cateter venoso central (CVC) um dos principais fatores de risco (Tabe-la 63.1).

◥ QUADRO CLÍNICO | EXAME FÍSICO

Os sintomas variam de acordo com a localiza-ção e a extensão do trombo, conforme descrito a seguir:

• Trombose venosa profunda (TVP) de mem-bros inferiores e superiores: dor no membro

TABELA 63.1 Fatores de risco associados a trombose em crianças e adolescentes.

Congênitos	Adquiridos
• Deficiência de proteína C • Deficiência de proteína S • Mutação do fator V de Leiden • Deficiência de antitrombina • Mutação do gene da protrombina • Deficiência de fator VII • Aumento de homocisteína • Displasminogenemia • Aumento de lipoproteína A • Cardiopatia congênita • Doença falciforme	• CVC • Desidratação • Infecção • Após cirurgia (cardíaca, neurológica, ortopédica), traumatismo e grande queimado • Neoplasias e quimioterapia (L-asparaginase) • Próteses de valva cardíaca • Síndrome nefrótica • Vasculites, LES, doença inflamatória intestinal • Aumento de fator VIII ou de fibrinogênio • Uso de anticoncepcional oral • Tabagismo

CVC: cateter venoso central; LES: lúpus eritematoso sistêmico.

acometido (que pode piorar com movimento), coloração da pele e temperatura do membro alteradas, edema e empastamento
- Tromboembolismo pulmonar (TEP): dor torácica, dispneia aguda, tosse, taquicardia, taquipneia, hipoxia, síncope e *cor pulmonale* agudo; além dos sinais de TEV, que também podem estar presentes
- TEV relacionado com o CVC: geralmente assintomático ou com sintomas crônicos, como obstruções repetidas do cateter, septicemia persistente e circulação colateral da pele. As manifestações agudas incluem edema, dor e alteração da cor do membro acometido, edema de face, TEP, quilotórax e síndrome da veia cava superior (edema de membros superiores e face, com dilatação das veias do pescoço, coloração azulada da pele, tosse e rouquidão)
- Trombose cerebral (seios venosos): cefaleia, crises convulsivas, alteração do nível de consciência, déficit motor, sinais de hipertensão intracraniana
- Trombose espontânea da veia renal: ocorre no período neonatal e manifesta-se por massa abdominal, hematúria, proteinúria, plaquetopenia e disfunção do rim comprometido.

EXAMES COMPLEMENTARES

Após suspeita clínica e anamnese detalhada, a trombose deve ser confirmada por exame de imagem. A angiografia é o exame padrão-ouro, porém é pouco usada, em função de seu caráter invasivo e sua disponibilidade limitada.

A ultrassonografia com Doppler é o exame de escolha, por ser acessível, não invasiva, ter baixo custo e ótima acurácia, não requerer sedação e não expor o paciente à radiação.

A angiotomografia e a angiorressonância são úteis na visualização de trombose cerebral e nas tromboses de vasos mais profundos, cuja avaliação pode ser limitada na ultrassonografia.

Não existe teste laboratorial específico para o diagnóstico de trombose. A dosagem do D-dímero, um produto de degradação da fibrina, não deve ser usada isoladamente. Apesar da alta sensibilidade (está elevado em praticamente todos os pacientes com TEV agudo), o D-dímero não é específico, podendo estar aumentado em outras condições, como câncer, sepse, cirurgia ou traumatismo recentes, gravidez e insuficiência renal. Um resultado negativo pode ajudar a descartar trombose, mas um resultado positivo não conclui o diagnóstico, sendo necessária uma investigação adicional.

A investigação de trombofilia, que inclui dosagem de proteína S, proteína C, antitrombina, fator V de Leiden, pesquisa da mutação do gene da protrombina (*G20210A*), anticoagulante lúpico e anticorpo anticardiolipina, deve ser feita posteriormente, pois na maioria dos casos em pediatria a trombose está relacionada com fator predisponente, e porque a fase aguda da trombose e o uso de anticoagulantes podem alterar os resultados.

DIAGNÓSTICO DIFERENCIAL

O diagnóstico diferencial de TVP de membros inferiores e superiores deve incluir as seguintes condições:

- Celulite
- Cisto de Baker (cisto poplíteo)
- Afecções musculoesqueléticas
- Linfangites
- Tromboflebite superficial.

O diagnóstico diferencial de TEP deve incluir outras condições que se apresentem com dor no

274 PARTE 7 • Doenças Hematológicas e Oncológicas

peito, dispneia e hipoxia. Outras causas de dor torácica em crianças e adolescentes incluem:

- Afecções pulmonares: pneumotórax espontâneo, pneumonia, asma
- Afecções cardíacas: coarctação da aorta, estenose aórtica, taquiarritmias, anormalidades coronarianas, pericardites, miocardites
- Corpo estranho em via aérea
- Síndrome torácica aguda na doença falciforme
- Neoplasias
- Afecções musculoesqueléticas: costocondrites, fibromialgia
- Afecções gastrintestinais: doença do refluxo gastresofágico, gastrite, úlcera, doença inflamatória intestinal, colecistite, pancreatite
- Afecções psiquiátricas: crise de ansiedade, síndrome do pânico, somatização.

Quanto à trombose de sistema nervoso central, os diagnósticos diferenciais devem ser considerados de acordo com os sinais e sintomas apresentados pelo paciente, conforme a Tabela 63.2.

◥ ABORDAGEM E CONDUÇÃO CLÍNICA

Tem como objetivo prevenir a extensão local do trombo e sua embolização.

A terapia de escolha em pediatria se faz com anticoagulantes, que são efetivos para prevenir a extensão da trombose na maioria dos pacientes, mas devem ser mantidos por semanas ou meses. As recomendações são adaptadas das normas de anticoagulação de adultos, e o tempo de tratamento varia de acordo com o local da trombose e com os fatores de risco.

Na TVP e na TEV relacionada com o CVC, preconizam-se 6 semanas a 3 meses de tratamento. Na trombose cerebral e na TEP, recomendam-se 3 a 6 meses, e nas tromboses idiopáticas ou recorrentes, o tempo de terapia é indeterminado.

Na Tabela 63.3 estão descritos os principais anticoagulantes usados em pediatria.

Vários esquemas podem ser usados, mas geralmente recomendam-se uma fase inicial

TABELA 63.2 Diagnóstico diferencial de trombose cerebral (seios venosos).

Manifestações clínicas	Diagnósticos diferenciais
Sinais e sintomas de hipertensão intracraniana (cefaleia com ou sem vômito, alterações visuais, papiledema)	Meningite Pseudotumor cerebral Abscessos cerebrais Neoplasia
Sinais neurológicos focais (convulsões, déficits focais ou ambos)	Infecções Neoplasia Hemorragia intracraniana Hematoma subdural Acidente vascular cerebral
Sinais de encefalopatia (sinais multifocais, alteração do nível de consciência, torpor e coma)	Meningoencefalite Meningite Intoxicação Distúrbio metabólico Desmielinização
Cefaleia súbita e intensa	Hemorragia subaracnóidea Dissecção de artéria cerebral Acidente vascular cerebral isquêmico Aneurisma não roto Crise de hipertensão aguda Complicação aguda de sinusite

TABELA 63.3 Principais anticoagulantes usados na pediatria.

Medicamento	Dose	Monitoramento
Heparina não fracionada	Ataque: 75 U/kg IV em *bolus* por 10 min Manutenção: < 1 ano: 28 U/kg/h > 1 ano: 20 U/kg/h	TTPA 60 a 85 s Anti-Xa 0,3 a 0,7 U/mℓ
Heparina de baixo peso molecular (enoxaparina)	< 2 meses: 1,5 mg/kg/dose SC 12/12 h > 2 meses: 1 mg/kg/dose SC 12/12 h	Anti-Xa 0,5 a 1 U/mℓ
Antagonistas de vitamina K (varfarina)	Ataque: • 2 meses a 1 ano: 0,2 mg/kg VO • 1 a 5 anos: 0,1 mg/kg VO • 6 a 18 anos: 0,07 mg/kg VO Manutenção conforme RNI	RNI 2 a 3

TTPA: tempo de tromboplastina parcial ativado (deve ser dosado 4 h após a dose de ataque de heparina não fracionada e após cada alteração na dose; ao atingir o nível terapêutico, o controle passa a ser diário); Anti-Xa: antifator X ativado (deve ser dosado 4 h após a 1ª ou 2ª dose de heparina); RNI: razão normalizada internacional. Fonte: Monagle et al., 2012.

de 5 a 10 dias, com heparina não fracionada ou heparina de baixo peso molecular, e uma fase de manutenção, que pode ser feita com heparina de baixo peso molecular ou com antagonista da vitamina K. Vale lembrar que recém-nascidos e lactentes têm concentração plasmática reduzida dos fatores de coagulação dependentes de vitamina K, limitando o uso da varfarina.

Em caso de TEV relacionado com o CVC, o cateter deve ser retirado após 3 a 5 dias do tratamento anticoagulante. Quando é necessário manter o cateter e ele continua patente, recomenda-se profilaxia com heparina de baixo peso molecular até remoção do mesmo.

O uso de terapia trombolítica está associado a alto risco de sangramento, sendo indicado apenas a pacientes com embolia pulmonar grave ou trombose extensa com risco de perda do órgão ou membro. Trombectomia ou embolectomia raramente são indicadas. As Figuras 63.1 a 63.3 apresentam os fluxogramas de tomada de decisão em caso de TEV, TEP e trombose venosa central.

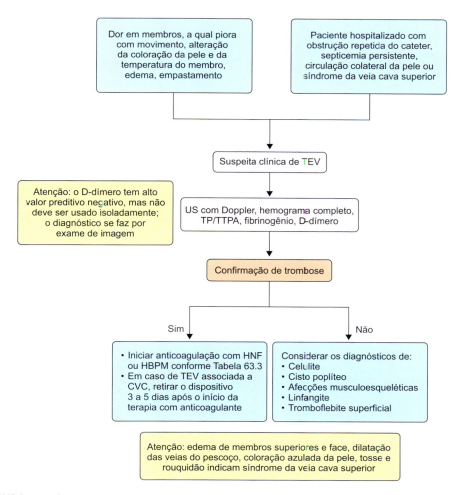

FIGURA 63.1 Fluxograma de abordagem e condução do tromboembolismo venoso (TEV). US: ultrassonografia; TP: tempo de protrombina; TTPA: tempo de tromboplastina parcial ativado; HNF: heparina não fracionada; HBPM: heparina de baixo peso molecular; CVC: cateter venoso central.

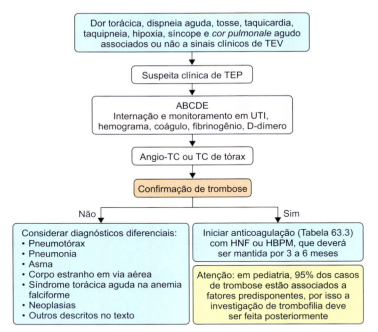

FIGURA 63.2 Fluxograma de abordagem e condução do tromboembolismo pulmonar (TEP). TEV: tromboembolismo venoso; UTI: unidade de terapia intensiva; TC: tomografia computadorizada; HNF: heparina não fracionada; HBPM: heparina de baixo peso molecular.

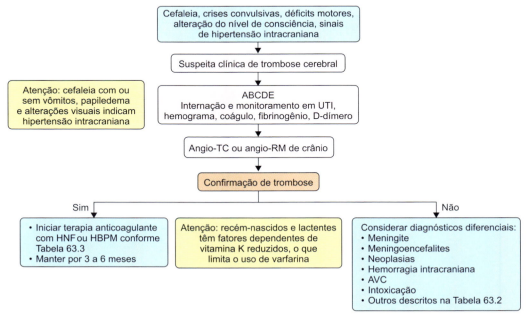

FIGURA 63.3 Fluxograma de abordagem e condução em caso de suspeita de trombose venosa central. UTI: unidade de terapia intensiva; TC: tomografia computadorizada; RM: ressonância magnética; HNF: heparina não fracionada; HBPM: heparina de baixo peso molecular; AVC: acidente vascular cerebral.

BIBLIOGRAFIA

Carneiro JD, Villaça PR, Hoepers AT. Doença tromboembólica e anticoagulação em crianças. In: Loggetto SR, Braga JA, Tone LG (Eds.). Hematologia e hemoterapia pediátrica. Série Atualizações Pediátricas. São Paulo: Atheneu; 2014. pp. 247-59.

Chan AK, Monagle P. Updates in thrombosis in pediatrics: where are we after 20 years? Hematology Am Soc Hematol Educ Program. 2012; 2012:439-43.

Manco-Johnson MJ. How I treat venous thrombosis in children. Blood. 2006; 107(1):21-9.

Monagle P, Chan AK, Goldenberg NA et al. Antithrombotic therapy in neonates and children: antithrombotic therapy and prevention of thrombosis. 9. ed. American College of Chest Physicians Evidence-Based Clinical Practice Guidelines. Chest 2012; 141(Suppl 2):e737S-801S.

64 Neutropenia Febril

Alfio Rossi Junior • Isabela Solera Neves

DEFINIÇÃO

A neutropenia febril é uma condição exclusiva de pacientes oncológicos em quimioterapia que apresentem neutropenia (quantidade de neutrófilos reduzida no sangue) e febre sem identificação de foco infeccioso.

ETIOLOGIA

Devem ser consideradas como possíveis agentes as bactérias gram-positivas e gram-negativas, incluindo *Pseudomonas aeruginosa*. Muito raramente fungos são identificados precocemente como causa de febre em pacientes com neutropenia febril; porém, fungos podem ser os agentes em pacientes com neutropenia prolongada em uso de antibioticoterapia.

QUADRO CLÍNICO | EXAME FÍSICO

Deve ser realizado da cabeça aos pés a fim de identificar sinais e sintomas sugestivos de outro diagnóstico, como pneumonia, alterações perianais e tiflite, entre outros.

EXAMES COMPLEMENTARES

Devem incluir hemograma, proteína C reativa e hemocultura periférica; se o paciente fizer uso de cateter, deve também ser coletada hemocultura de todos os lumens desse dispositivo. É preciso, ainda, coletar urina tipo 1 e urocultura por jato médio ou saco coletor. Radiografia de tórax deve ser solicitada apenas em caso de sintomas respiratórios.

CRITÉRIOS DIAGNÓSTICOS

- Neutropenia: contagem total de neutrófilos periféricos ≤ 500/mm^3 ou < 1.000 com perspectiva de queda nas 48 horas seguintes
- Febre: aferição de temperatura oral ≥ 38,3°C ou temperatura axilar ≥ 38°C ou dois ou mais episódios de temperatura oral ≥ 38°C ou axilar ≥ 37,8°C.

ABORDAGEM E CONDUÇÃO CLÍNICA

Terapia empírica inicial

Antibioticoterapia empírica deve ser prescrita assim que definido o diagnóstico de neutropenia febril, pois essa condição pode estar associada a infecção. O objetivo dessa terapia precoce é reduzir a morbimortalidade associada à neutropenia febril.

Na admissão deve ser iniciado um dos seguintes esquemas:

- Esquema 1 (para todos os pacientes neutropênicos febris, exceto quando houver indicação dos esquemas 2 ou 3): cefepima 50 mg/kg/dose, a cada 8 horas

- Esquema 2 (deve ser usado quando houver evidência de infecção por germes gram-positivos – infecção de pele ou partes moles, evidência de infecção relacionada com o cateter, mucosite grave, lesão perianal ou pneumonia): cefepima 50 mg/kg/dose a cada 8 horas + teicoplanina com dose de ataque de 10 mg/kg/dose de 12 em 12 horas nas primeiras 3 doses, seguidos pela dose de manutenção de 10 mg/kg/dose a cada 24 horas
- Esquema 3 (recomendado a crianças em mau estado geral à admissão, apresentando sinais de sepse franca, instabilidade hemodinâmica, hipotensão e/ou choque): vancomicina 15 mg/kg/dose de 6 em 6 horas + meropeném 120 mg/kg/dia de 8 em 8 horas.

Quando for administrada vancomicina no esquema terapêutico, deve ser coletado nível sérico dessa medicação 1 hora antes da administração da 4ª dose.

A Figura 64.1 apresenta o fluxograma de terapia empírica inicial em caso de neutropenia febril.

▪ Modificações na terapia empírica

Quando houver isolamento de microrganismo nas culturas coletadas, a terapia empírica deve ser modificada de acordo com o perfil de susceptibilidade do agente isolado.

Para pacientes que desenvolverem quadro diarreico e outros sinais de infecção intestinal, deve ser feita pesquisa de toxinas de *Clostridium* nas fezes.

Já em pacientes com febre por mais de 4 a 7 dias, deve-se investigar se há infecção fúngica, sendo necessária a realização de exames laboratoriais e de imagem, como hemograma, proteína C reativa, hemocultura, galactomanana sérica, tomografia computadorizada (TC) de tórax e ultrassonografia de abdome total. Deve-se avaliar se é preciso realizar TC de seios da face. De acordo com o quadro clínico, podem ser necessários exames adicionais como fundo de olho, ecocardiograma, ressonância magnética, lavado broncoalveolar e biopsias. Caso o paciente se mantenha com febre e neutropenia, além de alterações sugestivas de infecção fúngica em um dos exames mencionados, deve ser iniciada terapia antifúngica dirigida para a principal suspeita etiológica. Em pacientes de alto risco para infecção fúngica (leucemia mieloide aguda, leucemia linfoide aguda de alto risco, leucemia aguda recaída, crianças submetidas a transplante de medula óssea, pacientes com neutropenia prolongada e aqueles em uso de altas doses de corticosteroide), deve ser considerada a introdução de terapia antifúngica empírica se o quadro persistir por mais de 96 horas, a despeito dos resultados dos exames.

A Figura 64.2 apresenta as modificações da terapia inicial em caso de neutropenia febril.

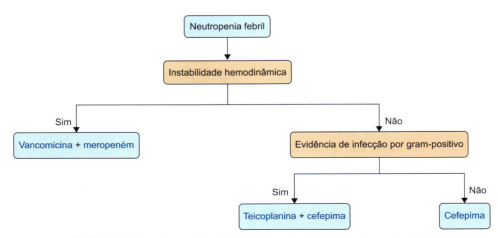

FIGURA 64.1 Terapia empírica inicial para pacientes com neutropenia febril.

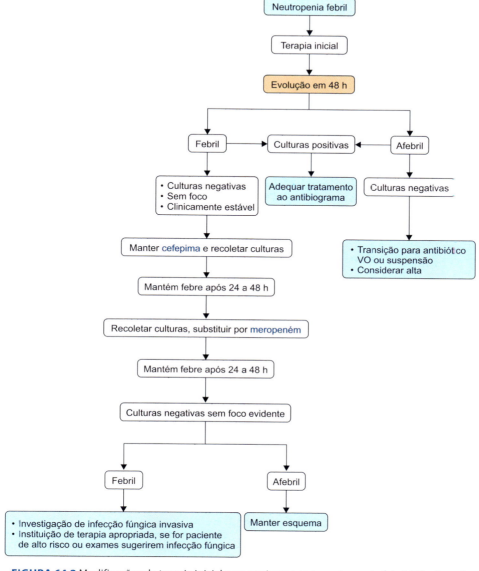

FIGURA 64.2 Modificações da terapia inicial para pacientes com neutropenia febril. VO: via oral.

BIBLIOGRAFIA

Cometta A, Kern WV, De Bock R et al. Vancomycin versus placebo for treating persistent fever in patients with neutropenic cancer receiving piperacillin-tazobactam monotherapy. Clin Infect Dis. 2003; 37(3):382-9.

Corapcioglu F, Sarper N, Zengin E. Monotherapy with piperacillin/tazobactam versus cefepime as empirical therapy for febrile neutropenia in pediatric cancer patients: a randomized comparison. Pediatr Hematol Oncol. 2006; 23(3):177-86.

Freifeld AG, Bow EJ, Sepkowitz KA et al. Clinical practice guideline for the use of antimicrobial agents n neutropenic patients with cancer: 2010 Update by the Infectious Diseases Society of America. Clin Infect Dis. 2011; 52(4):e56-93.

Kim PW, Wu Y, Cooper C et al. Meta-analysis of a possible signal of increased mortality associated with cefepime use. Clin Infect Dis. 2010; 51(4):381-9.

Lehrnbecher T, Robinson P, Fisher B et al. Journal of Clinical Oncology Guideline for the Management of Fever and Neutropenia in Children with Cancer and Hematopoietic Stem-Cell Transplantation Recipients: 2017 Update. J Clin Oncol. 2017; 35(18):2082-94.

Levin AS, Dias MB, Oliveira M et al. Guia de utilização de anti-infecciosos e recomendações para a prevenção de infecções hospitalares. 7. ed. São Paulo: Hospital das Clínicas da Faculdade de Medicina da Universidade de São Paulo; 2018. pp. 155-7.

Paul M, Dickstein Y, Schlesinger A et al. Beta-lactam versus beta-lactam-aminoglycoside combination therapy in cancer patients with neutropenia. Cochrane Database Syst Rev. 2014; 6(6):CD003038.

Sano H, Kobayashi R, Suzuki D et al. A prospective randomized trial comparing piperacillin/tazobactam with meropenem as empirical antibiotic treatment of febrile neutropenic children and adolescents with hematologic and malignant disorders. Pediatr Blood Cancer. 2017; 64(6):e26360.

Santolaya ME, Alvarez AM, Acuña M et al. Efficacy of pre-emptive versus empirical antifungal therapy in children with cancer and high-risk febrile neutropenia: a randomized clinical trial. J Antimicrob Chemother. 2018; 73:2860-6.

Sidi V, Rolides E, Bibashi E et al. Comparison of efficacy and safety of teicoplanin and vancomycin in children with antineoplastic therapy-associated febrile neutropenia and gram-positive bacteremia. J Chemother. 2000; 12(4):326-31.

65 Síndrome de Lise Tumoral

Gabriele Zamperlini Netto

▼ DEFINIÇÃO

Trata-se do conjunto de distúrbios metabólicos relacionados com a lise de células tumorais, que ocorre de modo espontâneo ou imediatamente após o início do tratamento oncológico. Por isso, é importante tentar identificar o quanto antes o risco de síndrome de lise tumoral, a fim de implementar medidas profiláticas e terapêuticas para as alterações metabólicas potencialmente fatais.

▼ ETIOLOGIA

A liberação do conteúdo intracelular das células malignas é o mecanismo responsável pelos distúrbios metabólicos da lise tumoral e suas consequentes manifestações clínicas. Embora possa ocorrer em qualquer tipo de câncer, é mais frequente em:

- Neoplasias com altas taxas de replicação celular, como leucemias e linfomas, especialmente com os linfomas de Burkitt
- Tumores sensíveis (ou quimossensíveis) ao tratamento oncológico
- Associação com grandes volumes ou massas tumorais (p. ex., leucemia linfoide aguda com hiperleucocitose, hepatoesplenomegalia importante etc.).

Além dos fatores diretamente relacionados com a neoplasia, condições coexistentes podem exacerbar os distúrbios metabólicos:

- Desidratação
- Baixo débito urinário
- Hipotensão
- Acidose
- Hiperuricemia e disfunção renal preexistentes.

A Tabela 65.1 apresenta as condições associadas a risco de síndrome de lise tumoral.

▼ QUADRO CLÍNICO | EXAME FÍSICO

As manifestações clínicas, que podem variar de leves a graves, estão relacionadas com os possíveis distúrbios metabólicos:

- Hiperuricemia: náuseas, vômitos, dor abdominal, anorexia, oligúria ou anúria, hematúria, síncope, convulsão
- Hiperpotassemia: alterações eletrocardiográficas, cólica abdominal, cãibras abdominais, náuseas, vômitos, diarreia, anorexia, fraqueza muscular, parestesia, fadiga e irritabilidade
- Hiperfosfatemia: náuseas, vômitos e diarreia, letargia, convulsão, oligúria ou anúria

- Hipocalcemia: cãibras musculares, tetania, convulsão, oligúria ou anúria, hematúria, aumento de intervalo QT corrigido no eletrocardiograma.

EXAMES COMPLEMENTARES

Na suspeita de síndrome de lise tumoral: potássio, fósforo, cálcio iônico, ácido úrico, função renal, gasometria venosa, desidrogenase láctica (DHL) (2 vezes acima do valor de referência).

CRITÉRIOS DIAGNÓSTICOS

Os critérios diagnósticos de síndrome de lise tumoral são apresentados na Tabela 65.2.

ABORDAGEM E CONDUÇÃO CLÍNICA

As medidas de suporte têm como objetivo preservar a função renal, prevenir e tratar manifestações clínicas dos distúrbios eletrolíticos, como arritmias e irritabilidade neuromuscular.

A Figura 65.1 apresenta o fluxograma para tomada de decisão em caso de suspeita de síndrome de lise tumoral. O esquema terapêutico dessa condição engloba:

- Hidratação intravenosa: 2.500 a 3.000 mℓ/m^2/dia – solução isotônica (p. ex., soro fisiológico 0,9%) sem potássio, fósforo ou cálcio
- Tratamento de distúrbios específicos de hiperpotassemia, hiperfosfatemia e hipocalcemia
- Agentes uricolíticos
  - Alopurinol
  - Rasburicase, preferencialmente para pacientes de alto risco para síndrome de lise tumoral
- Manutenção da diurese > 2 mℓ/kg/h (se necessário, deve-se usar furosemida para manter débito urinário)
- Balanço hídrico rigoroso.

TABELA 65.1 Condições associadas a risco de síndrome de lise tumoral.

Alto risco
- Linfoma não Hodgkin Burkitt
- Leucemias linfoblásticas agudas com alta leucometria ou visceromegalia
- Hiperuricemia ao diagnóstico (concentração de ácido úrico ≥ 476 µmol/ℓ ou 8 mg/dℓ)
- Insuficiência renal preexistente ou desidratação
- Desidrogenase láctea elevada

Baixo risco
- Neoplasias não hematológicas
- Neoplasias hematológicas com baixas taxas de replicação celular (p. ex., leucemia mieloide crônica em fase crônica, linfoma de Hodgkin)
- Leucemias com baixa contagem leucocitária ou ausência de grandes massas tumorais ou hepatoesplenomegalia
- Ácido úrico e função renal normais

TABELA 65.2 Definição de Cairo-Bishop para síndrome de lise tumoral laboratorial e clínica.

Laboratorial
Presença de duas ou mais das seguintes alterações nos 3 dias anteriores ou até 7 dias após o início da terapia:
- Ácido úrico: ≥ 476 µmol/ℓ (8 mg/dℓ) ou aumento de 25% do basal
- Potássio: ≥ 6 mmol/ℓ (6 mEq/ℓ) ou aumento de 25% do basal
- Fósforo: ≥ 2,1 mmol/ℓ (6,5 mg/dℓ) ou aumento de 25% do basal
- Cálcio: ≤ 1,75 mmol/ℓ (7 mg/dℓ) ou redução de 25% do basal

Clínica
Alterações laboratoriais associadas a:
- Insuficiência renal aguda (creatinina ≥ 1,5 vez o limite superior da normalidade)
- Arritmia cardíaca aguda ou morte súbita
- Convulsões.

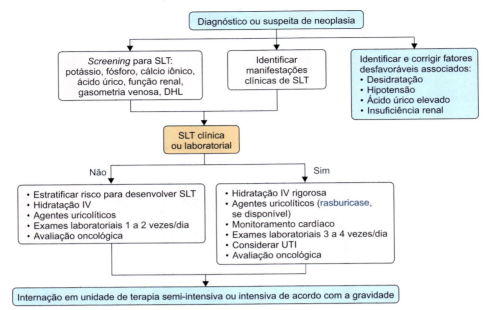

FIGURA 65.1 Sequência de decisões em caso de suspeita de síndrome de lise tumoral (SLT). DHL: desidrogenase láctica; IV: via intravenosa; UTI: unidade de terapia intensiva.

◼ BIBLIOGRAFIA

Cairo MS, Bishop M. Tumour lysis syndrome: new therapeutic strategies and classification. Br J Haematol. 2004; 127:3-11.

Cairo MS, Coiffier B, Reiter A et al.; TLS Expert Panel. Recommendations for the evaluation of risk and prophylaxis of tumour lysis syndrome (TLS) in adults and children with malignant diseases: an expert TLS panel consensus. Br J Haematol. 2010; 149(4):578-86.

Coiffier B, Altman A, Pui CH et al. Guidelines for the management of pediatric and adult tumor lysis syndrome: an evidence-based review. J Clin Oncol. 2008; 26(16):2767-78.

Howard SC, Jones DP, Pui CH. The tumor lysis syndrome. N Engl J Med. 2011; 364:1844-54.

Stephanos K, Picard L. Pediatric oncologic emergencies. Emerg Med Clin North Am. 2018; 36:527-35.

Will A, Tholpouli. The clinical management of tumor lysis syndrome in haematological manignancies. Br J Haematol. 2011; 154:3-13.

66 Síndromes Compressivas

Adriana Pasmanik Eisencraft

◼ DEFINIÇÃO

As síndromes compressivas compreendem um grupo de sinais e sintomas decorrentes da compressão de estruturas nobres por massas tumorais e que podem ameaçar a vida ou causar dano permanente. Na faixa etária pediátrica, a compressão do sistema nervoso central (SNC) e a síndrome do mediastino superior são as mais relevantes.

No SNC, a síndrome compressiva provoca edema cerebral e/ou hidrocefalia aguda, com

CAPÍTULO 66 • Síndromes Compressivas   **283**

risco de herniação cerebral. Na síndrome do mediastino superior, comprime estruturas da região mediastinal (raízes nervosas, veia cava superior e vias aéreas – traqueia e brônquios).

◥ ETIOLOGIA

As principais neoplasias que causam síndromes compressivas na infância e adolescência são:

- Leucemias
- Linfomas
- Tumores do SNC (astrocitoma, meduloblastoma, craniofaringioma, glioma)
- Neuroblastoma
- Retinoblastoma
- Sarcomas de partes moles e tumores ósseos (Ewing, osteossarcoma, tumores neuroectodérmicos primitivos periféricos)
- Tumor de Wilms
- Tumores de células germinativas.

A trombose de veia cava também pode ser secundária a estado pró-trombótico, ao uso de cateteres ou a fibrose vascular pós-radioterapia.

◥ QUADRO CLÍNICO | EXAME FÍSICO

A Tabela 66.1 indica os principais sinais e sintomas informados pelo paciente e também os principais achados de exame físico na síndrome compressiva, de acordo com a estrutura comprometida.

◥ EXAMES COMPLEMENTARES

A Tabela 66.2 sugere os exames mais apropriados na síndrome compressiva, de acordo com a estrutura comprometida.

◥ DIAGNÓSTICO DIFERENCIAL

A Tabela 66.3 sugere os principais diagnósticos diferenciais da síndrome compressiva, de acordo com a estrutura comprometida.

TABELA 66.1 Dados clínicos e de exame físico na síndrome compressiva, de acordo com a estrutura comprometida.

Local de compressão	Sinais e sintomas	Achados de exame físico

Sistema nervoso central (massa tumoral e/ou hidrocefalia) Aparecimento súbito e progressivo, sem causa aparente, que pode piorar com o decúbito horizontal e/ou com manobras de Valsalva	• Cefaleia
	 • Comportamentais
	   ◦ Choro inconsolável
	   ◦ Irritabilidade
	   ◦ Mau desempenho escolar
	   ◦ Sonolência
	 • Convulsão
	 • De pares cranianos
	   ◦ Afasia
	   ◦ Engasgo
	   ◦ Estrabismo adquirido, diplopia, turvamento da visão
	   ◦ Nistagmo
	   ◦ Perda de campo visual
	   ◦ Ptose palpebral
	   ◦ Plenitude dos ouvidos
	 • Motores periféricos
	   ◦ Fadiga
	   ◦ Hemiparesia
	   ◦ Perda de equilíbrio e coordenação
	 • Náuseas e vômito
		• Abaulamento de fontanela, disjunção das suturas ou macrocefalia
		 • Alteração de pares cranianos
		   ◦ Midríase ipsilateral
		   ◦ Papiledema
		   ◦ Reflexo pupilar alentecido
		 • Alterações motoras
		   ◦ Posição de descorticação ou descerebração
		 • Perda ou baixo ganho ponderal
		 • Tríade de Cushing (hipertensão, bradicardia, bradipneia)

(continua)

284 PARTE 7 • Doenças Hematológicas e Oncológicas

TABELA 66.1 (*Continuação*) Dados clínicos e de exame físico na síndrome compressiva, de acordo com a estrutura comprometida.

Local de compressão	Sinais e sintomas	Achados de exame físico

Cordão espinal e raízes nervosas
Aparecimento súbito e progressivo, sem causa aparente, que pode piorar com o decúbito horizontal, flexão do tronco e/ou com manobras de Valsalva
	• Autonômicos
	  ○ Disfunção intestinal
	  ○ Disfunção vesical
	  ○ Síncope
	  ○ Sudorese
	  ○ Taquicardia
	• Motores
	  ○ Alteração da marcha
	  ○ Fadiga progressiva, recusa para andar
	  ○ Fraqueza progressiva
	  ○ Paresia, paralisia
	• Sensoriais
	  ○ Dor nas costas e/ou irradiada
	  ○ Parestesia, anestesia
		• Autonômicos
		  ○ Descontrole pressórico
		• Motores
		  ○ Déficit de força
		  ○ Hiper-reflexia ou arreflexia
		• Sensoriais
		  ○ Anestesia
		  ○ Hiperestesia
		  ○ Hipoestesia

Mediastino superior
 	
• **Veia cava superior**
Aparecimento súbito e progressivo, sem causa aparente
	• Edema, petéquias e pletora ou cianose no segmento superior do tronco e da face (cabeça, pescoço e eventualmente membros superiores, quando a compressão ocorrer abaixo da veia ázigos)
	• Ansiedade
	• Cefaleia
	• Coma
	• Confusão
	• Achados associados à compressão de outras estruturas
	  ○ Disfagia
	  ○ Dor torácica
	  ○ Síncope
	  ○ Tosse
		• Distensão das veias torácicas, circulação colateral evidente
		• Edema de conjuntiva ocular
		• Síndrome de Horner
		• Achados clínicos compatíveis com edema cerebral

• **Traqueia** Aparecimento súbito e progressivo, sem causa aparente	• Ansiedade • Dispneia, ortopneia • Rouquidão, disfonia, estridor • Tosse • Disfagia • Hemoptise	• Posição de cheirar • Batimento de asas nasais • Dispneia, ortopneia • Gemido • Tiragem • Cianose • Sibilância • Disfagia • Hemoptise • Adenomegalia cervical (volumosa, endurada, aderente, coalescente)

ATENÇÃO

Alguns achados clínicos nas síndromes compressivas merecem atenção especial, como a "posição de cheirar", em que a criança inclina o tronco para a frente e projeta o queixo, com hiperextensão do pescoço. Outra manifestação importante é a pletora, com edema acentuado nas regiões facial e cervical.

CAPÍTULO 66 • Síndromes Compressivas   **285**

TABELA 66.2 Exames complementares mais apropriados na síndrome compressiva, de acordo com a estrutura comprometida.

Local de compressão	Exames complementares indicados
Sistema nervoso central	TC sem contraste
	RM com contraste, em caso de TC normal
	Angiorressonância, em caso de TC e RM normais
	Não coletar liquor se não for possível realizar exame de imagem previamente
Cordão espinal e raízes nervosas	RM com contraste
	TC com contraste e, se necessário, RM cerebral com contraste
Mediastino superior	
• Veia cava superior	Ultrassonografia com Doppler de veia cava superior
	TC de tórax com contraste ou venografia
• Traqueia	Traqueobroncoscopia (em caso de insuficiência respiratória que demande via aérea avançada)
	TC de tórax com contraste
	RM

TC: tomografia computadorizada; RM: ressonância magnética.

TABELA 66.3 Diagnósticos diferenciais da síndrome compressiva, de acordo com a estrutura comprometida.

Sistema nervoso central
- Acidente vascular cerebral isquêmico ou hemorrágico
- Distúrbios metabólicos (Na, Ca, glicose, síndrome de secreção inapropriada de hormônio antidiurético)
- Doenças infecciosas (meningite, encefalite, abscesso cerebral)
- Encefalopatia hipertensiva
- Enxaqueca ou cefaleia
- Estado epiléptico não convulsivo
- Hidrocefalia
- Intoxicação exógena
- Síndrome da encefalopatia reversível posterior
- Pseudotumor cerebral
- Traumatismo cranioencefálico
- Vasculite

Cordão espinal e raízes nervosas
- Discite
- Doença metastática
- Espasmo muscular
- Estenose espinal
- Hemangioma
- Hematoma, abscesso epidural
- Irradiação da medula
- Mielite transversa
- Neurofibroma
- Traumatismo raquimedular

Mediastino superior | Veia cava superior
- Bócio tireoidiano
- Cardíacas: cirúrgicas (Glenn, Fontan), marca-passo, aneurisma de aorta
- Doenças infecciosas: fúngicas, abscesso bacteriano, tuberculose
- Higroma cístico
- Trombofilias
- Vasculites: Behçet, granulomatose de Wegener

Mediastino superior | Traqueia
- Anafilaxia
- Angioedema hereditário
- Anormalidades congênitas com agravos agudos (laringomalacia, anel vascular, estenose traqueal)
- Aspiração de corpo estranho
- Bronquiolite, asma
- Causas metabólicas agudas (hipocalcemia)
- Causas neurológicas: disfunção da corda vocal, depressão do tônus orofaríngeo ou laríngeo
- Doenças infecciosas: supraglotite, crupe, traqueíte bacteriana, abscesso peritonsilar ou retrofaríngeo, mononucleose, tuberculose
- Queimadura
- Traumatismo

> **ATENÇÃO**
>
> Os déficits neurológicos de acordo com o nível de compressão medular são apresentados na Tabela 66.4.

ABORDAGEM E CONDUÇÃO CLÍNICA

As Figuras 66.1 a 66.5 apresentam os fluxogramas de tomada de decisão em caso de suspeita de síndrome compressiva, de acordo com a estrutura acometida.

TABELA 66.4 Déficits neurológicos encontrados, de acordo com o nível de compressão medular.

Raiz	Motor	Sensitivo	Reflexo tendinoso profundo (nível e abaixo)
C2-C3	Músculos faciais Apneia	Occipício Cartilagem tireoide	Arreflexia em membros superiores e inferiores
C4-C5	Respiração espontânea	Fossa supraesternal Dorso do pescoço	Arreflexia em membros superiores e inferiores
C5-C6	Movimentos de ombros e cotovelos	–	Reflexo bicipital Reflexo braquirradial
C6-C7	Reflexo do tríceps Reflexo pronador Reflexo peitoral	–	–
C8-T1	Motilidade da mão Reflexo dos dedos	–	–
L2-L3	Flexão do quadril	–	–
L3-L4	Reflexo patelar	–	–
L4-L5	Dorsiflexão do tornozelo	–	–
L5-S1	Flexão do joelho Reflexo do bíceps femoral Reflexo do semitendinoso e semimembranoso Reflexo do músculo tibial posterior	–	–
S1-S2	Flexão plantar do tornozelo Reflexo aquileano	–	–

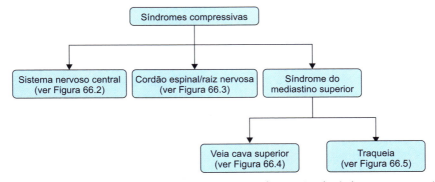

FIGURA 66.1 Fluxograma de tomada de decisão em caso de suspeita de síndromes compressivas.

CAPÍTULO 66 • Síndromes Compressivas

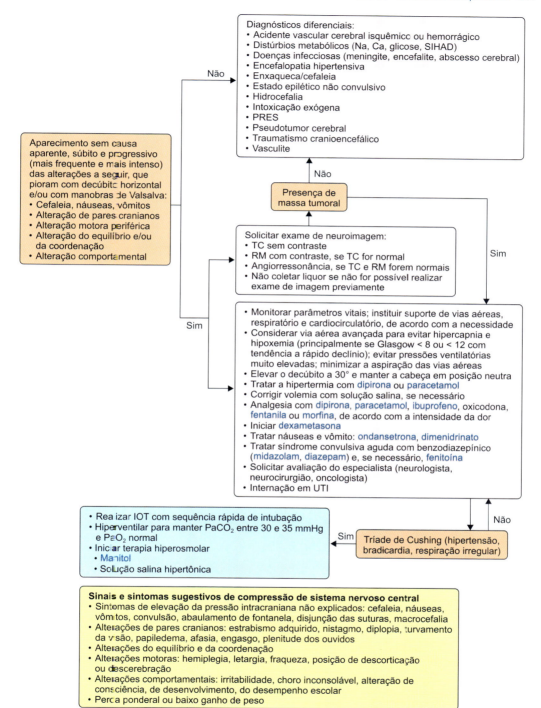

FIGURA 66.2 Fluxograma de tomada de decisão em caso de suspeita de síndrome compressiva de sistema nervoso central. SIHAD: síndrome de secreção inapropriada de hormônio antidiurético; PRES: síndrome da encefalopatia reversível posterior; UTI: unidade de terapia intensiva; IOT: intubação orotraqueal; TC: tomografia computadorizada; RM: ressonância magnética.

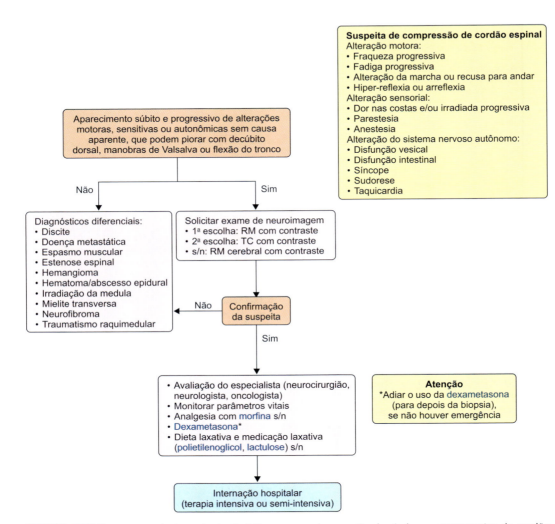

FIGURA 66.3 Fluxograma de tomada de decisão em caso de suspeita de síndrome compressiva de cordão espinal/raiz nervosa. RM: ressonância magnética; TC: tomografia computadorizada; s/n: se necessário.

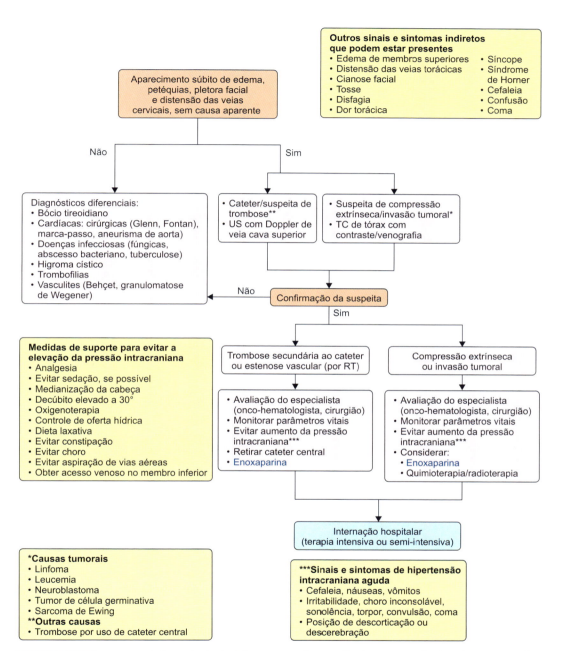

FIGURA 66.4 Fluxograma de tomada de decisão em caso de suspeita de compressão da veia cava superior. US: ultrassonografia; TC: tomografia computadorizada; RT: radioterapia.

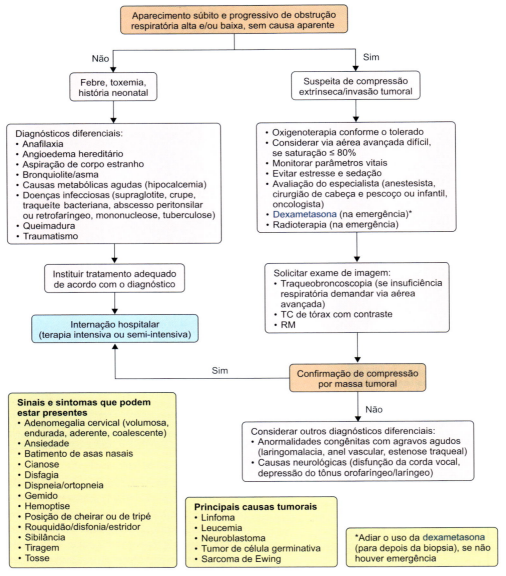

FIGURA 66.5 Fluxograma de tomada de decisão em caso de suspeita de compressão da traqueia. TC: tomografia computadorizada; RM: ressonância magnética.

◣ BIBLIOGRAFIA

Behl D, Hendrickson AW, Moynihan TJ. Oncology emergencies. Crit Care Clin. 2010; 26(1):181-205.

Brophy GM, Human T, Shutter L. Emergency neurological life support: pharmacotherapy. Neurocrit Care. 2015; 23(Suppl 2):S48-68.

Cadena R, Shoykhet M, Ratcliff JJ. Emergency neurological life support: intracranial hypertension and herniation. Neurocrit Care. 2017; 27:S82-8.

Instituto Nacional de Câncer José Alencar Gomes da Silva. Estimativa 2016: incidência de câncer no Brasil. Rio de Janeiro: INCA; 2015.

Khan UA, Shanholtz CB, McCurdy MT. Oncologic mechanical emergencies. Emerg Med Clin N Am. 2014; 32:495-508.

Kostaras X, Cusano F, Kline GA et al. Use of dexamethasone in patients with high-grade glioma: a clinical practice guideline. Curr Oncol. 2014; 21(3):e493-503.

Lalefar H, Raphael R. Thrombotic disorders. In: Feusner JA, Hastings CA, Agrawal AK. Supportive care in pediatric oncology: a practical evidence-based approach. New York: Springer; 2015. pp. 125-36.

Lewis MA, Hendrickson AW, Moynihan TJ. Oncologic emergencies: pathophysiology, presentation, diagnosis, and treatment. CA Cancer J Clin. 2011; 61:287-314.

Michlitsch J. Cardiopulmonary emergencies. In: Feusner JA, Hastings CA, Agrawal AK. Supportive care in pediatric oncology: a practical evidence-based approach. New York: Springer; 2015. pp. 59-69.

Pitfield AF, Carroll AB, Kissoon N. Emergency management of increased intracranial pressure. Pediatr Emerg Care. 2012; 28(2):200-4.

Prusakowski MK, Cannone D. Pediatric oncologic emergencies. Emerg Med Clin N Am. 2014; 32:527-48.

Reis RS, Santos MO, Thuler LCS. Incidência de tumores pediátricos no Brasil. Rev Bras Cancerol. 2007; 53(1):5-15.

Sabnis A, Finlay JL, Mueller S. Neurologic emergencies. In: Feusner JA, Hastings CA, Agrawal AK. Supportive care in pediatric oncology: a practical evidence-based approach New York: Springer; 2015. pp. 71-96.

PARTE

8

Doenças Neurológicas

67 Cefaleia, *294*

68 Meningites e Encefalites, *299*

69 Crise Convulsiva, Estado de Mal Epiléptico e Crise Febril, *304*

70 Síncope, *313*

71 Coma, *315*

72 Ataxia Aguda, *317*

73 Déficit Motor de Instalação Aguda, *320*

74 Hipertensão Intracraniana e Herniações, *328*

75 Hidrocefalia, *332*

67 Cefaleia

Carlos Augusto Takeuchi

◥ DEFINIÇÃO

A classificação das cefaleias foi revista em 2004, pela International Headache Society (IHS), estipulando três grandes subgrupos de cefaleias:

- Primárias: enxaqueca, cefaleia tensional, cefaleia em salva, entre outras
- Secundárias: atribuídas a traumatismo craniano ou cervical, distúrbios vasculares cranianos ou cervicais, distúrbio intracraniano não vascular. Relacionadas com uso de determinados fármacos ou com sua suspensão, com infecção, com distúrbios de homeostase e dores cranianas ou faciais atribuídas a distúrbios de estruturas de crânio, pescoço, olhos, orelhas, nariz, seios da face, dentes ou boca, e com distúrbios psiquiátricos
- Neuralgias cranianas: causas centrais de dor facial e outras cefaleias.

Essa classificação foi extensamente revista ao longo dos anos e cada subtipo requer uma série de critérios diagnósticos detalhados no documento da IHS.

Dentre as cefaleias primárias, a mais prevalente é a enxaqueca, seguida pela cefaleia tensional, sendo bastante rara a cefaleia em salvas. Mais adiante, neste capítulo, serão descritos os critérios diagnósticos das formas mais comuns de enxaqueca e cefaleia tensional.

É imperativo, portanto, que o pediatra seja capaz de avaliar, investigar, e tratar as crianças, tanto na emergência quanto nos serviços ambulatoriais. Este capítulo abordará algumas das cefaleias primárias mais comuns, suas características e seu manejo, além de fornecer subsídios para o pediatra reconhecer situações nas quais possa ser necessário um encaminhamento mais urgente ou a realização de exames de imagem. Será feita uma abordagem geral, inicialmente ambulatorial e, em um segundo momento, será dada ênfase aos aspectos nas unidades de emergência.

◥ QUADRO CLÍNICO | EXAME FÍSICO

Como em qualquer abordagem médica, a anamnese e o exame físico podem fornecer dados importantes para uma hipótese diagnóstica, a fim de se estabelecer um tratamento adequado. Sempre que possível, as informações devem ser obtidas da própria criança, sendo complementadas e confirmadas pelos acompanhantes.

Deve-se sempre explorar sinais de hipertensão intracraniana, infecção ou sintomatologia progressiva. É preciso definir quando a cefaleia começou. A piora recente é preocupante, e a continuidade da dor ao longo de muito tempo não deve ser atribuída a uma lesão expansiva. Vale lembrar que cefaleias de início recente podem ser atribuídas a fatores locais como infecções virais, dentárias ou otites.

A seguir são listadas as perguntas a serem feitas à família, e muitas delas devem ser dirigidas à criança.

- Como a dor se iniciou? Pós-traumatismo? Após evento estressante?
- Qual o padrão? Existe um período livre de dor? Ou ela vem em um crescente progressivo?
- Qual a frequência da dor? Ocasional ou muito frequente?
- Quanto tempo a cefaleia dura?
- A dor ocorre em alguma circunstância peculiar ou em determinado momento do dia? (A cefaleia noturna está associada à hipertensão intracraniana. Jejum, fadiga, odores, mudanças climáticas e de temperatura podem facilitar o aparecimento de alguns tipos de cefaleia)
- Existe algum fenômeno premonitório ou prodrômico? A criança fica pálida ou com olheiras durante a dor?

- Onde é a dor? (Boa parte dos pacientes aponta a região frontal como a responsável. Atenção especial deve ser dada às cefaleias occipitais e unilaterais)
- A dor se parece com o quê?
- Existem sinais e sintomas associados? Náuseas, foto ou fonofobia, vômito? (Algumas formas de enxaqueca são acompanhadas de tonturas e outros distúrbios visuais. Quando a pergunta for dirigida à criança, especialmente nas de pouca idade, é válido perguntar se a luz incomoda ou mesmo apagar as luzes do consultório e perguntar se ela se sente melhor assim, ou elevar o tom de voz e alternar com falas em tons mais baixos)
- O que você faz quando está com dor? Procura jogar videogame ou fica em um quarto escuro e silencioso?
- Consigo saber que você está com dor apenas se eu olhar para você?
- Quais são os fatores de melhora e piora?
- Existem outros sintomas como esquecimento, piora do rendimento escolar, distúrbio de sono, dificuldade de concentração?
- Existem outros problemas de saúde?
- Faz uso de medicações? (Devem-se excluir cefaleia de rebote, efeitos colaterais de uso de contraceptivos orais, vitamina A, tetraciclina e corticosteroides)
- Existe história familiar de cefaleia?
- Você supõe o que pode estar causando a dor de cabeça?

Deve-se realizar exame físico detalhado com: aferição de dados vitais para afastar hipertensão arterial; perímetro cefálico na busca de macrocrania e, eventualmente, de hidrocefalia; exame da articulação temporomandibular; e palpação dos seios da face e musculatura do pescoço. O exame da pele deve investigar estigmas de doenças neurocutâneas, visto que a neurofibromatose tipo 1 pode ser concomitante a cefaleias. O exame oftalmológico deve ser feito para excluir papiledema, e não para afastar problemas de acuidade visual, mais facilmente percebidos pelos pais e demais cuidadores. Os achados mais importantes sugestivos de patologia intracraniana são: papiledema, déficit motor, confusão mental ou perda de consciência.

Na unidade de emergência

As obrigações do socorrista são aliviar a dor e assegurar que não haja nenhuma causa subjacente que possa colocar em risco a vida do paciente ou que possa causar dano a ele. Como a maioria dos pacientes é liberada para casa, é necessário um planejamento para o acompanhamento ambulatorial e para a educação do paciente. No entanto, todas as situações que necessitam de intervenção mais urgente e que podem apresentar má evolução são decorrentes de cefaleias secundárias.

O socorrista deve ter muito cuidado para não deixar de diagnosticar uma dessas condições e liberar o paciente sem o diagnóstico adequado. Alguns dados obtidos na história podem servir como base para se solicitarem exames de imagem, como: cefaleia com menos de 1 mês de duração (quando há maior risco de lesão cirúrgica); ausência de familiares com antecedente de enxaqueca; e ocorrência de crises convulsivas de início recente.

A condição que não pode ser ignorada na unidade de emergência é a cefaleia causada por hipertensão intracraniana. Essa condição é acompanhada por vômitos matinais, distúrbio visual progressivo, diplopia, crises epilépticas, *tinnitus*, piora com atividade física ou manobra de Valsalva, declínio cognitivo e distúrbio de comportamento. O exame físico nessa condição deve visar à procura por papiledema, alteração de nervos cranianos e déficit focal com anormalidades de marcha.

Enxaqueca hemiplégica pode mimetizar acidente vascular, assim como a *thunderclap headache* (trovoada) pode mimetizar uma hemorragia subaracnoide.

Algumas armadilhas semiológicas podem levar a erros de interpretação. A resposta à analgesia, por exemplo, nem sempre é suficiente para se diferenciar uma cefaleia primária das secundárias. Condições como dissecção de carótidas, exposição a monóxido de carbono, tumores, meningites, trombose de seio podem responder a analgésicos comuns como paracetamol.

Atribuir a cefaleia à hipertensão arterial sem outros sinais, como alteração de nível de consciência, pode levar a uso de anti-hipertensivos e consequente queda abrupta da pressão arterial e possível isquemia em sistema nervoso central cetorolaco. Di-hidroergotamina nasal já foi adotada, mas não há fundamentação teórica para o seu uso. Dipirona, por sua vez, não é regulamentada para uso em outros países, especialmente nos EUA.

Como as náuseas e o vômito fazem parte do quadro clínico de muitas formas de cefaleia, especialmente da enxaqueca, não se pode esquecer das medicações antieméticas e da sonolência como efeito colateral (pois o sono ajuda a melhorar o quadro doloroso). Caso o paciente não tolere os efeitos sedativos dos antieméticos, a ondansetrona pode ser uma boa alternativa.

A outra face do tratamento é a profilaxia das crises dolorosas. Os objetivos desse tratamento são:

- Reduzir a frequência, gravidade e duração da dor
- Melhorar a resposta ao tratamento agudo
- Melhorar a qualidade de vida
- Diminuir a incapacidade
- Melhorar a função do paciente.

Devem ser feitas as seguintes perguntas: quais os efeitos na frequência ou na gravidade da dor? Qual a tolerabilidade das medicações em crianças e adolescentes? Qual a eficácia e tolerabilidade dos profiláticos frente ao placebo?

As medicações usadas como profiláticos pertencem a diversas classes, como anti-hipertensivos, antidepressivos, antiepilépticos e bloqueadores de canais de cálcio.

Dentre os anti-hipertensivos, há resultados conflitantes entre a eficácia do propranolol, além de seus efeitos colaterais em crianças que possam apresentar broncospasmo. Quanto à clonidina, não houve diferença entre o grupo placebo e o que recebeu medicação.

Os antidepressivos são muito empregados, apesar de haver poucos estudos controlados que validem esse uso. São usados a amitriptilina, o pizotifeno e a fluoxetina. Um estudo pediátrico demonstrou não haver diferença significativa entre a fluoxetina e o placebo no tratamento da cefaleia crônica diária.

Os anticonvulsivantes são muito usados na profilaxia da enxaqueca, pois a fisiopatologia dessa doença envolve a iniciação neuronal primária seguida pela depressão alastrante cortical. São usados: divalproato, topiramato e levetiracetam, cuja eficácia na melhora da frequência da dor é comprovada por diversos estudos. De todo modo, deve-se prestar atenção especial aos efeitos adversos do divalproato, especialmente no sexo feminino.

Finalmente, os bloqueadores de canais de cálcio podem ser usados como profiláticos e, desses, a flunarizina tem eficácia comprovada em estudos duplos-cegos controlados com placebo.

A Figura 67.1 apresenta o fluxograma para tomada de decisão em caso de cefaleia.

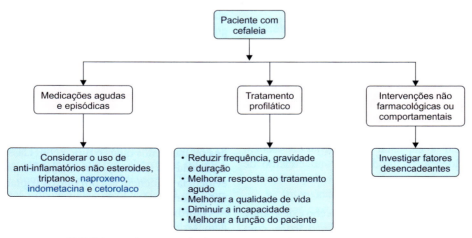

FIGURA 67.1 Sequência de decisões em caso de paciente com cefaleia.

BIBLIOGRAFIA

Arruda MA, Guidetti V, Galli F et al. Frequent headaches in the preadolescent pediatric population: a population-based study. Neurology. 2010; 74(11):903-8.

Brna PM, Dooley JM. Headaches in the pediatric population. Semin Pediatr Neurol. 2006; 13:222-30.

Gherpelli JLD, Esposito SB. A prospective randomized double blind placebo controlled crossover study if fluoxetine efficacy in the prophylaxis of chronic daily headache in children and adolescents. Arq Neuropsiq. 2005; 63(3-A):559-63.

Hamalainen MJ. Migraine in children and adolescents a guide to drug treatment. CNS Drugs. 2006; 20: 813-20.

Headache Classification Subcommittee of the International Headache Society. The International Classification of Headache Disorders: 2nd edition. Cephalalgia. 2004; 24(Suppl 1):9-160.

Hershey AD. Current approaches to the diagnosis and management of paediatric migraine. Lancet Neurol. 2010; 9:190-204.

Lewis KS. Pediatric headache. Semin Pediatr Neurol. 2010; 17:224-9.

Lewis DW, Ashwal S, Dahl G et al.; Quality Standards Subcommittee of the American Academy of Neurology; Practice Committee of the Child Neurology Society. Practice parameter: evaluation of children and adolescents with recurrent headaches: report of the Quality Standards Subcommittee of the American Academy of Neurology and the Practice Committee of the Child Neurology Society. Neurology. 2002; 59:490-8.

Lewis D, Ashwal S, Hershey A et al.; American Academy of Neurology Quality Standards Subcommittee; Practice Committee of the Child Neurology Society. Practice parameter: pharmacological treatment of migraine headache in children and adolescents: report of the American Academy of Neurology Quality Standards Subcommittee and the Practice Committee of the Child Neurology Society. Neurology. 2004; 63(12):2215-24.

Mack KJ. Episodic and chronic migraine in children. Seminar Neurol. 2006; 26:223-31.

Swadron SP. Pitfalls in the management of headache in the emergency department. Emerg Med Clin N Am. 2010; 28:127-47.

Yonker M. Secondary headaches in children and adolescents: what not to miss. Curr Neurol Neurosci Rep. 2018; 18:61.

68 Meningites e Encefalites
Heloisa Helena de Sousa Marques

DEFINIÇÃO

A meningite é uma inflamação das leptomeninges (aracnoide e pia-máter) que envolvem o cérebro e a medula espinal. As infecções virais são responsáveis pela maioria dos casos, seguidas por bactérias, fungos e parasitas. A encefalite é uma inflamação do tecido cerebral, geralmente causada por invasão direta de vírus, fungos ou parasitas. Pode ter outras causas não relacionadas com a invasão direta, como: encefalomielite aguda disseminada, cerebrite por lúpus, síndromes paraneoplásicas etc. Tanto a meningite quanto a encefalite podem ter curso agudo ou crônico.

ETIOLOGIA

Na Tabela 68.1 estão listadas as principais bactérias causadoras de meningite bacteriana segundo idade e fatores de risco, e na Tabela 68.2, as possíveis infecções virais.

QUADRO CLÍNICO | EXAME FÍSICO

Na meningite, o início pode ser insidioso ou abrupto, com febre, mal-estar, cefaleia. As manifestações variam desde inespecíficas, até sinais objetivos de irritação meníngea como rigidez de nuca, sinais de Kernig e de Brudzinski. No período neonatal e no lactente jovem, os sinais de inflamação das meninges podem ser mínimos; mais frequente é o relato de irritabilidade, hipotonia e de diminuição da aceitação da alimentação. Em quadros instalados podem ser observados abaulamento de fontanela, diáteses de suturas e presença de papiledema. A

300 PARTE 8 • Doenças Neurológicas

TABELA 68.1 Patógenos prováveis para meningite bacteriana segundo idade e fatores de risco.

Idade e fatores de risco	Patógenos prováveis
< 1 mês	*Streptococcus agalactiae*, *Escherichia coli* e outros bacilos gram-negativos, *Listeria monocytogenes* (patógenos neonatais)
1 a 3 meses	Patógenos neonatais, *Streptococcus pneumoniae*, *Neisseria meningitidis*, *Haemophilus influenzae*
> 3 meses a 5 anos	*S. pneumoniae*, *N. meningitidis*, *H. influenzae*
6 a 21 anos	*S. pneumoniae*, *N. meningitidis*
Barreira hematoliquórica alterada, implante coclear, síndrome nefrótica	*S. pneumoniae*
Deficiências de complemento	*S. pneumoniae*, *N. meningitidis*
Asplênia, doença falciforme	*S. pneumoniae*, *N. meningitidis*, *Salmonella*
Pós-traumatismo	*S. pneumoniae*, *H. influenzae*
Após neurocirurgia e derivação ventriculoperitoneal	*Staphylococcus* coagulase-negativo, *Staphylococcus aureus*, bacilo gram-negativo aeróbio (p. ex., *Pseudomonas aeruginosa*)
Meningomielocele, cisto dermoide	*Staphylococcus*, bactérias entéricas gram-negativas

TABELA 68.2 Vírus causadores de meningoencefalites agudas.

Mais frequentes	Menos comuns
• Enterovírus (Coxsackie, vírus ECHO e enterovírus humanos 68 e 71) • Herpes-vírus simples • Vírus da varicela-zóster • Vírus Epstein-Barr	• Herpes-vírus humano 6 • Citomegalovírus • Vírus da caxumba

encefalite inicia-se com sintomas gerais, cefaleia, seguidos por perda da memória recente, distúrbio de comportamento e alteração do nível de consciência. No quadro instalado podem suceder convulsão, hemiparesia, afasia, coma.

◤ EXAMES COMPLEMENTARES

O principal exame é a análise do líquido cefalorraquidiano (LCR), ou liquor, que deve ser indicado sempre que houver suspeita clínica de meningite e antes da primeira dose do antibiótico. Entretanto, existem casos em que há necessidade de se realizar imagem do sistema nervoso central (SNC), ressonância magnética ou tomografia computadorizada do crânio previamente à coleta do LCR para avaliar risco de

hipertensão craniana e potencial complicação no momento da coleta. São eles:

- Papiledema e/ou sinal ou déficit neurológico focal
- Hipertensão arterial com bradicardia
- Traumatismo de crânio recente
- Síndrome convulsiva atual de difícil controle
- Paciente imunossuprimido (avaliar caso a caso).

Nestes casos, o antibiótico deve ser administrado logo após a coleta de hemoculturas. Se a coleta do LCR for posterior ao início do tratamento, a identificação do agente pela cultura, com exceção do meningococo, ainda pode ser positiva, mesmo várias horas depois, embora prejudicada. Os achados do LCR que auxiliam na definição de conduta estão listados na Tabela 68.3.

Outros exames indicados são: hemograma completo, dosagem de glicose sérica (para se analisar a relação glicemia/glicorraquia), eletrólitos, creatinina, ureia, coagulograma e hemoculturas, e outras culturas, sempre que indicado.

◤ CRITÉRIOS DIAGNÓSTICOS

Como as infecções do SNC podem ter manifestações clínicas indistinguíveis, independentemente

TABELA 68.3 Achados no líquido cefalorraquidiano (LCR) em crianças com afecções no sistema nervoso central.

	Bacterianas	Virais	Tuberculosas	Fúngicas	ADEM
Leucócitos/mm³	> 1.000	< 1.000	150 a 750	10 a 500	0 a 50, ou sem elevação
Diferencial dos leucócitos	Predomínio de neutrófilos	Predomínio de linfócitos	Predomínio de linfócitos; podem ser 50% neutrófilos e 50% linfócitos	No início, neutrófilos; em seguida, predomínio de linfócitos	Linfócitos
Glicose	Diminuída (< 30 mg/100 mℓ)	Normal ou levemente diminuída	Diminuída	Diminuída	Normal
Proteínas	Aumentadas (> 100 a 150 mg/dℓ)	Normais ou levemente aumentadas	Bastante elevadas (> 100 mg/dℓ)	Normais ou levemente aumentadas	15 a 75 mg/dℓ
Bacterioscopia direta	Positiva em mais de 85% dos casos	Negativa	Ziehl-Neelsen positivo em 30% dos casos	Tinta da China positiva, se criptococo	Negativa
Cultura ou outro aspecto relevante	Positiva, PCR para pneumococo, hemófilo e meningococo	PCR para enterovírus, herpes, EBV, CMV (há *kits* multiplex)	Isolamento de bacilo de Koch	PCR, cultura, sorologias	Índice IgG LCR/sangue alterado, bandas oligoclonais

ADEM: encefalopatia disseminada aguda; PCR: reação da cadeia de polimerase; EBV: vírus Epstein-Barr; CMV: citomegalovírus; IgG: imunoglobulina G.

da etiologia, a sua definição depende de exames, em especial da análise do LCR e de exame de imagem do SNC, para algumas dessas condições.

ABORDAGEM E CONDUÇÃO CLÍNICA

É uma emergência clínica e o tratamento deve ser instituído rapidamente, pois a demora pode implicar sequelas ou óbito. Um roteiro sugerido para o manejo de pacientes com essa suspeita é apresentado na Figura 68.1.

A escolha do antimicrobiano depende da idade da criança e de uma doença eventualmente subjacente. Os fármacos devem ser bactericidas e ter boa penetração no LCR. Na Tabela 68.4 está a definição da escolha empírica do antibiótico segundo idade e algumas situações específicas.

Recomenda-se terapia adjunta com dexametasona, na dose de 0,15 mg/kg por dose a cada 6 horas por 2 dias, iniciando junto com o antibiótico ou até no máximo 1 hora depois.

Como regra, não há tratamento específico para as meningites virais, e os casos de encefalite grave causada pelos herpes-vírus simples, pelos citomegalovírus e pelo varicela-zóster têm indicação de intervenção. Caso a encefalite possa ser causada pelo vírus da influenza, o uso de oseltamivir está indicado.

O diagnóstico etiológico pode ser complicado. Atualmente já estão disponíveis métodos diagnósticos com boa sensibilidade e especificidade; porém, quando não há disponibilidade desses exames, deve-se instituir tratamento empírico para o herpes-vírus simples, uma vez que é o agente mais comum, para o qual há tratamento (Tabela 68.5).

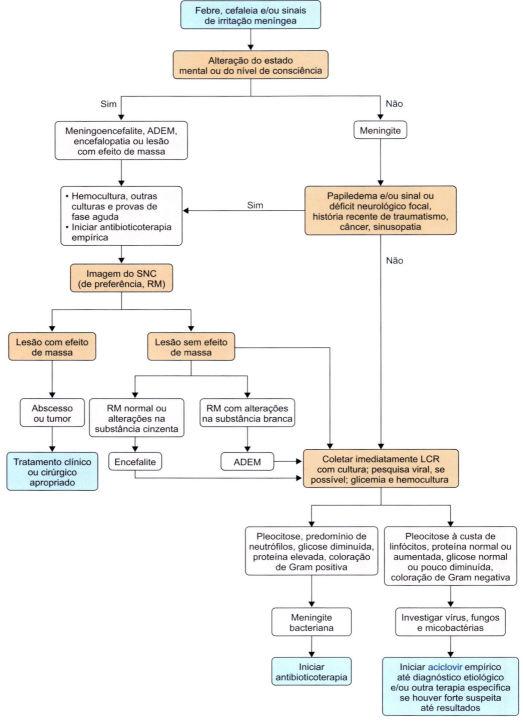

FIGURA 68.1 Abordagem ao paciente com suspeita de infecção no sistema nervoso central (SNC). ADEM: encefalomielite aguda disseminada; RM: ressonância magnética; LCR: líquido cefalorraquidiano.

CAPÍTULO 68 • Meningites e Encefalites   303

TABELA 68.4 Escolha empírica do antibiótico nas meningites bacterianas.

Idade	Patógenos comuns	Antimicrobianos
< 1 mês	Streptococcus agalactiae, Escherichia coli, Listeria monocytogenes, Klebsiella sop.	Ampicilina + cefotaxima; OU ampicilina + um aminoglicosídio
1 a 3 meses	S. agalactiae, E. coli, L. monocytogenes, Klebsiella spp. Depois de 1 mês também considerar os patógenos mais comuns em outras faixas etárias, como pneumococo, meningococo e hemófilo	Ampicilina + cefotaxima ou ceftriaxona; OU ampicilina + um aminoglicosídio
> 3 a 23 meses	Streptococcus pneumoniae, Neisseria meningitidis, S. agalactiae, Haemophilus influenzae, E. coli	Cefalosporina de terceira geração e vancomicina*
2 a 18 anos	N. meningitidis, S. pneumoniae	Penicilina, ampicilina, cefalosporina de terceira geração, vancomicina*

Fatores predisponentes	Patógenos comuns	Antimicrobianos
Fratura basilar	S. pneumoniae, Haemophilus influenzae, estreptococo grupo A	Cefalosporina de terceira geração, vancomicina*
Traumatismo penetrante ou pós-neurocirurgia	Staphylococcus aureus, estafilococo coagulase-negativo, bacilos aeróbios gram-negativos (incluindo Pseudomonas aeruginosa)	Vancomicina + cefepima ou ceftazidima ou meropeném
Shunt ventriculoperitoneal infectado	S. epidermidis, S. aureus, Enterobacteriaceae, Propionibacterium acnes, outros germes hospitalares	Vancomicina + cefepima
Imunocomprometidos	S. pneumoniae, N. meningitidis, L. monocytogenes, bacilos gram-negativos aeróbios (incluindo P. aeruginosa)	Meropeném, OU ampicilina + cefepima + vancomicina*

*Considerar somente em regiões onde o pneumococo tenha elevado grau de resistência à penicilina.

TABELA 68.5 Tratamento da encefalite causada por herpes-vírus.

Agente	Fármaco	Dose
Herpes-vírus simples	Aciclovir	Recém-nascidos: 60 mg/kg/dia IV divididos de 8/8 h por 21 dias Crianças de 3 meses a 11 anos: 30 a 45 mg/kg/dia IV divididos de 8/8 h por 14 a 21 dias; ficar atento para possível disfunção renal Crianças ≥ 12 anos de idade: 30 mg/kg/dia IV divididos de 8/8 h por 14 a 21 dias
Varicela-zóster	Aciclovir	30 mg/kg/dia IV divididos de 8/8 h por 10 a 14 dias
Citomegalovírus	Ganciclovir	10 mg/kg/dia em duas aplicações IV por 14 a 21 dias (terapia supressora por tempo indeterminado nos imunocomprometidos)

IV: via intravenosa.

◥ BIBLIOGRAFIA

American Academy of Pediatrics. Red Book: 2015 Report of the Committee on Infectious Diseases. 30. ed. Elk Grove Village, IL: American Academy of Pediatrics; 2015.

Bradley JS, Nelson JD. Nelson's pediatric antimicrobial therapy. 20. ed. Elk Grove Village, IL: American Academy Pediatrics; 2014.

Finberg RW, Moellering RC, Tally FP et al. The importance of bactericidal drugs: future directions in infectious disease. Clin Infect Dis. 2004; 39(9):1314-20.

Garcia CG, McCracken GH Jr. Acute bacterial meningitis beyond the neonatal period. In: Long: principle and practice of pediatric infectious diseases. 3. ed. Philadelphia: Elsevier; 2012. pp. 272-9.

Kim KS. Acute bacterial meningitis in infants and children. Lancet Infect Dis. 2010; 10:32-42.

Kim KS. Bacterial meningitis beyond the neonatal period. In: Feign & Cherry textbook of pediatric infectious diseases. 7. ed. Philadelphia: Elsevier; 2014. pp. 425-61.

Kneen R, Michael E, Menson E et al.; National Encephalitis Guidelines Development and Stakeholder Groups. Management of suspected viral encephalitis in children – Association of British Neurologists and British Paediatric Allergy, Immunology and Infection Group national guidelines. J Infect. 2012; 64(5):449-77.

McMillan JA, Lee CKK, Sibeery GK et al. The Harriet Lane handbook of pediatric antimicrobial therapy. 2. ed. Philadelphia: Elsevier; 2014.

69 Crise Convulsiva, Estado de Mal Epiléptico e Crise Febril

Danielle Patriota de Oliveira

Crise Convulsiva

◤ DEFINIÇÃO

Segundo a International League Against Epilepsy (ILAE), crise convulsiva é uma crise epiléptica com manifestação motora. Crise epiléptica, por sua vez, é uma descarga neuronal anormal, que pode ocorrer espontaneamente ou ser provocada por eventos externos, como febre, infecções, distúrbios hidreletrolíticos, traumatismos, erros inatos do metabolismo, intoxicações.

Por fim, epilepsia é definida por:

- Duas ou mais crises epilépticas, não provocadas, em um intervalo maior que 24 horas (sem lesão cerebral aguda ou doença concomitante)
- Uma crise não provocada (ou reflexa) e probabilidade de crises subsequentes semelhante ao risco geral de recorrência (pelo menos de 60%) após duas crises não provocadas, ocorrendo nos próximos 10 anos
- Diagnóstico de uma síndrome epiléptica (p. ex., síndrome de West).

◤ QUADRO CLÍNICO | EXAME FÍSICO

Depende da área cerebral acometida, com diferentes apresentações clínicas. A ILAE estabeleceu uma terminologia internacional, a fim de uniformizar a classificação operacional das crises (Figura 69.1) e das epilepsias (Figura 69.2).

◤ EXAMES COMPLEMENTARES

A coleta de exames laboratoriais (eletrólitos, hematologia e bioquímica) depende da história e da apresentação clínica do paciente.

Deve-se sempre encorajar a dosagem do nível sérico dos fármacos antiepilépticos em uso; é preciso estar atento a suspeita de intoxicação ou uso abusivo de substâncias depressoras do sistema nervoso central (SNC).

A punção de líquido cefalorraquidiano (LCR) pode ajudar na suspeita de infecções, hemorragias subaracnóideas ou quadros desmielinizantes.

O exame de eletroencefalograma pode ajudar no diagnóstico diferencial das crises e torna-se essencial no manejo dos fármacos antiepilépticos, especialmente nos casos de estado de mal epiléptico (convulsivo ou não convulsivo).

Exame de neuroimagem está indicado a todo paciente com crise convulsiva, principalmente tratando-se de primeiro evento. No entanto, recomendam-se estabilização clínica e investigação secundária.

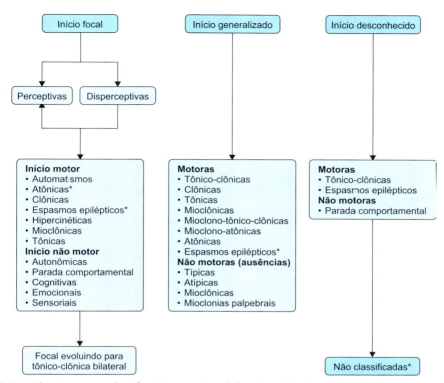

FIGURA 69.1 Algoritmo para classificação operacional dos tipos de crises segundo a International League Against Epilepsy (ILAE, 2017), versão expandida. *Em crises de espasmos e crises atônicas não se especifica a percepção (preservação da consciência); há situações em que pode ser impossível classificar uma crise epiléptica, tanto por informações incompletas quanto pela natureza incomum da crise; nesse caso, deve ser chamada de crise não classificada.

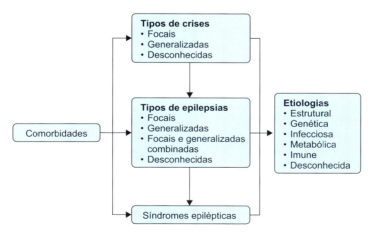

FIGURA 69.2 Algoritmo para classificação das crises, epilepsias e síndromes epilépticas, segundo a International League Against Epilepsy (ILAE, 2017). O eixo das comorbidades e etiologias envolve todos os três níveis do algoritmo (tipos de crises, tipos de epilepsia e síndromes epilépticas). São exemplos de comorbidades: problemas de aprendizado, psicossociais e comportamentais, além do espectro autista. Nem sempre é possível determinar a etiologia dos casos de epilepsia; nesse caso, é considerada desconhecida.

DIAGNÓSTICO DIFERENCIAL

- Outras atividades paroxísticas:
  - Manifestação em recém-nascidos (fisiológica – reflexo de Moro, hipoglicemia, hipocalcemia, hiperexcitabilidade)
  - Apneia (especialmente em recém-nascidos)
  - BRUE (evento breve, resolvido e inexplicável, do inglês *brief resolved unexplained event*), anteriormente conhecido como ALTE (*apparent life-threatening event*)
  - Crises psicogênicas (pseudocrises epilépticas)
  - Masturbação infantil
  - Síncope
  - Síndrome de morte súbita infantil
  - Síndrome de Sandifer
  - *Spasmus nutans*
  - Vômito cíclico
- Distúrbios de movimentos paroxísticos:
  - Ataxia paroxística (com ou sem reação à acetazolamida)
  - Desvio tônico paroxístico benigno dos olhos
  - Distonia com variação diurna (síndrome de Segawa)
  - Distonia-coreia cinesigênica e não cinesigênica paroxística
  - Estereotipias
  - Hiperecplexia
  - Mioclonia benigna infantil precoce
  - Mioclonia neonatal benigna
  - *Startle* (susto repentino)
  - Torcicolo paroxístico benigno
  - Transtornos do sono
  - Tremor
  - Vertigem paroxística posicional benigna.

ABORDAGEM E CONDUÇÃO CLÍNICA

Ver "Estado de mal epiléptico", a seguir.

Estado de Mal Epiléptico

DEFINIÇÃO

De acordo com o Epilepsy Foundation of America's Working Group on Status Epilepticus, o estado de mal epiléptico é uma crise epiléptica com duração igual ou superior a 30 min ou duas ou mais crises repetidas de, no mínimo 30 minutos, sem recuperação da consciência entre as crises.

ETIOLOGIA

Pode ser dividida entre faixas etárias:

- Recém-nascidos
  - Acidente vascular cerebral
  - Deficiência de piridoxina
  - Encefalopatia hipóxico-isquêmica
  - Epilepsia
  - Erro inato do metabolismo
  - Hemorragias
  - Infecções
  - Malformações congênitas
  - Tocotraumatismo
- Lactentes e crianças em geral
  - Convulsões febris
  - Distúrbios metabólicos
  - Doenças neurológicas progressivas ou erros inatos do metabolismo
  - Encefalopatias crônicas
  - Epilepsia
  - Infecções
  - Malformações congênitas
  - Neurocisticercose
  - Suspensão abrupta ou baixo nível sérico de fármacos antiepilépticos
  - Traumatismo cranioencefálico
  - Tumores do SNC
  - Uso de substâncias tóxicas.

QUADRO CLÍNICO | EXAME FÍSICO

O diagnóstico não oferece dificuldades quando há manifestações motoras evidentes. O estado de mal epiléptico com sinais motores sutis ou não convulsivo pode ter o diagnóstico mais difícil.

Ao exame físico, devem-se observar sinais vitais, sinais de irritação meníngea ou de outras infecções, sinais de hipertensão intracraniana (bradicardia, hipertensão arterial, alterações dos ritmos respiratórios, abaulamento de fontanela nos lactentes, além de sinais de edema de papila na fundoscopia).

EXAMES COMPLEMENTARES

O eletroencefalograma (EEG) é fundamental para diagnóstico e acompanhamento, especialmente naqueles pacientes com estado de mal

CAPÍTULO 69 • Crise Convulsiva, Estado de Mal Epiléptico e Crise Febril **307**

epiléptico refratário, em coma induzido ou nos casos de estado de mal não convulsivo.

Os exames laboratoriais e de imagem são necessários para identificar a etiologia e tratar as complicações inerentes ao estado patológico e ao efeito adverso ao uso dos fármacos. Entre eles estão: glicemia capilar, eletrólitos séricos, amônia sérica, gasometria arterial, triagem toxicológica (na suspeita), dosagem sérica de medicações antiepilépticas em uso, LCR quando indicado (sinais de irritação meníngea, crises no período neonatal, toxemia e rebaixamento do nível de consciência, entre outros).

Caso tenha havido indicação de tomografia computadorizada de crânio, recomenda-se que a coleta do LCR seja posterior ao exame de imagem.

◥ ABORDAGEM E CONDUÇÃO CLÍNICA

Lowenstein et al. recomendam uma definição operacional para estado de mal epiléptico, com a justificativa de que uma crise prolongada suprime os mecanismos compensatórios necessários para se manter a homeostase. Desta forma, aconselha-se um tratamento mais agressivo em crianças com mais de 5 anos, a partir de 5 minutos ou mais de uma crise epiléptica contínua ou duas ou mais crises curtas entre as quais não se recupera a consciência.

Metas no atendimento são:

- Manter funções vitais e prevenir complicações (ABCDE)
- Tratar crises e minimizar efeitos adversos da terapia
- Avaliar e tratar a doença de base ou o fator desencadeante
- Excluir infecção ou intoxicação.

ATENÇÃO

ABCDE
- A: via aérea (*airway*)
- B: respiração (*breathing*)
- C: circulação (*circulation*)
- D: disfunção (*disability*)
- E: exposição (*exposure*)

■ Tratamento medicamentoso

Apesar do grande número de artigos publicados, existem poucos ensaios clínicos randomizados que provem a superioridade de um fármaco sobre o outro. A Tabela 69.1 e a Figura 69.3 apresentam os medicamentos indicados e o manejo do estado de mal epiléptico, considerando-se a preferência de fármacos nível A, na primeira fase. As demais fases não têm estudos comprobatórios para nível A.

Crise Febril

◥ DEFINIÇÃO

O National Institutes of Health define crise febril como uma crise convulsiva que ocorre entre 6 meses e 5 anos de idade, associada a doença febril, não causada por doença do SNC (infecção, traumatismo ou epilepsia), sem outra causa definida para convulsão. Já a International League Against Epilepsy a define como uma crise que ocorre após o 1º mês de vida, associada a febre não causada por infecção do SNC, excluindo-se crises neonatais, crises epilépticas não provocadas ou crises sintomáticas agudas.

O estado de mal febril ocorre quando há uma crise ou uma série de crises, sem se recuperar a consciência entre elas, com duração de mais de 30 minutos.

As crises febris podem ser divididas em simples ou complexas:

- Simples
  - 70 a 80% dos casos
  - Crises generalizadas
  - Duração < 15 minutos (média de 5 minutos)
  - Isoladas, não recorrem em 24 horas
  - Sem anormalidades pós-ictais
- Complexas
  - Crises focais
  - Duração > 15 minutos
  - Recorrem em 24 horas
  - Anormalidades pós-ictais
  - Pode haver paralisia de Todd.

◥ ETIOLOGIA E EPIDEMIOLOGIA

- Ocorre em cerca de 2 a 5% das crianças, com pico de incidência entre 12 e 18 meses de vida, e a febre é o fator desencadeante

308   PARTE 8 • Doenças Neurológicas

TABELA 69.1 Medicamentos indicados no manejo do estado de mal epiléptico (EME).

Fármaco	Dose	Comentário
Fármacos de primeira e segunda fases		
Benzodiazepínicos		
• Diazepam	0,2 a 0,4 mg/kg IV puro, máximo de 5 mg/min para evitar apneia Pode ser VR (dobro da dose)*	Aumenta afinidade do GABA Efetivo em 10 a 20 s e dura cerca de 20 min, pois se redistribui ao tecido adiposo
• Midazolam	0,2 a 0,3 mg/kg IV Pode ser usado IM, IN e VO*	Aumenta afinidade do GABA Menor meia-vida no SNC Age em menos de 1 min
Fenitoína**	20 mg/kg IV em solução não glicosada Nunca usar IM Pode usar mais 10 mg/kg	Velocidade de 0,5 a 1 mg/kg/min pelo risco de hipotensão e arritmias Retarda recuperação dos canais de sódio voltagem-dependentes, com PA menor
Valproato de sódio	15 a 30 mg/kg IV e infusão contínua de até 5 mg/kg/h	Velocidade de 3 a 6 mg/kg/min ou em *bolus* Inibe a função dos canais de sódio voltagem-dependentes
Fenobarbital	15 a 20 mg/kg IV	Induz depressão respiratória profunda e hipotensão Meia-vida longa Potencializa ação do GABA
Fármacos de terceira fase (considerar EME refratário)		
Midazolam em infusão contínua***	1 a 18 mg/kg/min IV Até 5 mg/kg/min pode ser feito em enfermaria Deve ser titulado com uso de EEG	Menor meia-vida no SNC Age em menos de 1 min Aumenta afinidade do GABA
Tiopental***	3 a 5 mg/kg em *bolus* IV e 1 a 14 mg/kg/h contínuo em solução fisiológica Monitorar com EEG surto-supressão	Metabolizado em pentobarbital (que não está disponível no Brasil) e se acumula em gordura Hipotensor importante Com diferente tipo de receptor, também se liga ao receptor GABA
Propofol***	2 a 3 mg/kg IV e 1 a 15 mg/kg/h contínuo Monitorar com EEG pela supressão da atividade de base	Cuidado com a síndrome de infusão do propofol e movimentos involuntários Agonista do GABA
Outros fármacos de terceira fase		
Topiramato, lacosamida, levetiracetam, cetamina, lidocaína, pulsoterapia	–	Devem ser iniciados com ajuda do especialista Podem ser potencialmente úteis, mas com estudos ainda restritos Seu uso, por vezes, é iniciado por sonda naso-orogástrica, devido ao rebaixamento do nível de consciência e à apresentação oral do fármaco

*O uso de diazepam VR, midazolam IN ou VO é considerado nível B. **O estudo de Treiman et al. mostrou que a eficácia de diazepam e fenitoína foi a mesma de lorazepam em monoterapia. ***Singh et al. mostraram eficácia do propofol e tiopental, mas midazolam mostrou menor hipotensão e mortalidade. IV: via intravenosa; VR: via retal; VO: via oral; IM: via intramuscular; IN: via intranasal; SNC: sistema nervoso central; GABA: neurotransmissor gama-aminobutírico; PA: potencial de ação dos neurônios; EEG: eletroencefalograma.

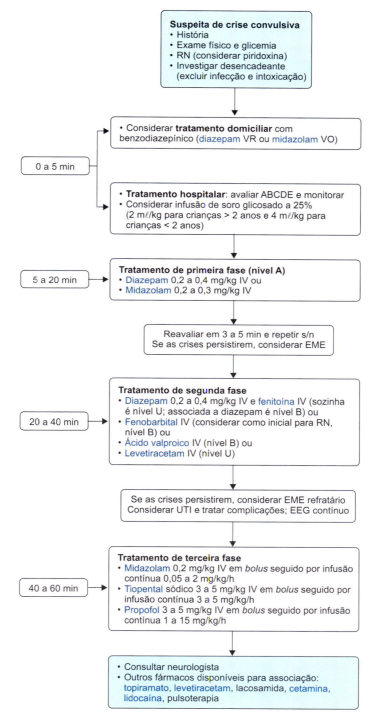

FIGURA 69.3 Adaptação da proposta de algoritmo para tratamento de estado de mal epiléptico (EME) da American Epilepsy Society (2016). VR: via retal; VO: via oral; IV: via intravenosa; RN: recém-nascido; s/n: se necessário; UTI: unidade de terapia intensiva; EEG: eletroencefalograma.

310 **PARTE 8 •** Doenças Neurológicas

- A causa é multifatorial; notam-se fatores predisponentes como baixo limiar do córtex em desenvolvimento (excitação aumentada e inibição diminuída), maior susceptibilidade da criança a infecções (ambiental) e componente genético
- Genética: mapeados *loci* de cromossomos com alto risco para crise febril – 1q31, 2q23-q34 (*FEB3*), 3p24.2-23, 3q26.2q26.33, 5q14-q15 (*FEB4*), 5q34, 6q22-q24 (*FEB5*), 8q13-q21 (*FEB1*), 18p11.2 (*FEB6*), 19p13.3 (*FEB2*), 19q e 21q22.23,24. Genes que codificam a subunidade do canal de sódio *SCN1A* e *SCN2A* estão ligados a genes epilépticos com crises febris. Variantes raras em *STX1B* foram associadas a casos de crises febris simples até a grave epilepsia. Variantes em um gene diferente, *ANO3*, foram associadas a maior risco de convulsões febris; pouco se sabe sobre como ele codifica uma proteína transmembrana que pertence a uma família de canais de cloro, podendo estar relacionado com a suscetibilidade de crises. Nos casos associados após uso de vacina (como M-M-R®), foram encontrados dois *loci* (*IFI44L* e *CD46*) que envolvem genes ligados à resposta imune à infecção (em cerca de um terço dessas crianças, pode ser o evento inicial da síndrome de Dravet).

▪ Fatores de risco

- As chances são de 30% para uma segunda crise, 15% para terceira crise, e 7 a 9% para três ou mais crises
- Risco para primeira crise febril: história de crise febril em parentes de primeiro e segundo graus (filhos de pais com crise febril têm chance 4,4 vezes maior, e aqueles com irmãos com crise febril, 3,5 vezes maior); atraso do desenvolvimento neuropsicomotor; intercorrências neonatais; baixa idade com temperaturas corporais muito altas. Chance de 28% da última crise febril, quando há dois ou mais riscos
- Risco de recorrência da crise febril: quanto menor a idade (especialmente em menores de 1 ano) e mais ampla a história familiar para crise febril, maior será o risco de recorrência. Outros fatores também foram

associados: quanto mais baixa a febre, maior a chance; quanto maior a duração do período febril, maior a chance; quanto maior a recorrência de crise no mesmo período de doença, maior a chance. Pelo menos dois fatores associados aumentam a chance em 30% de recorrência; sem fatores, a chance é menor que 15%, durante o período de 2 anos
- Risco para subsequente epilepsia: 2 a 10%. Aumenta em caso de atraso do desenvolvimento neuropsicomotor, história familiar de epilepsia, crises febris complexas ou recorrentes e menor duração do período febril (se ocorre em curta duração por ocasião da primeira crise febril).

◥ EXAMES COMPLEMENTARES

O diagnóstico é essencialmente clínico. Os exames complementares estão indicados apenas para investigação etiológica da febre.

◥ DIAGNÓSTICO DIFERENCIAL E COMPLICAÇÕES

- Doenças do SNC
- Crise febril *plus*
- Síndrome epiléptica (síndrome de Doose, epilepsia generalizada com crise febril *plus*, síndrome de Dravet)
- FIRES (do inglês, *febrile infection-related epilepsy syndrome*).

Complicações subsequentes às crises febris foram descritas, como a esclerose mesial temporal, cuja teoria debate se a crise febril causa esclerose mesial temporal ou os pacientes nascem com esclerose mesial temporal e/ou hipocampo anormal e são mais suscetíveis às crises prolongadas. Há baixa mortalidade documentada para os casos de estado febril.

◥ ABORDAGEM E CONDUÇÃO CLÍNICA

O tratamento agudo deve incluir o controle da febre e da doença de base, devendo-se seguir o algoritmo de qualquer crise convulsiva.

Após revisão das evidências da literatura, a American Academy of Pediatrics recomenda a profilaxia intermitente durante os períodos febris, com benzodiazepínicos para os casos de crises febris complexas. Não há evidência para uso nas crises febris simples.

Os medicamentos mais recomendados são:

- Clobazam 0,2 a 0,5 mg/kg/dia por via oral (VO)
- Diazepam 0,5 a 1 mg/kg/dia VO.

Observação: o midazolam VO parece ser tão eficaz quanto o diazepam na redução do tempo de crise. O estudo de Hu et al. mostrou que levetiracetam VO intermitente poderia prevenir a recorrência de crises febris, mas seu uso foi indicado de modo mais duradouro, quando comparado aos benzodiazepínicos.

A Figura 69.4 apresenta o fluxograma de tomada de decisão em caso de crise febril.

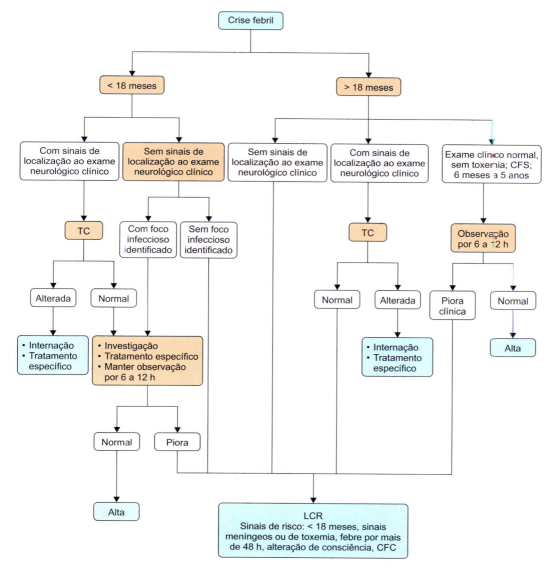

FIGURA 69.4 Algoritmo para casos de crise febril. CFS: crise febril simples; CFC: crise febril complexa; TC: tomografia computadorizada; LCR: líquido cefalorraquidiano. (Adaptada de Rotta et al., 2005.)

BIBLIOGRAFIA

Abend N, Loddenkemper T. Management of pediatric status epilepticus. Curr Treat Options Neurol. 2014; 16(7):301.

Alldredge BK, Gelb AM, Isaacs SM et al. A comparison of lorazepam, diazepam, and placebo for the treatment of out-of-hospital status epilepticus. N Engl J Med. 2001; 345:631-7.

American Academy of Pediatrics. Provisional Committee on Quality Improvement, Subcommittee on Febrile Seizures. Pediatrics. 1996; 97(5):769-72.

American Epilepsy Society. New Guideline for treatment of prolonged seizures in children and adults. Epilepsy Currents. 2016; 16:1.

Bassan H, Barzilay M, Shinnar S et al. Prolonged febrile seizures: clinical characteristics and acute management. Epilepsia. 2013; 54:1092-8.

Besli GE, Saltik S, Erguven M et al. Status epilepticus in children: causes, clinical features and short-term outcome. Pediatr Int. 2010; 52:749-53.

Cendes F, Sankar R. Vaccinations and febrile seizures. Epilepsia. 2011; 52(Suppl 3):23-5.

Chamberlain JM, Capparelli EV, Brown KM et al. Pharmacokinetics of intravenous lorazepam in pediatric patients with and without status epilepticus. J Pediatr. 2012; 160:667-72.

Chin RF, Neville BG, Peckham C et al. Incidence, cause, and shortterm outcome of convulsive status epilepticus in childhood: prospective population-based study. Lancet. 2006; 368:222-9.

Dimova P, Yordanova I, Bojinova V et al. Generalized epilepsy with febrile seizures plus: novel SCN1A mutation. Pedriatr Neurol. 2010; 42:137-40.

Fisgin T, Gurer Y, Tezic T et al. Effects of intranasal midazolam and rectal diazepam on acute convulsions in children: prospective randomized study. J Child Neurol. 2002; 17:123-6.

Fisher RS, Cross JH, D'Souza C et al. Instruction manual for the ILAE 2017 operational classification of seizures types. Epilepsia. 2017; 58(4):531-42.

Giroud M, Gras D, Escousse A. Use of injectable valproic acid in status epilepticus. Drug Investigation. 1993; 5(3):154-9.

Greb E. AES publishes Guideline for treating status epilepticus. Neurol Reviews. 2016; 24(2):1-34.

Hesdorffer DC, Benn EK, Bagiella E et al. Distribution of febrile seizure duration and associations with development. Ann Neurol. 2011; 70:93-100.

Hu LY, Zou LP, Zhong JM et al. Febrile seizures recurrence reduced by intermitten oral levetiracetam. Ann Clin Transl Neurol. 2014; 1(3):171-9.

Leung AKC, Hon KL, Leung TNH. Febrile seizures: an overview. Drugs Context. 2018; 7:212536.

Lowenstein DH, Bleck T, Macdonald RL. It's time to revise the definition of status epilepticus. Epilepsia. 1999; 40(1): 120-2.

Manno EM. New management strategies in the treatment of status epilepticus. Mayo Clin Proc. 2003; 78(4): 508-18.

McMullan J, Sasson C, Pancioli A et al. Midazolam versus diazepam for the treatment of status epilepticus in children and young adults: a meta-analysis. Acad Emerg Med. 2010; 17:575-82.

Mohammadi M. Febrile seizures: four steps algorithmic clinical approach. Iran J Pediatr. 2010; 20(1):5-15.

Offringa M, Newton R, Cozijnsen MA et al. Prophylactic drug management for febrile seizures in children. Cochrane Database Syst Rev. 2017; 2(2):CD003031.

Perry MS, Holt PJ, Sladky JT. Topiramate loading for refractory status epilepticus in children. Epilepsia. 2006; 47(1):1070-1.

Rosa JSO, Ladino LD, Rodríguez PJ et al. Efficacy of lacosamide in children and adolescents with drug-resistant epilepsy and refractory status epilepticus: a systematic review. Seizure. 2018; 56:34-40.

Rotta NT, Ohlweiler L, Riesgo RS. Rotinas em neuropediatria. Porto Alegre: Artmed; 2005.

Scheffer IE, Berkovic S, Capovilla G et al. ILAE classification of the epilepsies: Position paper of the ILAE Commission for Classification and Terminology. Epilepsia. 2017; 58(4):512-21.

Seinfeld S, Shinnar S, Sun S et al.; FEBSTAT study team. Emergency management of febrile status epilepticus: results of the FEBSTAT study. Epilepsia. 2014; 55(3): 388-95.

Shearer P, Riviello J. Generalized convulsive status epilepticus in adults and children: treatment guidelines and protocols. Emerg Med Clin North Am. 2011; 29(1): 51-64.

Shinnar S, Bello JA, Chan S et al. MRI abnormalities following febrile status epilepticus in children: the FEBSTAT Study. Neurology. 2012; 79:871-87.

Shinnar S, Pellock JM, Berg AT et al. Short-term outcomes of children with febrile status epilepticus. Epilepsia. 2001; 42:47-53.

Singh SP, Agarwal S, Faulkner M. Refractory status epilepticus. Ann Indian Acad Neurol. 2014; 17(Suppl 1):S32-6.

Steering Committee on Quality Improvement and Management, Subcommittee on Febrile Seizures American Academy of Pediatrics. Febrile seizures: clinical practice guideline for the long-term management of the child with simple febrile seizures. Pediatrics. 2008; 121(6):1281-6.

Treiman DM, Meyers PD, Walton NY et al. A comparison of four treatments for generalized convulsive status epilepticus, Veterans Affairs Status Epilepticus Cooperative Study Group. N Engl J Med. 1998; 339(12):792-8.

Wait S, Lagae L, Arzimanoglou A et al. The administration of rescue medication to children with prolonged acute convulsive seizures in the community: what happens in practice? Eur J Paediatr Neurol. 2013; 17:14-23.

Working Group on Status Epilepticus. Treatment of convulsive status epilepticus. Recommendations of the Epilepsy Foundation of America's Working Group on Status Epilepticus. JAMA. 1993; 270(7):854-9.

Yasiry Z, Shorvon SD. The relative effectiveness of five antiepileptic drugs in treatment of benzodiazepine-resistant convulsive status epilepticus: a meta-analysis of published studies. Seizure. 2014; 23:167-74.

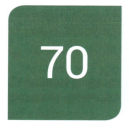

70 Síncope
Debora Ariela Kalman

▼ DEFINIÇÃO

Síncope é uma perda de consciência súbita e transitória, associada a perda de tônus postural com recuperação espontânea, secundária a hipoperfusão tecidual.

▼ ETIOLOGIA

As síncopes podem ser de origem vasovagal, secundárias à perda de fôlego, de causa cardíaca, metabólica, neurológica ou psiquiátrica, ou decorrentes de intoxicação.

▼ QUADRO CLÍNICO | EXAME FÍSICO

As síncopes vasovagais costumam ser antecedidas por posição ereta, por estresse emocional, dor e medo associados a pródromo como tontura, sudorese ou alteração visual. O retorno da consciência ocorre rapidamente (em geral < 1 minuto), sem alterações neurológicas após o episódio.

Já nas síncopes secundárias à perda de fôlego, ocorre estresse emocional ou dor que resulta em perda de fôlego e perda de consciência de curta duração.

As síncopes cardíacas, em geral, não apresentam pródromo. São sinais de alerta para síncope cardíaca: síncopes durante esforço físico, dor torácica ou palpitações antes do evento.

Vítimas de síncope por hipoglicemia tendem a apresentar confusão mental antes da perda de consciência e podem, ainda, apresentar sudorese, fraqueza, tremores e náuseas.

As síncopes de origem neurológica, por sua vez, normalmente ocorrem com o paciente em posição supina, e podem apresentar aura, além de movimentos tônico-clônicos.

▼ EXAMES COMPLEMENTARES

- Alterações graves no eletrocardiograma (ECG)
  - Alteração do intervalo QT
  - Síndrome de Brugada tipo 1
  - Onda delta
  - Sinais de isquemia miocárdica
  - Complexos ventriculares prematuros
  - Bloqueio atrioventricular de 2º e 3º graus
  - Sinais de hipertrofia de ventrículo esquerdo
  - Bradicardia < 40 bpm
- Alterações benignas no ECG
  - Arritmia sinusal
  - Bloqueio atrioventricular de 1º grau
  - Onda T negativa em derivações precordiais
  - Repolarização precoce.

▼ ABORDAGEM E CONDUÇÃO CLÍNICA

A Figura 70.1 apresenta o fluxograma de tomada de decisão na condução dos quadros de síncope.

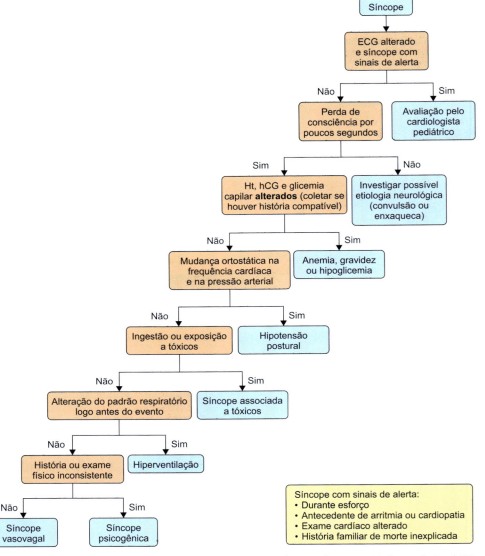

FIGURA 70.1 Sequência de decisões em caso de síncope. ECG: eletrocardiograma; Ht: hematócrito; hCG: gonadotrofina coriônica humana.

◣ BIBLIOGRAFIA

Guse SE, Neuman MI, O'Brien M et al. Implementing a guideline to improve management of syncope in the emergency department. Pediatrics. 2014; 134(5):e1413-21.

Harris M, Bu'Lock F. Fifteen-minute consultation on limiting investigations in the fainting child. Arch Dis Child Educ Pract Ed. 2016; 101(1):26-30.

Paris Y, Toro-Salazar OH, Gauthier NS et al. Regional Implementation of a Pediatric Cardiology Syncope Algorithm Using Standardized Clinical Assessment and Management Plans (SCAMPS) Methodology. J Am Heart Assoc. 2016; 5(2).

Phelps HM, Sachdeva R, Mahle WT et al. Syncope Best Practices: A Syncope Clinical Practice Guideline to Improve Quality. Congenit Heart Dis. 2016; 11(3):230-8.

Sanatani S, Chau V, Fournier A et al. Canadian Cardiovascular Society and Canadian Pediatric Cardiology Association Position Statement on the Approach to Syncope in the Pediatric Patient. Can J Cardiol. 2017; 33(2):189-98.

Coma
Adriana Pozzi Pestana

◥ DEFINIÇÃO

O coma é uma alteração do estado de consciência no qual a pessoa se apresenta como se estivesse dormindo, porém está totalmente alheia às informações provenientes do ambiente e do próprio organismo. É um estado de abolição completa da consciência e da resposta a estímulos excitatórios.

Outros estados de alteração da consciência, como estupor, letargia e obnubilação, apresentam respostas variadas aos diversos estímulos e, assim como o coma, necessitam de identificação e intervenção imediatas na sala de emergência.

◥ ETIOLOGIA

- Traumática
  - Traumatismo cranioencefálico
  - Síndrome do bebê sacudido
- Não traumática
  - Infecciosas: meningites, encefalites, sepse
  - Intoxicações: álcool, substâncias psicoativas, medicamentos, envenenamento
  - Distúrbios metabólicos: hipoglicemia, erros inatos do metabolismo
  - Convulsão
  - Lesão intracraniana: acidente vascular cerebral, efeito de massa.

◥ QUADRO CLÍNICO | EXAME FÍSICO

Patologias prévias e tempo de evolução dos sinais e sintomas antes do coma podem auxiliar na identificação da etiologia:

- Quadros súbitos: intoxicação, traumatismo cranioencefálico, convulsão, acidentes vasculares cerebrais
- Quadros insidiosos: infecções, alterações metabólicas, tumores
- Quadros recorrentes: alterações metabólicas, maus-tratos.

Em casos súbitos e não explicados, a família deve ser interrogada fortemente sobre a possibilidade de maus-tratos e risco de intoxicação. É preciso avaliar os sinais vitais e estabilizar o paciente com ABC. Além disso, devem-se procurar sinais de traumatismo, sinais meníngeos (se houver estabilidade cervical), doenças crônicas e intoxicações.

ATENÇÃO

ABC
- A: via aérea (*airway*)
- B: respiração (*breathing*)
- C: circulação (*circulation*)

Não é possível a realização do exame neurológico completo tradicional, por isso o indicado é avaliar alguns pontos-chave do exame físico: resposta motora, nível de consciência, motricidade ocular, avaliação pupilar e padrão respiratório.

A avaliação do nível de consciência e da resposta motora deve ser realizada de maneira sistemática, clara e objetiva. A escala de coma de Glasgow torna possível que essa avaliação seja feita por diversos profissionais durante a evolução do paciente de modo simples e rápido (Tabela 71.1).

Após avaliação inicial com história e exame físico completos, é possível traçar o provável diagnóstico fisiopatológico:

- Sofrimento cerebral difuso (tóxico, metabólico, infeccioso, inflamatório)
  - Alteração do nível de consciência precede a alteração motora

316   PARTE 8 • Doenças Neurológicas

TABELA 71.1 Escala de coma de Glasgow (ECG).

ECG geral	ECG pediátrica	Pontos
Abertura ocular		
Espontânea	Espontânea	4
Ao chamado	Ao barulho	3
À dor	À dor	2
Ausente	Ausente	1
Resposta verbal		
Paciente orientado	Apropriada para a idade	5
Paciente confuso	Paciente choroso, irritado	4
Palavras inapropriadas	Paciente choroso à dor	3
Palavras incompreensíveis	Grunhidos à dor	2
Nenhuma	Nenhuma	1
Resposta motora		
Obedece a comando	Movimentos espontâneos	6
Localiza a dor	Localiza o toque	5
Retirada inespecífica à dor	Localiza a dor	4
Flexão à dor	Flexão à dor	3
Extensão à dor	Extensão à dor	2
Nenhuma	Nenhuma	1

Pontuação: > 13 = lesão cerebral leve; 9 a 12 = lesão cerebral moderada; < 8 = lesão cerebral grave.

- ○ Sinais motores simétricos
- ○ Reações pupilares e reflexos oculocefálicos preservados
- ○ Mioclonias e convulsões
- Lesões infratentoriais (comprometimento do tronco encefálico)
  - ○ Disfunção cerebelar ou de nervos cranianos
  - ○ Alteração do padrão respiratório
  - ○ É possível determinar o local da lesão pelos achados de exame físico
- Lesões supratentoriais
  - ○ Alterações motoras iniciais, sugerindo lesão localizada
  - ○ Manifestações motoras assimétricas
  - ○ Sinais de hipertensão intracraniana
  - ○ Evolução para herniação aguda.

◤ EXAMES COMPLEMENTARES

- Glicemia capilar
- Hemograma, eletrólitos, ureia, creatinina, gasometria venosa, glicemia, urina tipo 1

- Exames de neuroimagem devem ser realizados sempre que houver suspeita de lesões de sistema nervoso central (SNC). É preciso avaliar a indicação de tomografia computadorizada ou ressonância magnética de acordo com quadro clínico e disponibilidade do serviço
- Coleta de líquido cefalorraquidiano quando houver suspeita de infecção de SNC, sempre após realização de neuroimagem, descartando a possibilidade de herniação cerebral pós-punção
- Exame toxicológico, investigação de erros inatos e pesquisa de organoácidos na urina devem ser solicitados de acordo com quadro clínico e exames iniciais
- Eletroencefalograma em caso de suspeita de mal epiléptico não convulsivo.

◤ ABORDAGEM E CONDUÇÃO CLÍNICA

A Figura 71.1 apresenta o fluxograma de tomada de decisão em caso de coma.

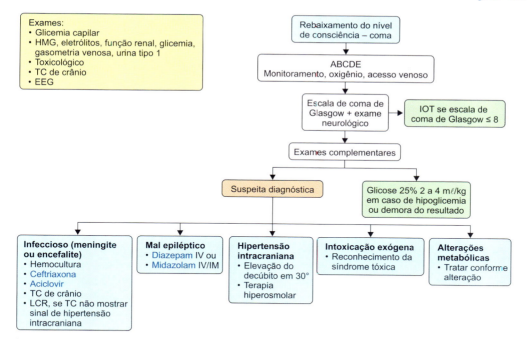

FIGURA 71.1 Sequência de decisões em caso de coma. IOT: intubação orotraqueal; HMG: hemograma; TC: tomografia computadorizada; EEG: eletroencefalograma; LCR: líquido cefalorraquidiano; IV: via intravenosa; IM: via intramuscular.

BIBLIOGRAFIA

Casella EB. Comas na infância. In: Schvartsman C, Reis AG, Farhat SCL. Pronto-socorro. 3. ed. Barueri: Manole; 2018.

Holmes JF, Palchak MJ, MacFarlane T et al. Performance of the pediatric Glasgow coma scale in children with blunt head trauma. Acad Emerg Med. 2005; 12:814-9.

Kirkham FJ. Non-traumatic coma in children. Arch Dis Child. 2001; 85:303-12.

Plum F, Posner JB. The diagnosis of stupor and come. 4. ed. New York: Oxford University Press; 2007.

Sharma S, Kochar GS, Sankhyan N et al. Aproach to the child with coma. Indian J Pediatr. 2010; 77:1279-87.

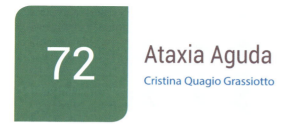

72 Ataxia Aguda
Cristina Quagio Grassiotto

DEFINIÇÃO

O termo ataxia refere-se a alterações da coordenação dos movimentos e da postura, em geral caracterizada pela alteração da marcha. É considerada aguda quando se instala por até 72 horas em criança previamente hígida.

ETIOLOGIA

A ataxia cerebelar aguda é a causa mais comum de ataxia no pronto-socorro pediátrico, correspondendo a cerca de 50% dos casos. Ocorre após processos infecciosos, e o vírus da varicela costuma estar envolvido. Outros agentes

318   **PARTE 8** • Doenças Neurológicas

infecciosos incluem vírus Epstein Barr, da hepatite A, do sarampo, influenza, enterovírus, parvovírus B19, herpes-vírus simples, *Legionella* e *Mycoplasma*.

A cerebelite aguda, associada a diversos agentes virais, é mais rara e ocorre concomitantemente ao processo infeccioso. Outras causas a serem consideradas são hipoglicemia, intoxicações exógenas (álcool, metais pesados, benzodiazepínicos e antiepilépticos), traumatismo, síndrome de Miller Fisher, rombencefalite, tumores de sistema nervoso central (SNC) localizados na fossa posterior, neuroblastoma (síndrome de opsoclonia-mioclonia), encefalomielite aguda disseminada e acidente vascular cerebral envolvendo a fossa posterior.

◥ QUADRO CLÍNICO | EXAME FÍSICO

O quadro clínico caracteriza-se pelo aparecimento recente de alteração da marcha (marcha atáxica, instável e com base alargada, ebriosa), mas também por instabilidade postural e desorganização de movimentos finos.

Quadro infeccioso prévio sugere fortemente o diagnóstico de ataxia cerebelar aguda. O paciente com ataxia cerebelar aguda costuma apresentar-se afebril e com nível de consciência normal. O quadro resolve-se sem sequelas e, na maioria das vezes, em até 1 semana.

Em raros casos de cerebelite aguda (com sintomas que surgem concomitantes ao processo infeccioso) mais intensa, pode haver alteração da consciência ou sinais de hipertensão intracraniana causados por edema em fossa posterior.

É necessário questionar a ingestão de possíveis agentes tóxicos ou traumatismo. Ao exame físico, podem-se observar marcha atáxica, dismetria, incoordenação motora, alteração da fala e nistagmo. Vale lembrar a necessidade de avaliar o nível de consciência e procurar por sinais de doença sistêmica (febre, prostração), infecção do SNC (meningismo) ou de hipertensão intracraniana.

Cefaleia, sinais neurológicos localizatórios ou alteração do nível de consciência devem alertar para potenciais causas graves, como tumores, infecção do SNC, intoxicações, traumatismo ou acidente vascular cerebral.

◥ EXAMES COMPLEMENTARES

O diagnóstico de ataxia cerebelar aguda é eminentemente clínico, e exames complementares têm pouco impacto sobre a evolução do paciente.

Exames complementares a serem considerados para exclusão de possíveis causas graves são:

*   Glicemia
*   Triagem toxicológica (quando houver suspeita de intoxicação)
*   Punção lombar e exame quimiocitológico, de cultura e testes virais do líquido cefalorraquidiano (quando houver suspeita de infecção do SNC, como cerebelite, encefalite ou rombencefalite). É necessário lembrar que, se houver sinais suspeitos de hipertensão intracraniana, a punção só deve ser realizada após exame de neuroimagem que demonstre ser segura a sua realização
*   Ressonância magnética ou tomografia computadorizada de crânio (quando houver história de traumatismo, alteração da consciência, sinais de hipertensão intracraniana ou sinais neurológicos localizatórios).

◥ DIAGNÓSTICO DIFERENCIAL

Em crianças pequenas com queixa aguda de dificuldade para andar, é necessário diferenciar a ataxia de limitação da marcha por dor ou perda de força. Ataxia pode ocorrer em casos de labirintite, situação na qual costuma associar-se a sintomas como vômito, vertigem e otalgia. Episódios recorrentes de ataxia devem alertar para condições recorrentes, como migrânea (enxaqueca), epilepsia ou erros inatos do metabolismo.

◥ ABORDAGEM E CONDUÇÃO CLÍNICA

A Figura 72.1 mostra o fluxograma para tomada de decisão em casos de ataxia aguda.

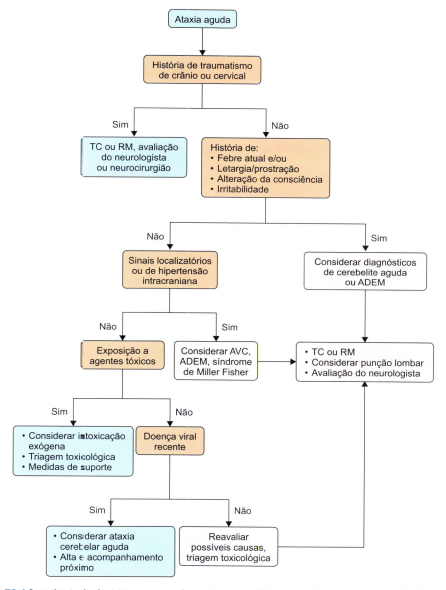

FIGURA 72.1 Sequência de decisões em caso de ataxia aguda. TC: tomografia computadorizada; RM: ressonância magnética; ADEM: encefalomielite aguda disseminada; AVC: acidente vascular cerebral.

BIBLIOGRAFIA

Caffarelli M, Kimia AA, Torres AR. Acute ataxia in children: a review of the differential diagnosis and evaluation in the emergency department. Pediatr Neurol. 2016; 65:14-30.

Salas AA, Nava A. Acute cerebellar ataxia in childhood: initial approach in the emergency department. Emerg Med J. 2010; 27(12):956-7.

Sivaswamy L. Approach to acute ataxia in childhood: diagnosis and evaluation. Pediatr Ann. 2014; 43(4): 153-9.

Thakkar K, Maricich SM, Alper G. Acute ataxia in childhood: 11-year experience at a major pediatric referral center. J Child Neurol. 2016; 31(9):1156-60.

Whelan HT, Verma S, Guo Y et al. Evaluation of the chid with acute ataxia: a sistematic review. Pediatr Neurol. 2013; 49(1):15-24.

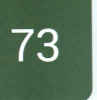

73 Déficit Motor de Instalação Aguda

Ciro Matsui Junior

▌ INTRODUÇÃO

A queixa de déficit motor agudo na criança deve ser avaliada minuciosamente, dada a incapacidade funcional provocada, o risco de déficit permanente e o risco de vida, devendo-se aproveitar qualquer oportunidade de tratamento capaz de reverter esse quadro.

A fraqueza aguda na criança tem etiologias muito distintas, algumas de origem neurológica e outras não. O raciocínio diagnóstico na fraqueza de causa neurológica deve basear-se na topografia da lesão. Ou seja, para se aventar a causa da fraqueza, deve-se primeiramente definir qual estrutura pode estar acometida e, a partir disso, definir os diagnósticos diferenciais pertinentes a cada caso.

▌ TOPOGRAFIA

Inicialmente, devem-se diferenciar as características do déficit motor entre as duas principais síndromes clínicas: síndrome do neurônio motor superior e síndrome do neurônio motor inferior (Tabela 73.1).

TABELA 73.1 Diferenças entre síndrome do neurônio motor superior e síndrome do neurônio motor inferior.

	Síndrome do neurônio motor superior	Síndrome do neurônio motor inferior
Força	Fraqueza	Fraqueza
Tônus	Espasticidade	Flacidez
Reflexos profundos	Hiper-reflexia	Hipo ou arreflexia
Reflexos superficiais	Sinal de Babinski	Cutâneo plantar em flexão

▌ NEURÔNIO MOTOR SUPERIOR

▪ Encéfalo | Acidente vascular cerebral

Definição

O acidente vascular cerebral (AVC) é uma doença cerebrovascular com alta morbimortalidade e múltiplas etiologias, podendo ser isquêmico ou hemorrágico. Sua apresentação clínica em crianças difere da apresentação típica dos adultos, e diferentes sintomas neurológicos podem sugerir o diagnóstico. Um déficit neurológico focal e/ou crise epiléptica nova associados a rebaixamento de nível de consciência, de instalação súbita ou aguda, em qualquer faixa etária, deve incluir o AVC em seus diagnósticos diferenciais.

Etiologia

O AVC isquêmico é mais frequente que o hemorrágico em crianças, e pode decorrer de uma obstrução por êmbolo ou por estenose, sendo a primeira a mais comum. A depender da artéria e do local acometido, é possível inferir determinadas etiologias.

Entre os fatores de risco mais frequentemente associados ao AVC isquêmico estão:

- Cardiopatias congênitas
- Arteriopatias cerebrais – inflamatória, pós-infecciosa (principalmente após varicela-zóster), dissecção arterial, doença de Moyamoya
- Infecção de sistema nervoso central
- Trombofilias
- Doenças hematológicas (especialmente doença falciforme)
- Intoxicação.

Outro mecanismo isquêmico é secundário à trombose de seio venoso cerebral, cuja origem

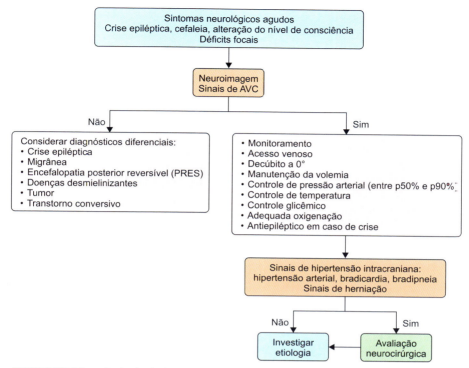

FIGURA 73.1 Sequência de decisões em caso de suspeita de acidente vascular cerebral (AVC)

está associada à tríade de Virchow (estase do fluxo sanguíneo, estado pró-trombótico e lesão endotelial). Entre as principais causas estão: trombofilias, infecções de cabeça e pescoço, doenças inflamatórias, desidratação e traumatismo.

Já no AVC hemorrágico, menos comum que o isquêmico, as principais causas são malformações arteriovenosas, tumor (cerebral ou sistêmico), cardiopatia congênita (principalmente no pós-operatório), trombofilia e vasculites.

Quadro clínico | Exame físico

Há muitos sintomas relacionados com o AVC, mas, para a suspeita, a instalação do sintoma deve ser aguda. Diferentemente do que ocorre no adulto, os principais sintomas do AVC na criança são inespecíficos: cefaleia, crise epiléptica e alteração do nível de consciência. Outros sintomas de instalação súbita também podem sugerir um AVC, como hemiparesia, afasia, ataxia, hemianopsia.

Exames complementares

Na suspeita de AVC, um exame de neuroimagem deve ser realizado com urgência. O preferido é a ressonância magnética (RM) de encéfalo, que pode fornecer mais informações. No entanto, a tomografia computadorizada (TC) de crânio costuma ser o exame mais acessível e suficiente para o diagnóstico. Na impossibilidade de transporte do paciente, a ultrassonografia transfontanela pode ser útil em recém-nascidos e lactentes.

Abordagem e condução clínica

A Figura 73.1 apresenta o fluxograma de tomada de decisão em caso de suspeita de AVC.

■ Medula

Mielopatias

As lesões medulares podem levar a quadro de déficit motor, sensitivo e/ou disfunção esfincteriana. Nível sensitivo no exame neurológico

322   PARTE 8 • Doenças Neurológicas

contribui para o diagnóstico topográfico e pode estar presente. Para investigação etiológica e tratamento, deve-se determinar se a instalação do déficit é aguda, subaguda ou insidiosa.

Dentre os acometimentos agudos, excluindo-se causas traumáticas, devem-se considerar a mielite transversa aguda (MTA) e as doenças desmielinizantes (esclerose múltipla, neuromielite óptica e encefalomielite disseminada aguda), que podem se apresentar como mielite longitudinalmente extensa. Menos frequentes, as lesões isquêmicas também podem ser causa de lesão medular aguda.

Nas mielopatias de instalação insidiosa, outras causas devem ser investigadas: tumores medulares, siringomielia, abscesso e granuloma espinal, abscesso epidural, discite (entre as causas, o mal de Pott) e a mielorradiculopatia esquistossomótica, especialmente se houver epidemiologia.

Mielite transversa aguda

Definição
Processo inflamatório focal na medula espinal de instalação aguda ou subaguda. Os déficits neurológicos apresentados podem ser graves, com certo grau de recuperação a longo prazo. No entanto, uma parte significativa dos pacientes acometidos permanece com sequelas.

Etiologia
Diferentes etiologias devem ser consideradas na investigação da MTA, sendo as mais importantes as causas infecciosas, inflamatórias (doenças desmielinizantes, autoimunes e pós-vacinais) ou idiopáticas.

Quadro clínico | Exame físico
O quadro clínico típico é de déficit motor simétrico, alteração de sensibilidade em nível e perda de controle esfincteriano. O quadro motor é de neurônio motor superior (fraqueza, espasticidade e reflexos exaltados), embora possa haver quadro de neurônio motor inferior inicialmente. Nem todos os pacientes manifestam todos os sintomas.

Exames complementares
A identificação de sinal de inflamação é obrigatória para o diagnóstico, seja por pleocitose ou hiperproteinorraquia no líquido cefalorraquidiano (LCR) e/ou realce por gadolínio na

RM. Na ausência de tais alterações inicialmente, deve-se repetir a punção liquórica e a RM em 2 a 7 dias.

Critérios diagnósticos
Os critérios de inclusão para o diagnóstico de MTA são:

• Acometimento motor, sensitivo ou autonômico
• Sintomas bilaterais
• Nível sensitivo
• Exclusão de lesão compressiva
• Evidência de inflamação – alteração de LCR ou captação de gadolínio na RM
• Instalação dos sintomas de 4 horas a 21 dias.

São critérios de exclusão:

• Antecedente de radioterapia na região da medula espinal
• Distribuição de território vascular na medula
• Outros acometimentos de sistema nervoso central que sugiram outras doenças neurológicas ou sistêmicas, como as autoimunes, inflamatórias ou infecciosas.

Compressão medular

Definição
As mielopatias compressivas podem ter evolução mais lenta quando comparadas às MTA, excluindo-se as causas traumáticas. O quadro clínico é semelhante ao das mielites agudas; no entanto, a instalação do déficit pode ser assimétrica. Devem ser sempre descartadas as causas compressivas nas mielopatias por serem potencialmente tratáveis.

Etiologia
Dentre as principais etiologias estão os tumores de medula, que podem ser intra ou extra-axiais. Outra causa passível de tratamento são os processos infecciosos, cuja topografia pode ser intramedular (abscesso, granuloma); de raízes e meninges; ou extramedular, seja do espaço subdural, do disco vertebral ou da vértebra.

Quadro clínico | Exame físico
O quadro clínico assemelha-se ao das mielopatias agudas com acometimento motor, sensitivo

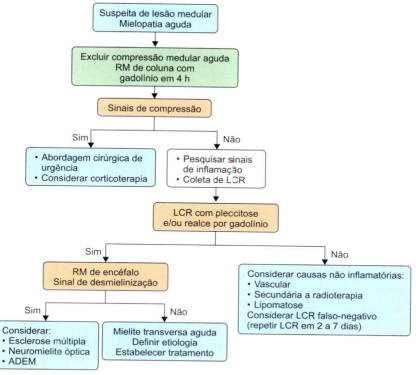

FIGURA 73.2 Sequência de decisões em caso de suspeita de lesão medular. RM: ressonância magnética; LCR: líquido cefalorraquidiano; ADEM: encefalomielite disseminada aguda.

ou autonômico com disfunção esfincteriana. No entanto, a evolução dos sintomas pode dar-se de dias a meses, e a instalação pode ser assimétrica.

Exames complementares

A realização de exame de imagem é imprescindível, seja TC de coluna ou RM (sendo esta última a de preferência). O segmento a ser analisado, cervical, torácico ou lombar, depende da topografia dos sintomas neurológicos. A injeção de contraste por gadolínio cumpre importante papel para diferenciar a etiologia.

A análise do LCR também é fundamental, especialmente para a pesquisa do agente infeccioso, seja no caso de abscesso, meningite, discite ou osteomielite.

Critérios diagnósticos

Quadro clínico associado à imagem de lesão medular compressiva capaz de justificar os sintomas.

Abordagem e condução clínica

A Figura 73.2 apresenta o fluxograma de tomada de decisão em caso de suspeita de lesão medular.

▼ NEURÔNIO MOTOR INFERIOR

■ Ponta anterior | Paralisias flácidas agudas

Poliomielite

Definição

Doença infectocontagiosa também conhecida como paralisia infantil, uma paralisia flácida, cujo acometimento motor é agudo e assimétrico.

Desde 1989, a doença foi erradicada do Brasil. Surtos causados pelo vírus vacinal foram relatados em alguns países e, por isso, desde 2013 o calendário vacinal brasileiro prevê 3 doses da vacina inativada contra poliomielite e 2 reforços com a vacina oral contra poliomielite.

Etiologia

A poliomielite é causada pelo poliovírus, um enterovírus da família Picornaviridae, com três sorotipos. A transmissão é fecal-oral, por contato com portadores ou por contaminação de água e alimentos.

Quadro clínico | Exame físico

A forma paralítica da poliomielite apresenta-se como fraqueza de instalação aguda, com duração de horas a 3 dias, assimétrica, com flacidez e hiporreflexia ou arreflexia. A ausência de acometimento sensitivo ou autonômico é obrigatória para o diagnóstico.

A persistência do déficit motor deve permanecer por mais de 60 dias para se estabelecer o diagnóstico.

Exames complementares

O diagnóstico é confirmado com o isolamento do vírus nas fezes em até 14 dias da instalação do quadro por reação da cadeia de polimerase (PCR). O LCR pode apresentar discreta pleocitose de predomínio linfomonocítico ou pequeno aumento de proteinorraquia. Um aumento significativo de proteínas sugere o diagnóstico de síndrome de Guillain-Barré, assim como aumento de celularidade pode sugerir infecção bacteriana. Também é possível identificar o poliovírus no LCR.

Critérios diagnósticos

Déficit motor agudo, com hipotonia e hiporreflexia, acometimento assimétrico de membros, excluído acometimento sensitivo e autonômico. A confirmação do diagnóstico se dá com isolamento do poliovírus nas fezes, no LCR ou nos contactuantes.

◥ RAIZ DO NERVO | SÍNDROME DE GUILLAIN-BARRÉ

■ Definição

A síndrome de Guillain-Barré engloba diferentes manifestações clínicas de uma doença inflamatória que afeta as raízes e o nervo periférico de maneira aguda ou subaguda, levando a um déficit motor na maioria dos casos. É a principal paralisia flácida aguda.

■ Etiologia

A síndrome de Guillain-Barré é uma doença inflamatória, que, em parte dos casos, é precedida por uma infecção respiratória ou do sistema digestório, especialmente por *Campylobacter jejuni*. Os anticorpos produzidos têm como alvo os gangliosídios, que podem ocasionar lesão desmielinizante ou axonal do nervo.

■ Quadro clínico | Exame físico

O quadro clínico clássico da síndrome de Guillain-Barré inclui fraqueza aguda, com arreflexia que se instala de 2 a 4 semanas, acometendo inicialmente os membros inferiores, de maneira simétrica e ascendente, além de alteração sensitiva e dor radicular. As formas mais graves podem acometer a musculatura respiratória e apresentar-se com disautonomia, motivo que justifica a internação em unidade de terapia intensiva (UTI) em parte dos casos.

Quadros atípicos são incluídos no espectro da síndrome de Guillain-Barré, como as formas faringocervicobraquial, puramente sensitivas, e a síndrome de Miller Fischer (com acometimento de nervos cranianos e ataxia).

Os casos de pior evolução devem permanecer internados em UTI e receber tratamento nas primeiras semanas. Mesmo a despeito do tratamento precoce, alguns casos podem evoluir de maneira desfavorável e manter a progressão dos sintomas.

■ Exames complementares

Diante da suspeita clínica, deve-se proceder à coleta do LCR, que apresenta dissociação proteinocitológica, com a proteinorraquia bastante elevada quando comparada a aumento discreto da celularidade. No entanto, nas primeiras 2 semanas do quadro, uma parcela considerável do LCR pode estar normal, o que não necessariamente afasta o diagnóstico.

A eletroneuromiografia também deve ser realizada para definir se o quadro é desmielinizante ou axonal, mas pode não apresentar alterações na primeira semana.

Critérios diagnósticos

- Critérios obrigatórios
  - Fraqueza progressiva em mais de um membro
  - Arreflexia
- Critérios fortemente sugestivos
  - Clínicos
    - Progressão da fraqueza em 4 semanas
    - Simetria
    - Sintomas sensitivos leves
    - Envolvimento de nervos cranianos
    - Recuperação após 2 a 4 semanas
    - Disfunção autonômica
    - Ausência de febre inicialmente
  - Laboratoriais
    - Proteinorraquia aumentada na primeira semana ou em aumento
    - Celularidade < 10 leucócitos/mm³ no LCR
  - Eletrográficos
    - Redução de velocidade de condução, bloqueios de condução
- Critérios que levam a dúvida diagnóstica
  - Assimetria persistente
  - Disfunção esfincteriana persistente ou no início do quadro
  - Pleocitose > 50 leucócitos/mm³ e padrão polimorfonuclear
  - Nível sensitivo
- Critérios de exclusão
  - Intoxicação por solventes
  - Porfiria
  - Difteria
  - Poliomielite, botulismo
  - Síndrome motora pura
  - Neuropatia tóxica.

Abordagem e condução clínica

A Figura 73.3 apresenta o fluxograma de tomada de decisão em caso de suspeita de paralisia flácida aguda.

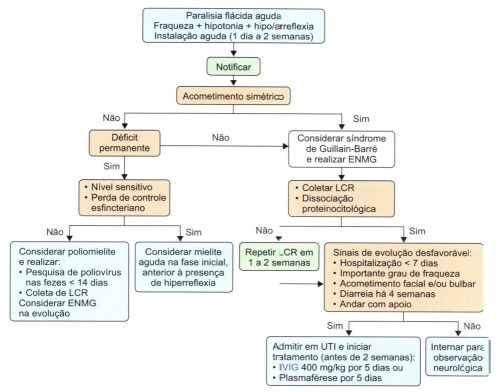

FIGURA 73.3 Sequência de decisões em caso de suspeita de paralisia flácida aguda. LCR: líquido cefalorraquidiano; ENMG: eletroneuromiografia; UTI: unidade de terapia intensiva; IVIG: imunoglobulina.

NEUROPATIA PERIFÉRICA

Definição

As neuropatias periféricas podem se expressar por um déficit motor, sensitivo e/ou autonômico. Esses sintomas podem se combinar de diferentes maneiras, o que pode ajudar na diferenciação do diagnóstico etiológico.

Etiologia

O diagnóstico etiológico das neuropatias periféricas é um desafio, pela heterogeneidade de causas. O padrão de acometimento e os antecedentes são muito importantes para o raciocínio diagnóstico.

Dentre os diagnósticos etiológicos, podem ser consideradas causas inflamatórias, tóxicas, compressivas, traumáticas, infecciosas, tumorais, genéticas e vasculares, sendo possível a sobreposição de dois mecanismos.

Quadro clínico | Exame físico

O quadro clínico mais comum é de déficit motor e sensitivo, com predomínio distal, simétrico, especialmente em casos metabólicos, tóxicos e inflamatórios. No entanto, podem ocorrer quadros assimétricos, com predomínio proximal e com sintomas autonômicos.

Exames complementares

O exame essencial para o diagnóstico é a eletroneuromiografia, que ajuda a identificar a distribuição do acometimento e determina se a natureza da lesão é axonal ou desmielinizante.

Abordagem e condução clínica

O tratamento depende da etiologia da neuropatia, que pode variar de uma abordagem cirúrgica (no caso de tumores e compressões) a imunossupressão (nos casos inflamatórios e vasculares).

JUNÇÃO NEUROMUSCULAR | MIASTENIA *GRAVIS*

Definição

Trata-se de doença imunomediada da junção neuromuscular que leva a quadro de fraqueza, hipotonia e hiporreflexia. Na criança, predomina o acometimento da musculatura ocular e facial, mas pode haver acometimento da musculatura bulbar, respiratória e sistêmica.

Etiopatogenia

A principal causa é a produção de autoanticorpos contra o receptor de acetilcolina na placa motora, fazendo com que o impulso elétrico não seja completamente transmitido ao músculo.

Quadro clínico | Exame físico

A instalação da fraqueza pode ocorrer em dias, sendo as queixas mais comuns o aparecimento de ptose e a diplopia por paresia da musculatura da motricidade ocular. Também são queixas comuns: disfagia, disfonia e dispneia.

As características mais marcantes do déficit são a flutuabilidade (ao longo do dia pode variar o grau de fraqueza, a ptose e a diplopia) e a fatigabilidade (com piora do déficit após esforço físico).

Exames complementares

A suspeita do diagnóstico pode ser corroborada com alguns achados clínicos no exame neurológico, como resposta positiva ao teste do gelo, ao teste positivo para fatigabilidade, ao teste do edrofônio e da neostigmina; e sinais como gangorra.

A eletroneuromiografia é um exame que pode corroborar o diagnóstico. A confirmação do diagnóstico é feita com a pesquisa do anticorpo antirreceptor de acetilcolina (ACh) no soro. Na ausência desse anticorpo, pode-se pesquisar o anti-MuSK.

Abordagem e condução clínica

O tratamento ambulatorial é com piridostigmina na dose de 1 a 6 mg/kg/dia. Nos casos refratários, pode-se lançar mão do uso de corticosteroide, como prednisolona 0,5 a 2 mg/kg/dia.

Após o diagnóstico das formas oculares, há indicação de timectomia, pelo papel do timo na regulação dos linfócitos B. Na vigência de crise miastênica, quando o paciente tem descompensação dos sintomas com disfagia e dispneia, deve-se realizar o tratamento com plasmaférese ou imunoglobulina na dose de 2 g/kg. O paciente pode apresentar queixa de dispneia

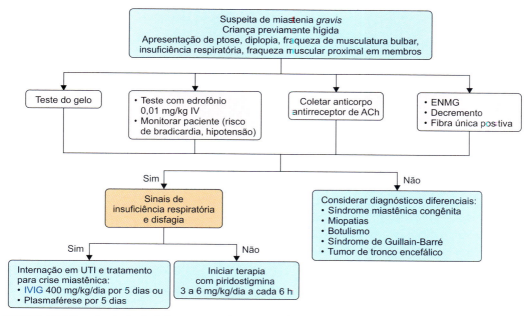

FIGURA 73.4 Sequência de decisões em caso de suspeita de miastenia *gravis*. IV: via intravenosa; ENMG: eletroneuromiografia; UTI: unidade de terapia intensiva; IVIG: imunoglobulina.

e insuficiência respiratória mesmo sem sinais clínicos de desconforto respiratório, pois a musculatura respiratória pode estar acometida.

A Figura 73.4 apresenta o fluxograma de tomada de decisão em caso de suspeita de miastenia *gravis*.

■ MÚSCULO | MIOPATIAS AGUDAS

■ Definição

As miopatias têm diferentes apresentações e etiologias, sendo algumas geneticamente determinadas e outras, adquiridas. As miopatias com apresentação aguda geralmente são adquiridas. Quando cursam com inflamação, podem ser chamadas de miosite.

■ Etiologia

Das causas agudas, devem-se investigar as tóxicas, infecciosas, endocrinológicas e inflamatórias:

- Tóxicas: glicocorticoides, estatina, diuréticos, antiarrítmicos, quimioterápicos, ciclosporina, colchicina, cloroquina, zidovudina, salbutamol, dentre outros
- Infecciosa: influenza, parainfluenza, Coxsackie, vírus ECHO, caxumba, sarampo, adenovírus, citomegalovírus, hepatites B e C, Epstein-Barr, vírus sincicial respiratório e arbovírus, HIV. Dentre as miosites infecciosas não virais, os principais agentes são *Staphylococcus*, *Streptococcus*, gram-negativos, bactérias atípicas como *Bartonella*, *Leptospira*, *Mycobacterium tuberculosis*, *Mycoplasma*, fungos e parasitas
- Inflamatória: dermatomiosite, polimiosite, miopatia necrosante
- Endocrinológica: doença de Addison, hiper e hipotireoidismo, hiperparatireoidismo (com distúrbios de cálcio e fósforo), deficiência de vitamina D.

■ Quadro clínico | Exame físico

A principal manifestação é a fraqueza aguda, que costuma ter predomínio proximal. Além disso, mialgia e cãibras podem estar presentes. A creatinofosfoquinase (CPK) costuma estar elevada. Uma possível complicação das lesões agudas e graves do músculo é a rabdomiólise.

As miosites infecciosas não virais estão associadas a pacientes imunocomprometidos. Nas miosites infecciosas bacterianas, uma das complicações é a piomiosite, que pode ser precedida de abordagem cirúrgica ou traumatismo. Já no abscesso de psoas, a infecção pode ocorrer por contiguidade. Nas miosites gangrenosas, o agente mais comum é o *Clostridium*. Em caso de eosinofilia, o principal parasita é a *Trichinella spiralis*.

■ Exames complementares

A dosagem de CPK é o exame que mais auxilia no diagnóstico topográfico. A investigação da etiologia deve ser orientada pela anamnese: presença ou não de quadro infeccioso, uso de medicações e dosagem hormonal. Em última instância, quando a miopatia se torna crônica ou recorrente, a biopsia muscular pode auxiliar no diagnóstico.

Na suspeita de miosite bacteriana com abscesso, um exame de imagem pode ser útil.

■ Abordagem e condução clínica

O tratamento das miopatias agudas baseia-se no tratamento da causa de base. Por isso, é importante o diagnóstico etiológico. No caso das miosites infecciosas de etiologia viral, o quadro é autolimitado e dura de 1 a 2 semanas. Já nas miosites bacterianas, fúngicas e por parasitas, o tratamento antimicrobiano específico deve ser instituído.

◥ BIBLIOGRAFIA

Asbury AK, Cornblath DR. Assessment of current diagnostic criteria for Guillain-Barre syndrome. Ann Neurol. 1990; 27(Suppl):S21-4.

Barnes G; Transverse Myelitis Consortium Working Group. Proposed diagnostic criteria and nosology of acute transverse myelitis. Neurology. 2002; 59:499-504.

Brasil. Ministério da Saúde. Secretaria de Vigilância em Saúde. Departamento de Vigilância Epidemiológica. Guia de vigilância epidemiológica. 7. ed. Brasília: Ministério da Saúde; 2009.

Crum-Cianflone NF. Infection and musculoskeletal conditions: infectious myositis. Best Pract Res Clin Rheumatol. 2006; 20(6):1083-97.

Lazarou IN, Guerne PA. Classification, diagnosis and management of idiopathic inflammatory myopathies. J Rheumatol. 2013; 40(5):550-64.

Marina AD, Trippe, H, Lutz S et al. Juvenile myasthenia gravis: recommendations for diagnostic approaches and treatment. Neuropediatrics. 2014; 45:75-83.

Mastaglia FL, Needham M. Update on toxic myopathies. Curr Neurol Neurosci Rep. 2012; 12(1):54-61.

Overell JR. Peripheral neuropathy: pattern recognition for the pragmatist. Pract Neurol. 2011; 11(2):62-70.

Rivkin MJ, Bernard TJ, Dowling MM et al. Guidelines for urgent management of stroke in children. Pediatric Neurology. 2016; 56:8-17.

Roach ES, Golomb MR, Adams R et al. Management of stroke in infants and children. Stroke. 2008; 39:2644-91.

Rossi A. Pediatric spinal infection and inflammation. Neuroimaging Clin N Am. 2015; 25(2):173-91.

van Koningsveld R, Steyerberg EW, Huges RAC et al. A clinical prognostic scoring system for Guillain-Barré syndrome. Lancet Neurol. 2007; 6:589-94.

Willison HJ, Jacobs BC, van Doorn PA. Guillain-Barré syndrome. Lancet. 2016; 388:717-27.

74	# Hipertensão Intracraniana e Herniações
	Daniel Cardeal • Hamilton Matushita

◥ DEFINIÇÃO

A hipertensão craniana resulta do aumento de volume no compartimento intracraniano, que causa desproporção volume-continente e aumento da pressão intracraniana. A capacidade de equilíbrio dos principais componentes intracranianos (cérebro, sangue e líquido cefalorraquidiano

[LCR]) depende da magnitude e da velocidade de instalação do processo expansivo intracraniano.

◥ ETIOLOGIA

As principais causas e mecanismos de hipertensão intracraniana estão exemplificados na Tabela 74.1.

CAPÍTULO 74 • Hipertensão Intracraniana e Herniações   **329**

TABELA 74.1 Causas e mecanismos da hipertensão intracraniana.

Mecanismo	Etiologia
Aumento do conteúdo líquido intracelular (edema citotóxico)	Acidente vascular cerebral isquêmico, lesão anóxica cerebral, hepatite aguda fulminante
Aumento do conteúdo líquido extracelular (edema vasogênico)	Tumor cerebral, abscesso cerebral, encefalite
Edema transependimário (hidrocefalia)	Hemorragia subaracnóidea, meningite, origem congênita
Edema osmótico	Hiponatremia, cetoacidose diabética
Obstrução venosa	Trombose de seio venoso, trombose de veia jugular
Aumento do volume cerebral	Tumor cerebral, abscesso, empiema, hemorragia intracerebral
Aumento do volume sanguíneo	Hipercabia, anoxia, anemia grave, malformação da veia de Galeno, malformação arteriovenosa
Efeito de massa	Hematoma subdural, hematoma epidural, empiema, pneumencéfalo, tumor cerebral

◥ QUADRO CLÍNICO | EXAME FÍSICO

O quadro clínico clássico da hipertensão intracraniana aguda consiste em cefaleia, náuseas, vômito, diplopia e diminuição do nível de consciência. No entanto, pode haver diferenças nos sintomas das crianças com hipertensão intracraniana em relação à idade e à velocidade de instalação do processo etiológico. A piora do nível de consciência relaciona-se mais com o desvio das estruturas da linha média.

Na evolução subaguda ou crônica, são comuns cefaleia, náuseas, vômito e edema de pa-

pila. Com menor frequência, podem ser encontrados distúrbios visuais, ataxia e alterações endócrinas, assim como desvio inferior do olhar conjugado por compressão do mesencéfalo. Em lactentes, a apresentação mais comum compreende macrocrania e abaulamento da fontanela bregmática. A tríade de Cushing caracteriza-se por hipertensão grave, bradicardia e respiração irregular, e pode representar herniação cerebral grave.

A Tabela 74.2 ilustra os principais quadros clínicos e o comprometimento do sistema nervoso central, enquanto a Tabela 74.3 apresenta as principais síndromes de herniação cerebral.

TABELA 74.2 Quadro clínico e comprometimento do sistema nervoso central.

Nível de comprometimento	Atividade musculoesquelética	Pupilas	Respiração	Motricidade oculocefálica
Hemisfério	Normal Hemiparesia Hemiplegia	Normais	Normal	Normal Desvio oculocefálico
Herniação do lobo temporal	Hemiparesia Hemiplegia Descorticação/descerebração	Midríase paralítica unilateral	Normal Hiperpneica	Normal Desvio oculocefálico
Diencefálico	Hemiparesia Hemiplegia Descorticação/descerebração	Mióticas	Cheyne-Stokes	Normal
Mesencefálico	Hemiparesia Hemiplegia Descorticação/descerebração	Médio-fixas	Hiperpneia	Normal Alterada
Bulbar	Geralmente abolida	Geralmente midríase bilateral	Atáxica em salvas Apneica	Geralmente ausente

330 PARTE 8 • Doenças Neurológicas

TABELA 74.3 Síndromes de herniação cerebral.

Tipo	Anatomia	Exame físico
Uncal (lateral transtentorial)	Deslocamento inferior do lobo temporal medial (*uncus*)	Déficit ipsilateral do nervo oculomotor Infarto cerebral no território da artéria cerebral posterior Efeito Kernohan*
Subfalcina	Giro do cíngulo comprimido sob a foice do cérebro	Alteração de comportamento Diminuição de força crural contralateral Infarto de artéria cerebral posterior
Central (transtentorial)	Deslocamento inferior progressivo do diencéfalo e do tronco encefálico	Disfunção progressiva do tronco encefálico no sentido rostral para caudal
Tonsilar	Deslocamento inferior das tonsilas cerebelares por meio do forame magno	Disfunção medular Déficit de deglutição Parada respiratória (apneia)

*Compressão do pedúnculo cerebral contralateral contra o tentório, resultando em hemiplegia ipsilateral ao efeito de massa.

◥ EXAMES COMPLEMENTARES

- Tomografia computadorizada (TC) de crânio: exame de escolha a fim de identificar a etiologia da hipertensão intracraniana aguda. Medidas iniciais de suporte, como estabilização, avaliação de vias aéreas e terapia hiperosmolar, devem ser tomadas antes do exame
- Ressonância magnética (RM) de crânio: deve ser realizada para programação terapêutica da etiologia da hipertensão intracraniana apenas após instituição das medidas de tratamento
- Punção liquórica lombar: deve ser realizada nos casos com TC de crânio normal e quadro clínico sugestivo de hipertensão intracraniana. Deve ser realizada com medida da manometria, e o LCR deve ser encaminhado para análise citológica e bioquímica
- Ultrassonografia (US) transfontanela: exame não invasivo reservado para lactentes com fontanela aberta. Possibilita a análise de lesões expansivas do sistema nervoso (tumores, hemorragias), avalia o grau de dilatação ventricular e, com Doppler, é possível avaliar o índice de resistividade das artérias intracranianas
- Monitoramento da pressão intracraniana: método direto de medida da pressão intracraniana com implante de cateter nas regiões epidural, subdural, intraparenquimatosa ou intraventricular. Reservado aos casos encaminhados à unidade de terapia intensiva para controle da pressão intracraniana, realizado pela equipe de neurocirurgia e em situações de fortes evidências clínicas e/ou radiológicas de hipertensão intracraniana.

◥ CRITÉRIOS DIAGNÓSTICOS

O diagnóstico da hipertensão intracraniana é clínico e associado aos seguintes achados de exame:

- TC de crânio: evidências de lesão expansiva com desvio das estruturas da linha mediana ou dilatação ventricular
- RM de crânio: evidências de lesão expansiva com desvio das estruturas da linha mediana, dilatação ventricular, distúrbios do fluxo liquórico, espessamento meníngeo ou alterações da bainha do nervo óptico
- US transfontanela: evidência de índice ventricular acima de 0,3, índice de resistividade das artérias intracranianas acima de 0,7 ou evidências de lesões expansivas/hemorrágicas intracranianas
- Punção liquórica lombar: manometria da punção liquórica lombar acima de 15 mmHg.

◥ DIAGNÓSTICO DIFERENCIAL

O diagnóstico diferencial da hipertensão intracraniana inclui uso de medicações, distúrbios endocrinológicos, anomalias reumatológicas, infecções ou alterações vasculares como trombose de seio venoso:

- Distúrbios tóxico-metabólicos
  - Obesidade
  - Terapia com esteroides
  - Deficiência de ferro
  - Hipocalcemia
  - Hipertireoidismo
  - Lúpus eritematoso sistêmico
  - Retenção crônica de CO_2

- Distúrbios infecciosos
  - Otite média crônica
  - Síndrome de Guillain-Barré
  - Doença de Lyme
- Trombose de seio venoso
  - Traumatismo cranioencefálico leve.

ABORDAGEM E CONDUÇÃO CLÍNICA

O tratamento emergencial da hipertensão intracraniana visa manter a pressão de perfusão cerebral (PPC), mantendo-se uma pressão intracraniana (PI) estável:

$$PPC = PAM - PI$$

em que PAM = pressão arterial média.

- PI ideal: lactentes a termo, 1,5 a 6 mmHg; crianças pequenas, 3 a 7 mmHg; crianças maiores, até 15 mmHg
- PPC ideal: crianças com até 5 anos de idade, 40 mmHg; crianças entre 6 e 17 anos, 50 mmHg.

Deve-se seguir o tratamento em fases conforme o fluxograma apresentado na Figura 74.1.

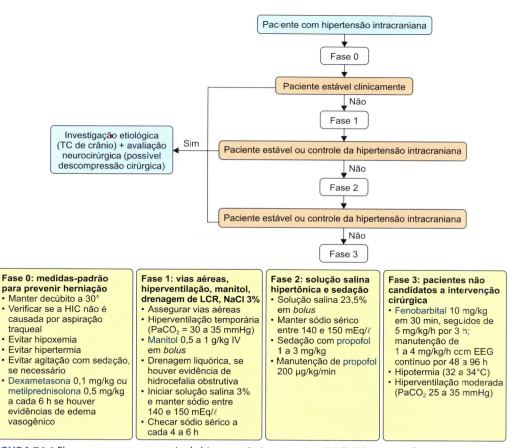

FIGURA 74.1 Fluxograma para o manejo da hipertensão intracraniana (HIC). TC: tomografia computadorizada; LCR: líquido cefalorraquidiano; IV: via intravenosa; EEG: eletroencefalograma.

BIBLIOGRAFIA

Andrade AF, Figueiredo EG, Teixeira MJ et al. Neurotraumatologia. Rio de Janeiro: Guanabara Koogan; 2015.

Diament A, Cypel S. Neurologia infantil. 4. ed. São Paulo: Atheneu; 2005.

Pitfield AF, Carroll AB, Kissoon N. Emergency management of increased intracranial pressure. Pediatric Emerg Care. 2012; 28:200-4.

75 Hidrocefalia

Daniel Cardeal ◆ Hamilton Matushita

▼ DEFINIÇÃO

Hidrocefalia é uma condição associada a um desequilíbrio entre a produção e a absorção de líquido cefalorraquidiano (LCR) que cursa, na maioria dos casos, com dilatação dos ventrículos cerebrais. O acúmulo progressivo do LCR no sistema ventricular pode aumentar a pressão intracraniana e, consequentemente, deteriorar o estado neurológico do paciente.

Classifica-se em:

- Hidrocefalia obstrutiva ou não comunicante: bloqueio da circulação de LCR no sistema ventricular
- Hidrocefalia não obstrutiva ou comunicante: bloqueio da circulação de LCR no espaço subaracnóideo.

▼ ETIOLOGIA

- Estenose de aqueduto de Sylvius: hidrocefalia obstrutiva; é o local mais comum de obstrução intraventricular em crianças com hidrocefalia congênita
- Mielomeningocele: hidrocefalia em até 90% dos casos por obstrução da fossa posterior, síndrome de Arnold-Chiari e estenose de aqueduto
- Malformação de Dandy-Walker: cisto de fossa posterior com agenesia de *vermis* cerebelar e elevação da confluência dos seios. A hidrocefalia ocorre por obstrução ou agenesia dos forames de Luschka e Magendie
- Infecções congênitas: hidrocefalia consequente a um processo destrutivo do sistema nervoso central em formação, sendo a toxoplasmose a mais comum. Também associada a citomegalovírus, varíola, caxumba, varicela, poliomielite, hepatite infecciosa, adenovírus
- Cistos congênitos: hidrocefalia obstrutiva na maioria dos casos. O cisto mais comum associado à hidrocefalia é o cisto de aracnoide,

que pode localizar-se na região supra ou infratentorial. Outros cistos são o ependimário, os embrionários e os retrocerebelares (cisto de Blake)

- Tumores congênitos: hidrocefalia obstrutiva na maioria dos casos, como meduloblastoma, astrocitoma, craniofaringioma, neuroblastoma, pinealoblastoma, tumores epidermoides e lipomas. A hidrocefalia pode não ser obstrutiva nos casos de disseminação liquórica de células neoplásicas ou nos papilomas de plexo coroide (hiperprodução liquórica)
- Anomalias vasculares: hidrocefalia obstrutiva ou não obstrutiva, a depender do tipo de malformação vascular. Em crianças, a causa mais comum é o aneurisma de ampola de Galeno
- Anomalias esqueléticas: a hidrocefalia ocorre por alterações esqueléticas da base do crânio com obstrução da cisterna magna ou hipertensão venosa. A causa mais comum é a acondroplasia.

▼ QUADRO CLÍNICO | EXAME FÍSICO

O quadro clínico da hidrocefalia é muito variável e está associado a sinais e sintomas de hipertensão intracraniana. As características clínicas dependem da eficácia dos mecanismos compensatórios, assim como da gravidade e da velocidade de instalação da causa da hidrocefalia. Pacientes submetidos a tratamento da hidrocefalia, como derivação ventriculoperitoneal (DVP) ou terceiroventriculostomia (III VT), podem apresentar sintomas específicos e relacionados com o procedimento. Em geral, os principais achados clínicos são:

- Lactentes: macrocrania, ingurgitamento dos vasos do couro cabeludo, pele brilhante, disjunção das suturas cranianas, aumento/ abaulamento das fontanelas, desvio do olhar

conjugado para baixo (sinal do sol poente), síndrome de nervos cranianos, bradicardia e distúrbios ventilatórios
- Crianças com hidrocefalia progressiva preexistente: macrocrania, palidez de papila, alterações endócrinas, alterações hipotalâmicas, espasticidade e alterações de aprendizado
- Crianças com hidrocefalia após o fechamento das suturas cranianas: características clínicas de hipertensão intracraniana do adulto
- Pacientes com DVP: os sintomas de hidrocefalia podem estar relacionados com o mal funcionamento da DVP, sendo os mais comuns cefaleia, sonolência, distúrbios do olhar conjugado, vômitos, distensão abdominal, abaulamento no local de inserção do cateter de derivação e, menos comumente, crises convulsivas. A infecção do sistema de DVP é mais comum em pacientes submetidos a cirurgia em até 1 ano após o procedimento, e os sintomas mais comuns são os mesmos encontrados no mal funcionamento da DVP, associados a febre, leucocitose ou hiperemia no trajeto do sistema de derivação
- Pacientes submetidos a III VT: os principais sintomas de hidrocefalia costumam ocorrer nas primeiras semanas após o procedimento e são cefaleia, sonolência, vômitos e abaulamento no local da trepanação utilizada para realização da neuroendoscopia.

▼ EXAMES COMPLEMENTARES

De maneira geral, os exames complementares não podem constituir um método absoluto de diagnóstico de hidrocefalia. Os exames devem ser interpretados em associação com o quadro clínico sugestivo de hidrocefalia na criança ou em comparação com exames anteriormente realizados pelo paciente:

- Tomografia computadorizada de crânio: exame de escolha para diagnóstico com evidência de dilatação ventricular e, nos casos de pacientes já tratados, evidência de dilatação ventricular comparativa com exames anteriores; além disso, mostra possível mal posicionamento de cateteres ventriculares ou desconexões do sistema. Os índices mais usados para diagnóstico de dilatação ventricular são o índice de Evans > 0,3 ou a proporção corno frontal/occipital > 0,4 (Figura 75.1). Outra situação são sintomas de hipertensão intracraniana com ventrículos colabados em pacientes submetidos a DVP. Neste caso, deve ser feito diagnóstico diferencial entre mal funcionamento intermitente da DVP ou síndrome dos ventrículos colabados (*slit ventricle*)
- Ultrassonografia de crânio com Doppler: em pacientes com fontanela aberta, evidencia dilatação ventricular por aumento do índice ventricular ou aumento do índice de resistividade das artérias intracranianas da circulação anterior > 0,7
- Ressonância magnética de crânio com estudo de fluxo liquórico: nos casos com diagnóstico para elucidação da causa da hidrocefalia, pode evidenciar dilatação ventricular e o ponto de obstrução à circulação liquórica
- Radiografia de crânio, tórax ou abdome: realizada nos casos de pacientes com hidrocefalia submetidos a DVP e quadro clínico sugestivo de hipertensão intracraniana com

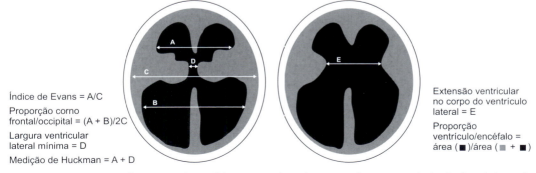

FIGURA 75.1 Esquema das principais medidas ventriculares à tomografia computadorizada de crânio realizadas em crianças com hidrocefalia.

piora da dilatação ventricular para avaliação do trajeto do sistema de derivação. Pode evidenciar desconexões ou mal posicionamento do cateter distal abdominal.

▼ DIAGNÓSTICO DIFERENCIAL

Em crianças, os diagnósticos diferenciais costumam estar associados a macrocefalia e sinais de hipertensão intracraniana. Os principais diferenciais são:

- Hematomas ou coleções subdurais
- Massas intracranianas (cisto de aracnoide, cisto porencefálico, tumores congênitos)
- Macrocrania constitucional
- Hidranencefalia
- Desnutrição
- Encefalopatias tóxicas e metabólicas
- Deficiência de vitamina A
- Megalencefalias.

▼ ABORDAGEM E CONDUÇÃO CLÍNICA

O tratamento da hidrocefalia na emergência deve considerar o quadro clínico inicial do paciente e se houve ou não tratamento prévio com DVP ou III VT. A Figura 75.2 apresenta o fluxograma de tomada de decisões em caso de suspeita de hidrocefalia.

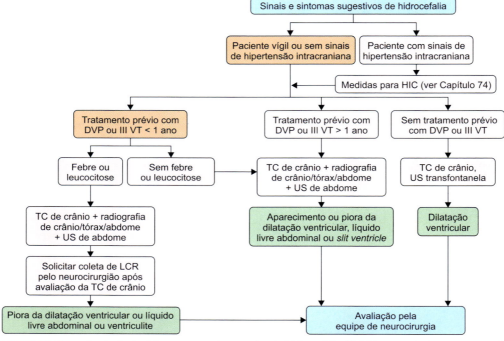

FIGURA 75.2 Sequência de decisões em caso de suspeita de hidrocefalia. HIC: hipertensão intracraniana; DVP: derivação ventriculoperitoneal; III VT: terceiroventriculostomia; TC: tomografia computadorizada; US: ultrassonografia; LCR: líquido cefalorraquidiano.

▼ BIBLIOGRAFIA

Albright AL, Pollak IF, Adelson PD. Principles and practice of pediatric neurosurgery. 2. ed. New York: Thieme Verlag; 2008.
Bober J, Rochlin J, Marneni S. Ventriculoperitoneal shunt complications in children: an evidence-based approach to emergency department management. Pediatr Emerg Med Pract. 2016; 13(2):1-22.
Diament A, Cypel S. Neurologia infantil. 4. ed. São Paulo: Atheneu; 2005.
Winn HR. Youmans neurological surgery. 5. ed. Philadelphia: Elsevier; 2004.

PARTE

9 Doenças Oftálmicas

76 Celulite Periorbitária e Orbitária, *336*

77 Estrabismo Adquirido ou Agudo, *338*

78 Leucocoria, *341*

79 Olho Vermelho, *343*

80 Traumatismo Ocular | Corpo Estranho, *348*

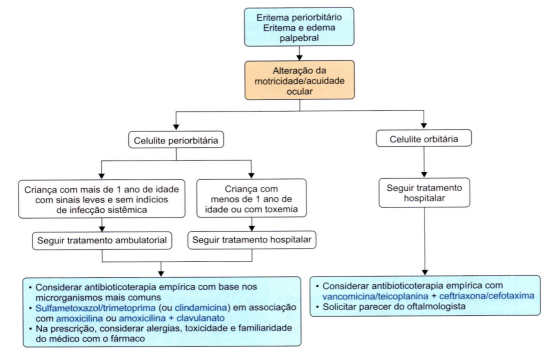

FIGURA 76.1 Sequência de decisões em caso de suspeita de celulite periorbitária e orbitária.

◣ BIBLIOGRAFIA

Botting AM, McIntosh D, Mahadevan M. Paediatric pre- and post-septal peri-orbital infections are different diseases. A restrospective review of 262 cases. Int J Pediatric Otorhinolaryngol. 2008; 72(3):377.

Fritz SA, Epplin EK, Garbutt J et al. Skin infections in children colonized with community-associated methicillin-resistant Staphylococcus aureus. J Infect. 2009; 59(6): 394-401.

Lee S, Yen MT. Management of preseptal and orbital cellulitis. Saudi J Ophthalmol. 2011; 25:21-9.

Rudloe T, Harper M, Phrabhu S et al. Acute periorbital infections: who needs emergent imaging? Pediatrics. 2010; 125(4):e719-26. Seltz LB, Smith J, Durairaj VD et al. Microbiology and antibiotic management of orbital cellulitis. Pediatrics. 2011; 127:e566-72.

77 Estrabismo Adquirido ou Agudo

Stephanie Galassi

◣ DEFINIÇÃO

O estrabismo é uma anomalia no alinhamento ocular que pode ocorrer em qualquer direção.

A nomenclatura está relacionada com o desvio, usando-se os sufixos de acordo com a direção:

- *-eso*, para dentro ou nasalmente (esotropia ou estrabismo convergente)

- *-exo*, para fora ou temporalmente (exotropia ou estrabismo divergente)
- *-hiper*, para cima (hipertropia)
- *-hipo*, para baixo (hipotropia).

ETIOLOGIA

Existem formas congênitas e adquiridas de estrabismo, e este capítulo se restringirá às adquiridas. O estrabismo adquirido pode ser causado por uma condição potencialmente fatal ou ameaçadora da visão. As principais etiologias desse tipo de estrabismo em crianças são:

- Tumores (do sistema nervoso central [SNC] ou ocular)
- Aumento da pressão intracraniana
- Traumatismo ocular
- Alterações vasculares (p. ex., hemorragia intracraniana)
- Doenças neuromusculares
  - Botulismo
  - Miastenia *gravis*
  - Paralisia do 6º nervo
  - Síndrome de Guillain-Barré
- Infecções
  - Encefalites e meningite
  - Celulite orbitária
  - Sarampo
  - Pólio
- Intoxicações
- Tireotoxicoses
- Diabetes melito
- Hipoglicemia.

QUADRO CLÍNICO | EXAME FÍSICO

Os dados de alerta incluem:

- Estrabismo agudo
- Desvio constante do olhar
- Sintomas associados, como cefaleia, vômito ou diplopia
- Ausência de história familiar de estrabismo
- História de exposição a toxinas ou medicações
- História de traumatismo ocular ou craniano
- Suspeita de infecção atual

- Antecedente prévio de doenças neuromusculares ou endócrinas.

Em relação aos dados associados à hipertensão intracraniana, os mais relevantes da anamnese e do exame físico são: idade superior a 6 anos ao início dos sintomas, recorrência do estrabismo e sinais de papiledema.

Vale lembrar que, além de avaliação do estado neurológico e do exame oftalmológico, deve-se realizar o exame físico completo.

CRITÉRIOS DIAGNÓSTICOS

Estrabismo agudo relatado pelo cuidador (ausência de relato prévio) somado a alteração de exame físico, presenciado pelos seguintes testes: posição viciosa da cabeça, teste do reflexo luminoso alterado, teste de cobertura alterado.

Posição viciosa da cabeça. O paciente com estrabismo pode manter uma posição viciosa cervical, que simula um torcicolo, para ajustar a imagem e evitar a diplopia. O estrabismo fica evidente ao exame físico ao mover a cabeça no sentido oposto ao torcicolo.

Teste do reflexo luminoso (teste de Hirschberg). Neste exame deve-se usar um reflexo luminoso e solicitar que a criança observe a luz. No teste normal, o reflexo localiza-se no centro da pupila e está simétrico em ambos os olhos (no mesmo local sobre cada pupila). No olho exotrópico, o reflexo luminoso é nasal para o centro da pupila, enquanto, no olho esotrópico, é temporal para o centro.

Teste de cobertura. Neste teste, o examinador oclui com um cartão um dos olhos do paciente enquanto pede para a criança fixar o olhar em outro objeto (p. ex., brinquedos ou TV) e observa o movimento do olho descoberto. Quando há estrabismo, o olho encoberto desvia-se para buscar a fixação. Se houver algum movimento, é sinal de que esse olho estava voltado em outra direção, isto é, estava desviado. Deve-se repetir o teste com o outro olho no mesmo esquema descrito.

DIAGNÓSTICO DIFERENCIAL

Em pediatria, as causas mais comuns para estrabismo adquirido são tumores de SNC, hipertensão intracraniana, traumatismo ocular e infecções do SNC, como meningites e encefalites. Porém, diversos diagnósticos diferenciais são possíveis dependendo da história relatada e do exame físico. Dentre os diagnósticos diferenciais, podem-se citar intoxicações, doenças neuromusculares (p. ex., síndrome de Guillain-Barré) e até mesmo doenças endócrinas, como diabetes melito.

ABORDAGEM E CONDUÇÃO CLÍNICA

O tratamento do estrabismo adquirido depende da provável etiologia. Por isso, é de extrema importância uma anamnese detalhada que traga maiores informações para a investigação, como história de traumatismo, exposição a drogas ilícitas, sinais e sintomas de infecção recente, entre outros. A Figura 77.1 apresenta o fluxograma de tomada de decisão em caso de suspeita de estrabismo adquirido.

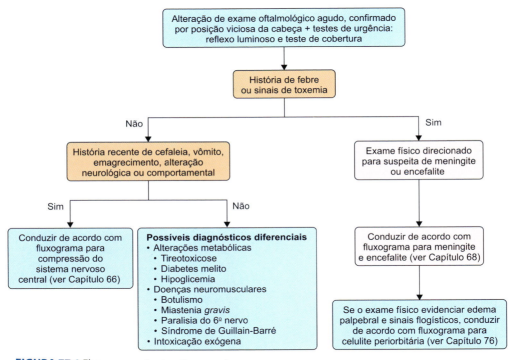

FIGURA 77.1 Fluxograma de atendimento das principais causas de estrabismo agudo na emergência.

BIBLIOGRAFIA

Buch H, Vinding T. Acute acquired comitant esotropia of childhood: a classification based on 48 children. Acta Ophthalmol. 2015; 93(6):568-74.

Coats DK, Paysse EA. Evaluation and management of strabismus in children. UpToDate; 2018. Disponível em: www.uptodate.com/contents/evaluation-and-management-of-strabismus-in-children.

Donahue S, Baker C; Committee on Practice and Ambulatory Medicine, American Academy of Pediatrics; Section on Ophthalmology, American Academy of Pediatrics; American Association of Certified Orthoptists; American Association for Pediatric Ophthalmology and Strabismus; American Academy of Ophthalmology. Procedures for the evaluation of the visual system by pediatricians. Pediatrics. 2016; 137(1): e20153597.

Faria e Sousa S. O primeiro atendimento do paciente com suspeita de estrabismo. Oftalmol. 2016; 2:1-6.

Manuais MSD. Edição para profissionais, 2018. Estrabismo. Disponível em: www.msdmanuals.com/pt-br/profissional/pediatria/anomalias-e-disfuncoes-oculares-nas-criancas/estrabismo. Acesso em: 03/04/18.

78 Leucocoria

Fábio T. Maróstica • Sandra Francischini

▼ DEFINIÇÃO

Leucocoria (das palavras gregas *leukos* = branco e *koria* = pupila) corresponde a um reflexo pupilar anormal branco, róseo ou amarelo esbranquiçado, que difere do reflexo ocular normal vermelho, sugerindo uma anormalidade anterior à retina, que reflete a luz incidente à pupila antes que a luz alcance a retina ou a coroide (Figura 78.1).

▼ ETIOLOGIA

A leucocoria pode ocorrer por alterações de meios ou fundo de olho, ou por alterações de eixo visual:

- Alterações de meios ou fundo de olho
  - Catarata congênita
  - Retinoblastoma
  - Persistência hiperplásica do vítreo primitivo
  - Doença de Coats
  - Toxocaríase
  - Retinopatia da prematuridade
  - Hamartoma astrocítico
  - Coloboma de nervo óptico
  - Uveíte
- Alterações de eixo visual
  - Estrabismos.

▼ QUADRO CLÍNICO | EXAME FÍSICO

O teste do reflexo vermelho é o exame de escolha para a triagem de anormalidades de meios ou fundo de olho e do eixo visual.

O exame é realizado com um oftalmoscópio direto próximo ao olho do examinador, preferencialmente em uma sala escura. A luz do oftalmoscópio deve ser projetada em ambos os olhos simultaneamente, a cerca de 1 metro de distância da criança. O examinador deve atrair a atenção da criança com sua voz ou com algum barulho para que ela olhe em sua direção.

Para ser considerado normal, o reflexo vermelho deve ser observado em ambos os olhos, de modo simétrico em intensidade e coloração.

O exame sob midríase (dilatação da pupila) pode aumentar a sensibilidade ao teste. A dilatação pode ser realizada com a instilação de colírios de agentes simpatomiméticos (fenilefrina 2,5%) e/ou anticolinérgicos (tropicamida 1%) em ambos os olhos, 1 gota de 15 a 30 min antes do exame.

▼ DIAGNÓSTICO DIFERENCIAL

O diagnóstico diferencial de leucocoria é resumido na Tabela 78.1.

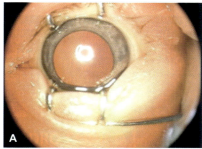
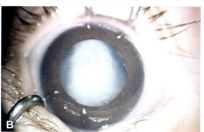

FIGURA 78.1 A. Reflexo vermelho normal. **B.** Leucocoria.

ABORDAGEM E CONDUÇÃO CLÍNICA

Manchas escuras no reflexo vermelho, diminuição marcante do reflexo, presença de reflexo branco ou assimetria de reflexos são indicativos de que a criança deve ser encaminhada para o oftalmologista para realização de exame oftalmológico completo.

Ou seja, a conduta para os pediatras em caso de leucocoria é o encaminhamento ao médico oftalmologista para investigação diagnóstica (Figura 78.2).

TABELA 78.1 Diagnóstico diferencial de leucocoria na infância.

Patologia	Características
Bulbos do olho de tamanho normal	
Retinoblastoma	80% dos casos < 3 a 4 anos Maioria dos casos é de crianças pequenas 50% dos casos de leucocoria
Toxocaríase	6 a 10 anos de idade Contato com cães e gatos Normalmente unilateral 16% dos casos de leucocoria
Doença de Coats	6 a 8 anos de idade Predomínio masculino (2:1) Unilateral 16% dos casos de leucocoria
Hamartoma astrocítico	Raro em recém-nascidos Associado a esclerose tuberosa ou neurofibromatose tipo 1 Uni ou bilateral 3% dos casos de leucocoria
Catarata infantil	Uni ou bilateral Congênita ou de aparecimento mais tardio
Uveíte	Geralmente bilateral A razão entre meninos e meninas é de 1:1 A maioria é não infecciosa
Olhos microftálmicos	
Coloboma de nervo óptico	20 a 30% bilateral Idiopático ou associado a outras síndromes
Retinopatia da prematuridade	Lactentes prematuros Bilateral (geralmente) Oxigenoterapia 3 a 5% dos casos de leucocoria
Persistência de vítreo primário hiperplásico	Recém-nascidos Predominantemente unilateral

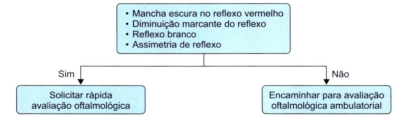

FIGURA 78.2 Fluxograma de orientação na suspeita de leucocorias.

BIBLIOGRAFIA

BenEzra D, Cohen E, Maftzir G. Uveitis in children and adolescents. Br J Ophthalmol. 2005; 89(4):444-8.

Del Monte MA, Greenwald MT, Mets MB et al. Childhood cataracts and other pediatric lens disorders. In: Wright KW, Spiegel PH. Pediatric ophthalmology and strabismus. New Orleans: American Academy of Ophthalmology; 1998. pp. 83-95.

Jacob BM, Teixeira KISS, Figueirêdo SS et al. Persistência hiperplástica do vítreo primitivo: avaliação por métodos de imagem. Radiol Bras. 2003; 36(3):173-8.

Kirath H, Belgiç S. Spontaneous regression of retinal astrocytic hamartoma in a patient with tuberous sclerosis. Am J Ophthalmol. 2002; 133:715-6.

Monnot JP, Assi A. Persistence et hyperplasie du vitré primitif: resultats à moyen terme de la vitrectomie. J Fr Ophtalmol. 1992; 15:269-73.

Montandon ME Jr, Figueirêdo SS, Jacob BM et al. Leucocoria na infância: diagnóstico diferencial por ultra-sonografia, tomografia computadorizada e ressonância magnética. Radiol Bras. 2004; 37(2):129-38.

Monte MA, Greenwald MJ, Mets MB et al. Uveitis in the pediatric age group. In: Wright KW, Spiegel PH. Pediatric ophthalmology and strabismus. New Orleans: American Academy of Ophthalmology; 1998. pp. 95-111.

Onwochei BC, Simon JW, Bateman JB et al. Ocular colobomata. Surv Ophthalmol. 2000; 45(3):175-94.

Red Reflex Subcommittee. Red reflex examination in infants. Section on Ophthalmology. American Academy of Pediatrics. Pediatrics. 2002; 109(5):980-1.

Robertson DM. Ophthalmic manifestations of tuberous sclerosis. Ann N Y Acad Sci. 1991; 615:17-25.

Ryan SJ. Retina. 3. ed. Saint Louis: Mosby; 2004.

Sabrosa NA, Souza EC. Nematode infections of the eye: toxocariasis and diffuse unilateral subacute neuroretinitis. Curr Opin Ophthalmol. 2001; 12:450-4.

Shields JA, Shields CL. Intraocular tumors: a text and atlas. Philadelphia: WB Saunders; 1992.

Shields JA. Ocular toxocariasis: a review. Surv Ophthalmol. 1984; 28(5):361-81.

Smirniotopoulos JG, Bargallo N, Maffee MF. Differential diagnosis of leukokoria: radiologic-pathologic correlation. RadioGraphics. 1994; 14:1059-79.

Tamura MYY, Teixeira LF. Leukocoria and the red reflex test. Rev Einstein. 2009; 7(3 Pt 1):376-82.

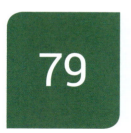

79 Olho Vermelho

Nagilton Bou Ghosn

DEFINIÇÃO

A queixa de olho vermelho é bastante comum, podendo representar 2 a 3% dos casos que buscam auxílio em serviço de emergência ou atenção primária. A correta análise de cada caso pelo pediatra é fundamental para diferenciar os casos em que o tratamento imediato é possível daqueles em que há necessidade de avaliação especializada do oftalmologista.

ETIOLOGIA

Dentre as inúmeras etiologias de olho vermelho, destacam-se: conjuntivite viral ou bacteriana, úlcera de córnea, uveíte anterior, esclerite/esclerite e traumatismo ocular.

QUADRO CLÍNICO | EXAME FÍSICO

A primeira informação a se obter no caso de olho vermelho é a duração, diferenciando-se em aguda ou crônica. Em seguida, deve-se pesquisar sobre lateralidade, presença de dor e baixa de acuidade visual, características essenciais para a correta hipótese diagnóstica.

Durante a anamnese, devem ser obtidos os dados a seguir:

- Baixa de acuidade visual: sugere condições de pior prognóstico (ceratite, uveíte, traumatismo)
- Dor: indica casos potencialmente mais graves, como ceratites e uveítes

344 PARTE 9 • Doenças Oftálmicas

- Secreção: aquosa em processos virais ou alérgicos, mucopurulenta em processos bacterianos
- Padrão da hiperemia: injeção ciliar (hiperemia concentrada ao redor da córnea) sugere uveíte ou ceratite; difusa sugere conjuntivite
- Opacidades corneanas: frequentemente associadas a ceratites
- Lentes de contato: sugerem ceratites infecciosas
- Sensação de corpo estranho: sugere conjuntivite
- Exame pupilar: miose (associada a ceratites e uveítes); médio-midríase fixa (associada a fechamento angular agudo).

Casos em que ocorra dor aguda unilateral devem ser suspeitos de lesão por corpo estranho ou traumatismo ocular e imediatamente encaminhados para avaliação especializada com oftalmologista, bem como as seguintes situações:

- Dor ocular intensa
- Baixa de acuidade visual
- Traumatismo ocular
- Opacidade corneana.

◥ EXAMES COMPLEMENTARES

Devem ser solicitados de acordo com a possível etiologia (ver adiante).

◥ CRITÉRIOS DIAGNÓSTICOS

Dependem da etiologia (ver adiante).

◥ DIAGNÓSTICO DIFERENCIAL

Os principais diagnósticos diferenciais entre as prováveis etiologias de olho vermelho estão resumidos na Tabela 79.1.

◥ ABORDAGEM E CONDUÇÃO CLÍNICA

O tratamento do olho vermelho depende da etiologia provável. A Figura 79.1, ao fim do capítulo, apresenta o fluxograma de tomada de decisão em caso de olho vermelho. A seguir são detalhadas algumas informações de acordo com a etiologia.

■ Conjuntivite viral

O quadro manifesta-se com hiperemia conjuntival, secreção aquosa, quemose (edema da conjuntiva), prurido, sensação de corpo estranho, lacrimejamento, formação de crostas entre as pálpebras e histórico recente de infecção do trato respiratório superior. É causada, na maioria das vezes, por adenovírus e pode ocorrer linfonodomegalia pré-auricular.

O tratamento é essencialmente sintomático, com uso de colírio lubrificante 4 a 8 vezes/dia e compressas frias várias vezes ao dia. Deve-se explicar ao paciente que a conjuntivite viral costuma ser uma condição autolimitada, que pode haver piora nos primeiros 4 a 7 dias e que, caso ocorra, é interessante uma avaliação pelo oftalmologista, devido à possível formação de membrana ou pseudomembrana. O paciente deve ser orientado a evitar tocar seus olhos, cumprimentar com aperto de mãos ou compartilhar toalhas

TABELA 79.1 Diagnósticos diferenciais entre as prováveis etiologias de olho vermelho.

Aspecto clínico	Conjuntivite viral	Conjuntivite bacteriana	Úlcera de córnea	Uveíte anterior	Episclerite/esclerite
Lateralidade	Uni ou bilateral	Uni ou bilateral	Unilateral	Unilateral	Unilateral
Hiperemia	Difusa	Difusa	Pericerática	Pericerática	Localizada
Dor	Sensação de corpo estranho	Sensação de corpo estranho	Intensa	Moderada	Moderada a intensa
Baixa de visão	Pode ocorrer (leve)	Ocasionalmente	Presente	Frequentemente	Ocasionalmente
Secreção	Hialina	Purulenta	Purulenta	Ausente	Ausente ou aquosa
Córnea	Transparente ou com infiltrados	Normal	Área opacificada	Edema	Transparente
Pupila	Normal	Normal	Normal ou discreta miose	Miose	Normal

e travesseiros, e a restringir atividade laboral ou escolar pelo alto risco de contágio, principalmente enquanto os olhos estiverem vermelhos e com secreção.

Conjuntivite bacteriana

Ocorre hiperemia conjuntival, sensação de corpo estranho, secreção purulenta, quemose e prurido menos importante do que no quadro viral. Linfonodomegalia tende a estar ausente, mas presente na conjuntivite gonocócica (início hiperagudo e secreção abundante).

É comumente causada por *Staphylococcus aureus*, *Staphylococcus epidermidis*, *Haemophilus influenzae*, *Streptococcus pneumoniae* ou *Moraxella catarrhalis*. Quando o acometimento é grave ou recorrente, é necessário coletar material com *swab* conjuntival para cultura (ágar-sangue e ágar-chocolate), testes de sensibilidade e Gram.

O tratamento é realizado com colírio de fluoroquinolona 4 vezes/dia durante 5 a 7 dias associado a colírio lubrificante, com reavaliações da resposta terapêutica a cada 2 a 3 dias até a resolução.

Úlcera de córnea

Ocorre hiperemia conjuntival pericerática (hiperemia concentrada ao redor da córnea) (Figura 79.2), lacrimejamento, baixa de visão, fotofobia, dor importante e secreção.

Com frequência, os pacientes com úlceras de córnea são usuários de lentes de contato que não respeitam as orientações de uso adequado. Outras condições que podem cursar com úlceras de córnea são olho seco, doença autoimune com acometimento corneano, traumatismo ocular prévio e uso excessivo de anestésico tópico.

Na avaliação do paciente, é possível identificar opacidade corneana ao exame externo, que fica mais evidente no exame com colírio de fluoresceína sob luz de cobalto (luz azul).

O paciente deve ser encaminhado imediatamente para avaliação especializada com oftalmologista a fim de classificar o risco do quadro, coletar material para bacterioscópico e cultura, e iniciar o adequado tratamento.

Uveíte anterior

É a inflamação da úvea em suas porções anteriores (íris e corpo ciliar). Geralmente está relacionada com doenças autoimunes (em faixa

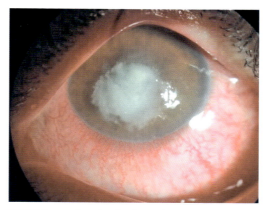

FIGURA 79.2 Quadro de úlcera de córnea bacteriana com importante hiperemia pericerática. (Cortesia do Dr. Daniel Hazaki dos Santos.)

etária pediátrica é mais comum a artrite idiopática juvenil) ou é secundária a traumatismo ocular. Os pacientes sob essa condição apresentam-se com dor ocular, hiperemia conjuntival pericerática, fotofobia (que pode ser consensual, com dor ocular ao iluminar o olho afetado), baixa de acuidade visual e lacrimejamento. Em casos crônicos recidivados, é comum observar miose decorrente de sinéquias posteriores (porções da íris aderidas posteriormente à cápsula da lente).

O paciente deve ser encaminhado para avaliação com oftalmologista a fim de se realizar exame mais detalhado com lâmpada de fenda.

Episclerite

É uma condição na qual ocorre hiperemia ocular localizada, associada a dor leve, geralmente unilateral, com acuidade visual preservada. É mais comum em mulheres, e a maior parte dos casos é idiopática (cerca de 70%), mas também há casos com causas infecciosas (herpes-zóster é mais comum) e relacionadas com doenças vasculares do colágeno, com rosácea, atopia ou doença tireoidiana.

A avaliação do paciente deve contemplar a investigação de ocorrência de erupções, artrite e doença viral recente. O diagnóstico diferencial é feito principalmente com esclerite. Em casos leves e moderados, o tratamento é realizado com colírio de corticosteroide fraco (p. ex., fluormetolona 0,1% 4 vezes/dia por cerca de 10 dias), e em casos mais graves, pode-se associar anti-inflamatório não esteroide oral a fim de minimizar o uso de corticosteroides. Recomenda-se sempre associar um colírio lubrificante.

▪ Esclerite

Trata-se de condição na qual o sintoma mais característico é a dor ocular intensa e contínua, que pode se irradiar para mandíbula, sobrancelha e fronte, causando tamanho desconforto que pode acordar o paciente à noite. Em até 50% dos casos, existe associação com alguma colagenose, sendo a artrite reumatoide responsável por até 33%.

A hiperemia ocular ocorre devido a inflamação, com ingurgitamento dos vasos episclerais, esclerais e conjuntivais, que pode ser setorial ou difusa. Podem ser observados também: coloração azulada da esclera, afinamento, edema e nódulos esclerais (Figura 79.3). Está frequentemente associada a uveíte secundária e pode acarretar descolamento de retina exsudativo, glaucoma e catarata. Em alguns casos, pode levar a perfuração ocular. Os pacientes sob a suspeita de esclerite devem ser encaminhados imediatamente para avaliação especializada com oftalmologista.

▪ Traumatismo ocular

O traumatismo ocular é importante causa de olho vermelho, particularmente em faixa etária pediátrica. Pela complexidade e ampla gama de apresentações dos traumatismos físicos, é imprescindível a pronta avaliação do paciente pelo oftalmologista.

Em casos de traumatismo químico, deve-se lavar abundantemente o olho acometido, preferencialmente com solução de Ringer lactato, até obtenção de pH entre 7,0 e 7,4. É muito importante irrigar os fórnices conjuntivais, uma vez que podem acumular o produto e manter sua ação química a despeito da irrigação abundante. Para tanto, é fundamental a eversão palpebral. O pH pode ser verificado com papel de tornassol ou fita para avaliação de pH urinário e, após atingir o pH recomendado, deve-se encaminhar o paciente ao oftalmologista. O traumatismo ocular será discutido em mais detalhes no Capítulo 80, *Traumatismo Ocular | Corpo Estranho*.

▪ Hiposfagma

Caracteriza-se por olho de cor vermelha densa, que pode obstruir a visualização da esclera subjacente. Geralmente, é assintomático. Dentre as possíveis causas de hiposfagma, destacam-se Valsalva (p. ex., tosse, constipação intestinal ou esforço físico extremo), traumatismo (incluindo o ato de coçar os olhos) (Figura 79.4), uso de medicações antiplaquetárias ou anticoagulantes, bem como distúrbios hemorrágicos. Ao exame ocular, se o sangramento for de grande monta, deve-se referenciar o paciente ao oftalmologista para adequada avaliação de motilidade ocular extrínseca, de resistência à retropulsão do bulbo do olho e de pressão intraocular. Da mesma maneira, se houver história de traumatismo, é importante a avaliação com especialista. Em casos com discrasia sanguínea associada, a adequada avaliação do quadro clínico deve ser realizada.

O tratamento não é necessário na maioria dos casos, uma vez que o quadro é assintomático e a melhora espontânea ocorre em 2 a 3 semanas. Entretanto, caso haja algum desconforto leve, lágrimas artificiais podem ser usadas 4 vezes/dia.

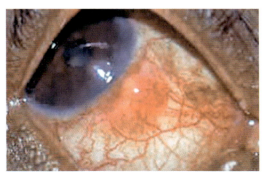

FIGURA 79.3 Esclerite nodular.

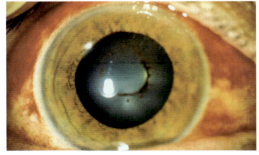

FIGURA 79.4 Hiposfagma em olho de paciente com história de traumatismo ocular.

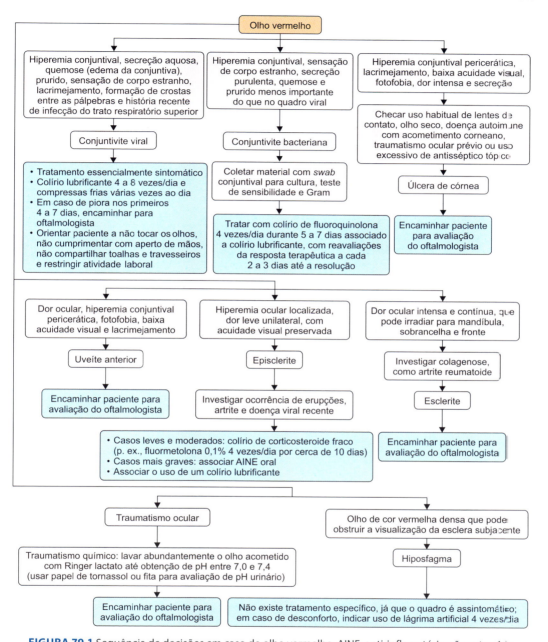

FIGURA 79.1 Sequência de decisões em caso de olho vermelho. AINE: anti-inflamatório não esteroide.

BIBLIOGRAFIA

Alves MR (Coord.). Conselho Brasileiro de Oftalmologia – Série Oftalmologia Brasileira. 4. ed. Rio de Janeiro: Guanabara Koogan; 2016.

American Academy of Ophthalmology. 2017-2018 Basic and Clinical Science Course. San Francisco: American Academy of Ophthalmology; 2017.

Bowling B, Kanski JJ. Kanski's clinical ophthalmology: a systematic approach. 8. ed. Philadelphia: Elsevier; 2016.

Frings A, Geerling G, Schargus M. Red eye: a guide for non-specialists. Dtsch Arztebl Int. 2017; 114:302-12.

Wills Eye Hospital. The Wills Eye Manual: office and emergency room diagnosis and treatment of eye disease. 7. ed. Philadelphia: Wolters Kluwer; 2017.

80 Traumatismo Ocular | Corpo Estranho

Luis Carlos F. de Sá

◥ DEFINIÇÃO

Corpo estranho ocular é qualquer objeto, fragmento ou substância que inadvertidamente atinge a superfície dos olhos ou das pálpebras e que pode até mesmo penetrar o bulbo do olho, produzindo uma inflamação local e possibilitando a ocorrência de uma infecção secundária. Dependendo da natureza e da localização, pode levar a graus variados de perda visual.

◥ ETIOLOGIA

Os corpos estranhos mais comuns são fragmentos de areia, pequenos insetos ou asas de insetos, plantas, sementes e pedaços de brinquedos (Figura 80.1). Nas crianças maiores e adolescentes, os corpos estranhos oculares podem ser mais semelhantes aos dos adultos e incluem fragmentos de metal que podem surgir com o uso de ferramentas (esmeril, martelo, furadeira).

◥ QUADRO CLÍNICO | EXAME FÍSICO

O quadro clínico dos corpos estranhos na superfície ocular tem espectro variável. Pode ser assintomático ou apresentar intensidade progressiva de vermelhidão (Figura 80.2), lacrimejamento, secreção, prurido, fotofobia ou associação dessas manifestações. No caso dos corpos estranhos intraoculares, pode haver baixa visual por traumatismo da retina, associação com hemorragia intraocular ou efeito tóxico do corpo estranho sobre a retina.

Muitas vezes, a história sobre a atividade que a criança fazia no momento em que começou a apresentar os sintomas já aponta para o

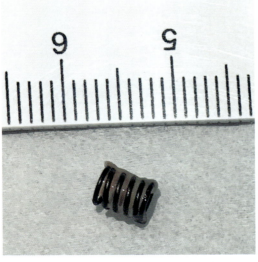

FIGURA 80.1 Mola de um anel de brinquedo encontrada sob a pálpebra superior de uma criança de 3 anos, após 3 semanas do traumatismo.

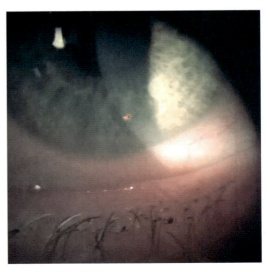

FIGURA 80.2 Corpo estranho de córnea.

diagnóstico. Ambientes que contêm areia, insetos, plantas, onde se pratique trabalhos manuais ou com muito vento facilitam a penetração de corpo estranho nos olhos. Vale salientar que, em crianças pequenas, nem sempre a história é confiável.

O exame externo e principalmente a eversão das pálpebras são fundamentais, pois o corpo estranho pode estar localizado na superfície interna da pálpebra superior, sendo impossível visualizá-lo sem a eversão.

Alguns corpos estranhos são muito pequenos, e o uso de magnificação é essencial, seja com lentes de aumento ou mesmo com a lâmpada de fenda. Colírio de fluoresceína, que realça o local do traumatismo, também pode ser útil no diagnóstico. Muitas vezes, principalmente em crianças na faixa etária entre 1 e 4 anos, o exame pode ser dificultado pela pouca colaboração, dificultando também o diagnóstico. Caso o pediatra não consiga afastar a possibilidade do corpo estranho, a criança deve ser encaminhada para o oftalmologista.

▼ EXAMES COMPLEMENTARES

Geralmente não é necessária a realização de exames complementares. Radiografia simples, ecografia ou ultrassonografia podem ser usadas quando houver suspeita de corpo estranho intraocular. Quando da suspeita de corpo estranho intraocular, principalmente metálico, é absolutamente contraindicada a ressonância magnética.

▼ DIAGNÓSTICO DIFERENCIAL

- Conjuntivites (principalmente as virais, que podem ser unilaterais)
- Uveítes
- Traumatismo ocular (sem corpo estranho)
- Obstrução de vias lacrimais.

▼ ABORDAGEM E CONDUÇÃO CLÍNICA

A Figura 80.3 apresenta o fluxograma de tomada de decisão em caso de suspeita de traumatismo ocular.

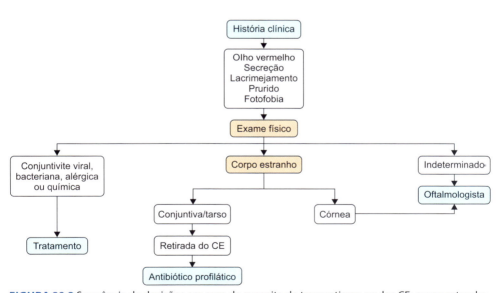

FIGURA 80.3 Sequência de decisões em caso de suspeita de traumatismo ocular. CE: corpo estranho.

▼ BIBLIOGRAFIA

Abbott J, Shah P. The epidemiology and etiology of pediatric ocular trauma. Surv Ophthalmol. 2013; 58(5): 476-85.

Martins EN. Trauma ocular. In: Oftalmopediatria. São Paulo: Roca; 2010. pp. 559-76.

Upshaw JE, Brenkert TE, Losek JD. Ocular foreign bodies in children. Pediatr Emerg Care. 2008; 24(6):409-14.

PARTE

10 Doenças Respiratórias

81 Otites, *352*

82 Sinusites | Rinossinusites, *356*

83 Faringoamigdalite, *359*

84 Laringite, Epiglotite e Traqueíte, *362*

85 Síndrome Gripal, *366*

86 Bronquiolite Viral Aguda, *370*

87 Crise Asmática, *373*

88 Pneumonia Aguda, *379*

89 Derrames Pleurais, *382*

90 Hemotórax, *388*

91 Pneumotórax, *390*

92 Tromboembolismo Pulmonar, *397*

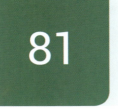

81 Otites
Heloisa Ionemoto

Otite Média Aguda

◥ DEFINIÇÃO

É uma infecção da orelha média de início súbito, com secreção e sinais e sintomas de inflamação. É um dos diagnósticos mais frequentes em pediatria e causa de prescrição de antibioticoterapia.

◥ ETIOLOGIA

Os agentes etiológicos mais comuns são:
- *Streptococcus pneumoniae*, responsável por aproximadamente 40% dos casos
- *Haemophilus influenzae* não tipável, responsável por 25% dos casos
- *Moraxella catarrhalis*, responsável por 10% dos casos.

Outros agentes incluem: estreptococos do grupo A, *Staphylococcus aureus*, *Escherichia coli* e *Pseudomonas aeruginosa*.

O uso da vacina antipneumocócica diminuiu a ocorrência de complicações graves decorrentes do *S. pneumoniae*. Em aproximadamente 30% dos casos, foram isolados vírus na secreção da orelha média durante os episódios de otite, sendo mais frequentes: vírus sincicial respiratório, influenza, adenovírus e metapneumovírus.

Muitas vezes a infecção viral precede o quadro de otite bacteriana, favorecendo seu aparecimento por aumento da secreção, obstrução e disfunção da tuba auditiva etc.

Tem prevalência maior dos 6 aos 18 meses de idade.

◥ QUADRO CLÍNICO | EXAME FÍSICO

Nos lactentes, os sintomas podem ser pouco específicos, com início súbito de irritabilidade, choro, vômito, diarreia, apatia e febre. Em crianças maiores, os sintomas mais frequentes são dor de ouvido e febre. A membrana timpânica pode estar abaulada, hiperemiada ou opacificada.

◥ EXAMES COMPLEMENTARES

Otoscopia feita com otoscópio pneumático deve ser realizada quando possível para observar a mobilidade da membrana timpânica e facilitar o diagnóstico de otite média com efusão sem sinais de infecção aguda, evitando o uso de antibioticoterapia sem necessidade.

◥ CRITÉRIOS DIAGNÓSTICOS

O diagnóstico de otite média aguda é feito ao se observarem início súbito, sinais e sintomas de inflamação e secreção na orelha média.

◥ DIAGNÓSTICO DIFERENCIAL

Alguns estudos mostram que o diagnóstico de otite média aguda é superestimado, porém o diagnóstico diferencial entre otite média aguda e otite média com efusão nem sempre é fácil.

◥ ABORDAGEM E CONDUÇÃO CLÍNICA

A American Academy of Pediatrics tem combatido o uso excessivo de antibioticoterapia nos casos de otite média aguda. A recomendação atual é manter o paciente em observação com sintomáticos por 48 a 72 h e reavaliá-lo após esse período, para introdução ou não do antibiótico.

As Tabelas 81.1 a 81.3 apresentam a terapia medicamentosa em caso de otite média aguda, e a Figura 81.1 apresenta o fluxograma de atendimento.

CAPÍTULO 81 • Otites 353

ATENÇÃO

- Complicações: mastoidite, otite média crônica perfurada, meningite, abscessos, paralisia facial
- Profilaxia: vacina antipneumocócica, vacina anual anti-influenza, amamentação exclusiva por pelo menos 6 meses, evitar exposição ao cigarro

TABELA 81.1 Analgésicos e antitérmicos recomendados em caso de otite média aguda.

Medicamento	Dose
Ibuprofeno VO	10 mg/kg/dose de 6/6 ou 8/8 h
Dipirona VO	10 a 15 mg/kg/dose de 6/6 h
Paracetamol	15 mg/kg/dose de 6/6 h

Anti-histamínicos e descongestionantes não são indicados e podem causar efeitos colaterais. VO: via oral.

TABELA 81.2 Introdução de antibiótico no tratamento da otite média aguda (OMA).

Quadro clínico	< 6 meses	6 a 24 meses	> 2 anos
Observação por 48 a 72 h com analgésicos OMA leve (otalgia leve, bom estado geral, sem sinais de prostração, sem otorreia)	Não é indicada	Unilateral e sem sintomas graves	Se os sintomas não forem graves Deve-se considerar tratamento se a OMA for bilateral
OMA grave (otalgia moderada a intensa e febre ≥ 39°C, toxemia)	Tratamento por 10 dias	Tratamento por 10 dias	Tratamento por 7 dias

Considerar falha terapêutica se não melhorar em 48 a 72 h.

TABELA 81.3 Escolha do antibiótico no tratamento da otite média aguda.

Indicação	Antibiótico	Dose
Amoxicilina (1ª escolha)	Amoxicilina VO	50 a 90 mg/kg/dia
Se o paciente tomou amoxicilina nos últimos 30 dias, ou tem conjuntivite associada (sugestivo de betalactamase + positiva)	Amoxicilina + clavulanato VO	50 mg/kg/dia
Falha terapêutica com amoxicilina	Amoxicilina + clavulanato VO	50 mg/kg/dia de 12/12 h
Falha terapêutica com amoxicilina-clavulanato ou cefalosporina VO	Ceftriaxona IM ou IV	50 mg/kg/dia por 3 dias
Alergia à penicilina (não IgE-mediada)	Cefuroxima VO	30 mg/kg dia de 12/12 h
Alergia à penicilina (IgE-mediada)	Azitromicina VO	≥ 6 meses: 10 mg/kg 1 vez/dia por 3 dias, ou 10 mg/kg 1 vez/dia no 1º dia seguidos de 5 mg/kg do 2º até o 5º dia
	Claritromicina VO	15 mg/kg/dia de 12/12 h

VO: via oral; IM: via intramuscular; IV: via intravenosa.

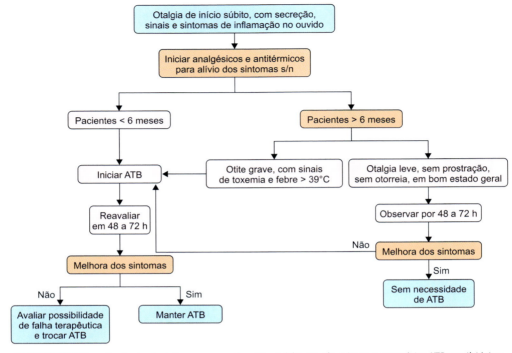

FIGURA 81.1 Sequência de decisões em caso de otite média aguda. s/n: se necessário; ATB: antibiótico.

Otite Externa

▼ DEFINIÇÃO

Infecção do conduto auditivo externo, geralmente associada à exposição à água, como esportes aquáticos, ou outras situações que provoquem manipulação excessiva da orelha, por exemplo: dermatite seborreica; dermatite atópica e/ou de contato por uso de adornos, *piercing*, brincos, fones de ouvido ou substâncias químicas como tinturas e xampus; e traumatismo por uso de hastes flexíveis.

▼ ETIOLOGIA

Geralmente bacteriana: *P. aeruginosa*, *S. aureus*, *Staphylococcus epidermidis*. Outros: *Aspergillus* e fungos

▼ QUADRO CLÍNICO | EXAME FÍSICO

Dor muito intensa, prurido e, às vezes, perda de audição podem ocorrer em 24 a 48 horas. O quadro evolui com outros sinais inflamatórios, como edema local, hiperemia, aumento da temperatura local, às vezes febre, e adenomegalia. Pode haver sensação de ouvido "tampado". Pode ou não haver otorreia. Há dor à compressão do *tragus* ou quando a orelha é tracionada. A otoscopia deve ser realizada para descartar otite média e perfurações na membrana timpânica.

▼ EXAMES COMPLEMENTARES

Raramente é necessário fazer algum exame complementar nas otites externas simples, exceto em casos com complicações. Recomenda-se a coleta de material para cultura em pacientes que não respondam à terapia habitual com evolução por mais de 6 semanas, que apresentem quadros recorrentes ou que estejam imunossuprimidos.

▼ CRITÉRIOS DIAGNÓSTICOS

O diagnóstico da otite externa é feito a partir da história e do exame físico do paciente.

DIAGNÓSTICO DIFERENCIAL

- Otite média supurada
- Furúnculos no canal auditivo externo
- Corpo estranho
- Dermatite de contato

ABORDAGEM E CONDUÇÃO CLÍNICA

Analgesia (ver Tabela 81.1), limpeza local para retirada de *debris* com água oxigenada e soro fisiológico, secagem do local. Antibioticoterapia: gotas otológicas de ciprofloxacino 0,3%, 3 gotas, 2 vezes/dia, por 7 a 10 dias. Associações de ciprofloxacino com corticosteroide podem melhorar o processo inflamatório local (Tabelas 81.4 a 81.6). O uso de gotas otológicas contendo aminoglicosídeos deve ser evitado nos pacientes que não estejam com a membrana timpânica íntegra.

TABELA 81.4 Analgesia para otite externa aguda.

Medicamento	Dose
Ibuprofeno VO	10 mg/kg/dose de 6/6 ou 8/8 h
Dipirona VO	10 a 15 mg/kg/dose de 6/6 h
Paracetamol	15 mg/kg/dose de 6/6 h

TABELA 81.5 Antibiótico tópico para tratamento da otite externa aguda.

Medicamento (uso tópico)	Dose
Ciprofloxacino 0,2% + hidrocortisona 1%	3 gotas, 2 vezes/dia, por 7 a 10 dias
Ciprofloxacino 0,3%	3 gotas, 2 vezes/dia, por 7 a 10 dias

TABELA 81.6 Antibiótico sistêmico oral para tratamento da otite externa aguda.

Medicamento	Grupo de antibiótico	Dose
Cefadroxila	Cefalosporina de 1ª geração	25 a 30 mg/kg/dia, de 12/12 h, por 7 a 10 dias
Cefalexina	Cefalosporina de 1ª geração	50 a 100 mg/kg/dia, de 6/6 h, por 7 a 10 dias

Uso de antibiótico sistêmico é raro e está indicado nos casos associados a complicações como celulites. As cefalosporinas de 1ª geração constituem a 1ª escolha.

É importante orientar o paciente em relação aos fatores predisponentes a fim de prevenir novas infecções.

A Figura 81.2 apresenta a sequência de decisões em caso de otite externa.

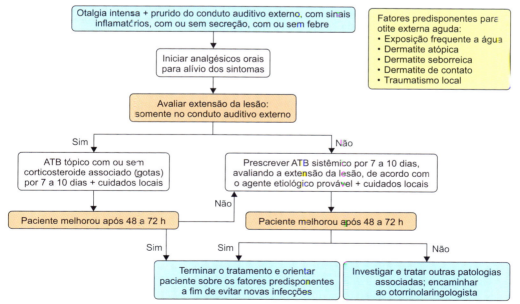

FIGURA 81.2 Sequência de decisões para o tratamento da otite externa.

BIBLIOGRAFIA

Dagan R, Pelton S, Bakaletz L et al. Prevention of early episodes of otitis media by pneumococcal vaccines might reduce progression to complex disease. Lancet Infect Dis. 2016; 16:480-92.

Rosenfeld RM, Schwartz SR, Cannon CR et al. Clinical Practice Guideline: acute otitis externa. Otolaryngol Head Neck Surg. 2014; 150(1 Suppl):S1-24.

Rosenfeld RM, Shin JJ, Schwartz SR et al. Clinical practice guideline: otitis media with effusion (update). Otolaryngol Head Neck Surg. 2016; 154(2):201-14.

82 Sinusites | Rinossinusites

Heloisa Ionemoto

DEFINIÇÃO

A sinusite é uma infecção dos seios paranasais, que pode sofrer alterações de causas alérgicas, virais, bacterianas, ambientais etc. Os seios paranasais são aerados somente após o nascimento até por volta dos 10 anos de idade, de maneira que o quadro clínico das sinusopatias em pediatria pode variar de acordo com a idade.

A sinusite bacteriana costuma ser precedida por infecção viral com duração maior que 10 dias, sem melhora dos sintomas, acompanhada de febre, rinorreia purulenta e obstrução nasal. Geralmente acomete crianças de 4 a 7 anos, mas pode ocorrer em qualquer idade, sendo menos comum em pacientes com menos de 2 anos.

ETIOLOGIA

A maioria das rinossinusites agudas é causada por vírus. Os agentes mais frequentes são: rinovírus, influenza A e B, parainfluenza, vírus sincicial respiratório e adenovírus, cujos quadros melhoram em 7 a 10 dias.

Das infecções de vias aéreas em pediatria, 10% podem ser contaminadas por bactérias. As bactérias mais comuns na rinossinusite são *Streptococcus pneumoniae* (30%), *Haemophilus influenzae* (20%) e *Moraxella catarrhalis* (20%).

QUADRO CLÍNICO | EXAME FÍSICO

A sinusite bacteriana apresenta quadro clínico com duração maior que 10 dias, sem melhora, com secreção nasal, acompanhada de tosse prolongada, que piora durante a noite, halitose, febre baixa, cefaleia e prostração.

Secreção purulenta na retrofaringe reforça o diagnóstico, mas também pode ocorrer nas infecções virais.

EXAMES COMPLEMENTARES

O diagnóstico da sinusite aguda bacteriana é basicamente clínico e dispensa exames de imagem (radiografia simples). Tomografia computadorizada ou ressonância magnética contrastada pode ser indicada nos casos suspeitos de complicações periorbitais ou em sistema nervoso central.

CRITÉRIOS DIAGNÓSTICOS

O diagnóstico da sinusite é basicamente clínico e inclui secreção nasal, tosse prolongada que piora à noite, halitose, febre baixa, cefaleia e prostração.

ATENÇÃO

Fatores predisponentes
- Rinite alérgica
- Infecções virais do trato respiratório alto
- Imunodeficiências
- Pólipos
- Corpo estranho

ABORDAGEM E CONDUÇÃO CLÍNICA

A Figura 82.1 apresenta o fluxograma de tomada de decisão em caso de sinusite aguda, e as Tabelas 82.1 e 82.2 apresentam as indicações de tratamento medicamentoso.

Outros medicamentos incluem:

- Soro fisiológico (para lavagem do nariz 3 a 4 vezes/dia), que retira mecanicamente os resíduos de muco, melhorando o transporte mucociliar
- Descongestionantes, mucolíticos e anti-histamínicos, que a princípio não devem ser usados nas sinusites agudas em pediatria
- Corticosteroide intranasal e/ou sistêmico não deve ser usado como rotina.

ATENÇÃO

- Complicações: celulite periorbitária, trombose do seio cavernoso, meningite, abscessos no sistema nervoso central
- Profilaxia: recomendação para vacina antipneumocócica, vacina anual anti-influenza

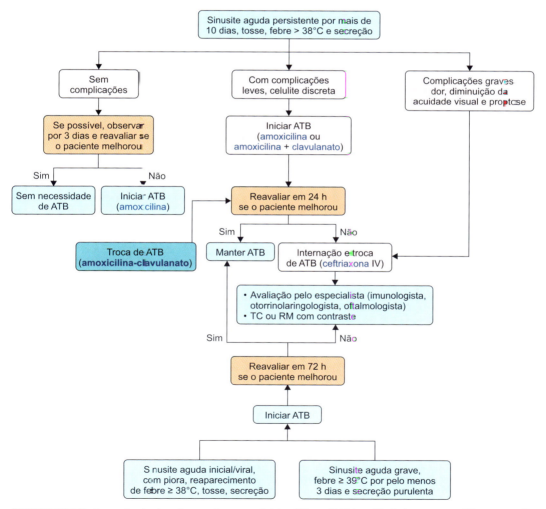

FIGURA 82.1 Tratamento da sinusite aguda em pediatria. ATB: antibiótico; IV: via intravenosa; TC: tomografia computadorizada; RM: ressonância magnética.

358 PARTE 10 • Doenças Respiratórias

TABELA 82.1 Recomendações para uso de antibioticoterapia em caso de sinusite bacteriana.

	Sinusite aguda persistente	Sinusite aguda inicial e com piora	Sinusite aguda grave
Quadro clínico	Secreção nasal, tosse diurna que piora durante a noite, que persiste > 10 dias sem melhora	Secreção nasal, tosse diurna com piora dos sintomas, febre, após uma melhora transitória	Febre ≥ 39°C, secreção nasal purulenta por pelo menos 3 dias consecutivos
Sem outras doenças associadas	Observar por 3 dias se houver possibilidade de reavaliação e avaliação da necessidade de ATB Se não melhorar, iniciar ATB	Antibioticoterapia	Antibioticoterapia
Com complicações orbitais e intracranianas	Antibioticoterapia	Antibioticoterapia	Antibioticoterapia
Com OMA, adenite, faringite estreptocócica	Antibioticoterapia	Antibioticoterapia	Antibioticoterapia

ATB: antibiótico; OMA: otite média aguda. Tempo de tratamento: 10 a 14 dias.

TABELA 82.2 Escolha do antibiótico no tratamento da sinusite.

Indicação	Antibiótico	Dose
1ª escolha se o paciente não tomou amoxicilina nas últimas 4 semanas	Amoxicilina VO	50 mg/kg/dia de 8/8 h
Falha terapêutica com amoxicilina	Amoxicilina + clavulanato VO	50 a 90 mg/kg/dia de 12/12 h
Falha terapêutica com amoxicilina-clavulanato em doses altas (reavaliar de acordo com o quadro clínico e as complicações)	Ceftriaxona IV	50 mg/kg/dia de 12/12 h
	Clindamicina VO	30 a 40 mg/kg/dia de 8/8 h
	Linezolida VO ou IV	30 mg/kg/dia de 8/8 h
	Levofloxacino VO ou IV	10 a 20 mg/kg/dia de 12/12 h
Alergia à penicilina (não IgE-mediada)	Cefuroxima VO	30 mg/kg/dia de 12/12 h
Alergia à penicilina (IgE-mediada)	Azitromicina VO	≥ 6 meses: 10 mg/kg 1 vez/dia por 3 dias ou 10 mg/kg 1 vez/dia no 1º dia seguidos de 5 mg/kg do 2º até o 5º dia
	Claritromicina VO	15 mg/kg/dia de 12/12 h

VO: via oral; IV: via intravenosa.

◥ BIBLIOGRAFIA

Lean WL, Arnup S, Danchin M et al. Rapid diagnostic tests for group A streptococcal pharyngitis: a meta-analysis. Pediatrics. 2014; 134(4):771-81.

Lima WT, Tamashiro E, Valera FCP. Tratamento atual da rinossinusite aguda. In: Departamentos Científicos SPSP. Recomendações: Atualização de Condutas em Pediatria. São Paulo: Sociedade de Pediatria de São Paulo; 2016. pp. 3-9.

Peters AT, Spector S, Hsu J et al. Diagnosis and management of rhinosinusitis: a practice parameter update. Ann Allergy Asthma Immunol. 2014; 13:374-85.

Roosevelt GE. Acute inflammatory upper airway obstruction. In: Kliegman RM, Stanton BMD, Gem J et al. Nelson textbook of pediatrics. 20. ed. Philadelphia: Elsevier; 2015. pp. 2031-6.

Wald ER, Applegate KE, Bordley C et al. Clinical practice guideline for the diagnosis and management of acute bacterial sinusitis in children aged 1 to 18 years. Pediatrics. 2013; 132;e262.

Weber R. Pharyngitis. In: Kellerman RD, Bope ET. Conn's current therapy. 70. ed. Philadelphia: Elsevier; 2018. pp. 50-3.

83 Faringoamigdalite

Heloisa Ionemoto

DEFINIÇÃO

Faringoamigdalite é um processo inflamatório e infeccioso que acomete a faringe, as tonsilas palatinas (amígdalas) e as tonsilas faríngeas (adenoides). Constitui umas das queixas mais frequentes em pediatria.

ETIOLOGIA

Pode ocorrer em qualquer idade, com pico entre 5 e 10 anos. As principais causas são:

- Vírus: causa mais prevalente, especialmente nos primeiros anos de vida (70 a 90%)
- Rinovírus, adenovírus, Coxsackie A (herpangina, síndrome mão-pé-boca), herpes simples (estomatites), vírus Epstein-Barr (mononucleose), coronavírus
- Bactérias: estreptococo hemolítico do grupo A (30%)
- Outros: *Haemophilus influenzae*, *Staphylococcus aureus*, *Moraxella catarrhalis* etc.

QUADRO CLÍNICO | EXAME FÍSICO

Tanto as faringoamigdalites virais quanto as bacterianas cursam com febre e dor de garganta, sendo difícil diferenciá-las. É importante verificar a faixa etária e fatores associados, como sintomas gripais, estado geral etc. A Tabela 83.1 apresenta o quadro clínico da faringoamigdalite de acordo com seu agente etiológico.

EXAMES COMPLEMENTARES

É útil o teste rápido para detecção do antígeno do estreptococo, que tem 70 a 90% sensibilidade e 95 a 100% especificidade quando comparado ao padrão-ouro, que é a cultura de orofaringe.

CRITÉRIOS DIAGNÓSTICOS

Os critérios diagnósticos dependem da história e do quadro clínico do paciente.

DIAGNÓSTICO DIFERENCIAL

- Sarampo
- Doença de Kawasaki
- Síndrome de Stevens-Johnson
- Síndrome de Behçet.

ABORDAGEM E CONDUÇÃO CLÍNICA

A Figura 83.1 apresenta o fluxograma de tomada de decisão em caso de faringoamigdalite. O tratamento das faringoamigdalites virais consiste em hidratação aliada a medicação sintomática (Tabela 83.2). O tratamento das faringoamigdalites estreptocócicas está indicado na Tabela 83.3.

ATENÇÃO

Complicações

Na faringoamigdalite por estreptococo do grupo A, observam-se febre reumática, glomerulonefrite aguda, escarlatina, abscessos retrofaríngeos e abscessos peritonsilares.

360 PARTE 10 • Doenças Respiratórias

TABELA 83.1 Quadro clínico da faringoamigdalite de acordo com seu agente etiológico.

Agente etiológico	Quadro clínico e/ou exames laboratoriais	Tratamento
Rinovírus, coronavírus	Dor de garganta leve, coriza	Sintomático
Adenovírus	Hiperemia, exsudato, conjuntivite, coriza	Sintomático
Influenza A e B	Febre, tosse, faringite, cefaleia, mialgia, coriza	Sintomático
Vírus Epstein-Barr (mononucleose)	Febre, faringite grave, exsudato, linfadenopatia cervical, hepatoesplenomegalia Exames: • Sorologia para mononucleose • Imunofluorescência ou ELISA IgM e IgG para Epstein-Barr • PCR para Epstein-Barr • Hemograma com mais de 10% de linfócitos atípicos	Sintomático
Coxsackie A e B	Síndrome mão-pé-boca, úlceras na boca, pápulas nas palmas das mãos e nas plantas dos pés	Sintomático
Herpes simples	Febre, mal-estar, odinofagia, úlceras na mucosa	Sintomático
Estreptococo beta-hemolítico do grupo A *Streptococcus pyogenes*	Início abrupto, prostração, sem sintomas gripais associados, dor de garganta intensa, febre alta, exsudatos nas amígdalas, petéquias, hiperemia, ausência de tosse com linfadenopatia cervical Exames: • Teste rápido para detecção de antígeno do estreptococo beta-hemolítico do grupo A • Cultura de orofaringe A pronta identificação da faringoamigdalite causada pelo estreptococo beta-hemolítico do grupo A permite a introdução do tratamento não apenas para amenizar os sintomas, como também para prevenir a transmissão e evitar febre reumática Escarlatina pode vir acompanhada de exantema micropapular	Ver Tabela 83.3
Corynebacterium diphtheriae (difteria)	Dor de garganta e grandes placas branco-acinzentadas que não se limitam às amígdalas Febre moderada, prostração, adenomegalia cervical Exames: • Bacterioscopia direta • Cultura do exsudato	Penicilina benzatina < 6 anos: 600.000 UI IM em dose única > 6 anos: 12.000.000 UI IM em dose única Eritromicina (40 a 50 mg/kg/dia a cada 6 h por 7 a 10 dias Soro antidiftérico IV
Candida albicans (pacientes imunossuprimidos, em tratamento com quimioterapia ou radiação, e pacientes em uso de corticosteroide inalatório)	Placas esbranquiçadas na cavidade oral, recusa alimentar, desconforto na boca, sialorreia, odinofagia, disgeusia, queilite angular e glossite	Sintomáticos Nistatina 200.000 a 400.000 UI (suspensão oral), 1 mℓ VO 4 vezes/dia por 10 a 14 dias Fluconazol 3 mg/kg/dia VO por 14 a 21 dias

PCR: reação da cadeia de polimerase; IM: via intramuscular; IV: via intravenosa; VO: via oral.

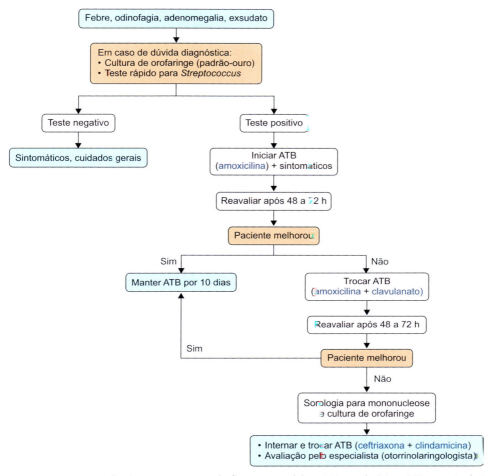

FIGURA 83.1 Sequência de decisões em caso de faringoamigdalite. ATB: antibiótico. ORL: otorrinolaringologista.

TABELA 83.2 Analgésicos e antitérmicos em caso de faringoamigdalite viral.

Medicamento	Dose
Ibuprofeno VO	10 mg/kg/dose de 6/6 ou 8/8 h
Dipirona VO	10 a 15 mg/kg/dose até 6/6 h
Paracetamol VO	15 mg/kg/dose até 6/6 h

VO: via oral.

TABELA 83.3 Tratamento das faringoamigdalites estreptocócicas.

Indicação	Antibiótico	Dose
Amoxicilina (1ª escolha)	Amoxicilina* VO	50 a 90 mg/kg/dia por 10 dias
	Penicilina-V-oral* VO	< 30 kg: 250 mg 3 vezes/dia > 30 kg: 500 mg 2 vezes/dia 1 h antes ou 2 h após as refeições

(continua)

TABELA 83.3 (*Continuação*) Tratamento das faringoamigdalites estreptocócicas.

Indicação	Antibiótico	Dose
Se o paciente tomou amoxicilina nos últimos 30 dias, ou tem conjuntivite associada (sugestivo de betalactamase + positiva)	Amoxicilina* + clavulanato VO	50 mg/kg/dia de 12/12 h
Falha terapêutica com amoxicilina	Amoxicilina* + clavulanato VO	50 mg/kg/dia de 12/12 h
Falha terapêutica com amoxicilina + clavulanato	Ceftriaxona	50 mg/kg/dia de 12/12 h
Alergia à penicilina (não IgE-mediada)	Cefuroxima* VO	30 mg/kg/dia de 12/12 h
Alergia à penicilina (IgE-mediada)	Azitromicina VO	≥ 6 meses: 10 mg/kg 1 vez/dia por 3 dias, ou 10 mg/kg 1 vez/dia no 1º dia seguidos de 5 mg/kg do 2º até o 5º dia
	Claritromicina* VO	15 mg/kg/dia de 12/12 h
Alergia a penicilina e cefalosporinas	Clindamicina* VO	20 a 30 mg/kg/dia de 8/8 h
Para os pacientes com baixa adesão ao tratamento	Penicilina benzatina IM	600.000 UI até 30 kg 1 vez 1.200.000 UI para > 30 kg 1 vez

*Tempo de tratamento = 10 dias. VO: via oral; IM: via intramuscular.

▼ BIBLIOGRAFIA

Lean WL, Arnup S, Danchin M et al. Rapid diagnostic tests for group A streptococcal pharyngitis: a meta-analysis. Pediatrics. 2014; 134(4):771-81.

Lima WT, Tamashiro E, Valera FCP. Tratamento atual da rinossinusite aguda. In: Departamentos Científicos SPSP. Recomendações: Atualização de Condutas em Pediatria. São Paulo: Sociedade de Pediatria de São Paulo; 2016. pp. 3-9.

Roosevelt GE. Acute inflammatory upper airway obstruction. In: Kliegman RM, Stanton BMD, Gem J et al. Nelson textbook of pediatrics. 20. ed. Philadelphia: Elsevier; 2015. pp. 2031-6.

Wald ER, Applegate KE, Bordley C et al. Clinical practice guideline for the diagnosis and management of acute bacterial sinusitis in children aged 1 to 18 years. Pediatrics. 2013; 132;e262.

Weber R. Pharyngitis. In: Kellerman RD, Bope ET. Conn's current therapy. 70. ed. Philadelphia: Elsevier; 2018. pp. 50-3.

84 Laringite, Epiglotite e Traqueíte

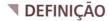
Heloisa Ionemoto

Laringite

▼ DEFINIÇÃO

Laringite é um processo inflamatório que envolve as cordas vocais e as estruturas inferiores a ela, geralmente causado por vírus. Leva a uma obstrução caracterizada por rouquidão e tosse rouca, acompanhada de estridor característico. Também é conhecida como laringotraqueíte ou laringotraqueobronquite.

▼ ETIOLOGIA

- Geralmente viral: parainfluenza 1, 2 e 3 (responsável por 75% dos casos), influenza A e B

- Bacteriana: menos comum, podendo ser causada por *Mycoplasma pneumoniae*, *Staphylococcus aureus*, *Streptococcus pyogenes* ou *Haemophilus influenzae*

Costuma ocorrer em crianças entre 6 meses e 6 anos de idade, com pico aos 2 anos.

◥ QUADRO CLÍNICO | EXAME FÍSICO

Febre geralmente entre 38 e 39°C acompanhada de rouquidão, tosse rouca e estridor inspiratório, levando a dificuldade respiratória com graus variados e que piora durante a noite. Esses sintomas persistem entre 5 e 10 dias. O quadro clínico pode variar de obstrução leve a grave.

◥ EXAMES COMPLEMENTARES

Exames de imagem não são necessários; no entanto, radiografia da região cervical evidencia afilamento da via aérea na região subglótica.

◥ CRITÉRIOS DIAGNÓSTICOS

O diagnóstico é clínico com base na história e no exame clínico.

◥ DIAGNÓSTICO DIFERENCIAL

- Corpo estranho nas vias aéreas superiores
- Epiglotite
- Traqueíte
- Abscesso peritonsilar
- Edema angioneurótico
- Reações alérgicas
- Malformações da laringe
- Difteria
- Epiglotite.

◥ ABORDAGEM E CONDUÇÃO CLÍNICA

▪ Laringite aguda

A Figura 84.1 apresenta o fluxograma de tomada de decisão em caso de laringite aguda. A Tabela 84.1 apresenta a sequência de tratamento de acordo com a gravidade do caso.

▪ Laringite espasmódica

Ocorre em crianças de 1 a 3 anos de idade, com apresentação semelhante à laringite viral, porém sem o pródromo de febre. Geralmente o paciente acorda com tosse rouca e ruído inspiratório desconfortável. Está mais relacionada com reações alérgicas a antígenos virais.

Pode ser tratada com inalação com L-epinefrina + corticosteroide (prednisona 1 a 2 mg/kg/dia por 3 a 5 dias).

Epiglotite

◥ DEFINIÇÃO

É uma inflamação da epiglote e tecidos adjacentes, potencialmente letal, por ser rapidamente progressiva e levar a obstrução da via aérea. É rara atualmente, devido à vacinação instituída contra o *H. influenzae* do tipo B.

◥ ETIOLOGIA

Estreptococo beta-hemolítico do grupo A, *S. aureus*, *S. pneumoniae* ou *H. influenzae*.

Acomete principalmente a faixa etária entre 5 e 7 anos.

◥ QUADRO CLÍNICO | EXAME FÍSICO

Dor de garganta, febre alta, toxemia, dificuldade para engolir a saliva e respirar. O paciente adota uma postura típica, com o tronco voltado para a frente, o pescoço estendido e a boca aberta na tentativa de manter a via aérea permeável. Não apresenta a tosse rouca como ocorre na laringite, e o estridor é um sinal tardio da epiglotite quando a via aérea está quase completamente obstruída.

A laringoscopia deve ser feita com segurança e preparo para possível abordagem de via aérea difícil. A epiglote e as estruturas adjacentes costumam aparecer hiperemiadas e edemaciadas.

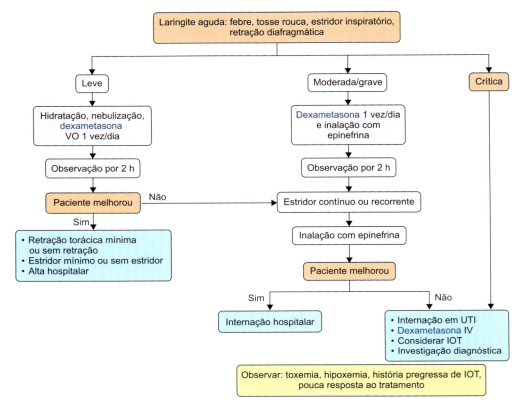

FIGURA 84.1 Sequência de decisões em caso de laringite aguda. VO: via oral; IV: via intravenosa; UTI: unidade de terapia intensiva; IOT: intubação orotraqueal.

TABELA 84.1 Tratamento da laringite de acordo com a gravidade do caso.

Gravidade	Quadro clínico	Tratamento
Casos leves	Estridor leve ou ausente, pouco desconforto respiratório, pouca retração torácica, paciente alerta e corado	Manter o paciente tranquilo, evitando choro Hidratação, nebulização Dexametasona VO (0,6 mg/kg) 1 vez Antitérmicos se necessário
Casos moderados	Tosse rouca, estridor moderado, desconforto respiratório moderado, retração torácica moderada	Observação clínica por pelo menos 4 h Dexametasona VO (0,6 mg/kg) dose única Inalação com L-epinefrina (1:1000) 0,5 mℓ/kg/dose (máx. 5 mℓ)
Casos graves	Estridor, tosse rouca, retração torácica importante, agitação, desconforto respiratório importante	Internação Dexametasona VO (0,6 mg/kg) dose única Inalação com L-epinefrina (1:1000) 0,5 mℓ/kg/dose (máx. 5 mℓ)
Casos críticos	Falência respiratória, cianose, depressão do nível de consciência, retração torácica importante, baixa SatO$_2$	Ofertar O$_2$ Considerar IOT Internação em UTI Dexametasona IV/IM (0,6 mg/kg)

Existem evidências de que a inalação com a L-epinefrina (5 mℓ de 1:1000) tem a mesma eficácia que a inalação com a epinefrina racêmica. Dexametasona VO/IM ou IV tem a mesma eficácia. Budesonida inalatória pode ser uma alternativa à dexametasona. Prednisolona (2 mg/kg/dia por 3 dias) pode ser usada em pacientes ambulatoriais, mas parece ter menos eficácia que a dexametasona. VO: via oral; IV: via intravenosa; IM: via intramuscular; IOT: intubação orotraqueal; UTI: unidade de terapia intensiva.

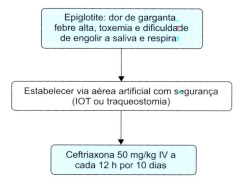

FIGURA 84.2 Sequência de decisões em caso de epiglotite. IOT: intubação orotraqueal.

Dos pacientes com epiglotite e sem o estabelecimento de via aérea definitiva, 6% morrem, comparados com menos de 1% com via aérea artificial.

◤ EXAMES COMPLEMENTARES
À radiografia cervical lateral feita com hiperextensão da cabeça e do pescoço, a epiglote aparece edemaciada (sinal do polegar).

◤ CRITÉRIOS DIAGNÓSTICOS
O diagnóstico é essencialmente clínico.

◤ ABORDAGEM E CONDUÇÃO CLÍNICA
- Estabelecimento de via aérea artificial com segurança (intubação orotraqueal ou traqueostomia)
- Ceftriaxona 50 mg/kg intravenosa de 12/12 h por 10 dias
- Corticosteroides e inalação com epinefrina não são indicados.

A Figura 84.2 apresenta o fluxograma de tomada de decisão em caso de epiglotite.

Traqueíte
◤ DEFINIÇÃO
É uma infecção aguda da traqueia, que acomete crianças de 3 a 5 anos de idade, acompanhada de secreção mucopurulenta abundante espessa, levando a obstrução da via aérea.

◤ ETIOLOGIA
S. aureus, S. pneumoniae, S. pyogenes, Moraxella catarrhalis e H. influenzae não tipável.

◤ QUADRO CLÍNICO | EXAME FÍSICO
O paciente apresenta febre alta, estridores inspiratórios e expiratórios, tosse, toxemia e secreção purulenta em vias aéreas. Quase sempre tem início como um quadro infeccioso viral 1 a 3 dias antes.

◤ EXAMES COMPLEMENTARES
Endoscopia pode confirmar o diagnóstico e exercer um papel importante no tratamento, retirando debris do processo inflamatório local, o que pode evitar a necessidade de intubação.

◤ CRITÉRIOS DIAGNÓSTICOS
O diagnóstico é essencialmente clínico.

◤ ABORDAGEM E CONDUÇÃO CLÍNICA
O estabelecimento de via aérea artificial (intubação orotraqueal) deve ser considerado, se necessário. A Tabela 84.2 apresenta o tratamento medicamentoso da traqueíte, e a Figura 84.3 mostra o fluxograma de tomada de decisão em caso de traqueíte.

TABELA 84.2 Tratamento medicamentoso da traqueíte.

Indicação	Antibiótico	Dose
1ª escolha	Vancomicina ou clindamicina	40 mg/kg/dia de 8/8 h
	+ Ceftriaxona	50 a 100 mg/kg de 12/12 h
Pacientes com hipersensibilidade não IgE-mediada a ATB betalactâmico	Substituir ceftriaxona por meropeném	60 a 120 mg/kg/dia de 8/8 h
Pacientes alérgicos a ATB betalactâmico	Substituir ceftriaxona por levofloxacino	6 meses a 5 anos: 20 mg/kg/dia de 12/12 h > 5 anos: 10 mg/kg 1 vez/dia
	Ciprofloxacino	20 a 30 mg/kg/dia de 12/12 h

Tempo de tratamento: 10 a 14 dias. ATB: antibiótico.

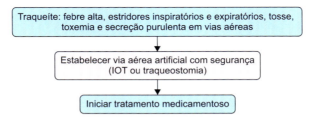

FIGURA 84.3 Sequência de decisões em caso de traqueíte. IOT: intubação orotraqueal.

◣ BIBLIOGRAFIA

Lean WL, Arnup S, Danchin M et al. Rapid diagnostic tests for group A streptococcal pharyngitis: a meta-analysis. Pediatrics. 2014; 134(4):771-81.

Roosevelt GE. Acute inflammatory upper airway obstruction. In: Kliegman RM, Stanton BMD, Gem J et al. Nelson textbook of pediatrics. 20. ed. Philadelphia: Elsevier; 2015. pp. 2031-6.

Wald ER, Applegate KE, Bordley C et al. Clinical practice guideline for the diagnosis and management of acute bacterial sinusitis in children aged 1 to 18 years. Pediatrics. 2013; 132:e262.

Weber R. Pharyngitis. In: Kellerman RD, Bope ET. Conn's current therapy. 70. ed. Philadelphia: Elsevier; 2018. pp. 50-3.

85 Síndrome Gripal
Carolina Silva Palha Rocha

◣ DEFINIÇÃO

Síndrome gripal é caracterizada por um início súbito de febre, acompanhada de tosse ou dor de garganta, e um dos três sintomas: mialgia, cefaleia ou artralgia. Em crianças com menos de 2 anos de idade, a definição é febre de início súbito acompanhada de qualquer sintoma respiratório, na ausência de outro diagnóstico específico. A síndrome respiratória aguda grave

(SRAG) é a síndrome gripal associada a sinais de gravidade, como:

- Saturação menor que 95% em ar ambiente
- Sinais de desconforto respiratório ou taquipneia para a idade
- Piora das condições clínicas da doença de base
- Hipotensão.

A SRAG também pode ser definida pela insuficiência respiratória aguda em indivíduos de qualquer idade no período sazonal.

ETIOLOGIA

Trata-se de uma doença causada pelos vírus influenza A, B ou C, cuja transmissão ocorre por três vias: aerossol, gotículas e contato. O período de transmissibilidade do vírus tem pico de 24 a 48 h de doença e pode durar de 5 a 7 dias nos adultos e até 14 dias nas crianças, podendo ser ainda mais prolongado em pacientes imunocomprometidos. O período de incubação é de 1 a 4 dias (média de 2 dias).

QUADRO CLÍNICO | EXAME FÍSICO

O quadro tem início súbito após um curto período de incubação, sendo comuns sintomas sistêmicos como febre, calafrios, mialgia, cefaleia, mal-estar e anorexia, associados a sintomas respiratórios, como tosse seca, descarga nasal e dor de garganta. Pode haver sintomas oculares, como fotofobia, conjuntivite, lacrimejamento e dor à movimentação ocular.

Ao exame, o paciente pode apresentar-se com toxemia, hiperemia de mucosas e rubor facial, congestão ocular e coriza nasal, além de pequenos linfonodos palpáveis em cadeias cervicais. A ausculta pulmonar pode revelar roncos. Os sintomas sistêmicos podem durar de 3 a 8 dias, e a tosse pode persistir por até 2 semanas após a defervescência. Em crianças, pode ocorrer febre sem sinais localizatórios, crupe, bronquiolite e bronquite. Podem ocorrer, ainda, miosite e sintomas gastrintestinais, sendo mais frequentes na faixa etária pediátrica.

O vírus influenza pode causar pneumonia viral e pneumonia bacteriana secundária, além de ocasionar exacerbação de quadros pulmonares de base (asma, doença pulmonar obstrutiva crônica, fibrose cística). Outras complicações incluem: miosite levando a rabdomiólise e insuficiência renal, miocardite, pericardite e descompensação de doença cardíaca de base; e quadro neurológico como encefalomielite, mielite transversa, síndrome de Guillain-Barré, meningite asséptica e encefalite.

EXAMES COMPLEMENTARES

Testes laboratoriais devem ser feitos quando influenciarem o manejo do paciente. Eles incluem cultura de vírus, detecção antigênica e pesquisa de RNA viral. Tais testes não devem ser solicitados como rotina, particularmente testes rápidos, cuja sensibilidade pode ser tão baixa quanto 50%, de modo que a conduta não deve se basear nos seus resultados. Outros exames complementares, como hemograma, enzimas musculares e enzimas hepáticas e radiografia de tórax, só devem ser solicitados para avaliação e acompanhamento em pacientes com evolução desfavorável.

CRITÉRIOS DIAGNÓSTICOS

O diagnóstico clínico de influenza é difícil devido à variabilidade da apresentação e à sobreposição de sintomas com outros quadros virais. Há maior chance de se diagnosticar influenza quando febre e tosse fazem parte da definição, quando há alta incidência de influenza na comunidade e quando o paciente tem condição clínica grave, com risco de complicações.

ABORDAGEM E CONDUÇÃO CLÍNICA

O tratamento em todos os casos de influenza baseia-se em sintomáticos. Deve-se recomendar repouso, hidratação, analgésicos e antitérmicos, além de fluidificação de secreções. Os antivirais indicados para uso clínico são os inibidores da neuraminidase: oseltamivir (oral) e zanamivir (inalatório), este último não disponível no Brasil. O tratamento antiviral não deve ser prescrito universalmente.

A Figura 85.1 apresenta o fluxograma de tomada de decisão em caso de suspeita de síndrome gripal.

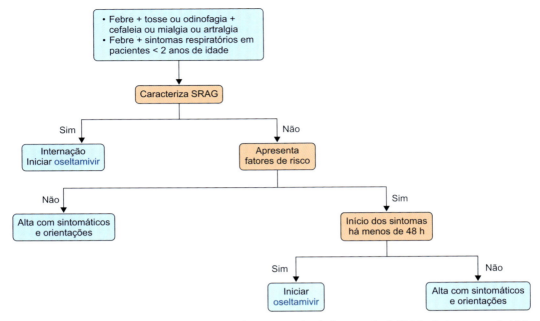

FIGURA 85.1 Sequência de decisões em caso de suspeita de síndrome gripal. SRAG: síndrome respiratória aguda grave.

Os grupos de risco para evolução para gravidade ou complicação são:

- Gestantes e puérperas até 2 semanas após o parto
- Maiores de 60 anos e menores de 5 anos de idade
- População indígena aldeada
- Menores de 19 anos em uso de ácido acetilsalicílico (risco de síndrome de Reye)
- Indivíduos com doenças de base:
  - Pneumopatia ou tuberculose de todas as formas
  - Doenças cardiovasculares (exceto hipertensão arterial sistêmica)
  - Nefropatia
  - Hepatopatia
  - Doença hematológica (incluindo anemia falciforme)
  - Distúrbios metabólicos (incluindo diabetes melito)
  - Transtornos neurológicos e do desenvolvimento que afetem a função respiratória ou aumentem o risco de broncoaspiração
  - Imunossupressão (medicamentosa ou não)
  - Obesidade.

Em pacientes com evolução desfavorável, pode-se iniciar a medicação mesmo após 48 h do início dos sintomas. Na suspeita de infecção bacteriana secundária, deve-se introduzir antibioticoterapia direcionada para o foco.

■ Prevenção

A prevenção primária é feita por vacinação, sendo recomendado usar apenas a vacina de vírus inativado, de eficácia superior à da vacina de vírus vivo atenuado nas últimas estações. A eficácia dessas vacinas é variável, em razão da grande incidência de mutações do vírus influenza.

Devem ser vacinados anualmente, em dose única:

- Indivíduos que se enquadrem nos grupos de risco
- Profissionais de saúde.

Indivíduos de 6 meses a 9 anos de idade, ao serem vacinados pela primeira vez, devem receber 2 doses, com intervalo de 4 semanas entre a primeira e a segunda.

Outras medidas de prevenção:

- Educação da população para medidas de higiene
- Evitar aglomerações em períodos de alta circulação do vírus
- Afastamento das atividades quando apresentar clínica compatível
- Medidas padronizadas de precaução de contato e gotículas para pacientes com suspeita de influenza; para procedimentos que possam gerar aerossóis, como broncoscopia ou intubação, o profissional deve usar máscara N95.

A quimioprofilaxia deve ser realizada em:

- Pacientes de grupos de risco não vacinados, ou vacinados há menos de 2 semanas, e que tiveram contato íntimo com caso suspeito ou confirmado durante período de transmissão
- Instituições e casas de repouso
- Para profissionais de saúde expostos sem uso adequado de equipamento de proteção individual.

As Tabelas 85.1 e 85.2 apresentam a posologia de antivirais.

TABELA 85.1 Posologia recomendada de antivirais para tratamento de síndrome gripal.

Faixa etária	Tratamento	Profilaxia
Oseltamivir		
Adulto	75 mg, de 12/12 h, por 5 dias	75 mg, 1 vez/dia, por 10 dias
Criança > 1 ano de idade		
• ≤ 15 kg	30 mg, de 12/12 h, por 5 dias	30 mg, 1 vez/dia, por 10 dias
• > 15 a 23 kg	45 mg, de 12/12 h, por 5 dias	45 mg, 1 vez/dia, por 10 dias
• > 23 a 40 kg	60 mg, de 12/12 h, por 5 dias	60 mg, 1 vez/dia, por 10 dias
• > 40 kg	75 mg, de 12/12 h, por 5 dias	75 mg, 1 vez/dia, por 10 dias
Criança de 0 a 8 meses	3 mg/kg, de 12/12 h, por 5 dias	3 mg/kg, 1 vez/dia, por 10 dias
Criança de 9 a 11 meses	3,5 mg/kg, de 12/12 h, por 5 dias	3,5 mg/kg, 1 vez/dia, por 10 dias
Zanamivir		
Adultos e crianças > 7 anos	10 mg inalatório, de 12/12 h, por 5 dias	10 mg inalatório, 1 vez/dia, por 10 dias

Fonte: Brasil, 2017.

TABELA 85.2 Dosagem de oseltamivir para o período neonatal.

Idade gestacional ao nascimento	Dose
< 38 semanas	1 mg/kg/dose, de 12/12 h, por 5 dias
38 a 40 semanas	1,5 mg/kg/dose, de 12/12 h, por 5 dias
> 40 semanas	3 mg/kg/dose, de 12/12 h, por 5 dias

Fonte: Brasil, 2017.

◥ BIBLIOGRAFIA

Brasil. Ministério da Saúde. Informações sobre gripe. Nota informativa e recomendações sobre a sazonalidade da influenza 2017. Disponível em: www.saude.gov.br/component/content/article/918-saude-de-a-a-%20z/influenza/22873-informacoes-sobre-gripe.

Brasil. Ministério da Saúde. Secretaria de Vigilância em Saúde. Departamento de Vigilância das Doenças Transmissíveis. Protocolo de tratamento de Influenza: 2017. Brasília: Ministério da Saúde; 2018.

Campbell AJP, Grohskopf LA. Updates on influenza vaccination in children. Infect Dis Clin North Am. 2018; 32(1) 75-89.

Grohskopf LA, Sokolow LZ, Broder KR et al. Prevention and control of seasonal influenza with vaccines. MMWR Recomm Rep. 2016; 65(5):1-54.

Paules C, Subbarao K. Influenza. Lancet. 2017; 390(10095):697-708.

86. Bronquiolite Viral Aguda

Luiz Vicente Ribeiro Silva Filho

▼ DEFINIÇÃO

Bronquiolite viral aguda é uma infecção respiratória que cursa com acometimento inflamatório e obstrutivo de pequenas vias aéreas (bronquíolos).

▼ ETIOLOGIA

Os principais agentes etiológicos associados à bronquiolite são vírus sincicial respiratório; influenza A e B; metapneumovírus; parainfluenza 1, 2 e 3; adenovírus e rinovírus.

▼ QUADRO CLÍNICO | EXAME FÍSICO

Costuma ter início com sintomas gripais (coriza, tosse e febre baixa), que evoluem com aumento na intensidade da tosse, dificuldade respiratória, rouco ou chiado audível pelos familiares. Ao exame físico, observa-se desconforto respiratório de graus variáveis, com taquipneia, dispneia (ou ambos), retrações torácicas subcostais, intercostais e tiragem de fúrcula ou batimentos de aletas nasais. A ausculta pulmonar evidencia crepitações, roncos, tempo expiratório aumentado e sibilância de graus variados. A febre pode ser alta. Crianças com menos de 2 meses de idade podem apresentar irregularidade respiratória ou apneias.

▼ EXAMES COMPLEMENTARES

Não são indicados na rotina; no entanto, em casos moderados e graves, ou quando houver suspeita de infecção secundária ou complicação mecânica, pode ser indicada uma radiografia simples do tórax. Pesquisas de vírus respiratórios em aspirado de nasofaringe podem ser recomendadas para fins epidemiológicos ou de segregação dentro do hospital. Exames hematológicos e sorologias não são indicados, a menos que haja uma suspeita específica, como infecção por *Bordetella pertussis*.

▼ CRITÉRIOS DIAGNÓSTICOS

- Faixa etária inferior a 2 anos
- Sintomas de infecção respiratória aguda (tosse, coriza, obstrução nasal, febre)
- Sinais de acometimento das vias aéreas inferiores (retrações, taquipneia, crepitações à ausculta, sibilância).

▼ DIAGNÓSTICO DIFERENCIAL

- Infecção de vias aéreas superiores
- Síndromes aspirativas e aspiração de corpo estranho
- Malformações de vias aéreas (laringomalacia ou traqueomalacia)
- Asma precoce.

▼ CLASSIFICAÇÃO

A classificação da bronquiolite baseia-se na intensidade do desconforto respiratório, no estado geral do paciente, na ausculta pulmonar e na oximetria de pulso. O escore RDAI (*respiratory distress assessment instrument*) é usado em vários estudos como instrumento de classificação da gravidade da bronquiolite (Tabela 86.1).

CAPÍTULO 86 • Bronquiolite Viral Aguda

ATENÇÃO

Fatores de risco para formas mais graves de bronquiolite viral aguda
- Idade < 3 meses
- Antecedente de prematuridade
- Cardiopatias congênitas
- Síndrome de Down
- Displasia broncopulmonar
- Fibrose cística
- Encefalopatias crônicas
- Doenças neuromusculares

ABORDAGEM E CONDUÇÃO CLÍNICA

O tratamento da bronquiolite ainda é controverso, e um fluxograma (Figura 86.1) indica a estratégia recomendada segundo diversos consensos internacionais.

Critérios de admissão hospitalar

- Bronquiolite grave (escore RDAI ≥ 9)
- Bronquiolite moderada com resposta insuficiente ao tratamento inicial

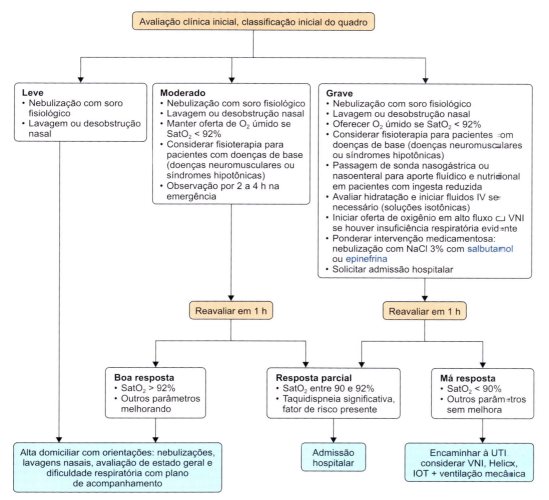

FIGURA 86.1 Fluxograma de tratamento da bronquiolite viral aguda. Observação: devem ser admitidos em unidade de terapia intensiva (UTI) ou semi-intensiva os pacientes sem melhora significativa ou com fatores de risco e/ou complicações. IV: via intravenosa; VNI: ventilação não invasiva; IOT: intubação orotraqueal.

TABELA 86.1 Escore RDAI (*respiratory distress assessment instrument*) para classificação da gravidade da bronquiolite.

Parâmetro	0	1	2	3	4	Máximo
Chiado expiratório	Nenhum	Final	Metade	Três quartos	Todo	4
Chiado inspiratório	Nenhum	Parte	Todo	–	–	2
Localização do chiado	Nenhum	Segmentar	Difusa	–	–	2
Retrações intercostais	Nenhuma	Leves	Moderadas	Marcadas	–	3
Retrações supraclaviculares	Nenhuma	Leves	Moderadas	Marcadas	–	3
Retrações subcostais	Nenhuma	Leves	Moderadas	Marcadas	–	3

- Irregularidade respiratória, apneias
- Sinais sugestivos de complicação bacteriana pulmonar
- Complicação mecânica pulmonar (pneumotórax, pneumomediastino e atelectasia)
- Desidratação, sinais de má perfusão ou ambos
- Ingestão hídrica baixa com risco de desidratação
- Admissão com menos de 3 meses de idade
- Sinais de toxemia ou prostração
- Pais não confiáveis ou residência de difícil acesso a serviços de emergência médica
- Saturação de O_2 (SatO_2) < 92% em ar ambiente após abordagem terapêutica inicial.

■ Manejo ventilatório da bronquiolite viral aguda

Cerca de 1 a 5% dos lactentes com bronquiolite viral aguda necessitam de suporte ventilatório invasivo ou não invasivo. A indicação de suporte ventilatório na bronquiolite baseia-se quase exclusivamente em critérios clínicos e subjetivos. Entre os parâmetros objetivos, pode-se citar a necessidade de ofertas maiores de oxigênio para manter a saturação de oxigênio acima de 90%, assim como acidose metabólica associada ou não à acidose respiratória.

Ventilação não invasiva (VNI) em lactentes com bronquiolite visa diminuir o trabalho respiratório, melhorando a ventilação e reduzindo a hipoxemia. O uso mais frequente da VNI na abordagem de casos graves de bronquiolite viral aguda tem reduzido significativamente a necessidade de intubação orotraqueal nestes casos. Mais recentemente, o uso de cânulas nasais de alto fluxo vem facilitando o suporte de casos graves, substituindo a necessidade de VNI em muitos casos. Outras estratégias, como emprego de Heliox (mistura de gases hélio e oxigênio), podem contribuir para o manejo de casos muito graves. Quando houver necessidade de intubação, devem-se usar baixas frequências respiratórias, promovendo tempos inspiratórios prolongados (para que o ar atinja áreas com maiores graus de obstrução com menores picos de pressão) e tempos expiratórios ainda maiores (possibilitando o esvaziamento pulmonar e evitando o aumento do aprisionamento aéreo).

■ Instruções ao paciente na alta

- Aumentar a oferta de líquidos, não forçar a alimentação
- Manter as medicações conforme orientação médica
- Retornar se houver reaparecimento ou persistência do quadro febril por mais de 72 h
- Ficar atento a sinais de toxemia, recusa alimentar e desidratação
- Ficar atento à piora dos sintomas respiratórios após a alta (fornecer dicas para avaliação de dificuldade respiratória)
- Ser instruído quanto à possibilidade de persistência de sibilância (sem desconforto) por até 4 semanas
- Retornar ao pronto-socorro, caso haja piora do quadro respiratório.

■ Prevenção

O uso da gamaglobulina específica antivírus sincicial respiratório (palivizumabe) é recomendado a pacientes de alto risco para formas graves de bronquiolite viral aguda, especialmente lactentes com antecedente de prematuridade

(< 29 semanas) no 1º ano de vida e pacientes com displasia broncopulmonar ou cardiopatias congênitas com repercussão hemodinâmica nos primeiros 2 anos de vida. A aplicação mensal de injeções intramusculares desta substância, na dose de 15 mg/kg, está recomendada para estes pacientes no período sazonal de maior circulação do vírus sincicial respiratório, com impacto significativo na morbimortalidade.

BIBLIOGRAFIA

Caffrey Osvald E, Clarke JR. NICE clinical guideline: bronchiolitis in children. Arch Dis Child Educ Pract Ed. 2016; 101(1):46-8.
Florin TA, Plint AC, Zorc JJ. Viral bronchiolitis. Lancet. 2017; 389(10065):211-24.
Ralston SL, Lieberthal AS, Meissner HC et al. Clinical practice guideline: the diagnosis, management, and prevention of bronchiolitis. Pediatrics. 2014; 134(5): e1474-502.

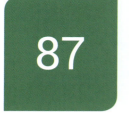

87 Crise Asmática

Fábio Pereira Muchão

DEFINIÇÃO

As exacerbações de asma são caracterizadas por episódios de tosse, sibilância, desconforto respiratório ou dor torácica de graus variáveis. Os sintomas podem desenvolver-se de maneira aguda (em horas), ou subaguda (em mais de 24 horas ou alguns dias).

ETIOLOGIA

Crises de asma são desencadeadas por fatores como: infecções virais de vias aéreas, alérgenos ambientais, poluição ambiental, má adesão ao tratamento de base, entre outros.

QUADRO CLÍNICO | EXAME FÍSICO

A Figura 87.1 resume os principais aspectos funcionais envolvidos na crise asmática.
A gravidade da crise deve ser avaliada mediante elementos de exame físico e monitoramento, conforme mostra a Tabela 87.1.

EXAMES COMPLEMENTARES

Exames complementares raramente são necessários. Radiografia de tórax deve ser solicitada apenas se houver suspeita de complicação mecânica (atelectasia, pneumotórax) ou infecciosa (pneumonia). Deve-se realizar gasometria arterial apenas em pacientes que necessitem de ventilação mecânica.

DIAGNÓSTICO DIFERENCIAL

- Infecções respiratórias de vias aéreas superiores
- Laringites (quando a tosse é ladrante e não são detectados sibilos ou expiração prolongada à ausculta pulmonar)
- Sibilância episódica induzida por vírus em crianças não asmáticas.

ABORDAGEM E CONDUÇÃO CLÍNICA

A Figura 87.2 apresenta o fluxograma de tomada de decisão em caso de crise asmática.

Terapia medicamentosa

As doses das principais medicações usadas no tratamento da asma podem ser consultadas na Tabela 87.2.

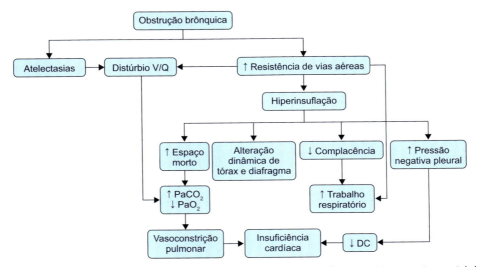

FIGURA 87.1 Aspectos funcionais da crise asmática. V/Q: ventilação/perfusão; PaCO$_2$: pressão parcial de CO$_2$ no sangue arterial; PaO$_2$: pressão parcial de O$_2$ no sangue arterial; DC: débito cardíaco.

TABELA 87.1 Avaliação da gravidade da crise de asma.

Parâmetro	Exacerbação leve	Exacerbação moderada	Exacerbação grave	Exacerbação com ameaça à vida
Quadro clínico	Sem uso de musculatura acessória, sem alterações ou com alterações leves de FC e FR	Consegue falar frases completas Uso moderado de musculatura acessória	Não consegue completar uma frase Uso intenso de musculatura acessória	Exacerbação grave associada a: tórax silencioso, cianose, esforço respiratório débil, hipotensão, fadiga, confusão mental
SpO$_2$	≥ 94%	≥ 92%	< 92%	< 92%
PFE/VEF$_1$	≥ 70%	> 50%	33 a 50%	< 33%
FC	–	140 bpm (2 a 5 anos) ≤ 125 bpm (> 5 anos)	> 140 bpm (2 a 5 anos) > 125 bpm (> 5 anos)	–
FR	–	≤ 40 ipm (2 a 5 anos) ≤ 30 ipm (> 5 anos)	> 40 ipm (2 a 5 anos) > 30 ipm (> 5 anos)	–

FC: frequência cardíaca; FR: frequência respiratória; Sp$_{O2}$: oximetria de pulso; PFE: pico de fluxo expiratório; VEF$_1$: volume expiratório forçado no primeiro segundo. Fonte: Healthcare Improvement Scotland, 2019.

Oxigênio. Oxigênio deve ser administrado para se manter a saturação de oxigênio em pelo menos 94%. Pode ser administrado por cateteres nasais em pacientes que necessitem de baixos fluxos de oxigênio, mas pacientes com desconforto respiratório moderado ou grave precisam de dispositivos de alto fluxo, como máscaras tipo Venturi, máscaras não reinalantes com reservatório ou cateteres nasais de alto fluxo.

Broncodilatadores. Os broncodilatadores de curta duração são a principal classe de fármacos no manejo da asma aguda. O mais seguro e estudado dessa classe é o salbutamol. Devem-se preferencialmente usar inaladores pressurizados dosimetrados com espaçadores. Em casos graves de pacientes que não tolerem o uso de inaladores dosimetrados por hipoxemia intensa, os nebulizadores são indicados. Para exacerbações

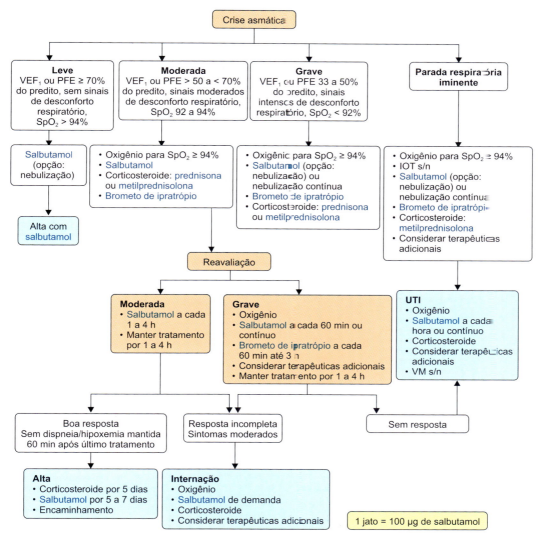

FIGURA 87.2 Fluxograma de abordagem da crise asmática. VEF$_1$: volume expiratório forçado no primeiro segundo; PFE: pico de fluxo expiratório; IOT: intubação orotraqueal; UTI: unidade de terapia intensiva; VM: ventilação mecânica; s/n: se necessário.

leves, é indicada a dose de 2 a 4 jatos (200 a 400 μg) de salbutamol a cada 10 a 20 minutos. No caso de crises moderadas ou graves, são indicados 4 a 8 jatos até 3 vezes na primeira hora. Pode-se considerar o uso de 10 jatos por aplicação em pacientes críticos. Após a primeira hora, a frequência de doses deve ser mantida conforme a necessidade.

Corticosteroides. Pacientes em crises moderadas e graves devem receber corticosteroide sistêmico precocemente. A via oral propicia eficácia e tempo de ação similares à via parenteral. Pacientes em crises leves sem resposta satisfatória ao broncodilatador também devem receber corticosteroide. Pacientes que usam corticosteroides orais regularmente devem receber uma dose suplementar.

Brometo de ipratrópio. Em crises moderadas e graves, o uso de repetidas doses de ipratrópio (ao menos três aplicações na primeira hora)

376   PARTE 10 • Doenças Respiratórias

TABELA 87.2 Medicações para asma.

Medicação	Dose em crianças	Comentários
Salbutamol Nebulização	• 0,15 mg/kg (mín. 2,5 mg, máx. 5 mg) para 3 doses a cada 20 min na primeira hora • Após: 0,15 a 0,3 mg/kg, a cada 1 a 4 h conforme necessário • Nebulização contínua: 0,3 a 0,5 mg/kg/h, dose máx.: 10 mg/h	• Diluir em 3 a 5 mℓ de soro fisiológico, usar fluxo de 6 a 8 ℓ/min • Para nebulização contínua, utilizar nebulizadores de grande volume
Salbutamol Inalador dosimetrado 100 µg/jato	• 4 a 8 jatos para 3 doses a cada 20 min na primeira hora • Exacerbações leves: 2 a 4 jatos • Dose máx.: 10 jatos • Após: a cada 1 a 4 h conforme necessário	• Em crianças com menos de 4 anos, usar espaçadores acoplados a máscaras faciais
Salbutamol IV	• Ataque: 15 µg/kg em 10 min • Contínuo: titular a partir de 0,2 µg/kg/min, máx. 5 µg/kg/min	• Monitoramento cardíaco contínuo • Monitorar potássio e glicose a cada 12 h
Brometo de ipratrópio (nebulização)	• 250 a 500* µg 3 vezes na primeira hora, podendo ser administradas doses adicionais após a primeira hora	–
Brometo de ipratrópio (inalador dosimetrado: 18 a 20 µg/jato)	• 4 a 8** jatos 3 vezes na primeira hora, podendo ser administradas doses adicionais após a primeira hora	–
Prednisona, prednisolona	• Dose de ataque: 1 a 2 mg/kg, máx. 40 a 60 mg • Manutenção: 1 a 2 mg/kg/dia	–
Metilprednisolona	• Dose de ataque: 1 a 2 mg/kg, máx. 40 a 60 mg • Manutenção: 0,5 a 1 mg/kg/dose, 6/6 h, máx. 40 a 60 mg	–
Sulfato de magnésio	• 40 a 50 mg/kg, máx. 2 g	• Infundir em 20 min com monitoramento cardíaco e respiratório contínuo • Monitorar pressão arterial pelo risco de hipotensão
Aminofilina IV	• *Bolus*: 5 mg/kg • Dose máx.: 2 g • Infusão: 0,5 a 0,7 mg/kg/h (ajustar de acordo com nível plasmático)	• Diluição: 1 mg/mℓ (máx. 25 mg/mℓ) • Taxa de infusão máx.: 25 mg/min • Nível plasmático desejável: 8 a 15 µg/mℓ (coletado 12 a 24 h após o início da infusão) • Em caso de uso prévio, não fazer *bolus*

*500 µg preferencialmente quando o paciente tem mais de 12 anos de idade. **8 jatos preferencialmente quando o paciente tem mais de 12 anos de idade. IV: via intravenosa. Fontes: Healthcare Improvement Scotland, 2019; Camargo et al., 2009; Comissão de Asma da SBPT, 2012.

está associado a menores taxas de internação hospitalar, particularmente em pacientes com obstrução grave. Podem-se repetir as aplicações na segunda hora, mas o uso em pacientes internados é controverso.

Reavaliações seriadas

Deve-se reavaliar o paciente após as primeiras doses de broncodilatadores e a administração de corticosteroide. Em casos graves, as reavaliações podem ser necessárias a cada 30 minutos e, em situações extremas, deve-se manter monitoramento contínuo.

Pacientes com melhora satisfatória e mantida por 60 minutos ou mais podem receber alta. Pacientes que não respondam à administração precoce de corticosteroides sistêmicos, múltiplas doses de broncodilatadores e ipratrópio são candidatos a terapêutica avançada conforme descrito adiante.

Sulfato de magnésio. O sulfato de magnésio intravenoso pode resultar em menores taxas de internação em pacientes com quadro inicialmente grave, asma quase fatal ou naqueles que continuam com obstrução intensa, mesmo após a primeira hora de tratamento adequado. Pode-se considerar também o uso de sulfato de magnésio inalado.

Heliox. Embora haja certa controvérsia a respeito do seu uso na literatura, a terapêutica com Heliox (mistura de hélio e oxigênio) ou a oferta de salbutamol por essa mistura pode ser benéfica e segura em casos selecionados, principalmente naqueles que não respondam à terapêutica habitual. As proporções mais descritas na literatura giram em torno de 80, 70 e 60% de hélio e 20, 30 e 40% de oxigênio. A hipoxemia pode ser um limitante para a instituição desta terapêutica, visto que não se conseguem atingir altas frações inspiradas de oxigênio na mistura. Outro fator limitante é o alto custo.

Broncodilatadores intravenosos. Em crises muito graves, a obstrução ao fluxo aéreo pode ser crítica a ponto de comprometer significativamente a inalação de broncodilatadores. Em situações extremas, portanto, pode-se considerar o uso de broncodilatadores por via intravenosa. Idealmente, em unidade de terapia intensiva

(UTI), com monitoramento cardíaco e controle dos níveis séricos de glicose e eletrólitos, principalmente, deve-se usar potássio 2 vezes/dia. Não se deve suspender o broncodilatador inalatório enquanto se usa o intravenoso.

Aminofilina. Pode-se considerar o uso de aminofilina (em UTI com monitoramento contínuo) em pacientes com exacerbações graves, não responsivos a doses máximas de broncodilatadores e corticosteroides e com ameaça à vida. É importante ressaltar que esse fármaco pode causar efeitos colaterais graves ou potencialmente fatais e seus níveis séricos devem ser rigorosamente monitorados.

▪ Ventilação não invasiva

Devido ao elevado risco de complicações da ventilação mecânica invasiva em asma aguda, pode-se evitá-la com o auxílio de algumas estratégias. A ventilação não invasiva pode ser bem tolerada, não ter efeitos adversos significativos e resultar em benefícios discretos, sendo o mais importante, provavelmente, evitar a intubação orotraqueal.

Portanto, pode-se tentar um teste terapêutico com ventilação não invasiva. É necessário que o paciente seja colaborativo, tenha nível de consciência preservado (por não haver proteção da via aérea contra aspiração do conteúdo gástrico) e que a equipe da UTI esteja familiarizada com o manejo de pacientes em ventilação não invasiva.

▪ Intubação orotraqueal e ventilação mecânica

As indicações de intubação orotraqueal e ventilação mecânica em asma aguda incluem: coma, depressão do nível de consciência, apneia, hipercapnia persistente e crescente ou fadiga da musculatura respiratória. Devido ao elevado risco de complicações decorrentes da ventilação mecânica nestes casos (barotrauma, volutrauma, hipercapnia refratária), é importante que a equipe multiprofissional (pediatria, enfermagem, fisioterapia) responsável pelo manejo destes pacientes tenha experiência em ventilação de pacientes asmáticos.

A administração de medicamentos para a sequência rápida de intubação facilita o procedimento e diminui o risco de complicações, devendo-se lembrar que cetamina tem efeito sedativo, analgésico e broncodilatador. Pode ser necessária a reposição volêmica para evitar hipotensão quando se inicia a ventilação com pressão positiva.

Deve-se evitar o uso de pressões elevadas. A hipercapnia permissiva e a hipoventilação controlada podem constituir uma estratégia de ventilação interessante.

■ Alta

De maneira geral, podem receber alta pacientes com melhora significativa e sustentada após ao menos 1 hora da última dose de broncodilatador, idealmente com volume expiratório forçado no primeiro segundo (VEF_1) ≥ 70% do predito, oximetria de pulso ≥ 94% e sem sinais de desconforto respiratório. Há, porém, situações intermediárias (VEF_1 entre 50 e < 70% ou oximetria de pulso entre 90 e 93%) nas quais o paciente pode receber alta após criteriosa avaliação individual. A alta pode ser considerada se o paciente tiver condição de receber as medicações em domicílio; se ele (ou seus responsáveis) demonstrar técnica inalatória adequada, confiabilidade e familiaridade no uso destas medicações; se houver, preferencialmente, um médico ou serviço de referência seguindo o tratamento do paciente; e se não forem detectados fatores de risco para morte por asma, a saber:

- Exacerbações graves prévias (internação em UTI, necessidade de intubação orotraqueal)
- Duas ou mais hospitalizações por asma no último ano
- Três ou mais visitas a serviço de emergência por asma no último ano
- Internação por asma no último mês
- Uso de mais de dois frascos (inalador dosimetrado) de salbutamol no último mês
- Má percepção própria dos sintomas da crise ou da gravidade da exacerbação
- Baixo nível socioeconômico ou problemas psicossociais
- Comorbidades cardiovasculares, pulmonares ou psiquiátricas.

Pacientes que receberam corticosteroide no hospital devem receber um curso de, em média, 5 dias em ambiente domiciliar (1 mg/kg/dia de prednisolona ou prednisona, máximo 60 mg/dia). A técnica inalatória e a disponibilidade dos dispositivos devem ser avaliadas.

Aqueles que não preencherem os critérios descritos devem ser internados e, caso se mantenham os sinais e sintomas de exacerbação grave, deve-se optar por internação em unidade de terapia intensiva.

◥ BIBLIOGRAFIA

Baudin F, Buisson A, Vanel B et al. Nasal high flow in management of children with status asthmaticus: a retrospective observational study. Ann Intensive Care. 2017; 7(1):55.

Camargo CA, Rachelefsky G, Schatz M. Managing asthma exacerbations in the emergency department: summary of the National Asthma Education and Prevention Program Expert Panel Report 3 guidelines for the management of asthma exacerbations. J Emerg Med. 2009; 37(2 Suppl):S6-17.

Carroll CL. Heliox for children with acute asthma: has the sun set on this therapy? Pediatr Crit Care Med. 2010; 11(3):428-9.

Cates CJ, Welsh EJ, Rowe BH. Holding chambers (spacers) versus nebulisers for beta-agonist treatment of acute asthma. Cochrane Database Syst Rev. 2013; (9):CD000052.

Comissão de Asma da SBPT. Diretrizes da Sociedade Brasileira de Pneumologia e Tisiologia para o Manejo da Asma. J Bras Pneumol. 2012; 38(Supl 1):1-46.

Global Initiative for Asthma (GINA). Global strategy for asthma management and prevention. 2019. Disponível em: www.ginasthma.org. Acesso em: 02/10/2019.

Healthcare Improvement Scotland. British guideline on the management of asthma. Edinburgh: Scottish Intercollegiate Guidelines Network; 2019. Disponível em: www.sign.ac.uk/sign-158-british-guideline-on-the-management-of-asthma. Acesso em: 20/04/2020.

Muchão FP, Souza JM, Torres HC et al. Albuterol via metered-dose inhaler in children: lower doses are effective, and higher doses are safe. Pediatr Pulmonol. 2016; 51(11):1122-30.

Nowak R, Corbridge T, Brenner B. Noninvasive ventilation. Proc Am Thorac Soc. 2009; 6(4):367-70.

Papadopoulos NG, Arakawa H, Carlsen KH et al. International consensus on (ICON) pediatric asthma. Allergy. 2012; 67(8):976-97.

Powell C, Kolamunnage-Dona R, Lowe J et al. Magnesium sulphate in acute severe asthma in children (MAGNETIC): a randomised, placebo-controlled trial. Lancet Respir Med. 2013; 1(4):301-8.

Rodrigo GJ, Castro-Rodriguez JA. Anticholinergics in the treatment of children and adults with acute asthma: a systematic review with meta-analysis. Thorax. 2005; 60(9):740-6.

88 Pneumonia Aguda
Maria Helena C. F. Bussamra

▼ DEFINIÇÃO

A pneumonia é uma infecção do trato respiratório inferior, bastante frequente em crianças com menos de 5 anos de idade, e pode levar à morte se não for adequadamente tratada. O Brasil está entre os 15 países com maior incidência de pneumonia, e estima-se a ocorrência de 1,8 milhão de casos por ano.

▼ ETIOLOGIA

Os resultados de pesquisas sistemáticas de patógenos em pacientes hospitalizados por pneumonia aguda apontam a presença de vírus respiratórios e bactérias, isolada ou simultaneamente. São mais frequentemente identificados: vírus respiratório sincicial, rinovírus, metapneumovírus humano, adenovírus, parainfluenza, influenza, pneumococo, *Mycoplasma pneumoniae* e coronavírus. A proporção de cada um desses patógenos no total de casos depende de alguns fatores, como:

- Faixa etária avaliada, sendo os vírus mais frequentes em lactentes e *Mycoplasma* mais frequente em pré-escolares e escolares
- Método diagnóstico empregado, pois somente técnicas de reação em cadeia da polimerase (PCR) podem identificar os RNA-vírus, e o crescimento de bactérias em culturas de sangue ou líquido pleural costuma ser inibido pelo uso prévio de antimicrobianos
- Cobertura vacinal da população atendida contra pneumococo, influenza e *Haemophilus influenzae* B.

A *Bordetella pertussis*, responsável por aproximadamente 1,5% dos casos de pneumonia hospitalizados, tem índices mais altos de mortalidade quando comparada a outros patógenos, especialmente naqueles com menos de 5 meses de idade. Estudos caso-controle apontam dados

TABELA 88.1 Achados clínicos e laboratoriais sugestivos de infecção por *Bordetella pertussis* em pacientes hospitalizados por pneumonia aguda.

Achados	OR
Vômito	2,6
Tosse > 14 dias	6,3
Leucócitos > 20.000	4,6
Linfócitos > 10.000	7,2

OR: razão de chances (*odds ratio*).

clínicos e laboratoriais mais sugestivos da presença desse agente etiológico (Tabela 88.1).

A etiologia estafilocócica deve ser lembrada em situações como traumatismo fechado, quebra da barreira cutânea ou, ainda, em apresentações clínicas particulares. Os achados clínicos que sugerem pneumonia aguda comunitária de etiologia estafilocócica são:

- Cavitação ou necrose de parênquima
- Efusão pleural de rápida progressão
- Hemoptise
- Neutropenia
- Infecção concomitante por influenza
- Rash cutâneo
- Paciente previamente hígido
- Vacinação prévia contra pneumococo.

▼ QUADRO CLÍNICO | EXAME FÍSICO

O quadro clínico clássico inclui febre, tosse e algum grau de dificuldade respiratória, podendo ocorrer apenas a taquipneia (Tabela 88.2).

▼ EXAMES COMPLEMENTARES

Quando disponíveis, os exames radiológicos devem ser solicitados para confirmação diagnóstica e avaliação de sinais de complicações

TABELA 88.2 Pontos de corte de frequência respiratória (FR) para definir taquipneia em crianças com pneumonia.

Idade	FR
< 2 meses	> 60 ipm
2 a 12 meses	> 50 ipm
> 12 meses a 5 anos	> 40 ipm

TABELA 88.3 Abordagem inicial do paciente com idade entre 2 meses e 5 anos com febre, tosse e alguma dificuldade respiratória.

Quadro clínico	Abordagem terapêutica
Alterações apenas em VAS	IVAS – orientação e alta
Taquipneia e/ou retrações torácicas	Amoxicilina 80 mg/kg/dia 5 dias* Tratamento domiciliar Reavaliação recomendável
Sinais de alerta	Administração de antibiótico IV Ampicilina ou cefalosporina 2ª ou 3ª geração Tratamento de suporte hospitalizado

*No Brasil, os estudos epidemiológicos apontam para 100% de sensibilidade dos pneumococos à penicilina nos quadros de pneumonia; portanto, doses de 50 mg/kg/dia de amoxicilina costumam ser eficazes. O período mínimo de tratamento é de 5 dias. VAS: vias aéreas superiores; IVAS: infecção de vias aéreas superiores; IV: via intravenosa.

como efusão pleural, atelectasias, pneumatoceles e cavitações. Para a escolha do tratamento dessas complicações, pode ser necessário um exame tomográfico. Recomenda-se a fase contrastada para avaliar a vitalidade do parênquima pulmonar acometido pela infecção.

◤ ABORDAGEM E CONDUÇÃO CLÍNICA

A avaliação inicial do paciente deve buscar os sinais de alerta para gravidade clínica: incapacidade de ingerir líquidos, vômitos persistentes, convulsão, letargia ou perda de consciência, estridor em paciente calmo, desnutrição (Tabela 88.3).

A Figura 88.1 indica a sequência de decisões de acordo com o quadro clínico apresentado pelo paciente.

Pneumonias agudas com áreas de necrose exigem tratamento antimicrobiano prolongado, com espectro suficiente para cobrir *Staphylococcus aureus* e até anaeróbios, além de cuidados intensivos da sepse associada e resolução das possíveis complicações pleurais.

Quando há falência do tratamento ambulatorial inicial, podem ser necessárias medidas terapêuticas adicionais (Figura 88.2) e/ou hospitalização. Os critérios para internação são:

- Idade < 2 meses
- Insuficiência respiratória aguda ou necessidade de suplementação de O_2
- Comprometimento do estado geral, toxemia
- Suspeita de pneumonia de aquisição intra-hospitalar
- Pneumonia extensa e/ou complicações à radiografia
- Efusão pleural, cavitações, pneumatoceles, pneumotórax

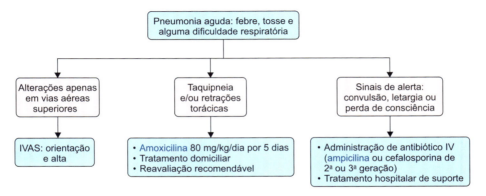

FIGURA 88.1 Fluxograma para manejo da pneumonia aguda. IVAS: infecção de vias aéreas superiores.

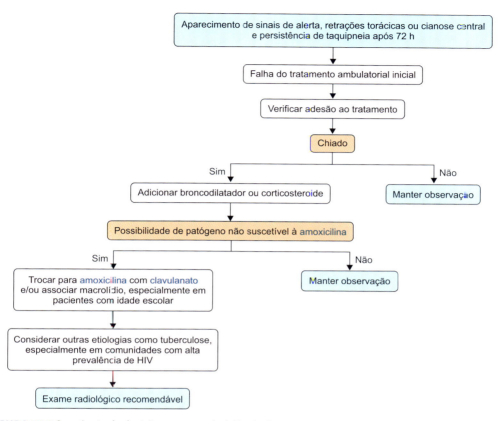

FIGURA 88.2 Sequência de decisões em caso de falência do tratamento ambulatorial inicial para pneumonia aguda.

- Imunodepressão primária ou secundária
- Falha de resposta à terapêutica ambulatorial
- Recidiva do quadro pulmonar após a alta hospitalar.

O tratamento hospitalar também pode ser indicado em situações de risco social para o paciente, independentemente da gravidade clínica.

A Tabela 88.4 resume a conduta inicial para tratamento da pneumonia aguda nas diversas faixas etárias, considerando-se a gravidade clínica.

TABELA 88.4 Sugestão de abordagem inicial do paciente com pneumonia aguda.

Tipo de atendimento	< 2 meses	3 meses a 4 anos	5 a 15 anos
Ambulatorial	–	Amoxicilina	Macrolídio e/ou amoxicilina
Internação (radiografia sem infiltrado lobal e efusão pleural)	Ampicilina + aminoglicosídio Cefalosporina de 3ª geração	Penicilina Ampicilina	Macrolídio (+ penicilina)
Internação (sinais de sepse e complicação à radiografia)	–	Amoxiclavulanato ou cefalosporina de 2ª ou 3ª geração (+ clindamicina)*	Amoxiclavulanato ou cefalosporina de 2ª ou 3ª geração (+ macrolídio)

*Suspeita de etiologia estafilocócica ou sinais de necrose pulmonar.

BIBLIOGRAFIA

Ambroggio L, Test M, Metlay JP. Beta-lactam versus beta-lactam/macrolide therapy in pediatric outpatient pneumonia. Pediatr Pulmonol. 2016; 51:541-8.

Barger-Kamate B, Knoll MD, Kagucia EW et al.; PERCH Study Group. Pertussis-associated pneumonia in infants and children from low- and middle-income countries participating in the PERCH Study. Clin Infect Dis. 2016; 63(S4):S187-96.

Bradley J, Byinton CL, Shah SS et al.; Pediatric Infectious Diseases Society and the Infectious Diseases Society of America. The management of community-acquired pneumonia in infant and children older than 3 months of age: clinical practice guidelines by the Pediatric Infectious Diseases Society and The Infectious Diseases Society of America. Clin Infect Dis. 2011; 53:e25-76.

Harris M, Clark J, Coote N. British Toracic Society guidelines for the manegement of community-acquired pneumonia in children: update 2011. Thorax. 2011; 66:1-23.

Jain S, Self WH, Wunderink RG; CDC Epic Study Team. Community-acquired pneumonia requiring hospitalization. N Engl J Med. 2015; 373:2382.

WHO/UNICEF. Revised WHO classification and treatment of pneumonia in children at health facilities: evidence summaries. Geneva: WHO/UNICEF; 2014.

Wunderink R. How important is methicillin-resistant Staphylococcus aureus as a cause of community-acquired pneumonia and what is best antimicrobial therapy? Infect Dis Clin N Am. 2013; 27:177-87.

89 Derrames Pleurais

Transudatos

Vitor Emanoel de L. Carvalho • Eduardo Juan Troster

DEFINIÇÃO

São chamados transudatos os fluidos ultrafiltrados com baixa quantidade de proteínas, sem conteúdo inflamatório, que podem estar alojados em cavidades, como: entre as pleuras viscerais e parietais pulmonares, na cavidade abdominal (ascite) e no pericárdio.

No derrame pleural, os transudatos apresentam características clínicas e laboratoriais específicas. Este tipo de derrame pode ocorrer em diversas etiologias, sendo mais uma informação para corroborar ou afastar uma hipótese diagnóstica.

ETIOLOGIA

Fisiologicamente, o aparecimento de derrame pleural com características transudativas deve-se a um descontrole entre as pressões hidrostáticas e oncótica do vaso, possibilitando a passagem deste fluido pela membrana pleural. As principais doenças com as quais este tipo de derrame pleural está relacionado são: insuficiência cardíaca, cirrose hepática, síndrome nefrótica, insuficiência renal e outros estados hipoalbuminêmicos.

QUADRO CLÍNICO | EXAME FÍSICO

O quadro clínico de derrame pleural com características de transudato não difere de outros derrames pleurais. Os principais sintomas são decorrentes do envolvimento pleural, como tosse, dor torácica (nos estágios iniciais do derrame), taquipneia e dispneia. Ao exame físico, esses derrames podem ser encontrados no abaulamento dos espaços intercostais e no hemitórax acometido (derrame de maior volume). À palpação, o tórax apresenta diminuição ou ausência do frêmito toracovocal. À percussão, apresenta macicez ou submacicez na área acometida pelo líquido. Já à ausculta, pode ser encontrada redução ou abolição do murmúrio vesicular.

A olho nu, os transudatos costumam ser límpidos, amarelo claro e não se coagulam espontaneamente. Os exsudatos, por sua vez, são hemorrágicos, turvos ou purulentos, além de se coagularem facilmente com o fibrinogênio.

▼ EXAMES COMPLEMENTARES

Os exames necessários para investigação da etiologia do derrame pleural dependem de exames séricos e do líquido pleural (toracocentese):

- Séricos: proteínas totais e frações (albumina), desidrogenase láctica (DHL) e fosfatase alcalina; triglicerídios, colesterol total, bilirrubinas totais, adenosina deaminase
- Líquido pleural: proteínas totais e frações (albumina), DHL e fosfatase alcalina, triglicerídios, colesterol total, bilirrubinas totais, adenosina deaminase, glicose.

▼ CRITÉRIOS DIAGNÓSTICOS

Historicamente, os critérios de Light são os principais parâmetros para a distinção entre transudatos ou exsudatos. Para definição de transudato, o líquido pleural deve apresentar tais características:

- Dosagem proteína total no líquido pleural/proteína total no soro < 0,5
- Dosagem DHL no líquido pleural/DHL no soro < 0,6
- Dosagem DHL no líquido pleural < 200 U/ℓ.

Outros exames pleurais que ajudam a diferenciar transudato e exsudato são a dosagem de colesterol e a de bilirrubina no líquido pleural. Valores de colesterol maior que 60 mg/dℓ apresentam sensibilidade de 100% e especificidade de aproximadamente 95% para exsudato. Já a dosagem de bilirrubina total acima de 0,6 apresenta sensibilidade de 96% e especificidade de 82% para exsudato. Outros marcadores, como interleucinas-6, interleucina 1-β, ferritina, fator α de necrose tumoral, proteína C reativa e fosfatase alcalina, tiveram baixo poder diagnóstico em comparação aos critérios de Light.

▼ DIAGNÓSTICO DIFERENCIAL

Para os derrames pleurais com características de transudato, deve-se usar o algoritmo da Figura 89.1 para diferenciação das etiologias.

ATENÇÃO

- Alguns quadros oncológicos malignos podem apresentar-se como líquido pleural com características de transudato
- Nos derrames pleurais em que a clínica é contrária ao exame laboratorial (forte evidência clínica de etiologia transudativa, mas exsudativa pelos critérios de Light), é recomendado o cálculo do gradiente (albumina sérica – albumina líquido pleural)
- Na embolia pulmonar, 20% dos derrames pleurais são transudatos

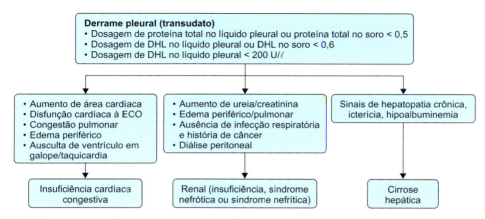

FIGURA 89.1 Diagnóstico diferencial das etiologias dos derrames pleurais com características de transudato. DHL: desidrogenase láctica; ECO: ecocardiografia.

384 **PARTE 10** • Doenças Respiratórias

ABORDAGEM E CONDUÇÃO CLÍNICA

O tratamento do derrame pleural transudativo deve-se basear na sua etiologia, ou seja, tratar a doença de base do paciente. Por apresentar fisiopatologia de aumento de pressão hidrostática, em alguns casos, devido à gravidade, está indicado o uso de diuréticos.

Exsudatos

Joaquim Carlos Rodrigues ◆ Sulim Abramovici

DEFINIÇÃO

Os derrames pleurais são classicamente classificados em transudatos e exsudatos, como já mencionado. Os exsudatos ocorrem por inflamação das pleuras decorrente de processos infecciosos pleuropulmonares que aumentam a permeabilidade pleural às proteínas e aos agentes infecciosos.

Em crianças, os derrames mais comuns são os exsudatos associados às pneumonias bacterianas, denominados derrames parapneumônicos. Os empiemas são derrames parapneumônicos cujo líquido obtido por toracocentese é de aspecto purulento.

ETIOLOGIA

As bactérias envolvidas nos derrames parapneumônicos costumam ser semelhantes às causadoras das pneumonias. Observam-se, no primeiro ano de vida, *Staphylococcus aureus* e pneumococos. A partir do segundo ano de vida, os pneumococos são mais frequentes. Atualmente, o *Haemophilus influenzae* tipo B raramente causa infecção, em virtude da ampla cobertura vacinal para este agente. No entanto, nas casuísticas atuais são descritos *H. influenzae* não B e *Moraxella catarrhalis* produtores de betalactamase. Cerca de 20 a 30% das pneumonias agudas por *Mycoplasma pneumoniae* em crianças podem ser acompanhadas de derrame.

Os estudos etiológicos mais recentes têm evidenciado a participação de vírus respiratórios (rinovírus, enterovírus, vírus sincicial respiratório, influenza e parainfluenza) isoladamente ou em associação com os agentes bacterianos.

QUADRO CLÍNICO | EXAME FÍSICO

Didaticamente, os derrames parapneumônicos apresentam três fases distintas:

• Inicial ou exsudativa: líquido seroso, sem contaminação bacteriana, pouca quantidade de células
• Fibrinopurulenta: líquido purulento (empiema), proliferação bacteriana, grande número de células polimorfonucleares, formação de "lojas" no espaço pleural por depósito de fibrina
• Organização: acúmulo de fibroblastos nas superfícies de ambas as pleuras, formando uma carapaça inelástica, que dificulta a expansibilidade pulmonar.

O quadro clínico é semelhante ao das pneumonias agudas, porém com acentuação dos sintomas: febre diária persistente, queda do estado geral, toxemia e dispneia.

Pode ocorrer dor torácica devido ao acometimento pleural e à distensão abdominal em consequência de íleo infeccioso. Na semiologia torácica, pode-se observar inicialmente atrito pleural e, à medida que aumenta o derrame, ocorrem diminuição ou abolição do murmúrio vesicular, diminuição das pectorilóquias áfona e fônica, e, eventualmente, abaulamento dos espaços intercostais.

EXAMES COMPLEMENTARES

Radiografia em decúbito lateral com raios horizontais pode ser útil para avaliar a presença e a extensão do derrame (Figura 89.2).

Por meio da ultrassonografia de tórax, é possível avaliar a quantidade de líquido, sua localização e suas características ecográficas (grumos, septos e loculações) e orientar o local ideal para a toracocentese.

■ Análise do líquido pleural

A toracocentese deve ser realizada sempre que possível (salvo se o derrame for muito pequeno) para verificação do aspecto do líquido pleural, análise microbiológica e orientação terapêutica:

• Líquido purulento (empiema): o material deve ser enviado apenas para análise microbiológica. Bacterioscopia pelo método de Gram, cultura bacteriana e, quando possível,

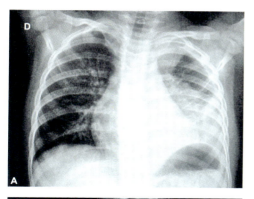
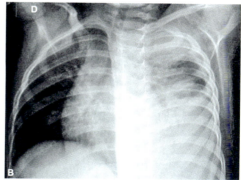
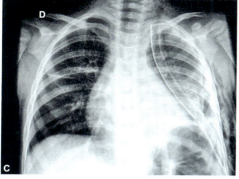

FIGURA 89.2 A. Pneumonia com empiema em criança com 2 anos de idade. Imagem de consolidação no lobo inferior esquerdo e linha de derrame pleural em hemitórax esquerdo. **B.** Imagem de consolidação no lobo inferior esquerdo e linha de derrame pleural em hemitórax esquerdo vista em decúbito lateral esquerdo. **C.** Derrame pleural parapneumônico (empiema) pós-drenagem com dreno tubular.

pesquisa de antígenos bacterianos por aglutinação pelo látex ou por reação em cadeia da polimerase (PCR)
- Líquido seroso (amarelo-citrino): além da análise microbiológica, deve-se enviar o material para determinação de pH, glicose e DHL. O derrame é considerado complicado, com evolução provável para empiema, quando tem pH $\leq 7,2$, glicose ≤ 40 mg/dℓ e DHL ≥ 1.000 UI/ℓ.

DIAGNÓSTICO DIFERENCIAL

Nas Tabelas 89.1 e 89.2 estão esquematizados os principais mecanismos fisiopatológicos de formação de transudatos e exsudatos, exemplos típicos e a diferenciação bioquímica entre eles.

ABORDAGEM E CONDUÇÃO CLÍNICA

A Figura 89.3 apresenta o fluxograma de tomada de decisões em caso de derrame parapneumônico.

Tratamento clínico

A antibioticoterapia inicial deve considerar o resultado do exame bacterioscópico do líquido pleural, a faixa etária, o estado geral do paciente, e a presença de toxemia, doenças de base, outras infecções prévias recentes e concomitantes, e as condições imunológicas do hospedeiro.

Os derrames causados pelo *Streptococcus pneumoniae* e outros estreptococos devem ser tratados com penicilina cristalina ou ampicilina por 10 a 14 dias. Nos derrames por *S. aureus* sensível, a substância de escolha é a oxacilina por de 3 a 4 semanas. Outras opções são as cefalosporinas de primeira ou segunda geração, dependendo da sensibilidade do agente. Se houver isolamento de *S. aureus* resistente à oxacilina, pode-se optar por vancomicina, teicoplanina ou linezolida.

Se houver identificação do *H. influenzae* ou *M. catarrhalis* produtores de betalactamase, pode-se administrar amoxicilina-clavulanato ou uma cefalosporina de segunda ou terceira geração.

386 PARTE 10 • Doenças Respiratórias

TABELA 89.1 Principais mecanismos fisiopatológicos de formação de derrames pleurais em crianças e correlação com as principais patologias que os determinam.

Tipo de derrame	Mecanismos fisiopatológicos	Principais patologias
Transudato	Aumento da pressão hidrostática capilar sistêmica Aumento da pressão hidrostática capilar pulmonar	Glomerulonefrite difusa aguda Insuficiência cardíaca congestiva Pericardite Hipertensão pulmonar
	Diminuição da pressão coloidosmótica do plasma	Síndrome nefrótica Cirrose hepática Desnutrição grave
Exsudato	Aumento da permeabilidade capilar por processo inflamatório pleural	Pneumonia com comprometimento pleural Tuberculose Colagenoses (lúpus eritematoso sistêmico, artrite reumatoide) Sarcoidose Infecções pulmonares virais, fúngicas e parasitárias Embolia pulmonar
Exsudato e/ou quiloso	Diminuição ou obstrução na drenagem linfática	Síndrome da veia cava superior Tuberculose Pericardite Pancreatite Abscesso subfrênico Tumores mediastinais Linfedema hereditário Quilotórax congênito
Hemorrágico	Lesão vascular por tumores ou iatrogênicas	Discrasias sanguíneas Traumatismos torácicos

TABELA 89.2 Diagnóstico diferencial laboratorial entre transudatos e exsudatos.

Parâmetro	Transudatos	Exsudatos
Proteína no líquido pleural	< 3 g/100 mℓ	> 3 g/100 mℓ
Proteína no líquido pleural/proteína no plasma	< 0,5	> 0,5
DHL no líquido pleural	< 200 UI	> 200 UI
DHL no líquido pleural/DHL no plasma	< 0,6	> 0,6

DHL: desidrogenase láctica.

Na eventualidade de derrame pleural por bactérias gram-negativas (infecção intra-hospitalar, pacientes imunodeprimidos, pneumonia associada a ventilação mecânica), pode-se optar por um aminoglicosídio ou uma cefalosporina de terceira geração ou meropeném ou imipeném, dependendo dos agentes intra-hospitalares predominantes e de suas sensibilidades antimicrobianas.

■ **Tratamento cirúrgico**

Os derrames serosos devem ser completamente esvaziados durante a toracocentese e, em caso de pH $\leq$ 7,2, glicose $\leq$ 40 mg/dℓ e DHL $\geq$ 1.000 UI/ℓ com bacterioscopia e/ou cultura e/ou testes imunológicos ou de biologia molecular (PCR) positivos, trata-se de derrame complicado com provável evolução para empiema, devendo-se proceder à drenagem pleural.

Os derrames purulentos (empiemas), exceto quando muito pequenos, devem ser drenados preferencialmente com cateter *pig tail* ou dreno tubular. Em caso de empiema multisseptado e loculado, pode ser usada a instilação intrapleural de fibrinolíticos como uroquinase, alteplase

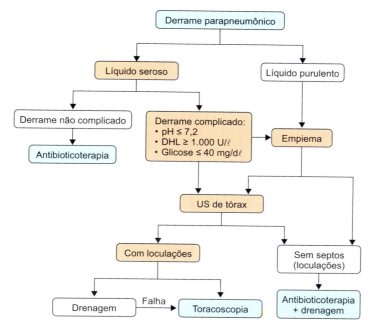

FIGURA 89.3 Manejo do derrame parapneumônico. DHL: desidrogenase láctica; US: ultrassonografia.

e alfadornase (DNase). Fístula broncopleural e distúrbios de coagulação contraindicam o uso de fibrinolíticos.

A indicação de videotoracoscopia como intervenção cirúrgica primária em derrames parapneumônicos pediátricos loculados ainda é controversa. No entanto, este procedimento está indicado quando houver falha da drenagem e fibrinolíticos e em casos de empiema com grande acometimento pulmonar e fístula broncopleural com piopneumotórax. Os benefícios da videotoracoscopia são: limpeza dos septos de fibrina, drenagem do material purulento, irrigação da cavidade pleural e reexpansão pulmonar.

◣ BIBLIOGRAFIA

Transudatos

Antonangelo L, Capelozzi VL. Collection and preservation of the pleural fluid and pleural biopsy. J Bras Pneumol. 2006; 32:S163-9.

Gonlugur U, Gonlugur TE. The distinction between transudates and exudates. J Biomed Sci. 2005; 12(6):985-90.

Heffner JE, Brown LK, Barbieri C. Diagnostic value of tests that discriminate between exudative and transudative pleural effusions. Chest. 1997; 111:970-9.

Light RW, MacGregor I, Luchsinger PC et al. Pleural effusion: the diagnostic separation of transudates and exudates. Ann Intern Med. 1972; 77:507-13.

Paramothayan NS, Barron J. New criteria for the differentiation between transudates and exudates. J Clin Pathol. 2002; 55(1):69-71.

Romero S, Martinez A, Hernandez L et al. Light's criteria revisited: consistency and comparison with new proposed alternative criteria for separating pleural transudates from exudates. Respiration. 2000; 67:18-23.

Zoia A, Slater LA, Heller J et al. A new approach to pleural effusion in cats: markers for distinguishing transudates from exudates. J Feline Med Surg. 2009; 11(10):847-55.

Exsudatos

Bueno Fischer G, Teresinha Mocelin H, Feijó Andrade C et al. When should parapneumonic pleural effusions be drained in children? Paediatr Respir Rev. 2018; 26:27-30.

Cashen K, Petersen TL. Pleural effusions and pneumothoraxes. Pediatr Rev. 2017; 38:170-81.

Hendaus MA, Janahi IA. Parapneumonic effusion in children: an up-to-date review. Clin Pediatr (Phila). 2016; 55(1):10-8

Nascimento-Carvalho CM, Oliveira JR, Cardoso MF et al. Respiratory viral infections among children with community acquired pneumonia and pleural effusion. Scand J Infect Dis. 2013; 45:478-83.

Rodrigues JC, Kiertsman B, Milanez de Campos JR. Derrames pleurais. In: Rodrigues JC, Adde FV, Silva Filho LVRF. Doenças respiratórias. 2. ed. Barueri: Manole; 2011. pp. 314-33.

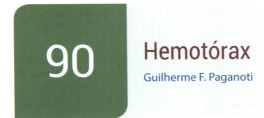

90 Hemotórax
Guilherme F. Paganoti

DEFINIÇÃO

Trata-se de acúmulo de líquido hemático em cavidade pleural secundário a lesão de parede torácica, de pulmão ou de vasos presentes no tórax, em que o hematócrito do líquido pleural é 50% maior que o hematócrito sérico.

ETIOLOGIA

O espaço pleural, definido como espaço entre as pleuras visceral e parietal, apresenta de 10 a 25 mℓ de líquido formado pela capilaridade de pleura e dos linfáticos. Diariamente este líquido é produzido e filtrado a fim de manter lubrificação e mobilidade adequadas entre as pleuras.

As principais causas de hemotórax estão relacionadas com traumatismos torácicos (abertos ou fechados) e procedimentos invasivos, principalmente a passagem de acesso venoso central e as biopsias pulmonares. Entretanto, com menos frequência, podem ocorrer hemotórax espontâneos secundários a coagulopatias ou uso de anticoagulantes, neoplasias primárias e metastáticas para pulmão e pleura, ruptura de aneurismas vasculares (síndrome de Ehlers-Danlos) ou malformações vasculares pulmonares (síndrome de Rendu-Osler-Weber).

QUADRO CLÍNICO | EXAME FÍSICO

O quadro clínico pode variar de assintomático (como nos casos de pequenos sangramentos autolimitados após punção de acesso venoso central) a desconforto respiratório grave, quando há comprometimento da mecânica ventilatória pelo derrame. Nos casos com grande perda de volume para o espaço pleural, a criança apresenta-se em choque hemorrágico, descorada e mal perfundida.

O exame físico detalhado pode ajudar a estimar a gravidade do sangramento. A análise da coloração pálida das mucosas associada a pulsos rápidos, finos e hipotensão sugerem sangramento grave. O desconforto respiratório com taquipneia é variável, dependendo do volume e do grau de compressão pulmonar exercido por este sangue. Expansibilidade torácica diminuída do lado acometido, bem como abolição dos murmúrios e macicez à percussão, são achados frequentes.

EXAMES COMPLEMENTARES

Os exames laboratoriais, embora necessários, não definem a conduta nos casos de desconforto respiratório grave ou choque hemorrágico, em que a decisão deve ser tomada após análise clínica e radiografia de tórax à beira do leito. Dentre os exames laboratoriais, destacam-se hemograma, plaquetas e coagulograma. Se houver estabilidade clínica, também podem ser realizados função renal e eletrólitos.

A radiografia de tórax é o exame complementar mais importante nesta primeira abordagem (Figura 90.1). Além de confirmar a suspeita clínica do derrame pleural, ele estima seu volume e direciona a tomada de conduta. Tomografia de tórax e ressonância magnética não são indicadas na avaliação inicial. Em casos de derrames pequenos, a ultrassonografia do tórax pode auxiliar no diagnóstico.

A toracocentese define o diagnóstico quando o material aspirado é francamente sanguinolento, ou após análise do líquido confirmar que o hematócrito é superior a 50% do valor sérico.

DIAGNÓSTICO DIFERENCIAL

Os derrames pleurais devem ser diferenciados em:
- Parapneumônicos
- Neoplásicos
- Associados a insuficiência cardíaca
- Associados a quilotórax.

CAPÍTULO 90 • Hemotórax   389

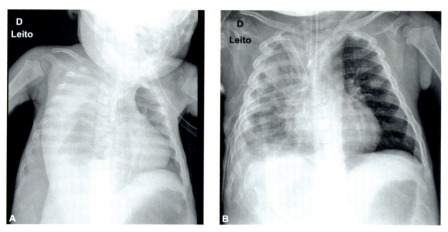

FIGURA 90.1 A. Radiografia de tórax à beira do leito, evidenciando importante derrame pleural direito com desvio contralateral do mediastino. A punção evidenciou líquido francamente sanguinolento. **B.** Radiografia após drenagem com dreno tubular.

◤ ABORDAGEM E CONDUÇÃO CLÍNICA

A Figura 90.2 apresenta o fluxograma de tomada de decisão em caso de suspeita de hemotórax.

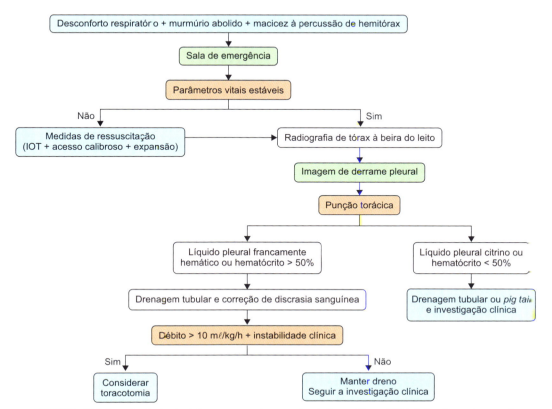

FIGURA 90.2 Sequência de decisões em caso de suspeita de hemotórax. IOT: intubação orotraqueal.

BIBLIOGRAFIA

Broderick SR. Hemothorax: etiology, diagnosis and management. Torac Surc Clin. 2013; 23:89-96.

Gama-Rodrigues JJ, Machado MCC, Rasslan S. Clínica cirúrgica. Barueri: Manole; 2008.

Maksoud JG. Cirurgia pediátrica. 2. ed. Rio de Janeiro: Revinter; 2003.

Souza JCK, Salle JLP. Cirurgia pediátrica: teoria e prática. São Paulo: Roca; 2007.

Tannuri U. Doenças cirúrgicas da criança e do adolescente (Coleção Pediatria – Instituto da Criança, HC-FMUSP). Barueri: Manole; 2010.

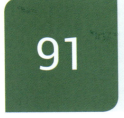

91 Pneumotórax

Eduardo Werebe ♦ Carlos E. Levischi Junior

DEFINIÇÃO

Pneumotórax é a presença ou o acúmulo de ar na cavidade pleural como consequência da solução de continuidade da integridade das pleuras. O espaço pleural, primariamente virtual, entre o pulmão e a parede torácica (mais precisamente entre os folhetos pleurais, visceral e parietal), torna-se real devido à interposição gasosa. Esporadicamente, pode haver a formação de gases no interior da cavidade pleural proveniente de fermentação pútrida, ocorrendo no curso de um empiema, que tende a ser de pequena proporção.

A incidência de pneumotórax espontâneo é aproximadamente de 5 a 10 por 100.000 habitantes, sendo o pico de incidência de 16 a 24 anos de idade. A doença é menos comum em crianças do que em adultos, com taxa um pouco maior nos recém-nascidos, caindo durante toda a infância, o que leva a uma distribuição bimodal com novo pico durante a adolescência. Neonatos prematuros sob ventilação mecânica constituem a população infantil de maior risco.

ETIOLOGIA

O pneumotórax pode ser classificado em:

- Espontâneo, quando não decorre de uma ação traumática sobre o tórax
- Traumático, quando surge em função de traumatismo torácico aberto ou fechado.

Alguns autores consideram que o pneumotórax decorrente de intervenções diagnósticas ou terapêuticas, também chamado de pneumotórax iatrogênico, deva ser incluído, em termos de classificação, como pneumotórax decorrente de traumatismo.

O pneumotórax espontâneo, por sua vez, pode ser dividido em dois tipos:

- Primário, quando o paciente não é portador de doença pulmonar subjacente, exceto por pequenas bolhas subpleurais, *blebs*, normalmente situadas no ápice pulmonar
- Secundário, quando decorre de patologia pulmonar conhecida ou em curso. Fibrose cística e síndrome de Marfan são as causas mais comuns na infância.

O pneumotórax catamenial ocorre em função de alterações da integridade anatômica do diafragma, em conjunto com a menstruação, acometendo mulheres frequentemente com mais de 30 anos, mais comum à direita, podendo ser esquerdo ou bilateral, com sintomatologia iniciando-se após 24 a 72 horas do início do fluxo menstrual e que pode ter, também, como causa a endometriose pleuropulmonar.

Nas crianças, o traumatismo torácico acarreta índices elevados de pneumotórax (64% dos traumatismos penetrantes e 38% dos traumatismos fechados). Como as costelas têm boa elasticidade, dificilmente elas se partem e rasgam o pulmão, de maneira que, nos traumatismos fechados, o mecanismo principal é a lesão pulmonar por pressão direta, acarretando vazamento aéreo (a chamada "lesão em saco de papel").

O pneumotórax que surge após o nascimento, conhecido como neonatal, decorre da rápida elevação da pressão transpulmonar, negativa nos casos de aspiração de mecônio, muco ou sangue, e positiva quando da ventilação mecânica em paciente com síndrome da membrana hialina. O pneumotórax neonatal é 2 vezes mais comum em indivíduos do sexo masculino, e os neonatos costumam ser a termo ou a pós-termo. A seguir estão listados os tipos e as causas mais frequentes de pneumotórax:

- Espontâneo primário
  - Ruptura de bolhas subpleurais (*blebs*)
- Espontâneo secundário
  - Doença broncopulmonar obstrutiva crônica
  - Pneumonias (*Staphylococcus, Pneumocystis jirovecii*)
  - Tuberculose
  - Abscesso pulmonar
  - Bronquiectasia
  - Fibrose cística
  - Síndrome de Marfan
  - Pneumocistose
    - Micoses
    - Asma
    - Histiocitose X
  - Granuloma eosinofílico
    - Sarcoidose: linfangioleiomiomatose pulmonar
  - Esclerose tuberosa
    - Fibrose pulmonar idiopática
    - Doença intersticial pulmonar
    - Doenças do tecido conjuntivo (artrite reumatoide, espondilite anquilosante, esclerodermia, síndrome de Marfan, poliomiosite, dermatomiosite)
  - Ruptura espontânea do esôfago (síndrome de Boerhaave)
  - Neoplasias (primária ou metastática)
  - Catamenial (endometriose pleural ou diafragma fenestrado)

- Neonatal iatrogênico
  - Punção de veia central
  - Biopsia transbrônquica
  - Biopsia transtorácica
  - Toracocentese
  - Biopsia pleural
  - Bloqueio de nervos cervicais e intercostais
  - Massagem cardíaca externa
  - Acupuntura
  - Assistência ventilatória mecânica (barotrauma)
  - Procedimentos abdominais (cirurgia aparoscópica, punção-biopsia de fígado e rim)
- Traumático
  - Traumatismo aberto
  - Traumatismo fechado.

▼ FISIOPATOLOGIA

Em condições normais, os pulmões tendem ao colapso, e isso não se deve apenas à ação das pressões atmosférica e pleural. Durante quase todo o ciclo respiratório, a pressão no interior dos brônquios é maior do que a pressão intrapleural, por conta da elasticidade (retração elástica) intrínseca do pulmão. Ou seja, a pressão no espaço pleural é negativa em relação à pressão atmosférica. O gradiente de pressão resultante mantém a pleura visceral aposta contra a pleura parietal na parede torácica, em um equilíbrio dinâmico que é rompido quando se estabelece comunicação entre o meio externo e a cavidade pleural. A penetração do ar alterando todo esse equilíbrio pressórico torna a pressão na cavidade pleural positiva. A interposição de ar entre as pleuras caracteriza o pneumotórax, que pode ter origem a partir de ruptura da pleura visceral ou parietal, em uma descontinuidade da pleura mediastinal ou em uma lesão do esôfago ou de vias aéreas.

▼ QUADRO CLÍNICO | EXAME FÍSICO

Os principais sintomas são dor torácica (de início agudo e de localização ipsilateral) e dispneia. Raramente, esses dois sintomas não estão presentes e, nesses casos, a queixa é de mal-estar generalizado.

A dispneia é proporcional à magnitude do pneumotórax, à velocidade do acúmulo do ar, e ao grau de colapso pulmonar e da reserva cardiopulmonar do paciente. É o principal sintoma em pacientes com doença pulmonar obstrutiva crônica, devido à limitação funcional ocasionada pela doença adjacente, fazendo que mesmo um pneumotórax de pequenas proporções ocasione um quadro de franca insuficiência respiratória, com retenção de gás carbônico e queda da pressão parcial de oxigênio (PaO_2). Tosse e cianose podem estar presentes no início da sintomatologia.

Ao exame físico, o que chama atenção no pneumotórax espontâneo primário é a diminuição ou a abolição do murmúrio vesicular e do frêmito toracovocal. A expansibilidade torácica está localmente diminuída, com timpanismo à percussão. Em alguns casos, pode ser encontrado aumento da frequência cardíaca que, associado à cianose e à hipotensão arterial, faz suspeitar de pneumotórax hipertensivo.

Nos pacientes com pneumotórax secundário, o exame físico não se mostra muito útil, pois os achados tendem a já estar presentes, sendo difícil estabelecer um diagnóstico com base em uma suspeita clínica. Deve-se considerar a possibilidade de pneumotórax quando pacientes com doenças pulmonares crônicas apresentarem dor torácica súbita, agravamento da dispneia e descompensação respiratória.

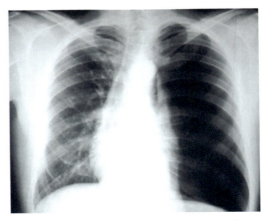

FIGURA 91.1 Pneumotórax extenso com desvio traqueal.

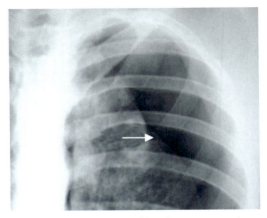

FIGURA 91.2 Linha pleural (*seta*) em pneumotórax.

◣ EXAMES COMPLEMENTARES

No pneumotórax espontâneo primário, a radiografia simples de tórax confirma a suspeita clínica pela presença de ar (linha de reflexão pleural visceral) na cavidade pleural (Figuras 91.1 a 91.3).

Ocasionalmente, pode ser necessária uma radiografia obtida em expiração forçada ou até de incidência lateral para o diagnóstico de pneumotórax de pequenas proporções. A tomografia computadorizada de tórax pode ser útil nesses pacientes porque, além da demonstração radiológica do pneumotórax, fornece informações precisas sobre a presença ou não de bolhas apicais subpleurais, *blebs*, suas dimensões, disposição anatômica e existência ou não de doença contralateral. Cerca de 10 a 20% dos

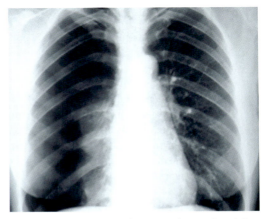

FIGURA 91.3 Pneumotórax grande em hemitórax direito.

pacientes apresentam pequeno derrame pleural associado, caracterizado pelo apagamento do recesso costofrênico ou do contorno diafragmático, ou pela presença de nível hidroaéreo. Alguns desses casos são atribuídos a rupturas de aderências vascularizadas com derrames hemáticos, embora também se possa encontrar piopneumotórax por ruptura de uma cavidade infectada.

Nos pacientes portadores de doenças pulmonares crônicas com pneumotórax espontâneo secundário, muitas vezes, os aspectos radiológicos característicos da doença de base podem dificultar o diagnóstico do pneumotórax na radiografia de tórax simples. Nestes casos, a tomografia computadorizada de tórax (Figura 91.4) é de grande auxílio para a adequada diferenciação entre pneumotórax e outras doenças, como pneumatoceles. A tomografia também auxilia na identificação de *blebs* subpleurais nos pacientes com pneumotórax espontâneo primário.

Quando disponível, a ultrassonografia torácica pode ser útil no diagnóstico de pneumotórax. Em análises recentes, demonstra sensibilidade de 60 a 100%, e especificidade de 94 a 100%, tendo a vantagem de evitar sedação em crianças menores.

◤ CRITÉRIOS DIAGNÓSTICOS

O diagnóstico do pneumotórax baseia-se na história clínica, no exame físico e na análise dos exames radiológicos. Normalmente, ocorre com o paciente em repouso e, ocasionalmente, durante o exercício físico. Frequentemente os pacientes apresentam dispneia e dor torácica.

◤ ABORDAGEM E CONDUÇÃO CLÍNICA

O tratamento de pacientes com pneumotórax é muito variável. Pode incluir procedimentos como repouso e observação, oxigenoterapia suplementar, aspiração simples, drenagem pleural fechada (Figura 91.5) com ou sem instilação de agentes esclerosantes, videotoracoscopia ou toracotomia aberta com abordagem das bolhas, abrasão pleural e pleurectomia.

Como a incidência de pneumotórax em crianças é relativamente pequena, acabam sendo usados os mesmos protocolos de referência de adultos.

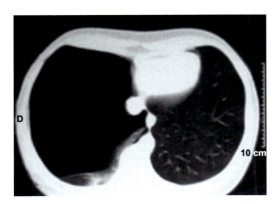

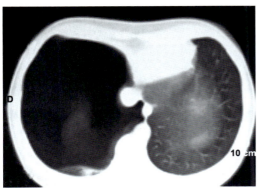

FIGURA 91.4 Imagem tomográfica de pneumotórax no lado direito.

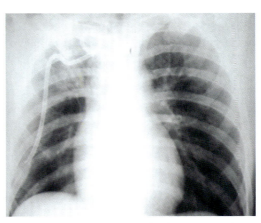

FIGURA 91.5 Dreno tubular do tipo *pig tail*.

A escolha da melhor opção depende de fatores como intensidade dos sintomas e repercussão clínica, magnitude, provável etiologia, comorbidades pleurais associadas, doença pulmonar subjacente e persistência ou recorrência do pneumotórax. Os principais objetivos são livrar o espaço pleural do ar contido (restabelecendo a função pulmonar) e diminuir a probabilidade de recorrência.

A possibilidade de recidiva, a partir do 1º episódio, é de aproximadamente 30%, e a partir do 2º, de 60 a 80% em média, com período de latência cada vez menor. A incidência de recorrência do pneumotórax secundário parece ser um pouco mais alta. A maioria das recorrências ocorre no 1º ano.

O pneumotórax iatrogênico, de maneira didática, pode ser subdividido em:

- Diagnóstico (punções)
- Terapêutico (ventilação mecânica)
- Inadvertido (acesso venoso central).

Os pacientes em regime de ventilação mecânica com pressão positiva devem, obrigatoriamente, ser submetidos à drenagem torácica em selo d'água, pelos riscos inerentes, nestes casos, da evolução para um quadro de pneumotórax hipertensivo com suas graves consequências. Se tais pacientes não estão em ventilação artificial, é prudente a internação com simples observação e drenagem torácica em situações de aumento da câmara aérea, o que denota fístula com a cavidade pleural.

Na maioria dos casos, os pacientes com pneumotórax espontâneo secundário portadores de doenças subjacentes, com limitada reserva funcional pulmonar, requerem a drenagem pleural fechada como fase inicial do tratamento, exceto quando estáveis e com pneumotórax de pequenas proporções.

No pneumotórax catamenial, a conduta terapêutica inclui o fechamento das perfurações diafragmáticas e hormonoterapia para o controle da endometriose. A videotoracoscopia deve ser usada como via de acesso preferencial nesses casos, pois avalia, com precisão, os defeitos diafragmáticos, possibilitando a sua abordagem cirúrgica direta e a realização de procedimentos associados para prevenir a recorrência.

Nos pacientes com pneumotórax espontâneo primário, os princípios terapêuticos são os mesmos, entretanto é importante tecer algumas considerações sobre a magnitude do pneumotórax. Existem métodos para quantificar o tamanho da câmara aérea que ocupa o hemitórax, mas nenhum é muito preciso. Estudos que associam tomografia de tórax a programas de computador apresentam maior precisão. De maneira geral, considera-se pequeno para crianças o pneumotórax que atinja até 25% da cavidade pleural. Os pacientes com pneumotórax espontâneo primário de pequena magnitude podem se beneficiar, inicialmente, de medidas conservadoras, como repouso relativo, com ou sem oxigenoterapia suplementar, que auxilia na reabsorção da câmara aérea. Frequentemente, são pacientes hemodinamicamente estáveis, sem hipoxemia, com mínimas queixas. Quando houver qualquer indício de instabilidade hemodinâmica ou respiratória, deve-se considerar a possibilidade do aumento do pneumotórax com necessidade de procedimentos intervencionistas, como a drenagem pleural em selo d'água ou cateter conectado a uma válvula do tipo Heimlich, com acompanhamento ambulatorial (Figura 91.6).

Os pacientes com pneumotórax espontâneo primário em que a câmara aérea é de grande magnitude costumam precisar de alguma medida intervencionista que assegure a reexpansão pulmonar, e os procedimentos são os mesmos usados quando não há reexpansão do pulmão, nos casos de pneumotórax de pequena magnitude.

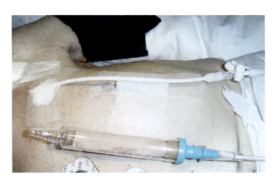

FIGURA 91.6 Dreno *pig tail* com válvula de Heimlich.

Em casos sem expansão pulmonar adequada e manutenção da fístula aérea, pode ser indicada a aspiração contínua do sistema de drenagem com pressão média de 20 cm de H_2O, com o objetivo de aumentar a vazão de ar do espaço pleural e auxiliar a expansão pulmonar e a cicatrização da fístula aérea.

Após a drenagem da câmara aérea, pacientes com grandes colapsos pulmonares podem apresentar edema pulmonar de reexpansão. A lesão de reperfusão é a principal causa, e isso acontece em pulmão reinflado rapidamente após um período variável de colapso, que costuma ter mais de 72 horas de evolução. Esses pacientes apresentam insuficiência respiratória, hipoxia, hipotensão arterial e instabilidade hemodinâmica, alguns exigindo ventilação mecânica. Como medida preventiva, recomenda-se a administração de oxigênio antes da drenagem pleural com reexpansão lenta e gradual do pulmão. Pacientes com pneumotórax espontâneo primário, no 1º episódio, e que foram submetidos a medidas terapêuticas como observação, simples aspiração ou drenagem pleural fechada, podem apresentar recorrência de cerca de 30%. A intervenção terapêutica definitiva é indicada após o 2º episódio. A alguns pacientes, já com o 1º episódio, o procedimento definitivo está indicado, principalmente àqueles que exercem profissões de risco (aviadores, mergulhadores etc.) ou que residam em locais sem acesso rápido a serviço médico. A esses casos, é recomendada a abordagem cirúrgica por videotoracoscopia, visando à profilaxia da recorrência, procedimento também usado naqueles que indicam cirurgia no 2º episódio.

Em pacientes com fístula aérea persistente, a resolução cirúrgica também está indicada. O tempo de espera do escape aéreo é variável, porém a literatura considera que uma fístula de duração entre 5 e 10 dias tem chances muito pequenas de resolução não cirúrgica.

São indicações precisas da videotoracoscopia ou toracotomia os casos de pneumotórax espontâneo primário por ocasião do 2º episódio, insucesso no manuseio do pneumotórax com fuga aérea persistente e pneumotórax espontâneo contralateral simultâneo.

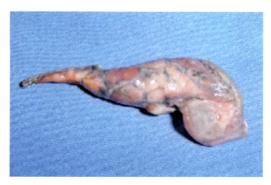

FIGURA 91.7 Segmentectomia apical demonstrando *blebs*.

A videotoracoscopia é o procedimento de escolha porque, além de ser minimamente invasiva, torna possível identificar a causa, bolhas subpleurais e *blebs* (com ressecção desta área) (Figura 91.7), e realizar procedimentos que evitem a recorrência, como pleurodese por talco, abrasão pleural ou pleurectomia apical.

A toracotomia axilar também é um procedimento recomendável com mesma finalidade e estratégia cirúrgica e, embora provoque maior dor pós-operatória, tem indicação formal nos casos de insucesso da videotoracoscopia, ou em casos de crianças muito pequenas, nas quais o manuseio por vídeo é inviável. Independentemente da via de acesso escolhida, a analgesia adequada é de extrema importância para minimizar o tempo de internação hospitalar.

No período pós-operatório, o adequado manuseio com drenos torácicos é primordial para boa evolução. Habitualmente, não se devem clampear os drenos torácicos, principalmente quando houver escape aéreo no sistema de drenagem. Para que o dreno torácico seja retirado com segurança, são necessários: ausência de fístula aérea, baixo débito de drenagem líquida e radiografia de tórax mostrando adequada expansão do pulmão. É recomendável que, mesmo com a evidência do fechamento da fístula aérea, o dreno torácico seja retirado, em média, 24 horas depois.

A Figura 91.8 apresenta o fluxograma de tomada de decisão em caso de suspeita de pneumotórax.

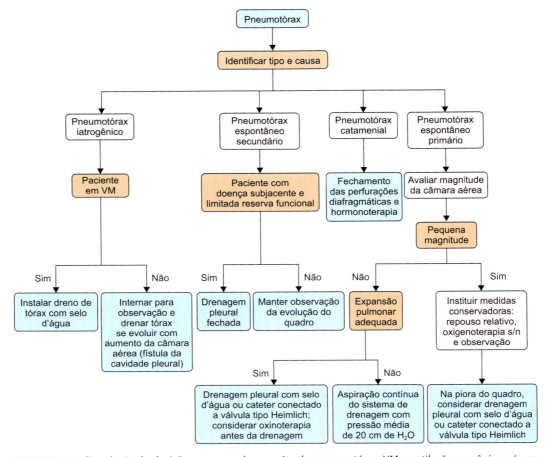

FIGURA 91.8 Sequência de decisões em caso de suspeita de pneumotórax. VM: ventilação mecânica; s/n: se necessário.

◣ BIBLIOGRAFIA

Al Tawil K, Abu-Ekteish FM, Tamimi O et al. Symptomatic spontaneous pneumothorax in term newborn infants. Pediatr Pulmonol. 2004; 37(5):443-6.

Blaivas M, Lyon M, Duggal S. A prospective comparison of supine chest radiography and bedside ultrasound for the diagnosis of traumatic pneumothorax. Acad Emerg Med. 2005; 12(9):844-9.

Chang SJ, Ross SW, Kiefer DJ et al. Evaluation of 8.0-cm needle at the fourth anterior axillary line for needle chest decompression of tension pneumothorax. J Trauma Acute Care Surg. 2014; 76(4):1029-34.

Finnish Medical Society Duodecim. Differential diagnosis of chest pain. In: EBM Guidelines. Evidence-Based Medicine [Internet]. Helsinki: Wiley; 2008 Flume PA. Pulmonary complications of cystic fibrosis. Respir Care. 2009; 54(5):618-27.

Halliday HL, Ehrenkranz RA, Doyle LW. Early (< 8 days) postnatal corticosteroids for preventing chronic lung disease in preterm infants. Cochrane Database Syst Rev. 2009; (1):CD001146.

Joharifard S, Coakley BA, Butterworth SA. Pleurectomy versus pleural abrasion for primary spontaneous pneumothorax in children. J Pediatr Surg. 2017; 52 (5): 680-3.

Lopez ME, Fallon SC, Lee TC et al. Management of the pediatric spontaneous pneumothorax: is primary surgery the treatment of choice? Am J Surg. 2014; 208(4): 571-6.

Miller AC, Harvey JE. Guidelines for the management of spontaneous pneumothorax. Standards of Care Committee, British Thoracic Society. BMJ. 1993; 307(6896): 114-6.

Peng W, Zhu H, Shi H et al. Volume-targeted ventilation is more suitable than pressure-limited ventilation for preterm infants: a systematic review and meta-analysis. Arch Dis Child Fetal Neonatal Ed. 2014; 99(2):F158-65.

Sahn SA, Heffner JE. Spontaneous pneumothorax. N Engl J Med. 2000; 342(12):868-74.

92 Tromboembolismo Pulmonar

Daniele Martins Celeste

DEFINIÇÃO

Tromboembolismo pulmonar (TEP) é uma síndrome clínica e fisiopatológica que resulta da oclusão da circulação arterial pulmonar por um ou mais êmbolos. Ocorre como consequência de um trombo, formado no sistema venoso profundo, que se desprende e atravessa as cavidades direitas do coração, alcançando a artéria pulmonar ou um dos seus ramos.

ETIOLOGIA

A identificação de fatores de risco para o tromboembolismo venoso é a condição inicial para a elevada suspeita clínica do TEP. Situações nas quais prevaleçam um ou mais componentes da tríade de Virchow (Figura 92.1) são as propícias ao desenvolvimento da trombose.

Embora incomuns na infância, os eventos tromboembólicos vêm sendo reconhecidos com mais frequência e apresentam alta morbimortalidade, sendo bastante relevantes na prática clínica. Diferentemente da faixa etária adulta, na qual grande parte das tromboses são idiopáticas, os eventos tromboembólicos na criança são, em sua maioria, associados a fatores de risco determinados, sendo os principais: cateter venoso central, infecção e cardiopatia congênita. Consideram-se, ainda, condições de base com elevado potencial inflamatório, como: doença falciforme, síndrome nefrótica descompensada, síndrome antifosfolipídio, câncer, imobilidade, desidratação, obesidade, traumatismo, nutrição parenteral prolongada, eventos cirúrgicos recentes, trombofilia hereditária e a associação de medicamentos e condições clínicas pró-trombóticas (p. ex., uso prolongado de corticosteroides, contraceptivos orais e L-asparaginase em pacientes com neoplasias).

QUADRO CLÍNICO | EXAME FÍSICO

Dispneia súbita, dor torácica do tipo pleurítica, tosse, hipoxemia, hemoptise, taquicardia, febre e dor abdominal. Em alguns quadros de

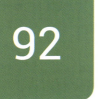

Lesão endotelial
- Cateter venoso central
- Inflamação
- Infecções sistêmicas
- Síndrome antifosfolipídio

Fluxo sanguíneo lento
- Doença cardíaca congênita ou adquirida
- Causas anatômicas locais
- Nutrição parenteral prolongada
- Imobilização

Hipercoagulabilidade
- Síndrome nefrótica
- Câncer
- Medicamentos
- Trombofilias hereditárias

FIGURA 92.1 Fisiopatologia do tromboembolismo: tríade de Virchow.

tromboembolismo maciço pode haver hipotensão arterial sistêmica e síncope.

Em crianças, diferentemente dos adultos, não há critérios bem definidos e validados para estimar a possibilidade de TEP e sua gravidade.

EXAMES COMPLEMENTARES

Devido à inespecificidade das manifestações clínicas, a realização de exames complementares de imagem é de extrema relevância para o diagnóstico e otimização terapêutica na suspeita de TEP, bem como para exclusão de outros diagnósticos com a mesma sintomatologia.

Os principais exames de imagem são:

- Radiografia de tórax
- Tomografia computadorizada de tórax helicoidal (angio-TC)
- Cintigrafia pulmonar ventilação/perfusão (*V/Q scan*)
- Arteriografia pulmonar convencional
- Ressonância magnética com angiografia (angio-RM)
- Ecocardiograma ou eletrocardiograma.

A arteriografia pulmonar é considerada o padrão-ouro para o diagnóstico de TEP. No entanto, trata-se de um procedimento invasivo, com custo elevado e que precisa ser realizado por profissionais bastante experientes na execução e na interpretação dos resultados, o que é limitante para muitos serviços médicos. A angio-TC é amplamente usada por ter menor custo e boa acurácia quando comparada à arteriografia convencional, além de ser menos invasiva.

A cintigrafia pulmonar é um método seguro e fácil de ser executado; no entanto, apresenta baixa sensibilidade e pode apresentar-se alterada em outras situações que cursem com hipoxemia, como nas cardiopatias congênitas e nos processos inflamatórios extensos. Ademais, é um exame de difícil realização em pacientes com menos de 7 anos de idade.

Em crianças, a radiografia pulmonar é pouco eficaz para o diagnóstico específico de TEP, sendo mais usada para diagnósticos diferenciais, como pneumotórax, atelectasias e pneumonias.

A angio-RM poupa o paciente de radiação e delimita bem a anatomia cardiovascular. Tem como desvantagens a longa duração do exame e o fato de necessitar de equipe experiente para a interpretação dos resultados.

O ecocardiograma transtorácico não apresenta boa acurácia para visualização de trombo na artéria pulmonar em crianças, mas proporciona a análise de sinais indiretos importantes na suspeita de TEP, como a avaliação da função do ventrículo direito em pacientes instáveis sem possibilidade de serem submetidos a outros exames. O ecocardiograma transesofágico tem acurácia diagnóstica superior.

O eletrocardiograma pode ser útil para o diagnóstico diferencial de causas cardiovasculares e, na ausência destas, a sobrecarga de ventrículo direito é fortemente sugestiva de TEP.

Os exames laboratoriais não são específicos para o diagnóstico de TEP, de maneira que os exames séricos, na suspeita do diagnóstico, são úteis para verificar se não há contraindicações para a anticoagulação, além de servirem de base para se avaliar a evolução do tratamento. São eles:

- Hemograma completo e tempos de coagulação
- Dosagem de fibrinogênio
- Embora a dosagem de dímero-D tenha alto valor preditivo negativo e não seja um teste validado para a faixa etária pediátrica, considera-se um exame a ser solicitado na suspeita diagnóstica para controle evolutivo
- Marcadores de lesão miocárdica (troponina) e peptídio natriurético.

A Figura 92.2 apresenta o fluxograma para diagnóstico de TEP.

DIAGNÓSTICO DIFERENCIAL

- Pneumonia
- Atelectasia
- Pneumotórax
- Traumatismo
- Afecções cardiovasculares
- Neoplasias com efeito de compressão na cavidade torácica
- Transtorno de ansiedade.

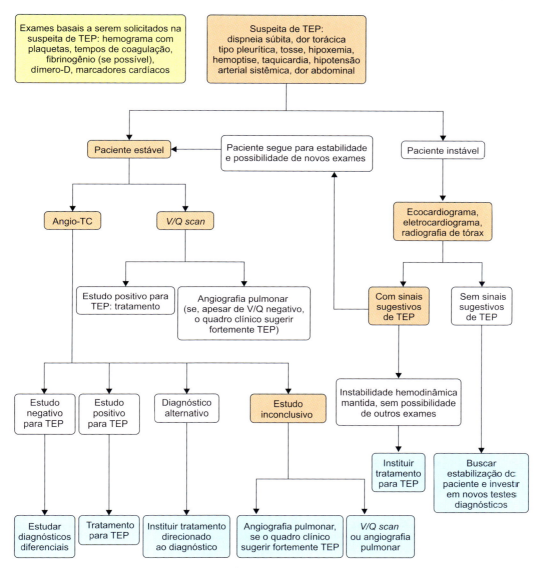

FIGURA 92.2 Fluxograma para diagnóstico de tromboembolismo pulmonar (TEP) na faixa etária pediátrica.

◤ ABORDAGEM E CONDUÇÃO CLÍNICA

A escolha da terapêutica do TEP em crianças é norteada pelos riscos associados às condições clínicas específicas de cada paciente, considerando-se a estabilidade hemodinâmica, as condições necessárias para anticoagulação e o risco de sangramento. Atenta-se, ainda, à possibilidade de trombectomia cirúrgica em pacientes instáveis, com contraindicações ao uso de anticoagulantes e/ou fibrinolíticos.

Os medicamentos mais usados para o tratamento de TEP são listados na Tabela 92.1.

A Figura 92.3 representa o fluxograma para tratamento de TEP na faixa etária pediátrica.

TABELA 92.1 Tratamento do tromboembolismo pulmonar na faixa etária pediátrica.

Fármaco	Dose	Monitoramento
Heparina não fracionada (regular)	Dose de ataque: 75 U/kg IV em 10 min Manutenção: • 28 U/kg/h IV (< 1 ano) • 20 U/kg/h IV (> 1 ano)	TTPA (alvo 60 s) Plaquetas
Heparina de baixo peso molecular – enoxaparina	< 2 meses: 1,5 mg/kg/dose SC a cada 12 h > 2 meses: 1 mg/kg/dose SC a cada 12 h	Nível de anti-Xa (alvo de 0,5 a 1,0) Plaquetas
Antagonistas da vitamina K*	Dose inicial: 0,2 mg/kg Manutenção: dose individual ajustada para atingir INR alvo	INR: 2,0 a 3,0
Trombólise: ativador do plasminogênio tecidual	0,1 a 0,6 mg/kg/h por 6 h	Fibrinogênio Dímero-D Plaquetas TTPA/TP

*O uso de antagonistas da vitamina K apresenta particular dificuldade de ajuste de dose em crianças, o que inibe o uso da medicação na faixa etária considerada. IV: via intravenosa; SC: via subcutânea; TTPA: tempo de tromboplastina parcial ativada; TP: tempo de protrombina; INR: razão normalizada internacional.

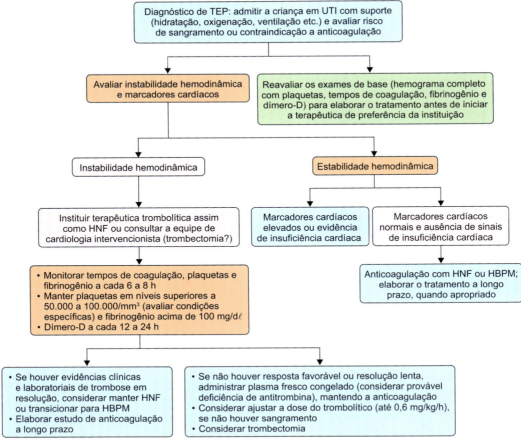

FIGURA 92.3 Fluxograma para tratamento de tromboembolismo pulmonar (TEP) na faixa etária pediátrica. UTI: unidade de terapia intensiva; HNF: heparina não fracionada; HBPM: heparina de baixo peso molecular.

BIBLIOGRAFIA

Agha BS, Sturm JJ, Simon HK et al. Pulmonary embolism in the pediatric emergency department. Pediatrics. 2013; 132(4):663-7

Biss TT, Brandão LR, Kahr WH et al. Clinical features and outcome of pulmonary embolism in children. Br J Haematol. 2008; 142:808-18.

Dijk FN, Curtin J, Lord D et al. Pulmonary embolism in children. Pediatric Respir Rev. 2012; 13:112-22.

Patocka C, Nemeth J. Pulmonary embolism in pediatrics. J Emerg Med. 2012; 42:105-16.

Sociedade Brasileira de Cardiologia. Diretriz de Embolia Pulmonar. Arq Bras Cardiol. 2006; 83:1-8.

Van Ommen CH, Peters M. Acute pulmonary embolism in childhood. Thromb Res. 2006; 118:13-25.

Zaid AU, Hutchins KK, Rajpurkar M. Pulmonary embolism in children. Front Pediatr. 2017; 5:170.

PARTE 11

Doenças Cardiovasculares

93 Arritmias Cardíacas, *404*

94 Crise Hipertensiva, *415*

95 Endocardite Infecciosa, *417*

96 Miocardites, *421*

97 Pericardites, *430*

98 Insuficiência Cardíaca Congestiva, *436*

93 Arritmias Cardíacas
Ana Cristina Sayuri Tanaka ♦ Rogerio Andalaft

◤ DEFINIÇÃO

Alteração dos níveis de frequência cardíaca (FC) considerados normais, para mais ou para menos, com ocorrência de batimentos ectópicos ou alterações dos intervalos de eletrocardiograma (ECG), excetuando-se os bloqueios de ramo com FC normal.

◤ ETIOLOGIA

Para que o evento se inicie e se propague, os eventos arrítmicos dependem de três elementos, apresentados na Figura 93.1.

De modo geral, defeitos do sistema simpático influenciam as correntes iônicas, originando novos potenciais de ação e, consequentemente, arritmias.

Os mecanismos das arritmias são classificados em: hiperautomaticidade, atividade deflagrada e reentrada. Uma arritmia é sempre mais fácil de ser controlada no início, devido ao acúmulo de cálcio intracelular que remodela eletricamente o potencial de ação (Figura 93.2).

◤ QUADRO CLÍNICO | EXAME FÍSICO

O quadro clínico é variável: o paciente pode ser assintomático ou apresentar palpitações e síncope. É importante, por isso, realizar a avaliação sistemática pediátrica.

◤ PRINCÍPIOS DE DIAGNÓSTICO E TRATAMENTO

As arritmias cardíacas podem ser divididas em taquicardias e bradicardias, com base na análise da FC. Os valores normais de FC são apresentados na Figura 93.3.

Para maior facilidade diagnóstica, a Figura 93.4 e a Tabela 93.1 indicam os principais mecanismos fisiopatológicos e o comportamento das taquicardias na infância.

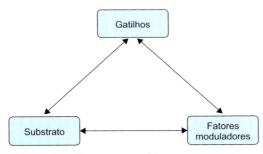

FIGURA 93.1 Fatores necessários para se manter um evento arrítmico. Os três fatores estão interligados e se influenciam mutuamente.

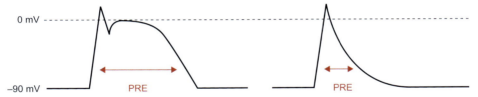

FIGURA 93.2 Mudanças morfológicas do potencial de ação após o remodelamento elétrico. À esquerda, é possível observar o potencial de ação normal e, à direita, o potencial de ação remodelado com perda do período refratário efetivo (PRE).

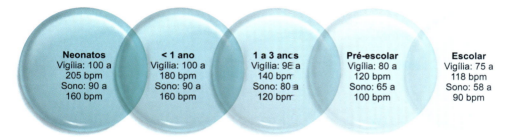

FIGURA 93.3 Valores de frequência cardíaca para diferentes idades. (Adaptada de Guimarães et al., 2017.)

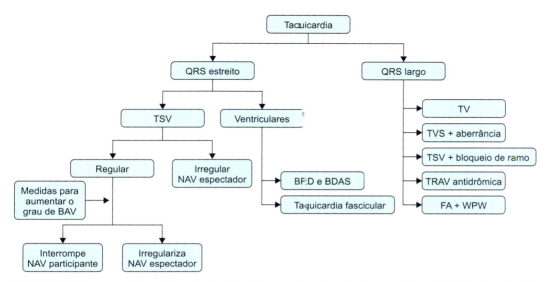

FIGURA 93.4 Esquema diagnóstico das taquicardias quanto a duração dos complexos QRS. TSV: taquicardia supraventricular; TV: taquicardia ventricular; TVS: taquicardia ventricular sustentada; TRAV: taquicardia por reentrada atrioventricular; FA: fibrilação atrial; WPW: síndrome de Wolff-Parkinson-White; NAV: nó atrioventricular; BRD: bloqueio do ramo direito; BDAS: bloqueio divisional anterossuperior; BAV: bloqueio atrioventricular.

■ Avaliação na sala de emergência

A Figura 93.5 mostra os principais aspectos relevantes a uma abordagem pediátrica efetiva para avaliar de modo holístico os quadros arrítmicos.

■ Abordagem e condução clínica de acordo com o SAVP

Taquicardia supraventricular

As taquicardias de origem supraventricular são relativamente frequentes na infância e podem alcançar elevadas frequências devido à permissividade da condução pelo nó atrioventricular, decorrente da relativa imaturidade do sistema de condução. Devem ser avaliadas pelo clínico e contam com algoritmos de tratamento muito bem definidos para esses pacientes.

Avaliação. Presença de taquicardia de QRS estreito sem onda P precedendo o QRS, geralmente com frequência cardíaca > 180 bpm (pacientes com idade acima de 1 ano) ou > 220 bpm (pacientes com idade abaixo de 1 ano). Intervalo RR regular, início súbito da taquicardia, ondas P ausentes ou anormais.

Identificação. Taquicardia de complexos QRS estreitos de origem não sinusal (taquicardia supraventricular).

TABELA 93.1 Aspectos eletrocardiográficos das principais taquicardias na infância.

Arritmia	Mecanismo	Local	Eletrocardiograma	Comportamento do NAV na arritmia	PR < RP
Sinusal	A ou R	Nó sinusal	Onda P positiva em D1, V6 e negativa em aVR	Espectador	Sim
Atrial	A ou R	Átrio	Morfologia diferente da P sinusal	Espectador	Sim
Juncional	A ou R	Junção atrioventricular	Ausência de P ou pseudo-R em V1 e pseudo-S D2; na JET, pode haver dissociação AV	Participante do circuito	Não ou dissociada
TRAV	R	Via acessória	P retrógrada a mais de 70 ms do início QRS	Participante do circuito	Não
Flutter atrial	Macro-R intra-atrial	Átrio	Ondas F negativas ou positivas nas derivações inferiores; ausência de linha isoelétrica	Espectador	Não se aplica
Fibrilação atrial	Múltiplas micro-R intra-atriais	Átrio	Atividade elétrica desorganizada e intervalo RR irregular	Espectador	Não se aplica
Taquicardia ventricular	R ou A ventricular	Ventrículo	Critérios de Brugada podem falhar na infância	Dissociação AV em 50% dos casos	Não se aplica

A: atrial; R: reentrada; AV: atrioventricular; NAV: nó atrioventricular; TRAV: taquicardia por reentrada atrioventricular; JET: taquicardia ectópica juncional.

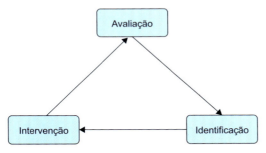

FIGURA 93.5 Ciclo de atendimento à criança com quadro arrítmico.

Causas precipitantes. Pacientes com pré-excitação ventricular (síndrome de Wolff-Parkinson-White), dupla via nodal.

Fisiopatologia mais comum. Reentrada do estímulo elétrico.

Tratamento na sala de emergência. A conduta depende de estabilidade ou instabilidade hemodinâmica (Figura 93.6), ausculta pulmonar para avaliar edema pulmonar, parte circulatória como pulso central e periférico, perfusão (normal < 2 segundos) e pressão arterial sistólica (geralmente maior que 70 mmHg + 2 vezes a idade). Manobras que tentem irregularizar o intervalo RR ou interromper a taquicardia (manobras vagais ou adenosina), mesmo em casos com instabilidade hemodinâmica (desde que não retardem a cardioversão elétrica sincronizada), são de grande utilidade para o acompanhamento desses pacientes a longo prazo, devendo ser realizadas sempre que possível, conforme indicado a seguir:

- Ofertar oxigênio, se necessário (saturação < 94%)
- Se houver instabilidade, priorizar cardioversão elétrica (AESP) sincronizada (a primeira com 0,5 a 1 J/kg; se houver necessidade de nova CVE sincronizada, utilizar 2 J/kg); administrar adenosina, se não atrasar a CVE
- Se houver estabilidade:
  ○ Realizar manobra vagal (para pacientes menores de 1 ano, gelo na testa; para maiores de 1 ano, Valsalva) (Figura 93.7)

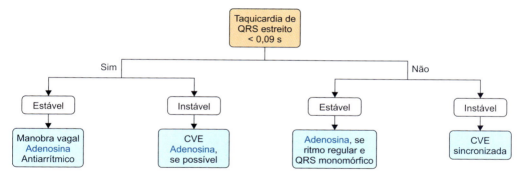

FIGURA 93.6 Algoritmo de tratamento das taquicardias com pulso de acordo com o Suporte Avançado de Vida em Pediatria (SAVP). Tanto nas taquicardias de QRS estreito como nas taquicardias de QRS alargado na infância, pode-se administrar adenosina se houver estabilidade hemodinâmica. CVE: cardioversão elétrica.

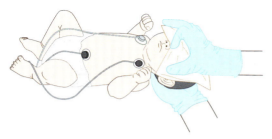

FIGURA 93.7 Manobra vagal. A bolsa de água e gelo não deve cobrir o nariz e a boca, a fim de não obstruir a ventilação. (Adaptada de Guimarães et al., 2017.)

- Administrar adenosina – primeira dose: 0,1 mg/kg em *bolus* seguido de infusão rápida também em *bolus* de soro fisiológico (3 a 5 mℓ); segunda dose: 0,2 mg/kg em *bolus* seguido de infusão rápida também em *bolus* de soro fisiológico (3 a 5 mℓ)
- Realizar CVE sincronizada ou administrar outra medicação antiarrítmica (amiodarona 5 mg/kg diluída em 1 hora)
• Sempre reavaliar o paciente após cada intervenção.

Se houver sinais de comprometimento hemodinâmico, deve-se imediatamente proceder à CVE sincronizada, seguindo os passos descritos adiante. Se o paciente estiver minimamente consciente, não se pode esquecer de analgesia e sedação.

1. Ligar o desfibrilador
2. Configurar o seletor de derivação como "pás manuais"
3. Aplicar gel nas pás e verificar se os cabos estão conectados ao desfibrilador
4. Avaliar a sedação (opcional, dependendo do estado hemodinâmico)
5. Selecionar o modo sincronizado
6. Procurar os marcadores nas ondas R que indiquem que o SINC está ativo
7. Selecionar a carga de energia:
   - Inicial: 0,5 a 1,0 J/kg
   - Subsequentes: 2 J/kg
8. Carregar o desfibrilador e anunciar em voz alta para que todos se afastem
9. Após confirmar que todos estão afastados, pressionar o botão de descarga das duas pás simultaneamente
10. Verificar o monitor; se a taquicardia persistir, aumentar a carga e preparar-se para uma nova cardioversão
11. Sempre redefinir o modo sincronizado após cada CVE; caso ocorra fibrilação ventricular, aplicar um choque não sincronizado e iniciar ressuscitação cardiopulmonar imediatamente.

Bradicardia

Avaliação. Deve-se observar se o episódio de bradicardia (FC inferior à idade) está provocando comprometimento cardiopulmonar.

Causas precipitantes. Causas primárias (doenças do sistema de condução) ou secundárias (hipoxia, hipovolemia, acidose, hipo/hiperpotassemia, hipoglicemia, hipotermia, toxina, trombose coronariana, trombose pulmonar, tamponamento cardíaco, tromboembolismo pulmonar).

Fisiopatologia. As bradicardias são decorrentes de formação anormal do estímulo ou alentecimento ou bloqueio da condução do estímulo elétrico pelo sistema de condução.

Tratamento
- Na bradicardia sintomática, deve-se avaliar o paciente e possíveis causas precipitantes. Uma das causa importantes de bradicardia em crianças é hipoxemia. Assim, verificar saturação de oxigênio e, se necessário, fornecer oxigenoterapia adequada para manutenção da saturação acima de 94%
- Na bradicardia sintomática, com comprometimento circulatório e FC < 60 bpm:
  - Iniciar ressuscitação cardiopulmonar
  - Administrar epinefrina 0,01 mg/kg a cada 3 a 5 minutos (intercalada a cada ciclo de 2 minutos na prática) assim que o acesso venoso ou intraósseo esteja disponível
  - Considerar marca-passo provisório (transcutâneo ou transvenoso) e realizar analgesia e sedação, se necessário
  - Tratar causas precipitantes.

A Figura 93.8 mostra os passos essenciais para o tratamento da bradicardia com repercussão hemodinâmica na infância.

A Tabela 93.2 apresenta os principais diagnósticos de bradicardia, bem como suas principais causas e seu tratamento de urgência e definitivo, que deve ser realizado pelo especialista.

Abordagem e condução clínica fora dos algoritmos do SAVP

Nos casos de arritmias irregulares ou que sejam irregularizadas após a realização de manobras, há possibilidade de retornar ao ritmo sinusal ou apenas controlar a resposta ventricular em raros casos refratários na infância. São exemplos de arritmias em que se pode controlar a resposta ventricular: taquicardia atrial, *flutter* atrial ou fibrilação atrial (ver Tabela 93.1).

Quando se diagnostica uma taquicardia de origem supraventricular estritamente regular (em que o nó atrioventricular é participante no circuito, ou seja, responde à adenosina ou à

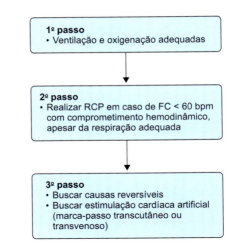

FIGURA 93.8 Passos essenciais para tratamento de bradicardia com repercussão hemodinâmica na infância. RCP: ressuscitação cardiopulmonar; FC: frequência cardíaca.

manobra vagal), pode-se realizar o diagnóstico diferencial entre as duas principais formas de taquicardia por reentrada: taquicardia por reentrada nodal ou taquicardia por reentrada atrioventricular (via acessória) (Tabela 93.3).

A Figura 93.9 resume as principais abordagens no tratamento dessas crianças.

> **ATENÇÃO**
>
> O tratamento invasivo por ablação ou crioablação deve ser realizado após os 5 anos de idade.

A Tabela 93.4 a seguir mostra os principais fármacos antiarrítmicos utilizados em pediatria, incluindo as doses agudas e as de manutenção, assim como outras informações específicas.

Arritmias em pacientes com cardiopatias congênitas

As principais arritmias em cardiopatias congênitas estão resumidas na Tabela 93.5.

TABELA 93.2 Diagnósticos de bradicardia, causas e tratamentos.

Diagnóstico	ECG	Principais causas na infância	Tratamento de urgência	Principais indicações de tratamento definitivo (descartadas causas reversíveis)
Bradicardia sinusal	• P sinusal abaixo da FC para idade	• PO de cirurgia cardíaca (lesão de nó sinusal) • Sedativos e analgésicos • Doença intrínseca no nó sinusal • Secundárias a: hipoxia, hipovolemia, acidose, hipo/hiperpotassemia, hipoglicemia, hipotermia, toxina, trombose coronariana, trombose pulmonar, tamponamento cardíaco, tromboembolismo pulmonar	• Remoção da causa de base • Suporte com agentes cronotrópicos positivo e alguns casos de suporte com MP provisório	• Bradicardia sintomática • Déficit cronotrópico, esforço sintomático • Bradicardia com uso de medicação cronotrópica negativa essencial • Paciente com FC < 40 ou pausas maiores que 3 s
BAV de primeiro grau	• Alongamento do intervalo PR	• Febre Reumática • Antiarrítmicos • Miocardites • Espectro do lúpus gestacional • Lesão cirúrgica • Dupla via nodal	• Raramente são sintomáticas	• Quase nunca necessitam de suporte de MP
BAV de segundo grau tipo I	• Alongamento progressivo do intervalo PR • Maior número de P do que complexos QRS	• Vagotonia • Efeito de sedativos na UTI • Utilização de fármacos que atual no nó AV • Expectro lúpus gestacional	• Raramente sintomáticos • Raramente necessitam de suporte • Na ausência de bloqueio de ramo associado, respondem a atropina	• Quase nunca necessitam de suporte de MP
BAV de segundo grau tipo II	• Maior número de P do que complexos QRS sem alargamento do intervalo PR	• Doença do sistema de condução ou lesão cirúrgica da junção AV • Expectro lúpus gestacional (é útil dosar anticorpos)	• Se sintomáticos, suporte com MP provisório	• No pós-operatório, pelo risco de BAV avançado ou total, necessitam de suporte com MP

BAV total	• Frequência atrial maior que a frequência ventricular com intervalos RR regulares	• Doença do sistema de condução ou lesão cirúrgica da junção AV
		• Raramente tem efeito farmacológico
			• Se sintomáticos, suporte com MP provisório	• MP definitivo no pós-operatório quando:
				  ◦ Lesão conhecida e confirmada no pós-operatório
				  ◦ BAV total por mais de 7 dias no PO
				  ◦ FC < 70 bpm
				  ◦ Ritmo de escape com QRS largo
				• MP definitivo no BAV congênito:
				  ◦ FC < 55 bpm no período neonatal
				  ◦ Bradicardia sintomática ou escape com QRS largo
				  ◦ Foco de escape instável

ECG: eletrocardiograma; FC: frequência cardíaca; MP: marca-passo; PO: pós-operatório; AV: atrioventricular; UTI: unidade de terapia intensiva; BAV: bloqueio atrioventricular.

TABELA 93.3 Características diagnósticas diferenciais entre taquicardia por reentrada nodal e taquicardias com participação de via acessória.

	Taquicardia por reentrada nodal	Taquicardia por reentrada AV por feixe de condução retrógrada exclusiva	Síndrome de Wolff-Parkinson-White
População mais comum	Mulheres adultas	Jovens	Jovens
ECG basal	Pode apresentar comportamento dual da junção	Normal	Intervalo PR curto Onda delta e alteração da repolarização
Sintoma característico	Pulsação cervical	–	–
Tipos de taquicardia	QRS estreito	QRS estreito	QRS estreito (ortodrômica) QRS largo
FC da taquicardia	Mais lenta (em torno de 180 a 200 bpm)	Rápida (pode chegar a 300 bpm)	Rápida (pode chegar a 300 bpm)
Onda P retrógrada visível	80% dos casos: não pseudo-R V1 ou pseudo-S D2 (15%) 5% dos casos: antes do complexo QRS	95% dos casos: no segmento ST	95% dos casos: no segmento ST Difícil visualização nas taquicardias antidrômicas
Intervalo RP	< 70 ms	> 70 ms	> 70 ms
Infradesnivelamento de segmento ST > 2 mm em V5 e V6	Ausente	Pode estar presente	Pode estar presente

AV: atrioventricular; ECG: eletrocardiograma; FC: frequência cardíaca.

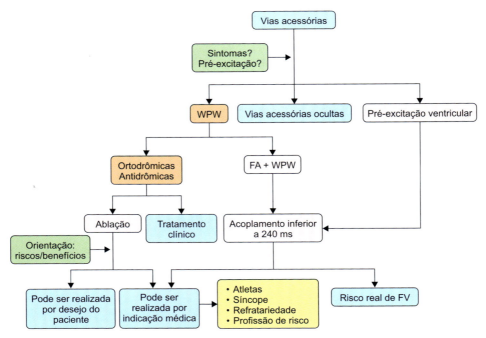

FIGURA 93.9 Algoritmo para decisão do tratamento em pacientes com taquicardia mediada por via acessória. WPW: síndrome de Wolff-Parkinson-White; FA: fibrilação atrial; FV: fibrilação ventricular.

TABELA 93.4 Fármacos antiarrítmicos utilizados em pediatria.

Agentes	Doses agudas (IV)	Dose de manutenção (IV)	Dose (VO)	Ajuste renal	Ajuste hepático	Efeitos adversos mais comuns
Adenosina	• 1ª dose: 0,1 mg/kg (máx. 6 mg) • 2ª dose: 0,2 mg/kg (máx. 12 mg)	Não	Não	Não	Não	• Rubor, dispneia e pressão torácica • Reduzir dose, se houver acesso central
Verapamil	0,1 a 0,3 mg/kg/dia	Não	4 a 10 mg/kg/dia a cada 8 h	Não	Sim	• Hipotensão • Não utilizar em menores de 2 anos de idade
Amiodarona	5 mg/kg	5 a 10 mg/kg/dia	• RN e criança: 2,5 a 5 mg/kg/dia • Adolescentes: 200 a 400 mg/dia	Não	Não	• Hipotensão • Pneumonite • Tireoidopatia
Procainamida	• RN: 7 a 10 mg/kg • Criança e adolescente: 15 mg/kg	20 a 80 µg/kg/min (máx. 2 g/dia)	15 a 50 mg/kg/dia a cada 8 h	Sim	Sim	• Hipotensão • Alteração do sistema digestório
Propafenona	1 a 2 mg/kg	Não	• Crianças: 150 a 200 mg/m²/dia • Adolescentes: 450 a 900 mg/dia	Sim	Sim	• Tontura • Náuseas • Broncospasmo
Flecainida	1 a 2 mg/kg	Não	• RN: 2 mg/kg/dia • Crianças: 1 a 3 mg/kg/dia • Adolescentes: 100 a 400 mg/dia	Sim	Não	• Arritmias
Atenolol	Não	Não	0,5 a 2 mg/kg/dia	Não	Não	• Bloqueio AV • Bradicardia sinusal • Broncospasmo
Propranolol	Não	Não	• RN: 0,25 mg/kg/dose a cada 6 ou 8 h • Crianças: 2 a 4 mg/kg/dia • Adolescentes: 40 a 320 mg/dia	Não	Não	• Bloqueio AV • Bradicardia sinusal • Broncospasmo
Metoprolol	Não	Não	• Crianças: 1 a 2 mg/kg/dia • Adolescentes: 50 a 100 mg/dia	Não	Não	• Bloqueio AV • Bradicardia sinusal • Broncospasmo
Digoxina	Não	Não	• RN e crianças: 5 a 10 µg/kg/dia • Adolescentes: 0,125 a 0,5 mg/dia	Sim	Não	• Cefaleia • Náuseas • Vômitos • Bloqueio AV
Sotalol	Não	Não	• RN e crianças: 30 mg/m²/dose, 3 vezes/dia • Adolescentes: 160 a 320 mg/dia	Sim	Não	• Arritmias

IV: via intravenosa; VO: via oral; RN: recém-nascido; AV: atrioventricular.

412 PARTE 11 • Doenças Cardiovasculares

TABELA 93.5 Principais fatores de risco e eventos arrítmicos em crianças com cardiopatia.

Condição clínica	Substrato	Arritmias pré ou pós-operatórias	Comentários
Comunicação interatrial	• Dilatação do átrio direito (pré-operatório) • Atriotomia e manipulação atrial (pós-operatório)	• Taquicardia atrial (pré e pós) • *Flutter* atrial (pré e pós) • Fibrilação atrial (pré e pós) • Lesão mecânica pós-operatória do sistema elétrico do coração (pós)	Fibrilação, *flutter* atrial e taquicardia atrial geralmente surgem na evolução tardia
Comunicação interventricular	• Lesão cirúrgica do sistema de condução ou processo inflamatório pós-CEC	• Bloqueios atrioventriculares (pós) • Taquicardia juncional (pós) • Taquicardias ventriculares (pré e pós com disfunção miocárdica)	Episódios de taquicardia juncional ocorrem predominantemente nos primeiros dias de pós-operatório
Transposição corrigida de grandes artérias (L-TGA)	• Distorção do sistema de condução pela inversão ventricular, lesão cirúrgica	• Bloqueios atrioventriculares até BAVT	Pode ocorrer espontaneamente ou no pós-operatório de ventriculosseptoplastia, por exemplo
Isomerismo atrial	• Esquerdo: ausência de nó sinusal • Direito: dois nós sinusais • Presença de dois NAV (possível)	• Arritmias atriais (ritmos atriais ectópicos, taquicardia atrial multifocal) • Taquicardia por reentrada atrioventricular por feixes acessórios ou por dois NAV	Pode ter diversas arritmias atriais primárias ou secundárias a procedimentos cirúrgicos
Tetralogia de Fallot	• Disfunção e dilatação do VD • Lesão pós-operatória	• Arritmias ventriculares (simples ou complexas) • Maior risco quanto mais tardio o pós-operatório e maior a idade na correção cirúrgica	Risco de morte súbita e arritmias malignas quando QRS > 180 ms, insuficiência pulmonar importante e disfunção de VD
Anomalia de Ebstein	• Dilatação atrial e feixes anômalos	• Arritmias atriais (*flutter* e FA) WPW	Maior incidência de feixes anômalos que a população geral; mormalmente feixes à direita
Miocardiopatia hipertrófica	• Feixes acessórios • Mecanismos de reentrada na musculatura ventricular	• TPSV por macrorreentrada atrioventricular • Arritmias ventriculares (simples ou complexas)	Septo > 30 mm, síncope, TVNS, TVS, comportamento anormal da PA no teste ergométrico e história familiar de morte súbita são critérios de gravidade

CEC: circulação extracorpórea; BAVT: bloqueio atrioventricular total; NAV: nó atrioventricular; VD: ventrículo direito; FA: fibrilação atrial; WPW: síndrome de Wolff-Parkinson-White; TPSV: taquicardia paroxística supraventricular; TVNS: taquicardia ventricular não sustentada; TVS: taquicardia ventricular sustentada; PA: pressão arterial.

Orientações gerais e básicas

Taquicardia supraventricular

Para os casos de pré-excitação ventricular associada a eventos arrítmicos, síndrome de Wolf-Parkinson-White, deve-se atentar para as seguintes recomendações:

- Não utilizar bloqueadores de canais de cálcio ou digitálicos
- Pedir avaliação do cardiopediatra para melhor orientação e condução do caso.

No período perinatal, o principal diagnóstico diferencial para taquicardias por reentrada atrioventricular são os quadros de arritmias atriais (taquicardia atrial e *flutter* atrial).

Taquicardia por reentrada nodal

Entre os adolescentes, cresce a importância das taquicardias por reentrada causada por dupla via nodal (taquicardia por reentrada nodal atrioventricular). Ao diagnosticar esses casos no ambulatório especializado, recomenda-se:

- Orientar a família sobre a benignidade do quadro
- Ensinar ao paciente como realizar a manobra de Valsalva
- Escrever uma prescrição ao paciente, para que procure o pronto-atendimento e receba tratamento adequado em caso de crises
- Para acompanhamento ambulatorial, utilizar betabloqueadores ou bloqueadores de canais de cálcio.

Para pacientes cujos responsáveis desejem a ablação, esta poderá ser realizada, desde que seja respeitada a idade dos pacientes e sejam realizadas todas as etapas necessárias para o procedimento. Pacientes com idade inferior a 5 anos têm risco consideravelmente maior que crianças de maior idade, independentemente do peso.

Taquicardia atrial

Nos casos de taquicardia atrial na infância, as recomendações são as seguintes:

- Na quase totalidade dos casos, como estratégia inicial de tratamento, opta-se por manter o ritmo sinusal para evitar casos de taquicardiomiopatia
- Pedir avaliação do cardiopediatra para melhor orientação e condução do caso.

Pacientes com grande densidade de ectopias supraventriculares, sem taquicardias e sem sintomas, podem receber apenas monitoramento clínico com o intuito de detectar precocemente modificação do padrão eletrocardiográfico (taquicardias), dilatação de câmaras ou sintomas que mereceriam tratamento da arritmia.

Flutter atrial

Nos pacientes com diagnóstico sugestivo de *flutter* atrial que ocorre predominantemente em portadores de cardiopatia congênita ou em corações normais no período perinatal, deve-se pedir avaliação do cardiopediatra para melhor orientação e condução do caso.

Arritmias ventriculares

Podem-se classificar as arritmias ventriculares quanto à localização em arritmias de ventrículo direito (VD) e arritmias de ventrículo esquerdo (VE). De modo geral, nas arritmias do ventrículo direito observam-se complexos QRS negativos em V1 (morfologia tipo BRE) e, nas arritmias originadas no ventrículo esquerdo, complexos QRS positivos. Em caso de taquicardia, as arritmias do VD podem ser sensíveis à adenosina

As taquicardias de VE em pacientes jovens e com coração estruturalmente normal apresentam padrões fasciculares na maioria das vezes.

Para melhor condução e acompanhamento, encaminhar para cardiopediatra.

ABORDAGEM DAS TAQUICARDIAS E BRADICARDIAS NA URGÊNCIA PEDIÁTRICA

As Figuras 93.10 e 93.11 mostram as abordagens nas taquicardias e bradicardias para o pediatra geral na urgência.

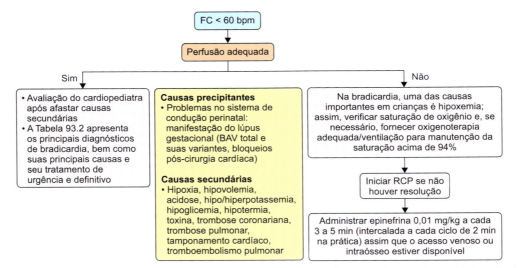

FIGURA 93.10 Abordagem nas taquicardias e bradicardias para o pediatra geral na urgência. FC: frequência cardíaca; BAV: bloqueio atrioventricular; RCP: ressuscitação cardiopulmonar.

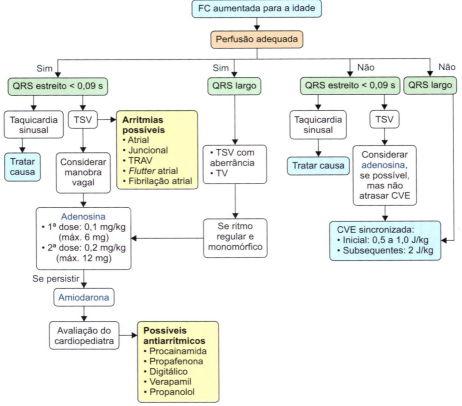

FIGURA 93.11 Abordagem nas taquicardias e bradicardias para o pediatra geral na urgência. FC: frequência cardíaca; TRAV: taquicardia por reentrada atrioventricular; TSV: taquicardia supraventricular; TV: taquicardia ventricular; CVE: cardioversão elétrica.

BIBLIOGRAFIA

Andalaft R. Arritmias cardíacas em crianças e adolescentes. In: Jatene I, Freitas E. Como tratar – Vol. 4: cardiologia pediátrica e cardiogeriatria. Barueri: Manole; 2010.

Andalaft R. Arritmias na infância. In: Timerman A, Sousa A. Condutas terapêuticas do Instituto Dante Pazzanese de Cardiologia. 2. ed. São Paulo: Atheneu; 2017.

Andalaft R. Utilização dos métodos não invasivos em diagnósticos das arritmias na infância. Relampa. 2012; 25(1):20-31.

Andalaft R, Rubayo E. Arritmias cardíacas na infância. In: Piegas L, Armaganijan D, Timerman A. Condutas terapêuticas do Instituto Dante Pazzanese de Cardiologia. São Paulo: Atheneu; 2006. pp. 637-46.

Andalaft R, Valdigem BP, Carneiro NJ et al. Ablação de taquicardias supraventriculares com vias parahissianas e taquicardia por reentrada nodal em jovens utilizando crioablação: experiência inicial no Brasil. Arq Bras Cardiol. 2016; 107(5 Supl 2):1-42.

Guimarães H, Andalaft R, Carvalho PR et al. Suporte Avançado de Vida em Pediatria: manual do profissional – American Heart Association. 2017.

Magalhães LP, Guimarães ICB, Melo SL et al. Diretriz de Arritmias Cardíacas em Crianças e Cardiopatias Congênitas SOBRAC e DCC–CP. Arq Bras Cardiol. 2016; 107(1 Supl 3):1-58.

Moreira DA, Habib R, Andalaft R. Mecanismos eletrofisiológicos das arritmias cardíacas. In: Armaganijan D, Timerman A. Farmacologia cardiovascular com suas aplicações terapêuticas. São Paulo: Atheneu; 2013. pp. 275-91.

94 Crise Hipertensiva
Karina Burckart

DEFINIÇÃO

Crise hipertensiva é o termo usado para caracterizar o aumento agudo da pressão arterial (PA) que pode subitamente provocar sintomas e/ou lesão de órgãos-alvo, principalmente sistema nervoso central, rins e sistema cardiovascular.

ETIOLOGIA

A crise hipertensiva pode ser a primeira manifestação de hipertensão arterial em crianças ou ocorrer em pacientes já sabidamente hipertensos. As principais causas de hipertensão arterial variam de acordo com a idade:

- Lactentes: trombose ou estenose de artéria renal, coarctação da aorta, malformação congênita
- Pré-escolares: doenças renais, estenose de artéria renal, coarctação de aorta
- Escolares: doença do parênquima renal, estenose de artéria renal
- Adolescentes: hipertensão primária, uso abusivo de substâncias.

Em todas as idades, causas endócrinas, malignidades e uso de corticosteroides são fatores relevantes.

QUADRO CLÍNICO | EXAME FÍSICO

A clínica é variável de acordo com a causa de base e o órgão-alvo acometido. Podem ser verificados cefaleia, tontura, náuseas e vômitos, dor torácica, convulsões, alterações da acuidade visual e papiledema. Recém-nascidos podem ter sintomas inespecíficos, como apneia, irritabilidade, inapetência e cianose.

EXAMES COMPLEMENTARES

Devem ser direcionados à pesquisa de lesão de órgão-alvo:

- Cardíaco: eletrocardiograma, radiografia de tórax, ecocardiograma

- Neurológico: tomografia computadorizada de crânio caso haja alteração neurológica ao exame físico
- Renal: urina tipo 1, ureia, creatinina, gasometria, eletrólitos, hemograma completo, ultrassonografia renal com Doppler.

Deve-se sempre considerar a investigação da causa de base da hipertensão, em momento mais oportuno.

CRITÉRIOS DIAGNÓSTICOS

Crise hipertensiva divide-se em:

- Urgência hipertensiva: aumento agudo sintomático da PA, sem lesão de órgão-alvo
- Emergência hipertensiva: aumento agudo sintomático da PA com lesão de órgão-alvo ou associado a condição ameaçadora à vida que necessite de medidas imediatas para redução da PA.

Em geral, pacientes com crise hipertensiva apresentam hipertensão acima do estágio 2 (PA > percentil 95 + 12 mmHg ou ≥ 140 × 90, o que for menor).

Qualquer aumento de PA acima de 30 mmHg além do percentil 95 deve preocupar para ocorrência de sintomas decorrentes de lesão de órgão-alvo, suas possíveis sequelas e mortalidade.

ABORDAGEM E CONDUÇÃO CLÍNICA

A Figura 94.1 apresenta um fluxograma para a condução de uma criança com crise hipertensiva.

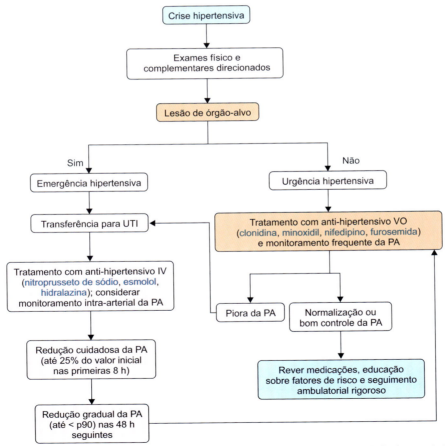

FIGURA 94.1 Fluxograma para condução da criança com crise hipertensiva. UTI: unidade de terapia intensiva; IV: via intravenosa; VO: via oral; PA: pressão arterial. (Adaptada de Pakniyat et al., 2016.)

BIBLIOGRAFIA

Chandar J, Zilleruelo G. Hypertensive crisis in children. Pediatr Nephrol. 2012; 27(5):741-5.

Flynn JT, Kaelber DC, Baker-Smith CM et al. Clinical practice guideline for screening and management of high blood pressure in children and adolescents. Pediatrics. 2017; 140(3). pii: e20171904.

Lee GH, Lee IR, Park SJ et al. Hypertensive crisis in children: an experience in a single tertiary care center in Korea. Clin Hypertens. 2016; 22:10.

Pakniyat A, Yousefichaijan P, Parvizrad R et al. Hypertension in children in emergency department. J Renal Inj Prev. 2016; 5(3):171-3.

Patel NH, Romero SK, Kaelber DC. Evaluation and management of pediatric hypertensive crises: hypertensive urgency and hypertensive emergencies. Open Access Emerg Med. 2012; 4:85-92.

Schvartsman C, Reis AG, Farhat SCL (Coords.). Pronto-socorro. Coleção Pediatria do Instituto da Criança do HCFMUSP. 3. ed. Barueri: Manole; 2018.

Singh D, Akirgbola O, Yoyypiv I et al. Emergency management of hypertension in children. Int J Nephrol. 2012; 2012:420247.

Stein DR, Ferguson MA. Evaluation and treatment of hypertensive crises in children. Integr Blood Press Control. 2016; 9:49-58.

Yang W, Lin M, Chen C et al. Clinical overview of hypertensive crisis in children. World J Clin Cases. 2015; 3(5):510-3.

Yang W, Wu H. Clinical analysis of hypertension in children admitted to the emergency department. Pediatr Neonatol. 2010; 51(1):44-51.

Yang W, Zhao L, Chen C et al. First-attack pediatric hypertensive crisis presenting to the pediatric emergency department. BMC Pediatrics. 2012; 12:200.

95 Endocardite Infecciosa

Gustavo Foronda • Carolina Vieira de Campos

DEFINIÇÃO

Endocardite infecciosa é a infecção da camada endocárdica do coração, que pode envolver uma ou mais valvas cardíacas, o endocárdio mural ou defeitos septais.

ETIOLOGIA

- Mais comum: bacteriana, com *Staphylococcus* spp. ou *Streptococcus* spp.
- Agentes atípicos: HACEK (*Haemophilus* spp., *Aggregatibacter* spp., *Cardiobacterium hominis*, *Eikenella corrodens* e *Kingella* spp.), fungos (*Candida* spp. e *Aspergillus* spp.), *Coxiella burnetii*, *Bartonella* spp., *Mycoplasma pneumoniae*, *Brucella* spp. e *Legionella pneumophila*.

Os fatores de risco são:

- Prótese valvar
- Doença reumática com acometimento valvar
- Cardiopatias congênitas cianogênicas
- Cardiopatia congênita corrigida cirurgicamente com material prostético: até 6 meses de pós-operatório ou indefinidamente, em caso de lesão residual
- Uso de medicamentos intravenosos
- Cateter venoso central
- Antecedente de endocardite infecciosa.

QUADRO CLÍNICO | EXAME FÍSICO

Curso agudo, subagudo ou crônico, com evoluções atípicas em imunodeprimidos. História de febre (90% dos pacientes) e sopro cardíaco (novo achado ou modificação da ausculta preexistente em 85% dos casos) são os principais achados. Outros sinais e sintomas incluem sudorese, anorexia, perda de peso, fadiga e sinais de insuficiência cardíaca congestiva. Podem estar presentes sinais de embolização e fenômenos imunomediados, como:

- Hematúria

- Glomerulonefrite
- Hemorragia intracraniana
- Aneurisma micótico
- Artrite
- Nódulos de Osler (nódulos hiperemiados e dolorosos nas pontas dos dedos, mãos e pés)
- Manchas de Janeway (máculas ou nódulos eritematosos e indolores na região palmar e plantar)
- Manchas de Roth (lesões hemorrágicas retinianas com centro pálido).

Os fatores de risco para evolução desfavorável incluem:

- Endocardite de prótese valvar
- Comorbidades: diabetes melito, imunossupressão, pneumopatia, hipertensão pulmonar, nefropatia
- Complicações no momento do diagnóstico: insuficiência cardíaca, insuficiência renal, hemorragia intracraniana, choque séptico
- Etiologia: *Staphylococcus aureus*, fungos, bacilos gram-negativos não HACEK
- Características ecocardiográficas: insuficiência valvar importante, disfunção ventricular, vegetações grandes, complicações perivalvares.

EXAMES COMPLEMENTARES

- Padrão-ouro: análise anatomopatológica do fragmento tecidual acometido
- Exames laboratoriais:
  - Hemograma: anemia e leucocitose com desvio à esquerda ou leucopenia, plaquetopenia
  - Hemocultura: 3 pares na admissão, idealmente antes da dose de antibiótico. Como a bacteriemia é constante, não há necessidade de esperar o pico febril para coleta. Quando um microrganismo é isolado, deve-se repetir a hemocultura em 48 a 72 horas para avaliar a efetividade do tratamento
  - Provas inflamatórias: proteína C reativa, velocidade de hemossedimentação (VHS) e, se disponível, pró-calcitonina (ainda sem estudos específicos)
  - Função renal, lactato, bilirrubina, perfil de coagulação
  - Urina I: hematúria microscópica
  - Sorologias e reação da cadeia de polimerase (PCR): para casos de endocardite com culturas negativas
- Exames de imagem:
  - Ecocardiograma
    - Ecocardiograma transtorácico (ETT) na suspeita diagnóstica
    - Ecocardiograma transesofágico (ETE) na suspeita clínica, em caso de ETT negativo, prótese valvar ou suspeita de complicações
    - Critérios diagnósticos ecocardiográficos: vegetação (Figura 95.1), abscesso ou pseudoaneurisma, deiscência de prótese valvar
    - Repetir o ecocardiograma em caso de deterioração clínica e sempre ao término do tratamento
  - Tomografia computadorizada e ressonância magnética: úteis para investigar embolização
  - Tomografia computadorizada por emissão de pósitrons (PET-TC): indicada na suspeita clínica com ETT/ETE negativo e na pesquisa de embolização.

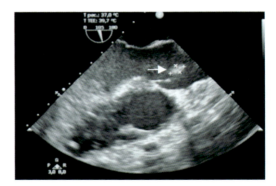

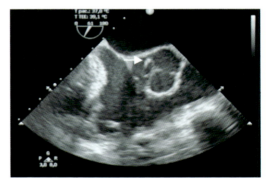

FIGURA 95.1 Lesão hiper-refringente em valva aórtica (*setas*) compatível com vegetação.

CRITÉRIOS DIAGNÓSTICOS

Critérios de Duke

- Critérios maiores
  - Microbiologia
    - Hemocultura positiva para microrganismo causador de endocardite infecciosa em duas amostras separadas: *Streptococcus viridans*, *Streptococcus gallolyticus*, *Streptococcus bovis*, HACEK, *S. aureus* ou enterococo de comunidade na ausência de um foco primário
    - Hemocultura positiva para outros microrganismos, com pelo menos duas amostras positivas com intervalo > 12 horas ou a maioria de ≥ 4 culturas separadas com intervalo mínimo 1 hora
    - Hemocultura positiva para *C. burnetii* ou título IgG > 1:800
  - Imagem
    - Ecocardiograma positivo para endocardite infecciosa: vegetação, abscesso ou pseudoaneurisma; perfuração ou aneurisma valvular; deiscência de prótese valvar
    - PET-TC positiva para endocardite infecciosa: captação anormal periprótese (se cirurgia > 3 meses)
    - Tomografia computadorizada: lesão paravalvular
- Critérios menores
  - Fator de risco para endocardite infecciosa: cardiopatia predisponente ou uso de medicamentos injetáveis
  - Febre > 38°C
  - Fenômenos vasculares: embolia arterial, infarto pulmonar séptico, aneurisma micótico, hemorragia intracraniana, hemorragia conjuntival, lesões de Janeway
  - Fenômenos imunológicos: glomerulonefrite, nódulos de Osler, manchas de Roth, fator reumatoide positivo
  - Microbiologia: hemocultura positiva que não preencha critério maior ou evidência sorológica de infecção ativa causada por microrganismo consistente com endocardite infecciosa.

A Tabela 95.1 resume o diagnóstico de endocardite infecciosa de acordo com os critérios de Duke.

TABELA 95.1 Diagnóstico de endocardite infecciosa (EI) de acordo com os critérios de Duke.

Diagnóstico	Critérios
EI definitiva	Demonstração anatomopatológica 2 critérios maiores 1 critério maior e 3 menores 5 critérios menores
EI possível	1 critério maior e 1 menor 3 critérios menores
EI excluída	Diagnóstico alternativo Melhora < 4 dias Ausência de evidência histopatológica com menos de 4 dias de antibioticoterapia

Endocardite com culturas negativas

Associada a uso prévio de antibiótico ou agentes atípicos, este tipo de endocardite representa 10 a 30% dos casos. Deve-se consultar o infectologista e ampliar pesquisa etiológica com sorologias e PCR, de acordo com epidemiologia local:

- Sorologias para *C. burnetii*, *Bartonella* spp., *Aspergillus* spp., *M. pneumoniae*, *Brucella* spp. e *L. pneumophila*
- PCR para *Tropheryma whipplei*, *Bartonella* spp. e fungos (*Candida* spp., *Aspergillus* spp.).

DIAGNÓSTICO DIFERENCIAL

- Febre reumática
- Tumor intracardíaco
- Mononucleose
- Lúpus eritematoso
- Leucemias
- Doença de Lyme.

ABORDAGEM E CONDUÇÃO CLÍNICA

A Figura 95.2 apresenta o fluxograma de tomada de decisões em caso de suspeita de endocardite.

Tratamento clínico

Antibioticoterapia por 2 a 6 semanas de acordo com a característica da valva (nativa ou prostética) e do microrganismo causador. Os esquemas recomendados são descritos a seguir.

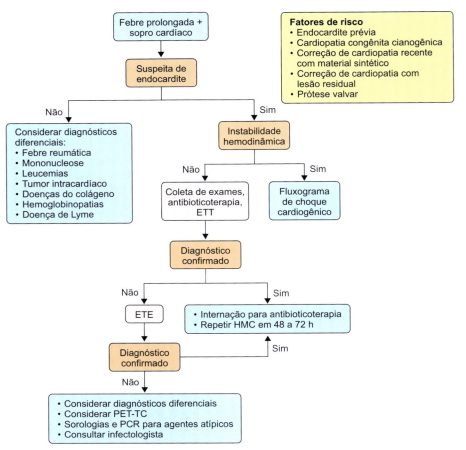

FIGURA 95.2 Sequência de decisões em caso de suspeita de endocardite. ETT: ecocardiograma transtorácico; ETE: ecocardiograma transesofágico; HMC: hemocultura; PET-TC: tomografia computadorizada por emissão de pósitrons; PCR: reação da cadeia de polimerase.

Esquema empírico inicial

- Valva nativa ou prótese > 1 ano: ampicilina + oxacilina + gentamicina
- Pacientes alérgicos a penicilina: vancomicina + gentamicina
- Prótese < 1 ano ou nosocomial: vancomicina + gentamicina + rifampicina.

Esquemas direcionados por cultura

- *Streptococcus* spp.: penicilina G cristalina ou ceftriaxona por 4 semanas
  - Alternativa para endocardite de valva nativa sem complicações: penicilina G cristalina ou ceftriaxona associada a gentamicina por 2 semanas
  - Pacientes alérgicos a betalactâmicos: vancomicina por 4 a 6 semanas
  - Cepas com resistência intermediária à penicilina (concentração mínima inibitória de 0,25 a 2 mg/ℓ): penicilina G cristalina ou ceftriaxona por 4 semanas associada a gentamicina nas 2 semanas iniciais
- *Staphylococcus* spp.: oxacilina por 4 a 6 semanas
  - Pacientes alérgicos ou com resistência antimicrobiana: vancomicina ou daptomicina por 4 a 6 semanas
  - Prótese valvar: oxacilina por 4 a 6 semanas associada a rifampicina por 6 semanas e gentamicina nas 2 semanas iniciais. Trocar oxacilina por vancomicina em caso de alergia e/ou resistência antimicrobiana

- *Enterococcus* spp.: ampicilina e ceftriaxona por 6 semanas.

Indicações cirúrgicas

- Insuficiência cardíaca congestiva (ICC)
  - Insuficiência aórtica ou mitral com sinais de falência ventricular
  - ICC refratária ao tratamento clínico, em especial em casos de perfuração e/ou ruptura valvar
- Falha de tratamento clínico
  - Persistência de febre e hemocultura positiva após 1 semana de tratamento
  - Aumento do tamanho da vegetação, abscesso e/ou fístula após tratamento clínico inicial
  - Endocardite infecciosa por fungos ou germes multirresistentes
- Prevenção de embolização
  - Endocardite infecciosa aórtica ou mitral com lesões grandes (> 10 mm) após episódio de embolização sistêmica na vigência de terapia antimicrobiana adequada
  - Nos casos de lesões > 30 mm, pode-se considerar o tratamento cirúrgico na prevenção de embolização.

BIBLIOGRAFIA

Baddour LM, Wilson WR, Bayer AS et al.; American Heart Association Committee on Rheumatic Fever, Endocarditis, and Kawasaki Disease of the Council on Cardiovascular Disease in the Young, Council on Clinical Cardiology, Council on Cardiovascular Surgery and Anesthesia, and Stroke Council. Infective endocarditis in adults: diagnosis, antimicrobial therapy, and management of complications – A scientific statement for healthcare professionals from the American Heart Association. Circulation. 2015; 132:1435-86.

Baltimore RS, Gewitz M, Baddour LM et al.; American Heart Association Rheumatic Fever, Endocarditis, and Kawasaki Disease Committee of the Council on Cardiovascular Disease in the Young and the Council on Cardiovascular and Stroke Nursing. Infective endocarditis in childhood: 2015 update – A scientific statement from the American Heart Association. Circulation. 2015; 132:1487-515.

Dixon G, Christov G. Infective endocarditis in children. Curr Opin Infect Dis. 2017; 30(3):257-67.

Habib G, Lancellotti P, Antunes M et al.; ESC Scientific Document Group. 2015 ESC Guidelines for the management of infective endocarditis: The Task Force for the Management of Infective Endocarditis of the European Society of Cardiology (ESC). Endorsed by: European Association for Cardio-Thoracic Surgery (EACTS), the European Association of Nuclear Medicine (EANM). Eur Heart J. 2015; 36(44):3075-128.

Hoen B, Duval X. Clinical practice. Infective endocarditis. N Engl J Med. 2013; 368(15):1425-33.

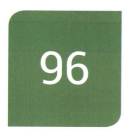

96 Miocardites

Camila Lúcia Dedivitis Tiossi Wild

DEFINIÇÃO

A miocardite é uma inflamação do miocárdio associada à necrose miocelular que compromete o parênquima e o interstício de modo agudo ou crônico. É a causa mais frequente de miocardiopatia dilatada na infância.

A primeira descrição da doença data de 1812, por Covisat, e ainda hoje é uma doença cardíaca pouco conhecida.

ETIOLOGIA

Diversas são as causas das miocardites, sendo as mais comuns as infecciosas de origem viral, em especial os vírus cardiotróficos:

- Infecciosas: vírus (adenovírus, enterovírus: Coxsackie e vírus ECHO, parvovírus B19, herpes simples, vírus da hepatite C, citomegalovírus e Epstein-Barr), bactérias, *Rickettsia* ou outros parasitas (entre eles, o *Trypanosoma cruzi*)

▪ Angiotomografia computadorizada

- Apesar de ser um exame mais acessível e rápido que a ressonância magnética cardíaca, tem a desvantagem de usar contraste iodado e radiação ionizante. Pode ser útil no diagnóstico diferencial com a síndrome coronariana aguda. Não é usada de rotina.

▪ Biopsia endomiocárdica

- Critério de Dallas: a miocardite é caracterizada por infiltrado inflamatório com necrose ou degeneração dos miócitos (não típico de doença isquêmica)
- Exame padrão-ouro, porém não é realizado de rotina por ser invasivo (via cateterismo cardíaco)
- Atualmente tem-se criticado o clássico critério de Dallas devido à falta de correlação com a evolução clínica, presença de vírus e variabilidade entre os patologistas. Tem-se proposto o diagnóstico histológico de inflamação por contagem de linfócitos, HLA-DR, macrófagos e técnica imuno-histoquímica.

▪ Biologia molecular

- Técnica da reação da cadeia de polimerase (PCR): pode-se detectar o agente. Também realizada via cateterismo cardíaco, não sendo uma rotina.

◣ CRITÉRIOS DIAGNÓSTICOS

A suspeita inicial dá-se pela história clínica de insuficiência cardíaca aguda. A confirmação diagnóstica ainda só é possível pela biopsia endomiocárdica do ventrículo direito, que determina os critérios de Dallas. Por ser um procedimento extremamente invasivo, não é usado rotineiramente. Por isso, na prática clínica são empregados os critérios de suspeição diagnóstica (Figura 96.6).

◣ DIAGNÓSTICO DIFERENCIAL

O diagnóstico diferencial deve ser feito com quadros infecciosos respiratórios ou gastrintestinais seguidos de baixo débito cardíaco, como na sepse. Nos lactentes com menos de 1 ano de idade, deve-se afastar cardiopatia congênita, inclusive a origem anômala de coronária esquerda.

◣ ABORDAGEM E CONDUÇÃO CLÍNICA

Os esquemas terapêuticos da miocardite são apresentados adiante e resumidos na Figura 96.7.

▪ Medidas gerais

- Suporte e controle da ICC: restrição hídrica e salina
- Devem-se evitar exercícios físicos na fase aguda da doença, bem como anti-inflamatórios não esteroides

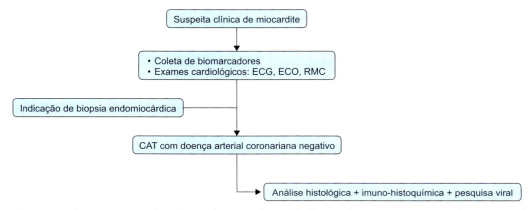

FIGURA 96.6 Esquema para o diagnóstico de miocardite. ECG: eletrocardiograma; ECO: ecocardiograma; RMC: ressonância magnética cardíaca; CAT: cateterismo cardíaco. (Adaptada de Montera et al., 2013.)

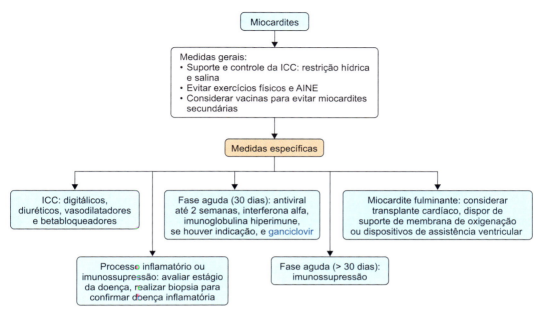

FIGURA 96.7 Esquema terapêutico específico da miocardite. ICC: insuficiência cardíaca congestiva; AINE: anti-inflamatórios não esteroides.

- Vacinas: devem ser administradas seguindo calendário vacinal para que a miocardite secundária (caxumba, sarampo, rubéola, poliomielite e gripe) seja prevenida. Estudos animais demonstraram que a vacina da gripe previne o dano miocárdico.

Medidas específicas

Insuficiência cardíaca congestiva

- Digitálicos: cuidado com a intoxicação; na miocardite há menos miócitos viáveis (administração de menor dosagem na fase aguda, em torno de 50% da dose habitual)
- Diuréticos: o uso de diuréticos de alça está indicado para controle da ICC
- Vasodilatadores: os inibidores da enzima de conversão (p. ex., captopril) são as medicações de escolha, pois reduzem a necrose miocárdica (↓ radicais livres de O_2) e modulam o sistema renina-angiotensina-aldosterona, atenuando a progressão da disfunção ventricular e diminuindo a progressão da doença (inflamação-necrose). Podem-se usar os bloqueadores do receptor de angiotensina (BRA), apesar de estes não serem a primeira opção na prática pediátrica
- Betabloqueadores: reduzem a atividade simpática e os níveis de aminas cardíacas (norepinefrina), reduzindo a progressão da disfunção cardíaca. O uso de betabloqueadores, entre eles o carvedilol, é, portanto, um consenso na prática clínica. Geralmente são mantidos a longo prazo e com doses progressivas, sendo usados por 1 ano após a normalização da função ventricular.

Processo inflamatório | Imunossupressão

- Depende do estágio da doença: fase aguda, subaguda e crônica
- É necessária a confirmação da miocardite com atividade inflamatória por biopsia endomiocárdica associada à pesquisa viral negativa
- Como a biopsia endomiocárdica é altamente invasiva, tal procedimento não é usado rotineiramente na faixa etária pediátrica. Considera-se o quadro de suspeita de miocardite com história clínica compatível, elevação de troponinas cardíacas, exames de imagem e cintigrafia cardíaca com gálio positivos como indicativo para o tratamento com imunossupressão (Figura 96.8).

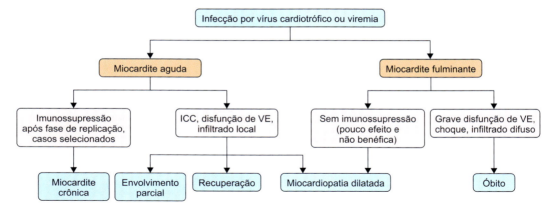

FIGURA 96.8 Sintomas e uso de imunossupressão. ICC: insuficiência cardíaca congestiva; VE: ventrículo esquerdo.

▪ Fase aguda (primeiros 30 dias)

- Antiviral até 2 semanas
- Interferona alfa
- Imunoglobulina hiperimune
- Ganciclovir.

> **ATENÇÃO**
>
> Nunca se deve realizar imunossupressão na fase aguda.

Uso de antivirais

Na fase aguda da replicação viral (em até 30 dias do início da infecção), há indicação de terapia antiviral com interferona beta (IFN-β) ou imunoglobulina (IG-IV). O objetivo é promover a eliminação viral, bem como sua replicação.

A infusão subcutânea de IFN-β em pacientes com cardiomiopatia dilatada e persistência viral (adenovírus e enterovírus) demonstrou eliminação viral com melhora clínica da capacidade funcional e função ventricular. Não há uma rotina para seu uso em pediatria. É indicada nos casos de miocardite confirmada.

A IG-IV apresenta ação anti-inflamatória, reduzindo a resposta imune e antiviral. Tem ação antiviral por reduzir sua replicação e favorecer a eliminação viral.

O uso de terapêutica antiviral foi avaliado em estudos com confirmação de miocardite, ou seja, aqueles nos quais se realizaram biopsia endomiocárdica de ventrículo direito. Em crianças, o uso de IG-IV em miocardite presumida não deve ser prática rotineira. A dose administrada é de 2 g/kg nas 24 horas.

▪ Fase subaguda (30 dias a 3 meses)

Imunossupressão

Apesar de não haver um consenso sobre sua indicação, devido à dificuldade de amostra e heterogeneidade dos trabalhos, boa parte dos estudos em crianças observa melhora da função cardíaca e regressão do tamanho das cavidades cardíacas com seu uso. Não há evidências que comprovem melhora na mortalidade.

Após a fase de replicação viral, a imunossupressão está indicada em pacientes com processo inflamatório ativo (cintigrafia com gálio positiva), sendo uma rotina no serviço de pediatria.

Casos selecionados:

- Pacientes com cintigrafia cardíaca com gálio positiva após 30 dias do início da doença
- Miocardites agudas + doenças relacionadas
- Miocardites por tuberculose
- Evolução ruim.

Esquemas:

- Prednisona 1 mg/kg/dia por 3 a 6 meses
- Prednisona 1 mg/kg/dia + azatioprina 1 mg/kg/dia por 6 meses, com regressão da dose de prednisona após o 3º mês (é o de escolha).

Nos casos confirmados de miocardite com inflamação positiva sem persistência viral, já está indicada a imunossupressão (Figura 96.9).

Miocardite fulminante

Nos casos de miocardite fulminante, o transplante cardíaco tem sido indicado. Para a manutenção do paciente nessa condição, pode-se dispor de suporte de membrana de oxigenação ou dispositivos de assistência ventricular.

A maioria dos casos são oligossintomáticos.

- *Giant cells*: pior prognóstico, evolução para transplante em 50%, associada a doenças autoimunes
- Miocardite fulminante: principal causa é a miocardite linfocítica difusa com boa resposta ao tratamento imunossupressor.

A Figura 96.10 apresenta o diagrama de evolução da miocardite.

ATENÇÃO

A miocardite é uma doença que atinge uma pequena parcela da população pediátrica e deve ser considerada toda vez que uma criança apresentar sintomas de ICC após 1 a 2 semanas de história de um quadro viral. A suspeita diagnóstica possibilita um tratamento precoce e melhor prognóstico.

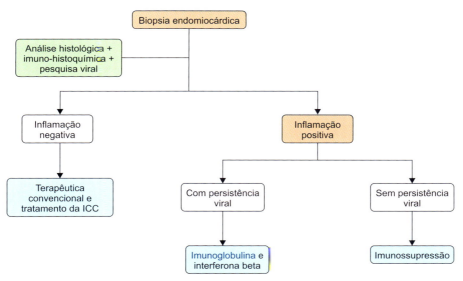

FIGURA 96.9 Esquema de imunossupressão em casos confirmados de miocardite com inflamação positiva sem persistência viral. ICC: insuficiência cardíaca congestiva. (Adaptada de Montera et al., 2013.)

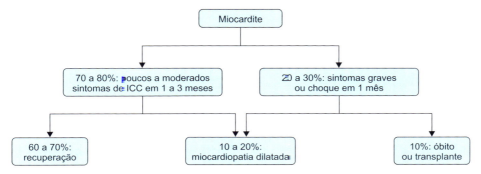

FIGURA 96.10 Diagrama da evolução da miocardite. ICC: insuficiência cardíaca congestiva.

BIBLIOGRAFIA

Allan CK, Fulton DR. Clinical manifestations and diagnosis of myocarditis in children. UpToDate; 2018. Disponível em: www.uptodate.com/contents/clinical-manifestations-and-diagnosis-of-myocarditis-in-children.

Caldeira D, Lopes LR, Vaz-Carneiro A et al. Cochrane Corner: corticosteroids for viral myocarditis. Rev Port Cardiol. 2015; 34(1):65-7.

Feldman AM, McNamara D. Myocarditis. N Eng J Med. 2000; 343(9):1388-98.

Frustaci A, Chimenti C, Calabrese F et al. Immunosuppressive therapy for active lymphocytic myocarditis: virological and immunologic profile of responders versus nonresponders. Circulation. 2003; 107(6):857-63.

Fung G, Luo H, Qiu Y et al. Myocarditis. Circ Res. 2016; 118(3):496-514.

Mason JW, O'Connell JB, Herskowitz A et al. A clinical trial of immunosuppressive therapy for myocarditis. The Myocarditis Treatment Trial Investigators. N Eng J Med. 1995; 333:194-275.

McNamara DM, Holubkov R, Starling RC et al. Controlled trial of intravenous immune globulin in recent-onset dilated cardiomyopathy. Circulation. 2001; 103: 2254-9.

Montera MW, Mesquita ET, Colafranceschi AS et al. I Diretriz Brasileira de Miocardites e Pericardites. Arq Bras Cardiol. 2013; 100(4 Supl 1):1-36.

Parrillo JE. Inflammatory cardiomyopathy (myocarditis): which patients should be treated with anti-inflammatory therapy? Circulation. 2001; 104:4-6.

97 Pericardites

Camila Lúcia Dedivitis Tiossi Wild

DEFINIÇÃO

Pericardite é a inflamação do pericárdio, que acomete as membranas em volta do coração. A incidência estimada é de 3,3 casos/100.000 pessoas por ano, sendo responsável por cerca de 5% dos pacientes com queixa de dor torácica. Não existem dados epidemiológicos específicos sobre crianças e adolescentes.

ETIOLOGIA

A pericardite em crianças tem etiologia variada. As principais causas são: pós-operatória de cirurgia cardíaca, neoplasias, e doenças renais, reumatológicas, virais e idiopáticas. A Tabela 97.1 apresenta as principais causas de pericardite e sua patogênese.

ETIOLOGIA E CLASSIFICAÇÃO

A pericardite tem várias causas e pode se apresentar de diversas maneiras. Pode ser uma doença primária ou secundária, geralmente benigna e autolimitada. A principal complicação é o derrame pericárdico, que pode levar à morbidade.

Pode ser classificada de acordo com o tipo (Figura 97.1). Quanto à sua duração, classifica-se em:

- Aguda
- Crônica (> 3 meses)
- Recorrente intermitente
- Recorrente incessante.

QUADRO CLÍNICO | EXAME FÍSICO

A síndrome pericárdica pode se apresentar de distintas maneiras, devendo fazer parte da investigação nos casos de dor retroesternal e em crianças com doenças oncológicas, renais e reumatológicas. Também deve ser considerada nos casos de pós-operatório cardíaco, em especial no pós-operatório de comunicação interatrial. A preocupação decorre da evolução com derrame pericárdico, principalmente na pericardite aguda, quando a formação de derrame pode ocorrer rapidamente e causar tamponamento cardíaco.

TABELA 97.1 Principais causas de pericardite e sua patogênese.

Etiologia	%	Patogênese
Infecciosa		
Viral (Coxsackie, EBV, CMV, varicela, rubéola, ECHO, HIV)	30 a 50	Multiplicação e disseminação do agente e produção de substâncias tóxicas – serosite, serofibrinosa ou hemorrágica
Bacteriana (pneumococo, meningococo, *Haemophilus*, *Mycobacterium tuberculosis*)	5 a 10	
Fúngica	Rara	
Parasitária (*Entamoeba histolytica*, toxoplasmose)	Rara	
Doenças autoimunes		
Lúpus eritematoso sistêmico	30	Manifestação cardíaca da doença de base geralmente pouco sintomática e silenciosa
Artrite reumatoide	30	
Esclerose sistêmica	> 50	
Processos autoimunes tipo II		
Febre reumática	20 a 50	Secundários à doença de base 10 a 14 dias depois da cirurgia
Síndrome pós-cardiotomia	20	
Síndrome pós-infarto	1 a 5	
Outras		
Miocardite	30	Patogênese variada
Pneumonia	Rara	
Infarto pulmonar	Raro	
Paraneoplásica	Frequente	
Uremia	Frequente	
Mixedema	30	
Cetoacidose diabética	Rara	
Pós-traumática	Rara	
Idiopática	–	

EBV: vírus Epstein-Barr; CMV: citomegalovírus; HIV: vírus da imunodeficiência humana.

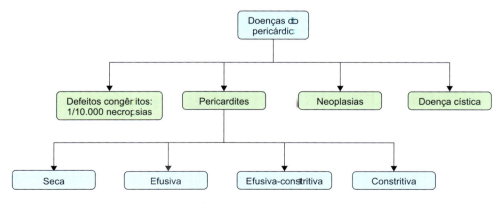

FIGURA 97.1 Classificação da pericardite quanto ao seu tipo.

432 **PARTE 11** • Doenças Cardiovasculares

As manifestações da pericardite são variáveis. A pericardite aguda costuma apresentar os sinais e sintomas mais evidentes de pericardite, podendo ter um quadro febril acompanhado de dor retroesternal ou precordial e mialgia. Ao exame, podem ser observados taquicardia, atrito pericárdico e abafamento das bulhas cardíacas. O pulso paradoxal pode estar presente e consiste em redução fisiológica exacerbada da pressão arterial sistólica durante a inspiração. Quando extremo, o pulso desaparece durante a inspiração e pode ser percebido em qualquer artéria. Em situações menos intensas, o pulso apenas diminui de intensidade e é mais bem observado em uma grande artéria. Nesses casos, a palpação da artéria femoral pode facilitar a percepção do pulso paradoxal. Em caso de hipotensão arterial grave, arritmias cardíacas, respiração rápida e superficial, raramente o pulso paradoxal é verificado.

O pulso paradoxal pode ser quantificado com auxílio do esfigmomanômetro. Raramente a redução fisiológica da pressão arterial sistólica excede 10 mmHg. Quando esse limite é ultrapassado, configura-se o pulso paradoxal. O registro da pressão sistólica deve ser obtido ao fim da inspiração e expiração.

O pinçamento (estreitamento) da pressão arterial, ou seja, a diferença entre a pressão arterial sistólica e a diastólica será menor ou igual a 20 mmHg, caracterizando a pressão arterial convergente, que consiste em um sinal clínico de gravidade e possível tamponamento cardíaco.

◤ EXAMES COMPLEMENTARES

Os principais exames laboratoriais e de imagem em caso de suspeita de pericardite são descritos adiante e estão resumidos na Tabela 97.2.

▪ Eletrocardiograma de 12 derivações

- Pode estar alterado em 60% dos casos
- Pericardite com derrame (efusiva):
  - Complexos de baixa voltagem
  - Alternância elétrica
- Supradesnivelamento do segmento ST:
  - Geralmente é caracterizado supradesnivelamento difuso do segmento ST = pericardite

TABELA 97.2 Principais exames laboratoriais e de imagem recomendados para investigação de pericardite aguda.

Exame	Classe	Nível
Marcadores de agressão inflamatória inespecíficos: VHS, proteína C reativa, leucometria	I	C
Marcadores inflamatórios específicos: troponinas (I ou T) e CK-MB	I	C
Eletrocardiograma	I	C
Ecocardiograma	I	C
Radiografia de tórax	I	C

Classe I: há evidência conclusiva/ consenso geral de que é útil ou eficaz; nível C de evidência: opinião de especialistas; VHS: velocidade de hemossedimentação.

- No infarto agudo do miocárdio, o desnivelamento respeita paredes e existe imagem em espelho. Raramente o supradesnivelamento na pericardite aguda é superior a 5 mm, e a concavidade costuma ser para cima.

Estágios da pericardite no eletrocardiograma de 12 derivações

- Estágio 1 (primeiras horas a dias): consiste em elevação do segmento ST com concavidade voltada para cima em todas as derivações, exceto aVR e V1, não respeitando a anatomia coronariana. Neste estágio, as ondas T podem ser altas e pontiagudas. Em geral, o eixo do ST situa-se entre +30 e +60°
- Estágio 2 (dias a várias semanas): ocorre retorno do segmento ST à linha de base e a onda T achata-se. Neste estágio é possível observar, em alguns casos, a depressão do segmento PR (onda Ta), achado muito sugestivo de pericardite aguda, apesar de ocorrer em outras situações raras, como no infarto atrial
- Estágio 3 (final da 2ª a 3ª semana): há inversão da onda T, sem perda da voltagem do QRS
- Estágio 4 (pode durar até 3 meses): volta à normalidade; porém, dependendo da etiologia, a onda T pode ficar invertida por um grande período de tempo.

A Figura 97.2 ilustra esses quatro estágios.

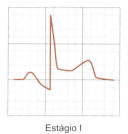 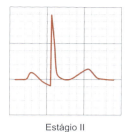 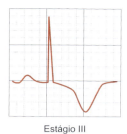 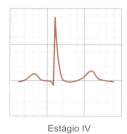

Estágio I Estágio II Estágio III Estágio IV

FIGURA 97.2 Quatro estágios da pericardite ao eletrocardiograma.

■ Radiografia de tórax
- Aumento da área cardíaca (Figura 97.3)
- Silhueta cardíaca em forma de garrafão de água.

■ Ecocardiograma
- É o método com maior sensibilidade para o diagnóstico de pericardite com derrame pericárdico, sendo de extrema importância para avaliar sinais de tamponamento cardíaco e repercussão hemodinâmica
- Nos casos de derrame pericárdico, estima-se o tamanho ao modo M:
  - Derrame pequeno: < 10 mm e é visualizado apenas na parte posterior ao ventrículo esquerdo
  - Derrame moderado: entre 10 e 20 mm e circunda todo o coração
  - Derrame importante: > 20 mm de espaço livre
- Atua como método auxiliar para drenagem pericárdica (drenagem guiada pelo ecocardiograma)
- É recomendado em todos os casos de pericardite
- Na suspeita de pericardite constritiva, a espessura do pericárdio deve ser medida (espessura > 3 mm ao ecocardiograma transesofágico (ETE) com 95% de sensibilidade e 86% de especificidade para pericárdio espessado)
- Tamponamento cardíaco: síndrome clínica de tamponamento com dilatação das cavas com pouca variação respiratória, colapso diastólico da parede livre do ventrículo direito, do átrio direito, do átrio esquerdo e raramente do ventrículo esquerdo.

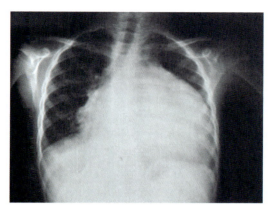

FIGURA 97.3 Radiografia de tórax mostrando aumento da área cardíaca em forma de moringa ou garrafão de água.

■ Marcadores laboratoriais de agressão inflamatória
- Inespecíficos: velocidade de hemossedimentação (VHS), proteína C reativa e leucometria costumam estar elevadas
- Enzimas cardíacas: elevação de troponinas I ou T ocorrem com frequência e tendem a se manter elevadas quando há miocardite associada à pericardite.

■ Ressonância magnética cardíaca
- Não está indicada de rotina.

■ Angiotomografia computadorizada
- Não está indicada de rotina.

434   PARTE 11 • Doenças Cardiovasculares

■ Biopsia pericárdica e pericardiocentese com análise do líquido pericárdico

- Tem objetivo terapêutico (nos casos de tamponamento cardíaco ou suspeita de hemopericárdio por traumatismo) e diagnóstico
- Análise do líquido pericárdico: análise citológica, cultura, pesquisa de células neoplásicas, pesquisa viral por reação da cadeia de polimerase (PCR), dosagem de adenosina deaminase, de acordo com a suspeita etiológica: viral, bacteriana, tuberculosa, fúngica ou neoplásica
- A contraindicação absoluta de pericardiocentese é a dissecção aórtica, e as relativas são: coagulopatia, anticoagulação, trombocitemia menor que 50.000/mm^3, derrame pequeno, posterior ou loculado
- Biopsia pericárdica: indicada na investigação diagnóstica em pacientes com pericardite persistente refratária ao tratamento clínico, sem diagnóstico definitivo estabelecido. A biopsia pode ser coadjuvante na drenagem pericárdica terapêutica para o tamponamento pericárdico recidivante ou em derrames volumosos associados a importantes sintomas clínicos.

◥ CRITÉRIOS DIAGNÓSTICOS

Os critérios diagnósticos da síndrome pericárdica consistem em dados clínicos, exames laboratoriais e de imagem (Tabela 97.3). A sequência diagnóstica da pericardite aguda inclui: ausculta cardíaca, eletrocardiograma, ecocardiograma, marcadores inflamatórios e de lesão miocárdica, radiografia de tórax – nível de evidência I. Exames opcionais incluem: tomografia computadorizada, ressonância magnética e biopsia pericárdica.

◥ ABORDAGEM E CONDUÇÃO CLÍNICA

A Figura 97.4 apresenta o fluxograma de tomada de decisão em caso de suspeita de pericardite.

TABELA 97.3 Definição e critérios diagnósticos de pericardites.

Tipo de pericardite	Definição e critérios diagnósticos
Aguda	Síndrome inflamatória diagnosticada com pelo menos dois dos seguintes critérios: • Dor no peito • Atrito pericárdico • Alteração no ECG: elevação do ST ou depressão do PR • Derrame pericárdico (novo ou piorado) Achados adicionais: • Elevação de marcadores inflamatórios: proteína C reativa, leucocitose, VHS • Evidência de inflamação pericárdica em exames de imagem (TC, RMC)
Incessante	Pericardite após 4 a 6 semanas, mas antes de 3 meses sem remissão
Recorrente	Pericardite recorrente depois de documentado o 1º episódio de pericardite aguda e livre de sintomas em um intervalo de 4 a 6 semanas ou mais
Crônica	Pericardite persistente por mais de 3 meses

ECG: eletrocardiograma; VHS: velocidade de hemossedimentação; TC: tomografia computadorizada; RMC: ressonância magnética cardíaca. Fonte: Adler et al., 2015.

■ Medidas gerais

- Repouso relativo na dor
- Medicamentos anti-inflamatórios
  - Ácido acetilsalicílico: 80 a 100 mg/kg/dia, 3 a 4 vezes/dia, dose máxima de 2,5 g/dia
  - Ibuprofeno: 30 a 40 mg/kg/dia, 3 a 4 vezes/dia, dose máxima de 2,4 g/dia
  - Coticosteroides: 0,5 a 1 mg/kg/dia (pós-operatório cardíaco e cardite reumática)
  - Colchicina: eficaz no tratamento da pericardite em adultos, mas não há trabalhos pediátricos suficientes para seu uso rotineiro
- Controle: hemograma e proteína C reativa semanal
- Antibioticoterapia por 4 a 6 semanas (pericardite bacteriana).

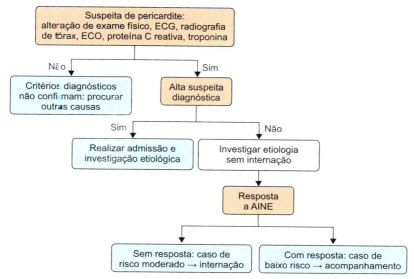

FIGURA 97.4 Esquema para triagem de pericardite. ECG: eletrocardiograma; ECO: ecocardiograma; AINE: anti-inflamatório não esteroide. (Adaptada de Adler et al., 2015.)

Medidas específicas

Pericardiocentese

- Indicada na investigação etiológica e no tamponamento
- Líquido pericárdico
- Bacterioscopia e culturas (aeróbios, anaeróbios, fungos e bacilo de Koch)
- Citologia
  - Células neoplásicas e leucócitos
  - Neutrófilos viral e tuberculose (TB) (fase inicial)
  - Mononucleares (fase tardia)
  - Piócitos: purulenta
- Bioquímica
  - Glicose ↓ nas infecções
  - Adenosinadeaminase TB
- Aspecto do líquido
  - Amarelo-citrino: virais e TB
  - Purulento: bacterianas inespecíficas
  - Hemorrágico: neoplasias.

Tratamento da pericardite

- Derrame discreto ou sem derrame: tratamento medicamentoso
- Derrame moderado a importante
  - Sinais de tamponamento ou infecção: punção
  - Drenagem cirúrgica
- Derrame pericárdico moderado sem restrição: tratamento medicamentoso
- Derrame pericárdico importante: durante menos de 1 mês ou sinais de restrição diastólica ao ecocardiograma: drenagem pericárdica. Caso contrário: tratamento medicamentoso.

Curso e prognóstico

Os critérios de pior prognóstico são:

- Critérios maiores: febre > 38°C, início subagudo, derrame pericárdico extenso, tamponamento cardíaco, falha na resposta ao ácido acetilsalicílico ou ao anti-inflamatório não esteroide depois de 1 semana de terapia
- Critérios menores: miopericardite, imunossupressão, traumatismo, terapia com anticoagulantes.

ATENÇÃO

A pericardite é uma doença que geralmente está associada a doenças orgânicas de base, podendo ser o primeiro sinal de várias doenças. A investigação de sua etiologia, o tratamento precoce e o acompanhamento são vitais para o prognóstico.

436   PARTE 11 • Doenças Cardiovasculares

BIBLIOGRAFIA

Adler Y, Charron P, Imazio M et al.; ESC Scientific Document Group. 2015 ESC Guidelines for the diagnosis and management of pericardial diseases: The Task Force for the Diagnosis and Management of Pericardial Diseases of the European Society of Cardiology (ESC) Endorsed by: The European Association for Cardio-Thoracic Surgery (EACTS). Eur Heart J. 2015; 36(42):2921-64.

Alabed S, Pérez-Gaxiola G, Burls A. Colchicine for children with pericarditis: systematic review of clinical studies. Arch Dis Child. 2016; 101(10):953-6.

Montera MW, Mesquita ET, Colafranceschi AS et al. I Diretriz Brasileira de Miocardites e Pericardites. Arq Bras Cardiol. 2013; 100(4 Supl 1):1-36.

Roodpeyma S, Sadeghian N. Acute pericarditis in childhood: a 10-year experience. Pediatr Cardiol. 2000; 21:363-7.

Shankar B. Pediatric pericarditis. [website] American College of Cardiology. Disponível em: www.acc.org/latest-in-cardiology/articles/2016/06/08/11/43/pediatric-pericarditis.

98   Insuficiência Cardíaca Congestiva

Andréa Beolchi Spessoto

DEFINIÇÃO

A insuficiência cardíaca congestiva (ICC) é uma síndrome clínica na qual o coração não mantém débito suficiente para suprir as necessidades metabólicas dos tecidos, seja em território pulmonar ou sistêmico. Neste capítulo será abordada a ICC de origem aguda ou crônica agudizada.

ETIOLOGIA

A insuficiência cardíaca pode resultar de causas cardíacas congênitas ou adquiridas ou de causas não cardíacas. As cardiopatias mais comuns que cursam com ICC são aquelas com grande fluxo esquerda-direita (comunicação interventricular, persistência de canal arterial, defeito no septo atrioventricular) com apresentação entre o 2º e o 4º mês de vida. As cardiopatias obstrutivas do coração esquerdo (estenose aórtica crítica, coarctação de aorta, hipoplasia de coração esquerdo) também são causas importantes de ICC no período neonatal.

As causas de insuficiência cardíaca em crianças são descritas a seguir:

- Cardiopatia congênita
  - Lesões com *shunt*
    - Comunicação interventricular
    - Persistência do canal arterial
    - Defeito do septo atrioventricular
    - Comunicação interatrial
  - Regurgitação valvar
    - Regurgitação mitral
    - Regurgitação aórtica
  - Obstrução ao fluxo de entrada no ventrículo esquerdo
    - Estenose mitral
    - Estenose de veia pulmonar
  - Obstrução ao fluxo de saída do ventrículo esquerdo
    - Estenose aórtica crítica
    - Coarctação de aorta
  - Drenagem anômala de veias pulmonares
- Cardiomiopatia (primária)
  - Cardiomiopatia dilatada
  - Cardiomiopatia hipertrófica
  - Cardiomiopatia restritiva
  - Miocárdio não compactado
- Arritmia
  - Taquicardia (p. ex., taquicardia supraventricular)
  - Bradicardia (p. ex., bloqueio atrioventricular total)
- Infecção
  - Miocardite
  - Febre reumática aguda

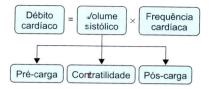

FIGURA 98.1 Componentes do débito cardíaco.

- Isquemia
  - Coronária anômala
  - Doença de Kawasaki
- Toxina
  - Quimioterapia
  - Uso de drogas ilícitas pela mãe durante a gestação
- Outras
  - Sepse
  - Anemia
  - Distúrbios hidreletrolíticos
  - Hipoglicemia
  - Doenças pulmonares
  - Hipotireoidismo
  - Hipertensão arterial
  - Insuficiência renal
  - Fístula arteriovenosa.

O débito cardíaco é constituído pelo volume sistólico e pela frequência cardíaca. O volume sistólico, por sua vez, depende de três fatores: a pré-carga, a contratilidade e a pós-carga cardíaca (Figura 98.1). A insuficiência cardíaca pode estar relacionada com alterações em um ou mais desses fatores.

▍QUADRO CLÍNICO | EXAME FÍSICO

Os principais sinais e sintomas apresentados pelo paciente com ICC são:

- Desempenho cardíaco inadequado e baixo débito sistêmico
  - Dificuldade alimentar: recusa, vômito, refluxo
  - Ganho ponderoestatural insuficiente
  - Sudorese
  - Extremidades frias
  - Irritabilidade, sonolência
  - Ritmo de galope
  - Taquicardia
  - Alteração dos pulsos: finos ou paradoxal
- Congestão venosa sistêmica
  - Hepatomegalia
  - Dor abdominal
  - Estase jugular
  - Edema (facial, posicional, ascite)
- Congestão venosa pulmonar
  - Taquipneia ou dispneia às mamadas ou aos esforços
  - Tosse, sibilância de repetição
  - Estertores pulmonares
  - Cianose.

Na anamnese, é relevante investigar os antecedentes pessoais e familiares:

- Pessoais: perinatais, ganho ponderal, padrão e hábito alimentares, infecções pregressas, palidez, cianose e síncope
- Familiares: doenças genéticas, cardiopatias ou morte súbita.

Durante o exame físico, devem ser avaliados:

- Peso, estatura
- Aspecto fenotípico
- Estado geral, palidez, cianose icterícia
- Estado de hidratação ou inchaço
- Nível de consciência (alerta ou tranquilo, irritado, sonolento)
- Padrão e frequência respiratórios
- Frequência cardíaca, pressão arterial e palpação de pulsos em quatro membros
- Tempo de enchimento capilar e temperatura de extremidades
- Inspeção de tórax e precórdio, pesquisa do ictus e de frêmitos
- Ausculta de bulhas e sopros cardíacos
- Palpação abdominal.

▍EXAMES COMPLEMENTARES

Na definição da etiologia, a realização de exames adicionais é imprescindível (Tabela 98.1).

▍ABORDAGEM E CONDUÇÃO CLÍNICA

A Figura 98.3 apresenta o fluxograma de tomada de decisão em caso de suspeita de ICC.

▪ Fatores desencadeantes

O indicado é seguir um fluxograma específico para cada um dos diagnósticos (p. ex., sepse,

438 **PARTE 11** • Doenças Cardiovasculares

TABELA 98.1 Exames complementares na avaliação da criança com insuficiência cardíaca congestiva (ICC).

Exame	Comentários
Radiografia de tórax	• Formato da silhueta cardíaca • Cardiomegalia: sugestiva quando índice cardiotorácico (Figura 98.2) maior que 0,6 em neonatos e maior que 0,55 em crianças • Trama vascular pulmonar • Congestão, infiltrados, derrame pleural, atelectasia
Laboratorial geral	• Eletrólitos: sódio, potássio, cálcio iônico, cloreto, magnésio • Glicemia • Gasometria • Lactato • Hemograma completo • Função renal, transaminases hepáticas • Função tireoidiana
Enzimas cardíacas	• Deve-se coletar quando o diagnóstico de processos isquêmicos ou inflamatórios são considerados
Peptídio natriurético cerebral	• Ajuda a diferenciar entre desconforto respiratório de origem pulmonar ou cardíaca • Apresenta-se elevado na ICC crônica • Sua queda está relacionada com melhora clínica da ICC
Eletrocardiograma de 12 derivações	• Avalia arritmias, isquemia e pré-excitação
Ecocardiograma	• Avaliação anatômica e funcional do coração
Ultrassonografia *point-of-care*	• Realizada por médico não cardiologista após treinamento • Avaliação cardíaca: dimensão e função sistólica de ventrículo esquerdo, função sistólica de ventrículo direito, estado volêmico, derrame pericárdico com sinais de tamponamento • Avaliação pulmonar: congestão pulmonar
Ressonância magnética cardíaca	• Não é recomendada na avaliação inicial da ICC aguda • Complementa avaliação estrutural cardíaca e de grandes vasos, inclusive em casos de cardiomiopatia e miocardite

arritmia). Quadros infecciosos são os principais fatores de descompensação cardíaca em
crianças, e arritmias podem precipitar o aparecimento de ICC em paciente com cardiopatia
congênita ou adquirida compensada.

■ Medidas gerais para redução da demanda metabólica sistêmica

• Repouso no leito
• Decúbito elevado
• Correção de distúrbios metabólicos e hidreletrolíticos: atenção para correção de hipocalcemia e hipoglicemia
• Correção de anemia
• Suporte ventilatório: oxigênio deve ser provi-
do por diversas maneiras para manter a saturação periférica de O_2 em 90% em cardiopatias acianogênicas e em 80% nas cianogênicas

◦ Intubação orotraqueal e ventilação mecânica devem ser iniciadas em pacientes
com esforço respiratório excessivo e sinais de fadiga respiratória. Pacientes com
ICC esquerda (cardiomiopatias, lesões de
hiperfluxo, lesões obstrutivas esquerdas)
melhoram significativamente após início
da ventilação com pressão positiva devido
à redução da pós-carga intratorácica. Por
outro lado, em pacientes com ICC direita (tromboembolismo pulmonar agudo,
pós-operatório tardio de tetralogia de
Fallot ou Fontan), o uso de ventilação com
pressão positiva aumenta a pós-carga do
ventrículo direito e pode dificultar o esvaziamento dessa câmara. Deve-se ventilar
com as menores pressões possíveis
◦ Em neonatos com cardiopatias obstrutivas
graves do coração esquerdo, cujo débito

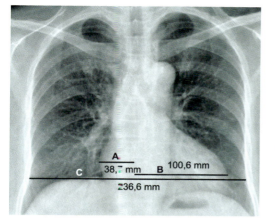

FIGURA 98.2 Cálculo do índice cardiotorácico. A linha média é definida como uma linha vertical que desce pelos processos espinais. **A.** Distância máxima da linha média até a margem cardíaca direita. **B.** Distância máxima da linha média até a borda cardíaca esquerda. **C.** Distância entre as margens internas das costelas na altura do diafragma direito. Índice cardiotorácico = A + B/C.

sistêmico dependa do fluxo direito-esquerdo pelo canal arterial (hipoplasia de ventrículo esquerdo, estenose aórtica crítica e coarctação de aorta), deve-se manter fração inspirada de oxigênio em 21% e possibilitar discreta hipercapnia (permissiva), o que resulta em aumento da pressão pulmonar e assegura o débito cardíaco sistêmico pelo canal arterial
- Acesso venoso: deve-se iniciar estabilização com acesso venoso periférico ou intraósseo, e providenciar acesso venoso central em casos graves de modo seguro.

Redução da sobrecarga hídrica e salina

- Redução do aporte volêmico em até 60% das necessidades diárias em casos de ICC aguda
- Restrição da oferta de sódio
- Diuréticos: objetivo de tirar o paciente de uma condição clínica crítica imediata (edema

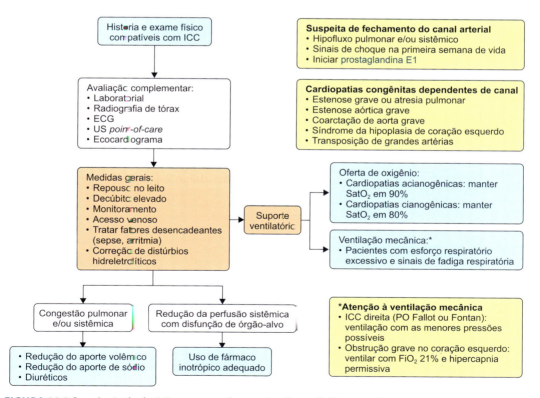

FIGURA 98.3 Sequência de decisões em caso de suspeita de insuficiência cardíaca congestiva (ICC). ECG: eletrocardiograma; US: ultrassonografia; PO: pós-operatório.

agudo de pulmão) e fazê-lo voltar ao estado euvolêmico aos poucos

- ○ Furosemida: diurético de alça, com ação rápida, início em 5 e pico em 30 minutos com duração de aproximadamente 3 horas quando administrada por via intravenosa. Pode ser usada de modo intermitente ou contínuo. Em doses elevadas, causa hipopotassemia, hipocalcemia, alcalose metabólica e hipovolemia
- ○ Hidroclorotiazida: pode ser administrada como monoterapia ou em associação com diuréticos de alça
- ○ Espironolactona: costuma ser iniciada após a estabilização do quadro inicial, promovendo a reabsorção de potássio. Deve ser usada em pacientes com função renal normal.

■ Melhora do inotropismo

As crianças com perfusão diminuída e queda do débito cardíaco com disfunção de órgão-alvo podem se beneficiar de uso de inotrópicos. Deve-se realizar monitoramento rigoroso do ritmo cardíaco e da pressão arterial.

- Dopamina: tem ação variável a depender da dose administrada. Pode ser usada com efeitos beta-adrenérgicos (estimula inotropismo, cronotropismo e vasodilatação sistêmica) em doses de 5 a 10 µg/kg/min. Doses mais elevadas levam a estímulo alfa-adrenérgico, promovendo a vasoconstrição
- Dobutamina: tem ação beta-adrenérgica nas doses de 5 a 20 µg/kg/min, estimula inotropismo, cronotropismo, vasodilatação arterial e venosa
- Epinefrina: tem ação beta-adrenérgica em baixas doses (0,05 a 0,3 µg/kg/min), promovendo inotropismo, cronotropismo e vasodilatação sistêmica. Em doses mais elevadas, começa a apresentar efeito alfa com vasoconstrição
- Milrinona: inibidor da fosfodiesterase III, tem efeito inotrópico, de relaxamento do miocárdio (lusitrópico), leva à dilatação sistêmica e pulmonar. Apresenta meia-vida mais longa entre 1 e 2 horas, e a excreção se dá em 80% por via renal

- Levosimendana: sensibilizador do cálcio intracelular na ligação à troponina C. Promove inotropismo e vasodilatação sistêmica sem elevação do consumo miocárdico. Meia-vida de 70 a 80 horas
- Digoxina: seu uso é restrito na fase aguda, podendo ser introduzida durante o desmame dos medicamentos vasoativos. Deve-se lembrar que seu nível tóxico é muito próximo ao terapêutico. Deve-se dar atenção especial a pacientes com insuficiência renal em uso de amiodarona e betabloqueadores, pelo risco de arritmia.

■ Redução da pós-carga

Deve ser realizada em casos de ICC grave e/ou refratária ao uso de diuréticos e inotrópicos. É particularmente benéfica em pacientes com índice cardíaco muito baixo, resistência vascular sistêmica elevada e congestão venosa pulmonar.

- Nitroprussiato de sódio: vasodilatador sistêmico mais empregado na fase aguda em crianças, reduz a resistência vascular sistêmica e deve ser titulado aos poucos, até a obtenção do efeito clínico desejado ou até haver queda de cerca de 10% na pressão arterial. O uso prolongado (mais de 72 horas) pode levar à intoxicação por cianeto, especialmente em pacientes com insuficiência renal
- Inibidores da enzima conversora de angiotensina: captopril e enalapril devem ser suspensos durante o manejo inicial da ICC aguda. Seu uso pode piorar a insuficiência renal nessa fase. São agentes vasodilatadores indicados após a estabilização dos sintomas de insuficiência cardíaca durante a retirada de agentes inotrópicos e o ajuste de diuréticos. Devem ser iniciados com dose baixa e aumentados de modo gradual ao longo de 3 a 10 dias em pacientes internados e mais lentamente em pacientes em regime ambulatorial. O captopril costuma ser de primeira escolha em lactentes, e o enalapril, mais usado naqueles com mais de 2 anos de idade. É necessário o monitoramento da função renal e dos eletrólitos.

◼ Inibidores neuro-hormonais

Usados no tratamento da ICC crônica, reduzem efeitos deletérios dos mecanismos de compensação a longo prazo.

- Inibidores do sistema renina-angiotensina-aldosterona: captopril, enalapril, espironolactona (discutidos anteriormente)
- Agentes betabloqueadores: o agente mais usado é o carvedilol. Não devem ser administrados na fase aguda. Em períodos de bradicardia ou bloqueio atrioventricular, deve-se suspender medicação se paciente já fazia uso dela. Podem ser introduzidos quando o paciente se encontrar estabilizado com aumento gradual da dose.

◼ Medidas especiais

- Manutenção do canal arterial: recém-nascidos com cardiopatias congênitas dependentes de canal arterial (estenose grave ou atresia pulmonar, estenose aórtica grave, coarctação de aorta grave, síndrome da hipoplasia de coração esquerdo, transposição de grandes artérias) podem apresentar quadro clínico de grave hipofluxo pulmonar e/ou sistêmico na 1ª semana de vida, período em que ocorre o fechamento do canal arterial. O quadro clínico pode se confundir com choque séptico ou hipovolêmico, mais comuns na faixa etária, mas se o paciente apresentar hipoperfusão grave e houver suspeita de defeito cardíaco congênito, deve-se manter a patência do canal arterial por infusão contínua de prostaglandina E1 de 0,01 a 0,1 µg/kg/min mesmo antes do ecocardiograma confirmatório. Apneia, hipertermia e retenção hídrica devem ser monitoradas nesses pacientes
- Pericardiocentese
- Assistência mecânica: diferentes técnicas de assistência circulatória mecânica têm sido cada vez mais usadas como suporte em pacientes com disfunções cardíacas graves aguardando recuperação miocárdica ou transplante cardíaco. Entre elas estão a *extracorporeal membrane oxygenation* (ECMO) e o *ventricular assist device* (VAD).

◼ Tratamento medicamentoso

A Tabela 98.2 apresenta os medicamentos normalmente empregados para tratar a insuficiência cardíaca em crianças.

TABELA 98.2 Principais medicações usadas no tratamento da insuficiência cardíaca em crianças.

Agente	Dose e via de administração	Efeitos colaterais
Diuréticos		
Furosemida	0,5 a 2,0 mg/kg VO, IV, IM a cada 6 a 24 h	Excreção de Na, K e Cl Alcalose metabólica hipoclorêmica Hiperuricemia Ototoxicidade, nefrocalcinose
Hidroclorotiazida	1 a 4 mg/kg/dia VO a cada 12 a 24 h	Excreção de Na, K e Cl
Antagonista da aldosterona		
Espironolactona	1 a 3 mg/kg/dia VO a cada 12 h	Hiperpotassemia Anorexia, gastrite, diarreia, tontura
Inibidores da enzima de conversão da angiotensina (vasodilatadores)		
Captopril	Lactentes: 0,3 a 2,5 mg/kg/dia VO a cada 8 a 12 h Crianças: 0,3 a 6 mg/kg/dia VO a cada 8 a 12 h Titular dose gradualmente	Hipotensão, tontura, *rash*, tosse, broncospasmo, angioedema, cefaleia, hiperpotassemia
Enalapril	0,1 a 0,5 mg/kg/dia VO a cada 12 h Titular gradualmente	Semelhantes aos do captopril
Betabloqueador		
Carvedilol	0,1 a 1,0 mg/kg/dia VO em 2 doses Titular dose gradualmente	Broncospasmo, tosse, bradicardia, bloqueio atrioventricular, hipotensão arterial

(continua)

442   PARTE 11 • Doenças Cardiovasculares

TABELA 98.2 (*Continuação*) Principais medicações usadas no tratamento da insuficiência cardíaca em crianças.

Agente	Dose e via de administração	Efeitos colaterais
Agentes inotrópicos e vasodilatadores		
Epinefrina	Efeito beta: 0,01 a 0,3 mg/kg/min IV Efeito alfa: > 0,3 mg/kg/min IV	Taquiarritmia, hipertensão
Dopamina	Efeito dopa: 2 a 5 mg/kg/min IV Efeito beta: 5 a 10 mg/kg/min IV Efeito alfa: > 10 mg/kg/min IV	Taquiarritmia, hipertensão
Dobutamina	Efeito beta: 2 a 20 mg/kg/min IV	Taquiarritmia, hipotensão
Milrinona	0,25 a 0,75 mg/kg/min IV	Arritmia, hipotensão, cefaleia Atenção na insuficiência renal
Levosimendana	Dose de ataque: 5 a 25 mg/kg IV Dose de manutenção: 0,05 a 0,4 mg/kg/min IV	Taquiarritmia, hipotensão, cefaleia, náuseas
Digoxina	Crianças < 2 anos: 10 a 15 mg/kg/dia em 2 tomadas Crianças ≥ 2 anos: 5 a 10 mg/kg/dia em 2 tomadas Elixir 50 mg/mℓ; comp. 0,25 mg	Extrassístoles, fibrilação ventricular, bloqueio atrioventricular Náuseas, vômito, diarreia Letargia, cefaleia, vertigem, hiperpotassemia, alterações visuais
Vasodilatador		
Nitroprussiato	0,3 a 4,0 mg/kg/min IV	Hipotensão, taquiarritmia, bradiarritmia, meta-hemoglobinemia Atenção na insuficiência renal
Prostaglandina E1		
Alprostadil	0,01 a 0,1 mg/kg/min IV	Bradicardia, taquicardia, hipotensão, hipertensão, apneia, edema, febre, dor no local da infusão, dor difusa, hipopotassemia, diarreia, CIVD

VO: via oral; IV: via intravenosa; IM: via intramuscular; CIVD: coagulação intravascular disseminada.

◥ BIBLIOGRAFIA

Gournay V, Hauet Q. Mechanical circulatory support for infants and small children. Arch Cardiovasc Dis. 2014; 107(6-7):398-405.

Hinton RB, Ware SM. Heart failure in pediatric patients with congenital heart disease. Circ Res. 2017; 120(6):978-94.

Jayaprasad N. Heart failure in children. Heart Views. 2016; 17(3):92-9.

Kantor PF, Lougheed J, Dancea A et al. Presentation, diagnosis, and medical management of heart failure in children: Canadian Cardiovascular Society guidelines. Can J Cardiol. 2013; 29(12):1535-52.

Madriago E, Silberbach M. Heart failure in infants and children. Pediatr Rev. 2010; 31(1):4-21.

Rossano JW, Cabrera AG, Jefferies JL et al. Pediatric Cardiac Intensive Care Society 2014 Consensus Statement: Pharmacotherapies in Cardiac Critical Care Chronic Heart Failure. Pediatr Crit Care Med. 2016; 17(3 Suppl 1):S20-34.

Stape A, Bousso A, Gilio AE et al. Manual de normas: terapia intensiva pediátrica. 2. ed. São Paulo: Sarvier; 2011.

Teitel D. Recognition os undiagnosed neonatal heart disease. Clin Perinatol. 2016; 43(1):81-98.

Tume SC, Goldberg J, Molossi S et al. Pharmacologic approach to heart failure in children. Curr Cardiol Rev. 2016; 12(2):117-20.

Zhu Y, Xu H, Zhu X et al. Association between cardiothoracic ratio, left ventricular size and systolic function in patients undergoing computed tomography coronary angiography. Exp Ther Med. 2014; 8(6):1757-63.

PARTE

12 Doenças Gastrintestinais

Seção A | Abdome Inflamatório

99 Diarreia Aguda, *444*

100 Apendicite Aguda, *448*

101 Peritonite, *451*

102 Colecistite Aguda, *453*

103 Pancreatite, *455*

104 Tiflite, *457*

105 Enterocolite Necrosante, *459*

Seção B | Afecção Hepática Aguda

106 Hepatites Virais Agudas, *463*

107 Afecção Hepática Aguda Fulminante, *465*

Seção C | Hemorragias Digestivas

108 Hemorragia Digestiva Alta, *467*

109 Hemorragia Digestiva Baixa, *470*

Seção D | Abdome Obstrutivo

110 Abdome Obstrutivo | Estenose Hipertrófica de Piloro, Invaginação, Vólvulo Intestinal e Bridas, *473*

Seção A | Abdome Inflamatório

99 Diarreia Aguda

Marcela Salum D'Alessandro • Ricardo Katsuya Toma

⬦ DEFINIÇÃO

Síndrome de má absorção de água e aumento da secreção predominantemente de água e eletrólitos, de etiologia presumivelmente infecciosa, potencialmente autolimitada, com duração de até 14 dias. Do ponto de vista clínico, é definida pela ocorrência de três ou mais evacuações amolecidas ou líquidas nas últimas 24 horas.

⬦ ETIOLOGIA

- Vírus: rotavírus, adenovírus, norovírus, coronavírus e astrovírus
- Bactérias: *Escherichia coli* enteropatogênica clássica, *E. coli* enterotoxigênica, *E. coli* enteremorrágica, *E. coli* enterinvasiva, *E. coli* enteragregativa, *Aeromonas* spp., *Pleisiomonas* spp., *Salmonella* spp., *Shigella* spp., *Campylobacter jejuni*, *Vibrio cholerae* e *Yersinia* spp.
- Parasitos: *Entamoeba histolytica*, *Giardia lamblia*, *Cryptosporidium* spp. e *Isospora* spp.

A investigação da etiologia da diarreia aguda não é obrigatória em todos os casos, devendo ser realizada nos casos graves e nos pacientes hospitalizados.

⬦ QUADRO CLÍNICO | EXAME FÍSICO

Doença diarreica aguda pode ser entendida como um episódio diarreico de início abrupto com aumento no volume e/ou na frequência de evacuações. Apesar de a definição de diarreia aguda considerar o limite máximo de duração de 14 dias, a maioria dos casos resolve-se em até 7 dias. A doença diarreica costuma apresentar evolução autolimitada, mas pode ter consequências graves, como desidratação, desnutrição energético-proteica e óbito.

Durante o exame físico, é importante avaliar o estado de hidratação, o estado nutricional, o estado de alerta (ativo, irritável, letárgico), a capacidade de beber e a diurese. Vale ressaltar que, a partir desses achados clínicos, são definidas as condutas a serem adotadas. Apesar de existirem outras estratégias para avaliar o estado de hidratação, a proposta da Organização Mundial da Saúde (OMS), também adotada pelo Ministério da Saúde, deve continuar sendo empregada (Tabela 99.1).

⬦ CRITÉRIOS DIAGNÓSTICOS

O diagnóstico é definido de acordo com os achados da avaliação do estado de hidratação, conforme apresentado na Tabela 99.1.

⬦ ABORDAGEM E CONDUÇÃO CLÍNICA

Após estabelecido o diagnóstico do estado de hidratação, deve ser seguido esquema de tratamento (segundo a presença ou não de desidratação) em três categorias (Figura 99.1). Pacientes com diarreia aguda e hidratados devem ser tratados de acordo com o plano A. Pacientes com diarreia e desidratação de algum grau, de acordo com o plano B. Pacientes com diarreia e desidratação grave, por sua vez, conforme o plano C. As Tabelas 99.2 a 99.4 apresentam cada um desses planos.

▪ Manutenção da alimentação

A orientação correta dos pais e familiares é importante para evitar a desnutrição e corrigir erros alimentares. Deve-se orientar a manutenção

TABELA 99.1 Avaliação do estado de hidratação do paciente.

Etapas	A	B	C
Observar			
Estado geral	Bem, alerta	Irritado, intranquilo	Comatoso, hipotônico*
Olhos	Normais	Fundos	Muito fundos e secos
Lágrimas	Presentes	Ausentes	Ausentes
Sede	Bebe normalmente, sem sede	Sedento, bebe rápido e avidamente	Bebe mal ou não é capaz de beber*
Explorar			
Sinal da prega	Desaparece rapidamente	Desaparece lentamente	Desaparece muito lentamente (mais de 2 s)
Pulso	Cheio	Rápido, fraco	Muito fraco ou ausente*
Decidir			
–	**Sem sinais de desidratação**	Se apresentar dois ou mais sinais: **com desidratação**	Se apresentar dois ou mais sinais, incluindo pelo menos um dos destacados com asterisco (*): **desidratação grave**
Tratar			
–	Usar plano A	Usar plano B (pesar o paciente)	Usar plano C (pesar o paciente)

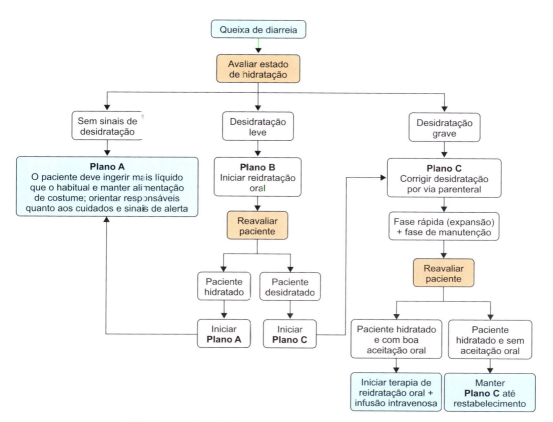

FIGURA 99.1 Sequência de decisões em caso de diarreia aguda.

TABELA 99.2 Plano A | Tratamento domiciliar.

Ingerir mais líquidos que o habitual
- Água mineral, água de arroz, sopas, sucos sem açúcar de adição e soro de hidratação oral após cada evacuação líquida:
  - 10 mℓ/kg naqueles com menos de 10 anos de idade (50 a 100 mℓ em < 1 ano; 100 a 200 mℓ em 1 a 10 anos)
  - À vontade naqueles com mais de 10 anos de idade

Manter alimentação de costume
- Manter o aleitamento materno e a alimentação habitual da criança para evitar desnutrição

Orientações para os cuidadores
- Preparar o soro de hidratação oral
- Reconhecer os sinais de desidratação (boca seca, choro sem lágrimas e diminuição da diurese)
- Fomentar higienização das mãos, dos utensílios e dos alimentos

Orientações e sinais de alerta
- Retornar ao hospital em caso de: piora ou persistência da diarreia, vômito constante, sede intensa, recusa alimentar, sangue nas fezes e diminuição da diurese

---

TABELA 99.3 Plano B | Terapia de reidratação oral (SRO) sob supervisão médica.

Objetivo
- Restaurar a hidratação do paciente

Durante a SRO
- Manter o aleitamento materno e suspender os demais alimentos

SRO
- Administrar soro de reidratação oral entre 50 e 100 mℓ/kg durante 4 a 6 h
- O volume pode ser ofertado de acordo com a sede do paciente e deve ser dado de modo contínuo até que o paciente esteja hidratado

Reavaliar o paciente
- Se o paciente estiver hidratado, iniciar plano A
- Se o paciente continuar desidratado, considerar sonda nasogástrica (gastróclise)
- Se o paciente evoluir para desidratação grave, iniciar plano C

Reiniciar alimentação
- Após o paciente estar hidratado, a alimentação deve ser iniciada ainda no centro de saúde para observar a aceitação e orientar os cuidadores

---

TABELA 99.4 Plano C | Fase rápida e fase de manutenção e reposição.

Objetivo
- Corrigir a desidratação grave por via parenteral

Indicações
Desidratação grave, contraindicação de hidratação oral (íleo paralítico, abdome agudo, alteração do estado de consciência ou convulsões), choque hipovolêmico

Fase rápida (de expansão)
- Recém-nascidos ou cardiopatas: soro fisiológico 0,9% (SF 0,9%), 10 mℓ/kg em 30 min
- Menores de 5 anos: SF 0,9%, 20 mℓ/kg em 30 min
- Maiores de 5 anos: SF 0,9%, 30 mℓ/kg em 30 min ou 70 mℓ/kg de Ringer lactato em 2,5 h

Fase de manutenção (em 24 h)
- Soro glicosado a 5% + SF 0,9% (4:1):
  - Peso até 10 kg: 100 mℓ/kg
  - Peso entre 10 e 20 kg: 1.000 mℓ + 50 mℓ por kg acima de 10 kg
  - Peso > 20 kg: 1.500 mℓ + 20 mℓ por kg acima de 20 kg
- KCl 19,1%: 2,5 mEq/kg/dia (25 mEq/ℓ/dia)

Fase de manutenção (reposição)
- Soro glicosado a 5% + soro fisiológico a 0,9% (1:1): 50 mℓ/kg/dia, podendo alterar conforme as perdas ao longo do dia

Quando encerrar hidratação parenteral
- Assim que em condições de aceitação de líquido por via oral, iniciar terapia de reidratação oral mantendo infusão intravenosa
- Quando a aceitação por via oral for suficiente para manter-se hidratado, a infusão intravenosa pode ser suspensa

Tempo de observação na unidade de saúde
- 6 h

---

da alimentação habitual da criança, aumentar o aporte de líquidos e evitar o consumo de sucos, doces e frituras. Não há indicação de leite sem lactose na diarreia aguda. De acordo com a OMS, os pacientes hospitalizados devem receber 110 kcal/kg/dia.

▪ Terapia medicamentosa

Zinco. A OMS e o Ministério da Saúde preconizam a reposição de zinco nas crianças com menos de 5 anos de idade em países onde há risco de deficiência, pois está associado à redução da duração da diarreia e à prevenção de novos

CAPÍTULO 99 • Diarreia Aguda 447

episódios. A dose para menores de 6 meses é de 10 mg, e de 20 mg para maiores de 6 meses, durante 10 a 14 dias.

Antibióticos. O uso de antibióticos não está recomendado de rotina na diarreia aguda. Está recomendado em: disenteria com comprometimento do estado geral, cólera, pacientes imunossuprimidos, portadores de prótese, sinais de disseminação extraintestinal, infecção comprovada por *G. lambia* ou *E. histolytica*. São considerados imunodeprimidos os bebês menores de 3 meses de idade, desnutridos graves, imunodeficientes primários ou secundários, em uso de corticoide ou imunossupressores, portadores de

asplenia anatômica ou funcional (portador de doença falciforme), portador de doença inflamatória intestinal ou acloridria. A Tabela 99.5 apresenta os esquemas de antibioticoterapia na diarreia aguda.

Probióticos. Não há evidência de que os probióticos diminuam as perdas na diarreia. No entanto, determinadas cepas, conforme demonstrado em ensaios clínicos duplos-cegos, controlados por placebo e metanálises, proporcionam redução de aproximadamente 24 horas na média da duração da diarreia aguda. As cepas que demonstraram evidências suficientes e que foram recomendadas pela European Society for

TABELA 99.5 Antibioticoterapia em caso de diarreia aguda.

Patógeno	Indicação de antibioticoterapia	Droga de primeira escolha
Shigella spp.	Suspeita ou comprovação da infecção	Azitromicina (12 mg/kg por 1 dia, seguido de 6 mg/kg por 4 dias)
Salmonella spp. (não tifoide)	Somente para crianças de alto risco,* para reduzir a possibilidade de bacteremia e infecções extraintestinais	Ceftriaxona (50 a 100 mg/kg/dia)
Campylobacter spp.	Somente nos casos de disenteria, é mais eficaz quando iniciado até o terceiro dia de doença	Azitromicina (10 mg/kg por 3 dias ou dose única de 30 mg/kg)
Escherichia coli (produtora de Shiga toxina)	Antibioticoterapia **NÃO RECOMENDADA**, pelo risco de evolução para síndrome hemolítico-urêmica	–
Escherichia coli Enterotoxigênica	Tratamento recomendado (principalmente na diarreia do viajante)	Azitromicina (10 mg/kg por 3 dias)
Vibrio cholerae	Tratamento recomendado em casos confirmados, ou suspeitos com histórico de viagem para áreas de risco	Azitromicina (10 mg/kg por 3 dias ou dose única de 20 mg/kg)
Clostridium difficile	Tratamento recomendado em casos moderados ou graves	Metronidazol (30 mg/kg/dia por 10 dias)
Giardia lamblia	Tratamento recomendado se houver evidência de papel ativo em produzir os sintomas	Metronidazol (10 mg/kg/dia por 7 a 10 dias)
Entamoeba histolytica	Tratamento recomendado em casos confirmados, com histórico de viagem para áreas de risco	Metronidazol (30 mg/kg/dia por 10 dias)
Cryptosporidium	Tratamento recomendado em crianças malnutridas ou portadoras de HIV	Nitazoxanida 1 a 3 anos: 100 mg, 2 vezes/dia, por 3 dias 4 a 11 anos: 200 mg, 2 vezes/dia, por 3 dias > 12 anos: 500 mg, 2 vezes/dia, por 3 dias

*São considerados **grupos de risco**: menores de 3 meses de idade, desnutridos graves, imunodeficientes primários ou secundários, em uso de corticoide ou imunossupressores, portadores de asplenia anatômica ou funcional (portador de doença falciforme), portador de doença inflamatória intestinal ou acloridria. Adaptado de ESPGHAN: European Society for Paediatric Gastroenterology, Hepatology and Nutrition.

Paediatric Gastroenterology, Hepatology and Nutrition (ESPGHAN) e pela diretriz ibero-latino-americana para o tratamento coadjuvante da diarreia aguda são: *Lactobacillus rhamnosus GG, Saccharomyces boulardii* e *Lactobacillus reuteri DSM 17938*.

Antieméticos. Segundo a OMS, os antieméticos não devem ser usados no tratamento da diarreia aguda, pois os vômitos tendem a desaparecer com a correção da desidratação. O Ministério da Saúde não menciona o uso de antieméticos; no entanto, eles podem ser necessários em algumas situações. A ESPGHAN considera que a ondansetrona pode reduzir a frequência de vômitos, a necessidade de hidratação intravenosa e o tempo de internação hospitalar. A diretriz ibero-latino-americana recomenda administração de ondansetrona para os pacientes com diarreia aguda associada a vômitos frequentes.

BIBLIOGRAFIA

Brasil. Ministério da Saúde. Manejo do paciente com diarreia. Disponível em: http://bvsms.saude.gov.br/bvs/cartazes/manejo_paciente_diarreia_cartaz.pdf.

Fernandes EG, Leshem E, Patel M et al. Hospital-based surveillance of intussusception among infants. J Pediatr (Rio J). 2016; 92:181-7.

Guarino A, Ashkenazi S, Gendrel D et al.; European Society for Pediatric Gastroenterology, Hepatology, and Nutrition; European Society for Pediatric Infectious Diseases. European Society for Pediatric Gastroenterology, Hepatology, and Nutrition/European Society for Pediatric Infectious Diseases evidence-based guidelines for the management of acute gastroenteritis in children in Europe: update 2014. J Pediatr Gastroenterol Nutr. 2014; 59(1):132-52.

Organización Mundial de la Salud (OMS). Tratamiento clínico de la diarrea aguda. Geneva: OMS; 2004. Disponível em: www.who.int/maternal_child_adolescent/documents/who_fch_cah_04_7/es.

Salazar-Lindo E, Polanco-Allué I, Gutiérrez-Castrellón P; Grupo Ibero-Latinoamericano sobre el Manejo de la Diarrea Aguda (GILA). Guía de práctica clínica ibero-latinoamericana sobre el manejo de la gastroenteritis aguda en menores de 5 años: tratamiento farmacológico. An Pediatr (Barc). 2014; 80(Supl 1):15-22.

Sociedade Brasileira de Pediatria (SBP). Guia Prático de Atualização do Departamento Científico de Gastroenterologia. Rio de Janeiro: SBP; 2017.

Szajewska H, Guarino A, Hojsak I et al. Use of probiotics for management of acute gastroenteritis: a position paper by the ESPGHAN Working Group for Probiotics and Prebiotics. J Pediatr Gastroenterol Nut. 2014; 58:531-9.

World Health Organization (WHO). Ending preventable child deaths from pneumonia and diarrhoea by 2005. Geneva: WHO; 2013.

World Health Organization (WHO). The treatment of diarrhoea: a manual for physicians and other senior health workers. Geneva: WHO; 2005.

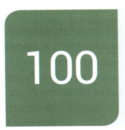

100 Apendicite Aguda

Ana Cristina Aoun Tannuri

DEFINIÇÃO

A inflamação aguda do apêndice cecal constitui a causa mais comum de abdome agudo na criança. A doença pode incidir em qualquer idade, mas é mais comum entre 3 e 18 anos de idade. É importante conhecer a sintomatologia e os sinais clínicos da apendicite aguda porque seu diagnóstico é eminentemente clínico, e os exames complementares por vezes não auxiliam na correta condução da criança com suspeita dessa doença.

ETIOLOGIA

A causa da apendicite aguda ainda é desconhecida. No entanto, em alguns casos, é observada a obstrução do lúmen apendicular por um fecálito como fator desencadeante dos eventos inflamatórios e infecciosos. Em decorrência dessa obstrução, acumulam-se secreções no lúmen apendicular, com distensão aguda da víscera, aumento da pressão intraluminal, isquemia, necrose e perfuração da víscera, com extravasamento do conteúdo para a cavidade peritoneal e consequente peritonite.

QUADRO CLÍNICO | EXAME FÍSICO

O quadro clínico clássico é o de dor de início insidioso, no epigástrio ou na região periumbilical, com vômitos ou apenas náuseas. Depois, a dor é sentida na fossa ilíaca ou no flanco direito, ocorre localização do processo infeccioso e o quadro torna-se típico. Em alguns casos, a dor é do tipo difusa, inespecífica, em cólica e nunca se torna localizada. Habitualmente surge febre, entre 37,5 e 38°C, e alguns casos apresentam evolução afebril nas fases iniciais. Temperaturas mais altas (38,5 a 39°C) são pouco frequentes no início, ocorrendo apenas nas fases tardias, com peritonite difusa ou grandes abscessos.

O exame clínico costuma selar o diagnóstico. A criança tende a se movimentar pouco e a marcha, em geral, é lenta e cautelosa. Quando a criança está muito agitada e a dor é em cólica, geralmente não se trata de apendicite aguda. À palpação do abdome, nota-se que existem sinais de dor na fossa ilíaca ou no flanco direito. Nos casos de peritonite difusa, ocorre rigidez de parede abdominal e dor intensa. À percussão e à descompressão brusca, a criança exibe dor. No entanto, em alguns casos, esses sinais característicos não estão presentes ao exame clínico.

Alguns comentários são importantes para o pediatra:

- **É comum haver diarreia, puxo ou tenesmo** na evolução da apendicite, em virtude do processo irritativo do peritônio pélvico. Muitas vezes, **esses sintomas são mal interpretados, levando o pediatra ao diagnóstico de gastrenterocolite**
- Também é comum surgirem **sintomas urinários baixos, principalmente disúria, inclusive com alterações no exame do sedimento urinário, que induzem ao diagnóstico errôneo de infecção urinária**. Deve-se salientar que em crianças saudáveis, sem alterações prévias do sistema urinário, principalmente meninos, a ocorrência de infecção urinária não é habitual e nem esperada. Portanto, sempre que houver sintomas sugestivos de infecção urinária, o pediatra deve fazer a diferenciação diagnóstica com apendicite aguda

- Em crianças com menos de 4 a 5 anos de idade, em virtude da falta de informação, é comum o diagnóstico da apendicite aguda em fases mais adiantadas, quando há peritonite difusa ou abscesso, que se torna palpável. O apêndice de localização retrocecal, quando sofre processo inflamatório, também produz quadros poucos característicos, com pouca manifestação peritoneal e mais dores em região lombar direita.

EXAMES COMPLEMENTARES

Os exames subsidiários pouco ajudam na confirmação diagnóstica. A ultrassonografia exibe alterações em fases mais adiantadas da doença, quando pode mostrar bloqueios, abscessos, líquido livre na cavidade peritoneal ou no fundo de saco pélvico. Em fases iniciais, alterações discretas na espessura da parede do apêndice têm pouca importância no diagnóstico de apendicite. Por outro lado, a ultrassonografia pode ser útil nas fases iniciais da doença em meninas e adolescentes para o diagnóstico diferencial com afecções ginecológicas, como cisto de ovário torcido, ruptura de folículo ovariano, ou mesmo gravidez ectópica rota. No período pós-operatório, a ultrassonografia pode ser útil para o diagnóstico dos abscessos intraperitoneais. A radiografia simples do abdome não fornece imagens características nas fases iniciais da apendicite aguda. Nas fases mais avançadas, em que o diagnóstico é facilmente realizado por exame clínico, podem ser observados bloqueios de alças e sinais de peritonite ou suboclusão intestinal. O achado radiográfico de imagem radiopaca na fossa ilíaca direita corresponde à presença do fecálito e constitui um dado sugestivo, porém é pouco frequente e não patognomônico.

O hemograma pode revelar leucocitose com desvio para a esquerda, mas tal fenômeno é inespecífico, podendo ocorrer em qualquer processo infeccioso bacteriano. Por outro lado, é comum o hemograma não sofrer qualquer tipo de alteração em quadros clinicamente característicos.

A tomografia computadorizada também pode ser de pouca valia nas fases iniciais, e sempre deve ser ponderado o risco da eventual anestesia geral para sua realização, a administração de contraste intravenoso e a grande radiação à qual a criança é submetida.

Não são raros os casos de dúvida diagnóstica. O médico está autorizado, portanto, a aguardar um período de 12 a 48 horas, até que o quadro clínico seja mais evidente. Idealmente, esse período de observação deve ser realizado com a criança internada. Na persistência da dúvida, pode-se indicar a exploração cirúrgica. Como consequência, é perfeitamente aceitável um erro diagnóstico entre 5 e 10% de "apendicectomias brancas", em que o cirurgião realiza a exploração cirúrgica e encontra um apêndice normal.

DIAGNÓSTICO DIFERENCIAL

- Gastrenterocolite aguda
- Constipação intestinal
- Adenite mesentérica
- Infecção urinária
- Diverticulite de Meckel
- Cisto de ovário torcido
- Ruptura de folículo ovariano ("dor do meio")
- Inflamação pélvica em meninas
- Gravidez ectópica rota em adolescentes
- Colecistite aguda
- Pneumonia ou derrame pleural
- Crise de falcização
- Púrpura de Henoch-Schönlein
- Síndrome hemolítico-urêmica
- Contratura da parede abdominal após traumatismos.

ABORDAGEM E CONDUÇÃO CLÍNICA

A apendicite aguda é de indicação cirúrgica após estabilização clínica do paciente. Não se justifica qualquer conduta inovadora clínica, com base em antibioticoterapia para "esfriar" o processo infeccioso. A cirurgia deve visar à retirada do apêndice inflamado e à completa limpeza da cavidade peritoneal, para remoção de pus e fibrina. Nestes casos, indica-se também a administração de antibióticos de largo espectro com o objetivo de se evitarem as complicações infecciosas pós-operatórias: abscessos de incisão ou intraperitoneais. Uma associação de antimicrobianos muito usada na prática e que tem se revelado muito eficaz consiste na administração intravenosa de aminoglicosídio, ampicilina e metronidazol (ou clindamicina). Quando o processo está em fase inicial, sem peritonite, a antibioticoterapia é dispensável.

A Figura 100.1 resume as condutas a serem tomadas na suspeita de apendicite aguda.

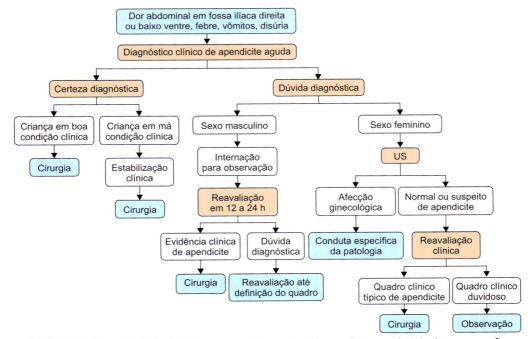

FIGURA 100.1 Sequência de decisões em caso de suspeita de apendicite aguda. US: ultrassonografia.

BIBLIOGRAFIA

Kessler U, Mosbahi S, Walker B et al. Conservative treatment versus surgery for uncomplicated appendicitis in children: a systematic review and meta-analysis. Arch Dis Child. 2017; 102(12):1118-24.

Martin AE, Vollman D, Adler B et al. CT scans may not reduce the negative appendectomy rate in children. J Pediatr Surg. 2004; 39(6):886-90.

Rentea RM, St Peter SD. Contemporary management of appendicitis in children. Adv Pediatr. 2017; 64(1):225-51.

Stringer MD. Acute appendicitis. J Paediatr Child Health. 2017; 53(11):1071-6.

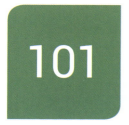

101 Peritonite
Gabriela Pinto

DEFINIÇÃO

É uma infecção do líquido ascítico previamente estéril, que representa uma patologia grave, comum em pacientes cirróticos ou com síndrome nefrótica. O atraso no diagnóstico está associado a elevada morbimortalidade.

ETIOLOGIA

Pode ser classificada em primária (espontânea) e secundária (quando ocorre perda da integridade da barreira mucosa). A primária é conhecida como peritonite bacteriana espontânea.

Os principais agentes etiológicos são bacterianos: *Escherichia coli*, *Klebsiella pneumoniae* (cerca de 43% dos casos), *Streptococcus pneumoniae* (ou outras espécies de *Streptococcus*), Enterobacteriaceae e *Staphylococcus* spp.

QUADRO CLÍNICO | EXAME FÍSICO

Febre, dor abdominal, alteração do nível de consciência, sensibilidade abdominal, diarreia, íleo paralítico, hipotensão e hipotermia.

EXAMES COMPLEMENTARES

- Hemograma, hemocultura, eletrólitos, função renal, proteína C reativa
- O líquido ascítico deve ser obtido por paracentese e avaliado conforme os critérios diagnósticos descritos a seguir. Esta análise pode chegar a 95% de sensibilidade e especificidade.

CRITÉRIOS DIAGNÓSTICOS

- Proteína < 3,5 g/ℓ
- Polimorfonucleares ≥ 250 por mm^3
- pH < 7,35
- Lactato > 25 mg/dℓ
- Cultura
- Gram.

ABORDAGEM E CONDUÇÃO CLÍNICA

A Figura 101.1 apresenta o fluxograma de decisão em caso de suspeita de peritonite.

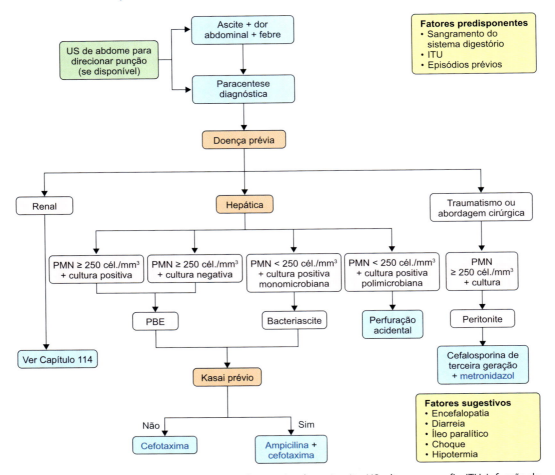

FIGURA 101.1 Sequência de decisões em caso de suspeita de peritonite. US: ultrassonografia; ITU: infecção do trato urinário; PMN: polimorfonucleares; PBE: peritonite bacteriana espontânea.

BIBLIOGRAFIA

Andreu M, Sola R, Sitges-Serra A et al. Risk factors for spontaneous bacterial peritonitis in cirrhotic patients with ascites. Gastroenterology. 1993; 104:1133-8.

Chinnock B, Hendey GW, Minnigan H et al. Clinical impression and ascites appearance do not rule out bacterial peritonitis. J Emerg Med. 2013; 44:903-9.

Denver JB, Sheikh MY. Review article: spontaneous bacterial peritonitis bacteriology, diagnosis, treatment, risk factors and prevention. Aliment Pharmacol Ther. 2015; 41:1116-31.

Johnson CC, Baldessarre J, Levison ME. Peritonitis: update on pathophysiology, clinical manifestations, and management. Clin Infect Dis. 1997; 1035-45.

Karvellas CJ, Abraldes JG, Arabi YM et al. Appropriate and timely antimicrobial therapy in cirrhotic patients with spontaneous bacterial peritonitis-associated septic shock: a retrospective cohort study. Aliment Pharmacol Ther. 2015; 41:747-57.

Kim JJ, Tsukamoto MM, Mathur AK et al. Delayed paracentesis is associated with increased in-hospital mortality in patients with spontaneous bacterial peritonitis. Am J Gastroenterol. 2014; 109:1436-42.

Martins HS, Damasceno MCT, Awadaa SB. Pronto-socorro: medicina de emergência. 2. ed. Barueri: Manole; 2013.

McHutchison JG, Runyon BA. Spontaneous bacterial peritonitis. In: Surawicz CM, Owen RL (Eds.). Gastrointestinal and hepatic infections. Philadelphia: WB Saunders; 1994.

Osifo OD, Ogiemwonyi SO. Peritonitis in children: our experience in Benin City, Nigeria. Surg Infect (Larchmt). 2011; 12(2):127-30.

Such J, Runyon BA. Spontaneous bacterial peritonitis. Clin Infect Dis. 1998; 27:669-74.

Wong CL, Holroyd-Leduc J, Thorpe KE et al. Does this patient have bacterial peritonitis or portal hypertension? How do I perform a paracentesis and analyze the results? JAMA. 2008; 299:1166-78.

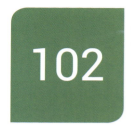

Colecistite Aguda

Guilherme F. Paganoti

DEFINIÇÃO

A doença calculosa de via biliar é incomum na infância. No entanto, com a maior disponibilidade da ultrassonografia, a identificação de colelitíase tem se tornado mais frequente.

Colecistite aguda é definida como inflamação da vesícula biliar geralmente causada por obstrução no infundíbulo e/ou ducto cístico. Quando ocorre a obstrução da via de drenagem da vesícula biliar, há aumento da pressão intravesicular (devido à produção contínua de muco), ocasionando estase venosa e arterial com isquemia da parede, o que pode levar a necrose com perfuração.

ETIOLOGIA

Doença calculosa de vesícula biliar, também denominada colelitíase, destaca-se como principal etiologia. Dentre os fatores de risco para a doença calculosa e, consequentemente, para colecistite aguda, destacam-se: prematuridade, doenças hemolíticas, doenças intestinais disabsortivas (síndrome do intestino curto, doença de Crohn), dilatação congênita de via biliar, displasia broncopulmonar, fibrose cística, uso prolongado de antibiótico e diurético, nutrição parenteral prolongada e doença congênita cardíaca.

QUADRO CLÍNICO | EXAME FÍSICO

Inicialmente, há queixa de dor em epigástrio e quadrante superior direito. À medida que o processo inflamatório agrava-se, a dor pode migrar para hipocôndrio direito, tornar-se contínua e evoluir para irritação peritoneal. Náuseas, vômitos e anorexia são queixas frequentes. Sepse pode ser a manifestação em casos mais avançados.

Ao exame físico, podem ser encontradas taquicardia, febre e queda do estado geral. A interrupção da respiração profunda por dor quando se palpa o hipocôndrio direito é um achado clássico da colecistite aguda (sinal de Murphy).

EXAMES COMPLEMENTARES

Laboratorialmente, podem-se encontrar leucocitose, elevações discretas de aspartato aminotransferase (AST), alanina aminotransferase (ALT), fosfatase alcalina (FA) e gamaglutamiltransferase (GGT), e, em alguns casos, aumento das bilirrubinas. A ultrassonografia de abdome consegue, na maioria dos casos, diagnosticar o cálculo impactado e o processo inflamatório perivesicular, consolidando-se como o exame complementar inicial a ser feito (Figura 102.1). Como recursos alternativos, podem ser usadas a cintigrafia, a colangiorressonância e a tomografia computadorizada. Quando são evidenciados múltiplos cálculos no interior da vesícula a colecistectomia se faz necessária (Figura 102.2).

DIAGNÓSTICO DIFERENCIAL

- Cólica biliar, doença calculosa de vesícula biliar
- Síndrome dispéptica
- Úlcera gástrica, úlcera duodenal
- Apendicite aguda
- Pancreatite.

ABORDAGEM E CONDUÇÃO CLÍNICA

A Figura 102.3 apresenta o fluxograma de atendimento ao paciente com colecistite aguda.

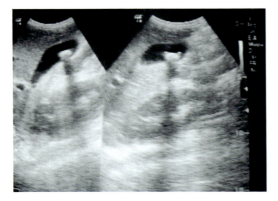

FIGURA 102.1 Imagem ultrassonográfica evidenciando cálculo no interior da vesícula biliar.

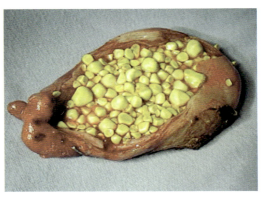

FIGURA 102.2 Peça cirúrgica de colecistectomia evidenciando múltiplos cálculos no interior da vesícula.

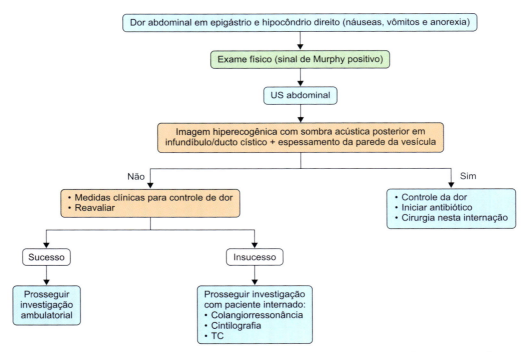

FIGURA 102.3 Sequência de decisões em caso de colecistite aguda. US: ultrassonografia; TC: tomografia computadorizada.

BIBLIOGRAFIA

Jeanty C, Derderian SC, Courtier J et al. Clinical management of infantile cholelithiasis. J Pediatr Surg. 2015; 50(8):1289-92.

Knab LM, Boller AM, Mahvi DM. Cholecystitis. Surg Clin North Am. 2014; 94(2):455-70.

Svensson J, Makin E. Gallstone disease in children. Semin Pediatr Surg. 2012; 21(3):255-65.

Tannuri AC, Leal AJ, Velhote MC et al. Management of gallstone disease in children: a new protocol based on the experience of a single center. J Pediatr Surg. 2012; 47(11):2033-8.

Tannuri U. Doenças cirúrgicas da criança e do adolescente (Coleção Pediatria – Instituto da Criança HC-FMUSP). Barueri: Manole; 2010.

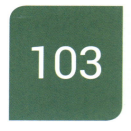

103 Pancreatite

Guilherme F. Paganoti

▼ DEFINIÇÃO

É um processo inflamatório súbito da glândula retroperitoneal que compromete os ácinos pancreáticos. Pode acometer, além do próprio parênquima, tecidos peripancreáticos ou sistêmicos. O processo inflamatório pode ocorrer tanto de modo isolado quanto em surtos recorrentes.

A pancreatite crônica é caracterizada por agressões contínuas ao pâncreas, levando a destruição de sua estrutura anatômica com disfunção endócrino-exócrina e fibrose do órgão.

▼ ETIOLOGIA

O processo inflamatório desencadeado na pancreatite causa a autodigestão do próprio órgão. A lesão celular ocorre após a ativação do tripsinogênio e migração de macrófagos e neutrófilos. Desta maneira, outras enzimas digestivas são ativadas dentro do pâncreas, destruindo o órgão.

Na população pediátrica, destacam-se como causas de pancreatite aguda:

- Traumatismo
- Infecções virais
- Doença calculosa de via biliar
- Alterações anatômicas, como os cistos de colédoco e o pâncreas *divisum*
- Medicamentos.

Em alguns casos, não se descobre a causa (idiopática).

Na lesão crônica do pâncreas, as principais causas são doenças genéticas, erros inatos do metabolismo, alterações anatômicas (pâncreas *divisum*), fibrose cística e doenças autoimunes.

▼ QUADRO CLÍNICO | EXAME FÍSICO

A manifestação clínica mais marcante na pancreatite aguda é a dor abdominal, em epigástrio, de forte intensidade e, muitas vezes, irradiada para o dorso. Além do quadro doloroso, o paciente pode apresentar náuseas e vômitos persistentes e de difícil controle sintomático.

Ao exame físico, notam-se dor à palpação de epigástrio, distensão abdominal e redução dos ruídos hidroaéreos. Nos casos mais graves pode haver sinais e sintomas sistêmicos, como taquicardia, hipotensão, taquipneia e rebaixamento do nível de consciência. Os clássicos sinais semiológicos de Cullen (equimose periumbilical) e Gray-Tunner (equimose em flancos) são encontrados em casos graves de pancreatite com transformação hemorrágica retroperitoneal.

Na pancreatite crônica, a dor abdominal em epigástrio com irradiação para o dorso, associada a náuseas e vômitos, também é a principal queixa. À medida que ocorre a deterioração dos ácinos pancreáticos, o paciente evolui com quadro de esteatorreia, deficiência de vitaminas lipossolúveis, emagrecimento, intolerância à glicose e diabetes melito.

▼ EXAMES COMPLEMENTARES

Elevação dos valores séricos de lipase e amilase algumas horas após o início da sintomatologia é suficiente para o diagnóstico, sendo a lipase o exame mais sensível. Leucocitose, elevação de proteína C reativa, hematócrito alto por hemoconcentração e sequestros para terceiro espaço, hipocalcemia, hiperglicemia e hiperbilirrubinemia também podem ser encontrados na pancreatite aguda.

A ultrassonografia é um exame de fácil acesso e com baixa morbidade, tornando-se útil para o diagnóstico. No entanto, devido à distensão gasosa, limitações técnicas podem dificultar o exame.

A tomografia computadorizada de abdome com contraste é o padrão-ouro na fase inicial, sendo útil para predizer a gravidade. Outra opção seria a ressonância magnética.

Na pancreatite crônica, os níveis de amilase e lipase podem ser normais, e o diagnóstico laboratorial é feito por meio de teste de função exócrina pancreática. Dosagem de glicemia, insulina e hemoglobina glicada podem auxiliar no diagnóstico das disfunções endócrinas do pâncreas.

◼ DIAGNÓSTICO DIFERENCIAL

- Colecistopatia calculosa
- Gastrite, úlcera gástrica
- Gastrenterocolites
- Hepatites
- Intoxicações exógenas.

◼ ABORDAGEM E CONDUÇÃO CLÍNICA

A Figura 103.1 apresenta o fluxograma de atendimento ao paciente com pancreatite aguda.

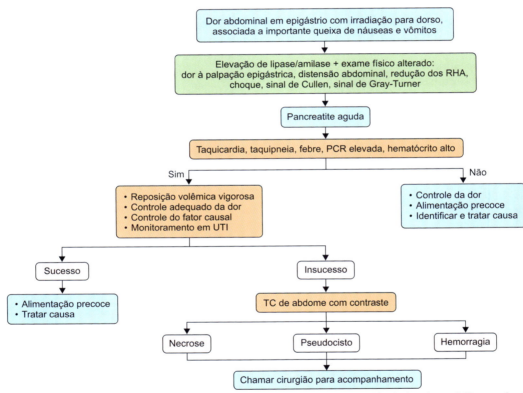

FIGURA 103.1 Sequência de decisões em caso de pancreatite aguda. RHA: ruídos hidroaéreos; PCR: proteína C reativa; UTI: unidade de terapia intensiva; TC: tomografia computadorizada.

◼ BIBLIOGRAFIA

Abu-El-Haija M, Lowe ME. Pediatric pancreatitis: molecular mechanisms and management. Gastroenterol Clin North Am. 2018; 47(4):741-53.

Carroll JK, Herrick B, Gipson T et al. Acute pancreatitis: diagnosis, prognosis, and treatment. Am Fam Physician. 2007; 75(10):1513-20.

Hammad AY, Ditillo M, Castanon L. Pancreatitis. Surg Clin North Am. 2018; 98(5):895-913.

Tannuri U. Doenças cirúrgicas da criança e do adolescente (Coleção Pediatria – Instituto da Criança HC-FMUSP). Barueri: Manole; 2010.

Waller A, Long B, Koyfman A et al. Acute pancreatitis: updates for emergency clinicians. J Emerg Med. 2018; 55(6):769-79.

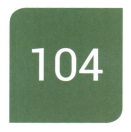

104 Tiflite

Danilo Yamamoto Nanbu

▼ DEFINIÇÃO

Também conhecida como enterocolite neutropênica, a tiflite é uma doença infecciosa intestinal grave e de alta mortalidade, que acomete principalmente pacientes oncológicos em quimioterapia. Sua progressão pode levar a necrose intestinal, hemorragia, perfuração e septicemia.

▼ ETIOLOGIA

Sua patogênese ainda não é completamente conhecida, podendo ter origem multifatorial, resultando da combinação de:

- Redução da capacidade imune em combater invasão bacteriana tecidual devido à neutropenia
- Lesão direta da mucosa intestinal pela quimioterapia
- Predileção pelo ceco por sua distensibilidade e menor vascularização.

Agentes etiológicos mais comuns são bacilos gram-negativos, cocos gram-positivos e anaeróbios. Dentre estes, *Clostridium* spp. estão associados a maior risco de septicemia.

▼ QUADRO CLÍNICO | EXAME FÍSICO

Pico de incidência 3 semanas após quimioterapia, apresentando classicamente a tríade de dor abdominal (tipicamente em quadrante inferior direito), febre e neutropenia. Outros sintomas incluem diarreia, mucosite, náuseas e vômito.

▼ EXAMES COMPLEMENTARES

Embora na pediatria o método de imagem de escolha ainda seja controverso, a tomografia computadorizada com contraste apresenta maiores sensibilidade e especificidade. É o principal exame para investigação de complicações e elucidação de diagnósticos diferenciais.

A ultrassonografia tem se mostrado útil na avaliação inicial e nos casos de baixa suspeita clínica. Alterações esperadas incluem espessamento de parede intestinal, ecogenicidade heterogênea pelo edema, necrose e/ou hemorragia, assim como redução de fluxo sanguíneo ao Doppler.

Além dos exames de imagem, também auxiliam no diagnóstico e conduta:

- Reação da cadeia de polimerase
- Hemograma completo (para avaliar neutropenia, anemia e plaquetopenia)
- Hemocultura
- Pesquisa ou cultura de *Clostridium* spp. nas fezes.

Fatores de pior prognóstico são leucócitos abaixo de 100 e espessamento de alça maior de 10 mm.

▼ CRITÉRIOS DIAGNÓSTICOS

- Neutropenia (neutrófilos < 500 células/$\mu\ell$)
- Dor abdominal
- Febre (> 38,3°C oral ou retal)
- Espessamento de parede de alça intestinal (> 4 mm de espessura e > 30 mm de extensão, em tomografia computadorizada ou ultrassonografia abdominal)
- Outros sintomas que auxiliam no diagnóstico: diarreia, náuseas, vômito e enterorragia.

▼ DIAGNÓSTICO DIFERENCIAL

- Doença do enxerto contra hospedeiro
- Apendicite
- Intussuscepção intestinal
- Recidiva tumoral
- Isquemia intestinal.

ABORDAGEM E CONDUÇÃO CLÍNICA

A Figura 104.1 apresenta o fluxograma de tomada de decisão em caso de suspeita de tiflite.

> **ATENÇÃO**
>
> Não se deve realizar enema ou colonoscopia se houver suspeita de tiflite, uma vez que a distensão de alças pode provocar perfuração ou hemorragia.

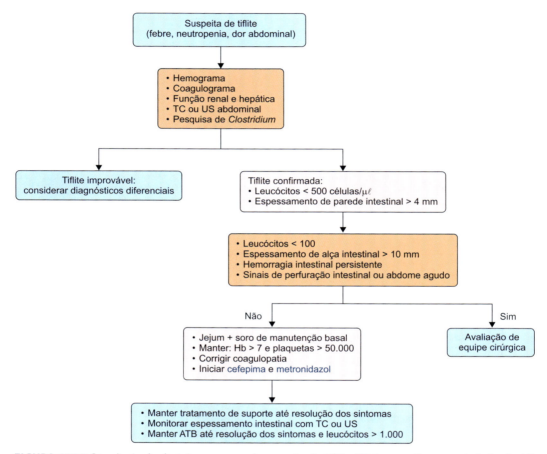

FIGURA 104.1 Sequência de decisões em caso de suspeita de tiflite. TC: tomografia computadorizada; US: ultrassonografia; Hb: hemoglobina; ATB: antibiótico.

BIBLIOGRAFIA

Altınel E, Yarali N, Isık P et al. Typhlitis in acute childhood leukemia. Med Princ Pract. 2012; 21(1):36-9.

Dietrich CF. Sonographic signs of neutropenic enterocolitis. World J Gastroenterol. 2006; 12(9):1397-402.

Katz JA, Wagner ML, Gresik MV et al. Typhlitis: an 18-year experience and postmortem review. Cancer. 1990; 65:1041-7.

Moran H, Yaniv I, Ashkenazi S et al. Risk factors for typhlitis in pediatric patients with cancer. J Pediatr Hematol Oncol. 2009; 31(9):630-4.

Nesher L, Rolston KVI. Neutropenic enterocolitis, a growing concern in the era of widespread use of aggressive chemotherapy. Clin Infect Dis. 2012; 56(5):711-7.

Sachak T, Arnold MA, Naini BV et al. Neutropenic Enterocolitis. Am J Surg Pathol. 2015; 39(12):1635-42.

Sloas MM, Flynn PM, Kaste SC et al. Typhlitis in children with cancer: a 30-year experience. Clin Infect Dis. 1993; 17(3):484-90.

Sundell N, Boström H, Edenholm M et al. Management of neutropenic enterocolitis in children with cancer. Acta Paediatrica. 2011; 101(3):308-12.

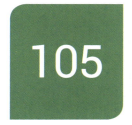

105 Enterocolite Necrosante
Maria Lúcia Pinho Apezzato • Fábio de Barros

◥ DEFINIÇÃO

Doença aguda inflamatória do sistema digestório de recém-nascidos, especialmente prematuros, caracterizada por necrose isquêmica, inicialmente da mucosa, mas que pode progredir e acometer toda a parede intestinal. É a emergência gastrintestinal mais comum em neonatos.

◥ ETIOLOGIA

A etiologia da enterocolite necrosante é multifatorial e controversa. Prematuridade com o baixo peso ao nascimento é o fator de risco mais importante para o desenvolvimento dessa doença. Há registros de que 85% dos pacientes acometidos têm menos de 28 semanas de gestação e 90% dos pacientes recebem dieta específica (Figuras 105.1 e 105.2). Insultos perinatais como hipoxia, hipotermia e alimentação baseada em fórmulas prejudicam a função de barreira do epitélio mucoso. Cerca de 1 semana após o nascimento, ocorre a colonização bacteriana do intestino do recém-nascido. Algumas bactérias ou fragmentos das mesmas ultrapassam a barreira epitelial e deflagram a resposta inflamatória. Acredita-se que o intestino imunologicamente imaturo da criança pré-termo responde exageradamente ao estímulo inflamatório, levando a consequências sistêmicas da agressão local, acometendo órgãos distantes, como o cérebro, e colocando em risco seu desenvolvimento neurológico.

O íleo terminal é o segmento intestinal mais comumente acometido, provavelmente devido ao seu tipo de vascularização, seguido pelo cólon. A enterocolite necrosante pode acometer múltiplos segmentos do intestino e, quando acomete mais de 75%, é classificada como enterocolite necrosante *totalis*.

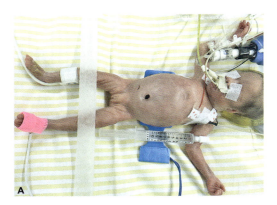
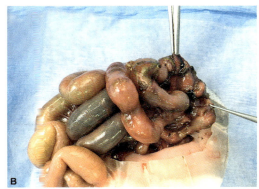

FIGURA 105.1 A. Criança prematura, de baixo peso, que desenvolveu enterocolite necrosante no 9º dia de vida, tendo necessitado de intervenção cirúrgica. **B.** Aspecto intraoperatório: perfuração intestinal no íleo terminal.

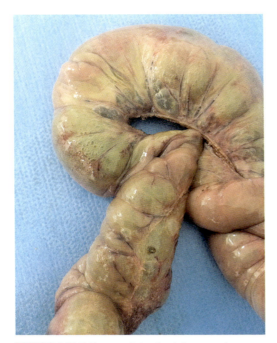

FIGURA 105.2 Necrose intestinal de prematuro que desenvolveu enterocolite necrosante. Aspecto intraoperatório da pneumatose intestinal.

◤ QUADRO CLÍNICO | EXAME FÍSICO

Ocorre preferencialmente em crianças entre 8 e 10 dias de vida. Os sinais e sintomas clássicos iniciais são:

- Instabilidade térmica
- Intolerância à dieta
- Distensão abdominal
- Diarreia
- Hematoquezia.

Os sinais avançados incluem:

- Eritema de parede abdominal
- Massa palpável ao exame abdominal
- Sinais sistêmicos:
  - Apneia
  - Letargia
  - Prejuízo da perfusão tecidual
  - Choque
  - Hipotensão
  - Coagulopatia de consumo.

A evolução da manifestação inicial para a doença avançada, com hipotensão, necessidade de suporte clínico intensivo e cirurgia, pode ocorrer em horas.

Em 1978, foi criada por Bell uma classificação para a avaliação e o acompanhamento de crianças com suspeita de enterocolite necrosante, usada ainda hoje (Tabela 105.1).

◤ EXAMES COMPLEMENTARES

Uma vez suspeitado o diagnóstico com base em história e exame clínico, a criança deve ser submetida a exames radiológicos seriados.

Os sinais radiológicos típicos incluem:

- Distensão gasosa de alças
- Espessamento da parede das alças intestinais
- Alças fixas ao exame seriado
- Ausência de gás no intestino (sinal relacionado com maior gravidade do que a distensão gasosa)
- Pneumatose intestinal
- Ar livre no abdome (sinal de doença avançada)
- Gás portal (pneumoporta).

A ultrassonografia também pode ser usada para verificar a viabilidade do intestino e a presença de pneumatose intestinal nos casos duvidosos, sendo até mais sensível para a detecção de gás portal quando comparada à radiografia.

◤ DIAGNÓSTICO DIFERENCIAL

- Íleo secundário à sepse neonatal
- Má rotação intestinal com vólvulo intestinal e outras malformações congênitas intestinais (p. ex., divertículo de Meckel, doença de Hirschsprung)
- Perfuração intestinal espontânea nos primeiros dias de vida não é associada à dieta e, pelo menos no início do quadro, não está relacionada com os efeitos sistêmicos tão característicos da enterocolite necrosante e está associada ao uso de indometacina e glicocorticoides (dexametasona e hidrocortisona)
- Doença isquêmica intestinal associada a anomalias cardíacas
- Enterocolite induzida por proteínas alimentares.

CAPÍTULO 105 • Enterocolite Necrosante **461**

TABELA 105.1 Classificação de Bell para avaliação e acompanhamento de crianças com suspeita de enterocolite necrosante (ECN).

Estágio	Classificação da ECN	Sinais sistêmicos	Sinais abdominais	Sinais radiográficos
IA	Suspeita	Instabilidade térmica, apneia, bradicardia, letargia	Resíduo gástrico, distensão abdominal, vômito, sangue oculto	Normal ou leve dilatação
IB	Suspeita	Idem IA	Hematoquezia macroscópica	Idem IA
IIA	Definitiva, comprometimento sistêmico leve	Idem IA	Idem IB, associados a ausência de ruídos abdominais	Distensão de alças, íleo paralítico e pneumatose intestinal
IIB	Definitiva, comprometimento sistêmico moderado	Idem IA, associados a acidose metabólica e trombocitopenia	Idem IIA, dor abdominal à palpação	Idem IIA + ascite
IIIA	Avançada, com intestino intacto	Idem IIB, associados a hipotensão, bradicardia, apneia grave, acidose mista, coagulação intravascular disseminada, neutropenia	Idem IIB, porém com sinais de peritonite, dor abdominal intensa e distensão abdominal	Idem IIA + ascite
IIIB	Avançada, intestino perfurado	Idem IIIA	Idem IIIA	Idem IIIA, associados a pneumoperitônio

◥ ABORDAGEM E CONDUÇÃO CLÍNICA

As medidas de prevenção incluem:

- Protocolos de alimentação: introdução de dieta enteral mínima, evitando períodos prolongados de jejum, porém com protocolos rígidos de introdução e progressão de dieta
- Uso de leite materno: medida comprovada para a prevenção da enterocolite necrosante.

- Probióticos: não há uma orientação formal para o seu uso nesses pacientes (considerando-se principalmente os riscos associados, como sepse). Sua administração deve restringir-se a protocolos institucionais controlados.

A Figura 105.3 apresenta o fluxograma para tomada de decisão nos casos de enterocolite necrosante.

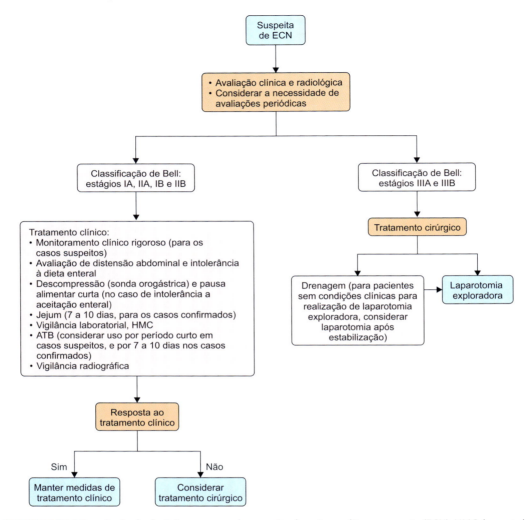

FIGURA 105.3 Sequência de decisões em caso de suspeita de enterocolite necrosante (ECN). HMC: hemocultura; ATB: antibiótico.

◣ BIBLIOGRAFIA

Bell MJ, Ternberg JL, Feigin RD et al. Neonatal necrotizing enterocolitis: therapeutic decisions based upon clinical staging. Ann Surg. 1978; 187:1-7.

Eaton S, Rees CM, Hall NJ. Current Research on the epidemiology, pathogenesis, and management of necrotizing enterocolitis. Neonatology. 2017; 111(4):423-30.

Lau CS, Chamberlain RS. Probiotic administration can prevent necrotizing enterocolitis in preterm infants: a meta-analysis. J Pediatr Surg. 2015; 50(8):1405-12.

Moss RL, Dimmitt RA, Barnhart DC et al. Laparotomy versus peritoneal drainage for necrotizing enterocolitis and perforation. N Engl J Med. 2006; 354(21):2225-34.

Neu J. Necrotizing enterocolitis: the mystery goes on. Neonatology. 2014; 106(4):289-95.

Neu J. Probiotics and necrotizing enterocolitis. Clin Perinatol. 2014; 41(4):967-78.

Neu J, Walker WA. Necrotizing enterocolitis. N Engl J Med. 2011; 364:255-64.

Shulhan J, Dicken B, Hartling L et al. Current knowledge of necrotizing enterocolitis in preterm infants and the impact of different types of enteral nutrition products. Adv Nutr. 2017; 8(1):80-91.

Seção B | Afecção Hepática Aguda

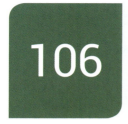

106 Hepatites Virais Agudas
Carlos Renato Yatuhara

◣ DEFINIÇÃO
Doenças infectocontagiosas, de notificação compulsória, com características clínicas e laboratoriais semelhantes e causadas por diferentes agentes etiológicos, com tropismo primário pelo tecido hepático.

◣ ETIOLOGIA
Vírus da hepatite: A (HAV), B (HBV), C (HCV), D (HDV) e E (HEV).
O modo de transmissão pode ser:

- Oral-fecal: HAV e HEV
- Parenteral, vertical e sexual: HBV, HCV e HDV.

◣ QUADRO CLÍNICO | EXAME FÍSICO
O quadro clínico pode ser bastante variável, desde assintomático até insuficiência hepática aguda:

- Sintomas inespecíficos: inapetência, náuseas, vômito, febre, dor abdominal, diarreia, letargia, artralgia
- Sintomas específicos: icterícia, acolia, colúria, hepatomegalia, encefalopatia
- Casos mais graves, levando à alteração da função hepática: encefalopatia hepática.

◣ EXAMES COMPLEMENTARES
- Avaliação de lesão do parênquima hepático: aspartato aminotransferase (AST), alanina aminotransferase (ALT)
- Avaliação da alteração da função hepática: bilirrubina total e frações (BTF), gamaglutamiltransferase (GGT), fosfatase alcalina (FA), coagulograma, proteínas totais e frações, glicose, amônia
- Sorologias virais
- Exames gerais: hemograma, hemocultura, função renal, gasometria venosa e eletrólitos.

◣ CRITÉRIOS DIAGNÓSTICOS
- História pregressa (importante investigar uso de medicações, substâncias hepatotóxicas e risco de intoxicação)
- Estado vacinal
- Epidemiologia
- Fatores de risco (importante investigar uso de drogas injetáveis, transfusões e atividade sexual)
- Condições de saneamento
- Viagens recentes
- Contato com pessoas doentes
- Antecedente familiar (importante investigar doenças autoimunes e consanguinidade)
- Quadro clínico
- Exame físico
- Elevação das aminotransferases: ALT geralmente é maior que AST
- Marcadores específicos para hepatite aguda.

■ Diagnóstico de insuficiência hepática aguda
- Ausência de doença hepática crônica
- Aumento de transaminases (geralmente mais de 10 vezes)
- Coagulopatia não corrigida com vitamina K
- Razão normalizada internacional (RNI) ≥ 1,5 ou tempo de protrombina (TP) ≥ 15 segundos associado a sinais de encefalopatia hepática ou RNI ≥ 2 ou TP ≥ 20 segundos.

DIAGNÓSTICO DIFERENCIAL

O diagnóstico diferencial das causas de hepatite aguda deve considerar as seguintes etiologias:

- Causas infecciosas
  - Citomegalovírus
  - Herpes-vírus simples
  - Vírus Coxsackie
  - Adenovírus
  - Vírus Epstein-Barr
  - Dengue
  - Febre amarela
  - Leptospirose
- Outras causas
  - Ingestão de substâncias hepatotóxicas (álcool, medicamentos etc.)
  - Doenças autoimunes
  - Doenças metabólicas
  - Causas indeterminadas.

ABORDAGEM E CONDUÇÃO CLÍNICA

A Figura 106.1 apresenta o fluxograma de tomada de decisão em caso de suspeita de hepatite aguda.

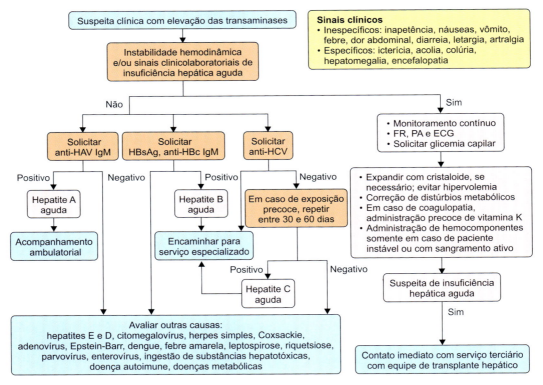

FIGURA 106.1 Sequência de decisões em caso de suspeita de hepatite aguda. FR: frequência respiratória; PA: pressão arterial; ECG: eletrocardiograma.

BIBLIOGRAFIA

Brasil. Ministério da Saúde. Hepatites virais: o Brasil está atento. 3. ed. Brasília: Ministério da Saúde; 2008.
Brasil. Ministério da Saúde. Manual técnico para o diagnóstico das hepatites virais. 2. ed. Brasília: Ministério da Saúde; 2018.
Centers for Disease Control and Prevention. Viral hepatitis. 2019. Disponível em: www.cdc.gov/hepatitis.
Ryder SD. ABC of diseases of liver, pancreas, and biliary system: acute hepatitis. BMJ. 2001; 322(7279):151-3.
Squires RH Jr. Acute liver failure in children. Semin Liver Dis. 2008; 28(2):153-66.
Squires RH Jr, Shneider BL, Bucuvalas J et al. Acute liver failure in children: the first 348 patients in the pediatric acute liver failure study group. J Pediatr. 2006; 148:652-8.
Suchy FJ, Sokol RJ, Balistreri WF. Liver disease in children. 4. ed. Cambridge University Press; 2014.

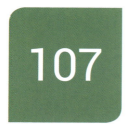

107 Afecção Hepática Aguda Fulminante

Karina Burckart ♦ Karina L. de Medeiros Bastos

DEFINIÇÃO

É uma hepatite aguda de início súbito e grave, associada a distúrbios de coagulação e encefalopatia em pacientes sem história de doença hepática. Em crianças, o reconhecimento da encefalopatia pode ser difícil e/ou tardio, sendo possível o diagnóstico de insuficiência hepática aguda mesmo na ausência desse sintoma.

ETIOLOGIA

Sua etiologia é ampla e muito variável, tendo causas reversíveis e irreversíveis, podendo variar de acordo com a faixa etária. Cerca de 50% dos casos são idiopáticos, e os demais 50% dividem-se em:

- Causas infecciosas, como hepatites virais (ver Capítulo 106) e sepse (ver Capítulo 59)
- Causas metabólicas ou genéticas, como doença de Wilson e erros inatos do metabolismo (p. ex., galactosemia, tirosinemia tipo 1, doenças mitocondriais)
- Causas isquêmicas, como doença veno-oclusiva (ver Parte 11) e cardiopatia congênita grave (ver Capítulo 130)
- Causas imunológicas ou infiltrativas, como hepatite autoimune, leucemia e síndrome de ativação macrofágica (ver Capítulo 49)
- Intoxicações, por paracetamol, anticonvulsivantes (ver Parte 2, Seção C) ou isoniazida.

QUADRO CLÍNICO | EXAME FÍSICO

A sintomatologia corresponde à etiologia e varia também de acordo com a idade do paciente. Pode passar por sintomas inespecíficos, como vômito e letargia nos recém-nascidos. Crianças maiores podem apresentar manifestações sistêmicas como febre, fadiga, mialgia e artralgia. Além disso, podem ser evidentes sintomas relacionados com disfunção hepática, como icterícia, alteração do nível de consciência, hipoglicemia, equimoses ou hematomas e hepatoesplenomegalia.

EXAMES COMPLEMENTARES

Além de história e exame físico detalhados com o intuito de definir a etiologia, que muda completamente o tratamento e o prognóstico do paciente, exames laboratoriais são essenciais para definir a gravidade, a indicação de transplante hepático e o monitoramento de medidas de suporte. Estes incluem: função hepática (bilirrubinas, coagulograma, amônia, proteínas totais e frações, glicemia), transaminases e enzimas canaliculares, função renal e eletrólitos, hemograma com plaquetas, hemocultura e tipagem sanguínea. De acordo com a suspeita etiológica, devem ser realizados: exames de imagem (tomografia computadorizada de abdome, radiografia de tórax), sorologias virais (hepatites A, B, C, D e E; TORSCH [toxoplasmose, rubéola, sífilis, citomegalovírus, herpes]; parvovírus), autoanticorpos, eletroforese de proteínas, imunoglobulinas, complemento, cobre sérico, ceruloplasmina, análise toxicológica (triagem urinária), exames para diagnóstico de erros inatos do metabolismo (cromatografia de aminoácidos, ácidos orgânicos na urina, lactato sérico, colesterol total e frações, gasometria venosa). Em alguns casos, pode ser necessária biopsia hepática, mas na maioria das vezes ela não é realizada, pois mostra necrose extensa do tecido hepático, não sendo útil no diagnóstico etiológico.

CRITÉRIOS DIAGNÓSTICOS

- Evidência bioquímica de lesão hepática (transaminases podem atingir níveis muito elevados)
- Coagulopatia não corrigível pela administração de vitamina K

- Tempo de protrombina (TP) prolongado ≥ 15 segundos ou razão normalizada internacional (RNI) > 1,5 em caso de encefalopatia clínica; ou TP ≥ 20 segundos ou RNI > 2 na ausência de encefalopatia clínica.

Os critérios para a indicação de transplante hepático, de acordo com o King's College Hospital, são os seguintes:

- Hepatite fulminante induzida por paracetamol:
  - pH < 7,3 ou RNI > 6,5 e creatinina > 3,4 mg/dℓ
- Hepatite fulminante induzida por outras causas:
  - RNI > 6,5 ou ≥ 3 parâmetros
    - Idade < 10 anos ou > 40 anos
    - Etiologia adversa
    - Hepatite não A e não B ou induzida por halotano
    - RNI > 3,5
    - Bilirrubina total > 17,6 mg/dℓ
    - Intervalo entre icterícia e encefalopatia > 7 dias.

▼ DIAGNÓSTICO DIFERENCIAL

Progressão de doença hepática preexistente.

▼ ABORDAGEM E CONDUÇÃO CLÍNICA

A Figura 107.1 apresenta o fluxograma de tomada de decisão em caso de afecção hepática aguda fulminante.

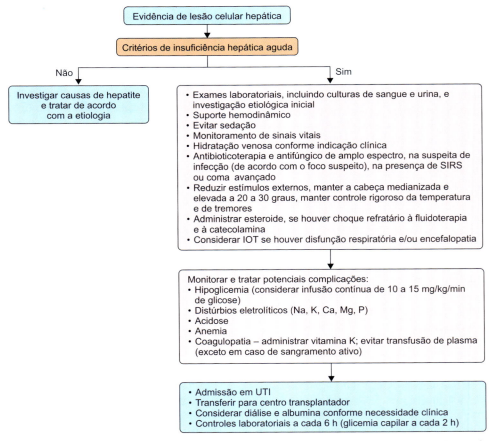

FIGURA 107.1 Sequência de decisões em caso de afecção hepática aguda fulminante. SIRS: síndrome da resposta inflamatória sistêmica; IOT: intubação orotraqueal; UTI: unidade de terapia intensiva.

BIBLIOGRAFIA

Devictor D, Tissieres P, Afanetti M et al. Acute liver failure in children. Clin Res Hepatol Gastroenterol. 2011; 35(6-7):430-7.

Devictor D, Tissieres P, Durand P et al. Acute liver failure in neonates, infants and children. Expert Rev Gastroenterol Hepatol. 2011; 5(6):717-29.

Dhawan A. Acute liver failure in children and adolescents. Clin Res Hepatol Gastroenterol. 2012; 36(3):278-83.

Lutfi R, Abulebda K, Nitu ME et al. intensive care management of pediatric acute liver failure. J Pediatr Gastroenterol Nutr. 2017; 64(5):660-70.

Mouzaki M, Lee Ng V. Acute liver failure in children. Clin Pediatr Emerg Med. 2010; 11(3):198-206.

Mund ME, Quarcoo D, Gyo C et al. Paracetamol as a toxic substance for children: aspects of legislation in selected countries. J Occup Med Toxicol. 2015; 10:43.

Newland CD. Acute liver failure. Pediatr Ann. 2016; 45(12):e433-8.

Singh T, Gupta N, Alkhouri N et al. A guide to managing acute liver failure. Cleve Clin J Med. 2016; 83(6): 453-62.

Siqueres A. Acute liver failure in children. In: Suchy FJ, Sokol RJ, Balistreri WF. Liver disease in children. 4. ed. Cambridge University Press; 2014. pp. 32-50.

Squires RH Jr, Shneider BL, Bucuvalas J et al. Acute liver failure in children: the first 348 patients in the pediatric acute liver failure study group. J Pediatr. 2006; 148(5):652-8.

Tannuri AC, Porta G, Kazue Miura I et al. Pediatric acute liver failure in Brazil: Is living donor liver transplantation the best choice for treatment? Liver Transpl. 2016; 22(7):1006-13.

Wijdicks EFM. Hepatic encephalopathy. N Engl J Med. 2017; 376(2):186.

Seção C | Hemorragias Digestivas

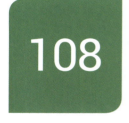

108 Hemorragia Digestiva Alta
Anna Dominguez Bohn

DEFINIÇÃO

Sangramento de sistema digestório alto (originado do esôfago ao duodeno proximal acima do ângulo de Treitz), que pode ter como apresentação hematêmese (vômitos com sangue vivo ou com aspecto em borra de café) e/ou melena. Hematoquezia normalmente é sinal de sangramento baixo.

ETIOLOGIA

Varia de acordo com a idade:

- Neonatos: deficiência de vitamina K (doença hemorrágica do recém-nascido), anormalidades congênitas de sistema digestório, alergia à proteína do leite de vaca, esofagite, refluxo gastrintestinal
- Lactentes e pré-escolares: corpo estranho, úlcera péptica, síndrome de Mallory-Weiss, varizes esofágicas, trombose de veia porta, cirrose hepática.

QUADRO CLÍNICO | EXAME FÍSICO

Avaliação inicial deve ser focada em confirmar a estabilidade hemodinâmica e a ressuscitação agressiva, se necessário. Os sinais vitais devem ser medidos de modo rápido e contínuo. Taquicardia e hipotensão podem indicar sangramento importante. Deve-se ter atenção a pulsos finos, extremidades frias, perfusão alentecida, alteração do nível de consciência e palidez importante. Os sinais de gravidade são:

- Melena ou hematoquezia
- Frequência cardíaca > 20 bpm do valor médio para idade
- Tempo de enchimento capilar prolongado

- Queda da hemoglobina > 2 pontos
- Necessidade de fluidoterapia ou sangue.

Após estabilização clínica, devem-se investigar outras fontes de sangramento, sinais de traumatismo, mucosas, exame cutâneo à procura de hemangiomas, exame abdominal à procura de evidências de hepatopatia, oroscopia e inspeção da nasofaringe.

EXAMES COMPLEMENTARES

- Laboratoriais: dependem do cenário e da magnitude do sangramento. É preciso avaliar função hepática, função renal, coagulograma e hemograma completo na maioria dos casos
- Imagem: radiografia de abdome em caso de suspeita de corpo estranho ou exame abdominal de obstrução ou perfuração. Ultrassonografia de abdome caso haja sinais de hepatopatia. Não devem ser realizados exames contrastados. Endoscopia digestiva alta pode ser útil para definir as causas (p. ex., varizes esofágicas e gastrite) (Figuras 108.1 e 108.2), o diagnóstico e o tratamento.

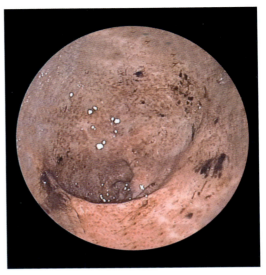

FIGURA 108.2 Gastrite.

DIAGNÓSTICO DIFERENCIAL

- Ingestão de sangue materno
- Epistaxe
- Ingestão de substâncias semelhantes a sangue, como bebidas ou medicações
- Síndrome de Münchhausen
- Coagulopatia
- Plaquetopenia.

ABORDAGEM E CONDUÇÃO CLÍNICA

A Figura 108.3 apresenta o fluxograma de tratamento da hemorragia digestiva alta.

Se o paciente estiver instável, devem-se considerar:

- Internação em unidade de terapia intensiva
- Omeprazol ou ranitidina por via intravenosa
- Somatostatina ou octreotida: uso bem estabelecido para a hemorragia digestiva alta de causa varicosa. Possível benefício sobre outras causas
- Endoscopia digestiva alta em 24 a 48 horas
- Transfusão de sangue se hemoglobina < 8 mg/dℓ. Ponderar entre 8 e 10 mg/dℓ. Outros hemoderivados podem ser usados se o sangramento persistir
- Passagem de sonda nasogástrica ou sonda orogástrica (confirmação do sangramento)
- Balão de Sengstaken-Blakemore.

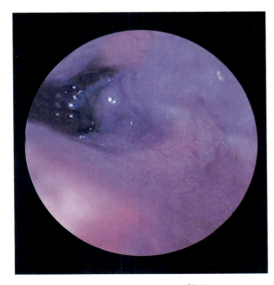

FIGURA 108.1 Varizes esofágicas.

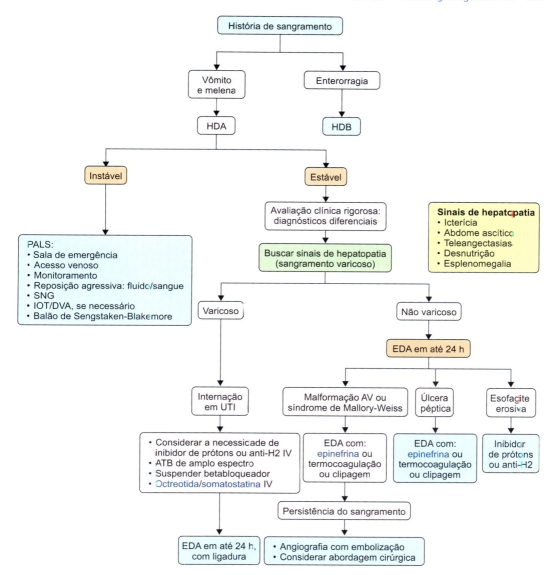

FIGURA 108.3 Sequência de decisões em caso de hemorragia digestiva alta (HDA). HDB: hemorragia digestiva baixa; PALS: *Pediatric Advanced Life Support*; SNG: sonda nasogástrica; IOT: intubação orotraqueal; DVA: droga vasoativa; EDA: endoscopia digestiva alta; AV: arteriovenosa; UTI: unidade de terapia intensiva; IV: via intravenosa; ATB: antibiótico.

BIBLIOGRAFIA

Habib A, Sanyal AJ. Acute variceal hemorrhage. Gastrointest Endosc Clin N Am. 2007; 17:223-52.
Neidich GA, Cole SR. Gastrointestinal bleeding. Pediatr Rev. 2014; 35(6):243-53.
Owensby S, Taylor K, Wilkins T. Diagnosis and management of upper gastrointestinal bleeding in children. J Am Board Fam Med. 2015; 28:134-45.
Rodgers BM. Upper gastrointestinal hemorrhage. Pediatr Rev. 1999; 20:171-4.
Tripathi D, Stanley AJ, Hayes PC et al. U.K. guidelines on the management of variceal haemorrhage in cirrhotic patients. Gut. 2015; 64:1680-704.

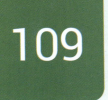

109 Hemorragia Digestiva Baixa
Katharina R. Rodrigues

▼ DEFINIÇÃO

Hemorragia digestiva baixa (HDB) é um sangramento gastrintestinal originado abaixo do ângulo de Treitz (transição entre duodeno e jejuno), podendo ser dividido em dois subgrupos: o de intestino delgado ou médio e o de intestino grosso. Os sangramentos acima deste ângulo caracterizam a hemorragia digestiva alta.

Os sangramentos gastrintestinais podem se manifestar na forma de hematêmese, hematoquezia ou melena. Hematêmese consiste em vômitos com sangue vivo ou com aspecto de borra de café. Já hematoquezia e melena ocorrem quando há passagem de sangue vivo e de fezes enegrecidas pelo ânus, respectivamente.

O sangramento gastrintestinal oculto não é visível para o paciente ou para o médico, resultando em uma pesquisa de sangue oculto nas fezes positiva ou em anemia ferropriva. Já o sangramento gastrintestinal obscuro tem origem desconhecida, o que permanece mesmo após investigação com endoscopia bidirecional (endoscopia digestiva alta e colonoscopia).

▼ ETIOLOGIA

A hemorragia digestiva baixa costuma ser benigna e/ou autolimitada. Por outro lado, sangramentos secundários a um divertículo de Meckel ou a uma doença inflamatória intestinal podem ser abundantes e ameaçadores à vida.

Em lactentes, as principais causas de sangramento baixo são doenças orificiais e alergia à proteína do leite de vaca. Entre 2 e 5 anos de idade, doenças orificiais e colite infecciosa são os principais responsáveis por episódios de HDB. Divertículo de Meckel deve ser suspeitado em qualquer faixa etária em situações de sangramento intestinal maciço e quando houver relato de fezes claras intercaladas com fezes escurecidas.

Em crianças com aspecto toxemiado, deve-se suspeitar de causas cirúrgicas ou isquêmicas, como vólvulo de intestino e intussuscepção. Em crianças mais velhas e em adolescentes com sangramento intestinal volumoso, deve-se suspeitar de diagnósticos como retocolite ulcerativa, púrpura de Henoch-Schönlein e síndrome hemolítico-urêmica. A Tabela 109.1 resume as principais causas pediátricas de HDB conforme a faixa etária.

▼ QUADRO CLÍNICO | EXAME FÍSICO

A hemorragia digestiva baixa comumente se manifesta como hematoquezia, e a hemorragia digestiva alta, como hematêmese e/ou melena. No entanto, sangramentos intestinais baixos de intestino delgado podem resultar em melena, enquanto um sangramento intestinal alto maciço pode resultar em hematoquezia.

A depender da etiologia da HDB, podem existir outras alterações na história ou no exame físico, como:

- Constipação intestinal, plicoma, botão hemorroidário (associados à doença orificial)
- Diarreia sanguinolenta, lesão petequial cutânea e oligúria (associadas à síndrome hemolítico-urêmica)
- Sangramento intestinal, dor abdominal, artralgia, púrpuras palpáveis em membros inferiores, em pré-escolar do sexo masculino (associados à púrpura de Henoch-Schönlein)
- Sangramento volumoso com intensa repercussão clínica (associado a divertículo de Meckel e retocolite ulcerativa).

Algumas perguntas podem ser feitas para auxiliar no direcionamento das hipóteses diagnósticas:

- O paciente está clinicamente estável?

CAPÍTULO 109 • Hemorragia Digestiva Baixa **471**

TABELA 109.1 Causas de hemorragia digestiva baixa segundo a faixa etária.

< 1 mês
- Deglutição de sangue materno durante a amamentação
- Doenças orificiais
- Enterocolite necrosante
- Distúrbios de rotação intestinal
- Doença de Hirschsprung com enterocolite
- Coagulopatia
- Malformações vasculares
- Úlceras gástricas ou duodenais
- Cistos de duplicação gastrintestinal

1 mês a 2 anos
- Doenças orificiais
- Alergia à proteína do leite de vaca
- Intussuscepção
- Colite infecciosa
- Divertículo de Meckel
- Hiperplasia linfonodular
- Cistos de duplicação gastrintestinal
- Coagulopatia
- Doença eosinofílica gastrintestinal
- Doença inflamatória intestinal de início muito precoce

2 a 5 anos
- Doenças orificiais
- Colite infecciosa
- Intussuscepção
- Divertículo de Meckel
- Síndrome hemolítico-urêmica
- Púrpura de Henoch-Schönlein
- Pólipos juvenis
- Doença inflamatória intestinal de início muito precoce
- Síndrome da úlcera retal solitária

> 5 anos
- Doenças orificiais
- Púrpura de Henoch-Schönlein
- Divertículo de Meckel
- Colite infecciosa
- Pólipos juvenis
- Doença inflamatória intestinal
- Síndrome da úlcera retal solitária

- É realmente sangue o que a família refere como sangramento digestivo?
  ◦ Nesse caso, é possível realizar o teste da peroxidase e/ou a pesquisa de hemoglobina humana nas fezes
- O sangramento intestinal é proveniente de qual porção do sistema digestório?

  ◦ Se a queixa clínica for de hematoquezia, provavelmente se trata de um sangramento digestivo baixo. No entanto, se a criança estiver instável hemodinamicamente ou apresentar fator de risco para sangramento alto (p. ex., hepatopatia com varizes esofágicas), é fundamental considerar que o sangramento seja proveniente do sistema digestório alto
  ◦ Se a queixa clínica for de melena, provavelmente a origem é uma hemorragia digestiva alta. Porém, sangramentos provenientes do ceco ou do intestino delgado também podem se manifestar como melena
- Qual a causa mais provável de sangramento digestivo nessa criança?
  ◦ Para responder a essa pergunta, devem-se considerar idade, dados de anamnese e de exame físico:
- Qual a duração e intensidade do sangramento?
- Qual a coloração do sangue?
- Existem dados de história que sugiram um sangramento distal ou orificial: sangue envolvendo as fezes; sangue principalmente no papel higiênico durante higiene local; pinga-pinga no vaso
- Busca por outros sinais ou sintomas associados: febre, perda de peso; diarreia; dor abdominal; outros sangramentos; uso de medicações; comorbidades (coagulopatia, hepatopatia)
- Exame físico detalhado, incluindo avaliação da pele (petéquias, hematomas, púrpura, hemangioma), inspeção anal e propedêutica abdominal (hepatoesplenomegalia e/ou massa abdominal).

▼ EXAMES COMPLEMENTARES

Podem variar de acordo com a etiologia identificada.

- Laboratoriais:
  ◦ Hemograma completo
  ◦ Tipagem sanguínea e provas cruzadas
  ◦ Exames de coagulação
  ◦ Função renal
- Endoscopia digestiva baixa (colonoscopia, retosigmoidoscopia): é o exame de escolha, tanto por sua capacidade diagnóstica como de intervenção terapêutica

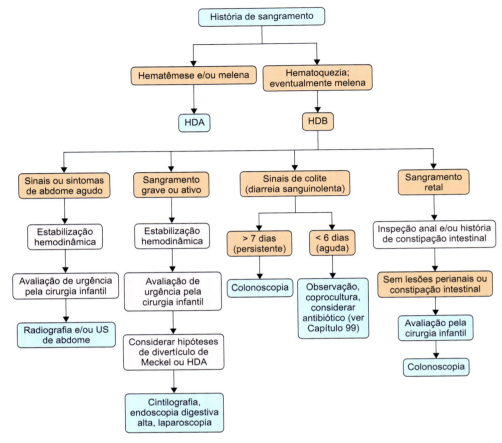

FIGURA 109.1 Abordagem diagnóstica e terapêuta no sangramento gastrintestinal baixo em pediatria. US: ultrassonografia. HDA: hemorragia digestiva alta; HDB: hemorragia digestiva baixa; US: ultrassonografia.

- Ultrassonografia: particularmente útil na suspeita de intussuscepção
- Tomografia computadorizada e ressonância magnética: são particularmente úteis no diagnóstico de vasculopatias ou massas abdominais
- Cintilografia: indicada para identificação de divertículo de Meckel
- Angiografia: quando não for possível realizar a endoscopia ou o alcance do equipamento não atingir a região sangrante.

CRITÉRIOS DIAGNÓSTICOS

A hipótese de hemorragia digestiva baixa deve ser pautada nos achados clínicos e de imagem.

ABORDAGEM E CONDUÇÃO CLÍNICA

O fluxograma esquematizado na Figura 109.1 demonstra a abordagem diagnóstica inicial na suspeita de sangramento gastrintestinal baixo.

BIBLIOGRAFIA

Leung A, Wong AL. Lower gastrointestinal bleeding in children. Pediatr Emerg Care. 2002; 18(4):319-23.
Neidich GA, Cole SR. Gastrointestinal bleeding. Pediatr Rev. 2014; 35:243-53.
Romano C, Oliva S, Martellossi S et al. Pediatric gastrointestinal bleeding: perspectives from the Italian Society of Pediatric Gastroenterology. World J Gastroenterol. 2017; 23(8):1328-37.
Strate LL, Gralnek IM. ACG Clinical Guideline: management of patients with acute lower gastrointestinal bleeding. Am J Gastroenterol. 2016; 111(4):459-74.

Seção D | Abdome Obstrutivo

110 Abdome Obstrutivo | Estenose Hipertrófica de Piloro, Invaginação, Vólvulo Intestinal e Bridas

Guilherme F. Paganoti

▼ DEFINIÇÃO

Interrupção à passagem do conteúdo intestinal (aéreo e material), causando acúmulo à montante. As obstruções podem ser de origem intestinal ou extrínseca às alças. Dentre as causas mais frequentes de obstrução ao trânsito intestinal, destacam-se, ao nível de atendimento em urgência e emergência, a estenose hipertrófica de piloro, a invaginação, o vólvulo intestinal e as obstruções por bridas.

▼ ETIOLOGIA

A justificativa etiológica para o abdome agudo obstrutivo de acordo com a causa específica é apresentada a seguir.

Estenose hipertrófica de piloro. Hipertrofia adquirida da musculatura circular pilórica, causando estreitamento do canal pilórico e obstrução ao esvaziamento gástrico.

Invaginação. Penetração de alça intestinal em segmento adjacente no sentido peristáltico. A maioria é de origem idiopática (provável hipertrofia linfoide em submucosa), porém em 5 a 10% é possível identificar uma cabeça de invaginação (divertículo de Meckel, pólipos intestinais, linfoma não Hodgkin).

Vólvulo intestinal. Implantação anormal do sistema digestório e mesentério sobre a artéria mesentérica superior, propiciando a rotação completa sobre o pedículo vascular com isquemia e necrose das alças.

Bridas. Aderências decorrentes da violação da cavidade peritoneal em um ato operatório. O processo de cicatrização intra-abdominal pode levar ao surgimento de cordões fibrosos entre as alças, promovendo seu acotovelamento e torções.

▼ QUADRO CLÍNICO | EXAME FÍSICO

O abdome agudo obstrutivo, em uma visão sindrômica ou genérica, apresenta-se pelos seguintes sinais e sintomas: dor abdominal, parada da eliminação de gases e fezes, distensão abdominal e vômito. Dependendo da etiologia da obstrução, há variações nesse escopo clínico.

Estenose hipertrófica de piloro. Lactente próximo do 1º mês de vida, com quadro de vômito exclusivamente alimentar, sem bile, e que se mantém faminto. Ao exame físico, identificam-se distensão abdominal de andar superior com ondas peristálticas e oliva pilórica espessada (Figura 110.1). Laboratorialmente, identifica-se alcalose metabólica com hipopotassemia.

Invaginação. Lactente entre 5 meses e 2 anos de idade, que inicia com quadro de cólicas abdominais, evoluindo com distensão e vômito. As evacuações caracterizam-se por sangramento em geleia de framboesa (Figura 110.2).

Vólvulo intestinal. Dor abdominal e choro persistente, sangramento retal, distensão abdominal (principalmente quando surge gangrena intestinal), massa palpável, toxemia e choque (Figura 110.3).

Bridas. História prévia de manipulação abdominal. Parada de eliminação de fezes que progride para gases, dor abdominal em cólicas e vômito fecaloide.

A Tabela 110.1 esquematiza os principais sinais e sintomas dos abdomes agudos na infância.

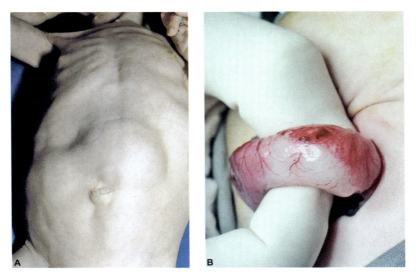

FIGURA 110.1 A. Onda de peristaltismo gástrico (Kussmaul). **B.** Visão intraoperatória da oliva pilórica hipertrofiada.

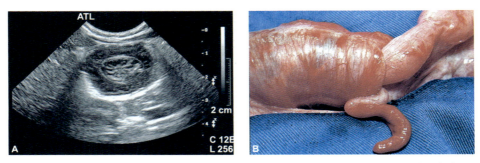

FIGURA 110.2 A. Imagem ultrassonográfica clássica das invaginações (semelhante a casca de cebola ou alvo). **B.** Achado intraoperatório de invaginação ileocecal.

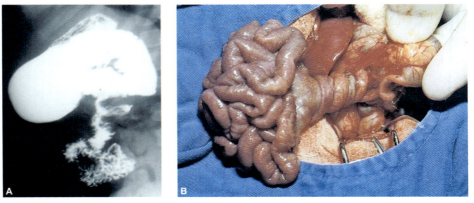

FIGURA 110.3 Radiografia contrastada mostrando imagem em espiral (**A**), compatível com achado intraoperatório de vólvulo intestinal (**B**).

TABELA 110.1 Principais sinais e sintomas de abdome agudo na infância.

	Estenose de piloro	Invaginação	Vólvulo intestinal	Bridas
Dor abdominal	Cólica	Cólica	Cólica ou peritonite	Cólica
Vômito	Alimentar precoce	Bilioso	Bilioso	Fecaloide
Distensão abdominal	Epigástrio	Difusa	Pode estar ausente	Depende da localização da brida
Parada na eliminação de gases e fezes	Não	Nas fases mais avançadas	Sim	Sim
Características marcantes	O vômito não tem bile	Fezes em geleia de framboesa	Sangramento intestinal abundante	História prévia de cirurgia abdominal

◤ EXAMES COMPLEMENTARES

A radiografia simples de abdome em três incidências costuma ser suficiente para o diagnóstico sindrômico do abdome agudo obstrutivo e para a indicação cirúrgica. O refinamento propedêutico em busca do diagnóstico etiológico pode ser feito com ultrassonografia abdominal, tomografia computadorizada de abdome e, em casos selecionados, ressonância magnética.

◤ DIAGNÓSTICO DIFERENCIAL

- Bridas
- Invaginações
- Estenose hipertrófica de piloro
- Vólvulo intestinal
- Obstrução por bolo de áscaris
- Bezoar (fito ou trico)
- Tumores sólidos intra-abdominais (neuroblastoma, sarcoma)
- Linfomas
- Ingestão de corpo estranho.

◤ ABORDAGEM E CONDUÇÃO CLÍNICA

A Figura 110.4 apresenta o fluxograma de tomada de decisão em caso de suspeita de abdome obstrutivo.

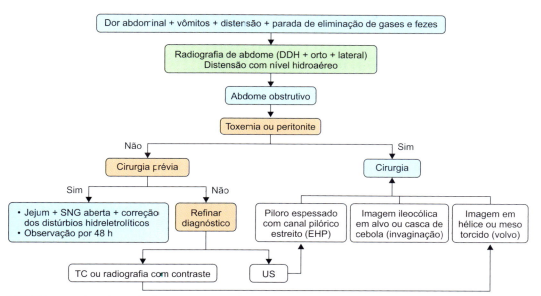

FIGURA 110.4 Sequência de decisões em caso de suspeita de abdome obstrutivo. DDH: decúbito dorsal horizontal; SNG: sonda nasogástrica; US: ultrassonografia; TC: tomografia computadorizada.

BIBLIOGRAFIA

Gama-Rodrigues JJ, Machado MCC, Rasslan S. Clínica cirúrgica. Barueri: Manole; 2008.

Maksoud JG. Cirurgia pediátrica. 2. ed. Rio de Janeiro: Revinter; 2003.

Souza JCK, Salle JLP. Cirurgia pediátrica: teoria e prática. São Paulo: Roca; 2007.

Tannuri U. Doenças cirúrgicas da criança e do adolescente (Coleção Pediatria – Instituto da Criança HC-FMUSP). Barueri: Manole, 2010.

PARTE

13 Doenças Urinárias e Genitais

111 Infecção do Trato Urinário, *478*

112 Injúria Renal Aguda, *480*

113 Síndrome Nefrítica, *483*

114 Síndrome Nefrótica, *486*

115 Litíase, *490*

116 Hérnia Inguinal Encarcerada ou Estrangulada, *492*

117 Escroto Agudo, *494*

118 Parafimose e Priapismo, *498*

119 Traumatismo de Uretra, *501*

120 Doença Inflamatória Pélvica, *503*

121 Dismenorreia, *506*

122 Contracepção de Emergência, *508*

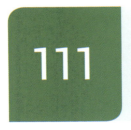

111 Infecção do Trato Urinário

Fernanda Viveiros Moreira de Sá

▼ DEFINIÇÃO

Decorre de um processo inflamatório uroepitelial determinado por agentes infecciosos, que podem acometer qualquer segmento do sistema urinário.

▼ ETIOLOGIA

O mecanismo patogênico da infecção do trato urinário (ITU) geralmente está relacionado com a ascensão de microrganismos que costumam ser encontrados na microbiota periuretral, provenientes do intestino. A via hematogênica é importante no período neonatal, principalmente no contexto das anomalias do trato urinário.

O agente mais prevalente na população pediátrica é a *Escherichia coli*, em ambos os sexos. Outras bactérias frequentes são: *Klebsiella pneumoniae*, *Streptococcus faecalis*, e espécies de *Proteus*, *Enterobacter* e *Citrobacter*, além do *Staphylococcus saprophyticus*, mais frequente em adolescentes. Crianças com defeitos anatômicos decorrentes de cirurgias do trato geniturinário, ou com ITU de repetição e em uso de antibioticoterapia, são mais propensas a terem outros microrganismos como causadores da infecção, como *Pseudomonas*, *Streptococcus* do grupo B, *Staphylococcus aureus* ou *Staphylococcus epidermidis*.

▼ QUADRO CLÍNICO | EXAME FÍSICO

Pielonefrite, ou ITU alta, refere-se à infecção do parênquima renal, que geralmente ocorre com dor lombar, febre e outras manifestações sistêmicas, como náuseas, vômitos e diarreia. Esses pacientes são de risco para lesão renal.

Cistite, ou ITU baixa, é a infecção da bexiga urinária, que geralmente se manifesta com sintomas de irritação vesical, como disúria, polaciúria, incontinência, urgência miccional, retenção urinária e dor na região inferior do abdome, na ausência de manifestações sistêmicas, como febre. As manifestações clínicas também estão relacionadas com a faixa etária. Em crianças maiores, é possível encontrar os sintomas clássicos de ITU descritos. Em lactentes, o quadro tende a ser inespecífico e a febre, muitas vezes, é o único sinal. Já em recém-nascidos, pode se manifestar como deficiência de ganho ponderal, irritabilidade ou letargia.

▼ EXAMES COMPLEMENTARES

Para análise urinária, a urina pode ser obtida por qualquer método de coleta, inclusive por saco coletor; no entanto, para a urocultura, é necessária a coleta por métodos confiáveis, como jato médio, sonda vesical ou punção suprapúbica.

Exames laboratoriais séricos e de imagem, como ultrassonografia de vias urinárias, devem ser analisados caso a caso, não sendo recomendados de rotina para investigação inicial de ITU.

▼ CRITÉRIOS DIAGNÓSTICOS

Para estabelecer o diagnóstico de ITU, é necessário identificar alterações na análise urinária (urinálise) sugestivas de infecção (piúria e/ou bacteriúria) associadas a um único patógeno isolado em cultura de urina coletada.

▼ DIAGNÓSTICO DIFERENCIAL

- Cistite
  - Vulvovaginite ou balanopostite
  - Corpo estranho vulvar
  - Corpo estranho uretral
  - Oxiuríase
  - Abuso sexual

- Pielonefrite
  - Litíase renal
  - Apendicite
  - Gastrenterite
  - Colecistite
  - Pneumonia.

ABORDAGEM E CONDUÇÃO CLÍNICA

A Figura 111.1 apresenta o fluxograma para tomada de decisão em caso de suspeita de ITU.

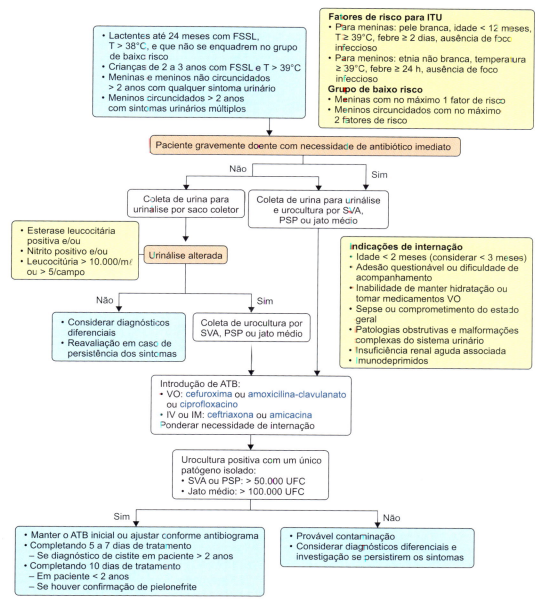

FIGURA 111.1 Sequência de decisões em caso de suspeita de infecção do trato urinário (ITU). FSSL: febre sem sinais localizatórios; T: temperatura corporal; SVA: sonda vesical de alívio; PSP: punção suprapúbica; ATB: antibiótico; VO: via oral; IV: via intravenosa; IM: via intramuscular; UFC: unidades formadoras de colônia.

PARTE 13 • Doenças Urinárias e Genitais

BIBLIOGRAFIA

American Academy of Pediatrics, Committee on Quality Improvement, Subcommittee on Urinary Tract Infection. Practice parameter: the diagnosis, treatment, and evaluation of the initial urinary tract infection in febrile infants and young children. Pediatrics. 1999; 103(4):843-52.

American Academy of Pediatrics, Subcommittee on Urinary Tract Infection. Reaffirmation of AAP Clinical Practice Guideline: The Diagnosis and Management of the Initial Urinary Tract Infection in Febrile Infants and Young Children 2–24 Months of Age. Pediatrics. 2016; 138(6).

American Academy of Pediatrics, Subcommittee on Urinary Tract Infection, Steering Committee on Quality Improvement and Management. Urinary Tract Infection: Clinical Practice Guideline for the Diagnosis and Management of the Initial UTI in Febrile Infants and Children 2 to 24 Months. Pediatrics. 2011; 128:595-610.

Coulthard MG, Kalra M, Lambert HJ. Redefining urinary tract infections by bacterial colony counts. Pediatrics. 2010; 125:335-41.

Doern CD, Richardson SE. Diagnosis of urinary tract infections in children. J Clin Microbiol. 2016; 54:2233-42.

Freedman AL. Urologic Diseases in America Project. Urologic diseases in North America Project: trends in resource utilization for urinary tract infections in children. J Urol. 2005; 173:949-54.

Kass E. Asymptomatic infections of the urinary tract. Trans Assoc Am Phys. 1956; 69:56-64.

Montini G, Tullus K, Hewitt I. Febrile urinary tract infections in children. Engl J Med. 2011; 365:239-50.

Okarska-Napierala M, Wasilewska A, Kuchar E. Urinary tract infection in children: diagnosis, treatment, imaging – comparison of current guidelines. J Pediatr Urol. 2017; 13:567-73.

Pires MC, Frota KS, Martins Jr PO et al. Prevalence and bacterial susceptibility of community acquired urinary tract infection in University Hospital of Brasília, 2001 to 2005. Rev Soc Bras Med Trop. 2007; 40:643-7.

Prelog M, Schiefecker D, Fille M et al. Febrile urinary tract infection in children: ampicillin and trimethoprim insufficient as empirical monotherapy. Pediatr Nephrol. 2008; 23:597-602.

Saadeh SA, Mattoo TK. Managing urinary tract infections. Pediatr Nephrol. 2011; 26:1967-76.

Swei Lo D, Ragazzi SLB, Gilio AE et al. Urinary tract infection in children under 15 years: etiology and antimicrobial susceptibility in a children's hospital. Rev Paul Pediatr. 2010; 28(4):299-303.

Williams GJ, Macaskill P, Chan SF et al. Absolute and relative accuracy of rapid urine tests for urinary tract infection in children: a meta-analysis. Lancet Infect Dis. 2010; 10:240-50.

Zhanel GG, Hisanaga TL, Laing NM et al. Antibiotic resistance in Escherichia coli outpatient urinary isolates: final results from the North American Urinary Tract Infection Collaborative Alliance (NAUTICA). Int J Antimicrob Agents. 2006; 27:468-75.

112 Injúria Renal Aguda

Marina Mattiello Gabriele • Andreia Watanabe

DEFINIÇÃO

Síndrome clínica caracterizada pela redução abrupta das funções renais, culminando em desequilíbrio de volume extracelular, acidobásico e eletrolítico.

O critério mais usado para definir e classificar a injúria renal aguda (IRA) é o proposto pelo *Kidney Disease: Improving Global Outcome* (KDIGO) em 2012 (Tabela 112.1). Para a definição é preciso identificar a creatinina sérica de base e, caso não seja possível, pode-se considerar a creatinina correspondente a uma taxa de filtração glomerular de 120 mℓ/min/1,73 m²

calculada pela fórmula de Schwartz (Tabela 112.2) ou empregar tabelas padronizadas para idade e sexo.

ETIOLOGIA

Diversas situações podem resultar em IRA, desde doenças primariamente renais até síndromes secundárias a doenças sistêmicas. A etiologia mais frequente atualmente encontra-se no contexto de isquemia renal, seja por volume intravascular renal reduzido (hipovolemia verdadeira), seja por diminuição da volemia arterial efetiva (hipovolemia relativa, como redução de

TABELA 112.1 Classificação pediátrica da injúria renal aguda.

KDIGO	Creatinina sérica	Fluxo urinário
1	Aumento de 0,3 mg/dℓ da creatinina de base em menos de 48 h ou aumento de 1,5 a 1,9 vez a creatinina de base em 7 dias	< 0,5 mℓ/kg/h por 6 a 12 h
2	Aumento de 2 a 2,9 vezes a creatinina de base	< 0,5 mℓ/kg/h por mais de 2 h
3	Aumento maior que 3 vezes a creatinina de base, ou taxa de filtração glomerular estimada menor do que 35 mℓ/min/1,73 m² ou necessidade de terapia de substituição renal	< 0,3 mℓ/kg/h por mais de 24 h ou anúria por mais de 12 h

Fonte: KDIGO, 2012.

TABELA 112.2 Fórmula de Schwartz.

Fórmula de Schwartz:* TFG estimada = estatura (cm) × 0,413/creatinina plasmática Fórmula de Schwartz:** TFG estimada = estatura (cm) × K (constante)/creatinina plasmática	
Recém-nascido com baixo peso até 1 ano de idade	0,33
Recém-nascido de termo até 1 ano de idade	0,45
Crianças maiores e meninas até a adolescência	0,55
Meninos adolescentes	0,7

*Usada quando o método de análise da creatinina é enzimático. **Fórmula de Schwartz e constante K em relação à idade quando o método de análise da creatinina é colorimétrico (Jaffé). TFG: taxa de filtração glomerular.

débito cardíaco e vasodilatação sistêmica). Medicamentos nefrotóxicos, por sua vez, também têm sua participação na IRA, causando toxicidade direta ao túbulo renal.

QUADRO CLÍNICO | EXAME FÍSICO

As manifestações clínicas da IRA são bastante inespecíficas, podendo estar relacionadas com uma doença subjacente ou serem secundárias à própria IRA. Dentre elas, encontram-se hipertensão arterial, arritmias, congestão pulmonar, taquipneia, anemia, disfunção plaquetária, anorexia, náuseas, vômitos, dor abdominal, confusão mental, convulsão, encefalopatia, edema, hematúria e oligúria.

EXAMES COMPLEMENTARES

Como o quadro clínico da IRA é bastante leve, qualquer suspeição de comprometimento renal deve ser confirmada precocemente por achados laboratoriais. Análise seriada de marcadores da filtração glomerular alterados (creatinina sérica) e distúrbios hidreletrolíticos e acidobásicos demonstram injúria das funções primordiais do rim. Demais exames complementares são necessários para identificar a etiologia da IRA e possíveis complicações que ameacem a vida, como hiperpotassemia. Os principais exames a serem solicitados são:

- Ureia e creatinina sérica
- Hemograma completo
- Gasometria venosa (acidose metabólica)
- Eletrólitos, com ênfase no potássio
- Análise urinária (urina tipo 1 e sedimento urinário)
- Eletrólitos urinários (fração de excreção de sódio)
- Ácido úrico, creatinofosfoquinase, aldolase (rabdomiólise, lise celular)
- Marcadores de hemólise
- Ultrassonografia (de rins e vias urinárias, com avaliação indireta da volemia pela veia cava)
- Tomografia computadorizada ou ressonância magnética.

ABORDAGEM E CONDUÇÃO CLÍNICA

O manejo da IRA ainda encontra dificuldades, não existindo terapêutica específica. Por isso, a prevenção do dano renal deve ser sempre almejada. A Figura 112.1 demonstra os principais fatores para melhorar a perfusão dos rins, além da atenção às medicações possivelmente nefrotóxicas.

Quando já instalada a IRA, o tratamento inclui prevenção de novos danos, abordagem dos fatores modificáveis (como volemia, distúrbios hidreletrolíticos e acidobásicos), e reconhecimento e manejo específico das doenças subjacentes desencadeantes. A Figura 112.2 sugere avaliação inicial da IRA com relação à volemia.

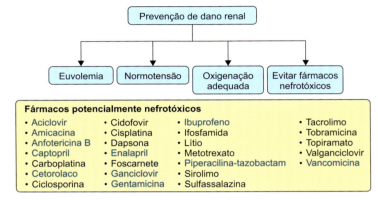

FIGURA 112.1 Prevenção de dano renal.

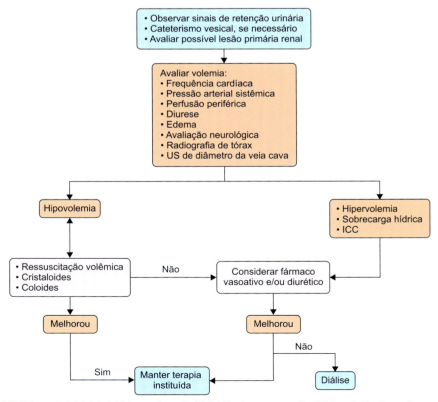

FIGURA 112.2 Manejo inicial da injúria renal aguda (IRA). US: ultrassonografia; ICC: insuficiência cardíaca congestiva.

> **ATENÇÃO**
>
> **Fatores de risco para IRA**
> - Necessidade de cuidados intensivos
> - Disfunção cardíaca aguda
> - Receptor de medula óssea
> - Necessidade de ventilação mecânica
> - Necessidade de medicamentos vasoativos
>
> **Indicações de diálise na emergência**
> - Hipervolemia (sobrecarga hídrica ≥ 10%, ganho ponderal, impossibilidade de oferecer nutrição adequada, necessidade de transfusões frequentes)
> - Hiperpotassemia refratária
> - Acidose metabólica grave refratária
> - Sintomas ou sinais de uremia (sangramentos, encefalopatia, pericardite)
> - Intoxicações exógenas por substâncias dialisáveis
> - Hiperamonemia

▼ BIBLIOGRAFIA

Andreoli SP. Clinical evaluation and management of acute renal failure. In: Avner ED. Pediatric nephrology. 5. ed. Philadelphia: Lippincott Williams & Wilkins; 2004. pp. 1233-51.

Bellomo R, Kellum JA, Ronco C et al. Acute kidney injury in sepsis. Intensive Care Med. 2017; 43(6):816-28.

Brenner BM. Brenner and Rector's the kidney. 5. ed. Philadelphia: Saunders; 1996.

Fortenberry JD, Paden ML, Goldstein SL. Acute kidney injury in children: an update on diagnosis and treatment. Pediatr Clin North Am. 2013; 60(3):669-88.

Goldstein SL, Mottes T, Simpson K et al. A sustained quality improvement program reduces nephrotoxic medication-associated acute kidney injury. Kidney Int. 2016; 90(1):212-21.

Kaddourah A, Basu RK, Bagshaw SM et al. Epidemiology of acute kidney injury in critically ill children and young adults. N Engl J Med. 2017; 376:11-20.

Lameire N, van Biesen W, Vanholder R. Epidemiology of acute kidney injury in children worldwide, including developing countries. Pediatr Nephrol. 2017; 32(8):1301-14.

Schwartz GJ, Muñoz A, Schneider MF et al. New equations to estimate GFR in children with CKD. J Am Soc Nephrol. 2009; 20:629-37.

Seif D, Swadron S. Emergency renal ultrasound. In: Ma and Mateer's emergency ultrasound. 3. ed. New York: McGraw-Hill; 2014. pp. 319-51.

Selewski DT, Cornell TT, Heung M et al. Validation of the KDIGO acute kidney injury criteria in a pediatric critical care population. Intensive Care Med. 2014; 40:1481-8.

Selewski DT, Goldstein SL. The role of fluid overload in the prediction of outcome in acute kidney injury. Pediatr Nephrol. 2018; 33(1):13-24.

Sutherland SM, Byrnes JJ, Kothari M et al. AKI in hospitalized children: comparing the pRIFLE, AKIN, and KDIGO definitions. Clin J Am Soc Nephrol. 2015; 10:554-61.

Sutherland SM, Ji J, Sheikhi FH et al. AKI in hospitalized children: epidemiology and clinical associations in a national cohort. Clin J Am Soc Nephrol. 2013; 8:1661-9.

The Kidney Disease Improving Global Outcomes (KDIGO) Working Group. Definition and classification of acute kidney injury. Kidney Int. 2012; 2:19-36.

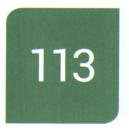

113 Síndrome Nefrítica

Marina Mattiello Gabriele ♦ Camila Lanetzki

▼ DEFINIÇÃO

Síndrome clínica definida por hematúria micro ou macroscópica, hipertensão arterial sistêmica (HAS) e edema, associada ou não a proteinúria e injúria renal.

▼ ETIOLOGIA

Síndrome nefrítica é a manifestação clínica das glomerulonefrites, distúrbios caracterizados por injúria e inflamação glomerular, geralmente imunomediada.

A glomerulonefrite aguda mais frequente em crianças e, por isso, erroneamente considerada sinônimo de síndrome nefrítica é a glomerulonefrite pós-infecciosa por *Streptococcus* beta-hemolítico do grupo A de Lancefield. Diante disso, o foco deste capítulo será a abordagem dessa doença.

◥ QUADRO CLÍNICO | EXAME FÍSICO

A glomerulonefrite aguda pós-estreptocócica (GNPE) é uma complicação imunológica da infecção por cepas nefritogênicas do estreptococo. Ocorre após faringotonsilite ou piodermite, com período de latência de 1 a 3 semanas e 3 a 6 semanas, respectivamente.

Acomete crianças de 4 a 12 anos de idade, sendo rara naquelas com menos de 2 anos, com apresentação súbita da tríade clássica: hematúria, HAS e edema. Os sintomas são decorrentes de inflamação no glomérulo com consequente retenção de sódio e água. O espectro de gravidade é bastante amplo, desde os mais comuns quadros subclínicos, assintomáticos, até importante congestão vascular e insuficiência renal. É preciso ter atenção a sinais de emergência hipertensiva, encefalopatia hipertensiva, insuficiência cardíaca congestiva e edema pulmonar.

ATENÇÃO

Frequência de apresentação clínica da GNPE
- Hematúria: 100% (macroscópica em 1/3 dos casos)
- HAS: 60 a 80%
- Edema: 65 a 90%
- Oligúria: < 50%
- Síndrome nefrótica: 2 a 4%

◥ EXAMES COMPLEMENTARES

Poucos testes são necessários. Inicialmente, com a avaliação da urina e de sedimento urinário é possível avaliar hematúria, dismorfismo eritrocitário e possíveis cilindros hemáticos.

A confirmação sorológica da infecção estreptocócica recente deve ser feita por mensuração de anticorpos específicos contra este agente, como antiestreptolisina O (ASLO), anti-hialuronidase e antidesoxirribonuclease (Anti DNAse B).

O teste de maior valor diagnóstico para GNPE é a queda transitória dos títulos de C3, evidenciando a ativação da via alternativa do complemento. Outros componentes da via clássica, como C4, não costumam ser consumidos.

A biopsia renal geralmente não é necessária, sendo reservada a situações de apresentação atípica, quando se devem considerar diagnósticos diferenciais, ou com evolução rápida e grave, visando confirmar glomerulonefrite rapidamente progressiva (GNRP).

ATENÇÃO

Um único título de ASLO elevado não é tão específico para GNPE como um nível de C3 deprimido. Entretanto, a mensuração do ASLO torna-se mais relevante se comprovado o aumento progressivo nos títulos.

◥ DIAGNÓSTICO DIFERENCIAL

Infecções estreptocócicas são a principal causa de glomerulonefrite pós-infecciosa, como já mencionado previamente, porém vírus, fungos, protozoários e outras bactérias também podem ser responsáveis. Destaque para *Staphylococcus aureus*, herpes simples vírus, caxumba e citomegalovírus.

Outras causas de glomerulonefrite, não infecciosas, devem ser consideradas em caso de síndrome nefrítica, principalmente as de apresentação aguda. História familiar, sintomas extrarrenais, testes laboratoriais e biopsia renal contribuem para confirmação diagnóstica.

Pacientes com síndrome hemolítico-urêmica costumam apresentar hematúria, proteinúria, hipertensão e injúria renal aguda, mas, neste caso, anemia hemolítica e trombocitopenia também estão presentes.

Os principais diagnósticos diferenciais de GNPE são:

- Glomerulonefrite pós-infecciosa não estreptocócica
- Nefropatia por IgA
- Glomerulonefrite membranoproliferativa
- Púrpura de Henoch-Schönlein
- Lúpus eritematoso sistêmico
- Síndrome hemolítico-urêmica.

ATENÇÃO

Considerar diagnósticos diferenciais em caso de:

- Complemento (C3) com valor normal
- Proteinúria nefrótica (> 50 mg/kg/dia)
- Aumento progressivo da proteinúria
- Idade < 2 anos
- Manifestações extrarrenais
- Glomerulonefrite e sintomas de infecção simultâneos

ABORDAGEM E CONDUÇÃO CLÍNICA

O manejo da GNPE consiste em dar suporte para as principais complicações do quadro na fase aguda, uma vez que o curso da doença tipicamente tem resolução em poucos dias, sem necessidade de tratamento específico. Sobrecarga volêmica e insuficiência renal aguda são as principais preocupações, e a Figura 113.1 sugere um fluxograma de abordagem. Imunossupressores ficam reservados para os casos de evolução rápida e grave compatíveis com GNRP.

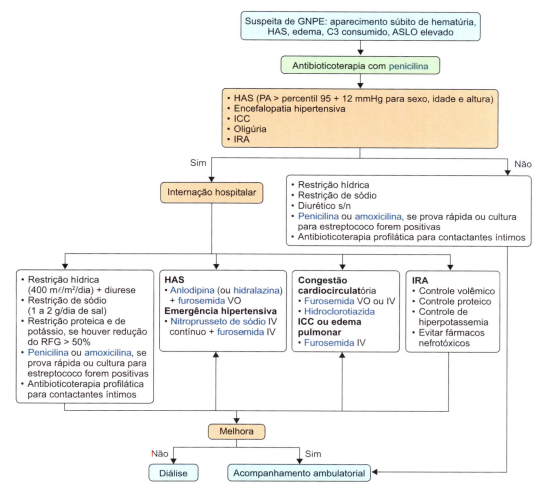

FIGURA 113.1 Sequência de decisões em caso de suspeita de glomerulonefrite aguda pós-estreptocócica (GNPE). HAS: hipertensão arterial sistêmica; ASLO: antiestreptolisina O; PA: pressão arterial; ICC: insuficiência cardíaca congestiva; IRA: insuficiência renal aguda; s/n: se necessário; IECA: inibidor da enzima conversora de angiotensina; BRA: bloqueador do receptor de angiotensina; IV: via intravenosa; VO: via oral; RFG: ritmo de filtração glomerular.

BIBLIOGRAFIA

Balasubramanian R, Marks SD. Post infectious glomerulonephritis. Paediatr Int Child Health. 2017; 37(4):240-7.

Eison TM, Ault BH, Jones DP et al. Post-streptococcal acute glomerulonephritis in children: clinical features and pathogenesis. Pediatr Nephrol. 2011; 26(2):165-80.

Kanjanabuch T, Kittikowit W, Eiam-Ong S. An update on acute postinfectious glomerulonephritis worldwide. Nat Rev Nephrol. 2009; 5:259-69.

Niaudet P. Nephritic syndrome. In: Geary DF, Schaefer F (Eds.). Comprehensive pediatric nephrology. Philadelphia: Mosby; 2008.

Stratta P, Musetti C, Barreca A et al. New trends of an old disease: the acute post infectious glomerulonephritis at the beginning of the new millennium. J Nephrol. 2014; 27:229-39.

VanDeVoorde RG 3rd. Acute poststreptococcal glomerulonephritis: the most common acute glomerulonephritis. Pediatr Rev. 2015; 36(1):3-12.

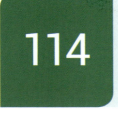

114 Síndrome Nefrótica

Maria Helena Vaisbich

DEFINIÇÃO

É definida por proteinúria maciça ou nefrótica ($\geq$ 50 mg/kg de peso/dia ou $\geq$ 40 mg/m^2/h ou relação proteína/creatinina em amostra isolada de urina $\geq$ 2), edema e hipoalbuminemia (albumina $\leq$ 2,5 g/dℓ), podendo vir acompanhada de hiperlipidemia. Pode ser classificada em:

- Primária ou idiopática: doença renal primária, representa a maioria dos casos pediátricos
- Secundária: lesão renal secundária a doença sistêmica, metabólica, infecciosa ou iatrogênica (toxicidade por fármacos), sendo mais comum em adultos.

ETIOLOGIA

Estímulo imunogênico. Anormalidades nas funções dos linfócitos T, especialmente nos T supressores, e presença de fatores circulantes que alteram a permeabilidade da membrana basal glomerular. Anormalidades na imunidade humoral também parecem estar envolvidas.

Anormalidades genéticas. Estudos vêm demonstrando que a integridade do diafragma da fenda e das proteínas dos podócitos mantém a permesseletividade da barreira glomerular, e a alteração nos seus constituintes pode levar à proteinúria.

QUADRO CLÍNICO | EXAME FÍSICO

- Edema: queixa principal
- Ascite e derrames cavitários (pleural, pericárdico, genital)
- Diminuição no número e no volume das micções
- Concomitância com infecção, geralmente de vias aéreas superiores
- Palidez
- Cabelos secos e quebradiços, com aspecto de desnutrição
- Pele esticada, brilhante, friável, e porta de entrada para agentes infecciosos.

EXAMES COMPLEMENTARES

Caracterização da síndrome nefrótica

- Exame de urina: o achado característico é a proteinúria, com ou sem cilindros hialinos. Pode haver micro-hematúria e leucocitúria; porém, esses achados não são característicos de lesões histológicas mínimas

- Avaliação da proteinúria: por métodos quantitativos ou qualitativos
  - Avaliação qualitativa: baseia-se na precipitação de proteínas, especialmente da albumina. Colocam-se 2 mℓ de urina recém-emitida em tubo de ensaio, pingam-se 5 gotas de ácido tricloroacético 10%, ou ácido sulfossalicílico 10%, e observa-se a reação a olho nu
  - Avaliação quantitativa: em coleta cronometrada de urina (preferencialmente de 24 horas) ou em amostra isolada de urina (relação proteína/creatinina) (Tabela 114.1)
- Avaliação das proteínas plasmáticas: eletroforese de proteínas, hipoalbuminemia (albumina sérica ≤ 2,5 g/dℓ) com aumento de alfa-2 em alguns casos e, nos mais graves, redução de gamaglobulina. Pode ser realizada somente a dosagem de proteínas totais e frações que mede proteína total, albumina e globulinas
- Avaliação do perfil lipídico: colesterol total e frações e triglicerídios
- Outros exames podem se mostrar úteis para a avaliação da descompensação e/ou complicação da síndrome nefrótica:
  - Ureia e creatinina séricas
  - Eletrólitos como sódio, potássio, cloro, cálcio (o iônico permite informações mais fidedignas em caso de hipoalbuminemia), fósforo, ácido úrico (os dois últimos corroboram o diagnóstico de hemoconcentração)
  - Hematócrito e hemoglobina.

◥ CRITÉRIOS DIAGNÓSTICOS

Os critérios diagnósticos estão pautados nos achados clinicolaboratoriais.

Sinais de hipovolemia. Os sinais de hipovolemia a serem pesquisados em nefrótico descompensado são: taquicardia, oligúria, vasoconstrição periférica, hipotensão postural, aumento do ácido úrico sérico e da ureia. Se possível, avaliar também a distensibilidade da veia cava inferior pela ultrassonografia.

Sinais de hipervolemia. Incluem hipertensão arterial sistêmica, permanência da pressão arterial na mudança de decúbito, rebaixamento do fígado, aumento da área cardíaca até edema agudo de pulmão e redução na distensibilidade da veia cava inferior.

◥ ABORDAGEM E CONDUÇÃO CLÍNICA

▪ Medidas gerais na descompensação

Dieta sem adição de sal. Uma dieta restrita em sódio fornece até 2 a 3 mEq/kg/dia de sódio. (máximo de 2 g/dia). Não se recomenda a restrição de líquidos, a não ser que haja deficiência de função renal e oligoanúria.

▪ Tratamento do edema

A base é o tratamento específico, pois o edema desaparece com a remissão da doença. Medidas para tratar o edema devem ser empregadas com cautela, pois podem ter complicações.

ATENÇÃO

Algumas situações demandam intervenção para reduzir o edema e, nesses casos, o reconhecimento da situação volêmica do paciente é fundamental.

TABELA 114.1 Avaliação quantitativa da proteinúria.

Nível de proteinúria	Proteinúria de 24 h	Relação proteína/creatinina (na mesma unidade)
Nefrótica	≥ 50 mg/kg de peso ou 40 mg/m²/h	≥ 2
Não nefrótica	10 a 40 mg/kg/dia	0,2 a 2
Normal	< 10 mg/kg/dia	≤ 0,2

A Figura 114.1 apresenta o fluxograma de tratamento do edema em paciente com síndrome nefrótica descompensada.

Diuréticos devem ser usados com muita precaução, pois na hipovolemia o uso de diuréticos é deletério, precipitando insuficiência respiratória aguda e aumentando o risco de tromboembolismo.

ATENÇÃO

O paciente hipovolêmico não necessita de diurético, que deve ser evitado apesar de alguns estudos terem demonstrado benefícios com o uso.

Indicações do uso de albumina:

- Pacientes hemoconcentrados com hematócrito acima de 40%, com hipotensão postural, hipovolemia e choque
- Ascite grave
- Edema genital
- Derrames cavitários significativos, que podem determinar restrição respiratória e abdominal
- Diálise: recomenda-se a infusão de albumina concomitante nos casos com tendência à hipovolemia, pois pode ocorrer necrose tubular aguda caso a dose de diálise seja ultrapassada.

ATENÇÃO

A albumina não deve ser indicada em casos leves, em função de seu alto custo e possíveis complicações, como hipertensão arterial sistêmica e edema pulmonar.

Tratamento específico

O corticosteroide é a primeira escolha no tratamento da síndrome nefrótica e, se possível, deve ser prescrito ou ajustado com a ajuda do especialista.

Complicações da síndrome nefrótica

Infecção

Pacientes com síndrome nefrótica apresentam predisposição a processos infecciosos, virais e

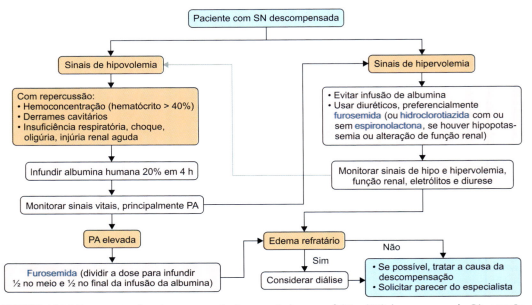

FIGURA 114.1 Tratamento do edema em paciente com síndrome nefrótica (SN) descompensada. PA: pressão arterial.

bacterianos. Além disso, infecção em paciente com síndrome nefrótica é um fator de risco para descompensação.

Entre as infecções, destacam-se:

- Infecção respiratória, especialmente de vias aéreas superiores, que pode ser viral, mas frequentemente é causada por pneumococo
- Infecção do trato urinário
- Peritonites
- Pneumonia
- Gastrenterite aguda
- Empiema.

Frente à suspeita de infecção, introduzir antibioticoterapia específica.

Tromboembolismo

Na síndrome nefrótica, ocorre um estado de hipercoagulabilidade com trombocitose e anormalidades hemostáticas, que, associadas à hemoconcentração, à imobilização e à infecção, propiciam a ocorrência de tromboembolismo. Ocorrem, principalmente, trombose venosa renal e de veias profundas, e embolia pulmonar.

Alterações da volemia e insuficiência renal aguda

É preciso atenção à volemia de indivíduos hipoalbuminêmicos que recebem albumina, pois podem tornar-se hipervolêmicos. Na situação inversa, o paciente hipervolêmico com excesso de diurético ou diálise pode cursar com necrose tubular aguda.

- Hipovolemia: na descompensação da síndrome nefrótica, principalmente em lesões histológicas mínimas, pode haver redução da diurese por hipovolemia. É importante ressaltar que insuficiência renal aguda com necrose tubular aguda pode ocorrer por iatrogenia, uso indiscriminado de diuréticos em paciente hipovolêmico ou mesmo normovolêmico ou em caso de dose de diálise excessiva, determinando ou agravando hipovolemia. Complicações como diarreia ou sepse também agravam a hipovolemia. Nessa situação, é importante verificar se o paciente está em uso de inibidores de enzima de conversão da angiotensina, pois a concomitância de hipovolemia e uso desses inibidores pode levar à insuficiência renal aguda. O mesmo se aplica a pacientes em uso de inibidores de calcineurina (ciclosporina e tacrolimo). Estas medicações devem, portanto, ser suspensas durante o estado hipovolêmico

- Hipervolemia: pela reabsorção intensa de sódio e/ou diminuição da filtração glomerular em lesões proliferativas, assim como pela administração excessiva de albumina
- Deve-se monitorar a pressão arterial do paciente deitado e sentado. Hipotensão postural, sinal de hipovolemia, é definida como a redução maior ou igual a 20 mmHg na pressão arterial sistólica e/ou igual ou maior a 10 mmHg na pressão arterial diastólica após mudança de posição. Além da pressão arterial, também é preciso monitorar a diurese, a ureia, a creatinina, o ácido úrico, a hemoglobina, o hematócrito, o peso e a frequência cardíaca. Pode-se usar a avaliação da distensibilidade da veia cava inferior, que contribui substancialmente para reconhecimento do estado volêmico
- A anasarca pode levar à fragilidade e à ruptura da pele com extravasamento de líquido do tecido subcutâneo, sendo importante porta de entrada para agentes infecciosos, determinando celulite.

BIBLIOGRAFIA

Dharmaraj R, Hari P, Bagga A. Randomized cross-over trial comparing albumin and frusemide infusions in nephrotic syndrome. Pediatr Nephrol. 2009; 24(4):775-82.

Dönmez O, Mir S, Ozyürek R et al. Inferior vena cava indices determine volume load in minimal lesion nephrotic syndrome. Pediatric Nephrol. 2001; 16(3):251-5.

Downie ML, Gallibois C, Parekh RS et al. Nephrotic syndrome in infants and children: pathophysiology and management. Paediatr Int Child Health. 2017; 37(4):248-58.

Elie V, Fakhoury M, Deschênes G et al. Physiopathology of idiopathic nephrotic syndrome: lessons from glucocorticoids and epigenetic perspectives. Pediatr Nephrol. 2012; 27(8):1249-56.

Garin EH. Effect of lipoid nephrosis cytokine on glomerular sulfated compounds and albuminuria. Pediatr Nephrol. 1995; 9(5):587-93.

Gipson DS, Massengill SF, Yao L et al. Management of childhood onset nephrotic syndrome. Pediatrics. 2009; 124:747-57.

PARTE 13 • Doenças Urinárias e Genitais

Hoyer PF, Gonda S, Barthels M et al. Thromboembolic complications in children with nephrotic syndrome. Risk and incidence. Acta Paediatr Scand. 1986; 75(5): 804-10.

ISKDC. Nephrotic syndrome in children: prediction of histopathology from clinical and laboratory characteristics at time of diagnosis. A report of the International Study of Kidney Disease in Children. Kidney Int. 1978; 13(2):159-65.

Kaufmann H. Consensus statement on the definition of orthostatic hypotension, pure autonomic failure and multiple system atrophy. Clin Auton Res. 1996; 6(2): 125-6.

Olowu WA. Failed peritoneal dialysis in a dehydrated nephrotic child, in acute renal failure: a case report. Niger Postgrad Med J. 2002; 9(3):158-62.

Rocha RB, Okay Y, Fujimura MD. Síndrome nefrótica. In: Marcondes E, Vaz FAC, Ramos JLA et al. Pediatria básica. Tomo III. Pediatria clínica especializada. 9. ed. São Paulo: Sarvier; 2004. pp. 362-71.

Vande Walle JG, Donckerwolcke RA. Pathogenesis of edema formation in the nephrotic syndrome. Pediatr Nephrol. 2001; 16(3):283-93.

115 Litíase

Camila Lanetzki ◆ Marina Mattiello Gabriele

▼ DEFINIÇÃO

A nefrolitíase ocorre por um desequilíbrio entre os fatores inibidores e litogênicos. A supersaturação de soluto na urina, o baixo volume urinário e a hidratação inadequada levam à formação de cristais e à sua agregação. Na sequência, ocorre crescimento adicional no interior do trato urinário. Os cálculos geralmente são assintomáticos. Quando ocorre obstrução do ureter e distensão da cápsula renal, uma cascata de eventos é desencadeada, como espasmos musculares e liberação de prostaglandinas, levando a dor, náuseas, vômitos e até diminuição da função renal.

▼ ETIOLOGIA

Cálculo renal é uma doença multifatorial que pode estar relacionada com doenças genéticas herdadas, dieta, estilo de vida, doença sistêmica, etnia, distúrbios metabólicos ou alterações anatômicas dos rins e das vias urinárias. A maioria dos cálculos em crianças é composta por oxalato de cálcio (45 a 65%) ou fosfato de cálcio (14 a 30%), enquanto ácido úrico, estruvita e cistina representam 5 a 10% da nefrolitíase pediátrica.

▼ QUADRO CLÍNICO | EXAME FÍSICO

A apresentação clínica pode variar de acordo com a idade do paciente. Em crianças mais velhas e adolescentes, a cólica renal (dor tipo cólica, com progressão da região lombar para a região inguinal) costuma estar presente. Já em crianças menores, sintomas como dor abdominal inespecífica, náuseas, vômito, irritabilidade, hematúria, oligúria, disúria ou enurese podem estar associados à calculose renal. A hematúria macroscópica ou microscópica pode ser detectada em até 90% das crianças com nefrolitíase.

▼ EXAMES COMPLEMENTARES

A ultrassonografia (US) de rins e vias urinárias é o exame de imagem inicial. Se o resultado for negativo e houver forte suspeita clínica, deve-se solicitar tomografia computadorizada (TC) sem contraste de rins e vias urinárias. Urina tipo 1, urocultura, ureia, creatinina, sódio e potássio devem ser solicitados como triagem inicial. Nos casos suspeitos de infecção do trato urinário, é preciso complementar com hemograma, proteína C reativa e hemocultura.

CRITÉRIOS DIAGNÓSTICOS

- Dor característica: em crianças mais velhas e adolescentes, cólica renal; em crianças menores, dor abdominal inespecífica
- Sinais e sintomas associados: náuseas, vômito, irritabilidade, hematúria, oligúria, disúria ou enurese
- Hematúria macroscópica ou microscópica em até 90% das crianças.

DIAGNÓSTICO DIFERENCIAL

- Imagem sugestiva de litíase em US ou TC de rins e vias urinárias
- Pielonefrite
- Diverticulite
- Colecistite
- Pancreatite
- Apendicite
- Cisto de ovário roto
- Gravidez ectópica
- Doença inflamatória pélvica.

ABORDAGEM E CONDUÇÃO CLÍNICA

- Hidratação nos pacientes com sinais de desidratação (não hiper-hidratar)
- Analgesia
  - Anti-inflamatórios não esteroides (AINE): medicação de escolha quando não houver contraindicações
  - Opioides para pacientes que não melhorarem com AINE e apresentarem dores mais intensas
  - Antiespasmódicos somente nos casos de contraindicação a AINE
- Considerar internação hospitalar nos casos de dor não controlada com analgesia inicial, cálculos > 5 cm, insuficiência renal aguda, infecção urinária grave associada e obstrução do fluxo urinário.

A Figura 115.1 apresenta o fluxograma de tomada de decisão em caso de suspeita de litíase.

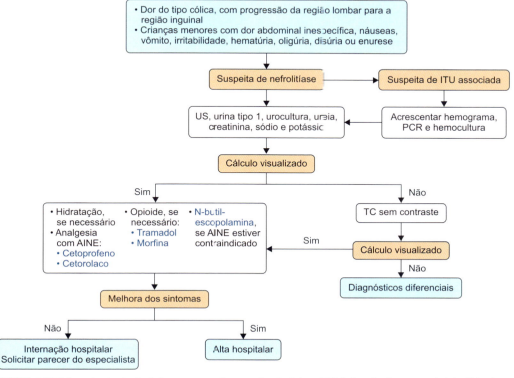

FIGURA 115.1 Sequência de decisões em caso de suspeita de litíase. ITU: infecção do trato urinário; US: ultrassonografia; PCR: proteína C reativa; TC: tomografia computadorizada.

BIBLIOGRAFIA

Cameron MA, Sakhaee K, Moe OW. Nephrolithiasis in children. Pediatr Nephrol. 2005; 20:1587-92.

Fallahzadeh MA, Hassanzadeh J, Fallahzadeh MH. What do we know about pediatric renal microlithiasis? J Renal Inj Prev. 2017; 6(2):70-5.

Gomes J, Vendera P, Ribau U et al. Urolitíase e cólica renal: perspectiva terapêutica em urologia. Acta Med Port. 2002; 15:369-80.

Hernandez JD, Ellison JS, Lendvay TS. Current trends, evaluation, and management of pediatric nephrolithiasis. JAMA Pediatr. 2015; 169(10):964-70.

Sas DJ. An update on the changing epidemiology and metabolic risk factors in pediatric kidney stone disease. Clin J Am Soc Nephrol. 2011; 6:2062-8.

Van Batavia JP, Tasian GE. Clinical effectiveness in the diagnosis and acute management of pediatric nephrolithiasis. Int J Surg. 2016; 36(Pt D):698-704.

116 Hérnia Inguinal Encarcerada ou Estrangulada

Guilherme F. Paganoti

DEFINIÇÃO

Conduto peritoneovaginal patente, que viabiliza a passagem de uma víscera abdominal pelo canal inguinal. Quando não é possível sua redução manual, o quadro é denominado hérnia inguinal encarcerada. Quando há sinais de sofrimento isquêmico de alças, é denominado hérnia estrangulada.

ETIOLOGIA

O conduto peritoneovaginal representa uma evaginação do peritônio que acompanha a descida do testículo à bolsa escrotal. Este processo é desencadeado ao fim no 3º mês de gestação, pelo aumento da pressão intra-abdominal secundário ao crescimento das vísceras. A não obliteração deste conduto origina a hérnia inguinal na criança.

QUADRO CLÍNICO | EXAME FÍSICO

Nos casos de hérnia inguinal encarcerada, a clínica pode variar de casos assintomáticos, sendo a queixa da mãe direcionada apenas ao abaulamento irredutível da região, até quadros de suboclusão ou oclusão intestinal com náuseas, vômitos e distensão abdominal. Ao exame físico, o destaque fica para o abaulamento irredutível da região inguinal sem sinais inflamatórios locais

(Figura 116.1). Em contrapartida, nos casos em que há sofrimento de alças, e além do abaulamento irredutível com sinais flogísticos locais, podem ser encontrados taquicardia, perfusão periférica alentecida, distensão abdominal e, em alguns casos, irritação peritoneal.

EXAMES COMPLEMENTARES

O exame físico bem feito à beira do leito costuma ser suficiente para o diagnóstico das hérnias inguinais e suas complicações. Como arsenal diagnóstico auxiliar, podem ser usadas a radiografia simples de abdome (Figura 116.2) e a ultrassonografia inguinal.

DIAGNÓSTICO DIFERENCIAL

- Hérnia inguinal simples redutível
- Hidrocele (comunicante ou não comunicante)
- Cisto de cordão
- Tumores de testículo
- Tumores paratesticulares
- Linfonodomegalias.

ABORDAGEM E CONDUÇÃO CLÍNICA

A Figura 116.3 apresenta o fluxograma de atendimento em caso de abaulamento inguinal irredutível.

CAPÍTULO 116 • Hérnia Inguinal Encarcerada ou Estrangulada **493**

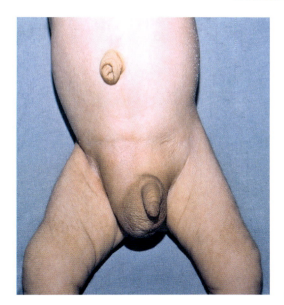

FIGURA 116.1 Abaulamento inguinal direito irredutível sem sinais flogísticos locais.

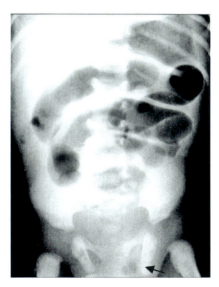

FIGURA 116.2 Radiografia simples de abdome evidenciando distensão de alças e conteúdo aéreo aprisionado em canal inguinal esquerdo (*seta*).

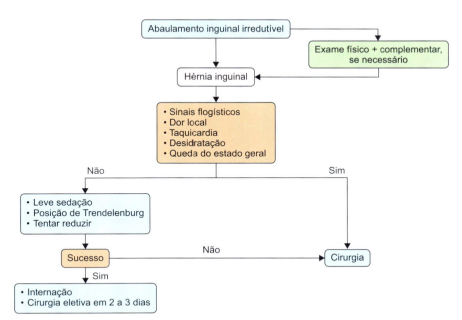

FIGURA 116.3 Sequência de decisões em caso de abaulamento inguinal irredutível.

BIBLIOGRAFIA

Gama-Rodrigues JJ, Machado MCC, Rasslan S. Clínica cirúrgica. Barueri: Manole; 2008.
Maksoud JG. Cirurgia pediátrica. 2. ed. Rio de Janeiro: Revinter; 2003.
Souza JCK, Salle JLP. Cirurgia pediátrica: teoria e prática. São Paulo: Roca; 2007.
Tannuri U. Doenças cirúrgicas da criança e do adolescente (Coleção Pediatria – Instituto da Criança HC-FMUSP). Barueri: Manole; 2010.

117 Escroto Agudo

Amilcar Martins Giron ♦ Adriana Pasmanik Eisencraft

▼ DEFINIÇÃO

Está relacionado com a dor aguda em testículo edemaciado, podendo acometer seu conteúdo, além de sinais flogísticos locais e sintomas gerais. A dor escrotal aguda ocorre com maior frequência em adolescentes e adultos jovens e constitui uma emergência urológica grave, exigindo atenção e exploração urgente. O aumento agudo da bolsa escrotal associado ou não a massa escrotal pode representar um largo espectro de condições congênitas benignas ou adquiridas, não só na infância como na vida adulta. Por isso, é necessário conhecimento claro da anatomia escrotal para identificar as lesões.

▼ ETIOLOGIA

As causas mais comuns de patologia escrotal aguda estão descritas a seguir.

■ Torção testicular

A torção testicular é definida como rotação no sentido horário longitudinal do eixo do cordão espermático, causando obstrução aguda do fluxo sanguíneo venoso e arterial testicular, resultando em edema, isquemia e infarto do tecido testicular.

É o processo mais grave e de maior risco potencial dentre as causas de dor escrotal em crianças e adolescentes.

Tem pico de incidência no período neonatal e na puberdade (Figura 117.1).

■ Torção de apêndices testiculares

Os apêndices testiculares são estruturas embrionárias müllerianas, pedunculadas, que podem torcer e criar uma situação dolorosa parecida com torção de cordão espermático ou testículo. Localizam-se no polo superior dos testículos

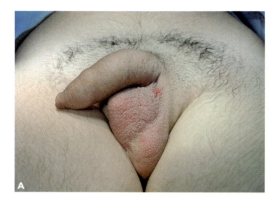
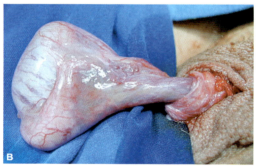

FIGURA 117.1 A. Massa testicular. História de 5 horas de dor e náuseas, levando a suspeita de torção testicular. **B.** Abordagem cirúrgica com destorção, fixação e recuperação testicular.

(apêndice testicular) e nos epidídimos (apêndice epididimário) (Figura 117.2).

■ Orquite, epididimite ou orquiepididimite

A orquite costuma aparecer após parotidite na infância, mas outros agentes bacterianos (brucelose) e virais (vírus da rubéola, Coxsackie, echovírus, parvovírus e arenavírus – vírus da coriomeningite linfocítica) também podem estar envolvidos.

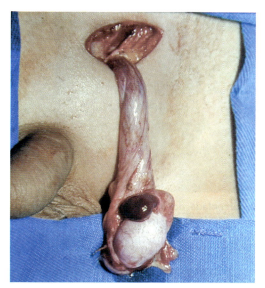

FIGURA 117.2 Torção de apêndice testicular em paciente de 8 anos de idade, após 6 horas de dor escrotal aguda. Infarto isquêmico do apêndice.

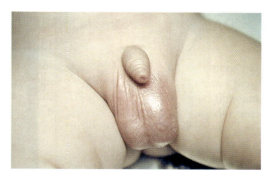

FIGURA 117.3 Processo escrotal agudo. Diagnóstico clínico de processo inflamatório e infecção urinária; epididimite.

Epidimite e orquiepididimite são processos inflamatórios do epidídimo, que na maioria das vezes têm causa bacteriana, viral ou traumática. Na idade pré-puberal, a epididimite pode indicar malformação anatômica. Na puberdade, em geral, é causada por infecções sexualmente transmissíveis ou patógenos geniturinários, incluindo gonorreia e clamídia. Outros patógenos podem estar associados, como a *E. coli*, *Mycoplasma*, *Ureaplasma*, citomegalovírus, *Criptococcus*, enterovírus e adenovírus (Figura 117.3).

▪ Traumatismo

Comum com atividades esportivas, ocorre por compressão do testículo contra os ossos pubianos, podendo acometer testículo, epidídimo ou pele da bolsa escrotal. Geralmente são traumatismos fechados.

▪ Púrpura de Henoch-Schönlein

Trata-se de um processo sistêmico, que inclui púrpura (trombocitopenia), sangramento digestivo, comprometimento renal e do testículo (vasculite do escroto, edema escrotal idiopático geralmente bilateral, acometendo crianças até 10 anos de idade).

◥ QUADRO CLÍNICO | EXAME FÍSICO

O exame físico na patologia escrotal aguda deve ser feito de maneira detalhada após minuciosa anamnese, incluindo: idade do paciente, presença e duração dos sintomas, história de febre, náuseas, vômito, traumatismos ou participação em atividades esportivas. À palpação devem ser verificados: nódulos palpáveis, ponto azulado no polo superior do testículo e da cabeça do epidídimo, eritema escrotal ou edema, aumento do volume testicular, presença ou ausência do reflexo cremastérico e posição do testículo na bolsa escrotal (Figura 117.4).

A história da doença é muito importante e pode oferecer a diretriz para o correto diagnóstico. Dentre os aspectos relacionados, a idade do paciente, o início e a duração da dor são fatores fundamentais para a avaliação clínica. O início da dor é súbito e intenso na torção testicular, sendo a dor gradual nas demais patologias (Tabela 117.1).

Antecedentes pessoais de pacientes com malformações do trato urinário e infecções recidivantes são importantes para o diagnóstico diferencial, considerando principalmente episódios de epididimites recidivantes.

◥ EXAMES COMPLEMENTARES

Ultrassonografia com Doppler colorido da bolsa testicular pode quantificar o fluxo sanguíneo para o testículo e o escroto.

Cimador M, Castagnetti M, De Grazia E. Manejo de hidrocele em pacientes adolescentes. Nat Rev Urol. 2010; 7:379-85.

Cuckow PM, Nyrady P. Male genital abnormalities. In: Geahart JP, Rink RC, Mouriquand PDE. Pediatric urology. Philadelphia: WB Saunders; 2001. pp. 705-12.

Fu E, Kovach JG, Dubin WR. Priapism associated with antipsychotic medication use: case report. J Clin Psychopharmacol. 2017; 37(4):477-8.

Hatzichristou D, Salpiggidis G, Hatzimouratidis K et al. Management strategy for arterial priapism: therapeutic dilemmas. J Urol. 2002; 168(5):2074-7.

Locke JA, Noparast M, Afshar K. Treatment of varicocele in children and adolescents: A systematic review and meta-analysis of randomized controlled trials. J Pediatr Urol. 2017; 13(5):437-45.

Mäkelä E, Lahdes-Vasama T, Rajakorpi H et al. A 19-year review of paediatric patients with acute scrotum. Scand J Surg. 2007; 96(1):62-6.

Marotte JB, Brooks JD, Sze D et al. Juvenile posttraumatic high-flow priapism: current management dilemmas. J Pediatr Surg. 2005; 40(4):25-8.

McAndrew HF, Pemberton R, Kikiros CS et al. The incidence and investigation of acute scrotal problems I children. Pediatr Surg Int. 2002; 18(5-6):435.

Meštrović J, Biočić M, Pogorelić Z et al. Differentiation of inflammatory from non-inflammatory causes of acute scrotum using relatively simple laboratory tests: prospective study. J Pediatr Urol. 2013; 9(3): 313-7.

Minevich E. Genitourinary emergencies in children. Minerva Pediatr. 2009; 61(1):53-65.

Molokwu CN, Somani BK, Goodman CM. Outcomes of scrotal exploration for acute scrotal pain suspicious of testicular torsion: a consecutive case series of 173 patients. BJU Int. 2011; 107(6):990-3.

Onem A, Oztürk H, Yayla M et al. Genital trauma in children: classification and management. Urology. 2005; 65(5):986-90.

Shortliffe LMD. Infection and Inflammation of the pediatric genitourinary tract. In: Kavousi LR, Novick CA, Partin AN et al. 10. ed. Philadelphia: Saunders Elsevier; 2012. pp. 3098-104.

Soccorso G, Ninan GK, Rajimwale A et al. Acute scrotum: is scrotal exploration the best management? Eur J Pediatr Surg. 2010; 20(5):312-5.

Waldert M, Klatte T, Schmidbauer J et al. Color Doppler sonography reliably identifies testicular torsion in boys. Urology. 2010; 75(5):1170-4.

118 Parafimose e Priapismo

Mauricio Macedo

Parafimose

◥ DEFINIÇÃO

É uma das complicações da fimose e constitui uma situação de emergência. A parafimose ocorre quando um anel estreitado de pele do prepúcio é deslocado inferiormente ao sulco balanoprepucial, causando o estrangulamento de parte do corpo do pênis e, principalmente, da glande. Essa compressão dificulta o retorno venoso, o que aumenta a glande e complica ainda mais o seu retorno à posição original.

◥ ETIOLOGIA

A parafimose pode ser desencadeada por manipulação, seja ela por parte de familiares realizando massagens na tentativa de corrigir a fimose, seja por parte do próprio paciente por erotismo ou simples curiosidade; pós-cateterismo vesical, em que se expôs a glande; ou mesmo associada a episódios de balanopostite, em que o edema expõe a glande e desencadeia o quadro de parafimose.

◥ QUADRO CLÍNICO | EXAME FÍSICO

Presença de edema da glande e das partes moles acima de um anel de constrição da pele. O quadro é extremamente doloroso, principalmente à manipulação.

◥ CRITÉRIOS DIAGNÓSTICOS

O diagnóstico é estabelecido mediante exame físico.

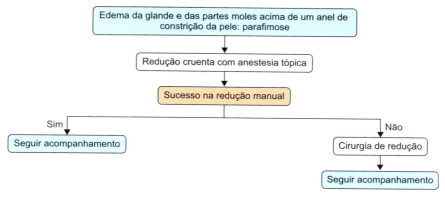

FIGURA 118.1 Abordagem do paciente com parafimose.

▼ ABORDAGEM E CONDUÇÃO CLÍNICA

A abordagem do paciente com parafimose é descrita a seguir e esquematizada na Figura 118.1.

Redução cruenta. É o tratamento inicial, que consiste em exercer compressão manual da glande e do tecido edemaciado, enquanto se tenta trazer o prepúcio à posição normal. Esse procedimento geralmente é realizado com anestesia tópica com xilocaína gel ou lidocaína/prilocaína.

Cirurgia. Reservada aos casos de insucesso de redução manual. Nessa situação, a criança é submetida a anestesia geral, podendo ser feita a redução manual, uma incisão no anel de constrição ou até mesmo a postectomia (circuncisão). Esta última deve ser evitada na fase aguda, em virtude do edema e de eventual infecção local.

Após a redução manual, o paciente deve permanecer em repouso. Antibióticos devem ser reservados aos casos em que haja quadro infeccioso associado.

Acompanhamento. O paciente deve ser avaliado após a resolução do quadro para avaliar a fimose e a necessidade ou não de se realizar uma postectomia eletiva.

Priapismo

▼ DEFINIÇÃO

É uma ereção, completa ou parcial, não fisiológica, contínua, com duração de mais de 4 horas, mais frequentemente acometendo os corpos cavernosos, e não o corpo esponjoso e a glande. É uma emergência urológica e o tratamento visa prevenir o desfiguramento ou encurtamento do pênis, a disfunção erétil e as sequelas psicológicas.

▼ ETIOLOGIA

Há dois tipos de priapismo amplamente aceitos: o de baixo fluxo e o de alto fluxo.

O priapismo de baixo fluxo, também denominado isquêmico ou venoclusivo, ocorre após uma drenagem venosa comprometida decorrente de bloqueio vascular por hemácias deformadas, causando síndrome compartimental do corpo cavernoso, com hipoxia tecidual e acidose, perpetuando a ereção. É o tipo mais encontrado na faixa etária pediátrica.

Na grande maioria das vezes, está associado à doença falciforme. Outras causas incluem doença hemolítica com hipercoagulabilidade e viscosidade aumentada, como no caso das leucoses. Também pode ser desencadeado por fármacos. Fatores desencadeantes mais comuns são atividade sexual (masturbação), desidratação, febre e frio. A resolução em até 6 horas diminui as sequelas.

O priapismo de alto fluxo, ou não isquêmico, é causado por aumento do fluxo arterial com drenagem venosa normal. Em crianças, costuma ser decorrente de uma fístula arteriovenosa pós-traumática. Também pode ser causado por injeções intracavernosas de agentes vasoativos, picadas de escorpião ou cobra, fármacos,

500 **PARTE 13** • Doenças Urinárias e Genitais

doenças infecciosas ou tumores. O priapismo de alto fluxo tem melhor prognóstico e baixa incidência de sequelas.

QUADRO CLÍNICO | EXAME FÍSICO

O exame físico detecta uma ereção restrita aos corpos cavernosos. O corpo esponjoso e a glande permanecem flácidos, exceto em raros casos de priapismo tricorporal. Devido à falta de envolvimento do corpo esponjoso periuretral, não costumam ocorrer problemas miccionais.

Em casos de alto fluxo, a ereção é menos rígida, não é dolorosa, e o pênis tem coloração rosa e é pulsátil. Pode haver sinais de traumatismo, como hematomas.

Em casos de baixo fluxo, o pênis fica rígido, extremamente doloroso e parece isquêmico: não apresenta pulso, encontra-se pálido ou cianótico e frio.

EXAMES COMPLEMENTARES

A ultrassonografia com Doppler pode ser realizada. Nos casos de priapismo isquêmico, o fluxo arterial cavernoso exibe curva de alta resistência e baixa velocidade. Os casos não isquêmicos apresentam curva de baixa resistência e alto fluxo. Eventualmente, pode ocorrer uma fístula arteriovenosa.

CRITÉRIOS DIAGNÓSTICOS

O diagnóstico inicialmente se baseia em dados da história clínica e antecedentes de doenças hematológicas, fármacos, traumatismo e picadas.

ABORDAGEM E CONDUÇÃO CLÍNICA

O priapismo de alto fluxo é tratado de modo eletivo. Na fase aguda, podem-se usar compressas frias, com compressão mecânica.

No priapismo de baixo fluxo, a latência entre o início do episódio e o tratamento efetivo determina o prognóstico da função erétil. Após 12 horas, tem início o edema intersticial

e, em 48 horas, é possível detectar necrose do músculo liso.

A abordagem inicial inclui as medidas iniciais adotadas no paciente com anemia falciforme: hidratação intravenosa, oxigênio, alcalinização sistêmica, analgesia e até sedação. Nos casos duvidosos, deve-se proceder ao tratamento reservado aos pacientes de baixo fluxo.

Na ausência de resposta ao tratamento clínico, deve-se proceder à aspiração e à irrigação dos corpos cavernosos, geralmente realizadas sob sedação. O procedimento consiste na punção de um corpo cavernoso apenas, visto que os dois se comunicam. Essa punção pode ser feita na face lateral do pênis diretamente no corpo cavernoso ou pela glande. O sangue inicialmente aspirado deve ser encaminhado para análise de parâmetros de gasometria. Em casos de baixo fluxo, o sangue estará escuro, acidótico (pH < 7), hipoxêmico (pressão parcial de oxigênio [pO_2] < 40 mmHg) e hipercárbico (pressão parcial de gás carbônico [pCO_2] > 70 mmHg). Em casos de alto fluxo, ele será vermelho-vivo (arterial), alcalótico (pH < 7), com oxigenação normal (pO_2 > 60 mmHg) e baixa pCO_2 (< 70 mmHg).

Após a drenagem do sangue e a irrigação com soro fisiológico, podem ser administrados fármacos vasoativos, como fenilefrina e epinefrina. A ação exercida por essas substâncias pode ser decorrente de um efeito alfa com constrição das artérias aferentes e aumento do retorno venoso, ou de um efeito beta com dilatação do músculo liso vascular. A punção pode ser repetida em um intervalo de 8 a 12 horas.

Nos casos não responsivos ao tratamento, pode ser realizada uma derivação (comunicação) distal entre os corpos cavernoso e esponjoso (*shunt* Winter) por uma punção de ambas as estruturas com uma agulha *tru-cut*. A comunicação também pode ser estabelecida por incisão da glande e abertura do corpo cavernoso que se encontra em contato (cirurgia de Al-Ghorab). Também pode ser estabelecida uma comunicação na base do pênis entre os corpos cavernoso e esponjoso (*shunt* Grayhack).

A abordagem do paciente com priapismo está resumida na Figura 118.2.

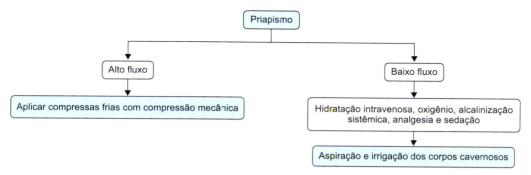

FIGURA 118.2 Abordagem do paciente com priapismo.

BIBLIOGRAFIA

Parafimose

Burstein B, Paquin R. Comparison of outcomes for pediatric paraphimosis reduction using topical anesthetic versus intravenous procedural sedation. Am J Emerg Med. 2017; 35(10):1391-5.

Clifford ID, Craig SS, Nataraja RM et al. Paediatric paraphimosis. Emerg Med Australas. 2016; 28(1):96-9.

Khan A, Riaz A, Rogawski KM. Reduction of paraphimosis in children: the EMLA® glove technique. Ann R Coll Surg Engl. 2014; 96(2):168.

Ludvigson AE, Beaule LT. Urologic emergencies. Surg Clin North Am. 2016; 96(3):407-24.

Pohlman GD, Phillips JM, Wilcox DT. Simple method of paraphimosis reduction revisited: point of technique and review of the literature. J Pediatr Urol. 2013; 9(1):104-7.

Priapismo

Adeyoju AB, Olujohungbe AB, Morris J et al. Priapism in sickle-cell disease; incidence, risk factors and complications – an international multicenter study. BJU Int. 2002; 90:898-902.

Burnett LA. Priapism. In: Campbell-Walsh urology. 9. ed. Philadelphia: WB Saunders; 2007.

Donaldson JF, Rees RW, Steinbrecher HA. Priapism in children: a comprehensive review and clinical guideline. J Pediatr Urol. 2014; 10:11-25.

Jesus LE, Derkermacher S. Priapismo em crianças: revisão de fisiopatologia e tratamento. J Pediatr. 2009; 85(3):194-200.

Montague DK, Jarow J, Broderick GA et al. American Urological Association guideline in the management of priapismo. J Urol. 2003; 170:1318-24.

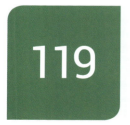

119 Traumatismo de Uretra

Alessandro Tavares • Julio Bissoli

DEFINIÇÃO

Trata-se de lesões traumáticas da uretra que podem ocorrer em qualquer ponto, desde o colo vesical ou uretra prostática até o meato uretral. O traumatismo uretral está relacionado com morbidade importante na fase aguda e com possíveis sequelas tardias, que podem ser diminuídas com manejo inicial adequado.

ETIOLOGIA

Em meninos, a uretra pode ser didaticamente dividida em anterior e posterior, de acordo com a posição em relação ao diafragma urogenital. Enquanto as lesões de uretra posterior são frequentemente relacionadas com fraturas da bacia, as de uretra anterior são mais comumente associadas a fatores iatrogênicos ou a queda a cavaleiro.

502 PARTE 13 • Doenças Urinárias e Genitais

As fraturas de bacia, particularmente quando envolvem deslocamento do arco púbico, podem levar a lesões da uretra posterior por mecanismo de cisalhamento: a uretra prostática é deslocada anterior e cranialmente, separando-se da uretra membranosa, que está fixa ao diafragma urogenital.

Lesões iatrogênicas da uretra são comuns após traumatismos pela passagem de sonda vesical, insuflação do balonete da sonda em posição uretral ou após instrumentação da uretra em cirurgias urológicas. Mais raramente, podem ocorrer por lesão inadvertida.

Lesões de uretra por queda a cavaleiro ocorrem quando o segmento bulbar da uretra é comprimido contra a borda inferior do púbis.

Em meninas, a uretra é mais curta, mais móvel e sem ligamentos rígidos com o osso púbico; portanto, menos sujeita a traumatismos. No entanto, em meninas os traumatismos de bacia levam a lesões de uretra 4 vezes mais frequentemente do que em mulheres adultas, devido à maior fragilidade da bacia nas crianças. O mecanismo de lesão nestes casos tende a ser lesão direta da uretra por espículas ósseas. Nestes casos, encontram-se lacerações vaginais associadas em 75% dos casos e lesões retais associadas em 30%. Em casos de lesão uretral feminina sem mecanismo claro, deve-se considerar a hipótese de abuso sexual.

◤ QUADRO CLÍNICO | EXAME FÍSICO

A apresentação clínica clássica dos pacientes com traumatismo de uretra consiste na tríade:

• Hematoma perineal ou genital
• Sangue no meato uretral ou no introito vaginal, com ou sem hematúria
• Retenção urinária ou desconforto intenso ao urinar.

O exame físico inicial deve envolver avaliação sistemática de todo o corpo, incluindo regiões genitais e perineal, e um toque retal. A palpação pode mostrar globo vesical e sinais de instabilidade da bacia, enquanto o toque retal pode fornecer informações importantes, com próstata elevada ou não palpável (quando é tracionada pelos ligamentos puboprostáticos nos deslocamentos do arco púbico). O toque retal é pouco sensível para detecção de lesões retais associadas. Lacerações retais ocorrem em até 15% das fraturas graves de bacia e implicam maior risco de complicações graves se não identificadas.

◤ EXAMES COMPLEMENTARES

Na faixa etária pediátrica, a uretra é mais propensa a traumatismos devido à maior tendência a fraturas instáveis da bacia e, em meninos, devido à menor proteção pela próstata (ainda pouco desenvolvida). Por este motivo, além de investigar todos os pacientes com a tríade clínica clássica, devem ser investigados aqueles com fratura de bacia envolvendo um ou mais ramos púbicos ou aumento da diastase pubiana.

A uretrografia retrógrada é o exame classicamente realizado, que consiste na obtenção de imagens após injeção de contraste pelo meato uretral, definindo o provável limite distal da lesão uretral.

Em caso de politraumatismo com fratura de bacia, se o paciente estiver estável, pode ser realizada a tomografia computadorizada com fases precoces e tardias, que auxilia na avaliação da lesão uretral e na identificação de sinais de lesões associadas em bexiga, colo vesical, reto e estruturas pélvicas e intra-abdominais.

Em casos complexos, a endoscopia urológica por via combinada pode auxiliar no diagnóstico. Em meninas, além da uretroscopia e da cistoscopia, pode ser realizada a vaginoscopia para a avaliação de lacerações vaginais associadas.

◤ DIAGNÓSTICO DIFERENCIAL

Em caso de lesões não explicadas pelo mecanismo do traumatismo, a possibilidade de abuso sexual deve ser levantada.

◤ ABORDAGEM E CONDUÇÃO CLÍNICA

A Figura 119.1 ilustra o fluxograma de tomada de decisão no caso de suspeita de traumatismo de uretra.

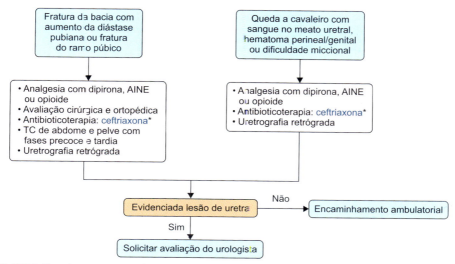

FIGURA 119.1 Algoritmo para atendimento de pacientes com traumatismo de uretra. *O uso de antibioticoterapia profilática no traumatismo de uretra tem grau de recomendação C. TC: tomografia computadorizada; AINE: anti-inflamatório não esteroide.

▼ BIBLIOGRAFIA

Baskin L, Canning D, Snyder HM 3rd et al. Surgical repair of urethral circuncision injuries. J Urol. 1997; 158:2269-71.

Chapple CR. Urethral injuries. BJU Int. 2000; 86:318-26.

Koraitim MM, Marzouk ME. Atta MA et al. Risk factors and mechanisms of urethral injury in pelvic fractures. Br J Urol. 1996; 77:876-80.

McLorie G, Merguerian P, DeMaria J. Injuries to the genitourinary system during a posterior sagital approach, and their repair. Br J Urol. 1998; 81:76-80.

Pichler R, Fritsch H, Skradski V et al. Diagnosis and Management of pediatric urethral injuries. Urol Int. 2012; 89:136-42.

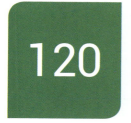

Doença Inflamatória Pélvica

André L. C. Ennes ♦ Fernanda Borges Dijigow ♦ Luisa Frerichs Chiavenato ♦ Eduardo Vieira da Motta ♦ José Maria Soares Júnior ♦ Edmund Chada Baracat

▼ DEFINIÇÃO

A doença inflamatória pélvica (DIP) caracteriza-se por infecção polimicrobiana do trato genital superior (acima do orifício superior do canal cervical). Apresenta diferentes expressões clínicas, conforme as estruturas acometidas, como endometrite, salpingite, salpingo-oforite (anexite) e abscesso pélvico.

▼ ETIOLOGIA

A infecção tem origem polimicrobiana; entretanto, os agentes etiológicos mais relacionados são *Chlamydia trachomatis*, *Neisseria gonorrhoeae* e *Mycoplasma genitalium*. Os agentes microbiológicos envolvidos são de transmissão sexual ou fazem parte da microbiota vaginal. O processo infeccioso decorre da ascensão de bactérias ao trato genital superior por contiguidade, envolvendo progressivamente endométrio, tubas uterinas e cavidade peritoneal; ou, ainda, por disseminação sanguínea ou linfática.

QUADRO CLÍNICO | EXAME FÍSICO

O quadro clínico habitual é de dor hipogástrica com evolução insidiosa, dispareunia de profundidade e, frequentemente, início após o período menstrual e evolução de 2 a 3 dias. O exame físico apresenta dor à palpação de hipogástrio, com ou sem sinais de irritação peritoneal conforme o grau de comprometimento da infecção.

O conteúdo vaginal pode ser compatível com vaginose bacteriana (acinzentado, bolhoso e fluido) ou ter aspecto purulento. O toque vaginal identifica aumento da temperatura local, dor à mobilização do colo e do corpo uterino, dor à palpação de anexos, espessamentos e abaulamentos em fórnices laterais da vagina, especialmente em caso de abscessos ou coleções pélvicas. As condições clínicas gerais costumam estar pouco comprometidas, mas, em situações de envolvimento sistêmico do processo infeccioso, podem ocorrer febre, taquicardia, taquipneia e hipotensão arterial. Nos casos de sepse, abscessos pélvicos, pelviperitonite e outros focos infecciosos devem ser considerados.

EXAMES COMPLEMENTARES

Os exames complementares na suspeição clínica de DIP têm por objetivo a confirmação diagnóstica, a identificação de doenças associadas ou a exclusão de diagnósticos diferenciais.

Os principais exames laboratoriais subsidiários e complementares são:

- Beta-hCG (suspeita de gravidez)
- Hemograma completo
- Proteína C reativa e velocidade de hemossedimentação (VHS)
- Sorologias para infecções sexualmente transmissíveis (sífilis, HIV)
- Hemocultura
- Sedimento urinário e urocultura
- Bacterioscopia e Gram de esfregaço cervical

- Pesquisa de *N. gonorrhoeae* ou *C. trachomatis* cervical por reação da cadeia de polimerase ou cultura.

A ultrassonografia abdominal e pélvica é o principal exame subsidiário, especialmente na suspeita clínica de abscessos pélvicos e no diagnóstico diferencial de cistos de ovário e gravidez ectópica.

CRITÉRIOS DIAGNÓSTICOS

Considerando o quadro clínico de dor pélvica associada a dor à mobilização do colo ou do corpo uterino ou dor à palpação anexial, o diagnóstico de DIP deve ser considerado em mulheres sexualmente ativas, especialmente naquelas com fatores de risco para infecções sexualmente transmissíveis. A sensibilidade da avaliação clínica para a definição diagnóstica é variável, entre 65 e 90%, mas aceita-se a presunção diagnóstica para início do tratamento considerando-se as possíveis sequelas sobre o futuro reprodutivo caso o tratamento seja postergado ou não realizado.

Outros achados clínicos complementares para a realização do diagnóstico incluem:

- Temperatura acima de 38°C
- Secreção mucopurulenta vaginal ou cervical
- Aumento de leucócitos em conteúdo cervical
- Identificação de *N. gonorrhoeae* ou *C. trachomatis* cervical
- Elevação de proteína C reativa ou VHS.
- Imagem compatível com infecção pélvica em exames como ultrassonografia transvaginal ou ressonância magnética de pelve (tubas espessadas com conteúdo líquido, líquido livre na pelve, coleção anexial heterogênea, tecidos hipervascularizados).

DIAGNÓSTICO DIFERENCIAL

- Gravidez ectópica
- Ruptura ou torção de cisto ovariano
- Endometriose
- Cistite
- Apendicite
- Diverticulite
- Síndrome do intestino irritável.

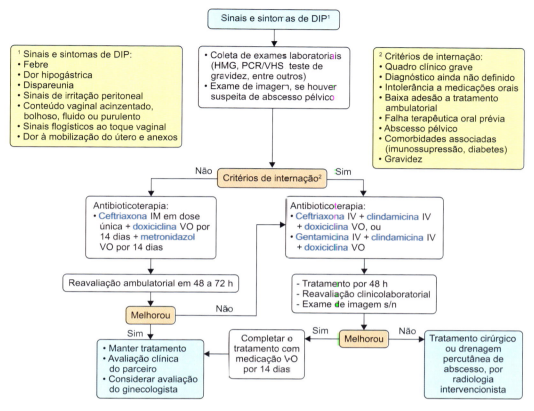

FIGURA 120.1 Sequência de decisões em caso de doença inflamatória pélvica (DIP). HMG: hemograma; PCR: proteína C reativa; VHS: velocidade de hemossedimentação; IM: via intramuscular; VO: via oral; IV: via intravenosa; s/n: se necessário.

ABORDAGEM E CONDUÇÃO CLÍNICA

A maioria das pacientes pode ser manejada ambulatorialmente. No entanto, algumas situações requerem internação hospitalar para tratamento com antimicrobianos intravenosos:

- Quadro clínico grave
- Diagnóstico ainda não definido
- Intolerância a medicações por via oral
- Baixa adesão a tratamento ambulatorial
- Falha terapêutica oral prévia
- Abscesso pélvico
- Comorbidades associadas (imunossupressão, diabetes)
- Gravidez.

A Figura 120.1 apresenta o fluxograma de tomada de decisão em caso de doença inflamatória pélvica.

Em gestantes, deve-se substituir o uso da doxiciclina por azitromicina 1 g por via oral a cada 7 dias, por 2 semanas. Em pacientes com dispositivo intrauterino (DIU), não é necessária a remoção, exceto se não houver melhora clínica com antibioticoterapia.

É essencial orientar que os parceiros das pacientes procurem serviço médico para tratamento e reforçar a importância do uso de preservativo durante as relações sexuais.

BIBLIOGRAFIA

Arredondo JL, Diaz V, Gaitan H et al. Oral clindamycin and ciprofloxacin versus intramuscular ceftriaxone and oral doxycycline in the treatment of mild-to-moderate

506 PARTE 13 • Doenças Urinárias e Genitais

pelvic inflammatory disease in outpatients. Clin Infect Dis. 1997; 24:170-8.

Baracat EC (Ed.). Condutas em ginecologia baseadas em evidências: protocolos assistenciais – Clínica ginecológica. Hospital das Clínicas – FMUSP. São Paulo: Atheneu; 2016.

Brunham RC, Gottlieb SL, Paavonen J. Pelvic inflammatory disease. N Engl J Med. 2015; 372:2039-48.

Dodson MG. Antibiotic regimens for treating acute pelvic inflammatory disease: an evaluation. J Reprod Med. 1994; 39:285-96.

Grimes DA. Intrauterine device and upper-genital-tract infection. Lancet. 2000; 356:1013-9.

Peipert JF, Ness RB, Blume J et al. Clinical predictors of endometritis in women with symptoms and signs of pelvic inflammatory disease. Am J Obstet Gynecol. 2001; 184:856-63.

Ross J, Judlin P, Jensen J; International Union against sexually transmitted infections. 2012 European guideline for the management of pelvic inflammatory disease. Int J STD AIDS. 2014; 25(1):1-7.

Walker CK, Workowski KA, Washington AE et al. Anaerobes in pelvic inflammatory disease: implications for the Centers for Disease Control and Prevention's guidelines for treatment of sexually transmitted diseases. Clin Infect Dis. 1999; 28(Suppl 1):S29-36.

Workowski KA, Bolan GA; Centers for Disease Control and Prevention. Sexually transmitted diseases treatment guidelines, 2015. MMWR Recomm Rep. 2015; 64: 1-137.

121 Dismenorreia

André L. C. Ennes ✦ Fernanda Borges Dijigow ✦
Luisa Frerichs Chiavenato ✦ Eduardo Vieira da Motta ✦
José Maria Soares Júnior ✦ Edmund Chada Baracat

◤ DEFINIÇÃO

Dismenorreia primária caracteriza-se por dor em região de hipogástrio, em cólica, de intensidade variável durante a menstruação, na ausência de outras patologias ginecológicas.

◤ ETIOLOGIA

Há dois tipos de dismenorreia:

- Primária, quando não há doença ginecológica envolvida
- Secundária, quando a dor é relacionada com uma patologia ginecológica, como endometriose, cistos ovarianos, adenomiose, aderências pélvicas, entre outras.

A dismenorreia primária é causada por aumento e desequilíbrio na produção dos leucotrienos e das prostaglandinas, principalmente a $PGF_2\alpha$, pelo endométrio durante o período menstrual. Estes mediadores inflamatórios provocam hipercontratilidade uterina, causando isquemia miometrial e aumento da hipersensibilidade nervosa periférica, o que resulta em dor.

◤ QUADRO CLÍNICO | EXAME FÍSICO

O diagnóstico baseia-se, principalmente, em anamnese detalhada com caracterização dos ciclos menstruais e do padrão álgico referido, além do exame físico.

O principal sintoma é a dor pélvica em cólica, que pode coincidir com o início do sangramento menstrual ou surgir algumas horas antes ou depois da menstruação, persistindo por 1 a 3 dias. O quadro álgico pode irradiar para região lombar e ser acompanhado de sintomas sistêmicos, como náuseas, vômitos, cefaleia, lipotimia, tenesmo e diarreia.

A dor pélvica apresentada pode ser classificada em relação à intensidade:

- Leve: há dor durante o período menstrual, sem impactar as atividades habituais, sem sintomas sistêmicos associados, raramente necessitando-se de medicação analgésica
- Moderada: a dor impacta as atividades habituais; há sintomas sistêmicos discretos e necessidade de analgésicos comuns com boa resposta

- Intensa: a dor é incapacitante, com grande absenteísmo; há sintomas sistêmicos importantes e baixa resposta a analgésicos comuns.

Até 10% das dismenorreias intensas apresentam anormalidade pélvica associada, como endometriose ou alterações uterinas; portanto, são casos de dismenorreia secundária, quando é necessária avaliação ginecológica mais aprofundada.

O exame físico destas pacientes não apresenta achados importantes, sendo caracterizado somente por dor à palpação abdominal, sem sinais localizatórios ou de irritação peritoneal, sem massas palpáveis. Achados diferentes implicam investigação de diagnósticos diferenciais de dor pélvica.

O exame ginecológico completo deve ser realizado em todas as pacientes que já tenham iniciado a vida sexual, visando excluir diagnósticos diferenciais.

▼ EXAMES COMPLEMENTARES

A ultrassonografia pélvica por via transabdominal ou transvaginal (naquelas que já iniciaram atividade sexual) deve ser realizada em casos de dismenorreia intensa, quando houver falha terapêutica ou em casos de suspeita de causas secundárias.

▼ DIAGNÓSTICO DIFERENCIAL

- Endometriose
- Cistos ovarianos
- Aderências pélvicas
- Malformações genitais congênitas (p. ex., hímen imperfurado, estenose cervical, septos vaginais)
- Síndrome do intestino irritável
- Adenomiose
- Doença inflamatória pélvica
- Uso de dispositivo intrauterino
- Doenças inflamatórias intestinais
- Distúrbios psicogênicos.

▼ ABORDAGEM E CONDUÇÃO CLÍNICA

A Figura 121.1 apresenta o fluxograma de tomada de decisão em caso de dismenorreia.

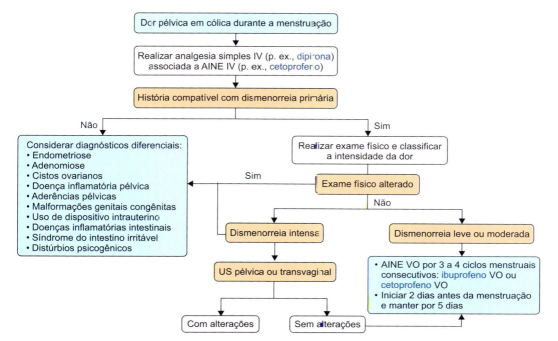

FIGURA 121.1 Sequência de decisões em caso de dismenorreia. IV: via intravenosa; VO: via oral; AINE: anti-inflamatório não esteroide; US: ultrassonografia.

BIBLIOGRAFIA

Andersch B, Milsom I. An epidemiologic study of young women with dysmenorrhea. Am J Obstet Gynecol. 1982; 144:655-60.

Baracat EC (Ed.). Condutas em ginecologia baseadas em evidências: protocolos assistenciais – Clínica ginecológica. Hospital das Clínicas – FMUSP. São Paulo: Atheneu; 2016.

Dawood MY. Primary dysmenorrhea: advances in pathogenesis and management. Obstet Gynecol. 2006; 108(2):428-41.

French L. Dysmenorrhea. Am Fam Physician. 2005; 71:285-91.

Harel Z. Dysmenorrhea in adolescents and young adults: from pathophysiology to pharmacological treatments and management strategies. Expert Opin Pharmacother. 2008; 9(15):2661-72.

Marjoribanks J, Proctor M, Farquhar C et al. Nonsteroidal anti-inflammatory drugs for dysmenorrhoea. Cochrane Database Syst Rev. 2010:CD001751.

122 Contracepção de Emergência

Victor Ishii ♦ José Maria Soares Júnior ♦ Edmund Chada Baracat

DEFINIÇÃO

A anticoncepção de emergência, conhecida também pela alcunha "pílula do dia seguinte", é considerada segura e bem tolerada, e visa fornecer às mulheres uma maneira de prevenir uma gestação não desejada.

MÉTODOS HORMONAIS

Método de Yuzpe. O início da administração do medicamento deve acontecer até 72 horas após a relação desprotegida, com taxa de gravidez de 1,8%, podendo ter melhor desempenho se realizado em até 12 horas, com taxa de gravidez de 1,2%.

Levonorgestrel isolado. O início da administração também deve ocorrer até 72 horas após a relação desprotegida. Em estudo realizado em 1998 pela Organização Mundial da Saúde, que comparou os dois métodos, foi encontrada uma taxa de gestação de 3,2% no método de Yuzpe contra 1,1% no método de levonorgestrel. Neste último, ainda se usado no 4º ou 5º dia após a relação desprotegida, há taxa de gestação de 2,7%. Dessa maneira, é possível optar por este método neste intervalo de tempo.

Acetato de ulipristal. Modular do receptor de progesterona, que age inibindo a ovulação. Tem taxa de gravidez de 1,5%, sendo encontrada em alguns estudos taxa de 2,1% se usado em até 5 dias.

A Tabela 122.1 apresenta o tempo para administração e a posologia dos principais métodos contraceptivos de emergência, incluindo o dispositivo intrauterino de cobre, descrito mais adiante neste capítulo.

Não há nenhuma sustentação científica que comprove que a contracepção de emergência resulte em abortamento.

▪ Recomendações

Os métodos de contracepção de emergência devem ser usados nas seguintes situações:

- Relação sexual desprotegida
- Falha de método de anticoncepção em uso
- Violência sexual.

> **ATENÇÃO**
>
> Este método **não** deve substituir o método de anticoncepção de uso regular.
> Este método deve ser evitado na vigência de gestação, não estando associado a efeitos teratogênicos.
> As mulheres com antecedente de tromboembolismo, vasculopatia e enxaqueca devem usar apenas o método à base de progestagênio.

TABELA 122.1 Tempo para administração e posologia dos principais métodos contraceptivos de emergência.

Método	Tempo para administração (h)	Posologia
Yuzpe	72	Etinilestradiol 100 mg + levonorgestrel 0,5 mg VO em 2 doses com intervalo de 12 h
Levonorgestrel	72	Levonorgestrel 1,5 mg VO em dose única
Acetato de ulipristal	120	Acetato de ulipristal 30 mg VO em dose única
DIU de cobre	120	–

VO: via oral; DIU: dispositivo intrauterino.

▌ DISPOSITIVO INTRAUTERINO DE COBRE

Este método pode ser introduzido até 120 horas após a relação sexual desprotegida. É uma alternativa à contracepção de emergência, porém de baixa aplicabilidade no serviço de emergência pediátrica, por depender da disponibilidade do dispositivo e de um especialista para a implantação.

▌ ABORDAGEM E CONDUÇÃO CLÍNICA

A Figura 122.1 apresenta o fluxograma para contracepção de emergência.

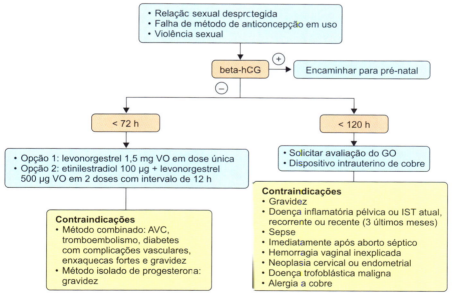

FIGURA 122.1 Fluxograma para contracepção de emergência. VO: via oral; AVC: acidente vascular cerebral; IST: infecção sexualmente transmissível; GO: ginecologista-obstetra.

▌ BIBLIOGRAFIA

Associação de Obstetrícia e Ginecologia do Estado de São Paulo. Recomendações SOGESP. Vol. 3. 2017. pp. 153-73.

Barazat EC, Fonseca AM, Bagnoli VR. Terapêutica clínica em ginecologia. Barueri: Manole; 2015.

Brasil. Ministério da Saúde. Assistência em planejamento familiar: manual técnico. Brasília: Ministério da Saúde; 2002.

510 PARTE 13 • Doenças Urinárias e Genitais

Brasil. Ministério da Saúde. Cadernos de atenção básica: saúde sexual e saúde reprodutiva. Brasília: Ministério da Saúde; 2010.

Federação Brasileira das Associações de Ginecologia e Obstetrícia (Febrasgo). Manual de anticoncepção 2015. Disponível em: https://armazemdaciencia.files.word-press.com/2017/08/manual-anticoncepcao-febrasgo-2015-pdf.pdf.

Hoffman BL, Schorge JO, Schaffer JI et al. Ginecologia de Williams. 2. ed. Porto Alegre: Artmed; 2014.

Legado Brasil. Planejamento familiar. 2011. Disponível em: www.brasil.gov.br/noticias/saude/2011/09/planeja-mento-familiar.

Legado Brasil. SUS oferece oito opções de métodos con-traceptivos. 2012. Disponível em: www.brasil.gov.br/no-ticias/saude/2012/03/sus-oferece-oito-opcoes-de-met-odos-contraceptivos.

Zugaib M, Francisco RPV. Zugaib Obstetrícia. 3. ed. Ba-rueri: Manole; 2016.

PARTE

14 Transtornos Psicossociais

123 Violência Sexual, *512*

124 Vitimização Física e Psíquica, *515*

125 Emergências Psiquiátricas, *520*

512   PARTE 14 • Transtornos Psicossociais

123 Violência Sexual
Benito Lourenço ◆ Ligia Bruni Queiroz

◥ DEFINIÇÕES E MAGNITUDE DO PROBLEMA

A violência sexual caracteriza-se por toda ação sexual entre um ou mais adultos e um indivíduo com menos de 18 anos de idade, tendo por finalidade a estimulação sexual com a vítima em posição de fragilidade emocional e fisicamente despreparada. Compreende o abuso sexual, nas modalidades intra e extrafamiliar, e a exploração sexual (prostituição e pornografia infantil). Pode ou não estar ligada a contato físico e doloroso, com ou sem contato genital ou penetração, podendo envolver carinhos inapropriados, beijos, exibicionismo ou exposição à pornografia, o que pode ser tão danoso quanto as situações que envolvem contato genital.

Na maioria das vezes, a violência sexual é praticada por pessoas próximas, que contam com a confiança da vítima, e ocorre de maneira gradual e progressiva por longos períodos.

◥ QUADRO CLÍNICO | EXAME FÍSICO

A ausência de sinais claros e visíveis nos corpos das vítimas atrasa sobremaneira os diagnósticos das agressões mais crônicas, e o exame físico normal não exclui a violência sexual.

A queixa e o relato da vítima, assim como a suspeita dos acompanhantes, devem ser sempre valorizados, e, em caso de dúvidas frente ao exame anogenital, o pediatra deve solicitar o auxílio de um profissional com mais experiência no exame ginecológico e/ou urológico.

A Tabela 123.1 resume os principais achados de história clínica, exame físico e exames complementares e indica os sinais de alerta para a violência sexual.

◥ ABORDAGEM E CONDUÇÃO CLÍNICA

A abordagem e a condução clínica são desafiadoras e demandam sensibilidade por parte da equipe de saúde, uma vez que tabu e silêncio permeiam esse tipo de violência, com sentimentos de culpa, vergonha e medo por parte da vítima, o que torna a revelação mais difícil.

Os pontos mais importantes na condução dos casos de violência sexual são descritos a seguir.

Priorizar cuidados de urgência e emergência. Dar prioridade aos cuidados de graves lacerações e sangramentos abundantes.

Evitar revitimização. Poupar a vítima de inquérito minucioso e aprofundado e de reavaliações recorrentes que possam provocar mais sofrimento.

Comunicar ao Conselho Tutelar ou Vara da Infância e Juventude. A comunicação deve ser feita frente à mais simples suspeita. Abrir ficha de notificação compulsória.

Garantir os melhores cuidados e proteção para a vítima. Quando o paciente em situação de violência não apresentar lesões ou essas forem leves e não for detectado risco de revitimização com seu retorno para casa, deve-se realizar a notificação e liberação do paciente. Considera-se como risco de revitimização o fato de o agressor não ser controlável ou a família ou cuidadores do paciente não parecerem competentes e capazes de proteger a criança ou o adolescente. Em caso de lesões graves ou quando o retorno da vítima para sua moradia puder resultar em revitimização, ela deve ser internada, para que permaneça sob a proteção da instituição hospitalar.

Anticoncepção de emergência. Ver Capítulo 122, *Contracepção de Emergência.*

CAPÍTULO 123 • Violência Sexual **513**

TABELA 123.1 Possíveis achados clínicos correlacionados à violência sexual.

Achados de história clínica (sinais e sintomas)	Achados de exame físico	Achados de exames laboratoriais
Ausência de queixas	Ausência de alterações físicas	–
Queixas inespecíficas Anorexia Dor abdominal Cefaleia Retenção urinária e/ou fecal	–	–
Distúrbios do comportamento Alterações do apetite Distúrbios do sono, pesadelo Distúrbios familiares, escolares, sociais Apego, isolamento Agressividade, autoagressão Depressão, baixa autoestima, isolamento, ideação suicida Uso abusivo de álcool e drogas Alteração do comportamento sexual	–	–
Dor (aguda ou crônica) e/ou lesão oral inexplicada	Eritema/exulceração/sangramento	Sorologias e culturas positivas para DST*
Dor (aguda ou crônica) e/ou prurido genital inexplicados	Laceração,* secreção e/ou sangramento genital Presença de corpo estranho	Sorologias e culturas positivas para DST*
Dor (aguda ou crônica) e/ou prurido uretral inexplicados Disúria, polaciuria ITU de repetição Enurese	Laceração,* secreção e/ou sangramento uretral	Alteração de urina tipo 1 e/ou urocultura
Dor (aguda ou crônica) e/ou prurido anal inexplicados Tenesmo, puxo, encoprese, constipação intestinal	Laceração,* secreção e/ou sangramento anal Presença de corpo estranho	Sorologias e culturas positivas para DST*
Atraso menstrual, gestação*	Náuseas e vômitos Alterações uterinas Aumento do volume das mamas, dor, pigmentação da aréola	hCG,* presença de atividade fetal à US*

*Sinais de alerta para violência sexual em crianças e adolescentes. ITU: infecção do trato urinário; DST: doença sexualmente transmissível; hCG: gonadotrofina coriônica humana; US: ultrassonografia.

Profilaxia das doenças sexualmente transmissíveis não virais. Ver Capítulo 120, *Doença Inflamatória Pélvica*.

Profilaxia das hepatites virais. Não recebem os casos de exposição repetida. A decisão de iniciar a imunoprofilaxia contra a hepatite B não deve estar condicionada à solicitação de exames. Em condições de desconhecimento ou dúvida sobre o *status* vacinal, a profilaxia deve ser administrada:

• Primeira dose da vacina hepatite B para as não imunizadas +

• Imunoglobulina humana anti-hepatite B, 0,06 mℓ/kg IM em local de aplicação diferente da vacina (primeiras 24 horas, até, no máximo, 14 dias).

Profilaxia da infecção pelo HIV (PEP – profilaxia pós-exposição). É indicada para todos os casos de penetração vaginal e/ou anal nas primeiras 72 horas após a violência, inclusive se o *status* sorológico do agressor for desconhecido. Penetração oral com ejaculação demanda decisão individualizada. Não está indicada em exposições crônicas e repetidas. A duração da PEP é de 28 dias. Ressalta-se que a ausência de um infectologista não deve atrasar a prescrição da profilaxia. O esquema de PEP atualmente usado para aqueles com mais de 12 anos de idade é:

- Tenofovir (300 mg) + lamivudina (300 mg) coformulados, 1 comprimido VO 1 vez/dia +
- Dolutegravir (50 mg), 1 comprimido VO 1 vez/dia.

O esquema preferencial para os pacientes de 2 a 12 anos de idade é:

- Zidovudina + lamivudina + raltegravir em posologia de acordo com o peso:
  - Zidovudina
    - 9 a 30 kg: 9 mg/kg de 12/12 h
    - > 30 kg: 300 mg de 12/12 h
  - Lamivudina: 4 mg/kg (máx. de 150 mg) de 12/12 h
  - Raltegravir
    - 14 a 20 kg: 100 mg de 12/12 h
    - > 20 a 28 kg: 150 mg de 12/12 h
    - > 28 a 40 kg: 200 mg de 12/12 h
    - > 40 kg: 300 mg de 12/12 h.

Informação sobre alternativas legais para o destino da gestação. É direito das adolescentes vítimas de violência sexual serem informadas da possibilidade de interrupção da gravidez (artigo 128 do Código Penal). Quando tiverem menos de 18 anos de idade, é necessária autorização dos responsáveis e, quando tiverem menos de 14 anos de idade, é preciso, ainda, acompanhamento do processo pelo Conselho Tutelar. Todas as informações relativas a esses procedimentos constam na Portaria nº 1.508, de setembro de 2005, do Ministério da Saúde.

Registro de informações e coleta de vestígios. Cabem ao profissional que prestou o atendimento a realização de exame físico completo e a cuidadosa descrição dos achados em prontuário, sem juízo de causa, para que possa ser futuramente utilizado como coleta de vestígios, caso a pessoa em situação de violência se decida pelo registro policial. Tal profissional pode mencionar a importância do registro de um boletim de ocorrência.

A Figura 123.1 apresenta o fluxograma de atendimento a crianças e adolescentes vítimas de violência sexual.

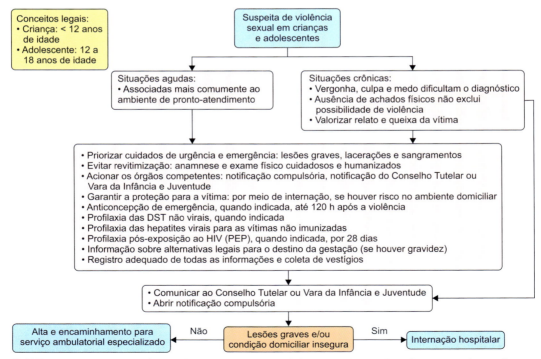

FIGURA 123.1 Fluxograma de atendimento a crianças e adolescentes vítimas de violência sexual. DST: doença sexualmente transmissível; PEP: profilaxia pós-exposição.

BIBLIOGRAFIA

Brasil. Lei nº 8.069, de 13 de julho de 1990. Estatuto da Criança e do Adolescente. Brasília: Diário Oficial da União; 1990.

Brasil. Lei nº 12.845, de 1º de agosto de 2013. Dispõe sobre o atendimento obrigatório e integral de pessoas em situação de violência sexual. Brasília: Casa Civil; 2013.

Brasil. Portaria nº 1.508, de 1º setembro de 2005. Dispõe sobre o Procedimento de Justificação e Autorização da Interrupção da Gravidez nos casos previstos em lei, no âmbito do Sistema Único de Saúde (SUS). Brasília: Ministério da Saúde; 2005.

Brasil. Ministério da Saúde. Prevenção e Controle das Infecções Sexualmente Transmissíveis, do HIV/AIDS e das Hepatites Virais. Protocolo Clínico e Diretrizes Terapêuticas para Profilaxia Pós-Exposição (PEP) de Risco à Infecção pelo HIV, IST e Hepatites Virais. 2017. Disponível em: www.aids.gov.br/pt-br/pub/2015/protocolo-clinico-e-diretrizes-terapeuticas-para-profilaxia-pos-exposicao-pep-de-risco.

Brasil. Ministério da Saúde. Prevenção e tratamento dos agravos resultantes da violência sexual contra mulheres e adolescentes. Norma técnica. Brasília: Ministério da Saúde; 2011.

Brasil. Secretaria de Políticas para as Mulheres. Norma Técnica – Atenção humanizada às pessoas em situação de violência sexual com registro de informações e coleta de vestígios – 2015. Brasil: Ministério da Saúde; 2015.

Conselho Federal de Medicina (CFM), Sociedade de Pediatria de São Paulo (SPSP). Manual de atendimento às crianças e adolescentes vítimas de violência. Brasília: CFM/SPSP; 2011.

Instituto Brasileiro de Geografia e Estatística (IBGE). Pesquisa nacional de saúde escolar. Rio de Janeiro: IBGE; 2016.

Stoltenborgh M, van Ijzendoorn MH, Euser EM et al. A global perspective on child sexual abuse: meta-analysis of prevalence around the world. Child Maltreat. 2011; 16(2):79-101.

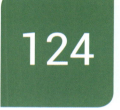

124 Vitimização Física e Psíquica
Renata D. Waksman

DEFINIÇÃO

Segundo a Política Nacional de Redução da Morbimortalidade por Causas Externas, violência é o evento representado por ações realizadas por indivíduos, grupos, classes ou nações que ocasionam danos físicos, emocionais, morais ou espirituais a si próprio ou a outrem.

Os tipos de violência a que as crianças e adolescentes podem ser submetidos classificam-se em: extrafamiliar, doméstica (ou intrafamiliar) e autoagressão (ou suicídio). Cada um desses tipos pode se expressar de modos diferentes, mas não excludentes entre si.

A vitimização doméstica, por sua vez, classifica-se em física, sexual, psíquica, por negligência, além de outras formas específicas, como síndrome de Münchhausen por procuração, violência química, intoxicações e envenenamentos, violência virtual e filicídio.

Este capítulo discutirá somente as formas física e psíquica:

- Física: implica o uso da força física de maneira intencional com o objetivo de ferir, danificar ou destruir a vítima, deixando ou não marcas evidentes
- Psíquica: compreende todos os modos de discriminação, desrespeito, rejeição, depreciação, cobrança ou punição exagerada e utilização da criança ou adolescente para atender às necessidades psíquicas dos adultos. Divide-se nas modalidades por ação e por omissão e é considerada a forma de violência doméstica mais difícil de ser conceituada e diagnosticada, por sua sutileza e sua falta de evidências físicas, embora, com frequência, permeie os demais tipos.

PARTE 14 • Transtornos Psicossociais

◣ QUADRO CLÍNICO | EXAME FÍSICO

A suspeita clínica de vitimização física deve basear-se nos dados de anamnese, exame físico e exames laboratoriais. Na maioria das vezes, o diagnóstico é difícil, sendo necessárias experiência profissional e devida atenção do médico e de toda a equipe multiprofissional. Ao avaliar uma criança submetida a um traumatismo, é importante saber se este evento foi acidental ou intencional. Vale solicitar ao acompanhante que descreva com detalhes como ocorreram as lesões e, se a criança souber se expressar, ela também pode dar sua versão do ocorrido. Os dados que sugerem vitimização são:

- Incompatibilidade entre dados da história e os achados clínicos
- Omissão total ou parcial da história de traumatismo
- Pais que mudam a história a cada vez que dão informações
- Histórias diferentes quando os membros da família são questionados isoladamente
- Demora inexplicável na procura de recursos médicos na presença evidente de traumatismo
- Crianças maiores que não querem relatar o que aconteceu, com medo de represálias, em especial quando os agentes agressores são os pais.

Ao exame físico, podem chamar a atenção:

- Comportamento da criança
- Lesões em crianças não compatíveis com seu desenvolvimento motor
- Lesões inexplicadas
- Lesões em locais não usuais, como face, orelhas, olhos, pescoço, região superior dos braços, tronco e dorso
- Múltiplas lesões em diferentes estágios de cicatrização
- Lesões multissistêmicas
- Lesões sentinelas (equimoses, intraorais)
- Marcas de objetos
- Evidência de negligência.

Deve-se procurar por traumatismos cefálicos (ocorrem em cerca de 30% das crianças agredidas, e até 50% delas ficam com alterações neurológicas permanentes) e alterações neurológicas (diminuição do nível de consciência, irritabilidade, vômitos, convulsões, coma, postura em opistótono, alterações respiratórias e apneia). Se detectados sinais de hemorragia intracraniana, é imperioso realizar fundo de olho (após estabilização da criança).

Hemorragias retinianas ao exame de fundo de olho sugerem síndrome do bebê sacudido (*shaken baby syndrome*), recentemente denominada traumatismo encefálico por abuso. Caracteriza-se por lesões na cabeça e hemorragias retinianas, secundárias a chacoalhar, sacudir ou provocar traumatismo de impacto, ou uma combinação de ambos. Os sintomas variam de leves a graves, em decorrência do sacudir, e podem ocorrer: hemorragia subdural, danos neurológicos (muitas vezes inespecíficos), fratura(s) em arco(s) posterior(es) de costela(s) e fraturas de ossos longos. Nenhuma lesão é exclusiva da síndrome, mas a combinação de hemorragias retiniana e subdural em criança pequena, na ausência de justificativa adequada, aumenta o grau de suspeita.

Fraturas múltiplas, cranianas de localização posterior, distais, metafisárias, espiraladas ou em costelas são altamente sugestivas de vitimização. A avaliação de tórax e abdome deve ser criteriosa, e as lesões podem ser consequentes a traumatismos diretos, socos, murros, pontapés e empurrões.

Com relação à vitimização psíquica, alguns sinais podem servir de alerta:

- Parada do crescimento
- Desnutrição e/ou baixa estatura não orgânicas
- Estagnação do desenvolvimento
- Distúrbios alimentares (obesidade, anorexia, bulimia)
- Distúrbios da excreção (enurese, encoprese)
- Sinais de ansiedade
- Quadro depressivo
- Agressividade (contra si mesmo ou contra outros)
- Inibição
- Passividade
- Hiperatividade
- Instabilidade psicomotora
- Desconfiança
- Rebeldia
- Fugas
- Tentativas de suicídio.

EXAMES COMPLEMENTARES

Devem ser direcionados pelo quadro clínico:

- Hematológicos: hemoglobina, hematócrito, plaquetas, coagulograma
- Bioquímicos: creatinofosfoquinase, amilase, enzimas hepáticas, eletrólitos, triagem para intoxicação exógena
- Urinários: urina tipo 1, pesquisa para intoxicação exógena
- Exames de imagem: radiografia de corpo inteiro em crianças com menos de 2 anos de idade e seletiva em crianças que já conseguem relatar fatos, como traumatismos anteriores em determinada região. Ultrassonografia, tomografia computadorizada e ressonância magnética conforme localização das lesões e indicações específicas para cada caso.

DIAGNÓSTICO DIFERENCIAL

Devem ser considerados:

- Lesões de pele (equimoses, hematomas) que podem ser manifestação de doenças linfoproliferativas
- Distúrbios de coagulação e doenças vasculares (mesmo em localizações não sugestivas de traumatismos acidentais)
- Impetigo bolhoso
- Fitofotodermatose
- Síndrome da pele escaldada
- Meningococcemia (púrpura).

Alterações ósseas que podem ser causadas por traumatismos não intencionais são: osteomielite, osteogênese imperfeita, hiperostose cortical e escorbuto. Fraturas de costelas podem ser resultantes de manobras de ressuscitação cardiopulmonar.

Alterações neurológicas podem ser decorrentes de traumatismo de parto, meningite, sepse, envenenamento por monóxido de carbono e erros inatos do metabolismo.

ABORDAGEM E CONDUÇÃO CLÍNICA

A abordagem deve ser pautada nas necessidades do paciente, e quatro componentes devem ser avaliados: o estado geral da vítima, o tipo de agressão, as características do agressor e as da família (protetora, impotente, conivente ou participante da violência).

Não existe impedimento legal ou ético para o atendimento imediato de vítimas de violência. As questões policiais e judiciais devem ser abordadas após o atendimento das necessidades emergenciais médicas da vítima.

A recusa infundada do atendimento médico caracteriza-se, ética e legalmente, como imperícia e omissão de socorro, com todas as suas consequências. De acordo com o artigo 13, § 2º do Código Penal, o médico pode ser responsabilizado civil e criminalmente pelos danos físicos e mentais ou eventual morte do paciente.

O atendimento a situações de suspeita de vitimização em crianças e adolescentes deve ser realizado por equipe de saúde multidisciplinar e interprofissional capacitada, integrada, institucionalizada, ciente de suas atribuições e capaz de interagir com outras instituições.

Os profissionais envolvidos devem adotar atitudes de acolhimento, proteção, intervenção, encaminhamento, prevenção, sigilo e confidencialidade.

É aconselhável a participação de outro profissional no atendimento, além da avaliação de outro especialista (ortopedista, ginecologista/obstetra, cirurgião). A escuta deve ser atenta, e a atitude, neutra, deixando preconceitos, prejulgamentos e interpretações pessoais de lado. Toda a avaliação deve ser descrita em detalhes, constando nela inclusive as palavras ditas pela criança ou adolescente, e o exame e os procedimentos adotados devem ser explicados. Ao listar as hipóteses diagnósticas, deve constar a suspeita de violência, além dos diagnósticos diferenciais e agravos não intencionais pertinentes.

Deve ser esclarecido que o caso será discutido com outros profissionais e deve-se solicitar colaboração da vítima se surgirem dúvidas. Não se deve prometer guardar segredo das informações obtidas.

O caso deve ser acompanhado em todas as suas interfaces, com a participação da equipe nas decisões quanto a tratamento, encaminhamento e medidas de proteção legal.

Vale lembrar que a confirmação imediata da suspeita de violência ou a identificação do agressor não é relevante neste momento, pois a suspeita de maus-tratos já implica avaliação clínica, tratamento e notificação. A comprovação ou não da vitimização como crime é dever dos órgãos de justiça e segurança pública.

Todas as manifestações de violência doméstica devem ser reconhecidas como doenças e identificadas no Código Internacional de Doenças (CID-10/11):

- T74: síndrome de maus-tratos
  - T74.0: abandono
  - T74.1: sevícias físicas
  - T74.2: abuso sexual
  - T74.3: abuso psicológico
  - T74.8: outras síndromes especificadas de maus-tratos
  - T74.9: síndrome não especificada de maus-tratos.

O fluxo de atendimento para violência física, psíquica e negligência é apresentado na Figura 124.1.

■ Notificação

Após o atendimento médico, na suspeita de violência física com lesões graves, negligência grave e em situações de envenenamento, o responsável pela criança ou adolescente deve lavrar boletim de ocorrência em uma delegacia, de preferência especializada no atendimento à infância e juventude ou família, e o paciente deve ser encaminhado (pela delegacia) para exame de corpo de delito pelos peritos do Instituto Médico Legal.

Caso os responsáveis estejam envolvidos na violência, o Conselho Tutelar será chamado para fazer o registro do boletim de ocorrência na delegacia e acompanhar a criança para exame de corpo de delito.

A notificação ao Conselho Tutelar, ao Ministério Público e à Vara da Infância e Juventude é um meio de desencadear as medidas de proteção necessárias a cada caso de suspeita de

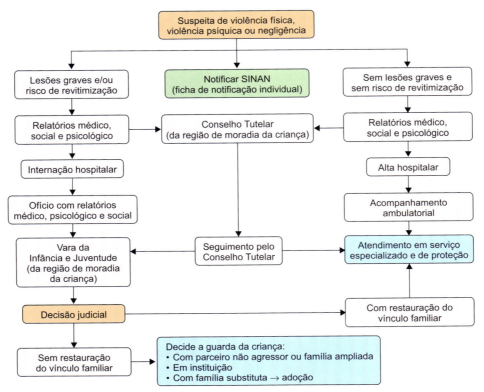

FIGURA 124.1 Fluxo de atendimento para casos de suspeita de violência física, psíquica ou negligência. SINAN: Sistema de Informação de Agravos de Notificação. (Adaptada de Sociedade de Pediatria de São Paulo, 2011.)

violência contra a criança ou adolescente. Cabe à equipe de saúde determinar o momento oportuno para a notificação, que seja codificada e emitida em nome da instituição (que tem o dever legal de garantir esta denúncia, de acordo com o artigo 245 do Estatuto da Criança e do Adolescente), acrescida dos relatórios médico, social e psicológico.

Somente em casos excepcionais, de risco e sem o apoio da instituição (esta também deve ser denunciada), o médico pode lançar mão da denúncia anônima, por telefone. Nos estados de São Paulo e do Paraná, isso pode ser feito por meio do disque-denúncia (telefone 181), ou, em âmbito nacional, por meio da Secretaria de Direitos Humanos do Governo Federal (telefone 100).

É de fundamental importância o acompanhamento da criança ou adolescente para assegurar que não haja revitimização enquanto as medidas de proteção não são efetivadas.

ATENÇÃO

- O médico tem papel fundamental na suspeita de vitimização, em sua confirmação diagnóstica, no tratamento e na definição das medidas legais necessárias
- A violência psicológica acompanha todas as outras formas de violência
- Todos devem cumprir seu papel, livre de preconceitos, medos ou negligência

◥ BIBLIOGRAFIA

Abib SVC, Monteiro LMC, Mella SMB. Maus-tratos na infância. In: Abib SVC, Perfeito JAJ. Trauma: guias de medicina ambulatorial e hospitalar da Unifesp-EPM. Barueri: Manole; 2012. pp. 749-60.

Associação Brasileira de Proteção à Infância e Adolescência. Guia de orientação para profissionais de saúde. Rio de Janeiro: Autores & Agentes Associados; 1997.

Brasil. Ministério da Saúde. Política Nacional de Redução da Morbimortalidade por Acidentes e Violências – Portaria MS/GM nº 737, de 16 de maio de 2001. Brasília: Diário Oficial da União; 2001.

Brasil. Presidência da República. Código Penal Brasileiro. Lei nº 12.015, de 7 de agosto de 2009. Brasília: Casa Civil; 2009.

Brasil. Presidência da República. Estatuto da Criança e do Adolescente (ECA). Lei nº 8.069, de 13 de julho de 1990. Brasília: Casa Civil; 1990.

Centro Colaborador da OMS para a Classificação de Doenças em Português (CBCD). Classificação Estatística Internacional de Doenças e Problemas Relacionados à Saúde – CID-10. Disponível em: www.datasus.gov.br/cid10/V2008/cid10.htm. Acesso em: 11/17.

Christian CW; Committee on Child Abuse and Neglect, American Academy of Pediatrics. The evaluation of suspected child physical abuse. Pediatrics. 2015; 135(5):e1337-54.

Conselho Federal de Medicina, Sociedade Brasileira de Pediatria, Sociedade de Pediatria de São Paulo. Manual de atendimento às crianças e adolescentes em situação de risco de violência. 2. ed. Brasília: CFM; 2017.

David GP, Cid KE. Síndrome del niño sacudido. Rev Chil Pediatr. 1993; 64:381-3.

Hirschheimer MR. Violência contra a criança e o adolescente. In: Pessoa JHL (Ed.). Puericultura: conquista da saúde da criança e do adolescente. São Paulo: Atheneu; 2013. pp. 327-58.

Mello ACMPC. Cuidar respeitando: guia para profissionais que lidam com crianças e adolescentes. São Paulo: Imprensa Oficial do Estado de São Paulo/Fundação Orsa; 2012.

Pfeiffer L. Método de classificação dos níveis de gravidade da violência contra crianças e adolescentes. [Tese.] Curitiba: Universidade Federal do Paraná; 2011.

Pfeiffer L, Rosário NA, Cat MNL. Violência contra crianças e adolescentes – proposta de classificação dos níveis de gravidade. Rev Paul Pediatr. 2011; 29(4): 477-82.

Pfeiffer L, Waksman RD. Diagnóstico das apresentações da violência na infância e adolescência. In: Burns DAR, Campos Jr D, Silva LR et al. (Orgs.). Tratado de Pediatria da Sociedade Brasileira de Pediatria. 4. ed. Barueri: Manole; 2017. pp. 92-9.

Pfeiffer L, Waksman RD. Violência na infância e adolescência. In: Campos JA, Paes CAN, Blank D et al. (Org.). Segurança da criança e do adolescente. Rio de Janeiro: Sociedade Brasileira de Pediatria; 2004. pp. 195-250.

Sociedade Brasileira de Pediatria. Guia de atenção frente a maus-tratos na infância e adolescência: orientações para pediatras e demais profissionais de saúde. Rio de Janeiro: SBP/Fiocruz/Ministério da Justiça; 2001.

Sociedade de Pediatria de São Paulo. Manual de atendimento às crianças e adolescentes vítimas de violência. Núcleo de Estudos da Violência Doméstica contra a Criança e o Adolescente. Brasília: SPSP; 2011.

Waksman RD, Pfeiffer L, Hirschheimer MR. Responsabilidade e conduta ética, moral e legal do pediatra frente à suspeita de violência. Sociedade Brasileira de Pediatria. Programa Nacional de Educação Continuada em Pediatria – PRONAP – ciclo VII – número 1, 2014.

520 PARTE 14 • Transtornos Psicossociais

125 Emergências Psiquiátricas
Caio Borba Casella

▼ INTRODUÇÃO

Entre as principais situações de saúde mental que levam à busca de pronto-socorro estão episódios de agitação ou agressividade psicomotora e suicidabilidade. Quadros de somatização são diagnósticos diferenciais frequentes de outras apresentações e, por isso, também serão abordados neste capítulo.

Agitação Psicomotora

▼ DEFINIÇÃO

Corresponde a um estado de inquietação, muitas vezes associado a uma experiência subjetiva de tensão e hiper-reatividade a estímulos externos, podendo ser acompanhado de agressividade verbal ou física.

O comportamento agitado não é um diagnóstico em si, e sim a manifestação de um quadro clínico. Entre os quadros que podem cursar com agitação psicomotora na infância e adolescência incluem-se:

- *Delirium*
- Alterações metabólicas (p. ex., hipoglicemia)
- Alterações neurológicas (quadros epilépticos, infecções em sistema nervoso central, traumatismo etc.)
- Intoxicações (álcool, cocaína, alucinógenos etc.)
- Quadros dolorosos intensos
- Quadros psicóticos
- Mania (transtorno afetivo bipolar)
- Reação aguda ao estresse
- Quadros dissociativos ou conversivos
- Transtorno do déficit de atenção e hiperatividade
- Transtorno de oposição desafiante ou transtorno de conduta

- Transtorno do espectro autista
- Deficiência intelectual.

▼ QUADRO CLÍNICO | EXAME FÍSICO

O paciente com quadro de agitação pode progredir por estes quatro estágios:

- Verbal: ameaças inespecíficas, insultos a outros
- Motor: inquietação motora
- Dano à propriedade: destruição de objetos
- Auto/heteroagressividade: tentativa de dano a si ou a outras pessoas.

A prioridade na avaliação é garantir a segurança do paciente, de sua família e da equipe. É muito importante identificar a causa do comportamento agitado ou agressivo para que se possa fornecer o tratamento adequado. A investigação deve incluir fatores que possam estar interferindo ou causando esse comportamento, como:

- Doenças clínicas (agudas ou crônicas)
- Nível de dor
- Possível intoxicação ou abstinência de substância
- Interação ou efeito colateral de medicações
- Alterações metabólicas, como hipoglicemia
- Hipoxia
- Privação de sono
- Histórico psiquiátrico (pessoal e familiar)
- Déficits cognitivos
- Conflitos psicossociais recentes.

▼ EXAMES COMPLEMENTARES

Devem-se realizar exames laboratoriais direcionados, como exame toxicológico e tomografia computadorizada de crânio, de acordo com a suspeita clínica da possível etiologia de base. Nível alterado de consciência e confusão mental pronunciada sugerem uma etiologia clínica (*i.e.*, não psiquiátrica).

ABORDAGEM E CONDUÇÃO CLÍNICA

A Figura 125.1 apresenta o fluxograma de tomada de decisão em quadros de agitação ou agressividade.

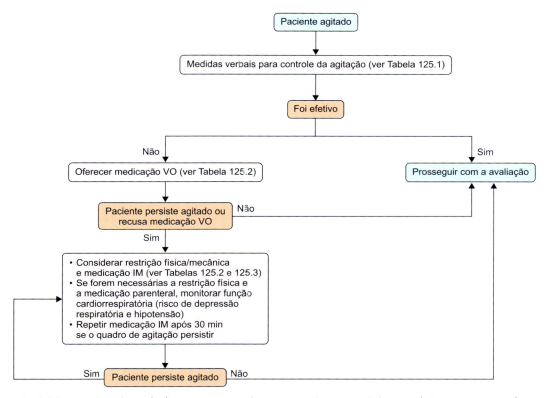

FIGURA 125.1 Sequência de decisões em caso de agitação psicomotora. VO: via oral; IM: via intramuscular.

TABELA 125.1 Medidas iniciais para controle de agitação psicomotora.

Medidas verbais
- Apresentar-se ao paciente de maneira calma e assegurar que você está lá para ajudá-lo
- Usar linguagem simples e evitar movimentos bruscos
- Manter uma distância segura do paciente
- Perguntar ao paciente e a seus cuidadores o que o está chateando e como poderia ajudá-lo
- Ouvir o paciente de maneira calma e sem julgamentos
- Procurar respeitar sua autonomia, dentro do possível
- Oferecer resposta a necessidades básicas, como fome ou sede
- Explicar ao paciente os próximos passos da avaliação

Outras medidas iniciais importantes
- Afastar objetos que possam ser quebrados
- Diminuir estímulos do ambiente (pessoas e barulho, luminosidade excessiva)
- Preparar a equipe para os próximos passos caso a estratégia inicial falhe

522 PARTE 14 • Transtornos Psicossociais

TABELA 125.2 Fármacos comumente usados no controle de agitação psicomotora (vias oral e parenteral).

Fármaco	Via	Dosagem	Início de ação	Efeitos adversos
Haloperidol (A1G)	VO, IM	0,025 a 0,075 mg/kg (usual: 0,5 a 2 mg em crianças e 2 a 5 mg em adolescentes)	30 a 60 min (VO) 15 a 30 min (IM)	Sintomas extrapiramidais, hipotensão, prolongamento de QT (menor risco que a clorpromazina)
Clorpromazina (A1G)	VO, IM	0,5 a 1 mg/kg VO 0,5 mg/kg IM (= metade da dose VO) (usual: 25 mg VO ou 12,5 mg IM para crianças e 50 mg VO ou 25 mg IM para adolescentes)	30 a 45 min (VO) 20 a 30 min (IM)	Hipotensão (principalmente se IM), prolongamento de QT, diminuição do limiar convulsivo
Risperidona (A2G)	VO	0,025 a 0,05 mg/kg (usual: 0,25 a 2 mg)	45 a 60 min (VO)	Sintomas extrapiramidais, prolongamento de QT (menor risco que a clorpromazina)
Olanzapina (A2G)	VO, IM	0,1 mg/kg (usual: 2,5 a 10 mg)	45 a 60 min (VO) 30 a 60 min (IM)	Prolongamento de QT, sintomas extrapiramidais (menor risco que o haloperidol e a risperidona), bradicardia, hipotensão, efeito anticolinérgico. Evitar combinação com benzodiazepínicos
Lorazepam (BZD)	VO, IM, IV	0,05 a 0,1 mg/kg/dose (usual: 1 a 2 mg)	20 a 30 min (VO) 5 a 10 mg (IM/IV)	Sedação, depressão respiratória, reação paradoxal (desinibição)
Diazepam (BZD)	VO, IM, IV	0,2 mg/kg/dose (usual: até 5 a 10 mg se paciente < 50 kg e até 10 mg se paciente > 50 kg)	Poucos minutos (VO) 15 a 30 min (IM) 1 a 5 min (IV)	Sedação, depressão respiratória, reação paradoxal (desinibição). Evitar administração IM (absorção errática)
Midazolam (BZD)	VO, IM, IV	0,1 a 0,2 mg/kg (máx. 10 mg/dose)	15 min (VO) 5 min (IM) 3 min (IV)	Depressão respiratória, hipotensão, reação paradoxal (desinibição)
Difenidramina (AH)	VO, IM	1 mg/kg/dose (máx. 50 mg/dose)	20 a 30 min (VO) 5 a 15 min (IM)	Boca seca, taquicardia (efeitos anticolinérgicos), reação paradoxal (desinibição)

A1G: antipsicóticos de 1ª geração; A2G: antipsicóticos de 2ª geração; BZD: benzodiazepínico; AH: anti-histamínico; VO: via oral; IM: via intramuscular; IV: via intravenosa.

Obs. 1: Se o paciente já estiver em uso contínuo de uma dessas medicações, deve-se preferir esse fármaco para o manejo inicial da agressividade.

Obs. 2: Na ocorrência de distonia aguda (contração sustentada e aguda de um grupamento muscular, em geral em face, língua, pescoço ou costas), o que pode seguir o uso de antipsicótico, deve-se optar por difenidramina (25 a 50 mg VO ou IM, a cada 30 min, até 300 mg, até a melhora dos sintomas) ou outra medicação com efeito anticolinérgico, como biperideno (1 a 2 mg VO ou 0,5 a 1 ampola de 5 mg/mℓ IM).

Obs. 3: Se necessário, considerar combinações de medicações de classes diferentes, como antipsicótico + benzodiazepínico. Haloperidol e lorazepam podem ser usados na mesma seringa.

CAPÍTULO 125 • Emergências Psiquiátricas **523**

TABELA 125.3 Recomendações para restrição mecânica.

- No mínimo cinco pessoas da equipe devem estar envolvidas na aplicação de restrição mecânica em crianças maiores ou adolescentes (um para cada membro e um para a cabeça). Equipe deve ter treinamento prévio em restrição mecânica
- Preferir posição supina
- Evitar pressão em pescoço, costas e tórax
- Evitar cobrir face, boca ou nariz
- Se possível, elevar a cabeça do paciente ou a cama
- A restrição mecânica nunca deve ser usada como punição ao paciente
- Considerar remover a restrição mecânica após o paciente se acalmar

Suicídio

◥ FATORES DE RISCO

Está dentre as principais causas de morbimortalidade entre jovens. Alguns fatores de risco para suicídio na população pediátrica incluem:

- Sexo: o feminino é fator de risco para tentativa de suicídio, mas o masculino é fator de risco para morte por suicídio
- Antecedente de tentativas de suicídio
- Antecedente de violência física ou sexual
- Outros comportamentos autolesivos, como cortes em antebraços
- Idade igual ou superior a 16 anos
- Quadros de impulsividade, humor ou comportamento disruptivo
- Uso abusivo de substâncias
- Internação psiquiátrica recente
- Orientação sexual não heterossexual
- Histórico familiar de suicídio.

◥ QUADRO CLÍNICO | EXAME FÍSICO

Com a chegada ao pronto-socorro de um paciente com um comportamento suicida, é importante primeiro garantir sua estabilidade clínica e sua segurança. Na suspeita de ideação suicida, o paciente deve ser monitorado constantemente. Após essas etapas, avaliam-se:

- O que provocou a tentativa; se foi algo planejado ou impulsivo
- Se o paciente acreditava na letalidade do ato e se tomou alguma medida para evitar ser descoberto
- Se o paciente mantém ideação suicida
- Comportamentos autolesivos prévios

- Histórico familiar de suicídio
- Estressores psicossociais recentes, como conflitos familiares, dificuldades acadêmicas, conflitos com colegas, *bullying*
- Uso abusivo de substâncias
- Sintomas de humor (Tabela 125.4)
- Sintomas de ansiedade
- Sintomas psicóticos
- Grau de suporte social
- Acesso a meios potencialmente letais: medicações, armas, morar em locais altos, entre outros
- Motivos que o paciente tem para querer continuar vivendo.

TABELA 125.4 Sintomas que sugerem quadro depressivo ou de mania/hipomania.

Quadro depressivo
- Humor deprimido ou irritável na maior parte do tempo
- Perda de interesse ou do prazer nas atividades
- Alterações de apetite ou peso
- Alterações de sono
- Agitação ou alentecimento
- Cansaço ou perda de energia
- Sentimentos de inutilidade ou culpa excessiva
- Dificuldade de concentração e tomada de decisões
- Pensamentos recorrentes de morte

Quadro de mania ou hipomania
- Humor elevado, expansivo ou irritável na maior parte do tempo
- Aumento persistente da energia
- Envolvimento excessivo em múltiplas atividades
- Autoestima inflada ou grandiosidade
- Redução da necessidade de sono
- Pressão de discurso
- Sensação de pensamentos acelerados
- Distratibilidade
- Envolvimento excessivo em atividades potencialmente danosas (como comportamento sexualizado excessivo)

524 **PARTE 14** • Transtornos Psicossociais

> ## ATENÇÃO
>
> O acrônimo *HEADSS* pode ajudar a memorizar alguns tópicos a serem abordados em uma entrevista de saúde mental:
>
> - *H* (habitação): onde e com quem o paciente mora, estrutura familiar, relações com familiares e na comunidade
> - *E* (educação e emprego): em que ano escolar o paciente está e como estão suas notas, seu relacionamento com colegas e professores, seu desempenho acadêmico e seus planos após se formar na escola
> - *A* (atividades ou *hobbies*): outras atividades que o paciente faça, além da escola; o que gosta de fazer como lazer; se está inserido em um grupo de amigos; se faz parte de algum grupo na comunidade, como igreja
> - *D* (drogas e outras substâncias): se faz uso de álcool, tabaco e outras substâncias; se já teve prejuízos ou se colocou em situações de risco por conta disso (como estar em um carro cujo motorista está embriagado)
> - *S* (sexualidade): se está em relacionamentos afetivos e sexuais; se usa métodos de proteção e contracepção
> - *S* (suicidabilidade ou depressão): se tem sintomas depressivos, pensamentos de morte, ideação e planejamento suicida, comportamentos autolesivos.

Se possível, devem-se entrevistar pais e paciente tanto em conjunto quanto em separado, pois podem fornecer informações distintas. É possível que, por exemplo, o paciente tente diminuir a gravidade de seus comportamentos prévios ou que os pais não tenham dimensão do sofrimento do adolescente.

É importante ressaltar que nem sempre que um paciente chega ao pronto-socorro com um comportamento autolesivo ele relata espontaneamente intenção suicida, a qual deve ser sempre investigada nesses casos. **Questionar sobre suicidabilidade não aumenta a ocorrência de comportamentos suicidas**.

◥ ABORDAGEM E CONDUÇÃO CLÍNICA

Deve-se avaliar o risco de tentativas subsequentes de suicídio para decidir qual o nível de intervenção necessário a seguir (como orientar monitoramento constante em casa nos próximos dias e encaminhamento breve para avaliação psiquiátrica ou encaminhamento para internação). Não há diretrizes específicas para isso, mas alguns dados coletados na anamnese sugerem maior risco de novas tentativas, devendo-se considerar a necessidade de admissão hospitalar nesses casos. São eles:

- Ausência de arrependimento da tentativa e manutenção do desejo de morrer
- Desesperança
- Tentativa de alta letalidade (ou crença do paciente de que a tentativa levaria à morte)
- Tentativas planejadas (em oposição a tentativas impulsivas)
- Manutenção de um quadro significativo de agitação ou inquietação motora
- Falta de suporte social adequado
- Não participação na criação de um "plano de crise"
- Comorbidades psiquiátricas (como depressão ou quadro psicótico) não estabilizadas.

Desses itens, um dos mais importantes é o suporte social. Para se considerar a alta do pronto-socorro, é importante garantir que o paciente tenha um adulto responsável por sua supervisão constante para levá-lo ao encaminhamento psiquiátrico. Psicoeducação aos cuidadores é fundamental, pois muitas vezes eles não compreendem o sofrimento do paciente e o risco de novas tentativas. Deve-se orientar também a restrição do acesso a meios potencialmente letais, como medicações ou armas de fogo.

Antes da alta hospitalar, é preciso elaborar um "plano de crise" com o paciente e sua família, incluindo:

- Identificação de possíveis gatilhos para pensamentos suicidas
- Criação de lista de estratégias para caso os pensamentos suicidas voltem, como:
  - Estratégias de distração desses pensamentos (p. ex., ouvir músicas, conversar com amigos sobre outros assuntos)
  - Pedir ajuda a um adulto (é importante determinar quem seria essa pessoa e que ela seja de acesso fácil à criança ou ao adolescente)

- Instruções ao paciente e à família de como e quando ter acesso novamente a serviços de emergência, se necessário
- Restrição de acesso a meios potencialmente letais.

Não há medicações específicas para comportamentos suicidas, apenas para tratar as comorbidades psiquiátricas, quando essas existirem. Os sintomas sugestivos de quadro depressivo (listados anteriormente) podem indicar necessidade de administração de antidepressivo. A seguir são descritos alguns cuidados que devem ser tomados na prescrição de medicações a essa população:

- Antidepressivos podem aumentar a ocorrência de comportamentos suicidas nos primeiros dias, então deve-se aumentar a supervisão nesses casos
- Deve-se evitar a prescrição de antidepressivos tricíclicos (sem evidência para o tratamento de quadros depressivos na população pediátrica, além de apresentarem maior risco de mortalidade quando tomados em doses maiores do que o recomendado)
- Deve-se evitar a prescrição de benzodiazepínicos (risco de desinibição comportamental)
- As medicações devem estar sob responsabilidade de um adulto e com acesso restrito, para evitar uma tomada em quantidades excessivas no caso de uma nova tentativa de suicídio.

A Figura 125.2 exibe o fluxograma de manejo em caso de tentativa de suicídio por crianças e adolescentes.

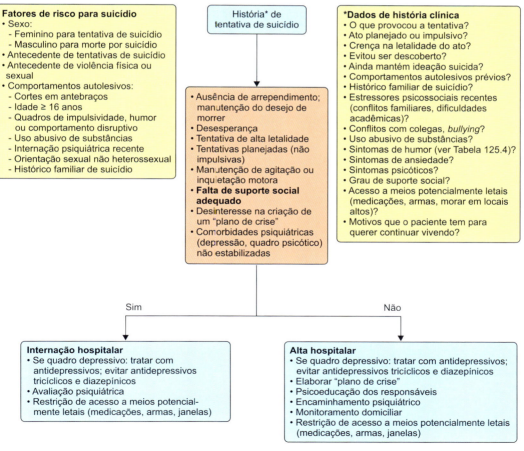

FIGURA 125.2 Fluxograma de manejo em caso de tentativa de suicídio por crianças e adolescentes.

526 PARTE 14 • Transtornos Psicossociais

Somatização

▼ DEFINIÇÃO

Refere-se à tendência de experienciar e comunicar sofrimento psíquico por meio de sintomas físicos (somáticos) que não correspondem aos achados patológicos. Essas queixas podem trazer diversos prejuízos à criança (como faltas à escola e exposição a procedimentos médicos invasivos desnecessários), sendo o diagnóstico diferencial de alguns quadros clínicos.

▼ QUADRO CLÍNICO | EXAME FÍSICO

Costuma iniciar-se na infância ou nos primeiros anos da adolescência e pode apresentar-se como uma gama de sintomas físicos. O tipo de sintoma tende a evoluir com a idade:

- Quadros dolorosos abdominais: início dos 3 aos 9 anos de idade
- Cefaleia: pico aos 12 anos de idade
- Fadiga, dores musculoesqueléticas e torácicas: início da adolescência
- Quadros conversivos (sintomas neurológicos funcionais): início ao redor dos 16 anos de idade.

Para o estabelecimento do diagnóstico de somatização, três etapas são fundamentais:

- Diagnóstico diferencial com etiologias "orgânicas" (evitando-se procedimentos invasivos desnecessários)
- Disfunção psicossocial (impacto) causada pelos sintomas
- Eventos estressores que poderiam estar relacionados com o surgimento do quadro.

Deve-se realizar anamnese cuidadosa, procurando-se identificar os itens descritos anteriormente, além de exame físico cuidadoso. O acrônimo HEADSS (ver "Suicídio") pode ajudar a lembrar de alguns tópicos a serem investigados.

Características que sugerem um quadro de somatização incluem:

- Histórico extenso de queixas somáticas diversas
- Histórico de diversas buscas por serviços de saúde
- Familiares com quadros de somatização

- Familiares com sintomas crônicos e recorrentes
- Disfunção em áreas básicas da vida (relacionamento com familiares, pares, escola etc.).

▼ DIAGNÓSTICO DIFERENCIAL

- Quadros clínicos, como lúpus eritematoso sistêmico
- Quadros psiquiátricos, como depressão e ansiedade, que podem ter manifestações físicas
- Transtorno factício e transtorno factício imposto a outro
- Fatores psicológicos que afetem outras condições médicas (como episódios de asma desencadeados por crises de ansiedade).

▼ ABORDAGEM E CONDUÇÃO CLÍNICA

A primeira etapa é a comunicação diagnóstica ao paciente e à sua família. Devem-se investigar quais suas crenças sobre o problema apresentado pelo paciente (achavam que era algo mais grave ou já suspeitavam da etiologia emocional?). É importante quebrar o mito do paradigma "funcional *vs.* orgânico", citando, por exemplo, como emoções provocam reações físicas (como a sensação de um incômodo no estômago em um momento de ansiedade). Ao mesmo tempo, é fundamental reconhecer que o paciente apresenta um quadro real, que está impactando sua vida e sua família.

A ênfase do tratamento é a reabilitação, ou seja, diminuir as incapacidades provocadas pelo sintoma (diminuindo o absenteísmo escolar, por exemplo). Quadros mais leves e com menor tempo de duração, como náuseas associadas a um período de adaptação a uma nova escola, costumam resolver-se espontaneamente. Em casos mais sintomáticos, deve-se considerar o encaminhamento para psiquiatria e psicologia, sendo a terapia cognitivo-comportamental a intervenção psicoterápica de maior embasamento científico. O uso de medicações está restrito a comorbidades psiquiátricas eventualmente presentes, como quadros de depressão ou ansiedade.

A Figura 125.3 exibe o fluxograma de manejo em caso de somatização em crianças e adolescentes.

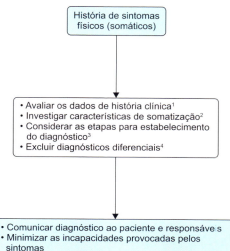

FIGURA 125.3 Fluxograma de manejo em caso de somatização em crianças e adolescentes. LES: lúpus eritematoso sistêmico; SM: síndrome de Münchhausen; SMPP: síndrome de Münchhausen por procuração.

BIBLIOGRAFIA

Adimando AJ, Poncin YB, Baum CR. Pharmacological management of the agitated pediatric patient. Pediatr Emerg Care. 2010; 26(11):856-60; quiz 861-3.

American Psychiatric Association. Diagnostic and statistical manual of mental disorders. 5. ed. Washington: APA; 2013.

Baren JM, Mace SE, Hendry PL et al. Children's mental health emergencies – part 2: emergency department evaluation and treatment of children with mental health disorders. Pediatr Emerg Care. 2008; 24(7):485-98.

Carandang C, Gray C, Marval-Ospino H et al. Child and adolescent psychiatric emergencies. In: Rey JM (Ed.). IACAPAP e-Textbook of Child and Adolescent Mental Health. Geneva: International Association for Child and Adolescent Psychiatry and Allied Professions; 2012.

Chun TH, Katz ER, Duffy SJ et al. Challenges of managing pediatric mental health crises in the emergency department. Child Adolesc Psychiatr Clin N Am. 2015; 24(1):21-40.

Hilt RJ, Woodward TA. Agitation treatment for pediatric emergency patients. J Am Acad Child Adolesc Psychiatry. 2008; 47(2):132-8.

Kann L, McManus T, Harris WA et al. Youth risk behavior surveillance – United States, 2017. MMWR Surveill Summ. 2018; 67(SS-8):1-114.

Masters KJ, Bellonci C. Practice parameter for the prevention and management of aggressive behavior in child and adolescent psychiatric institutions, with special reference to seclusion and restraint. J Am Acad Child Adolesc Psychiatry. 2002; 41(2):4S-25S.

McCaskill ME, Durheim E. Managing adolescent behavioural and mental health problems in the Emergency Department. J Paediatr Child Health. 2016; 52(2):241-5.

Pon N, Asan B, Anandan S et al. Special Considerations in pediatric psychiatric populations. Emerg Med Clin North Am. 2015; 33(4):811-24.

Santillanes G, Gerson RS. Special Considerations in the pediatric psychiatric population. Psychiatr Clin North Am. 2017; 40(3):463-73.

Silber TJ. Somatization disorders: diagnosis, treatment, and prognosis. Pediatr Rev. 2011; 32(2):56-63; quiz 63-4.

PARTE

15

Emergências Neonatais

126 Icterícia Neonatal, *530*

127 Convulsão Neonatal, *538*

128 Hipoglicemia Neonatal, *545*

129 Crise Hipoxêmica, *550*

130 Reconhecimento das Cardiopatias Congênitas em Recém-Nascidos e Lactentes na Sala de Emergência, *557*

131 Doenças Metabólicas Associadas à Triagem Neonatal, *566*

530 PARTE 15 • Emergências Neonatais

126 Icterícia Neonatal
Patricia Prado Durante

◥ DEFINIÇÃO

A icterícia é um sinal clínico caracterizado pela coloração amarelada da pele e das conjuntivas, resultado da impregnação da bilirrubina circulante no plasma, que se torna visível quando a bilirrubina total (BT) > 5 mg/dℓ.

Cerca de 60 a 70% dos recém-nascidos a termo (RNT) e 80% dos recém-nascidos prematuros (RNPT) desenvolvem icterícia na 1ª semana de vida.

◥ ETIOLOGIA

A icterícia neonatal é decorrente do aumento da fração indireta da bilirrubina, na maioria das vezes, de curso benigno. Em uma pequena proporção de recém-nascidos, esse aumento pode causar encefalopatia bilirrubínica (ver ao fim do capítulo), podendo causar morte ou sequelas graves. O conhecimento dos fatores de risco relacionados com a elevação patológica da bilirrubina é essencial para a adequada abordagem clínica e a prevenção das complicações.

A icterícia resultante do acúmulo de bilirrubina direta merece investigação mais detalhada e não será abordada neste capítulo.

O metabolismo da bilirrubina está representado na Figura 126.1.

▪ Icterícia fisiológica

A icterícia fisiológica é a manifestação da hiperbilirrubinemia indireta, condição clínica benigna e comum, decorrente dos seguintes mecanismos:

- Maior massa eritrocitária em relação ao adulto
- Renovação mais rápida das hemácias circulantes, cuja vida média é de 70 a 90 dias no RNT

- Maior eritropoese inefetiva e maior *turnover* das proteínas heme teciduais
- Menor captação de bilirrubinas pelas ligandinas no fígado (Y e Z)
- Menor conjugação da bilirrubina indireta pela menor atividade da uridino-difosfato-glicuroniltransferase
- Aumento da circulação enterepática causada pela pobre microbiota intestinal e pelos altos níveis da enzima β-glicuronidase intestinal.

As características da icterícia fisiológica são:

- Início a partir de 24 horas de vida
- Aumento em distribuição corpórea e intensidade
- Pico: no RNT em 3 a 5 dias, e no RNPT em 5 a 7 dias
- Desaparece, em geral, a partir do 7º dia no RNT e do 14º dia no RNPT
- Em geral, os níveis de BT não ultrapassam 12 a 13 mg/dℓ.

▪ Icterícia patológica

A icterícia patológica deve ser diagnosticada e tratada precocemente. Suas características são:

- Início da icterícia com menos de 24 horas de vida
- Nível de BT > percentil 95 para a idade em horas, com base no nomograma de Bhutani
- Aumento > 0,2 mg/dℓ/h ou > 5 mg/dℓ/dia
- Bilirrubina direta > 1,5 a 2,0 mg/dℓ ou > 20% da BT
- Icterícia com persistência por mais de 2 semanas em RNT e 3 semanas em RNPT
- BT > 4 mg/dℓ no cordão umbilical
- Sinais clínicos gerais, como instabilidade térmica ou letargia.

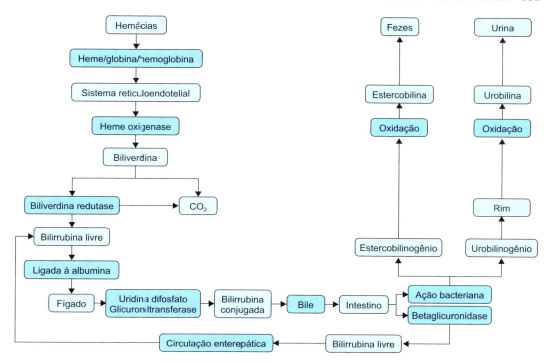

FIGURA 126.1 Metabolismo da bilirrubina. O recém-nascido saudável produz diariamente 9 mg/kg de bilirrubina, sendo 75% originados do catabolismo das hemácias. O metabolismo de 1 g de hemoglobina produz 34 mg de bilirrubina.

◣ QUADRO CLÍNICO | EXAME FÍSICO

A avaliação clínica com base na sua progressão craniocaudal tem sido considerada eficaz como indicativa de icterícia, porém com um erro significativo na sua quantificação.

◣ EXAMES COMPLEMENTARES

- Método diazo (reação química) ou Standard, que necessita de amostra sanguínea
- A espectrofotometria (fotometria não química) usa volume sanguíneo mínimo e pode incluir outras dosagens (gasometria arterial, sódio, potássio, cálcio etc.). Pode subestimar bilirrubina total e frações (BTF). Quando BTF > 14 mg/dℓ, deve ser confirmado com método Standard. Se for > percentil 95, a terapêutica deve ser iniciada antes da confirmação
- Determinação da bilirrubina transcutânea, que deve ser realizada com aparelho que reflete um espectro de vários comprimentos de onda da superfície da pele (reflectância espectrofotométrica). Mostra correlação com os valores séricos dentro de uma pequena variação de 10 a 15%. Os locais para sua realização são a fronte e a região superior do esterno. Se a bilirrubina transcutânea for ≥ 13 a 15 mg/dℓ ou em franca ascensão, recomenda-se a determinação sérica da bilirrubina. O mesmo se recomenda para RNPT e recém-nascidos sob fototerapia.

A mensuração da bilirrubina deve ser feita em todos os recém-nascidos ictéricos.

Os exames diagnósticos são os seguintes:

- BT e frações
- Tipagens sanguíneas da mãe e do recém-nascido
- Pesquisa de anticorpos irregulares ou Coombs indireto no sangue materno: anticorpos contra o antígeno D, outros antígenos eritrocitários do sistema Rh (anti-c, C, e, E) e anticorpos anti-Kell

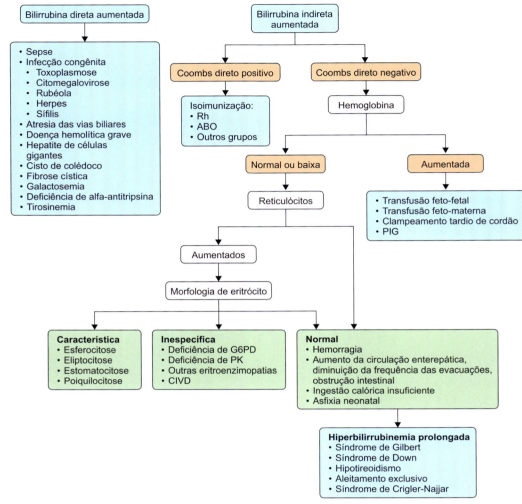

FIGURA 126.2 Estratégia para avaliação diagnóstica da icterícia neonatal. PIG: pequeno para a idade gestacional; G6PD: glicose-6-fosfato desidrogenase; PK: piruvato quinase; CIVD: coagulação intravascular disseminada.

- Testes da antiglobulina direta ou Coombs direto no sangue do recém-nascido
- Teste de eluato para detecção dos anticorpos anti-A ou anti-B no sangue do cordão do recém-nascido
- Hemograma e esfregaço sanguíneo
- Contagem e porcentagem de reticulócitos
- Dosagem da atividade da glicose-6-fosfato desidrogenase (G6PD)
- Concentração de monóxido de carbono expirado, quando disponível
- Dosagem de albumina em pacientes graves (sepse, asfixiado e instável hemodinamicamente) e/ou quando BT < 2 do nível de exsanguinotransfusão
- Relação bilirrubina/albumina (ajuda a determinar necessidade de intervenção).

A Figura 126.2 apresenta o esquema de investigação diagnóstica para a icterícia neonatal proposto por Oski (1991).

◣ DIAGNÓSTICO DIFERENCIAL

O diagnóstico diferencial e a classificação etiopatogênica são descritos na Tabela 126.1.

TABELA 126.1 Diagnóstico diferencial e classificação etiopatogênica da icterícia neonatal.

Maior produção de bilirrubina
- Doença hemolítica do recém-nascido por incompatibilidade materno-fetal (Rh/ABO)
- Defeitos metabólicos genéticos dos eritrócitos
  - Esferocitose hereditária, eliptocitose, estomatocitose
  - Defeitos metabólicos de enzimas da glicose e glutationa (deficiência de glicose-6-fosfato desidrogenase, de piruvato quinase, de hexoquinase, de triose-fosfato-isomerase, de galactosemia, de hipermetioninemia, de tirosinemia etc.)
- Hemoglobinopatias (α-talassemia e β-talassemia)
- Hemólise tóxica (hiperdosagem de vitamina K sintética)
- Hemólise dependente de alterações eritrocitárias desconhecidas (picnocitose eritrocitária neonatal)
- Coleções sanguíneas confinadas (hemorragias intracranianas e gastrintestinais, céfalo-hematoma, equimoses, sangue materno deglutido etc.)
- Policitemia
  - Clampeamento tardio do cordão ou ordenha do cordão umbilical
  - Transfusão materno-fetal ou feto-fetal
  - Pequeno para a idade gestacional

Deficiência de captação da bilirrubina pelo fígado
- Síndrome de Gilbert (geralmente não há icterícia no período neonatal)

Deficiência na conjugação da bilirrubina
- Icterícia familiar não hemolítica (Crigler-Najjar tipos I e II)
- Hipotireoidismo congênito
- Síndrome de Down e trissomia 13
- Hipopituitarismo congênito
- Hiperbilirrubinemia neonatal familiar transitória (síndrome de Lucey-Driscoll)

Aumento da circulação enterepática
- Retardo no início da alimentação enteral ou jejum prolongado
- Estenose hipertrófica do piloro
- Obstrução intestinal

Mecanismos mistos
- Aleitamento materno
- Icterícia própria do recém-nascido
- Filho de mãe diabética
- Sepse
- Infecção congênita ou adquirida

ABORDAGEM E CONDUÇÃO CLÍNICA

Fototerapia

É a modalidade terapêutica mais empregada para o tratamento da hiperbilirrubinemia.

Mecanismo de ação:

- Isomerização estrutural
- Fotoisomerização
- Foto-oxidação.

Eficácia da fototerapia e recomendações:

- Comprimento de onda da luz (faixa de onda no espectro azul de 425 a 475 nm)
- Dose de irradiância por volta de 30 μW/cm²/nm
- Maior superfície corporal exposta
- Distância (recomendada pelo fabricante) entre o recém-nascido e o aparelho de fototerapia
- Diminuição da BT durante as primeiras 4 a 6 horas de exposição.

O melhor método disponível para prever hiperbilirrubinemia é a determinação da BT ou da bilirrubina transcutânea ajustada para horas de vida, representada no nomograma de risco de Bhutani (Figura 126.3).

Quando indicada a fototerapia, deve-se avaliar a presença ou não de fatores de risco para hiperbilirrubinemia e neurotoxicidade bilirrubínica. Nestas situações, devem-se considerar valores inferiores aos indicados para recém-nascido sem fatores de risco.

Os principais fatores de risco para hiperbilirrubinemia e neurotoxicidade da bilirrubina são:

- Hiperbilirrubinemia:
  - BT > percentil 95 segundo o nomograma de Bhutani antes da alta hospitalar
  - Icterícia com início < 24 horas de vida
  - Doença hemolítica por incompatibilidade ABO ou Rh
  - Deficiência de G6PD
  - Idade gestacional entre 35 e 36 semanas
  - Dificuldade no aleitamento materno
  - Perda de peso durante a internação > 10%
  - Elevação da concentração de monóxido de carbono expirado
  - Irmão com icterícia neonatal tratado com fototerapia

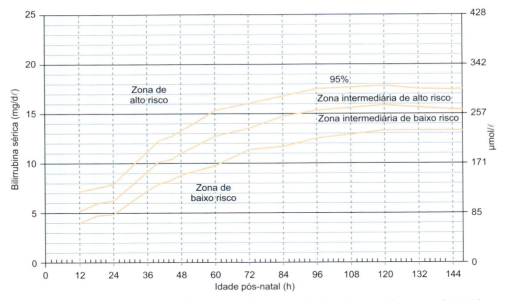

FIGURA 126.3 Nomograma preditor de hiperbilirrubinemia. (Adaptada de Bhutani et al., 2011.)

- ○ Cefalematoma, equimose
- ○ Ascendência asiática
- Neurotoxicidade:
  - ○ Doença hemolítica
  - ○ Deficiência de G6PD
  - ○ Asfixia
  - ○ Sepse
  - ○ Hipoalbuminemia (< 3 mg/dℓ)
  - ○ Acidose.

A American Academy of Pediatrics publicou parâmetros práticos para o tratamento da hiperbilirrubinemia em recém-nascido > 35 semanas. A indicação de fototerapia baseia-se na dosagem de BT de acordo com o nomograma específico para as horas de vida e presença ou não de fator de risco (Figura 126.4).

Em recém-nascido pré-termo < 35 semanas e/ou com peso de nascimento < 2.500 g, são considerados indicativos de fototerapia os valores de BT descritos na Tabela 126.2.

Deve-se considerar o valor inferior quando houver fatores de risco para neurotoxicidade bilirrubínica. Caso a icterícia seja visível nas primeiras 24 horas de vida, é preciso iniciar fototerapia e investigar a causa. A abordagem da indicação e o manejo da fototerapia são descritos na Figura 126.5. Após início da fototerapia, deve-se repetir a BT em 6 a 24 horas.

TABELA 126.2 Valores de bilirrubina total indicativos de fototerapia para recém-nascidos < 35 semanas e/ou < 2.500 g.

Peso de nascimento (g)	Bilirrubina sérica total (mg/dℓ) de acordo com a idade pós-natal	
	≥ 24 h	≥ 48 h
≥ 2.500	10 a 12	14 a 16
2.000 a 2.499	8 a 10	12 a 14
1.500 a 1.999	8	10
1.000 a 1.499	6	8
< 1.000	5	6

Modificada de Cockington, 1979.

Exsanguinotransfusão

A exsanguinotransfusão é um procedimento que tem por objetivo clarear os anticorpos séricos para redução da hemólise e diminuição dos níveis de bilirrubinas, evitando a encefalopatia bilirrubínica (ver ao fim do capítulo) por meio da troca de sangue total e da correção da anemia, se estiver presente. Com a disponibilidade de aparelhos e lâmpadas mais adequados à fototerapia, esse procedimento tem se tornado extremamente raro nas unidades de cuidados intensivos neonatais.

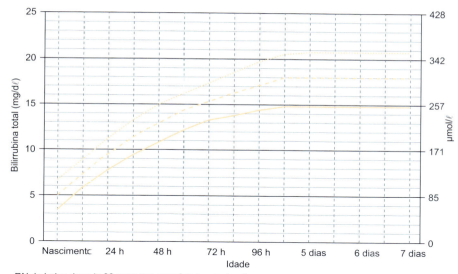

.... RN de baixo risco (≥ 38 semanas sem fatores de risco)
- - - - RN de médio risco (≥ 38 semanas com fatores de risco ou 35 a 38 semanas incompletas sem fatores de risco)
——— RN de alto risco (35 a 38 semanas incompletas com fatores de risco)

FIGURA 126.4 Nomograma de indicação de fototerapia. RN: recém-nascido. (Adaptada de Bhutani et al., 2011.)

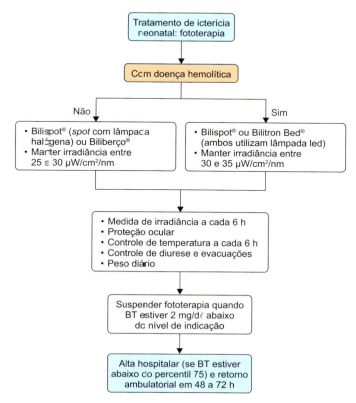

FIGURA 126.5 Manejo da fototerapia. BT: bilirrubina total.

536 PARTE 15 • Emergências Neonatais

A isoimunização Rh está indicada em:

- Feto hidrópico
- Bilirrubina de cordão > 4 mg/dℓ ou hemoglobina < 13 mg/dℓ com Coombs direto positivo
- Aumento de BT > 0,5 mg/dℓ/h, apesar da fototerapia nas primeiras 24 horas
- Níveis elevados de BT apesar do uso de imunoglobulina.

Nas outras situações, recomenda-se exsanguinotransfusão de acordo com o nível da BT sérica, segundo a Tabela 126.3.

Deve-se considerar o valor inferior quando houver fatores de risco para neurotoxicidade bilirrubínica.

TABELA 126.3 Valores de bilirrubina total indicativos de exsanguinotransfusão para recém-nascido segundo o peso.

Peso (g)	Bilirrubina sérica total (mg/dℓ)
≥ 2.500	20 a 22
2.000 a 2.499	18 a 20
1.500 a 1.999	16 a 18
1.000 a 1.499	12 a 15
< 1.000	10

ATENÇÃO

- A exsanguinotransfusão deve ser realizada por veia umbilical, veia profunda e, excepcionalmente, artéria umbilical
- O sangue selecionado deve ser sangue total, o mais recente possível
- Resultados que liberam a bolsa de exsanguinotransfusão: hemoglobina ≥ 13, Na ≤ 170, K ≤ 7 e pH ≥ 6,8
- O volume a ser trocado deve ser de 2 volemias:
  ○ Volemia do termo, 80 mℓ/kg
  ○ Volemia do pré-termo, 100 mℓ/kg
- Alíquotas de 3 mℓ para recém-nascido < 2.000 g e 5 mℓ para recém-nascido > 2.000 g

A exsanguinotransfusão está associada a muitas complicações metabólicas, hemodinâmicas, infecciosas, vasculares, hematológicas, entre outras. Deve ser indicada com precisão e realizada por profissional habilitado, pois está associada a alta morbimortalidade.

■ Imunoglobulina intravenosa

Nova modalidade terapêutica da doença hemolítica neonatal isoimune. A icterícia hemolítica isoimune resulta da destruição dos eritrócitos por mecanismo citotóxico dependente de anticorpo mediado pela ligação da fração Fc do receptor às células do sistema mononuclear fagocitário.

O mecanismo de ação da imunoglobulina mais aceito, embora não comprovado, é o de bloquear a fração Fc nos receptores do sistema mononuclear fagocitário com inibição da ligação dos anticorpos e menor destruição das hemácias, sendo o seu uso válido por modificar a evolução da hiperbilirrubinemia e reduzir a necessidade da exsanguinotransfusão e a morbimortalidade.

A dose habitual da imunoglobulina intravenosa é de 0,5 a 1 g/kg e pode ser repetida após 12 horas. O período de infusão é de 2 a 4 horas. Preconiza-se seu uso nas situações em que a exsanguinotransfusão é altamente provável, o que significa elevação de bilirrubina indireta em velocidade acima de 0,5 mg/dℓ/h e/ou níveis de bilirrubina indireta 2 mg/dℓ abaixo dos níveis de indicação de exsanguinotransfusão como recurso para evitar esse procedimento na doença hemolítica por incompatibilidade ABO e Rh.

◤ ENCEFALOPATIA BILIRRUBÍNICA

Encefalopatia bilirrubínica aguda. Descreve espectro variado das manifestações clínicas agudas da neurotoxicidade causada pela bilirrubina, caracterizada por letargia, hipotonia e sucção fraca.

Disfunção neurológica induzida pela bilirrubina. *Kernicterus* sutil, alterações sutis do neurodesenvolvimento, sem os achados clássicos do *kernicterus*.

Kernicterus. Descreve as sequelas clínicas crônicas e irreversíveis da neurotoxicidade da bilirrubina, cujas características principais são: deficiência neurossensorial com alta frequência de perda auditiva central, movimentos extrapiramidais (atetose), hipoplasia do esmalte dentário e, em casos graves, deficiências do desenvolvimento intelectual.

Em países desenvolvidos, a incidência estimada é de 0,5 a 2 casos/100.000 nascidos vivos. Em países em desenvolvimento, esta incidência é mais alta. Estudos nos EUA e na Europa indicam uma incidência de *kernicterus* de 0,5 a 1/100.000 nascidos vivos > 35 semanas de idade gestacional.

O transporte da bilirrubina pode ocorrer através da barreira hematencefálica íntegra ou lesada. Nos RNPT, a permeabilidade na membrana íntegra está aumentada. A lesão da barreira ocorre em condições clínicas como: acidose, hipercapnia, hiperosmolaridade, hipoxemia, meningite, hipoglicemia, hemorragia intracraniana e infecção.

A imagem característica à ressonância magnética em recém-nascidos com *kernicterus* caracteriza-se pelo aparecimento de hiperdensidade, bilateral e simétrica do globo pálido, hipocampo, tálamo, núcleo subtalâmico e outros núcleos do tronco cerebral.

O potencial evocado auditivo de tronco cerebral é um exame sensível para detecção da neurotoxicidade induzida pela bilirrubina. As alterações compreendem a disfunção auditiva reversível e a disfunção irreversível com a perda auditiva neurossensorial. Esse exame deve ser realizado em todos os recém-nascidos com hiperbilirrubinemia grave.

Os RNT apresentam pico de icterícia entre 3 e 5 dias de vida, e os RNPT, entre 5 e 7 dias. Os recém-nascidos ictéricos devem ser examinados dentro de 48 a 72 horas após a alta hospitalar. Atenção especial aos recém-nascidos com alta precoce, prematuros e com risco de hiperbilirrubinemia. É preciso avaliar a extensão clínica da icterícia, a frequência das mamadas, as evacuações, a diurese e a porcentagem de variação de peso. Os pais devem receber instruções escritas e verbais sobre a necessidade de acompanhamento.

◢ BIBLIOGRAFIA

American Academy of Pediatrics Subcommittee on Hyperbilirubinemia. Management of hyperbilirubinemia in the newborn infant 35 or more weeks of gestation. Pediatrics. 2004; 114(1):297-316.

Almeida MFB, Nader PJH, Draque CM. Icterícia neonatal. In: Lopez FA, Campos Jr D (Eds.). Tratado de pediatria. 2. ed. São Paulo: Manole; 2010. pp. 1515-26.

Bhutani VK; Committee on Fetus and Newborn; American Academy of Pediatrics. Phototherapy to prevent severe neonatal hyperbilirubinemia in the newborn infant 35 or more weeks of gestation. Pediatrics. 2011; 128:e1046-52.

Buthani VK, Johnson L. Kernicterus in late preterm infants cared for as term heath infants. Semin Perinatol. 2006; 30:89-97.

Bhutani VK, Johnson L, Sivieri EM. Predictive ability of a predischarge hour-specific serum bilirubin for subsequent significant hyperbilirubinemia in healthy-term and near-term newborns. Pediatrics. 1999; 103:6-14.

Bhutani VK, Maisels MJ, Stark AR et al. Management of jaundice and prevention of severe neonatal hyperbilirubinemia in infants > 35 weeks gestation. Neonatology. 2008; 94:63-7.

Chang PW, Newman TB, Maisels MJ. Update on predicting severe hyperbilirubinemia and bilirubin neurotoxicity risks in neonates. Curr Pediatr Rev. 2017; 13(3):181-7.

Cockington RA. A guide to the use of phototherapy in the management of neonatal hyperbilirubinemia. J Pediatr. 1979; 95(2):281-5.

Dani C, Poggi C, Barp J et al. Current Italian practices regarding the management of hyperbilirubinaemia in preterm infants. Acta Paediatr. 2011; 100(5):666-9.

De Carvalho M, Mochdece CC, Sá CAM et al. High-intensity phototherapy for the treatment of severe non-haemolytic neonatal hyperbilirubinemia. Acta Paediatr. 2011; 100:620-3.

Ebbesen F, Hansen TWR, Maisels MJ. Update on phototherapy in jaundiced neonates. Curr Pediatr Rev. 2017; 13(3):176-80.

Kaplan M, Hammerman C. Hiperbilirrubinemia neonatal. In: Polin RA, Yoder MC. Neonatologia prática. 5. ed. Rio de Janeiro: Elsevier; 2016.

Maisels MJ. Managing the jaundiced newborn: a persistent challenge. CMAJ. 2015; 187(5):335-43.

Maisels MJ. Noninvasive measurements of bilirubin. Pediatrics. 2012; 129:779-81.

Maisels MJ, Bhutani VK, Bogen D et al. Hyperbilirubinemia in the newborn infant > 35 weeks gestation: an update with clarifications. Pediatrics. 2009; 124(4):1193-8.

Maisels MJ, Watchko JF. Hiperbilirrubinemia neonatal. In: Fanaroff AA, Fanaroff JM. Klaus & Fanaroff alto risco em neonatologia. 6. ed. Rio de Janeiro: Elsevier; 2015. pp. 305-40.

Nahar N, Mannan MA, Dey AC et al. Comparison of serum bilirubin with transcutaneous bilirubinometry in late preterm and term newborn. Mymensingh Med J. 2017; 26(3):621-7.

Oski FA. Differential diagnosis of jaundice. In: Taeusch HW, Ballard RA, Avery MA (Eds.). Schaffer and Avery's diseases of the newborn. 6. ed. Philadelphia: WB Saunders; 1991.

Stark AR, Bhutani VK. Neonatal hyperbilirubinemia. In: Eichenwald EC, Hansen AR, Martin CR et al. Cloherty and Stark's manual of neonatal care. 8. ed. Philadelphia: Lippincott Willins & Wilkins; 2016. pp. 336-52.

Wong RJ, Bhutani VK, Stevenson DK. The importance of hemolysis and its clinical detection in neonates with hyperbilirubinemia. Curr Pediatr Rev. 2017; 13(3):193-8.

127 Convulsão Neonatal

Renata Amato Vieira

DEFINIÇÃO

Convulsão neonatal é o evento clínico que reflete disfunção temporária de um conjunto de neurônios de parte do encéfalo do recém-nascido (RN) ou de área mais extensa, envolvendo os dois hemisférios cerebrais.

ETIOLOGIA

A maioria das convulsões neonatais é sintomática e aproximadamente 85% delas ocorrem como consequência de uma etiologia identificável específica. Essas etiologias podem ser amplamente classificadas como:

- Encefalopatia neonatal (familiar benigna, síndrome epiléptica genética e malformação cerebral congênita) e encefalopatia hipóxico-isquêmica
- Lesões cerebrais estruturais, incluindo acidente vascular cerebral isquêmico e hemorrágico, e hemorragia intracraniana (intraparenquimatosa, intraventricular, subaracnóidea e subdural)
- Distúrbios metabólicos (anormalidades da glicose e de eletrólitos, e erros inatos do metabolismo)
- Infecções do sistema nervoso central (SNC) (meningite, encefalite e infecção intrauterina) e sistêmicas.

As síndromes epilépticas representam cerca de 15% de todas as crises convulsivas neonatais. As convulsões neonatais recorrentes podem ser decorrentes de uma síndrome epiléptica de origem genética, como a epilepsia neonatal familiar benigna. Em contraste, síndromes epilépticas neonatais graves, como a encefalopatia mioclônica (neonatal) precoce e a encefalopatia epiléptica infantil precoce, estão associadas a exame anormal e pior prognóstico.

QUADRO CLÍNICO | EXAME FÍSICO

As convulsões no RN apresentam características clínicas únicas quando comparadas às dos lactentes e das crianças mais velhas. Há propriedades dependentes do cérebro imaturo que podem aumentar a ocorrência de convulsão, bem como a manutenção e a propagação da descarga convulsiva. Os principais tipos de convulsões neonatais clínicas são: clônica focal, tônica focal, espasmos mioclônicos e epilépticos. Os eventos paroxísticos não convulsivos são comuns nessa faixa etária e às vezes podem ser difíceis de se distinguir das convulsões.

Os principais tipos de convulsão neonatal estão descritos a seguir.

Clônica focal. As convulsões clônicas focais consistem em contrações repetitivas e rítmicas de grupos musculares específicos dos membros, da face ou do tronco. Tremor ou clônus podem ser interrompidos por restrição, enquanto a atividade da convulsão clônica não, e os espasmos musculares ainda podem ser sentidos no membro restringido. Embora as convulsões clônicas focais possam ser mais facilmente reconhecidas pelos observadores, essas crises apresentam características únicas no período neonatal. As convulsões clônicas focais podem ser uni ou multifocais. Podem, ainda, ocorrer de modo síncrono ou assíncrono em grupos musculares de um mesmo lado do corpo e simultaneamente, mas de modo assíncrono, em ambos os lados. Sua fisiopatologia é epiléptica.

Tônica focal. As convulsões tônicas focais ocorrem menos frequentemente do que as clônicas focais. São caracterizadas por postura sustentada, porém transitória, assimétrica, do tronco ou das extremidades ou desvio tônico dos olhos. Convulsões envolvendo os membros ou

CAPÍTULO 127 • Convulsão Neonatal 539

o tronco podem aparecer como flexão unilateral do tronco com o corpo puxando para baixo e para um lado, ou flexão ou extensão sustentada de um membro. Quando os olhos estão envolvidos, há desvio conjugado sustentado dos olhos para um lado. Qualquer um desses eventos geralmente está associado à atividade de crise eletroencefalográfica focal. As convulsões tônicas são a marca registrada de várias síndromes de epilepsia neonatal (p. ex., síndrome de Ohtahara e encefalopatia KCNQ2). Não podem ser desencadeadas por estimulação nem suprimidas por restrição.

Tônica generalizada. Crise convulsiva com posicionamento simétrico sustentado dos membros, do tronco e do pescoço. Pode haver flexão, extensão ou uma mistura de flexão e extensão das regiões do corpo afetadas. As convulsões tônicas generalizadas podem ser desencadeadas ou intensificadas pela estimulação e suprimidas pela restrição ou pelo reposicionamento. A fisiopatologia presumida é não epiléptica.

Mioclônica. As convulsões mioclônicas em RN representam uma diversidade de movimentos, alguns de origem epiléptica e outros não. Os movimentos das convulsões mioclônicas são caracterizados por contrações de grupos musculares de regiões bem definidas: regiões proximais ou distais dos membros, membros inteiros, tronco, diafragma ou face. Os movimentos são de velocidade variável dependendo do tamanho do grupo muscular envolvido. Os movimentos podem ser eventos isolados ou repetitivos. Quando repetitivos, a taxa de recorrência pode ser lenta, irregular ou errática. As convulsões mioclônicas distinguem-se das crises clônicas pela taxa regular de repetição e persistência de eventos clônicos. As convulsões mioclônicas podem ser classificadas em focais, generalizadas ou fragmentadas. Além disso, algumas convulsões mioclônicas podem ser provocadas pela estimulação e suprimidas pela restrição dos membros ou pelo reposicionamento do corpo.

Espasmos epilépticos. Espasmos epilépticos podem ocorrer em RN, embora sejam raros. Os espasmos envolvem principalmente músculos dos membros e do tronco. Eles são flexores, extensores ou flexores e extensores misturados. A aparência clínica dos eventos pode ser afetada pela posição do corpo do RN no momento da convulsão. O espasmo começa com uma contração muscular inicial, que é mantida de modo transitório, seguida pelo relaxamento do músculo. Não pode ser desencadeado por estímulo nem suprimido por restrição. As convulsões podem ocorrer agrupadas e são mais frequentes após a excitação da criança durante o sono. Os espasmos são considerados convulsões eletroclínicas e são de origem epiléptica.

Sinais autonômicos. Alterações clínicas relacionadas com o sistema nervoso autônomo foram relatadas como manifestações de convulsões neonatais. Essas mudanças incluem: alterações na frequência cardíaca, respiração e pressão arterial; rubor; sialorreia e dilatação pupilar. No entanto, a ocorrência de qualquer uma delas isoladamente, como verdadeiras crises eletrográficas, é rara. Quando ocorrem, são de modo mais consistente, em associação a outras manifestações clínicas motoras.

Sutil. É a convulsão que pode se manifestar pelos seguintes sinais: movimentos oculares anormais, batimentos de lábios, movimentos de natação ou pedalar e apneia.

Convulsões subclínicas. A maioria das convulsões neonatais não apresenta manifestações clínicas evidentes. Uma criança pré-verbal não pode comunicar os fenômenos sensoriais associados às convulsões (p. ex., mudança visual associada a uma convulsão occipital, ou sensação de *déjà vu* devido a uma convulsão do lobo temporal) e, a menos que a convulsão se origine ou migre para o córtex motor, geralmente não há movimento anormal claro.

◥ EXAMES COMPLEMENTARES

O diagnóstico de um RN com convulsões envolve avaliação clínica e exames complementares, conforme apresentado na Tabela 127.1.

◥ DIAGNÓSTICO DIFERENCIAL

As convulsões neonatais podem ser difíceis de serem distinguidas dos eventos paroxísticos anormais e não convulsivos, como também dos comportamentos normais dos RN. O eletroencefalograma (EEG) muitas vezes é necessário para diferenciação entre eles.

540 PARTE 15 • Emergências Neonatais

TABELA 127.1 Avaliação diagnóstica de um recém-nascido com convulsões.

Avaliação	Primeira fase	Segunda fase
Clínica	História completa, exames físico geral e neurológico, EEG	Exame oftalmológico ampliado Testes terapêuticos com piridoxina, vídeo-EEG
Sangue	Hemograma, hemocultura Avaliação bioquímica: sódio, glicemia, cálcio, magnésio, testes de função hepática e renal, proteína C reativa, amônia, lactato, gasometria Teste de triagem neonatal* Sorologias para infecções congênitas (toxoplasmose, rubéola, citomegalovírus, herpes simples e outras infecções)	Carnitina, acilcarnitina, piruvato, vitamina B_{12}, cromatografia para deficiência no metabolismo dos carboidratos e aminoácidos, transferrina, atividade enzimática da biotinidase** Testes genéticos para epilepsias de início neonatal***
Urina	Urina tipo 1, urocultura *Screening* toxicológico	Substâncias redutoras, sulfitos, ácidos orgânicos, guanidinoacetato, creatinina, alfa-AASA
Liquor	Contagem de células e diferencial, glicose e proteína total, bacterioscopia e cultura PCR, HSV1 e 2	Lactato, aminoácidos, perfil do neurotransmissor
Neuroimagem	RM de crânio, angio-RM de crânio, US de crânio transfontanelar****	RM por espectroscopia

EEG: eletroencefalograma; alfa-AASA: semialdeído alfa-aminoadípico; PCR: reação da cadeia de polimerase; HSV: herpes-vírus simples; RM: ressonância magnética; US: ultrassonografia.
*A composição do painel de triagem neonatal varia de acordo com o estado e o país.
**Se a deficiência de biotinidase não estiver incluída na triagem do recém-nascido.
***Considerar o teste genético nos casos de convulsões neonatais refratárias aos anticonvulsivantes convencionais ou que não tenham sido identificadas na avaliação inicial.
****Se a ressonância magnética não puder ser obtida em tempo hábil.

A observação clínica isoladamente é inadequada para o diagnóstico preciso das convulsões neonatais. O diagnóstico precário das crises convulsivas neonatais pode ter consequências importantes, como submeter RN com crises subclínicas ao tratamento sem triagem de EEG e expor a medicamentos desnecessários aqueles com eventos paroxísticos não convulsivos.

◥ ABORDAGEM E CONDUÇÃO CLÍNICA

Tanto o tratamento quanto o prognóstico das convulsões neonatais dependem, muitas vezes, da etiologia responsável pelo evento, desde que tenha sido identificada uma origem. No entanto, nem sempre isso é possível.

As convulsões neonatais são urgências médicas que necessitam de tratamento imediato, tendo em vista que podem comprometer o futuro neurológico da criança. O tratamento visa corrigir a causa da convulsão quando identificada e, sempre que possível, evitar novos episódios.

A correção dos distúrbios metabólicos mais comuns, tais como hipoglicemia, hipocalcemia, hipomagnesemia e hiponatremia, costuma ser simples, apesar de alguns terem controle mais difícil. Há casos em que não são encontradas etiologias capazes de explicar o quadro clínico, e o tratamento deve ser iniciado de maneira sintomática e não específica.

O tratamento das convulsões requer o uso de medicamentos que podem provocar efeitos secundários imediatos e tardios, mas também pode envolver o uso complementar de estratégias como ventilação mecânica e suporte hemodinâmico para controlar a situação e tentar evitar um dano maior tanto ao SNC como aos outros órgãos.

O tratamento das crises neonatais deve sempre seguir o roteiro estabelecido pelo protocolo médico local, esquematizado na Figura 127.1 e detalhado a seguir.

▪ Medidas iniciais

Podem ser observadas na Figura 127.1.

CAPÍTULO 127 • Convulsão Neonatal   541

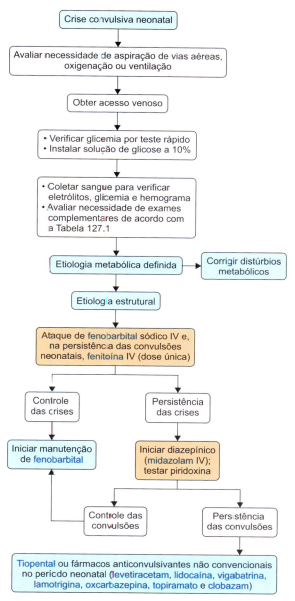

FIGURA 127.1 Algoritmo para tratamento das convulsões neonatais. IV: via intravenosa.

ATENÇÃO

Nas crises convulsivas refratárias ao tratamento convencional, recomenda-se EEG de modo contínuo ou até vídeo-EEG, a fim de orientar a terapêutica adequada.

Tratamento específico das convulsões de origem metabólica

A Tabela 127.2 a seguir mostra o tratamento mais indicado conforme a alteração metabólica apresentada pelo RN.

542   PARTE 15 • Emergências Neonatais

TABELA 127.2 Tratamento mais indicado de acordo com a alteração metabólica apresentada pelo recém-nascido.

Alteração metabólica	Tratamento	Observação
Hipoglicemia (glicemia plasmática < 40 mg/dℓ)	• Administrar 2 mℓ/kg de glicose a 10% (200 mg/kg), em infusão rápida (1 min) • Seguir com infusão lenta de glicose a 10% na velocidade de 6 a 8 mg/kg/min • Monitorar glicemia com frequência até estabilização	• Hipoglicemia persistente pode requerer taxas de infusão de glicose mais elevadas e, eventualmente, corticosteroides (hidrocortisona 2,5 a 5 mg/kg/dose IV, a cada 12 h, por até 5 dias)
Hipocalcemia (cálcio iônico sérico < 4 mg/dℓ e cálcio total sérico < 7 mg/dℓ)	• Administrar lentamente (5 a 10 min) gluconato de cálcio a 10% IV na dose de 1 a 2 mℓ/kg, diluído ao meio com glicose a 5% ou água destilada • Manter monitoramento constante da frequência cardíaca e do local de infusão • Repetir dose a cada 10 min se a crise persistir • Cloreto de cálcio pode ser usado como alternativa	• Suspender ou diminuir a velocidade de infusão caso a frequência cardíaca desacelere • Cuidado com o risco de extravasamento e necrose tecidual • Cuidado com hipercalcemia, redução do fósforo sérico e acidose na infusão rápida de gluconato de cálcio • Gluconato de cálcio deve ser adicionado à solução IV até normalização do nível sérico de cálcio
Hipomagnesemia (magnésio sérico < 1,5 mg/dℓ)	• Sintomática: sulfato de magnésio a 50% IM (1 mEq/kg/dose = 0,25 mℓ/kg/dose) ou sulfato de magnésio a 10% IV (0,5 a 1 mEq/kg) diluído ao meio com glicose a 5% ou água destilada, administrado lentamente (em 30 min)	• A administração IV rápida pode produzir hipotensão e bloqueio de condução sinoatrial ou atrioventricular • Monitorar nível sérico • A dose pode ser repetida após 8 a 12 h
Hiponatremia (sódio sérico < 120 mEq/ℓ)	• Cloreto de sódio 3% • Velocidade de infusão: casos agudos: 5 mEq/kg/h; casos crônicos: 2,5 mEq/kg/h • Avaliar necessidade de restrição de líquido em casos de hiponatremia dilucional	• Cuidado para não elevar os níveis de sódio mais de 10 a 12 mEq/ℓ nas primeiras 24 h – risco para mielinólise pontinha

IV: via intravenosa; IM: via intramuscular.

ATENÇÃO

Cerca de metade dos RN com crises convulsivas associadas à hipocalcemia de início tardio tem também hipomagnesemia e, nestes casos, a não administração de magnésio pode dificultar a correção dos níveis de cálcio sérico e manter o estado convulsivo.

RN que persistam com crises convulsivas sem diagnóstico definido devem ser submetidos a um teste terapêutico com piridoxina (vitamina B$_6$). Neste caso, a piridoxina deve ser administrada na dose de 100 mg IV, se possível com monitoramento simultâneo do EEG. Se as crises decorrerem da dependência de piridoxina, devem cessar em poucos minutos após a infusão, e o EEG deve normalizar-se em minutos ou horas. Se os resultados forem duvidosos após a primeira dose, o teste pode ser repetido após 2 horas.

A deficiência de biotinidase devido às mutações no gene da biotinidase pode resultar em convulsões neonatais refratárias aos anticonvulsivantes e responsivas à suplementação oral de biotina (5 a 10 mg/dia).

■ Anticonvulsivantes

Anticonvulsivantes (Tabela 127.3) são indicados para casos em que as crises persistam mesmo após a correção dos distúrbios metabólicos ou quando o perfil etiológico sugerir persistência das crises (p. ex., infecções e malformações do SNC). Deve-se evitar o início de anticonvulsivantes antes de uma definição do perfil diagnóstico e da fisiopatologia das crises. Os fatores a serem considerados ao se selecionar um anticonvulsivante incluem: a gravidade das convulsões, o perfil de efeitos colaterais do fármaco, a estabilidade respiratória e cardiovascular do paciente e a presença de disfunção cardíaca, renal ou hepática.

> **ATENÇÃO**
>
> A infusão contínua de lidocaína deve ser ajustada para neonatos tratados com hipotermia terapêutica, uma vez que a hipotermia diminui sua depuração. Nessa situação, e em RN com baixo peso corporal (< 2,5 kg), devem ser administradas doses ligeiramente mais baixas, embora não tenha sido estabelecida uma dosagem ideal.

TABELA 127.3 Anticonvulsivantes indicados para o tratamento da convulsão neonatal.

Anticonvulsivante	Dose	Observação
Fenobarbital sódico	• Dose de ataque: 20 mg/kg IV, com doses subsequentes de 5 a 10 mg/kg a cada 30 min na persistência das crises até um total de 40 mg/kg em 24 h • Dose de manutenção: 3 a 5 mg/kg/dia IV, iniciada 12 h após o ataque, e a cada 12 h	• Fármaco de escolha; manter nível sérico em torno de 20 a 30 µg/mℓ, variando de 10 a 40 µg/mℓ • Eliminado por fígado e rins, por isso atenção com quadro de insuficiência hepática e renal • Meia-vida maior em prematuros e mais longa no 1º mês de vida
Fenitoína	• Dose de ataque: 20 mg/kg IV – taxa de infusão de 3 mg/kg/min • Dose de manutenção: 5 a 8 mg/kg/dia divididos em 2 a 3 vezes/dia, 12 h após o ataque	• Não há consenso sobre a prática da dose de manutenção de fenitoína devido a farmacocinética não linear, taxa variável de metabolismo hepático, diminuição das taxas de eliminação nas primeiras semanas de vida e biodisponibilidade baixa por via oral
Midazolam	• *Bolus* de 0,15 mg/kg, seguido de infusão contínua a partir de 1 µg/kg/min, aumentando de 0,5 a 1 µg/kg/min a cada 2 min para o controle do EEG ou até um máximo de 18 µg/kg/min	• Infusão contínua somente em casos com via aérea segura
Tiopental	• Em casos extremos • Dose de ataque: 10 mg/kg em *bolus* de 2 min • Dose de manutenção: 0,5 a 5 mg/kg/h IV contínua, após a dose de ataque	• Infusão contínua somente em casos com via aérea segura • Para evitar excesso de barbitúricos, suspender fenobarbital ao iniciar tiopental
Levetiracetam	• Dose de ataque: 40 mg/kg IV • Dose de manutenção: 40 a 60 mg/kg/dia IV ou enteral, divididos em 2 ou 3 vezes/dia	• Não convencional • Boa opção em neonatos com disfunção cardíaca ou hepática • Pode ter efeitos neuroprotetores
Lidocaína	• Dose inicial: *bolus* de 2 mg/kg durante 10 min, seguido de infusão contínua de 7 mg/kg/h durante 4 h e diminuição da dose em 50% a cada 12 h nas 24 h seguintes (ou seja, 3,5 mg/kg/h durante 12 h, depois 1,75 mg/kg/h durante as outras 12 h)	• Não convencional • Tempo máximo de infusão de 48 h, de preferência 30 h, para minimizar o risco de arritmia iatrogênica • Monitorar FC, PA e ECG por ser arritmogênica • Contraindicada em crianças com cardiopatia congênita e naquelas que já tenham recebido fenitoína – risco aumentado de arritmias

IV: via intravenosa; EEG: eletroencefalograma; FC: frequência cardíaca; PA: pressão arterial; ECG: eletrocardiograma.

Os anticonvulsivantes mais recentes e não convencionais são cada vez mais prescritos para convulsões neonatais, apesar de ser, algumas vezes, uma indicação fora do rótulo. Topiramato (1 a 3 mg/kg/dia, por via enteral, a cada 12 h), vigabatrina (opção atual de monoterapia na síndrome de West), lamotrigina, oxcarbazepina e clobazam são medicamentos prescritos de modo não sistemático e esporadicamente no período neonatal. Entretanto, sua segurança e farmacocinética ainda são pouco conhecidas nessa população.

▪ Duração da terapêutica anticonvulsivante

Não há critérios bem definidos para determinar quais RN necessitam de terapêutica anticonvulsivante crônica após o controle das crises neonatais agudas ou a duração desse tratamento. Uma vez que as convulsões sintomáticas agudas tendem a se resolver dentro de 2 a 3 dias e, na maioria das vezes, não se repetem, há uma tendência crescente para a interrupção precoce dos anticonvulsivantes, antes ou logo depois da alta hospitalar. Em contraste com as convulsões sintomáticas agudas, as crianças com epilepsia têm risco permanente de convulsões recorrentes após o período neonatal e devem ser mantidas com anticonvulsivantes. Quando a terapêutica crônica é considerada, as doses de manutenção do fenobarbital podem variar de 3 a 6 mg/kg/dia, e o nível sérico do medicamento deve ser monitorado.

A duração do tratamento anticonvulsivante crônico varia de 1 semana a 12 meses após a última convulsão. O desmame dos anticonvulsivantes costuma ser feito após a realização de EEG que não demonstre traçados epileptiformes e na ausência de crises clínicas. A decisão sobre a interrupção dos anticonvulsivantes deve considerar a gravidade e a etiologia da convulsão (p. ex., uma criança com encefalopatia hipóxico-isquêmica pode não exigir terapêutica contínua, enquanto um paciente com malformação do desenvolvimento cortical provavelmente exigirá), bem como o exame neurológico interictal e os achados de neuroimagem. Se as crises foram de difícil controle, a redução do número de medicamentos crônicos para um ou dois fármacos é razoável no período neonatal, com diminuição posterior durante a infância, se as crises não se repetirem.

▪ Prognóstico

De acordo com a origem e a duração da convulsão, podem ocorrer hipoxemia, acidose metabólica, alterações hemodinâmicas com queda do débito cardíaco e do fluxo sanguíneo cerebral, o que contribui para pior prognóstico. O prognóstico e a gravidade das convulsões neonatais dependem muito do contexto em que ocorrem e, em especial, da idade gestacional. O EEG normal no momento da convulsão está normalmente relacionado com bom prognóstico, enquanto EEG sequencialmente alterado (com padrão eletrográfico de dismaturidade persistente, de supressão, com paroxismos epileptiformes multifocais e/ou de baixa voltagem) apresenta prognóstico desfavorável em mais de 90% dos casos. O prognóstico está intimamente associado à causa da convulsão neonatal e à precocidade da terapêutica instituída. Cerca de 15 a 30% dos RN que tiveram convulsão evoluem com epilepsia no futuro; enquanto os RN com exame neurológico e EEG normais, de modo sequencial, geralmente têm bom prognóstico.

◥ BIBLIOGRAFIA

Dang LT, Shellhaas RA. Diagnostic yield of continuous video electroencephalography for paroxysmal vital sign changes in pediatric patients. Epilepsia. 2016; 57:272-8.

Guillet R, Kwon J. Seizure recurrence and developmental disabilities after neonatal seizures: outcomes are unrelated to use of phenobarbital prophylaxis. J Child Neurol. 2007; 22:389-95.

Hellström-Westas L, Boylan G, Ågren J. Systematic review of neonatal seizure management strategies provides guidance on anti-epileptic treatment. Acta Paediatr. 2015; 104:123-9.

Shah DK, Boylan GB, Rennie JM. Monitoring of seizures in the newborn. Arch Dis Child Fetal Neonatal. 2012; 97:65-9.

Shellhaas RA, Chang T, Wusthoff CJ et al. Treatment duration after acute symptomatic seizures in neonates: a multicenter cohort study. J Pediatr. 2017; 181:298-301.

Shellhaas RA, Wusthoff CJ, Tsuchida TN et al. Profile of neonatal epilepsies: characteristics of a prospective US cohort. Neurology. 2017; 89:893-9.

Silverstein FS, Ferriero DM. Off-label use of antiepileptic drugs for the treatment of neonatal seizures. Pediatr Neurol. 2008; 39:77-9.

Slaughter LA, Patel AD, Slaughter JL. Pharmacological treatment of neonatal seizures: a systematic review. J Child Neurol. 2013; 28:351-64.

Temko A, Marnane W, Boylan G et al. Clinical implementation of a neonatal seizure detection algorithm. Decis Support Syst. 2015; 70:86-96.

Vasudevan C, Levene M. Epidemiology and aetiology of neonatal seizures. Semin Fetal Neonatal Med. 2013; 18:185-91.

Volpe JJ. Neonatal seizures. In: Neurology of the newborn. 5. ed. Philadelphia: Elsevier; 2008. pp. 203-44.

128 Hipoglicemia Neonatal

Renata de Araújo Monteiro Yoshida ♦ Felipe de Souza Rossi

▼ DEFINIÇÃO

A hipoglicemia resulta de um desequilíbrio entre a oferta e a demanda de glicose e outros substratos. No período neonatal, não existe um único valor para definir hipoglicemia aplicável a todas as situações clínicas e a todos os recém-nascidos. Os valores de glicemia variam de acordo com a idade gestacional, a idade pós-natal, o peso ao nascer, as condições clínicas e a disponibilidade de fontes de energia para as necessidades metabólicas de cada recém-nascido. As baixas concentrações transitórias de glicose podem ser encontradas em recém-nascidos saudáveis e refletir processos normais de adaptação metabólica. No entanto, há uma grande preocupação se os níveis baixos de glicemia podem se associar a danos neurológicos e sobre o desenvolvimento a longo prazo. Frente à necessidade de orientação para abordagem clínica e terapêutica, criou-se o conceito de limite operacional, que define o nível de glicemia a partir do qual uma intervenção deve ser realizada. Considerando-se uma margem de segurança, os níveis de glicemia devem ser mantidos acima de 25 mg/dℓ nas primeiras 4 horas de vida, acima de 45 mg/dℓ entre 4 e 24 horas de vida e acima de 50 mg/dℓ após 24 horas de vida.

▼ ETIOLOGIA

A glicemia do cordão umbilical é aproximadamente 70% do valor da glicemia materna. Após o nascimento, há uma queda abrupta da glicemia nas primeiras 2 horas de vida. Fisiologicamente, ocorre queda dos níveis de insulina e aumento de cortisol, catecolaminas e glucagon (hormônios contrarreguladores). Ativam-se as vias de glicogenólise e neoglicogênese. Posteriormente, já nos primeiros dias de vida, com o estabelecimento da alimentação enteral regular e a maturação contínua da neoglicogênese hepática, os níveis de glicemia devem se estabilizar.

A hipoglicemia representa em desequilíbrio entre o suprimento e o uso de glicose. Os mecanismos fisiopatológicos relacionados estão listados na Tabela 128.1.

▼ QUADRO CLÍNICO | EXAME FÍSICO

O quadro clínico da hipoglicemia é inespecífico. A maioria dos casos é assintomática, e a hipoglicemia é detectada pelo monitoramento dos recém-nascidos de risco.

Sinais e sintomas de hipoglicemia são divididos em:

- Neurogênicos (adrenérgicos), os mais precoces
  - Sudorese
  - Palidez
  - Cianose
  - Instabilidade térmica
  - Irritabilidade
  - Tremor de extremidades
  - Hiper-reflexia
  - Taquicardia
- Neuroglicopênicos (derivados do sistema nervoso central pela privação de glicose), mais tardios, e que podem progredir até o óbito, se o tratamento não for pronta e corretamente iniciado
  - Sucção débil
  - Apneia
  - Cianose
  - Hipotonia
  - Convulsão
  - Coma.

546 PARTE 15 • Emergências Neonatais

TABELA 128.1 Mecanismos fisiopatológicos da hipoglicemia neonatal.

Mecanismo fisiopatológico	Causa
Redução de reservas e produção de glicose	Hipoglicemia transicional Prematuridade Pequeno para a idade gestacional Restrição de crescimento intrauterino Terapia materna com betabloqueador e/ou medicamentos hipoglicemiantes
Aumento do uso de glicose	Estresse perinatal (sepse, asfixia, desconforto respiratório, hipotermia) Policitemia
Hiperinsulinismo	Filho de mãe diabética Grande para a idade gestacional Doença hemolítica do recém-nascido Síndrome de Beckwith-Wiedemann Síndrome de Soto Hiperinsulinismo congênito Mau posicionamento de cateteres umbilicais Pós-exsanguinotransfusão
Deficiência de hormônio do crescimento (GH)	Síndrome de Turner Síndrome de Costello Hipopituitarismo
Deficiência de cortisol	Síndrome de Costello Hipopituitarismo Hiperplasia adrenal congênita
Erros inatos do metabolismo	
Alterações de aminoácidos	Doença do xarope de bordo ou leucinose
Alterações de glicogênio	Doenças de estoque de glicogênio hepático
Alterações de glicose	Intolerância hereditária à frutose
Alterações de ácidos graxos	Galactosemia Deficiência da desidrogenase da acil-CoA dos ácidos graxos de cadeia média Deficiência da desidrogenase da acil-CoA dos ácidos graxos de cadeia curta Deficiência da carnitina palmitoiltransferase tipo I e II Deficiência da desidrogenase de 3-hidroxiacil-CoA de cadeia longa e muito longa

◥ EXAMES COMPLEMENTARES

Os níveis de glicemia variam de acordo com o tipo de amostra: sangue arterial, venoso ou capilar. A amostra arterial apresenta a maior concentração de glicose, enquanto a capilar, a menor (10 a 15% menor em relação à amostra plasmática). A análise deve ser realizada com rapidez, pois em temperatura ambiente os níveis de glicose na amostra de sangue diminuem 15 a 20 mg/dℓ a cada hora. Para rastreamento dos recém-nascidos de risco para hipoglicemia, faz-se necessário um exame com fácil realização e de resultado rápido. Neste caso, apesar do exposto anteriormente, pode-se considerar, no manejo clínico, que o valor da glicemia capilar

seja extrapolado como semelhante ao da plasmática. Já níveis baixos de glicemia capilar devem ser confirmados com dosagem de glicose plasmática, sendo importante que, na vigência de hipoglicemia, também seja coletada uma "amostra crítica", para orientar a etiologia e o melhor tratamento à hipoglicemia. Contudo, o tratamento não deve ser postergado enquanto se aguarda o resultado dos demais exames.

Os exames laboratoriais que compõem a "amostra crítica" a serem coletados em vigência de hipoglicemia são:

- Glicemia plasmática
- Insulina
- Cortisol

- Hormônio do crescimento (GH)
- Gasometria com lactato
- Amônia
- Aminoácidos quantitativos no sangue e na urina
- Perfil de acilcarnitina
- Ácidos graxos não esterificados
- Corpos cetônicos no sangue (beta-hidroxibutirato)
- Urina tipo 1 para pesquisa de cetonúria
- Ácidos orgânicos na urina.

▪ Orientações gerais

Os recém-nascidos de risco para desenvolvimento de hipoglicemia devem ser amamentados já na primeira hora de vida. Segue-se o rastreamento com dosagens seriadas de glicemia capilar durante os primeiros dias de vida, sempre no período pré-prandial.

Os recém-nascidos com hiperinsulinismo podem apresentar hipoglicemia mais precoce. Eles devem passar por triagem com controles glicêmicos desde a primeira hora de vida.

Os recém-nascidos com alteração na produção, na reserva ou no uso de glicose devem ser triados a partir de 3 horas de vida. O recém-nascido a termo e saudável não deve ser triado rotineiramente. Porém, qualquer recém-nascido com sintomas compatíveis com hipoglicemia (que podem ser pouco específicos) deve ter uma dosagem de glicemia realizada.

Orientações para o rastreamento:

- Recém-nascidos filhos de mães diabéticas, ou em uso de hipoglicemiantes: glicemia capilar com 1 hora e 30 minutos, 3, 6 e 12 horas de vida. Em seguida, a cada 8 horas. Manter controles de glicemia após 24 horas de vida, caso as glicemias capilares estejam entre 45 e 50 mg/dℓ (3 vezes/dia pré-mamada)
- Recém-nascidos pequenos para a idade gestacional, grandes para a idade gestacional e prematuros (idade gestacional < 37 semanas): glicemia capilar com 3, 6 e 12 h de vida e, após, mantendo-se medidas a cada 8 h. Mantenha controles de glicemia após 24 h de vida caso as glicemias capilares estejam entre 45 e 50 mg/dℓ (3 vezes/dia pré-mamada)
- Recém-nascidos em uso de nutrição parenteral prolongada: glicemia capilar 2 a 3 vezes/dia. Devem ser mantidos níveis > 50 mg/dℓ

- Recém-nascido submetido a exsanguinotransfusão: glicemia capilar 3, 6, 9 e 12 horas após o procedimento.

◥ CRITÉRIOS DIAGNÓSTICOS

O diagnóstico da hipoglicemia é confirmado pela Tríade de Whipple:

- Concentração baixa de glicose (de acordo com o limite operacional)
- Manifestação de sintomas
- Melhora dos sintomas após a normalização dos níveis de glicemia.

◥ DIAGNÓSTICO DIFERENCIAL

As manifestações clínicas da hipoglicemia neonatal são inespecíficas e podem ocorrer em outras patologias desse período. Dessa forma, o diagnóstico diferencial é amplo e inclui sepse, erros inatos do metabolismo, e distúrbios metabólicos, endócrinos, neurológicos e hepáticos. Anamnese detalhada, história familiar e exames complementares auxiliam na definição da etiologia.

◥ ABORDAGEM E CONDUÇÃO CLÍNICA

A abordagem clínica para o tratamento da hipoglicemia no período neonatal está demonstrada na Figura 128.1.

Nos recém-nascidos sintomáticos e com glicemia capilar < 40 mg/dℓ, deve ser iniciada infusão de glicose intravenosa imediatamente, além de novo controle após 30 a 60 minutos.

O tratamento com glicose intravenosa deve ser instituído no recém-nascido assintomático em caso de:

- Glicemia capilar nas primeiras 4 horas de vida < 25 mg/dℓ
- Após 4 horas de vida, se a glicemia capilar permanecer < 45 mg/dℓ, mesmo após a alimentação.

Deve-se iniciar terapia intravenosa com velocidade de infusão de glicose (VIG) entre 4 e 6 mg/kg/min. Pode-se precisar aumentar progressivamente a VIG até 12 a 15 mg/kg/min, buscando-se atingir a meta de glicemia capilar ≥ 50 mg/dℓ.

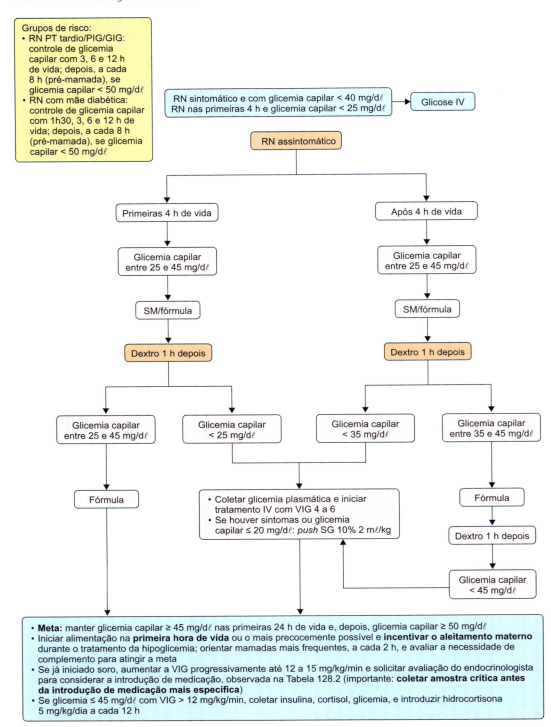

FIGURA 128.1 Abordagem e condução clínica da hipoglicemia neonatal. RN: recém-nascido; PT: pré-termo; PIG: pequeno para a idade gestacional; GIG: grande para a idade gestacional; SM: soro de manutenção; VIG: velocidade de infusão de glicose; IV: via intravenosa.

Após a estabilização da glicemia, a VIG pode ser reduzida em 1 a 2 mg/kg/min, em caso de glicemia capilar > 60 mg/dℓ. O soro deve ser suspenso após redução da VIG até 2 a 4 mg/kg/min.

Quando houver sintomas ou glicemia capilar ≤ 20 mg/dℓ, deve-se administrar glicose a 10%, dose de 2 mℓ/kg, infusão em 1 a 2 minutos (em *bolus*).

Alimentação e controle de glicemia capilar após 1 hora estão indicados em recém-nascidos assintomáticos e com níveis de glicemia capilar entre 25 e 45 mg/dℓ nas primeiras 4 horas de vida, glicemia capilar < 45 mg/dℓ entre 4 e 24 horas de vida, ou glicemia capilar < 50 mg/dℓ após 24 horas de vida. É preciso avaliar a necessidade de uso de fórmula láctea como complemento para se alcançar esta meta (neste caso, o uso de fórmula poderia evitar a necessidade de acesso venoso e soroterapia intravenosa).

A hipoglicemia persistente é definida pela necessidade de VIG > 12 mg/kg/min ou persistência de hipoglicemia após 7 dias de vida. Esses casos devem ser acompanhados pelo endocrinologista, que poderá orientar o tratamento (Tabela 128.2) após análise dos exames laboratoriais ("amostra crítica"). A triagem neonatal deve incluir a espectrometria de massa em Tandem.

◥ BIBLIOGRAFIA

Adamkin DH. Committee on Fetus and Newborn. Postnatal glucose homeostasis in late-preterm and term infants. Pediatrics. 2011; 127(3):575-9.

Adamkin DH. Neonatal hypoglycemia. Curr Opin Pediatr. 2016; 28(2):150-5.

Adamkin DH. Neonatal hypoglycemia. Sem Fetal Neonatal Med. 2017; 1:36-41.

Branch-Thompson A, Havranek T. Neonatal hypoglycemia. Pediatr Rev. 2017; 38:147-57.

Canadian Pediatric Society Fetal and Newborn Committee. Screening guidelines for newborns at risk for low blood glucose. Paediatr Child Health. 2004; 9(10):723-40.

Cornblath M, Hawdon JM, Williams AF et al. Controversies regarding definition of neonatal hypoglycemia: suggested operational thresholds. Pediatrics. 2000; 105:1141-5.

Cornblath M, Ichord R. Hypoglycemia in the neonate. Semin Perinatol. 2000; 24(2):136-49.

Cornblath M, Schwatz R. Disorders of carbohydrate metabolism in infancy. 9. ed. Cambridge: Blackwell Scientific Publications; 1991.

Harris DL, Weston PJ, Harding JE. Incidence of neonatal hypoglycemia in babies identified as at risk. J Pediatr. 2012; 161(5):787-91.

Hawdon JM, Beer J, Sharp D et al. Neonatal hypoglycaemia: learning from claims. Arch Dis Child Fetal Neonatal Ed. 2017; 102(2):F110-5.

Hawdon JM. Definition of neonatal hypoglycemia: time for a rethink. Arch Dis Child Fetal Neonatal Ed. 2013; 98:F382-3.

Rozance PJ. Update on neonatal hypoglycemia. Curr Opin Endocrinol Diabetes Obes. 2014; 21(1):45-50.

Rozance PJ, Hay WW. Hypoglycemia in newborn infants: features associated with adverse outcomes. Biol Neonate. 2006; 90:74-86.

Srinivasan G, Pildes RS, Cattamanchi G et al. Plasma glucose values in normal neonates: a new look. J Pediatr. 1986; 109:114.

Thomton PS, Stanley CA, De Leon DD et al. Recommendations from the Pediatric Endocrine Society for Evaluation and Management of Persistent Hypoglycemia in Neonates, Infants and Children. J Pediatr. 2015; 167(2):238-45.

Tim W. Defining neonatal hypoglycaemia: a continuing debate. Semin Fetal Neonatal Med. 2014; 19(1):27-32.

Wight N, Marinelli K; Academy of Breastfeeding Medicine Protocol Committee. Guidelines for Glucose Monitoring and Treatment of Hypoglycemia in Breastfed Neonates. Breastfeed Med. 2006; 1(3):178-84.

TABELA 128.2 Medicamentos para o tratamento da hipoglicemia neonatal.

Medicação	Ação	Dose
Corticosteroide	Estimula a neoglicogênese Diminui o uso periférico de glicose	Hidrocortisona 5 a 10 mg/kg/dia ou prednisona 2 mg/kg/dia (IV ou enteral)
Glucagon	Estimula a glicogenólise	Dose 0,03 mg/kg IM, IV ou SC (dose máxima: 1 mg)
Diazóxido	Reduz a secreção de insulina	2 a 5 mg/kg/dose até 8/8 h (enteral)
Octreotida	Reduz a secreção de insulina Aumenta a secreção de GH	1 a 10 mg/kg/dose até 6/6 h (IV ou SC)
Pancreatectomia	Reduz a secreção de insulina	–

GH: hormônio do crescimento; IV: via intravenosa; IM: via intramuscular; SC: via subcutânea.

129 Crise Hipoxêmica

Mônica Satsuki Shimoda • Ana Cristina Sayuri Tanaka

▼ DEFINIÇÃO

A crise hipoxêmica, também conhecida como crise de cianose ou crise hipóxica, é um estado clínico no qual há importante diminuição no conteúdo de oxigênio no sangue arterial, com redução no seu transporte e na oferta aos tecidos e consequente inadequação às necessidades metabólicas do organismo.

A crise hipoxêmica consiste no agravo súbito da hipoxemia e pode acarretar acidose metabólica grave, culminando em grave dano neurológico e até mesmo óbito. Ocorre em malformações cardíacas com obstrução ao fluxo pulmonar e desvio de sangue da direita para a esquerda, sendo um exemplo clássico a tetralogia de Fallot (ou comunicação interventricular + shunt direita-esquerda). Por isso, são importantes seu reconhecimento clínico precoce, o diagnóstico preciso e a intervenção imediata.

▼ ETIOLOGIA

A hipoxemia é responsável por 10 a 15% das admissões em unidades de emergência e pode ser decorrente de cardiopatia congênita ou de outras causas (pulmonares, metabólicas, infecciosas ou neurológicas).

A prevalência de recém-nascidos com cardiopatia congênita é de 1/100 nascidos vivos, sendo 25% dos casos associados a malformações graves, com manifestação clínica ainda no período neonatal. As cardiopatias congênitas são a causa mais frequente de emergência em cardiologia pediátrica, e a sua abordagem é específica conforme a faixa etária (Figura 129.1).

▼ QUADRO CLÍNICO | EXAME FÍSICO

A hipoxemia, em geral, manifesta-se com cianose, coloração azulada da pele e mucosas, que decorre da concentração de hemoglobina reduzida no sangue arterial, igual ou superior a 5 g/dℓ (Figura 129.2).

É necessário, portanto, que o exame clínico seja minucioso, com ênfase na avaliação das mucosas conjuntival e oral, bem como na aferição da saturação de oxigênio, preferentemente de maneira não invasiva, por monitoramento com oxímetro de pulso.

As crises hipoxêmicas, de início, caracterizam-se por taquipneia, aumento progressivo da cianose, agitação e perda do tônus muscular. Em sua evolução natural, pode culminar em

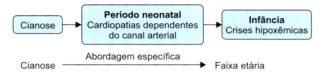

FIGURA 129.1 As cardiopatias congênitas exigem abordagem específica conforme faixa etária.

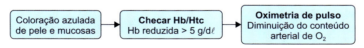

FIGURA 129.2 Quadro clínico da hipoxemia. Hb: hemoglobina; Htc: hematócrito.

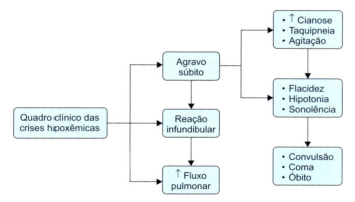

FIGURA 129.3 Quadro clínico das crises hipoxêmicas.

sofrimento cerebral, movimentos oculares desordenados, obnubilação e, na última fase, coma cerebral, metabólico e morte (Figura 129.3).

O aparecimento precoce de crises de hipoxia, já no período neonatal, constitui uma emergência clínica e, na maioria das vezes, está relacionado com cardiopatias cianogênicas dependentes do canal arterial. Após este período, as crises são mais comuns entre 3 e 12 meses de idade, coincidindo com a progressão da obstrução e o aumento da atividade da criança. Caracteriza-se por paroxismo de taquipneia, irritabilidade, choro constante, agitação, aumento da cianose, taquicardia, palidez e sudorese. Pode evoluir para crise convulsiva e óbito. Resulta em acidose metabólica grave e um círculo vicioso que deve ser prontamente interrompido. A Tabela 129.1 apresenta o quadro clínico das crises hipoxêmicas na fase inicial e na crise grave.

A diminuição da tensão do oxigênio sanguíneo abaixo de 35 mmHg leva à passagem do metabolismo aeróbico para o anaeróbico, com consequente aumento da acidose láctica grave e deterioração das funções de vários órgãos, principalmente renal, cerebral e miocárdica, a depender da capacidade individual de compensação (Figura 129.4).

O atendimento ao paciente em estado hipoxêmico exige que, nessa situação de emergência, sejam tomadas medidas imediatas e eficazes para sua estabilização. Para isso, são necessárias diretrizes de conduta, reunidas em uma sistematização.

◣ EXAMES COMPLEMENTARES

O diagnóstico é clínico. A confirmação da hipoxia e/ou cianose deve ser feita pela medida da saturação arterial de oxigênio com oxímetro de pulso e dosagem do hematócrito e da hemoglobina sanguíneos, que tendem a estar aumentados. Isto acontece porque a hipoxia estimula a medula, aumentando a eritropoese.

O diagnóstico laboratorial implica a dosagem de glicemia, eletrólitos, gasometria, hemograma e função renal. Dependendo da situação clínica, devem ser acrescentados os exames necessários para pesquisa de quadro infeccioso, por exemplo.

Outros exames necessários são a radiografia de tórax, o eletrocardiograma de 12 derivações e o ecocardiograma transtorácico. Exames como a angiotomografia para avaliação de cardiopatia congênita e/ou estudo hemodinâmico podem ser solicitados tão logo o paciente tenha melhorado da crise hipoxêmica e esteja estável.

TABELA 129.1 Quadro clínico das crises hipoxêmicas na fase inicial e na crise grave.

Dados clínicos	Fase inicial	Crise grave
Saturação de O_2	< 50%	< 20%
Frequência cardíaca	120 bpm	> 150 bpm
Sopro cardíaco	Presente	Ausente
Pressão arterial sistêmica	Inalterada	Alterada
Síncope	Ausente	Presente
Convulsão	Ausente	Presente

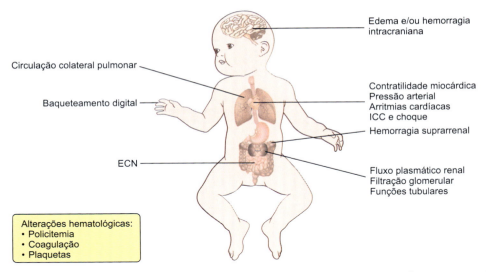

FIGURA 129.4 Acometimento de múltiplos órgãos durante a hipoxemia. ECN: enterocolite necrosante; ICC: insuficiência cardíaca congestiva.

▍ DIAGNÓSTICO DIFERENCIAL

O reconhecimento clínico do estado hipoxêmico, exteriorizado como cianose, exige diagnóstico diferencial com uma série de situações clínicas, sobretudo no período neonatal:

- Quadros pulmonares: síndrome do desconforto respiratório do recém-nascido ou doença das membranas hialinas e taquipneia transitória, hipoplasia pulmonar (hérnia diafragmática, síndrome de Poter)
- Obstrução de vias aéreas superiores: atresia de coanas
- Hipertensão pulmonar persistente do recém-nascido: asfixia perinatal, síndrome de aspiração meconial e sepse
- Quadros neurológicos: depressão do sistema nervoso central (asfixia, apneia), convulsões e hemorragias intracranianas
- Doenças neuromusculares: miastenia *gravis*, tétano neonatal
- Distúrbios metabólicos: hipoglicemia, hipocalcemia, metemoglobinemia e carboxi-hemoglobinemia
- Infecções: pneumonia neonatal, sepse e meningite
- Comprometimento da perfusão tecidual: choque e hiperviscosidade sanguínea.

▍ ABORDAGEM E CONDUÇÃO CLÍNICA

A crise hipoxêmica é uma situação de urgência e, portanto, deve-se atuar com rapidez e de modo sequencial. O paciente deve ser levado a uma unidade de emergência ou de terapia intensiva para se avaliar a permeabilidade das vias aéreas e fornecer oxigenoterapia, monitorando-se para avaliação das frequências cardíaca, respiratória e da saturação de oxigênio. Acesso venoso deve ser obtido tão logo seja possível para a infusão de medicamentos necessários, com expansão com cristaloides ou coloides, se necessário. Caso haja sinais de colapso cardíaco, deve-se dar continuidade ao protocolo de parada cardiorrespiratória conforme o preconizado por cada instituição.

As medidas terapêuticas gerais, não medicamentosas e medicamentosas, são apresentadas de maneira resumida na Figura 129.5. Os principais fatores desencadeantes e suas abordagens estão representados na Figura 129.6.

Diante da suspeita de cardiopatia congênita cianogênica, é preciso estabelecer uma conduta inicial com base no quadro funcional, independentemente de um diagnóstico anatômico preciso. Não deve ser postergada à espera do especialista (cardiologista pediátrico) ou de exames

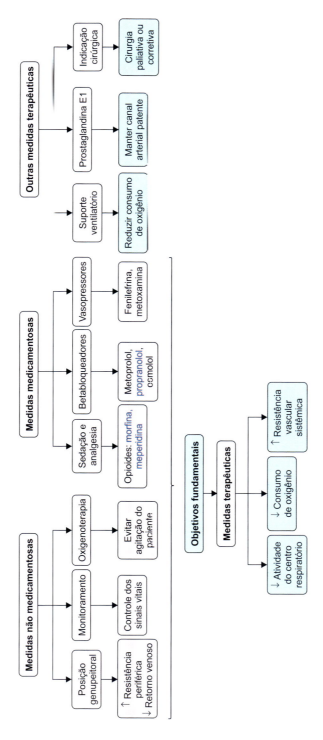

FIGURA 129.5 Sequência de decisões em caso de crise hipoxêmica. Hb: hemoglobina; Htc: hematócrito.

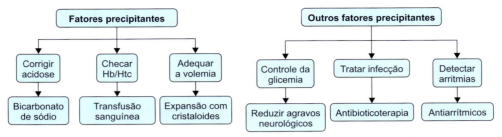

FIGURA 129.6 Principais fatores desencadeantes da crise hipoxêmica e suas abordagens.

complementares específicos (como ecocardiograma, angiotomografia ou cateterismo cardíaco), pois uma atuação imediata é determinante para a sobrevida do paciente.

É fundamental manter uma adequada oferta de oxigênio aos tecidos (débito cardíaco e conteúdo arterial de oxigênio devem assumir cunho prioritário) para que não haja comprometimento da atividade metabólica do organismo. Como há redução da saturação de oxigênio, deve-se manter hematócrito em torno de 40 a 45% (adequando o conteúdo arterial de oxigênio), além de débito cardíaco o mais adequado possível.

Há cardiopatias em que o estado hipoxêmico tende a estar presente. Essas cardiopatias podem ser classificadas em grupos, de acordo com a fisiopatologia. A seguir são apresentados alguns exemplos:

- 1º grupo: obstrução ao fluxo pulmonar com fluxo sanguíneo intracardíaco
  - Tetralogia de Fallot
  - Atresia pulmonar com septo interventricular íntegro
  - Atresia tricúspide com obstrução ao fluxo pulmonar
- 2º grupo: conexão anômala (venosa ou arterial)
  - Transposição das grandes artérias
  - Conexão anômala total de veias pulmonares (obstrutiva)
- 3º grupo: câmara comum associada a obstrução pulmonar
  - Cardiopatias univentriculares com obstrução ao fluxo pulmonar.

Como na maioria dessas cardiopatias a conduta imediata é semelhante, independentemente da patologia de base, neste capítulo não será detalhado seu diagnóstico anatômico específico.

No entanto, vale ressaltar que os recém-nascidos com cardiopatias congênitas expressando cianose precoce costumam precisar que o canal arterial seja mantido pérvio para garantir as condições de oxigenação com a manutenção do fluxo pulmonar adequado pela aorta, possibilitando a mistura entre as circulações em paralelo.

Para a manutenção do canal arterial pérvio, pode-se administrar prostaglandina E1 exógena. As doses preconizadas variam de 0,01 a 0,1 µg/kg/min. Dentre seus efeitos colaterais, destacam-se apneia, hipotensão arterial e hipertermia. É preciso atenção à necessidade de intubação traqueal se o paciente apresentar indícios de evolução para apneia ou se houver instabilidade clínica que torne necessária a instituição de suporte ventilatório. Se o paciente apresentar hipertermia, deve-se avaliar a presença de quadro infeccioso associado.

Com o uso da prostaglandina E1, aumenta-se o fluxo sanguíneo pulmonar ou a mistura entre as circulações em paralelo, com consequente melhora da oxigenação do paciente. Esta evolução pode ser confirmada pelo aparecimento de sopro cardíaco, pela melhora da cianose com oximetria de pulso e pela elevação da pressão parcial de oxigênio na gasometria arterial. Dessa maneira, é possível estabilizar o paciente e solicitar a avaliação do especialista com a realização do ecocardiograma.

Além das medidas gerais descritas, as listadas a seguir devem ser tomadas:

- Correção dos distúrbios metabólicos: importante, pois a acidose leva a vasoconstrição no território pulmonar e vasodilatação sistêmica, condições que facilitam o fluxo sanguíneo direita-esquerda, estimulando também o centro respiratório, levando à hiperpneia

- Bicarbonato de sódio: 1 a 2 mEq/kg por via intravenosa (IV). Pode ser repetido em 10 a 15 minutos
- Sedação: tem como finalidade interromper o círculo vicioso, diminuindo a hiperpneia e relaxando o infundíbulo, diminuindo o obstáculo ao fluxo pulmonar. Pode ser feita com:
  - Morfina: 0,05 mg/kg/dose a 0,2 mg/kg/dose por via subcutânea (SC), intramuscular (IM) ou IV, em dose máxima de 10 mg/dia. O mecanismo de ação da morfina não está totalmente definido mas diminui o retorno venoso e parece que, além de sua ação sedante, reduz a resistência vascular pulmonar. Pode causar depressão respiratória e diminuir a resistência vascular sistêmica
  - Meperidina: 1 mg/kg/dose até máximo de 6 mg/kg/dia IM ou IV. Relaxa a musculatura infundibular e diminui a resistência vascular sistêmica
  - Anestesia geral: em crises não responsivas ao tratamento inicial. A medicação mais usada é a cetamina em dose de 0,25 a 2 mg/kg (1 a 3 mg/kg) IV lento ou IM, que aumenta a resistência vascular sistêmica e produz sedação
- Betabloqueadores: relaxam o infundíbulo, melhorando o fluxo pulmonar e, consequentemente, a hipoxia; diminuem a frequência cardíaca, aumentando o enchimento ventricular. Durante a administração de betabloqueadores, deve-se monitorar o ritmo cardíaco do paciente e vigiar a possibilidade de bloqueio cardíaco
  - Propranolol: 0,1 mg/kg a 0,25 mg/kg IV lento. Cuidado com broncospasmo em crianças asmáticas e com o bloqueio da resposta clínica à hipoglicemia em crianças diabéticas. As crises podem ser prevenidas com o uso de propranolol por via oral (VO), na dose de 0,5 a 4 mg/kg/dia, até o máximo de 6 mg/kg/dia, dividida em duas a três tomadas diárias. É contraindicado em crianças com história de broncospasmo e algumas arritmias, como bradicardia e bloqueios atrioventriculares de graus variáveis
  - Esmolol: dose de 500 µg/kg/min IV em 1 minuto e, posteriormente, pode-se usar em infusão de 25 a 50 µg/kg/min

- Vasopressores:
  - Fenilefrina: *bolus* de 0,005 a 0,01 mg/kg IV lentamente ou 0,1 mg/kg IM ou SC. Aumenta a resistência vascular sistêmica; sua administração titula-se com monitoramento da pressão arterial sistêmica.

ATENÇÃO

O estado hipoxêmico, de extrema importância dentro das emergências em cardiologia pediátrica, deve ser incorporado ao roteiro de atendimento nos diversos serviços de emergência e nas unidades de terapia intensiva neonatais e pediátricas, a fim de que o algoritmo estabelecido para essa situação clínica promova reconhecimento clínico precoce e intervenção imediata, minimizando os agravos decorrentes da hipoxia tecidual.

■ Tratamento intervencionista

Pode ser cirúrgico ou percutâneo, paliativo ou definitivo.

Atriosseptostomia. Abertura do septo atrial com balão. Indicada nos casos de D-transposição das grandes artérias com comunicação interatrial ausente ou restritiva, aumentando a mistura e melhorando a acidose e a hipoxemia. Outras indicações incluem atresia pulmonar com septo ventricular íntegro e conexão venosa pulmonar anômala total, na qual a comunicação interatrial, sendo pequena, resulta em insuficiência cardíaca grave e baixo débito, uma vez que todo o retorno venoso, pulmonar e sistêmico se faz no átrio direito. As atresias tricúspides e mitrais associadas ou não a outros defeitos também precisam de ampla comunicação interatrial para que haja sobrevivência.

As complicações são: lesões das valvas atrioventriculares, perfuração do coração, embolização de fragmentos do balão após eventuais rupturas, lesões das veias pulmonares e/ou sistêmicas e alterações do ritmo.

Valvoplastia pulmonar por cateter-balão ou colocação de *stent* no canal arterial ou na via de saída do ventrículo direito. A estenose pulmonar crítica ou atresia pulmonar com septo ventricular íntegro nos recém-nascidos também se beneficia com a técnica salvadora por se tratarem de doenças dependentes do canal.

É um procedimento invasivo em crianças de alto risco, em estado crítico, exigindo suporte clínico e medicamentoso. Em geral, estas valvas são muito estreitas e até atrésicas, tornando necessário o uso de cateter de angioplastia inicialmente ou, nos casos de valva imperfurada, abertura com radiofrequência ou *laser*. Prossegue-se com o balão para complementar o procedimento.

As complicações mais graves são: perfuração do ventrículo direito, arritmias, sangramento no local da punção e ruptura do balão.

Mais raramente, pacientes com tetralogia de Fallot podem se beneficiar da valvoplastia pulmonar, como em casos de estenose pulmonar predominantemente valvar, de situações clínicas ruins ou de centros sem condições de realizar a correção total no período neonatal, evitando-se operações paliativas como fluxos sanguíneos sistêmico-pulmonares.

Terapêutica cirúrgica. Crises prolongadas que evoluem com acidose persistente e refratária a medidas adequadas de tratamento devem ser encaminhadas para operação de emergência, e o tipo depende da cardiopatia de base e da condição clínica do paciente (Figura 129.7).

Anastomose sistêmico-pulmonar. A mais usada é a Blalock-Taussig modificada, que conecta direta ou indiretamente, pelo tubo, a artéria subclávia à circulação pulmonar. Este procedimento visa aumentar o fluxo pulmonar, diminuindo a hipoxemia. Tem o inconveniente de poder distorcer as artérias pulmonares, além de incorrer em risco não desprezível.

Atriosseptectomia. A abertura cirúrgica do septo atrial, técnica conhecida como Blalock-Hanlon, descomprime o átrio direito ou esquerdo nas atresias mitral e tricúspide, e aumenta a mistura de sangue nas transposições das grandes artérias, com comunicação interatrial restritiva.

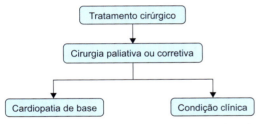

FIGURA 129.7 O tratamento cirúrgico dependerá da cardiopatia de base e da condição clínica do paciente.

Valvotomia pulmonar. A valvotomia pulmonar, também conhecida como operação de Brock ou comissurotomia pulmonar a céu fechado, está indicada nos casos de insucesso no tratamento percutâneo. Tem a função de descomprimir o ventrículo direito e aumentar o fluxo pulmonar, fazendo crescer o ventrículo direito, obedecendo à regra de que a função faz o órgão. Estabiliza-se o paciente pela melhora na situação de hipoxia e da acidose.

Esses procedimentos de urgência apresentam alta mortalidade, exigindo interação de uma equipe multiprofissional. É preciso basear-se no reconhecimento precoce, no transporte rápido e seguro, no diagnóstico preciso e no tratamento clínico, cirúrgico ou percutâneo apropriado.

De acordo com o que foi exposto, o tratamento clínico da crise hipoxêmica consiste em um conjunto de medidas necessárias para a estabilização do paciente, a fim de que a conduta terapêutica, com cateterismo intervencionista ou tratamento cirúrgico, possa ser avaliada e que, quando indicada, seja realizada em condição clínica mais favorável.

BIBLIOGRAFIA

Grifka RG. Cyanotic congenital heart disease with increased pulmonary blood flow. Pediatric Clin North Am. 1999; 46:405-25.

Iwahashi ER, Cavalini JF. Crise hipoxêmica ou de cianose. In: Munir E. Cardiologia em pediatria. São Paulo: Roca; 2000. pp. 213-21.

Kawabori I. Cyanotic congenital heart defects with decreased pulmonary blood flow. Pediatric Clin North Am.1978; 25:759-76.

Kawabori I. Cyanotic congenital heart defects with increased pulmonary blood flow. Pediatric Clin North Am.1978; 25:777-95.

Park MK. Cyanotic congenital heart defects. In: Park MK. Pediatric cardiology for practitioners. 4. ed. St Louis, Missouri: Mosby; 2002. pp. 174-40.

Pedra CAC, Arieta SR. Estabilização e manejo clínico inicial das cardiopatias congênitas cianogênicas no neonato. Rev Soc Cardiol Estado São Paulo. 2002; 5:734-75.

Rosenthal G. Prevalence of congenital heart disease. In: Garson AJ, Bricker TJ, Fisher DJ et al. The science and practice of pediatric cardiology. 2. ed. Baltimore: Williams & Wilkins; 1998. pp. 1083-105

Taketomo CK, Hodding JH, Kraus DM. Pediatric and neonatal lexi-drugs. Hudson, Ohio: Lexi-Comp's; 2018.

Waldman DJ, Wernly AJ. Cyanotic congenital heart disease with decreased pulmonary blood flow in children. Pediatric Clin North Am. 1999; 46:385-403.

Young TE, Mangum B. Neofax: a manual of drugs used in neonatal care. 18. ed. Raleigh, North Carolina: Acorn Publishing; 2005.

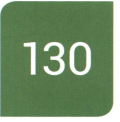

130 Reconhecimento das Cardiopatias Congênitas em Recém-Nascidos e Lactentes na Sala de Emergência

Gabriela Nunes Leal • Karen Saori S. Sawamura

▼ DEFINIÇÃO

A incidência de cardiopatias congênitas é de 1/100 nascidos vivos. Essas cardiopatias são relevantes para o emergencista, pois algumas podem levar recém-nascidos e lactentes jovens à sala de emergência, em quadros de hipoxemia ou choque cardiogênico.

São consideradas cardiopatias congênitas críticas aquelas que manifestam sinais de descompensação a partir do fechamento do forame oval e/ou canal arterial, ou seja, que dependem dos *shunts* fisiológicos para manter o débito cardíaco pulmonar, sistêmico ou para mistura de fluxos.

Neste capítulo também serão discutidas as cardiopatias congênitas que podem cursar com insuficiência cardíaca congestiva nesta faixa etária.

▼ ETIOLOGIA

O recém-nascido a termo sem complicações recebe alta hospitalar entre 48 e 72 horas de vida. Neste período, algumas cardiopatias congênitas críticas podem não ter exibido manifestação clínica, uma vez que o forame oval e o canal arterial ainda estão pérvios.

As principais cardiopatias congênitas que levam o recém-nascido e o lactente ao serviço de emergência são classificadas em cinco grupos, descritos a seguir:

- Dependentes do canal arterial para garantir débito pulmonar: atresia pulmonar, estenose valvar pulmonar crítica, tetralogia de Fallot
- Dependentes do canal arterial para garantir débito sistêmico: coarctação da aorta e interrupção de arco aórtico em recém-nascido, síndrome da hipoplasia do coração esquerdo
- Cardiopatias com circulação em paralelo: transposição de grandes artérias
- Cardiopatias com mistura completa: drenagem anômala total de veias pulmonares
- Insuficiência cardíaca congestiva: coarctação de aorta no lactente, origem anômala de coronária esquerda de tronco pulmonar, anomalia de Ebstein da valva tricúspide.

▼ QUADRO CLÍNICO | EXAME FÍSICO

É imperativo identificar sinais de instabilidade hemodinâmica e determinar se predominam sinais de hipoxemia ou de baixo débito sistêmico (Tabela 130.1).

As Figuras 130.1 a 130.8 apresentam imagens anatômicas.

TABELA 130.1 Manifestações clínicas em caso de cardiopatia congênita.

Quadro clínico	Sinais e sintomas	Cardiopatias / Diagnósticos diferenciais
Hipoxemia	Cianose central, desconforto respiratório	Atresia pulmonar, estenose pulmonar crítica, tetralogia de Fallot, síndrome de hipoplasia de coração esquerdo, transposição de grandes artérias, drenagem anômala total de veias pulmonares, anomalia de Ebstein com estenose pulmonar funcional ou anatômica
Baixo débito sistêmico	Palidez cutânea, má perfusão periférica, taquidispneia, pulsos periféricos finos, sudorese aos esforços	Coarctação da aorta, interrupção do arco aórtico, origem anômala de coronária esquerda, drenagem anômala total de veias pulmonares do tipo obstrutiva
Outros	Diferença na palpação dos pulsos entre os membros, diferença de oximetria entre os membros > 2%	Coarctação da aorta, interrupção do arco aórtico

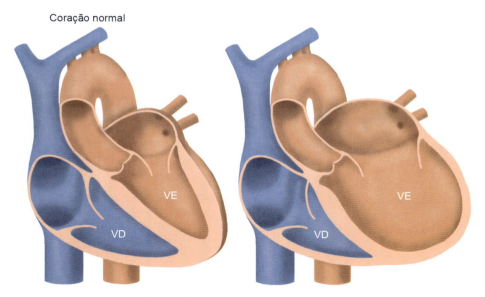

FIGURA 130.1 Miocardiopatia dilatada. VE: ventrículo esquerdo; VD: ventrículo direito.

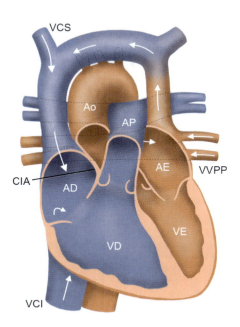

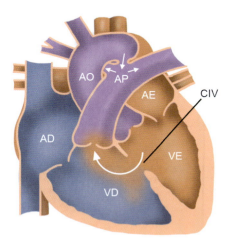

FIGURA 130.2 Drenagem anômala de veias pulmonares. CIA: comunicação interatrial; VVPP: veias pulmonares; VCI: veia cava inferior; VCS: veia cava superior; Ao: aorta; AP: artéria pulmonar; AD: átrio direito; AE: átrio esquerdo; VD: ventrículo direito; VE: ventrículo esquerdo.

FIGURA 130.3 Atresia pulmonar com comunicação interventricular (CIV). Ao: aorta; AP: artéria pulmonar; AD: átrio direito; AE: átrio esquerdo; VD: ventrículo direito; VE: ventrículo esquerdo.

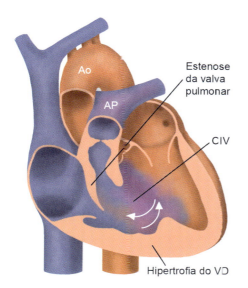

FIGURA 130.4 Tetralogia de Fallot. CIV: comunicação interventricular; VD: ventrículo direito; Ao: aorta; AP: artéria pulmonar.

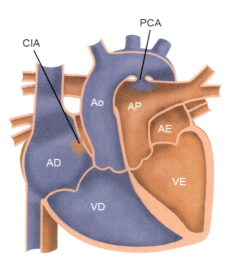

FIGURA 130.5 Transposição das grandes artérias. PCA: persistência do canal arterial; CIA: comunicação interatrial; Ao: aorta; AP: artéria pulmonar; AD: átrio direito; AE: átrio esquerdo; VD: ventrículo direito; VE: ventrículo esquerdo.

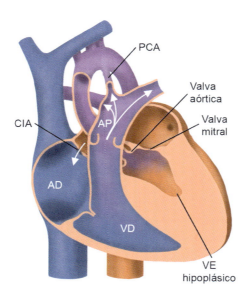

FIGURA 130.6 Síndrome da hipoplasia do coração esquerdo. PCA: persistência do canal arterial; CIA: comunicação interatrial; AP: artéria pulmonar; AD: átrio direito; VD: ventrículo direito; VE: ventrículo esquerdo.

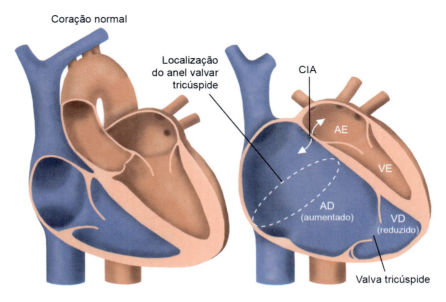

FIGURA 130.7 Anomalia de Ebstein. CIA: comunicação interatrial; AD: átrio direito; AE: átrio esquerdo; VD: ventrículo direito; VE: ventrículo esquerdo.

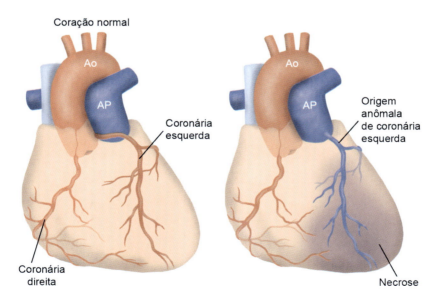

FIGURA 130.8 Origem anômala de coronária esquerda. AP: artéria pulmonar; Ao: aorta.

Os exames complementares – radiografia de tórax, eletrocardiograma e ecocardiograma das cardiopatias citadas – estão resumidamente apresentados nas Figuras 130.9 a 130.18.

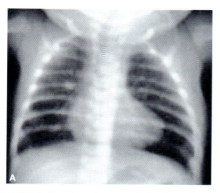
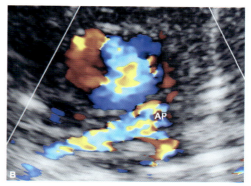

FIGURA 130.9 Atresia pulmonar. **A.** Radiografia de tórax com pedículo estreito secundário a redução das dimensões do tronco pulmonar. Trama pulmonar reduzida. **B.** Ecocardiograma mostra a via de saída do ventrículo direito terminando em fundo cego, artérias pulmonares irrigadas pelo canal arterial.

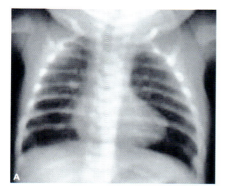
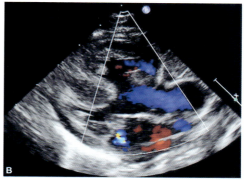

FIGURA 130.10 Tetralogia de Fallot. **A.** Radiografia de tórax com pedículo estreito secundário a redução das dimensões do tronco pulmonar. Trama pulmonar reduzida. **B.** Ecocardiograma mostra comunicação interventricular de mau alinhamento, com cavalgamento da aorta em 50%.

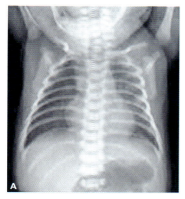
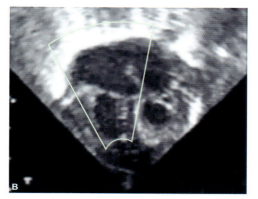

FIGURA 130.11 Síndrome de hipoplasia do coração esquerdo. **A.** Radiografia de tórax sem achados significativos a não ser que haja obstrução ao retorno venoso pulmonar. **B.** Ecocardiograma mostra um corte apical de quatro câmaras com hipoplasia importante do ventrículo esquerdo.

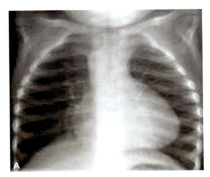
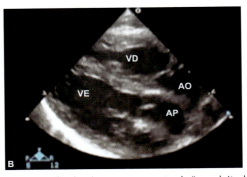

FIGURA 130.12 Transposição de grandes artérias. **A.** Radiografia de tórax com aspecto de "ovo deitado"; pedículo estreito secundário ao posicionamento dos grandes vasos. **B.** Ecocardiograma mostra saída dos vasos em paralelo.

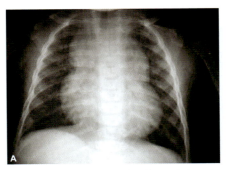
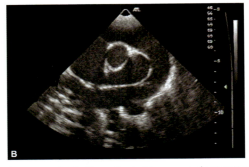

FIGURA 130.13 Drenagem anômala total de veias pulmonares. **A.** Radiografia de tórax com alargamento do mediastino (drenagem anômala supracardíaca) em "boneco de neve". **B.** Ecocardiograma no corte supraesternal mostra veias pulmonares confluindo em um lago venoso comum para a veia vertical que termina na veia cava superior pela veia braquiocefálica esquerda (inominada).

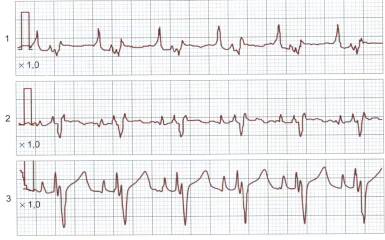

FIGURA 130.14 Anomalia de Ebstein. Eletrocardiograma mostra onda P apiculada secundária a sobrecarga atrial direita e bloqueio de ramo direito.

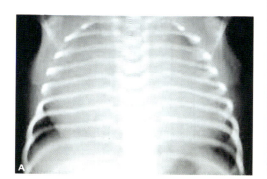
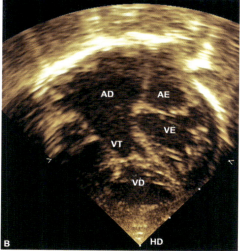

FIGURA 130.15 Anomalia de Ebstein. **A.** Radiografia de tórax com aumento importante da área cardíaca e redução da trama pulmonar. **B.** Ecocardiograma com corte apical mostra deslocamento apical da cúspide septal da valva tricúspide (VT). AD: átrio direito; AE: átrio esquerdo; VD: ventrículo direito; VE: ventrículo esquerdo.

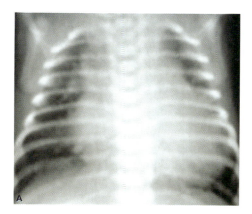

FIGURA 130.16 Coarctação da aorta. **A.** Radiografia de tórax em que se observa cardiomegalia na forma neonatal. **B.** Ecocardiograma mostra arco aórtico com estreitamento na região ístmica (setas).

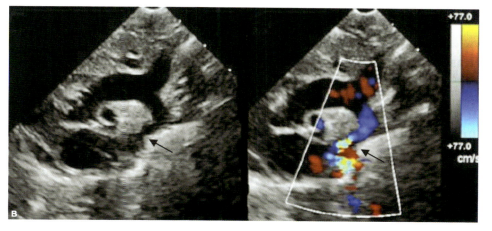

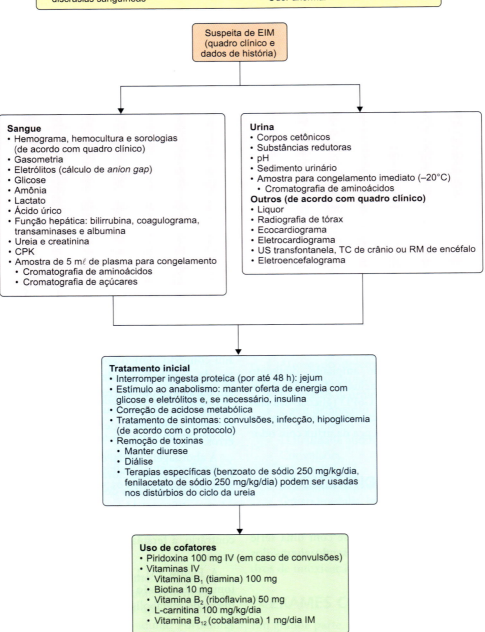

FIGURA 131.1 Sequência de decisões em caso de suspeita de erros inatos do metabolismo (EIM). CPK: creatinofosfoquinase; US: ultrassonografia; TC: tomografia computadorizada; RM: ressonância magnética; IV: via intravenosa; IM: via intramuscular.

BIBLIOGRAFIA

El-Hattab AW. Inborn errors of metabolism. Clin Perinatol. 2015; 42(2):413-39.

Fletcher JM. Metabolic emergencies and the emergency physician. J Paediatr Child Health. 2016; 52(2):227-30.

Jardim LB, Ashton-Prolla P. Erros inatos do metabolismo em crianças e recém-nascidos agudamente enfermos: guia para seu diagnostico e manejo. J Pediatr (Rio J). 1996; 72(2):63-70.

Long D, Long B, Koyfman A. Inborn errors of metabolismo: an emergency medicine approach. Am J Emerg Med. 2016; 34(2):317-8.

Morris AAM, Leonard JV. Acute presentations of inherited metabolic disorders: investigation and initial management. Paediatr Child Health. 2015; 25(3): 97-102.

Romão A, Simon PEA, Góes JEC et al. Apresentação clínica inicial dos casos de erros inatos do metabolismo de um hospital pediátrico de referência: ainda um desafio diagnóstico. Rev Paul Pediatr. 2017; 35(3):258-64.

Saudubray JM, Garcia-Cazorla A. Inborn errors of metabolism overview: pathophysiology, manifestations, evaluation, and management. Pediatr Clin North Am. 2018; 65(2):179-208.

Wajner M, Vargas CR, Burin M et al. Investigação de erros inatos do metabolismo. Rev HCPA. 2001; (3):343-60.

PARTE

16 Apêndice

132 Analgesia e Sedação em Procedimentos, *572*

133 Procedimentos no Atendimento de Urgência, *579*

134 Reações Transfusionais, *591*

135 COVID-19 | Doença Causada pelo Coronavírus
SARS-CoV-2, *596*

136 Bulário, *605*

572 PARTE 16 • Apêndice

132 Analgesia e Sedação em Procedimentos

Ivete Zoboli ◆ Silvia Maria de Macedo Barbosa

◤ METAS

As metas de analgesia e sedação para os procedimentos são:

- Manter a segurança e o bem-estar do paciente
- Minimizar a dor e o desconforto físico
- Controlar a ansiedade, minimizar o trauma psicológico e maximizar a amnésia
- Controlar o comportamento e os movimentos para viabilizar a realização dos procedimentos com segurança
- Garantir o retorno do paciente a um estado seguro para a alta.

◤ DEFINIÇÃO

A seguir são apresentadas algumas definições relacionadas com a profundidade da sedação e da analgesia, importantes para o adequado manejo do paciente.

Analgesia. Alívio da dor sem produzir intencionalmente um estado sedado, que é o estado mental alterado secundário ao efeito de medicamentos administrados para analgesia.

Sedação mínima. O paciente responde normalmente aos comandos verbais. A função cognitiva e a coordenação podem estar prejudicadas, mas as condições ventilatórias e a função cardiovascular não são afetadas.

Sedação e analgesia moderada. O paciente tem depressão da consciência, mas pode responder propositadamente aos comandos verbais, quer sozinho ou acompanhado por leve toque. O paciente mantém as vias aéreas pérvias e a ventilação adequada sem intervenção. Função cardiovascular é mantida.

Sedação e analgesia profunda. O paciente não pode ser facilmente despertado, mas responde propositadamente à estimulação nociceptiva. Pode necessitar de assistência para manter as vias aéreas pérvias e a ventilação adequada. Função cardiovascular costuma ser mantida.

Anestesia geral. O paciente não pode ser despertado. Frequentemente requer assistência para manter as vias aéreas pérvias e a ventilação de pressão positiva. Função cardiovascular pode ser prejudicada.

Sedação e analgesia dissociativa. A cetamina, por exemplo, proporciona transe dissociativo, estado cataléptico em que o paciente experimenta analgesia profunda e amnésia, mas retém reflexos protetores das vias aéreas, respiração espontânea e estabilidade cardiopulmonar.

◤ ESTADO FÍSICO DO PACIENTE

Para se determinar qual a melhor conduta e minimizar os riscos da sedação e da analgesia, devem ser consideradas as condições do paciente. A escala da American Society of Anesthesiologists (ASA) categoriza o estado físico:

- ASA I: paciente saudável normal
- ASA II: paciente com doença sistêmica leve
- ASA III: paciente com doença sistêmica grave
- ASA IV: paciente com doença sistêmica grave que ameaça a vida
- ASA V: paciente moribundo
- ASA VI: paciente declarado com morte cerebral cujos órgãos serão removidos para fins de doação.

Não há contraindicações absolutas para sedação e analgesia fora do centro cirúrgico. São consideradas contraindicações relativas: sinais de via aérea difícil ou múltiplas comorbidades (ASA III, IV e V).

CAPÍTULO 132 • Analgesia e Sedação em Procedimentos 573

O tempo de jejum (Tabela 132.1) sempre deve ser observado antes do procedimento. São fatores de risco para sedação e analgesia: traumatismo, diminuição do nível de consciência, obesidade extrema, gravidez, problemas pulmonares crônicos graves, anemia acentuada, doença grave de refluxo gastresofágico, ou diminuição da motilidade gastrintestinal (maior risco de aspiração). Vias aéreas difíceis podem complicar a recuperação da sedação.

Na emergência, quando a criança não está em jejum, o risco de sedação e a possibilidade de aspiração devem ser ponderados em relação aos potenciais benefícios do procedimento.

◥ COMPLICAÇÕES

As complicações mais comuns da sedação e da analgesia são:

- Depressão respiratória
  - Hipoventilação
  - Hipoxemia
  - Apneia
- Hipotensão
- Convulsão
- Reações alérgicas.

O monitoramento do uso de fármacos ajuda a manter a segurança durante o procedimento.

Ao se optar por um procedimento com o uso de analgesia e sedação, deve-se:

- Fazer um questionário prévio sobre a história clínica do paciente (alergias, doenças concomitantes, gravidez, complicações prévias)

TABELA 132.1 Tempo de jejum necessário antes de procedimento que necessite de sedação ou analgesia.

Alimento ingerido	Tempo de jejum (h)
Líquidos: água, suco de frutas, chá, café	2
Leite materno	4
Fórmulas infantis	6
Leite não humano	6
Refeição leve (torrada e líquidos)	6

Carnes e *fast-food* aumentam o tempo do esvaziamento gástrico.

- Realizar exame físico com atenção para as anormalidades cardíacas, pulmonares, renais e hepáticas
- Determinar os sinais vitais
- Avaliar risco de obstrução de vias aéreas
- Classificar o risco de acordo com ASA.

Os parâmetros vitais devem ser monitorados durante todo o procedimento, até a alta.

As complicações mais frequentes pós-sedação são: náuseas, vômito, desorientação, distúrbios do sono e pesadelos.

◥ INTERVENÇÕES NÃO FARMACOLÓGICAS

São abordagens cognitivas e comportamentais capazes de evitar a sedação, como, por exemplo, brinquedos, música, leitura de histórias, entre outros.

◥ FÁRMACOS

Como nem todo fármaco sedativo é analgésico e nem todo fármaco analgésico é sedativo, é preciso considerar as diversas características dos medicamentos administrados (Tabelas 132.2 e 132.3). Cabe essa lembrança, pois, nos procedimentos com longa duração ou extensos e dolorosos, deve-se fazer uma analgesia adequada com o intuito de prevenir a dor antes de a sedação ser administrada. O ideal é que se utilizem fármacos de amplo índice terapêutico, em sua menor dose.

Contraindicações relativas à sedação para procedimentos incluem sinais de vias aéreas difíceis ou comorbidades médicas importantes (ASA III ou mais). Os pacientes com classe ASA III, IV e V com necessidades especiais, apneia do sono, diminuição da motilidade gastrintestinal ou anormalidades das vias aéreas devem ser consultados por um anestesista.

A Figura 132.1 apresenta o fluxograma de orientação para sedação e analgesia.

TABELA 132.2 Fármacos usados para sedação e analgesia.

Agente	Dose inicial	Dose subsequente	Início de ação (min)	Duração (min)	Comentários
Cetamina	IV: 1 a 2 mg/kg Se associada ao propofol, deve-se reduzir a dose inicial para 0,5 mg/kg IM: 4 mg/kg	IV: 0,5 a 1 mg/kg Repetir a cada 5 a 10 min, titulando o nível desejável de sedação	IV: 1 a 2 IM: 5 a 10	IV: 15 a 30 IM: 30 a 60	• Analgesia e sedação com amnésia, para procedimentos dolorosos moderados a intensos • Menor risco de depressão respiratória • Efeito rápido, com pico de ação em 1 min e curta duração • Efeitos mínimos na estabilidade hemodinâmica • Aumenta a frequência cardíaca, a pressão arterial e a secreção em vias aéreas • **Eventos adversos:** vômito, laringospasmo e apneia
Dexmedetomidina	IV: 0,5 a 1 µg/kg, dose inicial em 10 min, seguida por 0,5 a 1 µg/kg/h Infusão contínua IN: 2,5 µg/kg	Titulação da infusão conforme o necessário	IV: 5 a 10 IN: 20 a 30	IV: 30 a 70 IN: 30 a 45	• Sedação e modesta analgesia sem depressão respiratória • Comumente usada para imagem de diagnóstico (TC, RM) • **Eventos adversos comuns:** bradicardia, hipertensão, hipotensão • **Contraindicações relativas:** crianças inadequadamente hidratadas, ou com débito cardíaco reduzido • **Contraindicação absoluta:** pacientes em uso de digoxina ou outros medicamentos que agem sobre o nó atrioventricular ou na condução cardíaca

(continua)

TABELA 132.2 (*Continuação*) Fármacos usados para sedação e analgesia.

Agente	Dose inicial	Dose subsequente	Início de ação (min)	Duração (min)	Comentários
Fentanila	IV: 1 a 2 μg/kg Alguns especialistas preferem não exceder 50 μg por dose	Repetir 0,5 a 1 μg/kg a cada 3 a 5 min Alguns especialistas preferem não exceder 25 μg por dose	< 3 a 5	30 a 60 depois de uma única dose	• Ação predominantemente analgésica, para procedimentos dolorosos moderados a intensos • Preferencialmente de uso intravenoso, mas, se necessário, pode ser administrado por via subcutânea, oral e transmucosa (sublingual, nasal e retal). Não se recomenda a aplicação intramuscular (absorção errática) • Pode causar depressão respiratória e hipotensão • A rigidez da parede torácica pode ocorrer, especialmente com infusão IV rápida • Quando combinada com propofol, pode produzir um estado de anestesia geral
Midazolam	Pré-procedimento Enteral: 0,5 mg/kg Intravenoso: • **1 mês a 5 anos:** 25 a 50 μg/kg, 5 a 10 min antes do procedimento (dose máxima de 6 mg) • **6 a 11 anos:** 25 a 50 μg/kg, 5 a 10 min antes do procedimento (dose máxima de 7,5 mg) • **Maiores de 12 anos:** 25 a 50 μg/kg, 5 a 10 min antes do procedimento (dose máxima de 10 mg)	Depois da dose IV inicial, repetir dose após 2 a 5 min, com titulação para nível desejado de sedação como segue **6 meses a 5 anos:** 0,2 mg/kg por dose (total máximo de 6 mg) **6 a 12 anos:** 0,1 mg/kg (total máximo de 6 mg) **Mais de 12 anos:** 1 a 2 mg (total máximo de 10 mg)	1 a 3	15 a 60, dependendo do total da dose administrado	• Fornece sedação, mas NÃO analgesia • Para procedimentos dolorosos, um analgésico (p. ex. cetamina, fentanila) deve ser coadministrado • Causa amnésia leve e ansiólise leve para sedação em procedimentos que não exigem total imobilidade • Quando combinado com fentanila, pode produzir sedação moderada ou profunda • Flumazenil pode reverter os efeitos, mas deve ser evitado em pacientes com transtorno convulsivo ou cronicamente mantidos com benzodiazepínicos • **Efeitos adversos comuns:** depressão e apneia, especialmente quando combinado com opioides; reações paradoxais, incluindo hiperatividade, comportamento agressivo e choro inconsolável

(continua)

TABELA 132.2 (*Continuação*) Fármacos usados para sedação e analgesia.

Agente	Dose inicial	Dose subsequente	Início de ação (min)	Duração (min)	Comentários
Etomidato	0,1 a 0,3 mg/kg IV Dose mais baixa em crianças com insuficiência renal ou hepática	0,05 mg/kg a cada 3 a 5 min, titulando até 0,6 mg/kg	≤ 0,5	5 a 15	• Ação predominantemente sedativa • Início e recuperação rápidos • Comumente usado para diagnóstico por imagem • Reduz a pressão intracraniana • Estabilidade hemodinâmica e estabilidade respiratória mantidas na maioria dos pacientes, tornando-se uma boa escolha quando o estado cardiovascular é desconhecido ou comprometido • **Efeito adverso comum:** dor no local de injeção transitório; mioclonia e vômitos que podem ser reduzidos por pré-medicação com midazolam • **Contraindicação relativa:** crianças com suspeita de sepse • **Contraindicação absoluta:** crianças com insuficiência adrenal congênita ou adquirida

IV: via intravenosa; IM: via intramuscular; IN: via intranasal; VO: via oral; SL: via sublingual; TC: tomografia computadorizada; RM: ressonância magnética.

CAPÍTULO 132 • Analgesia e Sedação em Procedimentos **577**

TABELA 132.3 Óxido nitroso para sedação e analgesia.

Agente	Dose	Tempo para início de ação (min)	Tempo de recuperação (min)	Comentários
Óxido nitroso (N_2O)	50% O_2 e 50% N_2O Administrado com oxigênio e normalmente entregue por meio de um sistema de válvula de aspiração	< 0,5	Recuperação normalmente dentro de 3 a 5 min de inalação do N_2O/O_2	• Ação sedativa e analgésica • Bastante usado em crianças com mais de 4 anos de idade • Permite comunicação verbal durante o procedimento • Promove amnésia leve a moderada, ansiólise leve, sedação moderada e analgesia leve • Quando associado a outros sedativos (midazolam) ou opioides, tem chances aumentadas de sedação moderada ou profunda • **Efeitos adversos comuns:** vômito e disforia • **Contraindicações relativas e precauções:** náuseas e vômito • **Contraindicações absolutas:** gravidez e condições com gás aprisionado no interior de cavidades do corpo (p. ex., obstrução do intestino, pneumotórax, infecção da orelha média)
Propofol	Intravenoso 1 a 18 anos: 1 mg/kg por dose e, se necessário repetir, usar 0,5 mg/kg por dose (dose máxima inicial: 40 mg; de repetição: 20 mg)	30 s	5 a 10 min	• Agente sedativo, hipnótico e anestésico • De uso exclusivamente intravenoso • **Efeitos adversos comuns:** hipotensão, vasodilatação, convulsão, reação anafilática, acidose metabólica, dor local

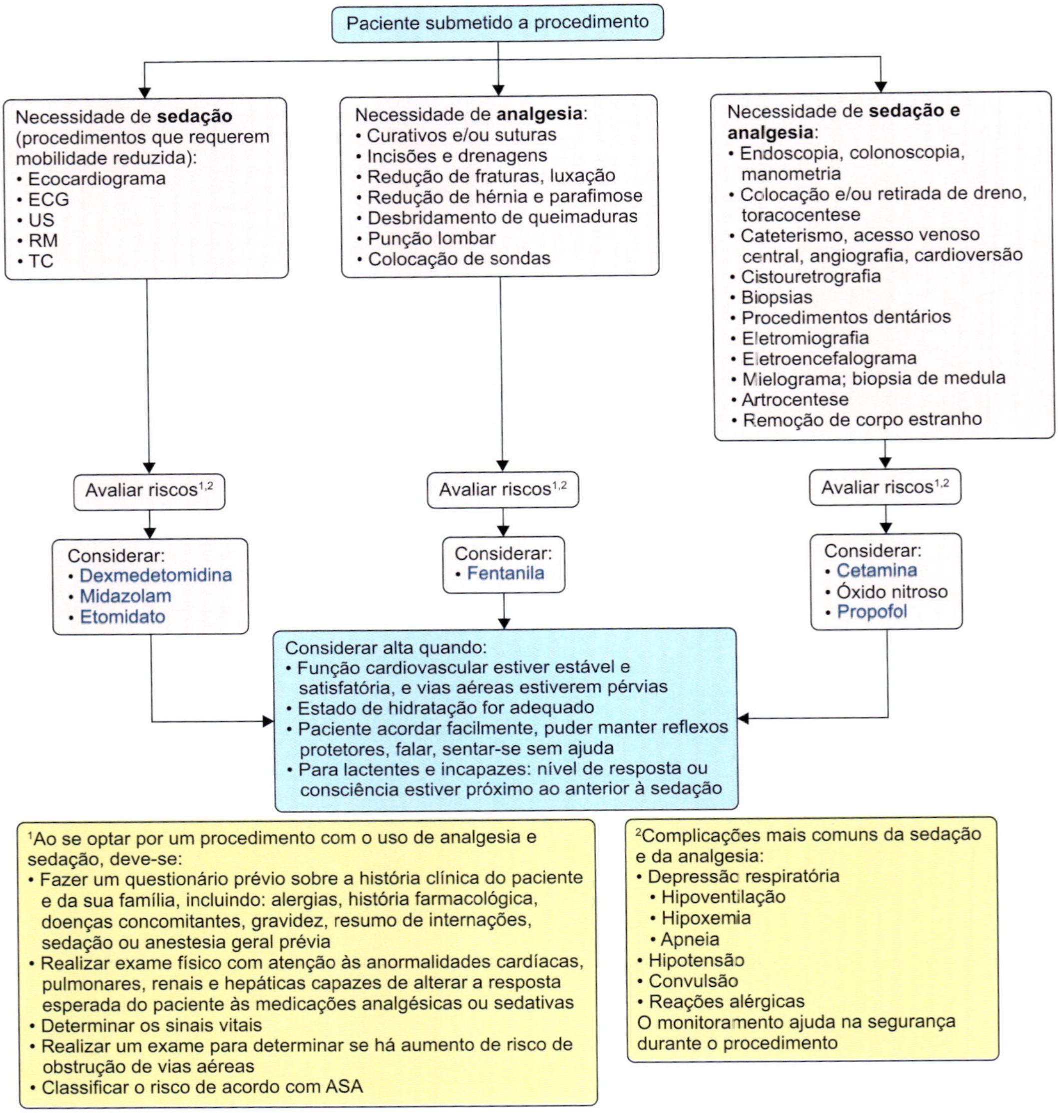

578 PARTE 16 • Apêndice

```
                          ┌────────────────────────────────┐
                          │  Paciente submetido a procedimento │
                          └────────────────────────────────┘
```

Necessidade de sedação
(procedimentos que requerem
mobilidade reduzida):
• Ecocardiograma
• ECG
• US
• RM
• TC

Necessidade de analgesia:
• Curativos e/ou suturas
• Incisões e drenagens
• Redução de fraturas, luxação
• Redução de hérnia e parafimose
• Desbridamento de queimaduras
• Punção lombar
• Colocação de sondas

Necessidade de sedação e analgesia:
• Endoscopia, colonoscopia, manometria
• Colocação e/ou retirada de dreno, toracocentese
• Cateterismo, acesso venoso central, angiografia, cardioversão
• Cistouretrografia
• Biopsias
• Procedimentos dentários
• Eletromiografia
• Eletroencefalograma
• Mielograma; biopsia de medula
• Artrocentese
• Remoção de corpo estranho

Avaliar riscos[1,2]

Avaliar riscos[1,2]

Avaliar riscos[1,2]

Considerar:
• Dexmedetomidina
• Midazolam
• Etomidato

Considerar:
• Fentanila

Considerar:
• Cetamina
• Óxido nitroso
• Propofol

Considerar alta quando:
• Função cardiovascular estiver estável e satisfatória, e vias aéreas estiverem pérvias
• Estado de hidratação for adequado
• Paciente acordar facilmente, puder manter reflexos protetores, falar, sentar-se sem ajuda
• Para lactentes e incapazes: nível de resposta ou consciência estiver próximo ao anterior à sedação

[1]Ao se optar por um procedimento com o uso de analgesia e sedação, deve-se:
• Fazer um questionário prévio sobre a história clínica do paciente e da sua família, incluindo: alergias, história farmacológica, doenças concomitantes, gravidez, resumo de internações, sedação ou anestesia geral prévia
• Realizar exame físico com atenção às anormalidades cardíacas, pulmonares, renais e hepáticas capazes de alterar a resposta esperada do paciente às medicações analgésicas ou sedativas
• Determinar os sinais vitais
• Realizar um exame para determinar se há aumento de risco de obstrução de vias aéreas
• Classificar o risco de acordo com ASA

[2]Complicações mais comuns da sedação e da analgesia:
• Depressão respiratória
  • Hipoventilação
  • Hipoxemia
  • Apneia
• Hipotensão
• Convulsão
• Reações alérgicas
O monitoramento ajuda na segurança durante o procedimento

FIGURA 132.1 Fluxograma de orientação para sedação e analgesia. ECG: eletroencefalograma; US: ultrassonografia; RM: ressonância magnética; TC: tomografia computadorizada.

◥ BIBLIOGRAFIA

Archanjo C, Carlos DC, Zoboli I et al. Bulário. In: Barbosa SMM, Zoboli I, Iglesias SOB. Cuidados paliativos: na prática pediátrica. Rio de Janeiro: Atheneu; 2019. pp. 3339-82.

Coté CJ. "Conscious sedation": time for this oxymoron to go away! J Pediatr. 2001; 139:15-7.

Coté CJ, Wilson S; American Academy of Pediatrics; American Academy of Pediatric Dentistry. Guidelines for monitoring and management of pediatric patients before, during, and after sedation for diagnostic and therapeutic procedures: update 2016. Pediatrics. 2016; 138:e20161212.

Cravero JP, Roback MG. Pharmacologic agents for pediatric procedural sedation outside of the operating room. Disponível em: www.uptodate.com/contents/pharmacologic-agents-for-pediatric-procedural-sedation-outside-of-the-operating-room?search=precedex-&source=search_result&selectedTitle=2~113&usage_type=default&display_rank=1. Acesso em: 30/04/2020.

Howard RF. Current status of pain management in children. JAMA. 2003; 290:2464-9.

Miller MA, Levy P, Patel M. Procedural sedation and analgesia in the Emergence Department. What are the risks? Emerg Med Clin North Am. 2005; 23(2):551-72.

Schavartsman C, Reis AG, Farhat SCL. Pronto-socorro. São Paulo: Manole; 2009.

Zempsky WT, Cravero JP; American Academy of Pediatrics Committee on Pediatric Emergency Medicine and Section on Anesthesiology and Pain Medicine. Relief of pain and anxiety in pediatric patients in emergency medical systems. Pediatrics. 2004; 114:1348-56.

133 Procedimentos no Atendimento de Urgência

Thomaz Bittencourt Couto

ACESSO INTRAÓSSEO

Definição

O acesso intraósseo é o acesso de emergência recomendado pelo curso de suporte avançado de vida. Por ser dentro do osso, esse acesso nunca colaba, mesmo em estados extremos de hipovolemia. Os locais de punção em crianças são: tibial proximal e distal, femoral distal (Figura 133.1) e umeral proximal. Há três tipos principais de agulha intraóssea: a manual, a com dispositivo automático (BIG) e a com perfurador elétrico (EZ-IO). Além dessas, outras agulhas calibrosas podem ser empregadas nesse procedimento, como uma agulha de mielograma.

Indicação

O acesso intraósseo é indicado para pacientes pediátricos sempre que for difícil obter o acesso vascular em situações de emergência, como parada cardiorrespiratória, choque e estado de mal epiléptico. O acesso intraósseo é contraindicado em casos de fratura do osso a ser puncionado, infecção na área de inserção, incapacidade de identificação dos pontos de referência, tentativa de acesso intraósseo no mesmo osso até 48 horas antes e procedimento ortopédico ou prótese no local de inserção. Osteopetrose, osteoporose grave, osteogênese imperfeita e queimaduras são contraindicações relativas.

> **ATENÇÃO**
>
> **Materiais necessários para realização de procedimentos de urgência**
> Para qualquer técnica, são necessários:
> - Luvas, gorro, máscara, óculos de proteção, avental e campos cirúrgicos/fenestrados estéreis
> - Agulhas
> - Seringas descartáveis (vários tamanhos)
> - Conectores e torneirinhas de três vias
> - Solução antisséptica, alcoólica
> - Soro fisiológico
> - Anestésico local (xilocaína a 2%)
> - Fios de sutura
> - Porta-agulhas e tesoura
> - Gazes
> - Material para fixação (adesivos, películas protetoras, curativos de fixação)
> - Tubos para coleta de material para análise

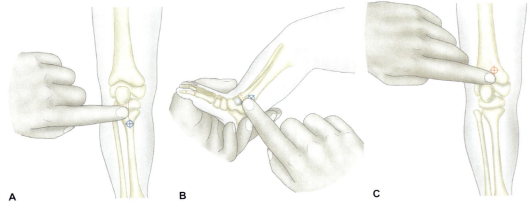

FIGURA 133.1 Local para acesso intraósseo. **A.** Tibial proximal. **B.** Tibial distal. **C.** Femoral distal.

ATENÇÃO

Orientações gerais para realização de procedimentos de urgência

Para qualquer técnica, são necessários:

- Posicionamento do paciente para o procedimento
- Imobilização
- Lavagem das mãos
- Paramentação cirúrgica com gorro, máscara, óculos, avental e luvas estéreis
- Antissepsia do local de procedimento (realizando movimentos circulares, da área de punção para a periferia)
- Colocação de campos cirúrgicos
- Infiltração com anestésico local (xilocaína a 2%)

Materiais específicos

- Agulha intraóssea manual
- Dispositivo automático (BIG)
- Perfurador elétrico (EZ-IO).

Técnica

A técnica de acesso intraósseo inclui:

- Posicionamento do paciente em decúbito dorsal com um coxim sob o joelho
- Imobilização do membro
- Palpação do local de punção:
  - Tíbia proximal: 1 a 2 cm medial e 1 a 2 cm distalmente à tuberosidade tibial
  - Tíbia distal: 1 a 2 cm proximal à base do maléolo medial
  - Úmero: anterior à cabeça do úmero 1 a 2 cm acima do colo cirúrgico, no aspecto mais proeminente do tubérculo maior
  - Fêmur distal: 1 cm proximal à patela e 1 a 2 cm medial à linha média
- Punção com agulha perpendicular, a 90° em tíbia e fêmur, e a 45° em úmero
- Manual ou perfurador
  - Empurrar a ponta da agulha através da pele até encostar a ponta no osso
  - Introduzir lentamente até sentir perda da resistência óssea e entrada no canal medular. Movimentos de rotação interna e externa podem ser feitos com dispositivo manual
- Dispositivo automático
  - Posicionar o dispositivo no local de punção, selecionar a profundidade (0 a 3 anos, 3 a 6 anos ou 6 a 12 anos), remover a tampa de segurança, estabilizar o dispositivo com uma das mãos e pressionar com a outra firmemente para baixo. A agulha deve implantar no canal medular com um clique audível
- Remoção do guia ou mandril, com a agulha firmemente posicionada
- Aspiração do conteúdo da medula óssea
- Infusão de 5 a 10 mℓ de soro fisiológico sem infiltrar o subcutâneo
- Conexão ao equipo, à torneirinha ou ao Polifix®
- Fixação da agulha e do equipo.

Esta técnica também pode ser usada para coleta de sangue para cultura e bioquímica, desde que antes da infusão de medicamentos.

CAPÍTULO 133 • Procedimentos no Atendimento de Urgência

■ Complicações

- Hematomas
- Soromas
- Lesão da placa epifisária
- Osteomielite
- Celulite
- Síndrome compartimental.

A Figura 133.1 indica o local para acesso intraósseo.

◤ ACESSO VENOSO CENTRAL

■ Definição

Acesso venoso em que a ponta do cateter localiza-se na veia cava superior. Os cateteres são classificados de acordo com número de vias, em mono, duplo ou triplo lúmen e quanto ao seu calibre, em 5 french (neonatos), 7 french (lactentes) 8 a 11 french (crianças e adolescentes).

■ Indicações

- Uso de medicamentos hiperosmolares ou vasoconstritores
- Realização de monitoramento hemodinâmico (como medida da saturação venosa central)
- Necessidade de nutrição parenteral
- Realização de hemodiálise ou plasmaférese
- Passagem de marca-passo transvenoso
- Preparo pré-cirúrgico em cirurgias de alta complexidade ou risco
- Acesso venoso em pacientes nos quais não seja possível obtenção de acesso venoso periférico.

■ Materiais específicos

- Cateter venoso central
- Dilatador do cateter venoso central
- Fio-guia metálico
- Agulha metálica
- Aparelho de ultrassonografia com transdutor linear de alta frequência (se disponível).

■ Técnica

Deve-se usar a técnica de Seldinger, com apoio de ultrassonografia, quando disponível. Se a condição clínica do paciente possibilitar, podem ser feitas sedação e analgesia venosa, com cetamina, por exemplo.

A punção vascular guiada por ultrassonografia é indicada a todos os pacientes a serem submetidos à punção de veia jugular interna ou de veia femoral. Para tanto, são necessários a existência de equipamento no serviço e o conhecimento técnico sobre o seu modo de uso. A punção guiada diminui de maneira significativa as complicações e torna o procedimento mais rápido e efetivo. Caso se use ultrassonografia, também é necessário vestir camisa estéril no transdutor do ultrassom. Mais recentemente, a ultrassonografia também tem sido recomendada para guiar o acesso venoso periférico.

Veia jugular interna

- Pode ser acessada por via anterior, central (aqui descrita) ou posterior
- Posicionar o paciente com a cabeça em rotação lateral contralateral ao procedimento e com coxim sob os ombros
- Colocar o paciente em posição de Trendelenburg (decúbito dorsal, dorso abaixado e membros inferiores elevados)
- Preencher todas as vias do cateter com soro fisiológico
- Se disponível, localizar a veia com o ultrassom e verificar se há colapsibilidade com compressão
- Fazer a infiltração com xilocaína a 2% para anestésico local
- Realizar a punção no ápice do triângulo formado pela clavícula e pelas porções clavicular e esternal do músculo esternocleidomastóideo
- Introduzir lentamente a agulha
  - Se guiado por marcos anatômicos: direcionar a ponta da agulha para o mamilo ipsilateral com angulação a 45° com a pele
  - Se guiado por ultrassom: localizar a veia e, usando a técnica transversa, manter a linha central do ultrassom perpendicular à veia, introduzindo a agulha na pele a 45°, a uma distância do transdutor igual à profundidade da região central da veia
- Realizar a punção venosa com agulha calibrosa conectada à seringa, mantendo sempre uma pressão
- Assim que houver refluxo de sangue, manter a posição da agulha e desconectar a seringa
- Introduzir o fio-guia metálico, mantendo sua extremidade distal grande o suficiente para a passagem do cateter

582 **PARTE 16** • Apêndice

- Retirar a agulha, mantendo o fio-guia posicionado
- Introduzir o dilatador pelo fio-guia e, se necessário, fazer a abertura da pele com lâmina de bisturi para introdução do dilatador
- Manter o fio-guia posicionado e retirar o dilatador
- Introduzir o cateter, sem perder a extremidade distal do fio-guia
- Retirar o fio-guia
- Lavar todas as a vias com soro fisiológico e fechar os lumens
- Fixar o cateter com pontos
- Fazer um curativo oclusivo
- Fazer a confirmação radiológica da posição adequada do dispositivo.

Veia femoral

- Posicionar o paciente com leve flexão e rotação lateral da coxa
- Preencher todas as vias do cateter com soro fisiológico
- Se disponível, localizar a veia com o ultrassom e verificar se há colapsibilidade com compressão
- Realizar a palpação da artéria femoral
- Puncionar 1 a 2 cm distal ao ligamento inguinal e medialmente à artéria
- Introduzir lentamente a agulha
  - Se guiado por marcos anatômicos: direcionar a ponta da agulha na direção superior com angulação de 30° a 45° com a pele
  - Se guiado por ultrassom: localizar a veia e, usando a técnica transversa, manter a linha central do ultrassom perpendicular à veia, introduzindo a agulha na pele a 45°, a uma distância do transdutor igual à profundidade da região central da veia
- Realizar a punção venosa com agulha calibrosa conectada à seringa, mantendo sempre uma pressão
- Assim que houver refluxo de sangue, manter a posição da agulha e desconectar a seringa
- Introduzir o fio-guia metálico, mantendo sua extremidade distal grande o suficiente para a passagem do cateter
- Retirar a agulha, mantendo o fio-guia posicionado

- Introduzir o dilatador pelo fio-guia e, se necessário, fazer a abertura da pele com lâmina de bisturi para introdução do dilatador
- Manter o fio-guia posicionado e retirar o dilatador
- Introduzir o cateter, sem perder a extremidade distal do fio-guia
- Retirar o fio-guia
- Lavar todas as vias com soro fisiológico e fechar os lumens
- Fixar o cateter com pontos
- Fazer um curativo oclusivo
- Fazer a confirmação radiológica da posição adequada do dispositivo.

Veia subclávia

A veia subclávia é de mais difícil acesso e tem maior índice de complicações em crianças, sendo a via menos recomendada de acesso central de curta duração na emergência.

■ Complicações

Incidência variável, de acordo com os locais de inserção:

- Pneumotórax
- Sangramento
  - Hemotórax
  - Hematoma
- Infecção
  - Cateter
  - Corrente sanguínea
  - Endocardite
- Punção arterial e pseudoaneurisma
- Embolia gasosa
- Trombose venosa profunda
- Arritmias cardíacas.

A Figura 133.2 ilustra as vias de acesso para inserção de cateter venoso central (CVC)

◤ PUNÇÃO TORÁCICA

■ Definição

A punção torácica, ou toracocentese, é um procedimento que envolve a introdução de agulha, cânula ou cateter no espaço pleural para remover ar ou fluidos acumulados.

CAPÍTULO 133 • Procedimentos no Atendimento de Urgência 583

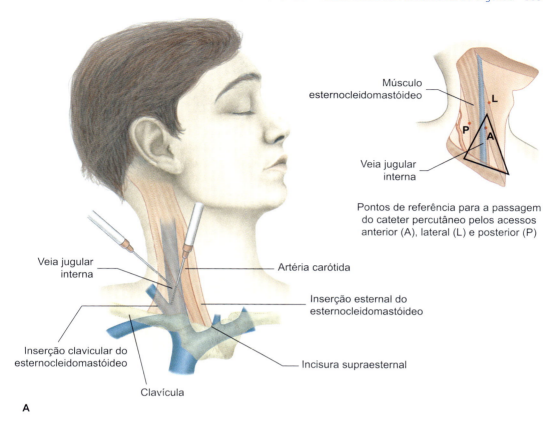

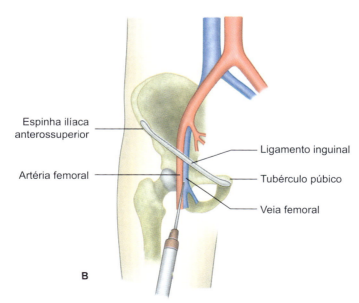

FIGURA 133.2 A imagem **A** ilustra as vias de acesso para inserção de cateter venoso (CVC) cervical, e a imagem **B**, os marcos para inserção de CVC femoral.

◾ Indicação

Pode ser diagnóstica para avaliação de derrame pleural, como transudato ou exsudato. Além disso, pode ser terapêutica para melhorar sintomas respiratórios decorrentes de grandes derrames pleurais ou pneumotórax, antes de eventual drenagem de tórax.

◾ Materiais específicos

- Cateter agulhado calibroso
- Aparelho de ultrassonografia, se disponível.

◾ Técnica

Na emergência: pneumotórax hipertensivo

- Confirmar ausência de expansibilidade e dos murmúrios vesiculares e timpanismo à inspeção, ausculta e percussão do hemitórax afetado
- Posicionar o paciente em posição supina
- Realizar assepsia e antissepsia
- Utilizando cateter sobre agulha calibroso (18-20G) conectado à seringa de 20 mL, de soro fisiológico estéril, realizar punção do segundo espaço intercostal (junto à borda superior da terceira costela), na linha hemiclavicular
- Observar o escape do ar e, então, retirar a agulha deixando o cateter no espaço pleural
- Após alívio dos sintomas, proceder à drenagem torácica.

Na urgência: pneumotórax não hipertensivo, hemotórax, derrames pleurais

- A depender da condição clínica do paciente, pode ser feita sedação leve para o procedimento
- Posicionar o paciente sentado, levemente inclinado para a frente
- Certificar-se do nível de punção, por meio da redução dos murmúrios vesiculares e macicez à percussão, puncionado um a dois espaços abaixo desse nível e marcando o ponto de punção
- Se disponível, usar o ultrassom para localizar e marcar o ponto de punção, onde a

quantidade de líquido pleural é maior, ou para guiar procedimento
- Realizar punção na linha axilar posterior
- Realizar antissepsia
- Anestesiar o local de punção com lidocaína estéril 1 a 2%, inserindo a agulha pela borda superior da costela, evitando o feixe vasculonervoso
- Conectar o cateter agulhado a uma seringa e inserir cuidadosamente a agulha pela borda superior da costela, aspirando continuamente
- Quando o líquido pleural for aspirado, interromper a inserção da agulha e avançar apenas a parte plástica do cateter de acesso venoso periférico para dentro da cavidade torácica
- Retirar a agulha em seguida e obstruir com o dedo a entrada do cateter para evitar a entrada de ar
- Conectar uma seringa e torneirinha de três vias ao cateter de acesso venoso periférico
- Aspirar 20 mℓ de líquido pleural e fechar a torneirinha para o paciente
- Se for necessário alívio, repetir a operação até não haver mais líquido ou, em derrames de grande volume, conectar equipo de macrogotas e frasco de vácuo na torneirinha até drenagem do líquido, não excedendo 1.500 mℓ
- Colocar esse material nos frascos adequados
- Solicitar ao paciente que realize pausa respiratória durante a retirada do cateter
- Fazer um curativo oclusivo.

◾ Complicações

- Pneumotórax
- Hemorragia
- Hipotensão arterial
- Edema de reexpansão.

A Figura 133.3 ilustra os pontos de punção no pneumotórax hipertensivo e a técnica de toracocentese.

◥ PERICARDIOCENTESE

◾ Definição

A pericardiocentese é um procedimento diagnóstico e terapêutico no qual se aspira líquido acumulado no pericárdio (Figura 133.4).

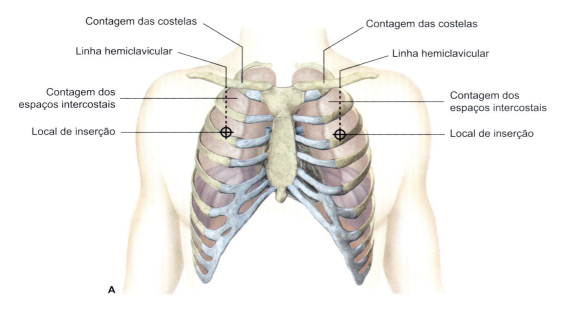

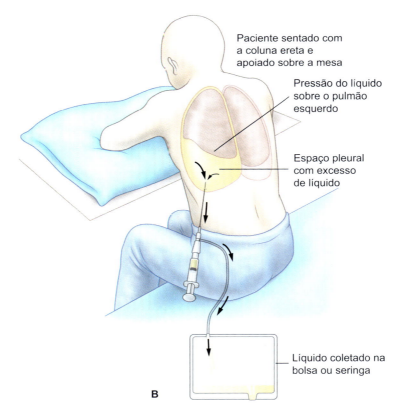

FIGURA 133.3 A imagem **A** ilustra os pontos de punção no pneumotórax hipertensivo, e a figura **B**, a técnica de toracocentese.

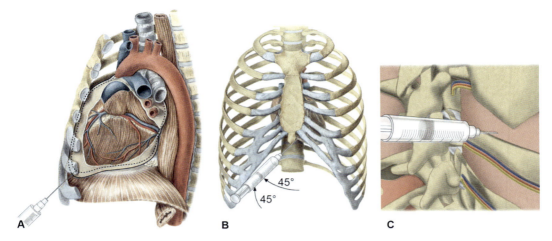

FIGURA 133.4 Pericardiocente: local e técnica de punção.

▪ Indicação

Diagnóstico e tratamento inicial de tamponamento cardíaco.

▪ Materiais específicos

- Agulha para punção liquórica ou cateter agulhado calibroso de, no mínimo, 15 cm
- Seringa de 20 ou 50 mℓ
- Monitor cardíaco
- Cateter de acesso venoso central e fio-guia (opcional)
- Aparelho de ultrassonografia, se disponível.

▪ Técnica

- Posicionar o paciente a 30 a 45°, elevando a cabeceira do leito
- Monitorar os sinais vitais do paciente e o eletrocardiograma durante o procedimento
- Preparar cirurgicamente a região xifoide, com assepsia, antissepsia e campos estéreis, se possível
- Anestesiar o ponto de punção, se o paciente estiver consciente
- Usar seringa de 50 mℓ com uma torneirinha de três vias adaptada a uma agulha para punção liquórica ou a um cateter agulhado e calibroso de, pelo menos, 15 cm
- Puncionar a pele 1 a 2 cm abaixo e à esquerda da junção xifocondral com uma angulação de 45°
- Apontar a agulha em direção à metade da clavícula esquerda (e à direita nas dextrocardias); avançar lentamente no sentido craniano, aspirando com cuidado
- Se o ultrassom estiver disponível, colocar o transdutor na região subxifoide e observar a agulha no ultrassom, que aparecerá como estrutura hiperecoica com artefatos de reverberação, guiando seu avanço através do pericárdio
- Se a agulha avançar para dentro do ventrículo, aparecerão no monitor do eletrocardiograma alterações como do segmento ST-T, alargamento e aumento do complexo QRS ou extrassístoles. Isso indica que a agulha deve ser recuada até que o traçado eletrocardiográfico prévio reapareça
- Quando a ponta da agulha penetrar no saco pericárdico, deve-se retirar o máximo possível de líquido, usando a torneirinha de modo a não mudar a posição da agulha
- Durante a aspiração, o pericárdio aproxima-se da superfície interna do pericárdio, assim como da ponta da agulha. Consequentemente, pode reaparecer um padrão eletrocardiográfico. Isso indica que a agulha deve ser recuada
- Depois de concluída a aspiração
  ○ Agulha de punção liquórica: pode ser passado fio-guia pela agulha no pericárdio, e pode-se remover a agulha e colocar um cateter flexível, pela técnica de Seldinger

CAPÍTULO 133 • Procedimentos no Atendimento de Urgência   **587**

- ○ Cateter agulhado: remover a seringa, adaptar uma torneirinha de três vias fechada e fixar o cateter no lugar
- Se persistirem sinais de tamponamento, a torneirinha deve ser aberta, e o saco pericárdico, aspirado novamente. Como alternativa, o ultrassom pode ser usado para pericardiocentese paraesternal. Para quem tem domínio do uso desse aparelho, essa técnica é preferencial, pela proximidade com a efusão pericárdica e a facilidade de evitar atingir fígado ou pulmão. Nesse caso, a técnica é a seguinte:
- Colocar o transdutor no quarto espaço intercostal à esquerda do esterno, obtendo visão paraesternal ao eixo longo do coração
- A efusão pericárdica será visualizada como área escura anecoica acima do ventrículo direito. É esse o local onde a agulha deve entrar no pericárdio. Medir a distância entre a parede torácica e a efusão com o ultrassom
- Inserir a agulha a 45° no plano do transdutor na parede torácica anterior e direcionada para baixo em direção à efusão
- Avançar a agulha com cuidado, visualizando sua entrada no pericárdio com o ultrassom
- Prosseguir como na técnica subxifoide.

■ Complicações

- Laceração de miocárdio ventricular
- Laceração de coronárias
- Aspiração de sangue ventricular
- Fibrilação ventricular
- Pneumotórax, devido à punção pulmonar
- Punção de grandes vasos
- Punção do esôfago
- Mediastinite
- Punção hepática
- Punção do peritônio
- Peritonite.

A Figura 133.4 ilustra o local e a técnica de pericardiocentese.

◤ PUNÇÃO DE CRICOIDE

■ Definição

Punção da membrana cricoide, promovendo ventilação temporária em jato.

■ Indicação

Acesso emergencial de via aérea que possibilita oxigenar até o tratamento definitivo. A punção de cricoide está indicada em situações de via aérea difícil, quando não é possível intubar ou ventilar o paciente em bolsa-valva-máscara.

■ Materiais específicos

- Cateter agulhado calibroso
- Seringa
- Ampola de soro fisiológico.

■ Técnica

- Posicionar o paciente e localizar a membrana cricotireóidea (Figura 133.5 A e B)
- Utilizar cateter agulhado calibroso (16 ou 18 G em crianças, 12 ou 14 G em adolescentes) montado em seringa com soro fisiológico
- Puncionar anteriormente a membrana, com inclinação da agulha em 45° em direção caudal (Figura 133.5 C e D)
- Aspirar até que se constatem bolhas na seringa
- Interromper a inserção da agulha e avançar apenas a parte plástica do cateter agulhado
- Conectar o cateter com ventilador a jato ou usando conexão em Y para conectar a fonte de oxigênio de alto fluxo e obstruir a via de maneira intermitente
- Deixar 15 ℓ (50 psi) do oxigênio para adolescentes e 10 a 12 ℓ para crianças (25 a 35 psi)
- Relação inspiração: expiração de 1:4 ou 1:5
- Frequência de ventilações: 10 a 12 respirações por minuto
- Ventilar o paciente por 30 a 45 minutos, no máximo, com alta pressão (insuflação em jato), até a via aérea definitiva ser obtida.

■ Complicações

- Aspiração de sangue
- Falso trajeto
- Estenose ou edema de glote
- Hemorragia
- Laceração de esôfago, traqueia e mediastino
- Paralisia de corda vocal.

A Figura 133.5 ilustra a técnica de punção da cricoide.

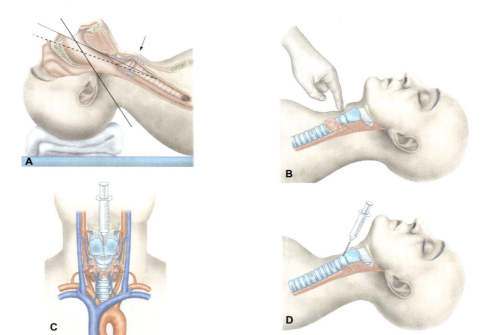

FIGURA 133.5 Punção de cricoide. **A.** Posicionamento do paciente. **B.** Localização da membrana cricoide. **C** e **D.** Posicionamento da agulha e seringa para punção.

◣ PUNÇÃO LIQUÓRICA

▪ Definição

Técnica que possibilita a retirada de uma amostra de líquido cefalorraquidiano (liquor).

▪ Indicações

Diagnóstico de infecções do sistema nervoso central (SNC), como meningite bacteriana, viral ou de outra etiologia, e auxílio diagnóstico de outras condições inflamatórias do SNC, como doenças desmielinizantes, polirradiculoneurites e condições neoplásicas. Também pode ser feita para aferição da pressão de abertura de liquor na suspeita de hipertensão intracraniana idiopática.

A punção liquórica está contraindicada na suspeita de hipertensão intracraniana, principalmente quando associada a tumor de SNC ou hidrocefalia obstrutiva, pelo risco de herniação cerebral. Nesse caso, deve ser feita tomografia computadorizada antes da punção. O procedimento também é contraindicado em pacientes com menos de 50.000 plaquetas ou razão normalizada internacional (RNI) acima de 1,5, ou se houver infecção ou lesões no local de punção.

▪ Material específico

- Agulha de punção liquórica.

▪ Técnica

Por ser um procedimento doloroso, o uso de anestésico tópico antes do procedimento é encorajado. Sedação pode ser usada, se necessário, contanto que a condição clínica permita.

A punção lombar pode ser feita com o paciente em decúbito lateral ou sentado. Somente no decúbito lateral é possível medir a pressão de abertura do liquor.

- Posicionar o paciente
  - Decúbito lateral: com os joelhos próximos ao peito e dorso flexionado
  - Sentado: com pescoço fletido
- Palpar as cristas ilíacas e traçar uma linha imaginária entre as suas margens superiores

- Inserir a agulha no espaço intervertebral abaixo (L4-L5) ou acima (L3-L4) da linha
- Pode-se usar um marcador para assinalar na pele o local da punção
- Colocar luvas estéreis
- Realizar a punção na linha média entre os espaços vertebrais L4-L5 ou L3-L4, no aspecto superior do processo espinhoso
- Direcionar a agulha perpendicularmente, com inclinação cefálica de aproximadamente 15° com o plano da pele
- Manter o bisel da agulha paralelo ao maior eixo da coluna
- Introduzir com cuidado a agulha até sentir uma perda súbita da resistência quando a agulha passar pelo ligamento amarelo
- Retirar o mandril para verificar a saída do liquor, avançando 2 mm até a saída de líquido
- Se a agulha tocar o osso ou o paciente referir dor em choque no membro inferior, deve-se recuar a agulha até o nível do subcutâneo e redirecionar, repetindo o procedimento
- Uma vez que o espaço subaracnóideo seja alcançado, haverá saída de liquor
- Coletar gota a gota até o volume necessário
- Reinserir o mandril antes da retirada da agulha
- Retirar a agulha e fazer um curativo compressivo.

Complicações

- Dor lombar
- Cefaleia pós-punção (10 a 30%)
- Sangramento e hematoma espinal
- Cisto subaracnóideo
- Meningite bacteriana
- Osteomielite
- Discite.

A Figura 133.6 ilustra o ponto de punção liquórica.

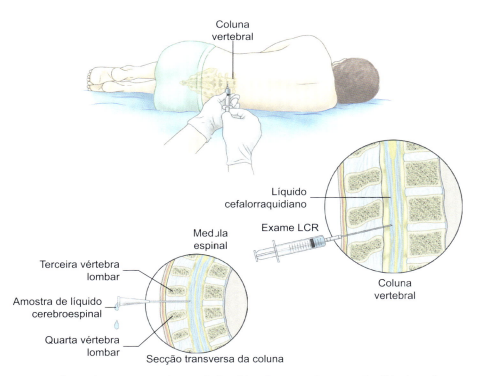

FIGURA 133.6 A figura ilustra o ponto de punção liquórica. Com o paciente em decúbito lateral, uma agulha com mandril deve ser inserida entre L3 e L4 ou L4 e L5 (L4 geralmente coincide com a linha imaginária entre as cristas ilíacas posterossuperiores). A agulha deve ser ligeiramente apontada para a posição cefálica e deve ser mantida paralela ao solo. Uma vez vencida subitamente a resistência (alcançado o espaço subaracnóideo), retirar o mandril para que ocorra o gotejamento.

PARACENTESE

Definição
Procedimento para aspiração de líquido peritoneal com coleta de líquido para análise diagnóstica ou esvaziamento terapêutico de ascites de grande volume que ocasionem prejuízo respiratório.

Indicação
Avaliação de ascite sem causa conhecida, diagnóstico de peritonite bacteriana espontânea e esvaziamento de grandes ascites para alívio.

Materiais específicos
- Cateter agulhado calibroso
- Cuba-rim ou frasco de vácuo
- Aparelho de ultrassonografia, se disponível.

Técnica
A depender da condição clínica do paciente, pode ser feita sedação leve para o procedimento.

- Paciente em posição supina, com elevação discreta do tórax
- Verificar o local da punção quanto à ascite, com manobras semiológicas (percussão) ou, se disponível, ultrassom à beira do leito
- A punção lateral costuma ser feita abaixo da cicatriz umbilical, lateral ao músculo reto abdominal esquerdo
- Punção mediana pode ser feita entre a sínfise púbica e a cicatriz umbilical
- Marcar o local de punção com uma caneta indelével
- Realizar assepsia e antissepsia da região
- Anestesiar o local de punção com solução de lidocaína estéril 1 a 2% com agulha estéril
- Tracionar a pele inferiormente antes de penetrar no peritônio (técnica em Z)
- Inserir o cateter agulhado, aspirando continuamente à seringa
- Quando aspirar líquido peritoneal, deve-se interromper a inserção da agulha e aspirar 10 mℓ de líquido para análise
- Se não for aspirar mais material, deve-se retirar a agulha e fazer um curativo oclusivo
- Se for necessário alívio, deve-se interromper a inserção da agulha e avançar apenas a parte plástica do cateter agulhado
- Retirar em seguida a agulha e tampar com o dedo a entrada do cateter para evitar a entrada de ar
- Conectar um conjunto seringa-torneirinha ao cateter e mantê-lo no lugar
- Aspirar cuidadosamente o líquido em alíquotas de 20 ou 50 mℓ, fechando a torneirinha em seguida, desprezando o líquido na cuba-rim, até atingir o volume programado de alívio (geralmente 20 a 50 mℓ/kg)
- Em caso de ascite de grande volume, deve-se conectar um equipo macrogota à torneirinha de três vias, conectando a outra ponta a um frasco coletor a vácuo
- Se não for aspirar mais material, deve-se retirar o cateter e fazer um curativo oclusivo.

Complicações
- Infecção de pele
- Peritonite
- Hematoma
- Perda de líquido pelo local de punção
- Perfuração de vísceras abdominais.

A Figura 133.7 ilustra o ponto de punção e a técnica de paracentese abdominal.

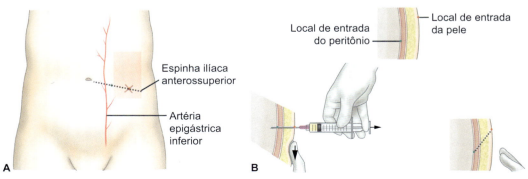

FIGURA 133.7 A imagem **A** ilustra o ponto de punção da paracentese abdominal, e a imagem **B**, a técnica de tração da pele para evitar extravasamento posterior.

BIBLIOGRAFIA

Bali A, Taylor B, Williamson K. Emergency needle cricothyroid puncture and thoracocentesis. Resuscitation. 2002; 53(2):227-8.

Ellenby MS, Tegtmeyer K, Lai S et al. Videos in clinical medicine. Lumbar puncture. N Engl J Med. 2006; 355(13):e12.

Fitch MT, Nicks BA, Pariyadath M et al. Videos in clinical medicine. Emergency pericardiocentesis. N Engl J Med. 2012; 366(12):e17

Lamperti M, Bodenham AR, Pittiruti M et al. International evidence-based recommendations on ultrasound-guided vascular access. Intensive Care Med. 2012; 38(7):1105-17.

Levy JA, Noble VE. Bedside ultrasound in pediatric emergency medicine. Pediatrics. 2008; 121(5):e1404-12.

Thomsen TW, DeLaPena J, Setnik GS. Thoracentesis. N Engl J Med. 2006; 355:e16.

Voigt J, Waltzman M, Lottenberg L. Intraosseous vascular access for in-hospital emergency use: a systematic clinical review of the literature and analysis. Pediatr Emerg Care. 2012; 28(2):185-998.

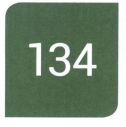

134 Reações Transfusionais
Katharina R. Rodrigues

DEFINIÇÃO

Denomina-se reação transfusional toda e qualquer intercorrência que ocorra como consequência da transfusão sanguínea, durante ou após a sua administração.

CLASSIFICAÇÃO

As reações transfusionais podem ser classificadas em imediatas ou tardias e em imunes ou não imunes. Este capítulo discorrerá sobre as reações transfusionais imediatas, que são classificadas em:

- Imunes (Figura 134.1)
  - Reação alérgica (leve, moderada, grave)
  - Reação hemolítica aguda imune
  - Reação febril não hemolítica
  - Lesão pulmonar aguda relacionada com a transfusão (TRALI)
- Não imunes (Figura 134.2)
  - Contaminação bacteriana
  - Hipotensão relacionada com a transfusão
  - Sobrecarga circulatória associada à transfusão (TACO)
  - Reação hemolítica não imune.

O hemocomponente mais relacionado com eventos adversos é o concentrado de plaquetas. A reação transfusional mais frequente é a reação alérgica leve a moderada (Tabela 134.1).

REAÇÕES ALÉRGICAS

Definição

As reações alérgicas podem ser leves, moderadas ou graves, e ocorrem durante ou até 4 horas após uma transfusão sanguínea. As reações leves são aquelas restritas a manifestações cutâneas, como *rash* ou urticária, prurido ou angioedema localizado. As reações graves são aquelas que ocasionam anafilaxia.

Tratamento

Nas reações alérgicas leves, deve-se interromper temporariamente a transfusão e administrar anti-histamínicos como a difenidramina (grau 1A de recomendação: forte recomendação; evidência de alta qualidade). Caso haja melhora dos sintomas, a transfusão pode ser retomada com velocidade de infusão menor e sob direta observação.

Nas reações alérgicas graves, deve-se interromper imediatamente a transfusão e conduzir o caso como em qualquer reação anafilática: administração de epinefrina intramuscular (grau 1A de recomendação), elevação dos membros inferiores, oferta de oxigênio e expansão com soro fisiológico intravenoso em caso de hipotensão. Como medidas de segunda linha (grau

592   PARTE 16 • Apêndice

TABELA 134.1 Incidência de reações transfusionais.

Tipo de reação	Incidência
Reação alérgica leve a moderada	1 a 3%
Reação febril não hemolítica	0,5 a 1%
TACO	< 1%
Anafilaxia	1:20.000 a 1:50.000
Reação hemolítica aguda imune	1:38.000 a 1:70.000
TRALI	1:5.000 a 900.000
Contaminação bacteriana	1:3.000 a 1:1.230.000
Hemólise não imune aguda	Desconhecido

TACO: sobrecarga circulatória associada à transfusão; TRALI: lesão pulmonar aguda relacionada com a transfusão. Fonte: Ministério da Saúde, 2015.

1C de recomendação: forte recomendação; evidência de baixa ou muito baixa qualidade), podem-se administrar anti-histamínicos anti-H1 (p. ex., difenidramina) e anti-H2 (p. ex., ranitidina), glicocorticoides (p. ex., metilprednisolona) e broncodilatadores inalatórios (p. ex., salbutamol). É importante lembrar que, na vigência de anafilaxia secundária à transfusão de um hemocomponente, deve-se investigar no paciente a deficiência de proteínas séricas como imunoglobulina A (IgA) e haptoglobina.

▪ Profilaxia

Embora seja comum observar essas condutas na prática clínica, não há evidência de melhora na prevenção de reações alérgicas leves se for empregada terapia com anti-histamínicos anti-H1 ou com glicocorticoides sistêmicos (evidência 2C: fraca recomendação; evidência de baixa ou muito baixa qualidade). Nas reações alérgicas moderadas a graves, são possíveis as seguintes medidas profiláticas:

- Pré-medicação com anti-H1 (evidência 2C)
- Pré-medicação com corticosteroide sistêmico (não foi estudada, mas é amplamente empregada)
- Diminuição do conteúdo plasmático da bolsa por meio de centrifugação ou lavagem salina (evidência 1C)
- Uso de soluções aditivas para armazenamento de plaquetas (evidência 1C).

◤ REAÇÃO HEMOLÍTICA AGUDA

▪ Definição

A reação hemolítica aguda pode ser imune ou não imune. Na reação imune, a hemólise ocorre como consequência de uma reação antígeno-anticorpo, seja por falha na identificação da amostra de sangue ou da bolsa, seja, menos comumente, pela infusão de plasma incompatível (geralmente na transfusão de plaquetas por aférese). Na reação não imune, a hemólise decorre de fatores diferentes de anticorpos, como a coadministração com soluções cristaloides incompatíveis (p. ex., SG 5%), o armazenamento inadequado ou o uso de sistemas de administração disfuncionais ou não validados.

▪ Quadro clínico

A sintomatologia da reação hemolítica aguda é secundária à hemólise intra e/ou extravascular. Os sintomas mais comuns e muitas vezes únicos são febre e calafrios, ocorrendo em 80% dos casos. Outros sintomas incluem dor lombar (secundária à distensão da cápsula renal), hipotensão, dispneia e, em casos extremos, hemoglobinúria, hemoglobinemia, coagulação intravascular disseminada, lesão renal aguda, choque e morte.

▪ Tratamento

Deve-se interromper a transfusão imediatamente, enviar amostras (do paciente e da bolsa) para o serviço de hemoterapia, repetir testes imunematológicos para avaliar a compatibilidade do material transfundido, dosar no paciente marcadores de hemólise (bilirrubinas totais e frações, desidrogenase láctica, haptoglobina) e o nível sérico de K^+, e realizar cultura do componente e do receptor (diagnóstico diferencial com contaminação bacteriana). É importante examinar o paciente e implantar medidas de suporte, quando pertinentes. Além disso, deve-se garantir diurese adequada, com fluxo urinário > 100 mℓ/h. Em casos extremos, pode-se optar por medidas terapêuticas com menor nível de evidência, como exsanguinotransfusão, plasmaférese, IgG e fármacos anticomplemento (evidência 2C).

REAÇÃO FEBRIL NÃO HEMOLÍTICA

Definição

Aumento da temperatura corporal ≥ 1°C durante a transfusão de um hemocomponente. Se o paciente apresentar febre (T_{axilar} ≥ 37,8°C), deve-se realizar o diagnóstico diferencial com reação hemolítica e contaminação bacteriana.

Quadro clínico

Fora o aumento de 1°C ou mais na temperatura corporal, o paciente pode apresentar hipertensão, tremores e mal-estar.

Tratamento

Se o paciente apresentar febre, deve-se interromper imediatamente a transfusão sanguínea e realizar testes laboratoriais para a investigação de reação hemolítica e de contaminação bacteriana (ver tratamento dessas reações descrito neste capítulo). Embora não haja estudos comprovando a eficácia dessas medidas, podem-se administrar antitérmicos para controle de temperatura e/ou meperidina para manejo de calafrios intensos. A chance de contaminação bacteriana aumenta em pacientes que não melhoram após a interrupção da transfusão e uso de antitérmicos, naqueles em que o aumento na temperatura foi ≥ 2°C e/ou naqueles com outros sinais clínicos de infecção bacteriana além da febre.

Profilaxia

O uso de pré-medicação com antitérmicos não é efetivo em prevenir essa reação transfusional (evidência 2A: fraca recomendação; evidência de alta qualidade). No entanto, em pacientes febris por outros motivos, antitérmicos podem viabilizar a transfusão do hemocomponente. Leucorredução (evidência 2A) e uso de soluções aditivas para armazenamento de plaquetas (evidência 1B: forte recomendação; evidência de qualidade moderada) são medidas que ajudam na profilaxia da reação febril não hemolítica.

LESÃO PULMONAR AGUDA RELACIONADA COM A TRANSFUSÃO

Definição

Do inglês *transfusion-related acute lung injury* (TRALI), esse evento adverso consiste em um edema pulmonar não cardiogênico que se desenvolve após uma transfusão sanguínea.

Quadro clínico

Os sintomas mais característicos da TRALI são taquidispneia e hipoxemia. Também podem estar presentes sinais e sintomas como tremores, taquicardia, febre ou hipotermia, hipotensão ou hipertensão. Embora não seja patognomônico de TRALI, caso o paciente esteja intubado, é possível, por vezes, observar a saída de uma secreção rósea pela cânula orotraqueal. Na radiografia de tórax, evidencia-se um infiltrado pulmonar peri-hilar bilateral.

Diagnóstico

O diagnóstico de TRALI baseia-se na combinação de sintomas e sinais clínicos, alteração radiográfica e associação temporal com a transfusão sanguínea. Tipicamente, ela se desenvolve nas primeiras 6 horas após a transfusão, mas existem relatos de TRALI após 72 horas do recebimento de um hemocomponente. Os critérios para o diagnóstico de TRALI são os seguintes:

- Processo agudo
- Infiltrado bilateral na radiografia de tórax
- Hipoxemia com pressão arterial de oxigênio/fração inspirada de oxigênio (PaO_2/FiO_2) ≤ 300 ou nível de saturação de oxigênio ($SatO_2$) ≤ 90% em ar ambiente
- Ausência de evidências de falência do coração esquerdo.

É importante o diagnóstico diferencial com outras reações transfusionais que podem cursar com sintomas respiratórios, como TACO, contaminação bacteriana e anafilaxia.

Tratamento

O tratamento de TRALI consiste em medidas de suporte, que incluem restrição hídrica e estratégias protetoras de ventilação mecânica.

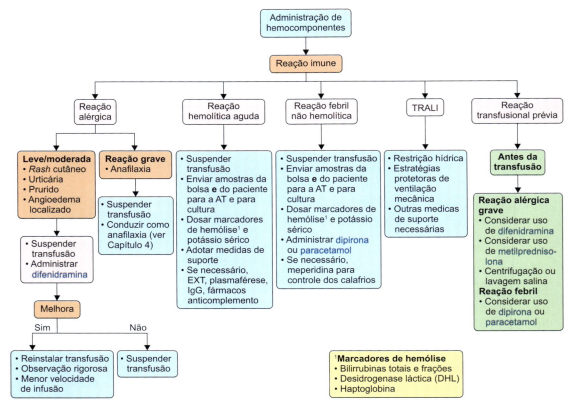

FIGURA 134.1 Sequência de decisões em caso de reação transfusional imune. TRALI: *transfusion-related acute lung injury*; AT: agência transfusional; EXT: exsanguinotransfusão; IgG: imunoglobulina G.

◤ CONTAMINAÇÃO BACTERIANA

■ Definição

Configura-se por sintomas e sinais clínicos de uma síndrome da resposta inflamatória sistêmica durante ou até 4 horas após a transfusão sanguínea. É uma reação transfusional mais comumente associada à transfusão de plaquetas. Para confirmação diagnóstica, é necessário que haja positividade para o mesmo agente das hemoculturas coletadas do paciente e do hemocomponente. Em pacientes que evoluem para casos graves (sepse grave ou choque séptico), a hemocultura da bolsa de sangue positiva é suficiente para o diagnóstico.

■ Tratamento

Deve-se interromper imediatamente a transfusão sanguínea e enviar amostras de sangue do receptor e do hemocomponente para cultura. Também devem ser solicitados exames laboratoriais para exclusão de reação hemolítica aguda. É importante instituir medidas de suporte e iniciar antibioticoterapia de amplo espectro, com cobertura para *Pseudomonas* spp.

■ Profilaxia

Para prevenção de contaminação bacteriana, as seguintes medidas podem ser instituídas:

- *Screening* do doador (evidência 1B: forte recomendação; evidência de moderada qualidade)
- Antissepsia adequada antes da coleta do material doado (evidência 1B)
- Descarte dos primeiros 10 a 15 mℓ do sangue doado (evidência 1B)
- Inspeção das bolsas antes da transfusão (evidência 1B)

- Vigilância pré-transfusional de contaminação bacteriana de concentrado de plaquetas (evidência 1B)
- Uso de sistemas ultravioletas para armazenamento, pelo seu efeito bactericida (evidência 1A).

HIPOTENSÃO RELACIONADA COM A TRANSFUSÃO

Definição

Queda na pressão arterial sistólica e/ou diastólica superior a 30 mmHg nos primeiros 15 minutos após a transfusão, com rápida recuperação (< 10 min) após a interrupção da mesma.

Quadro clínico

Hipotensão é a manifestação clínica universal, mas pode ser acompanhada de sintomas respiratórios, gastrintestinais ou alérgicos leves.

Como o metabolismo da bradicinina é menos eficaz na vigência de uso de um inibidor da enzima conversora de angiotensina (p. ex., captopril), pacientes que recebem essa classe de medicamentos têm maior risco de apresentar essa reação.

Tratamento

Deve-se interromper imediatamente a transfusão e implementar medidas de suporte. É importante o diagnóstico diferencial com outras reações transfusionais que possam cursar com hipotensão, como reações alérgicas, reação hemolítica aguda, contaminação bacteriana e TRALI.

Profilaxia

Para prevenção dessa reação transfusional, deve-se evitar o uso de filtros de leucorredução à beira do leito. Além disso, caso o paciente faça uso de um inibidor da enzima conversora de angiotensina e caso ele tenha perspectiva de contínuas transfusões sanguíneas, é possível trocar essa substância por outra medicação anti-hipertensiva (evidência 2C).

SOBRECARGA CIRCULATÓRIA SECUNDÁRIA À TRANSFUSÃO

Definição

Do inglês *transfusion-associated circulatory overload* (TACO), essa reação transfusional consiste em uma sobrecarga hídrica secundária a um volume excessivo de hemocomponente transfundido e/ou a uma velocidade inadequadamente alta de transfusão. Não há consenso quanto aos critérios diagnósticos para a TACO. Segundo a National Healthcare Safety Network (NHSN), configura-se TACO quando há o surgimento de três ou mais dos seguintes sintomas nas primeiras 6 horas após o início da transfusão sanguínea: desconforto respiratório, aumento no nível sérico do peptídio cerebral natriurético, aumento na pressão venosa central, insuficiência cardíaca esquerda, balanço hídrico positivo, edema pulmonar. Esses critérios são semelhantes aos da iniciativa UK Serious Hazards of Transfusion (SHOT), com a diferença de os britânicos usarem um período menor, de 4 horas após o início da transfusão.

Tratamento

Deve-se interromper imediatamente a transfusão sanguínea, estabelecer medidas de suporte e iniciar diurético, que tem tanto papel terapêutico quanto diagnóstico. É importante considerar o diagnóstico diferencial com outras reações transfusionais: reação hemolítica aguda, contaminação bacteriana e TRALI.

Profilaxia

Para prevenção dessa sobrecarga volêmica, devem-se identificar os pacientes de risco (idade avançada, doença renal, sobrecarga hídrica preexistente, disfunção cardíaca), além de transfundir hemocomponentes lentamente, durante 3 a 4 horas (evidência 2C). Não há estudos sobre a eficácia de se empregar preventivamente diuréticos antes e durante a transfusão sanguínea.

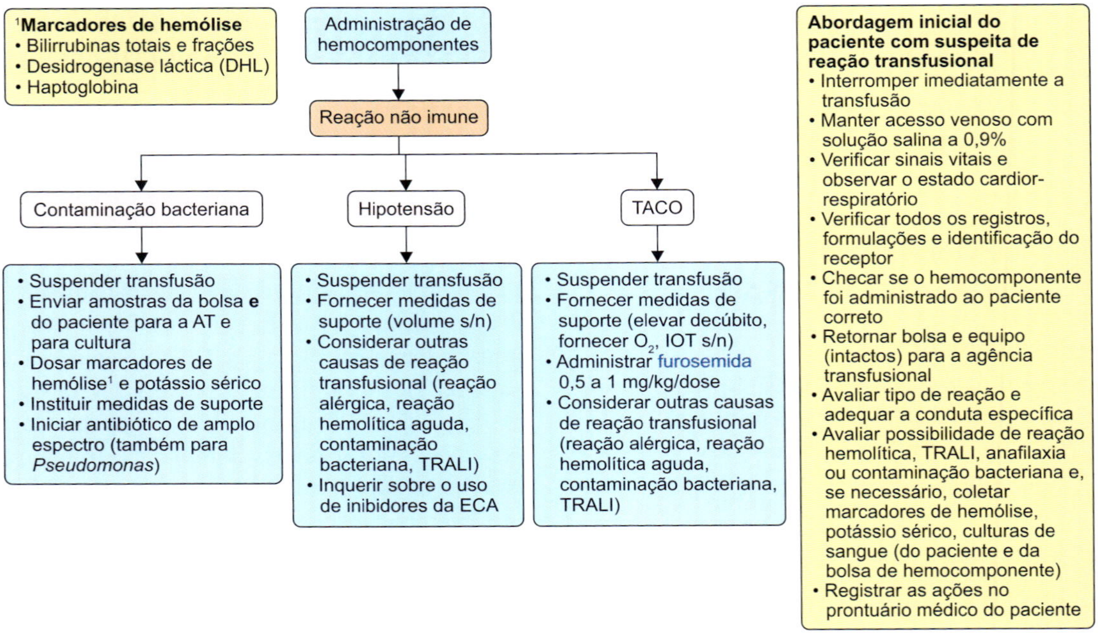

596 **PARTE 16** • Apêndice

[1]Marcadores de hemólise • Bilirrubinas totais e frações • Desidrogenase láctica (DHL) • Haptoglobina	Administração de hemocomponentes	Abordagem inicial do paciente com suspeita de reação transfusional • Interromper imediatamente a transfusão • Manter acesso venoso com solução salina a 0,9% • Verificar sinais vitais e observar o estado cardior-respiratório • Verificar todos os registros, formulações e identificação do receptor • Checar se o hemocomponente foi administrado ao paciente correto • Retornar bolsa e equipo (intactos) para a agência transfusional • Avaliar tipo de reação e adequar a conduta específica • Avaliar possibilidade de reação hemolítica, TRALI, anafilaxia ou contaminação bacteriana e, se necessário, coletar marcadores de hemólise, potássio sérico, culturas de sangue (do paciente e da bolsa de hemocomponente) • Registrar as ações no prontuário médico do paciente

Reação não imune

Contaminação bacteriana

- Suspender transfusão
- Enviar amostras da bolsa **e** do paciente para a AT e para cultura
- Dosar marcadores de hemólise[1] e potássio sérico
- Instituir medidas de suporte
- Iniciar antibiótico de amplo espectro (também para *Pseudomonas*)

Hipotensão

- Suspender transfusão
- Fornecer medidas de suporte (volume s/n)
- Considerar outras causas de reação transfusional (reação alérgica, reação hemolítica aguda, contaminação bacteriana, TRALI)
- Inquerir sobre o uso de inibidores da ECA

TACO

- Suspender transfusão
- Fornecer medidas de suporte (elevar decúbito, fornecer O_2, IOT s/n)
- Administrar furosemida 0,5 a 1 mg/kg/dose
- Considerar outras causas de reação transfusional (reação alérgica, reação hemolítica aguda, contaminação bacteriana, TRALI)

FIGURA 134.2 Sequência de decisões em caso de reação transfusional não imune. TACO: *transfusion-associated circulatory overload*; AT: agência transfusional; ECA: enzima conversora da angiotensina; IOT: intubação orotraqueal; s/n: se necessário.

◥ BIBLIOGRAFIA

Brasil. Ministério da Saúde. Guia para uso de hemocomponentes. 2. ed. Brasília: MS; 2008. Disponível em: http://bvsms.saude.gov.br/bvs/publicacoes/guia_uso_hemocomponentes_2ed.pdf.

Delaney M, Wendel S, Bercovitz RS et al.; Biomedical Excellence for Safer Transfusion (BEST) Collaborative.

Transfusion reactions: prevention, diagnosis, and treatment. Lancet. 2016; 388(10061):2825-36.

Osterman JL, Arora S. Blood product transfusions and reactions. Emerg Med Clin North Am. 2014; 32(3):727-38.

Savage WJ. Transfusion reactions. Hematol Oncol Clin North Am. 2016; 30(3):619-34.

Vlaar AP, Juffermans NP. Transfusion-related acute lung injury: a clinical review. Lancet. 2013; 382(9896):984-94.

135 COVID-19 | Doença Causada pelo Coronavírus SARS-CoV-2

Adriana Pasmanik Eisencraft ◆ Nadia Litvinov ◆ Maria Fernanda Bádue Pereira

ATENÇÃO

Por se tratar de doença de conhecimento recente, as informações a seguir estão sujeitas a atualização constante.

◥ DEFINIÇÃO

COVID-19 é uma nova doença infectocontagiosa aguda, emergente em dezembro de 2019, causada pelo coronavírus SARS-CoV-2 e caracterizada por síndrome gripal. Pode estar associada

CAPÍTULO 135 • COVID-19 | Doença Causada pelo Coronavírus SARS-CoV-2

a síndrome respiratória aguda grave e síndrome inflamatória multissistêmica pediátrica (SIMp).

A SIMp inclui sinais e sintomas característicos da doença de Kawasaki, da síndrome do choque tóxico e da síndrome de ativação macrofágica. Trata-se de uma manifestação temporariamente associada à infecção por SARS-CoV-2, geralmente tardia (2 a 4 semanas, ou mais, pós-infecção).

ETIOLOGIA

A COVID-19/SIMp tem como agente etiológico o SARS-CoV-2 (coronavírus da síndrome respiratória aguda grave 2).

ATENÇÃO

São considerados fatores de risco para síndrome respiratória aguda grave:

- Idade < 5 anos
- Cardiopatias
- Pneumopatias
- Hemoglobinopatias
- Neuropatias
- Nefropatias
- Hepatopatias
- Imunodepressão (doenças congênitas ou adquiridas)
- Diabetes
- Gravidez e puerpério
- Obesidade.

QUADRO CLÍNICO | EXAME FÍSICO

A COVID-19 tem amplo espectro de manifestações clínicas, que inclui:

- Pacientes completamente assintomáticos
- Casos leves ou oligossintomáticos: apenas febre e/ou sintomas gerais e de infecção de vias aéreas superiores, como tosse seca, dor de garganta, coriza, obstrução nasal, espirros, fadiga, cefaleia, diarreia
- Casos graves (com doença respiratória baixa): dispneia, taquipneia, cianose, gemido, hipoxemia, tiragem intercostal, subdiafragmática e de fúrcula, batimento de asa nasal,

estertores, inapetência, alterações do nível de consciência, baixa ingesta alimentar e desidratação
- SIMp: febre persistente, conjuntivite, *rash* cutâneo, enantema e/ou fissura labial, linfadenomegalia, edema com ou sem descamação em mãos e pés, disfunção de órgãos evidenciada por dor abdominal, vômito, diarreia, confusão mental, cefaleia persistente, convulsão, psicose, hipotensão, síncope, insuficiência ou arritmia cardíaca, e disfunção respiratória, renal e hepática.

EXAMES COMPLEMENTARES

A investigação complementar deve variar de acordo com a gravidade e a suspeição de complicações. A Tabela 135.1 sugere os exames a serem realizados e indica suas principais alterações.

CRITÉRIOS DIAGNÓSTICOS

■ COVID-19

Caso suspeito ou provável

Apresenta ao menos dois dos seguintes critérios:

- Quadro clínico: febre, fadiga, tosse seca
- Exames de imagem: geralmente, alterações pulmonares mais periféricas (alteração intersticial, consolidação, derrame pleural, imagem em vidro fosco)
- Exames laboratoriais: leucograma normal ou diminuído, com linfopenia
- Dados epidemiológicos: situações epidêmicas, viagem para zonas endêmicas, contato com pessoas sintomáticas ou sabidamente infectadas pelo SARS-CoV-2, recém-nascidos de mães com suspeita ou confirmação de infecção.

Caso confirmado

Apresenta ao menos um dos seguintes critérios:

- Transcrição reversa seguida de reação da cadeia de polimerase (RT-PCR pra SARS-Cov-2) positiva em secreção nasal, oral e/ou traqueal, saliva ou fezes
- Sorologia (IgM e/ou IgG) para SARS-CoV-2

598 **PARTE 16** • Apêndice

TABELA 135.1 Achados de exames complementares de acordo com a classificação do quadro clínico da COVID-19.

Exames	Paciente assintomático	Quadro leve	Quadro grave	SIMp
SARS-CoV-2 PCR*	+	+	+ ou –	+ ou –
Sorologia SARS-CoV-2**	IgM + ou – IgG – ou +	IgM + ou – IgG – ou +	IgM + ou – IgG – ou +	IgM + ou – IgG +
Neutrófilos	NA	nl ou ↑	nl ou ↑	nl ou ↑
Linfócitos	NA	nl ou ↓	nl ou ↓	↓↓
Hemácias	NA	nl ou ↓	nl ou ↓	nl ou ↓
Plaquetas	NA	nl ou ↓	nl ou ↓	↓
Pró-calcitonina	NA	nl ou ↑	nl ou ↑	nl ou ↑
PCR	NA	nl ou ↑	nl ou ↑	↑
VHS	NA	NA	nl ou ↓	↓
DHL	NA	NA	nl ou ↑	↑
Lactato	NA	NA	nl ou ↑	↑
IL-6	NA	NA	nl ou ↑	↑↑
IL-10	NA	NA	nl ou ↑	↑↑
Ferritina	NA	NA	nl ou ↑	↑↑↑
Ureia e creatinina	NA	NA	nl ou ↑	↑↑
Transaminases	NA	NA	nl ou ↑	↑
Triglicerídeos	NA	NA	nl ou ↑	nl ou ↑
Albumina	NA	NA	nl ou ↓	↓
Fatores de coagulação	NA	NA	nl ou ↓	↓
Fibrinogênio	NA	NA	nl ou ↑	↑ ou ↓
D-dímero	NA	NA	nl ou ↑	↑↑↑
Creatinofosfoquinase	NA	NA	nl ou ↑	↑↑
Troponina	NA	NA	nl ou ↑	↑↑↑
Pró-BNP	NA	NA	nl ou ↑	nl ou ↑
Hemocultura	NA	– ou +	– ou +	– ou +
Proteinúria	NA	NA	nl ou ↑	↑
Sódio	NA	NA	nl	↓
Glicemia	NA	NA	nl, ↑ ou ↓	nl, ↑ ou ↓
Gasometria	NA	nl	nl ou acidose	nl ou acidose
Amilase	NA	NA	nl ou ↑	nl ou ↑
Vitamina D	NA	NA	nl ou ↓	nl ou ↓

(continua)

CAPÍTULO 135 • COVID-19 | Doença Causada pelo Coronavírus SARS-CoV-2 599

TABELA 135.1 (*Continuação*) Achados de exames complementares de acordo com a classificação do quadro clínico da COVID-19.

Exames	Paciente assintomático	Quadro leve	Quadro grave	SIMp
Ecocardiografia	NA	NA	Pode indicar alteração de contratilidade	• Miocardite • Pleurite • Valvulite • Derrame pericárdico • Dilatação coronária
US de tórax	NA	• Linhas B esparsas; linhas B confluentes (padrão de vidro fosco); consolidações subpleurais • Distribuição geralmente assimétrica, multilobar, principalmente nos lobos posteriores e inferiores • Áreas alteradas intercaladas com normais • Derrame pleural é incomum, mas pode ocorrer em quadros graves		
Radiografia de tórax	NA	• Pequenas sombras irregulares em quantidade variável e alterações intersticiais periféricas que podem ser simétricas • Múltiplas opacidades bilaterais em vidro fosco • Consolidação pulmonar • Derrame pleural		
TC de tórax	NA	• Opacidades em vidro fosco • Consolidações segmentares bilaterais, principalmente na periferia • Na SIMp, a TC com contraste pode demonstrar anormalidades coronarianas		
US de abdome	NA	NA	NA	• Colite • Ileíte • Linfadenite • Ascite • Hepatoesplenomegalia

Outros exames para diagnóstico diferencial: ECG, urina tipo 1, urocultura, coprocultura, cultura de orofaringe, painel viral respiratório

*Maior probabilidade de positividade entre o 3º e o 6º dia. Pode ser coletada de *swab* de naso e orofaringe, escarro, secreção traqueal ou fezes. **Maior probabilidade de positividade da IgM a partir do 7º dia e da IgG a partir do 15º dia. SIMp: síndrome inflamatória multissistêmica pediátrica; IgM: imunoglobulina M; IgG: imunoglobulina G; NA: não se aplica; nl: normal; PCR: proteína C reativa; VHS: velocidade de hemossedimentação; DHL: desidrogenase láctica; IL: interleucina; BNP: peptídio natriurético tipo B; US: ultrassonografia; TC: tomografia computadorizada; ECG: eletrocardiograma.

- Cultura positiva para SARS-CoV-2
- Sequenciamento genético positivo para SARS-CoV-2.

■ Suspeita de SIMp

Segundo proposta do Centers for Disease Control and Prevention (CDC), a SIMp é definida por todos os seguintes critérios:

- Crianças e jovens com menos de 21 anos de idade, com febre > 38°C (aferida ou relatada) por, no mínimo, 24 horas

- Alteração de um ou mais exames laboratoriais com evidências de inflamação: elevação de proteína C reativa, velocidade de hemossedimentação, fibrinogênio, pró-calcitonina, D-dímero, ferritina, desidrogenase láctica, interleucina 6, neutrófilos, diminuição de linfócitos, albumina
- Evidência de doença clínica grave que requer hospitalização, com envolvimento de múltiplos órgãos (> 2):
  ○ Cardíaco
  ○ Renal

- Respiratório
- Hematológico
- Gastrintestinal
- Dermatológico
- Neurológico
- Nenhum outro diagnóstico plausível
- Evidências de infecção pelo SARS-CoV-2: RT-PCR, sorologia, teste antigênico, exposição evidente ou não a casos confirmados ou suspeitos nas últimas 4 semanas.

◤ DIAGNÓSTICO DIFERENCIAL

Devem ser consideradas as doenças febris agudas, que promovam sintomas sistêmicos, respiratórios, cardiocirculatórios e mucocutâneos:

- Infecciosas
  - Outras causas de síndromes gripais (ver Capítulo 85)
  - Arboviroses, como dengue, Zika e chikungunya (ver Capítulo 52)
  - Síndrome do choque tóxico (ver Capítulo 55)
  - Sepse (ver Capítulo 59)
  - Meningococcemia
  - Endocardite, miocardite (ver Capítulos 95 e 96)
  - Mononucleose, herpes
  - Leptospirose
  - Febre tifoide
- Inflamatórias
  - Doença de Kawasaki (ver Capítulo 50)
  - Síndrome de ativação macrofágica
  - Farmacodermias
  - Abdome agudo inflamatório.

◤ ABORDAGEM E CONDUÇÃO CLÍNICA

As Figuras 135.1 a 135.3 apresentam os fluxogramas de tomada de decisão terapêutica em caso de suspeita de COVID-19 e SIMp. As recomendações a seguir também devem ser seguidas:

- Usar equipamentos de proteção individual (EPI)

- Seguir as recomendações do Pedriatric Advanced Life Support (PALS) para ressuscitação e manejo de suporte
- Pautar a antibioticoterapia empírica nos protocolos institucionais e nas culturas
- Manter observação rigorosa, pois a deterioração clínica pode ser rápida
- Monitorar rigorosamente parâmetros vitais, saturação, eletrocardiograma e função cardíaca se o POCUS (*point-of-care ultrasound*) estiver disponível no serviço
- Considerar o uso de oseltamivir e/ou antibiótico (penicilina ou azitromicina) quando houver acometimento pulmonar; considerar o uso de ceftriaxona e clindamicina nos casos de choque ou SIMp
- Considerar internação em unidade de terapia intensiva e parecer do especialista
- Considerar o uso precoce de imunoglobulina intravenosa, corticosteroide (em doses baixas a moderadas) e ácido acetilsalicílico em doses baixas (3 a 5 mg/kg/dia; máx. de 100 mg/dia), se o quadro sugerir SIMp ou doença de Kawasaki
- Considerar pulsoterapia com corticosteroide no tratamento do choque, principalmente se o paciente já estiver utilizando elevadas doses de fármacos inotrópicos e vasopressores
- Considerar transferir para um serviço de assistência terciária os pacientes com suspeita de SIMp (quadro sugestivo de alteração gastrintestinal aguda, alteração neurológica, acometimento miocárdico, doença de Kawasaki e síndrome do choque tóxico).

ATENÇÃO

- Deve-se seguir adequadamente a técnica de paramentação e desparamentação para evitar contaminação da equipe de assistência (Figura 135.4)
- Deve-se usar a técnica de 4 mãos para ventilar com bolsa-valva-máscara (Figura 135.5)
- Devem-se usar filtros HEPA ou HME para suporte ventilatório com bolsa-valva-máscara, ventilação não invasiva ou ventilação mecânica (Figura 135.6)

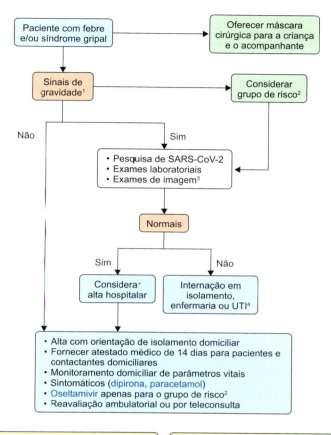

FIGURA 135.1 Fluxograma de atendimento a pacientes com sintomas gripais suspeitos ou confirmados de COVID-19 ou síndrome inflamatória multissistêmica pediátrica (SIMp). SRAG: síndrome respiratória aguda grave; GI: gastrintestinal; US: ultrassonografia; Rx: radiografia; TC: tomografia computadorizada; UTI: unidade de terapia intensiva; PCR: reação da cadeia de polimerase.

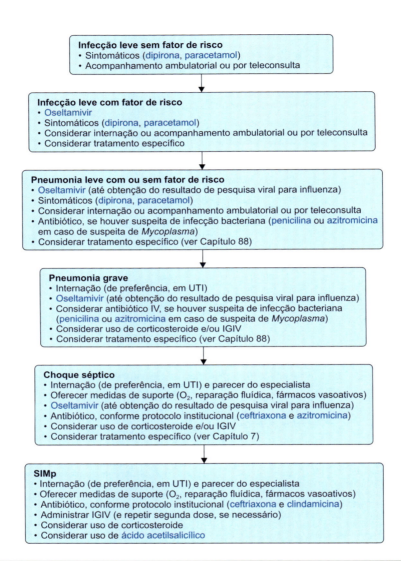

FIGURA 135.2 Conduta medicamentosa em caso de síndrome gripal ou síndrome inflamatória multissistêmica pediátrica (SIMp), com suspeita de infecção por SARS-CoV-2. UTI: unidade de terapia intensiva; IV: via intravenosa; IGIV: imunoglobulina intravenosa; VA: via aérea.

CAPÍTULO 135 • COVID-19 | Doença Causada pelo Coronavírus SARS-CoV-2

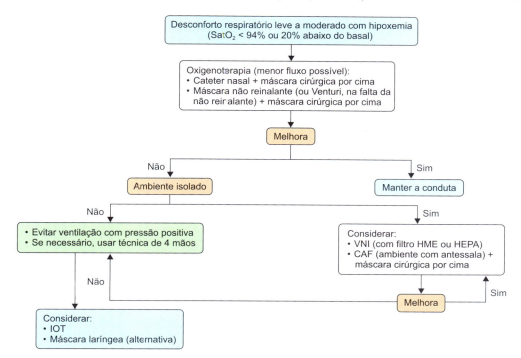

FIGURA 135.3 Manejo respiratório em caso de síndrome gripal com suspeita de infecção por SARS-CoV-2. IOT: intubação orotraqueal; VNI: ventilação não invasiva; HME: filtro trocador de calor e umidade; HEPA: filtro para partículas finas de alta eficácia; CAF: cateter de alto fluxo.

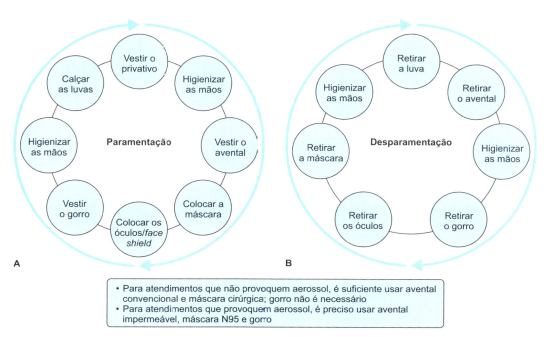

FIGURA 135.4 Técnica de paramentação (**A**) e desparamentação (**B**) no atendimento ao paciente com suspeita de COVID-19.

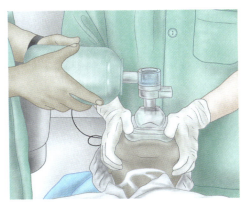

FIGURA 135.5 Técnica de 4 mãos para ventilar com bolsa-valva-máscara.

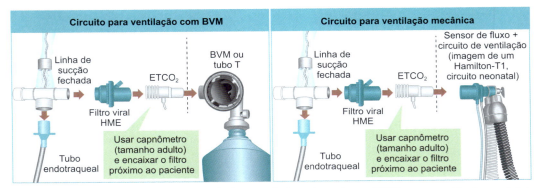

FIGURA 135.6 Esquema para suporte ventilatório com bolsa-valva-máscara (BVM) e para ventilação mecânica.

■ BIBLIOGRAFIA

ACR MIS-C and COVID-19 Related Hyperinflammation Task Force. Clinical Guidance for Pediatric Patients with Multisystem Inflammatory Syndrome in Children (MIS-C) Associated with SARS-CoV-2 and Hyperinflammation in COVID-19. Disponível em: www.rheumatology.org.

Centers for Disease Control and Prevention. Reporting Multisystem Inflammatory Syndrome in Children (MIS-C). Disponível em: www.cdc.gov/mis-c/hcp/index.html.

Cron RQ, Chatham WW. The rhematologist's role in COVID-19. J Rheumatol. 2020; 47(5):639-42.

European Centre for Disease Prevention and Control. Paediatric inflammatory multisystem syndrome and SARS-CoV-2 infection in children – 15 May 2020. Stockholm: ECDC; 2020.

Pereira MF, Litvinov N, Farhat SC et al. Severe clinical spectrum with high mortality COVID-19 in pediatric patients with multisystem inflammatory syndrome (MIS-C). Clinics (Sao Paulo). 2020; 75:e2209.

Royal College of Paediatrics and Child Health. Guidance – Paediatric multisystem inflammatory syndrome temporally associated with COVID-19. UK: RCPCH;2020.

Sociedade Brasileira de Pediatria. Nota de Alerta. Notificação obrigatória no Ministério da Saúde dos casos de síndrome infamatória multissistêmica pediátrica (SIM-P) potencialmente associada à COVID-19. Disponível em: www.sbp.com.br/fileadmin/user_upload/ 22682b-NA_-_NotificacaoObrigatoria_no_MS_dos_SIM-Covid19.pdf.

Sociedade Brasileira de Pediatria. Síndrome inflamatória multissistêmica em crianças e adolescentes provavelmente associada à COVID-19: uma apresentação aguda, grave e potencialmente fatal. Disponível em: www.sbp.com.br/fileadmin/user_upload/22532d- NA_Sindr_Inflamat_Multissistemica_associada_COVID19.pdf.

Verdoni L, Mazza A, Gervasoni A et al. An outbreak of severe Kawasaki-like disease at the Italian epicentre of the SARS-CoV-2 epidemic: an observational cohort study. Lancet. 2020; 395(10239):1771-8.

World Health Organization. Multisystem inflammatory syndrome in children and adolescents temporally related to COVID-19. Disponível em: www.who.int/newsroom/commentaries/detail/multisystem-inflammatory-syndrome-in-children-and-adolescents-with-covid-19.

Zimmermann P, Curtis N. Coronavirus infections in children including COVID-19: an overview of the epidemiology, clinical features, diagnosis, treatment and prevention options in children. Pediatr Infect Dis J. 2020; 39(5):355-68.

CAPÍTULO 136 • Bulário

136

Bulário

Anarella Penha Meirelles de Andrade ♦ Márcia Marques Leite ♦
Marcus Vinícius Terashima de Pinho ♦ Victor Kaneko Matsuno ♦
Adriana Pasmanik Eisencraft ♦ Eliana Paes de Castro Giorno

◥ ORIENTAÇÃO PARA A UTILIZAÇÃO DO GUIA DE MEDICAMENTOS

Este guia apresenta orientações gerais sobre os medicamentos mais utilizados em serviços de urgências e emergências pediátricas. Tem como fonte de pesquisa o Lexicomp, o Micromedex e bulas fornecidas pelos fabricantes.

Ele não traz informações específicas para a neonatologia e, em contrapartida, descreve medicações de incorporação recente ao arsenal terapêutico na infância.

Considerando o grande volume de informações, sugerimos que, sempre que possível, as fontes de dados sejam revisitadas para adequação de dose para usos específicos, precauções, indicações e contraindicações, reações adversas e mecanismos de ação, entre outros.

Antes de prescrever um medicamento, colete dados de história e examine cuidadosamente o paciente. Dê preferência aos fármacos com os quais você já esteja familiarizado(a). Utilize o aplicativo do manual para fazer o cálculo e confira a dose a ser prescrita (de preferência por dupla checagem). Procure aferir o peso da criança, em vez de estimá-la.

O guia apresenta inicialmente as medicações de uso na emergência e, na sequência, outras opções terapêuticas úteis para o atendimento em pronto-socorro.

MEDICAMENTOS USADOS NA EMERGÊNCIA PEDIÁTRICA

Medicamento	Via de administração	Dose	Diluição	Necessidade de ajuste da dose na injúria	Observações
Adenosina IV: 3 mg/mℓ	IV	• < 50 kg: 0,1 mg/kg, dose inicial, podendo ser repetida a dose de 0,2 mg/kg, se necessário • > 50 kg: 6 mg, dose inicial, podendo aumentar até 12 mg se necessário. Pode ser repetida a dose de 12 mg, se necessário	• Em quê: não diluir • Em quanto: não diluir • Infundir em quanto tempo: em *bolus* rápido	Renal: não Hepática: não	• Administrar rapidamente e o mais próximo possível do tronco (usar em torneira de 3 vias) • Meia-vida extremamente curta • Após a adenosina, administrar jato de 3 a 5 mℓ de SF, G5% ou RL, seguido de imediata elevação do membro superior
Amiodarona IV: 50 mg/mℓ VO: comprimidos de 100 mg e 200 mg	IV	Na FV/TV: • 5 mg/kg em até 3 doses (dose máx. 300 mg/dose) • IV contínua: 5 a 15 µg/kg/min (máx. 2.200 mg/dia) • 5 mg/kg (máx. 300 mg); pode ser repetido até a dose de 15 mg/kg/dia	• Em quê: G5% • Em quanto: na concentração 2 mg/mℓ • Infundir em quanto tempo: em *bolus* rápido • Em quê: G5% • Em quanto: 2 mg/mℓ (acesso periférico) • Infundir em quanto tempo: *bolus* lento ou em 60 min (evita hipotensão)	Renal: não Hepática: não	• Risco de prolongamento de QTc • Se possível, infundir em cateter venoso central (pode utilizar concentrações maiores) • Pode causar flebite em concentrações maiores que 3 mg/mℓ diluídas em G5% • Sofre adsorção em bolsas de PVC, podendo necessitar de doses maiores
	VO	• 10 a 15 mg/kg/dia, 1 a 2 vezes/dia, junto das refeições	NA		
Atropina IV: 0,25 mg/mℓ ou 0,5 mg/mℓ	IV	• Pré-anestésica: 0,01 a 0,02 mg/kg/dose (máx. 0,4 mg/dose)	• Em quê: não diluir • Em quanto: não diluir • Infundir em quanto tempo: em *bolus* rápido	Renal: não Hepática: não	• Doses < 0,1 mg causam bradicardia • Pode ser diluído em 3 a 5 mℓ de SF para infusão
	IV/IO/ET	Bradicardia: • IV ou IM: 0,02 mg/kg (máx. 0,5 mg/dose), podendo repetir 1 vez • ET: 0,04 a 0,06 mg/kg/dose, podendo repetir 1 vez			

	Via	Dose	Diluição	Ajuste	Observações
	IV	• Intoxicação por organofosforados: 0,02 a 0,05 mg/kg a cada 10 a 20 min até efeito atropínico (midríase, rubor e taquicardia)			
Bicarbonato de sódio 8,4% (1 mEq/mℓ) 10% (1,2 mEq/mℓ)	IV ou IO	• PCR: 0,5 a 1 mEq/kg/dose, podendo repetir 1 vez • Acidose metabólica: de acordo com a gasometria • Fórmula de correção: (15 – bic atual) × peso (kg) × 0,3 • Hiperpotassemia: 1 mEq/kg	• Em quê: G5% • Em quanto: 1 mEq/mℓ ou mais diluído • Infundir em quanto tempo: em *bolus* lento • Em quê: G5% • Em quanto: 1 mEq/mℓ ou mais diluído • Infundir em quanto tempo: 0,33 mEq/kg/h • Em quê: G5% • Em quanto: 1 mEq/mℓ ou mais diluído • Infundir em quanto tempo: em *bolus* lento	Renal: não Hepática: não	• Droga vesicante • Muitas incompatibilidades medicamentosas, preferível acesso exclusivo • Velocidade máxima: 1 mEq/kg/h • Dose máxima: 2 mEq/kg/dose ou 8 mEq/kg/dia
Cetamina IV: 50 mg/mℓ	IV	• 0,5 a 2 mg/kg/dose • Contínua: 5 a 20 µg/kg/min (máx. 60 µg/kg/min)	• Em quê: puro ou em SF, G5% ou AD • Em quanto: 50 mg/mℓ ou mais diluído • Infundir em quanto tempo: não exceder 0,5 mg/kg/min	Renal: não Hepática: não	• Contraindicado em < 3 meses e pacientes com esquizofrenia • A infusão rápida (< 60 s) pode causar depressão respiratória
	IM	• 4 a 5 mg/kg/dose	NA		
	VO	• 5 mg/kg/dose (pré-procedimento)	NA		
Cloreto de potássio IV: 19,1% = 2,56 mEq/mℓ VO: 600 mg = 8 mEq Solução 6% = 8 mEq/10mℓ	IV	• 0,5 a 1 mEq/kg (máx. 40 mEq), infundir 0,3 a 0,5 mEq/kg/h	• Em quê: SF, AD, G5%, G10%, RL ou R • Em quanto: respeitar a concentração máxima • Infundir em quanto tempo: não exceder 1 mEq/kg/h	Renal: sim Hepática: não	• Concentração máxima permitida em via periférica: 40 a 80 mEq/ℓ (15 a 30 mℓ/ℓ) • Concentração máxima permitida em via central: 80 a 200 mEq/ℓ (30 a 78 mℓ/ℓ)
	VO	• 2 a 5 mEq/kg/dia em doses divididas; não exceder 1 a 2 mEq/kg/dose			

(continua)

Medicamento	Via de administração	Dose	Diluição	Necessidade de ajuste da dose na injúria	Observações
Dobutamina IV: 12,5 mg/mℓ	IV ou IO	• 2 a 20 µg/kg/min (máx. 40 µg/kg/min)	• Em quê: SF, G5% • Em quanto: 5 mg/mℓ ou mais diluído • Infundir em quanto tempo: contínuo	Renal: não Hepática: não	• Na ICC e no choque cardiogênico • Usar acesso calibroso • Não infundir no mesmo cateter que heparina, hidrocortisona, cefazolina, penicilina e bicarbonato de sódio • Corrigir hipovolemia antes de iniciar a medicação • Doses > 20 µg/kg/min provocam alto risco de efeitos adversos (aumento importante da PAS) • Doses maiores podem ser necessárias em pacientes que usam betabloqueador
Dopamina IV: 5 mg/mℓ	IV ou IO	• 1 a 20 µg/kg/min (máx. 50 µg/kg/min)	• Em quê: G5% ou SF • Em quanto: 3,2 mg/mℓ ou mais diluído • Infundir em quanto tempo: contínuo	Renal: não Hepática: não	• Risco de necrose tecidual grave, se houver extravasamento • Usar acesso calibroso • Não infundir com soluções alcalinas, como bicarbonato de sódio • Dose de 1 a 5 µg/kg/min: melhora perfusão renal e débito urinário • Dose de 5 a 15 µg/kg/min: melhora perfusão renal, contratilidade miocárdica, débito cardíaco e pressão arterial • Dose > 15 µg/kg/min: ação alfa-adrenérgica, vasoconstrição, e eleva a pressão arterial
Epinefrina (adrenalina) IV: 1:1000 = 1 mg/mℓ	ET	• 0,1 mg/kg/dose (0,1 mℓ/kg/dose da solução 1:1.000) (máx. 2,5 mg)	• Em quê: SF • Em quanto: 5 mℓ • Infundir em quanto tempo: *bolus*	Renal: não Hepática: não	• Na PCR, o acesso IV ou IO é sempre preferível ao ET • No uso ET, após a administração do fármaco, ventilar por 5 vezes para favorecer a distribuição

Medicamento	Via	Dose	Diluição	Ajuste	Observações
	Inalatória	3 a 5 mℓ	Em quê: não diluir; Em quanto: não diluir; Infundir em quanto tempo: NA		No uso inalatório, o efeito da medicação é breve, com possibilidade de efeito rebote; Vesicante, usar preferencialmente em acesso central
	IM	Anafilaxia: 0,01 mg/kg (0,01 mℓ/kg/dose da solução 1:1.000), a cada 20 min, no vasto lateral da coxa (máx. 0,5 mg)	Em quê: não diluir; Em quanto: não diluir; Infundir em quanto tempo: NA		No uso IV ou IO, usar jato de 3 a 5 mℓ de SF, após a dose em *bolus*, para impulsionar a medicação
	IV ou IO	Parada cardíaca: 0,01 mg/kg (0,1 mℓ/kg/dose da solução 1:10.000), repetir a cada 3 a 5 min; IV contínua: 0,1 a 1 µg/kg/min	Em quê: G5%; Em quanto: 4 a 16 µg/mℓ (em acesso central, até 64 µg/mℓ); Infundir em quanto tempo: ∘ Na PCR, em *bolus* ∘ Contínuo		Para uso em cateter periférico, respeitar concentração máx. 16 µg/mℓ; Proteger da luz no uso contínuo
Etomidato IV: 2 mg/mℓ	IV ou IO	Sedação (SRI): 0,2 a 0,6 mg/kg/dose (máx. 20 mg); IV contínua: 10 a 20 µg/kg/min	Em quê: não diluir; Em quanto: não diluir; Infundir em quanto tempo: 30 a 60 s	Renal: não; Hepática: não	Não recomendado no choque séptico por causar supressão adrenal; Informações limitadas em crianças
Fentanila IV: 50 µg/mℓ	IV ou IO ou IM	Sedação e analgesia: 1 a 2 µg/kg/dose, podendo repetir a cada 30 a 60 min; IV contínua: 1 a 3 µg/kg/h (máx. 5 µg/kg/h)	Em quê: não diluir; Em quanto: não diluir; Infundir 1 a 2 min; Em quê: não diluir, SF, G5%; Em quanto: puro ou AC; Infundir em quanto tempo: contínuo	Renal: sim; Hepática: não	A infusão rápida pode resultar em rigidez torácica, prejuízos ventilatórios e laringospasmo; Infundir lentamente
Flumazenil IV: 0,1 mg/mℓ	IV ou IO	0,01 mg/kg/dose (máx. 0,2 mg/dose); pode repetir a cada 1 min até a dose total de 0,05 mg/kg ou 1 mg (até 4 vezes)	Em quê: não diluir, SF, G5%, RL; Em quanto: 0,1 mg/mℓ; Infundir em quanto tempo: 15 a 30 s	Renal: não; Hepática: não	É um antagonista dos benzodiazepínicos; Não deve ser usado se o benzodiazepínico foi utilizado para reverter crise epilética, de forma bem-sucedida

(continua)

610 PARTE 16 • Apêndice

Medicamento	Via de administração	Dose	Diluição	Necessidade de ajuste da dose na injúria	Observações

Gluconato de cálcio (10% = 100 mg/mℓ) = 0,465 mEq/mℓ ou 9,3 mg/mℓ Ca^{2+} elementar	IV ou IO	PCR e arritmias:
		• 60 a 100 mg/kg/dose (máx. 100 mg/min; 800 mg/dose; 3 g/episódio)
		Manutenção:
		• 200 a 500 mg/kg/dia (2 a 5 mℓ/kg/dia da solução a 10%) em infusão contínua ou fracionado em 4 doses
		Intoxicação por bloqueadores de canais de cálcio:
		• 60 mg/kg/dose, em *bolus*, podendo repetir em 20 min por até 5 vezes
			• Em quê: SF, G5%
			• Em quanto:
			  ○ 100 mg/mℓ (*bolus*)
			  ○ 50 mg/mℓ ou mais diluído (manutenção)
			• Infundir em quanto tempo: 10 min a 1 h; não exceder 100 mg/min
				Renal: sim
				Hepática: não
					• Utilizar nas arritmias causadas por hipocalcemia, hiperpotassemia ou hipermagnesemia
					• Evitar administração IV rápida
					• O extravasamento pode provocar necrose tecidual
					• Incompatível com fosfatos e bicarbonato de sódio
					• Compatível com fósforo orgânico (Glycophos® – glicerofosfato de sódio)

Lidocaína IV: 20 mg/mℓ (2%)	IV ou IO	Arritmias:
		• Ataque:
		  ○ 0,5 a 1 mg/kg/dose (máx. 100 mg/dose), seguida de infusão contínua
		• Manutenção:
		  ○ 10 a 50 µg /kg/min
		• SRI (pré-medicação):
		  ○ 1 a 2 mg/kg/dose
			• Em quê: SF ou G5%
			• Em quanto:
			  ○ 20 mg/mℓ (ataque)
			  ○ 1 a 8 mg/mℓ (manutenção)
			• Infundir em quanto tempo:
			  ○ *Bolus* (ataque)
			  ○ AC (manutenção)
				Renal: não
				Hepática: não
					• Atenua o efeito adrenérgico provocado pela laringoscopia

Manitol IV: 250 mg/mℓ (25%)	IV ou IO	• Ataque:
		  ○ 0,5 a 1 g/kg/dose
		• Manutenção:
		  ○ 0,25 a 0,5 g/kg a cada 4 a 6 h
			• Em quê: G5%
			• Em quanto: AC
			• Infundir em quanto tempo:
			  ○ 15 a 60 min (edema cerebral)
			  ○ 2 a 6 h (oligúria)
				Renal: cautela
				Hepática: não
					• Monitorar eletrólitos séricos e urinários, função renal, cardíaca e pulmonar

Midazolam 5 mg/mℓ	IV ou IO	• *Bolus*:
		  ○ 0,1 a 0,6 mg/kg/dose (máx. 10 mg > 5 anos e 6 mg < 5 anos)
		• Infusão contínua:
		  ○ 1 a 2 µg/kg/min (0,1 a 0,5 mg/kg/h)
			• Em quê: SF, G5%
			• Em quanto: AC
			• Infundir em quanto tempo:
			  ○ ≥ 2 min (*bolus*)
			  ○ AC (contínuo)
				Renal: sim
				Hepática: recomendável
					• Antídoto: flumazenil

Medicamento	Via	Dose	Diluição	Ajuste	Observações
	IM	0,1 a 0,15 mg/kg/dose (máx. 10 mg)	• Em quê: SF, G5% • Em quanto: 1 mg/mℓ		
	IN	0,2 a 0,3 mg/kg/dose (máx. 10 mg)	• Em quê: não diluir, SF		
Milrinona IV: 1 mg/mℓ	IV ou IO	• Ataque: ◦ 50 µg/kg • Contínuo: ◦ 0,25 a 0,75 µg/kg/min	• Em quê: SF, G5% • Em quanto: ◦ Não diluir ou AC (ataque) ◦ 200 µg/mℓ ou mais diluído (contínuo) • Infundir em quanto tempo: ◦ 10 a 60 min (ataque) ◦ AC (contínuo)	Renal: sim Hepática: não	• A dose de ataque pode causar hipotensão, o que limita sua recomendação • Usar preferencialmente em acesso central • Dados limitados em pediatria • A dose deve ser individualizada e titulada
Naloxona 0,4 mg/mℓ	IV, IO, SC, IM, ET	• < 5 anos ou < 20 kg: ◦ 0,01 mg/kg/dose, a cada 2 a 3 min (máx. 2 mg) • ≥ 5 anos ou ≥ 20 kg: ◦ 2 mg/dose, a cada 2 a 3 min	• Em quê: SF • Em quanto: ◦ Não diluir (IV, IO, SC, IM) ◦ AC (ET) • Infundir em quanto tempo: ◦ Em 30 s (IV, IO, SC, IM) ◦ Em *bolus* (ET)	Renal: não Hepática: não	• Indicado para reverter intoxicação ou overdose de opioides • Sua ação pode ser retardada no uso SC ou IM • Repetir a dose a cada 20 a 60 min, se o tempo de ação do opioide for mais longo do que o da naloxona • No uso ET, diluir em SF e, após a administração, instilar 5 mℓ de SF na cânula e realizar 5 ventilações com pressão positiva
Nitroprussiato de sódio (nitroprusseto) IV: 25 mg/mℓ	IV ou IO	• Crise hipertensiva: ◦ 0,3 a 4 µg/kg/min (máx. 10 µg/kg/min)	• Em quê: G5% • Em quanto: 50 a 200 µg/mℓ (máx. 1.000 µg/mℓ) • Infundir em quanto tempo: contínuo	Renal: sim Hepática: não	• Titular a dose a cada 5 min até obtenção do resultado • Doses elevadas podem causar metemoglobinemia e intoxicação por cianeto • Deve ser protegido da exposição à luz

(continua)

612 PARTE 16 • Apêndice

Medicamento	Via de administração	Dose	Diluição	Necessidade de ajuste da dose na injúria	Observações
Norepinefrina (noradrenalina) 1 mg/mℓ	IV ou IO	• Hipotensão e choque: ○ 0,05 µg/kg/min (máx. 2 µg/kg/min)	• Em quê: SF, G5% • Em quanto: 4 a 16 µg/mℓ (em acesso central até 64 µg/mℓ) • Infundir em quanto tempo: contínuo	Renal: não Hepática: não	• Extravasamento produz necrose tecidual • Para uso em cateter periférico, respeitar concentração máxima de 16 µg/mℓ

Octreotida 100 µg/mℓ	IV ou SC	• Hemorragias causadas por varizes do trato digestório:
		○ Ataque:
		  1 a 2 µg/kg
		○ Manutenção:
		  0,5 a 2 µg/kg/h
		• Hiperinsulinemia:
		○ 5 µg/kg/dia, 3 a 4 vezes/dia (ou em hipodermóclise)
		• Intoxicação por sulfonilureia:
		○ 1 a 1,25 µg/kg/dose
			• Em quê: SF, G5%
			• Em quanto: 100 µg/mℓ ou mais diluído
			• Infundir em quanto tempo:
			○ 3 a 30 min (ataque)
			○ AC (contínuo)
				Renal: sim
				Hepática: cautela
					• Monitorar glicemia
					• Inibe a secreção de alguns hormônios (gastrina, colecistocinina, insulina, TSH)

Propofol 10 mg/mℓ (1%) 20 mg/mℓ (2%)	IV	• SRI: ○ 1 a 2 mg/kg/dose • Infusão contínua: ○ 83 a 150 µg/kg/min	• Em quê: não diluir, G5% • Em quanto: ○ Não diluir (SRI) ○ 2 a 10 µg/mℓ (na infusão contínua) • Infundir em quanto tempo: ○ 20 a 30 s (SRI) ○ AC (contínuo)	Renal: não Hepática: não	• Usar em acesso calibroso para evitar dor • Não deve ser administrado em pacientes alérgicos a ovo e/ou soja • Altas doses ou infusão contínua podem causar a síndrome de infusão do propofol
Prostaglandina E1 (PGE1 - Alprostadil) 500 µg/mℓ 20 µg/mℓ	IV	• Dose inicial IV: ○ 0,01 a 0,05 µg/kg/min (máx. 0,1 µg/kg/min)	• Em quê: SF, G5% • Em quanto: 20 µg/mℓ ou mais diluído • Infundir em quanto tempo: AC	Renal: não Hepática: não	• Quando obtida boa resposta terapêutica, reduzir a dose para a mínima efetiva

Fármaco	Via	Dose	Diluição	Ajuste renal/hepático	Observações
Rocurônio 10 mg/mℓ	IV	• SRI: ○ 0,9 a 1,2 mg/kg/dose • Contínuo ○ 5 a 13 µg/kg/min	• Em quê: ○ Não diluir (SRI) ○ SF, G5% (contínuo) • Em quanto: ○ Não diluir (SRI) ○ 5 mg/mℓ ou mais diluído (contínuo) • Infundir em quanto tempo: ○ Em *bolus* (SRI) ○ AC (contínuo)	Renal: cautela Hepática: sim	• Doses mais elevadas podem promover apneia, hipotensão e bradicardia • O extravasamento pode causar necrose tecidual • Associar sedação • Antídoto: sugamadex • Em obesos, corrigir a dose para o peso ideal • Pode causar anafilaxia, arritmia, hiper ou hipotensão
Succinilcolina (suxametônio) 20 mg/mℓ	IV / IM profundo	• SRI: ○ ≤ 6 meses: 2 a 3 mg/kg/dose ○ 6 a 24 meses: 1 a 2 mg/kg/dose ○ ≥ 2 anos: 1 a 1,5 mg/kg/dose • Somente na impossibilidade da via IV: ○ < 6 meses: 4 a 5 mg/kg/dose ○ ≥ 6 meses: 4 mg/kg/dose (máx. 150 mg/dose) ○ Adolescentes: 3 a 4 mg/kg/dose (máx. 150 mg/dose)	• Em quê: não diluir • Em quanto: não diluir • Infundir em quanto tempo: 10 a 30 s	Renal: não Hepática: não	• O pré-tratamento com atropina reduz a ocorrência de bradicardia • Uso contínuo não é recomendado em crianças pelo risco de causar hipertermia maligna e arritmias • Em obesos, ajustar a dose pelo peso corpóreo total • Pode causar hiperpotassemia, principalmente em pacientes queimados ou com traumatismos de grande porte

(continua)

614 PARTE 16 • Apêndice

Medicamento	Via de administração	Dose	Diluição	Necessidade de ajuste da dose na injúria	Observações
Sugamadex 100 mg/mℓ	IV	• 2 mg/kg, dose única	• Em quê: SF • Em quanto: 10 a 100 mg/mℓ • Infundir em quanto tempo: no mínimo, 10 s	Renal: cautela Hepática: cautela	• Indicado na reversão do bloqueio neuromuscular (rocurônio, vecurônio) • A reversão pode ser mais lenta em pacientes com disfunção renal • A infusão rápida pode causar bradicardia e assistolia • Dados limitados em crianças • A interação com outros medicamentos é frequente, sendo recomendado consultar base de dados • Lavar a via com SF antes e depois da administração

Tiopental 500 mg/FA 1.000 mg/FA (frasco ampola)	IV	• SRI ou anticonvulsivante:
		  ○ Neonatos: 3 a 4 mg/kg/dose
		  ○ 1 a 12 meses: 5 a 8 mg/kg/dose
		  ○ ≥ 1 ano: 5 a 6 mg/kg/dose
		• Contínuo:
		  ○ 10 a 100 µg/kg/min
			• Em quê: SF, G5%
			• Em quanto:
			  ○ 20 a 50 mg/mℓ (bolus)
			  ○ 2 a 4 mg/mℓ (contínuo)
			• Infundir em quanto tempo:
			  ○ 20 a 30 s (SRI)
			  ○ AC (contínuo)
				Renal: cautela
				Hepática: cautela
					• Risco de vasodilatação, depressão miocárdica e liberação de histamina
					• Muito alcalino, incompatível com vários fármacos; infundir em acesso exclusivo

Vecurônio 1 mg/mℓ	IV	• SRI:
		  ○ 0,08 a 0,1 mg/kg/dose
		• Contínuo:
		  ○ Lactentes: 0,8 a 1,7 µg/kg/min
		  ○ Crianças e adolescentes: 0,8 a 2,5 µg/kg/min
			• Em quê:
			  ○ Não diluir (SRI)
			  ○ SF, G5% (contínuo)
			• Em quanto:
			  ○ Não diluir (SRI)
			  ○ 1 mg/mℓ (contínuo)
			• Infundir em quanto tempo:
			  ○ Em bolus (SRI)
			  ○ AC (contínuo)
				Renal: cautela
				Hepática: cautela
					• Associar sedação
					• Antídoto: sugamadex
					• Pode produzir efeito cumulativo na duração do bloqueio

OUTROS MEDICAMENTOS QUE PODEM SER USADOS EM PRONTO-SOCORRO PEDIÁTRICO

Medicamento	Via de administração	Dose	Diluição	Necessidade de ajuste da dose na injúria	Observações
Aciclovir	VO	• 20 mg/kg/dose, a cada 6 h (máx. 800 mg/dose)	NA	Renal: sim Hepática: recomendável	• Consultar doses específicas de acordo com a idade e em imunoincompetentes • Risco para neurotoxicidade e nefrotoxicidade, mais comum em doses maiores que 15 mg/kg/dose e na administração rápida • Pode provocar flebite cáustica, se houver infiltração • Considerar expansão com solução salina IV pré e pós infusão para prevenir dano renal • Apresenta interação em pacientes com uso crônico de zidovudina
	IV	• 10 a 15 mg/kg/dose, 3 vezes/dia (500 mg/m²/dose, 3 vezes/dia)	• Em quê: SF, G5% • Em quanto: 7 mg/mℓ ou mais diluído • Infundir em quanto tempo: 1 h		

Ácido acetilsalicílico (Aspirina®)	VO	• Doença de Kawasaki:
		  ◦ 30 a 100 mg/kg/dia, 4 vezes/dia, por 14 dias
		  ◦ Manter dose de 3 a 5 mg/kg/dia, 1 vez/dia
		• Para analgesia:
		  ◦ 10 a 15 mg/kg/dose, 4 a 6 vezes/dia (máx. 4 g)
			NA	Renal: sim
				Hepática: não definido
					• Redução da dose na doença de Kawasaki após 48 h afebril

Ácido aminocaproico	IV ou VO	• 50 a 100 mg/kg/dose a cada 6 h (máx. 18 g/m²/dia)	• Em quê: SF, G5% • Em quanto: 20 mg/mℓ ou mais diluído • Infundir em quanto tempo: 15 a 60 min	Renal: recomendável Hepática: não	• Dados limitados na infância e adolescência
Ácido tranexâmico	IV	• 10 mg/kg a cada 6 a 8 h	• Em quê: NA • Em quanto: AC • Infundir em quanto tempo: máx. 100 mg/min	Renal: recomendável Hepática: não	–
	VO	• 25 mg/kg a cada 6 a 8 h	NA		

(continua)

Medicamento	Via de administração	Dose	Diluição	Necessidade de ajuste da dose na injúria	Observações
Ácido valproico	VO	• 10 a 15 mg/kg/dia, 1 a 3 vezes/dia, e aumentar semanalmente até alcançar níveis terapêuticos (máx. 60 mg/kg/dia) • Manutenção: ○ 30 a 60 mg/kg/dia	NA	Renal: não Hepática: contraindicado	• Maior hepatotoxicidade em < de 2 anos • Risco de pancreatite • Evitar em pacientes com mitocondriopatia • A interação com meropeném elimina o efeito anticonvulsivante

	IV	• Mesma dosagem, porém dividida a cada 6 h
		• Ataque: 10 a 40 mg/kg
		• Manutenção: 1 a 6 mg/kg/h
			• Em quê: SF, G5%
			• Em quanto:
			  ○ 25 a 50 mg/mℓ (ataque)
			  ○ 2 a 4 mg/mℓ (contínuo)
			• Infundir em quanto tempo:
			  ○ 1 a 5 min (ataque)
			  ○ 1 a 6 mg/kg/h (contínuo)		

Albumina	IV	• 0,5 a 1 g/kg/dose	• Em quê: SF, G5%, G10% • Em quanto: sem diluir ou AC • Infundir em quanto tempo: 30 a 60 min	NA	• Risco de hipervolemia durante a infusão • Risco de hipocalcemia • Risco para edema pulmonar • Precaução em pacientes alérgicos a látex • Não diluir em AD pelo risco de ocorrer hemólise

Álcool etílico absoluto (etanol desidratado)	IV	• Ataque:
		  ○ 600 a 800 mg/kg
		  ○ (máx. 20 g/dose)
		• Manutenção:
		  ○ 100 mg/kg/h (ajustar de acordo com as dosagens séricas de etanol)
			• Em quê: G5%
			• Em quanto: diluir entre 10 e 20 vezes o volume inicial (5-10% v/v)
			• Infundir em quanto tempo: 60 min ou AC
				Renal: cautela
				Hepática: cautela
					• Antídoto para a intoxicação por metanol ou etilenoglicol
					• Consultar o centro de intoxicação para mais informações
					• Dados limitados na infância
					• Interação medicamentosa significativa com outras substâncias (consultar base de dados)
					• Pode danificar o cateter de poliuretano; dar preferência pelo cateter de silicone
					• Solução 10% v/v (diluída 10 vezes) = 78,9 mg/mℓ de etanol

	VO		• Em quê: G5% • Em quanto: diluir entre 5 e 20 vezes o volume inicial (5-20% v/v) • Infundir em quanto tempo: NA		

CAPÍTULO 136 • Bulário

Medicamento	Via	Dose	Diluição/Infusão	Ajuste de dose	Observações
Amicacina	IV ou IM	• Dose usual: ○ 15 mg/kg/dia, 1 vez/dia • Fibrose cística: ○ 20 a 30 mg/kg/dia, 1 vez/dia	• Em quê: SF, G5% • Em quanto: 10 mg/mℓ ou mais diluído • Infundir em quanto tempo: 30 a 60 min	Renal: sim Hepática: não definido	• Risco para nefrotoxicidade e ototoxicidade • A posologia de 1 vez/dia reduz risco de toxicidades • Quando associada a betalactâmicos, espaçar a administração em pelo menos 1 h
Amoxicilina	VO	• 30 a 90 mg/kg/dia, 2 a 3 vezes/dia	NA	Renal: sim Hepática: não definido	• Pode induzir exantema em paciente com infecção por EBV
Amoxicilina + clavulanato de potássio	VO	• 30 a 90 mg/kg/dia (dose referente a amoxicilina)	NA	Renal: sim Hepática: não definido	• Pode induzir exantema em paciente com infecção por EBV • Pode provocar diarreia e vômitos (clavulanato de potássio)
Ampicilina	IV ou IM	• 100 a 400 mg/kg/dia, a cada 4 a 6 h (máx. 12 g/dia)	• Em quê: G5% • Em quanto: ○ 100 mg/mℓ ou mais diluído (central) ○ 50 mg/mℓ ou mais diluído (periférico) • Infundir em quanto tempo: 10 a 15 min	Renal: sim Hepática: não definido	• Pode causar diarreia • Pode causar exantema • Doses de 100 mg/kg/dose apenas para cobertura de SNC
	VO	• > 1 mês: 50 a 100 mg/kg/dia, a cada 6 h (máx. 3 g/dia)	NA		
Ampicilina + sulbactam	IV ou IM	• 100 a 400 mg/kg/dia, a cada 6 h (máx. 12 g/dia da ampicilina e 4 g/dia de sulbactam)	• Em quê: G5% • Em quanto: ○ 100 mg/mℓ ou mais diluído (central) ○ 50 mg/mℓ ou mais diluído (periférico) • Infundir em quanto tempo: 10 a 15 min	Renal: sim Hepática: não definido	• Pode causar diarreia • Pode causar exantema • Pode provocar dor no local da infusão • Doses de 100 mg/kg/dose apenas para cobertura de SNC
Anfotericina B desoxicolato (convencional)	IV	• Dose-teste: 0,1 mg/kg/dose • Dose usual: 0,3 a 1 mg/kg/dia, 1 vez/dia • Dose cumulativa de 1,5 a 2 g em 6 a 10 semanas	• Em quê: G5%, G10% • Em quanto: 0,1 mg/mℓ ou mais diluído • Infundir em quanto tempo: 2 a 6 h (ou 1 h nos pacientes que já tenham recebido anteriormente e não apresentaram reação)	Renal: cautela Hepática: não definido	• Diluição em SF pode provocar precipitação • Pode provocar febre e alteração PA • Pode provocar hipopotassemia, náuseas, vômito, anemia, hepatotoxicidade, exantema, nefrotoxicidade, artralgia, dor no local da infusão

(*continua*)

618 PARTE 16 • Apêndice

Medicamento	Via de administração	Dose	Diluição	Necessidade de ajuste da dose na injúria	Observações
Anfotericina B complexo lipídico	IV	• Tratamento empírico: ◦ 5 mg/kg/dia, 1 vez/dia • Infecção fúngica sistêmica: ◦ 3 a 5 mg/kg/dia, 1 vez/dia	• Em quê: G5% • Em quanto: 2 mg/mℓ ou mais diluído • Infundir em quanto tempo: 2 h	Renal: cautela Hepática: não definido	• Diluição em SF pode provocar precipitação • Pode provocar febre e alteração PA • Pode provocar hipopotassemia, náuseas, vômito, anemia, hepatotoxicidade, exantema, nefrotoxicidade, artralgia, dor no local da infusão • Melhor penetração pulmonar quando comparada à formulação lipossomal
Anfotericina B lipossomal	IV	• Tratamento empírico: 3 mg/kg/dia, 1 vez/dia • Infecção fúngica sistêmica: 3 a 5 mg/kg/dia, 1 vez/dia • Meningite criptocócica em paciente com HIV: 6 mg/kg/dia, 1 vez/dia • Mucormicose: 7,5 mg/kg/dia, 1 vez/dia (máx. 10 mg/kg/dia)	• Em quê: G5% • Em quanto: 2 mg/mℓ • Infundir em quanto tempo: 2 a 6 h (ou 1 h nos pacientes que já tenham recebido anteriormente e não apresentaram reação)	Renal: cautela Hepática: cautela	• Pode provocar febre e alteração PA • Pode provocar hipopotassemia, náuseas, vômito, anemia, hepatotoxicidade, exantema, nefrotoxicidade, artralgia, dor no local da infusão • Baixa efetividade em infecções do trato urinário
Anlodipino	VO	• < 6 anos: 0,1 a 0,6 mg/kg/dose (máx. 5 mg/dia) • 6 a 17 anos: 2,5 a 5 mg, 1 vez/dia (máx. 10 mg/dia)	NA	Renal: cautela Hepática: não definido	• Segurança não estabelecida em < 6 anos
Azitromicina	VO/IV	• Tratamento habitual: ◦ 10 a 12 mg/kg no 1º dia, ◦ 5 mg/kg/dia do 2º ao 5º dia, 1 vez/dia (máx. 500 mg/dia) • Profilaxia para DST: 1 g, 1 vez (dose única)	• Em quê: SF, G5% • Em quanto: 1 a 2 mg/mℓ • Infundir em quanto tempo: 1 h	Renal: recomendável Hepática: recomendável	• Deve ser administrado 1 ou 2 h após as refeições, sem antiácidos com magnésio ou alumínio • Risco de prolongamento de QTc • Na administração IV, fazer a transição para a via oral o quanto antes, devido ao risco de flebite

CAPÍTULO 136 • Bulário **619**

Medicamento	Via	Dose	Diluição/preparo	Ajuste	Observações
Azul de metileno	IV	• 1 a 2 mg/kg/dose, 1 vez	• Em quê: G5% • Em quanto: 50 mℓ • Infundir em quanto tempo: 5 a 30 min	Renal: cautela Hepática: não definido	• Risco de síndrome serotoninérgica fatal e hemólise
Brometo de ipratrópio	Inalatória	• < 10 kg: 0,25 mg, a cada 20 min, até 3 vezes, se necessário > 10 kg: 0,5 mg, a cada 20 min, até 3 vezes, se necessário	NA	Renal: não definido Hepática: não	• Usar com cautela em paciente com glaucoma e miastenia *gravis*
Calcitonina	SC ou IM	• Hipercalcemia: ○ 2 a 4 UI/kg/dose, a cada 12 h	NA	Renal: não Hepática: não	• Monitorar fosfatase alcalina e eletrólitos séricos
Captopril	VO	• 0,15 a 0,5 mg/kg/dose, 2 a 4 vezes/dia (máx. 6 mg/kg/dia)	NA	Renal: sim Hepática: não definido	• Consultar doses específicas de acordo com a idade • Não usar em pacientes com estenose de artéria renal
Carbamazepina	VO	• Dose inicial: 5 a 10 mg/kg/dia, a cada 6 ou 8 h, aumentando a cada 5 a 7 dias, se necessário (máx. 35 mg/kg/dia) • < 6 anos: 10 a 20 mg/kg/dia, 3 a 4 vezes/dia	NA	Renal: sim Hepática: sim	• Consultar doses específicas de acordo com a idade • Verificar interações medicamentosas (indutor enzimático) • Titular a dose semanalmente (até máximo recomendado) • Riscos: anemia aplásica, agranulocitose, síndrome de Stevens-Johnson, NET
Carvão ativado	VO ou SNG	• 1 a 12 anos: 1 a 2 g/kg/dose (máx. 50 g/dose)	• Diluir na proporção de 1 g/10 mℓ de água	NA	• Consultar doses específicas de acordo com a idade • Administrar até 1 h após intoxicação para melhor resposta • Indicação: toxina com potencial de toxicidade com consequências • Contraindicação: via aérea não protegida, obstrução/perfuração intestinal, ingestão de hidrocarboneto ou cáusticos
Cefalexina	VO	• 50 a 100 mg/kg/dia, 2 a 4 vezes/dia (máx. 4 g/dia)	NA	Renal: sim Hepática: não	–

(continua)

620 PARTE 16 • Apêndice

Medicamento	Via de administração	Dose	Diluição	Necessidade de ajuste da dose na injúria	Observações
Cefazolina	IV ou IM	• 25 a 100 mg/kg/dia, 3 a 4 vezes/dia (máx. 12 g/dia)	• Em quê: SF, G5% • Em quanto: 100 mg/mℓ ou mais diluído • Infundir em quanto tempo: 30 a 60 min	Renal: sim Hepática: não	–
Cefepima	IV	• 50 mg/kg/dose, 2 a 3 vezes/dia (máx. 2 g/dose) Neutropenia febril: 50 mg/kg/dose, 3 vezes/dia	• Em quê: SF, G5% • Em quanto: 10 a 40 mg/mℓ • Infundir em quanto tempo: 30 min	Renal: sim Hepática: não	–
Cefotaxima	IV ou IM	• 100 a 300 mg/kg/dia, 3 a 4 vezes/dia (máx. 2 g/dose)	• Em quê: SF, G5% • Em quanto: 10 a 60 mg/mℓ • Infundir em quanto tempo: 30 min	Renal: sim Hepática: não	–

Ceftazidima	IV ou IM	• Dose habitual:
		  ○ 90 a 300 mg/kg/dia, 3 vezes/dia
		• Fibrose cística:
		  ○ Até 400 mg/kg/dia, 4 vezes/dia (máx. 12 g/dia)
			• Em quê: SF, G5%
			• Em quanto: 1 a 40 mg/mℓ
			• Infundir em quanto tempo: 15 a 30 min
				Renal: sim
				Hepática: não
					–

Ceftriaxona	IV ou IM	• Dose habitual:
		  ○ 50 a 100 mg/kg/dia, 1 a 2 vezes/dia (máx. 2 g/dose)
		• Meningite bacteriana:
		  ○ 100 mg/kg/dia
		• Profilaxia para meningococo e DST (dose única):
		  ○ < 15 anos: 125 mg e
		  > 15 anos: 250 mg
			IV:
			• Em quê: SF, G5%
			• Em quanto: 10 a 40 mg/mℓ
			• Infundir em quanto tempo: 30 min
			IM: reconstituir 1 g em 3,5 mℓ de lidocaína 1%
				Renal: sim
				Hepática: sim
					• Não usar em neonatos
					• Incompatível com cálcio; não administrar na mesma via

Cefuroxima	IV	• 100 a 200 mg/kg/dia, 3 a 4 vezes/dia (máx. 1.500 mg/dose)	• Em quê: SF, G5% • Em quanto: 30 mg/mℓ ou mais diluído • Infundir em quanto tempo: 15 a 60 min	Renal: sim Hepática: não	• Não deve ser utilizada para tratamento de meningite (aumento da incidência de surdez)
	VO	• 20 a 30 mg/kg/dia, a cada 12 h (máx. 500 mg/dose)			

Fármaco	Via	Dose	Diluição/Infusão	Função	Observações
Cetoprofeno	IV	• Off-label: 0,5 a 1 mg/kg/dose (máx. 50 mg/dose)	• Em quê: SF, G5% • Em quanto: 1 mg/mℓ ou mais diluído • Infundir em quanto tempo: 20 min	Renal: sim Hepática: sim	• Segurança e eficácia não estabelecidas em pediatria • Risco de sangramento gastrintestinal e insuficiência renal aguda
	VO	• 1 a 6 anos: 1 mg/kg/dose • 7 a 11 anos: 25 mg/dose • Adultos: 50 mg/dose Para todas as idades, a cada 8 h	NA		
Cetorolaco	IV ou IM	• 0,5 mg/kg/dose, a cada 4 a 6 h (dose máx. individual 15 mg se IV e 30 mg se IM; dose máx. diária 90 mg)	• Em quê: SF, G5% • Em quanto: 15 a 30 mg/mℓ • Infundir em quanto tempo: 5 min	Renal: sim Hepática: não definido	• Consultar doses específicas de acordo com a idade • Segurança e eficácia não estabelecidas em pediatria • Não usar em menores de 2 anos • Não exceder 5 dias de tratamento
	VO	• 1 mg/kg/dose, 2 a 4 vezes/dia	NA		
Ciclosporina	VO	• 3 a 5 mg/kg/dia, 2 a 3 vezes/dia	NA	Renal: recomendável Hepática: sim	• Consultar base de dados para verificar a dose apropriada para cada indicação • Dados limitados para a faixa etária pediátrica • Dose baseada em nível sérico
Ciprofloxacino	IV	• 20 a 30 mg/kg/dia, 2 a 3 vezes/dia (máx. 600 mg/dose, 1.200 mg/dia)	• Em quê: SF, G5% • Em quanto: 2 mg/mℓ ou mais diluído • Infundir em quanto tempo: 60 min	Renal: sim Hepática: recomendável	• Indicado na pediatria quando não houver outras opções terapêuticas • Evitar administração junto com eletrólitos (Mg, Al, Ca, Zn, Fe), multivitamínico, sucralfato e dieta rica em Ca
	VO	• 20 a 30 mg/kg/dia, 2 a 3 vezes/dia (máx. 750 mg/dose, 1.500 mg/dia)	NA		
Claritromicina	IV ou VO	• 15 mg/kg/dia, a cada 12 h (máx. 500 mg/dose)	• Em quê: SF, G5%, RL • Em quanto: 2 mg/mℓ ou mais diluído • Infundir em quanto tempo: 60 min	Renal: sim Hepática: sim	• Risco de prolongamento de QTc • Irritante (pode causar flebite)

(continua)

622 PARTE 16 • Apêndice

Medicamento	Via de administração	Dose	Diluição	Necessidade de ajuste da dose na injúria	Observações
Clindamicina	IV	• 20 a 40 mg/kg/dia, a cada 6 a 8 h (máx. 2,7 g/dia)	• Em quê: SF, G5%, RL • Em quanto: 6 a 18 mg/mℓ • Infundir em quanto tempo: 30 a 60 min (máx. 30 mg/min)	Renal: não Hepática: cautela	• Se ocorrer diarreia durante o tratamento, considerar possibilidade de colite pseudomembranosa
Clobazam	VO	• 10 a 40 mg/kg/dia, a cada 6 a 8 h (máx. 1,8 g/dia)	NA		

	VO	• 0,2 a 2 mg/kg/dia, 2 vezes/dia (máx. 2 mg/kg/dia ou 80 mg/dia)
		• ≤ 30 kg:
		  ○ 10 mg/dose, 1 a 2 vezes/dia (máx. 20 mg/dia)
		• > 30 kg:
		  ○ 20 mg/dose, 2 vezes/dia (máx. 40 mg/dia)
			NA	Renal: cautela
				Hepática: sim
					• Indicado para tratamento da síndrome de Lennox-Gastaut, na síndrome de Dravet (dados limitados), nas convulsões parciais ou generalizadas refratárias, como monoterapia ou terapia adjunta (dados limitados)
					• Titular a dose de acordo com a tolerância e resposta terapêutica

Clonidina	VO	• Emergência hipertensiva:
		  ○ 2 a 5 µg/kg/dose, 3 a 4 vezes/dia (máx. 10 µg/kg/dose)
		• Anti-hipertensivo:
		  ○ 5 a 25 µg/kg/dia, 2 a 3 vezes/dia (máx. 0,9 mg/dia)
			NA	Renal: sim
				Hepática: não
					• Atenção para as diferentes apresentações farmacêuticas
					• A suspensão abrupta pode causar "efeito rebote"
					• Consultar a base de dados para doses em outras indicações terapêuticas

Codeína	VO	• 0,5 a 1 mg/kg/dose, a cada 4 a 6 h (máx. 60 mg/dose)	NA	Renal: sim Hepática: sim	• Antídoto: naloxona • Risco de depressão respiratória em pacientes com comorbidades • Evitar em < 12 anos • Evitar em uso concomitante de indutores enzimáticos, pois é metabolizada em morfina

Medicamento	Via	Posologia	Preparo/diluição	Ajuste	Observações
Deferoxamina	IV	• 20 mg/kg/dose (máx. 1.000 mg/dose, 6 g/dia) com doses subsequentes menores	• Em quê: reconstituir em 5 mℓ de AD e diluir em SF, G5%, RL • Em quanto: puro ou diluído até 5 mg/mℓ • Infundir em quanto tempo: máx. 15 mg/kg/h (na primeira dose) e 125 mg/h nas doses subsequentes	Renal: sim Hepática: não	• Consultar base de dados para verificar doses subsequentes ou administração IV contínua • Tinge a urina de laranja ou rosa • Doses acima de 40 mg/kg/dia podem comprometer o crescimento da criança • Pode ser realizada infusão SC lenta de 8 a 12 h (hipodermóclise) na mesma concentração que a solução IV • Também chamada de desferroxamina
	IM	• 90 mg/kg/dose (máx. dose única 1.000 mg, dose diária 6 g); doses subsequentes menores	• Reconstituir 500 mg em 2 mℓ de AD		
Desloratadina	VO	• 6 meses a 1 ano: 1 mg • 1 a 5 anos: 1,25 mg • 6 a 11 anos: 2,5 mg • 12 anos: 5 mg, 1 vez/dia	NA	Renal: recomendável Hepática: recomendável	—
Desmopressina (DDAVP)	IV, IM, SC	• Diabetes insípido: ◦ < 12 anos: 0,1 a 1 μg/dia, 1 a 2 vezes/dia ◦ ≥ 12 anos: 2 a 4 μg/dia, 2 vezes/dia • Hemofilia A aguda ou doença de von Willebrand: ◦ 0,3 μg/kg, 30 min antes de procedimento de risco para sangramento	• Para infusão IM ou SC, não diluir • Em quê: SF • Em quanto: ◦ < 10 kg: em 10 mℓ ◦ > 10 kg: em 50 mℓ • Infundir em quanto tempo: 15 a 30 min (administrar imediatamente após o preparo)	Renal: sim Hepática: não	• Titular dose individual necessária • Pode ocorrer convulsão induzida por hiponatremia • Na infusão IV, monitorar pressão arterial e frequência cardíaca • No diabetes insípido, monitorar débito urinário e eletrólitos séricos • Não há conversão de dose bem estabelecida quando alterada a via de administração; se possível, utilizar a via de administração usual do paciente
	IN	• ≥ 3 meses até 12 anos: iniciar com 5 μg/dia, 1 a 2 vezes/dia, e considerar aumento até 30 μg/dia	NA		
	VO	• Diabetes insípido: ◦ 0,05 mg, 2 vezes/dia	NA		

(continua)

624 PARTE 16 • Apêndice

Medicamento	Via de administração	Dose	Diluição	Necessidade de ajuste da dose na injúria	Observações
Dexametasona	IV, IM ou VO	• Edema cerebral: 　○ Ataque: 1 a 2 mg/kg/dose 　○ Manutenção: 1 a 1,5 mg/kg/dia, em 4 a 6 vezes (máx. 16 mg/dia) • Asma aguda: 0,6 mg/kg, dose única (máx. 16 mg/dose) • Laringite/crupe: 0,15 a 0,6 mg/kg, dose única (máx. 16 mg/dose)	• Em quê: SF, G5% • Em quanto: AC • Infundir em quanto tempo: 　○ Ataque: 10 min 　○ Manutenção: 15 a 30 min	Renal: cautela Hepática: não	• Consultar base de dados para verificar outras indicações e doses • Considerar diluição das doses mais elevadas • A solução injetável pura pode ser administrada IV, IM e SC
Dexclorfeniramina	VO	• 2 a 6 anos: 0,5 a 1 mg/dose, 4 a 6 vezes/dia • 6 a 12 anos: 1 mg/dose, 4 a 6 vezes/dia • ≥ 12 anos: 2 mg/dose, 4 a 6 vezes/dia (máx. 12 mg/dia)	NA	Renal: não Hepática: não	• Pode provocar sonolência
Dexmedetomidina	IV	• Sedação para procedimento: 0,25 a 3 µg/kg/dose • Sedação contínua: ataque de 0,25 a 0,5 µg/kg/dose seguido de manutenção de 0,2 a 1 µg/kg/h (máx. 1,4 µg/kg/h)	• Em quê: SF, SG5% • Em quanto: 4 a 20 mg/mℓ • Infundir em quanto tempo: 5 a 10 min (ataque) ou contínuo (manutenção)	Renal: não Hepática: sim	• Pode causar hipotensão, bradicardia e retenção urinária com repetidas doses, infusão rápida ou doses altas
Diazepam	IV	• 0,15 a 0,2 mg/kg/dose, podendo repetir mais uma dose em 5 min (máx. 10 mg/dose)	• Em quê: não diluir • Infundir em quanto tempo: 1 a 2 mg/min	Renal: não Hepática: cautela	• Antídoto: flumazenil (não deve ser utilizado se a indicação do diazepam tiver sido para controle de convulsão) • No uso IV, não diluir nem misturar a outras medicações
	VR	• 0,2 a 0,5 mg/kg/dose (máx. 10 mg/dose)	• Pode ser utilizada a solução injetável pura • Infundir por via retal em 3 s • Segurar as nádegas por 6 s para evitar o escape do medicamento		• Uso oral como sedativo (45 a 60 min antes do procedimento) ou ansiolítico • Absorção retal é errática • É vesicante • Interage com o cateter de PVC
	VO	• 0,2 a 0,3 mg/kg/dose (máx. 10 mg/dose)	NA		
Diclofenaco	VO	• 2 a 3 mg/kg/dia, 2 a 4 vezes/dia (máx. 150 mg/dia)	NA	Renal: sim Hepática: sim	• Segurança e eficácia não estabelecidas em pediatria • Disponível em diversas apresentações

	Via	Dose	Diluição/Infusão	Ajuste	Observações
Difenidramina	IV ou IM	• 1 a 2 mg/kg/dose, 4 vezes/dia (máx. 50 mg/dose)	• Em quê: SF, G5% • Em quanto: 0,1 a 50 mg/mℓ (puro) ou diluído em infusão lenta de 10 a 15 min • Infundir em quanto tempo: máx. 25 mg/min	Renal: não Hepática: não	• Pode causar sonolência
	VO	• 0,5 a 1 mg/kg/dose, 4 vezes/dia (máx. 25 mg/dose)	NA		
Dimenidrinato	IV	• 0,5 a 1,25 mg/kg/dose, 4 vezes/dia (máx. 25 mg/dose; para > 12 anos: 50 mg/dose)	• Em quê: SF • Em quanto: 0,1 a 3 mg/mℓ • Infundir em quanto tempo: 15 a 20 min	Renal: não Hepática: cautela	• Pode causar sonolência • Solução injetável contém frutose e glicose
	VO	• 1 a 1,5 mg/kg/dose, 4 vezes/dia (máx. 25 mg/dose)	NA		
Dipirona 25 mg/gota	IV, IM ou VO	• 10 a 25 mg/kg/dose, 4 vezes/dia (máx. 1 g/dose; 4 g/dia)	• Em quê: não diluir • Infundir em quanto tempo: máx. 500 mg/min	Renal: sim Hepática: sim	• Pode causar hipotensão durante a infusão
Doxiciclina	VO	• > 8 anos: 2,2 mg/kg/dose, 2 vezes/dia (máx. 100 mg/dose)	NA	Renal: sim Hepática: não	• Em crianças < 8 anos, seu uso fica reservado para infecções com potencial risco de morte ou quando não houver alternativas medicamentosas melhores • O paciente deve permanecer sentado após a ingesta do medicamento • Pode causar descoloração do esmalte dos dentes e abaulamento de fontanela em bebês

(continua)

Medicamento	Via de administração	Dose	Diluição	Necessidade de ajuste da dose na injúria	Observações
EDTA-cálcico	IV	• Nível sérico < 70 µg/dℓ e assintomático: ○ 50 mg/kg/dia, 2 a 3 vezes/dia, por 5 dias (máx. 1.000 mg/dia)	• Em quê: SF, SG5% • Em quanto: 2 a 4 mg/mℓ • Infundir em quanto tempo: 8 a 12 h	Renal: sim Hepática: não	• Indicado para tratamento da intoxicação por chumbo quando o nível sérico de chumbo > 45 µg/dℓ

	IM	• Nível sérico ≥ 70 µg/dℓ ou sintomas de intoxicação plúmbica:
		  ○ 25 a 50 mg/kg/dia, 2 a 3 vezes/dia, por 5 dias (máx. 1.000 mg/dia) + dimercaprol
		• Encefalopatia plúmbica:
		  ○ 50 a 75 mg/kg/dia, 2 a 3 vezes/dia, por 5 dias (máx. 1.000 mg/dia) + dimercaprol
			• Administrar IM profundo
			• Anestésico (lidocaína) pode ser acrescido para minimizar a dor da aplicação na concentração de 0,5% = 5 mg/mℓ
			• Aplicar em local diferente do dimercaprol
					• Quando em associação, iniciar o EDTA-cálcico com a segunda dose do dimercaprol
					• Consultar o centro de intoxicação para mais informações
					• Não disponível na forma industrializada, somente em farmácias de manipulação de injetáveis (consultar o farmacêutico)

Enalapril	VO	• 0,1 mg/kg/dia, 1 a 2 vezes/dia (máx. 0,5 mg/kg/dia ou 20 mg/dia)	NA	Renal: sim Hepática: não	• Pode causar angioedema, hiperpotassemia e insuficiência renal aguda

Enoxaparina	IV ou SC	• Tratamento:
		  ○ 1 a 1,5 mg/kg/dose, a cada 12 h
		• Profilaxia:
		  ○ 0,5 a 0,75 mg/kg/dose, a cada 12 h
			Uso IV
			• Em quê: SF ou G5%
			• Em quanto: sem diluir ou AC
			• Infundir em quanto tempo: 30 min
				Renal: recomendável
				Hepática: não
					• Dados limitados em pediatria
					• Monitorar efetividade pelo fator anti-Xa, que deve ser coletado 4 a 6 h após a infusão

Eritromicina	VO	• 30 a 50 mg/kg/dia, 3 a 4 vezes/dia (máx. 2 g/dia)	NA	Renal: sim Hepática: não	• Administrar longe das refeições

Esmolol	IV	• Na emergência hipertensiva:
		  ○ Bolus: 100 a 500 µg/kg em 1 min
		  ○ Manutenção: 25 a 100 µg/kg/min (titular até 500 µg/kg/min)
		• Na taquicardia supraventricular (TSV):
		  ○ Bolus: 100 a 500 µg/kg em 1 min
		  ○ Manutenção: 25 a 500 µg/kg/min (titular até no máx. 1.000 µg/kg/min)
			• Em quê: SF, G5%, RL
			• Em quanto: 10 a 20 mg/mℓ
			• Infundir em quanto tempo:
			  ○ Em bolus: 1 a 2 min
			  ○ Manutenção: AC
				Renal: não
				Hepática: não
					• Se possível, infundir em cateter venoso central (pode utilizar concentrações maiores)
					• Usar preferencialmente em acesso central
					• Interação medicamentosa significativa com outras substâncias (consultar base de dados)
					• É vesicante

CAPÍTULO 136 • Bulário **627**

Fármaco	Via	Dose	Diluição	Ajuste	Observações
Espironolactona	VO	• 1 a 3 mg/kg/dia, 2 a 4 vezes/dia (máx. recomendado 100 mg/dia)	NA	Renal: sim Hepática: sim	• Monitorar potássio sérico
Fenitoína	IV	• Ataque: ◦ 15 a 20 mg/kg (máx. 1 g/dose) • Manutenção (12 h após ataque): ◦ 4 a 8 mg/kg/dia, em 2 a 3 vezes/dia	• Em quê: AD, SF • Em quanto: 1 a 6 mg/mℓ • Infundir em quanto tempo: 1 a 3 mg/kg/min	Renal: não Hepática: não	• Precipita em SG • Baixa estabilidade físico-química; iniciar a infusão logo após o preparo • Deve-se pausar a nutrição enteral 1 h antes e depois para administração via sonda
	VO	• 4 a 8 mg/kg/dia, 2 a 3 vezes/dia (máx. 300 mg/dia)	NA		
Fenobarbital	IV	• Ataque: ◦ 15 a 20 mg/kg • Manutenção: 5 mg/kg/dia, 2 vezes/dia	• Em quê: G5%, SF, RL • Em quanto: sem diluição ou AC • Infundir em quanto tempo: 30 min	Renal: não Hepática: recomendável	• Infusão rápida pode causar depressão respiratória, tremores e alterações transitórias no nível sérico de potássio • Baixa estabilidade físico química, iniciar a infusão logo após o preparo
	VO	• Manutenção: ◦ 3 a 5 mg/kg/dia, 1 a 2 vezes/dia	NA		
Fenoterol	Inalatória	• 0,25 mg (1 gota)/3 kg de peso (máx. 8 a 10 gotas)	• Em quê: SF • Em quanto: 3 a 5 mℓ • Infundir em quanto tempo: NA	Renal: recomendável Hepática: não	• Monitorar glicemia, taquicardia, tremor e potássio sérico
Fluconazol	IV ou VO	• Ataque: ◦ 12 mg/kg/dia, 1 vez/dia (máx. 800 mg/dia) • Manutenção: ◦ 6 a 12 mg, 1 vez/dia (máx. 800 mg/dia)	• Em quê: G5% • Em quanto: 2 mg/mℓ • Infundir em quanto tempo: 1 a 2 h (máx. 200 mg/h)	Renal: sim Hepática: recomendável	• Risco de prolongamento de QTc
Fludrocortisona (9-alfa-flúor-hidrocortisona)	VO	• 0,05 a 0,2 mg/dia, 1 a 2 vezes/dia ou 150 a 250 µg/m²/dia	NA	Renal: não Hepática: não	• Usar com cautela em pacientes com hipertensão

(continua)

628 PARTE 16 • Apêndice

Medicamento	Via de administração	Dose	Diluição	Necessidade de ajuste da dose na injúria	Observações
Furosemida	IV ou IM	• 0,5 a 2 mg/kg/dose, a cada 6 a 12 h (máx. 6 mg/kg/dose ou 40 mg/dose)	• Em quê: SF, G5% • Em quanto: sem diluição ou AC • Infundir em quanto tempo: máx. 4 mg/min	Renal: não Hepática: recomendável	• Monitorar sódio, potássio e cloreto • Usar com cautela em pacientes cirróticos; pode agravar a icterícia • Infusão mais rápida que 4 mg/min está associada a ototoxicidade
	VO	• 1 a 2 mg/kg/dose, a cada 6 a 12 h (máx. 6 mg/kg/dose)	NA		
Gamaglobulina	IV	• COVID-19, miocardite, Kawasaki: ○ 2 g/kg/dose única • Guillain-Barré, ADEM (*acute disseminated encephalomyelitis*): ○ 1 g/kg/dose, 1 vez/dia, por 2 dias • PTI, miastenia *gravis*: ○ 400 a 1.000 mg/kg/dose, 1 vez/dia, por 2 a 5 dias (máx. 2 g)	• Verificar orientação do fornecedor	Renal: recomendável Hepática: não	–
Ganciclovir	IV	• 10 mg/kg/dia, 2 vezes/dia	• Em quê: SF, G5%, RL • Em quanto: 5 mg/mℓ • Infundir em quanto tempo: ≥ 1 h	Renal: sim Hepática: recomendável	• Pode provocar toxicidade renal e medular, com pancitopenia • Pode causar flebite • Medicamento citotóxico; preparar com paramentação adequada
Gentamicina	IV ou IM	• 5 a 7,5 mg/kg/dia, 1 vez/dia	• Em quê: SF, G5% • Em quanto: 1 a 10 mg/mℓ • Infundir em quanto tempo: 30 a 120 min	Renal: sim Hepática: não	• Calcular a dose do medicamento para o peso ideal do paciente • Pode causar nefro e ototoxicidade
Glucagon 1 UI = 1 mg	IV ou IM	• Hipoglicemia: ○ 0,02 a 0,03 mg/kg/dose; pode repetir a cada 15 min (máx. 3 vezes, 1 mg/dose)	• Em quê: diluente específico ou AD • Em quanto: 1 mg/mℓ • Infundir em quanto tempo: lento	Renal: não Hepática: não	• Administrar no deltoide, glúteo ou vasto lateral

Medicamento	Via	Dose	Diluição/Infusão	Ajuste	Observações
Haloperidol	IV	• 0,05 a 0,15 mg/kg/dose, a cada hora, se necessário (máx. 5 mg/dose)	• Em quê: G5% • Em quanto: sem diluição ou AC • Infundir em quanto tempo: bolus lento	Renal: não Hepática: não	• Risco de prolongamento de QTc, *torsades de pointes* e sintomas extrapiramidais • Considerar ECG durante a infusão
	IM	• 6 a 12 anos: ○ 1 a 3 mg/dose, a cada 4 a 8 h (máx. 0,15 mg/kg/dia)	• Em quê: sem diluição • Em quanto: sem diluição • Infundir em quanto tempo: bolus		
	VO	• Agitação (3 a 12 anos): 0,01 a 0,03 mg/kg/dia, 1 vez/dia • Psicose (3 a 12 anos): 0,05 a 0,15 mg/kg/dia, 2 a 3 vezes/dia	NA		
Hidralazina	IV ou IM	• Na hipertensão aguda grave: ○ 0,1 a 0,2 mg/kg/dose, a cada 4 a 6 h (máx. 20 mg/dose)	IV: • Em quê: SF • Em quanto: 20 mg/ml • Infundir em quanto tempo: 5 mg/min IM: não diluído	Renal: sim Hepática: não	• Incompatível com soluções glicosadas
	VO	• 0,25 mg/kg/dose a cada 6 a 8 h (máx. 25 mg/dose)	NA		
Hidroclorotiazida	VO	• Edema: ○ 1 a 2 mg/kg/dia, 1 a 2 vezes/dia	NA	Renal: sim Hepática: recomendável	• Risco de hipopotassemia, hiponatremia, hiperuricemia e hipomagnesemia • Pode causar descontrole da glicemia em diabéticos

Hidrocortisona	IV, IO ou IM	• Insuficiência adrenal aguda:
		  ○ Ataque: 2 a 3 mg/kg/dose (máx. 100 mg/dose)
		  ○ Manutenção: 50 a 100 mg/m²/dia, podendo variar com a idade (máx. 200 mg/dia)
		• Choque séptico:
		  ○ 50 a 100 mg/m²/dia, 4 vezes/dia (máx. 200 mg/dia)
		• Anti-inflamatória/imunossupressora:
		  ○ 20 a 240 mg/m²/dia, 3 a 4 vezes/dia
			• Em quê: SF, G5%
			• Em quanto: 1 a 50 mg/ml
			• Infundir em quanto tempo:
			  ○ 30 s (ataque); 10 min para dose ≥ 500 mg (ataque)
			  ○ 20 a 30 min (manutenção)
				Renal: cautela
				Hepática: cautela
					• A via IV é preferível em relação à IM
					• Evitar administração IM no deltoide (pode causar atrofia subcutânea)
					• A dose deve ser consultada e ajustada dependendo da condição a ser tratada e da resposta individual do paciente
					• Deve-se utilizar a menor dose capaz de controlar a condição clínica

(continua)

Medicamento	Via de administração	Dose	Diluição	Necessidade de ajuste da dose na injúria	Observações
	VO	• Hiperplasia adrenal congênita (HAC): ∘ Dose inicial: 8 a 15 mg/m²/dia, 3 vezes/dia ∘ Manutenção: 8 a 10 mg/m²/dia, 3 vezes/dia	NA		• Em situações de estresse (p. ex., infecção, HAC ou supressão adrenal), duplicar ou triplicar a dose fisiológica • Administrar VO junto com alimentos para minimizar irritação gástrica • Evitar dose à noite, pois pode interferir no sono • Normalmente administrado em doses maiores pela manhã e doses menores à tarde e à noite
Hidróxido de alumínio	VO	• Hiperfosfatemia (P ≥ 7 mg/dℓ): ∘ 30 mg/kg/dose, 3 a 4 vezes/dia (máx. 3 g/dia) • Antiácido: ∘ 300 a 900 mg/dose (5 a 15 mℓ da solução, 320 mg/5 mℓ), 3 a 4 vezes/dia	NA	Renal: cautela Hepática: não	• Dados limitados em pediatria • Não administrar em caso de função renal alterada • Interfere na absorção intestinal de diversos medicamentos e eletrólitos (evitar oferta de outras medicações orais por 2 h) • Cada 300 mg tem a capacidade de quelar 20,9 mg de fósforo • Pelo risco de toxicidade, não utilizar por mais de 4 a 6 semanas • Existem formulações com dimeticona associada; consultar o farmacêutico
Hidróxido de magnésio	VO	• Desimpactação: ∘ 160 mg/kg/dose, 2 vezes/dia • Constipação intestinal: ∘ 80 a 240 mg/kg/dia, 1 a 2 vezes/dia (máx. 2.400 a 4.800 mg/dia)	NA	Renal: sim Hepática: não	• Existem formulações com dimeticona associada; consultar o farmacêutico • Recomendado administrar com bastante água para evitar irritação gástrica (prescrever quantidade de água conforme idade e peso)

CAPÍTULO 136 • Bulário

Hidroxizina	VO	• ≤ 40 kg:
		  ○ 2 mg/kg/dia, 3 a 4 vezes/dia
		• > 40 kg:
		  ○ 25 mg/dose, 3 a 4 vezes/dia
			NA	Renal: recomendável
				Hepática: recomendável
					• Precaução com o uso associado a depressores do SNC

Ibuprofeno 10 mg/gota	VO	• 4 a 10 mg/kg/dose, 3 a 4 vezes/dia (máx. 400 mg/dose)	NA	Renal: sim Hepática: cautela	• Pode prejudicar a função renal • Não utilizar por tempo prolongado • Diversas apresentações disponíveis

Imipeném + cilastatina	IV	• Dose com base no imipeném: 60 a 100 mg/kg/dia, 4 vezes/dia (máx. 4 g/dia)	• Em quê: SF, G5%
			• Em quanto: 2,5 a 5 mg/mℓ
			• Infundir em quanto tempo:
			  ○ Dose ≤ 500 mg: 20 a 30 min
			  ○ Dose > 500 mg: 40 a 60 min (recomendado em 3 h nos pacientes sensíveis ou nas infecções graves; não ultrapassar 4 h após preparado)
				Renal: sim
				Hepática: não
					• Usar com cautela em pacientes com antecedente de convulsão
					• Reduz NS do ácido valproico/divalproato (considerar substituição ou associação de outro anticonvulsivante)
					• Em caso de náuseas ou vômito, reduzir a velocidade de infusão
					• Pode causar flebite

Imunoglobulina hiperimune para varicela-zóster	IM	• 125 UI/cada 10 kg (mín. 62,5 UI; máx. 625 UI)	• Aplicar no deltoide ou no vasto lateral (evitar região glútea) • Se volume ≥ 3 mℓ, dividir aplicação em 2 locais	Renal: não Hepática: não	• Não aplicar IV • Administrar o mais rápido possível, em até 96 h após exposição
Indometacina	VO	• Cápsula 25 mg, 50 mg	NA	Renal: cautela Hepática: cautela	• Alto potencial de toxicidade gastrintestinal, considerar proteção gástrica • Administrar com alimentos ou antiácidos

Lactulose	VO	• Encefalopatia hepática:
		  ○ Lactentes: 3,3 a 7,0 g/dia (5 a 10 mℓ/dia), 2 a 4 vezes
		  ○ Crianças e adolescentes: 26,7 a 60 g/dia (40 a 90 mℓ/dia), 2 a 4 vezes
		• Constipação intestinal:
		  ○ 3,3 a 14 g/dia (5 a 20 mℓ/dia), 1 a 2 vezes
			NA	Renal: não
				Hepática: não
					• Dados limitados em pediatria
					• Pode ser realizado enema com 300 mℓ de lactulose + 700 mℓ de SF, reter por 30 a 60 min
					• Na encefalopatia hepática, titular a dose até conseguir 2 a 3 evacuações pastosas por dia e reduzir em caso de diarreia

(continua)

632 PARTE 16 • Apêndice

Medicamento	Via de administração	Dose	Diluição	Necessidade de ajuste da dose na injúria	Observações
Lamivudina	VO	• Profilaxia de HIV pós-exposição: 　◦ < 50 kg: 4 mg/kg, 2 vezes/dia (máx. 150 mg/dose) 　◦ ≥ 50 kg: 150 mg, 2 vezes/dia, ou 300 mg, 1 vez/dia	NA	Renal: sim Hepática: cautela	• Iniciar o tratamento em até 72 h após a exposição • Associar a outros retrovirais
Lamotrigina	VO	• < 24 meses: 　◦ Inicial: 0,15 a 0,3 mg/kg/dia, 1 a 3 vezes/dia; 　◦ Manutenção usual: 0,3 a 1,2 mg/kg/dia, 1 a 3 vezes/dia (máx. 200 mg/dia) • 2 a 12 anos: 　◦ Inicial: 0,15 a 0,3 mg/kg/dia, 1 a 3 vezes/dia 　◦ Manutenção usual: 4,5 a 7,5 mg/kg/dia, 2 a 3 vezes/dia (máx. 300 mg/dia) • Adolescentes: 　◦ Inicial: 25 a 50 mg 　◦ Manutenção usual: 100 a 200 mg/dia, 1 a 2 vezes/dia (máx. 500 mg/dose)	NA	Renal: cautela Hepática: sim	• Por haver interação medicamentosa significativa com outras substâncias, a dose pode variar de forma significativa (consultar base de dados) • Recomenda-se arredondar doses e ajustar a frequência para comprimido inteiro. Se necessário diluir; consultar o farmacêutico • Pode causar graves afecções cutâneas, como a síndrome de Stevens-Johnson • Os dados são limitados em pediatria
Levetiracetam	VO	• 7 a 10 mg/kg/dose, 2 vezes/dia ou • 7 a 60 mg/kg/dia, 2 vezes/dia	NA	Renal: sim Hepática: não	• Consultar base de dados para verificar a dose apropriada de acordo com a indicação e com a faixa etária
Levofloxacino	IV ou VO	• 6 meses a 5 anos: 　◦ 8 a 10 mg/kg/dose, 2 vezes/dia • 5 anos ou mais: 　◦ 10 mg/kg/dose, 1 vez/dia (máx. 750 mg/dia)	• Em quê: SF, G5% • Em quanto: 0,5 a 5 mg/mℓ • Infundir em quanto tempo: 60 a 90 min	Renal: sim Hepática: cautela	• Informações limitadas em relação ao uso em crianças • Pode causar flebite • Evitar administração VO junto com eletrólitos (Mg, Al, Ca, Zn, Fe), multivitamínico, sucralfato e dieta rica em Ca • Manter hidratação adequada para evitar formação de cristais na urina

Medicamento	Via	Diluição/Infusão	Dose	Ajuste	Observações
Levotiroxina	VO	NA	• 2 a 3 µg/kg/dose, 1 vez/dia, podendo chegar a 12 a 17 µg/kg/dose	Renal: não Hepática: não	• Consultar base de dados para verificar a dose apropriada para peso e idade • Os ajustes devem se pautar em resposta clínica e laboratorial • Doses mais elevadas são necessárias para bebês e lactentes

Linezolida	IV ou VO	• Em quê: não diluir
		• Em quanto: 2 mg/mℓ
		• Infundir em quanto tempo: 30 a 120 min
			• Menor que 12 anos:
			  ○ 10 mg/kg/dose, 3 vezes/dia
			• 12 anos ou mais:
			  ○ 600 mg, 2 vezes/dia
				Renal: sim
				Hepática: cautela
					• Pode causar síndrome serotoninérgica; cautela no uso concomitante com antidepressivos
					• O uso prolongado (maior que 30 dias) pode causar mielotoxicidade
					• Não recomendado para < 2 anos

Loratadina	VO	NA	• 2 a 6 anos:
			  ○ 5 mg, 1 vez/dia
			• 6 anos ou mais:
			  ○ 5 mg, 2 vezes/dia, ou 10 mg, 1 vez/dia
				Renal: cautela
				Hepática: cautela	

Meropeném	IV	• Em quê: SF, G5% • Em quanto: 1 a 50 mg/mℓ • Infundir em quanto tempo: 30 a 60 min (recomendado em 3 h nos pacientes sensíveis ou nas infecções graves)	• 20 a 40 mg/kg/dose, 3 vezes/dia (máx. 1 a 2 g/dose) • Utilizar dose máxima em infecções graves ou de SNC	Renal: sim Hepática: não	• Consultar base de dados para doses recomendadas de acordo com infecções específicas • A estabilidade do fármaco varia de acordo com o diluente • Usar com cautela em meningite e outras doenças do SNC, pois pode causar convulsão • Reduz NS do ácido valproico/divalproato (considerar substituição ou associação de outro anticonvulsivante)

(continua)

634 PARTE 16 • Apêndice

Medicamento	Via de administração	Dose	Diluição	Necessidade de ajuste da dose na injúria	Observações

Metilprednisolona	IV	• Crise de asma grave:
		  ◦ Menor que 12 anos:
		    ▪ Ataque: 2 mg/kg
		    ▪ Manutenção: 0,5 a 1,0 mg/kg/dose, 2 a 4 vezes/dia (máx. 60 mg/dia)
		  ◦ 12 anos ou mais:
		    ▪ 40 a 80 mg/dia, 1 a 4 vezes/dia (máx. 80 mg/dia)
		• Crise de asma moderada:
		  ◦ Menor que 12 anos:
		    ▪ 1,0 a 2,0 mg/kg/dia, 2 vezes/dia (máx. 60 mg/dia)
		  ◦ 12 anos ou mais:
		    ▪ 40 a 80 mg/dia, 1 a 2 vezes/dia (máx. 80 mg/dia)
		• Ação imunossupressora ou anti-inflamatória:
		  ◦ Pulsoterapia (IV):
		    ▪ 15 a 30 mg/kg/dose, 1 vez/dia, por 3 dias (máx. 1 g/dia)
		• Doença de Kawasaki (IV):
		  ◦ 30 mg/kg/dose, 1 vez/dia, por 1 ou 3 dias (máx. 1 g/dia)
		• SIMp:
		  ◦ Sem choque:
		    ▪ 1 a 2 mg/kg/dia, por 2 a 3 semanas
		  ◦ Com choque:
		    ▪ 30 mg/kg/dia, 1 vez/dia, por 1 a 3 dias (máx. 1 g/dia)
			• Em quê: SF, G5%
			• Em quanto: 2,5 a 20 mg/mℓ
			• Infundir em quanto tempo: 30 a 60 min
				Renal: cautela
				Hepática: não
					• Os dados em pediatria são limitados para as indicações na doença de Kawasaki e na SIMp
					• Consultar base de dados para outras indicações e doses
					• A infusão rápida pode causar arritmias, hipotensão e morte súbita
					• Para doses maiores que 10 mg/kg, diluir fármaco entre 2,5 e 4 mg/mℓ

Fármaco	Via	Dose	Diluição/Infusão	Renal/Hepática	Observações
Metoclopramida (0,2 mg/gota)	IV, IM ou VO	• 0,1 a 0,15 mg/kg/dose, a cada 6 a 8 h (máx. 0,5 mg/kg/dia e 10 mg/dose)	IV/IM • Em quê: SF, RL • Em quanto: 0,2 a 5 mg/mℓ • Infundir em quanto tempo: ≥ 15 min	Renal: sim Hepática: não	• Pode causar sintomas extrapiramidais, especialmente em altas doses
Metronidazol	IV	• 22,5 a 40 mg/kg/dia, 3 a 4 vezes/dia (máx. 2.250 mg/dia)	• Em quê: não diluir • Em quanto: 5 mg/mℓ • Infundir em quanto tempo: 30 a 60 min	Renal: sim Hepática: sim	• Consultar base de dados para doses em neonatos e para indicações específicas • Achatamento da onda T no eletrocardiograma • Raramente causa leucopenia
	VO	• 15 a 50 mg/kg/dia, 3 vezes/dia (máx. 2.250 mg/dia)	NA		
Minoxidil	VO	• Na hipertensão grave, resistente à terapia múltipla: ◦ < 12 anos: ▪ Dose inicial de 0,2 mg/kg/dose, 1 vez/dia (máx. 5 mg/dose) ▪ Manutenção: 0,25 a 1 mg/kg/dia, 1 a 3 vezes/dia (máx. 50 mg/dia) ◦ ≥ 12 anos: ▪ Dose inicial de 5 mg, 1 vez/dia ▪ Manutenção: 5 a 40 mg/dia, 1 a 3 vezes/dia (máx. 100 mg/dia)	NA	Renal: cautela Hepática: cautela	• Pode promover graves efeitos adversos, como derrame pericárdico com risco de tamponamento, exacerbar angina com risco para infarto agudo do miocárdio • Monitorar FC e ritmo cardíaco • Deve ser administrado mediante supervisão • Interação medicamentosa significativa com outras substâncias (consultar base de dados)
Morfina	IV	• < 50 kg: ◦ 0,05 a 0,2 mg/kg/dose, a cada 2 a 4 h (máx. 2 a 7,5 mg/dose) • ≥ 50 kg: ◦ 2 a 10 mg, a cada 2 a 4 h (máx. 5 a 10 mg/dose)	• Em quê: SF, G5% • Em quanto: 0,5 a 5 mg/mℓ • Infundir em quanto tempo: 15 a 30 min	Renal: cautela Hepática: cautela	• Antídoto: naloxona • Pode levar à depressão respiratória e causar dependência • Consultar base de dados para doses específicas (p. ex., infusão contínua), para menores de 3 meses e para outras indicações
	VO	• < 50 kg: ◦ 0,2 a 0,5 mg/kg/dose, a cada 3 a 4 h (máx. 5 a 20 mg/dose) • ≥ 50 kg: ◦ 15 a 20 mg/dose, a cada 3 a 4 h (máx. 15 a 20 mg/dose)	NA		

(continua)

636 PARTE 16 • Apêndice

Medicamento	Via de administração	Dose	Diluição	Necessidade de ajuste da dose na injúria	Observações
Mupirocina	Tópico e IN	• Pequena quantidade, 2 a 3 vezes/dia, por 5 a 10 dias	NA	Renal: não Hepática: não	• Utilizado para descolonização de MRSA

N-acetilcisteína	IV	Intoxicação por paracetamol:
		• 150 mg/kg em 1 h, seguido de 50 mg/kg em 4 h, seguido de 100 mg/kg em 16 h
			• Em quê: G5%, AD
			• Em quanto:
			  ○ 50 mg/mℓ (ataque)
			  ○ 10 mg/mℓ (manutenção)
			• Infundir em quanto tempo: ≥ 60 min
				Renal: não
				Hepática: não
					• Iniciar em até 24 h, com melhor benefício em até 8 h após a ingestão

	VO	Intoxicação por paracetamol: • 140 mg/kg, seguido de 70 mg/kg a cada 4 h	NA		
N-butil-escopolamina	IV, IM ou SC	• 0,3 a 0,6 mg/kg, AC (máx. 1,5 mg/kg/dia ou 100 mg/dia)	• Em quê: não diluir • Em quanto: 20 mg/mℓ • Infundir em quanto tempo: lento	Renal: cautela Hepática: cautela	• Dados limitados na faixa etária pediátrica

Naproxeno	VO	• < 60 kg:
		  ○ Analgesia:
		    ▪ 5 a 6 mg/kg/dose, 2 vezes/dia (máx. 1 g/dia)
		  ○ Anti-inflamatória:
		    ▪ 10 a 15 mg/kg/dia, 2 vezes/dia (máx. 1 g/dia)
		• ≥ 60 kg:
		  ○ Analgesia:
		    ▪ 250 a 375 mg/dose, 2 vezes/dia (máx. 1 g/dia)
			NA	Renal: sim
				Hepática: cautela
					• Pode comprometer a função renal
					• Não utilizar por tempo prolongado (> 5 dias)
					• Dados limitados na faixa etária pediátrica

Neostigmina	IV, IM ou SC	• No diagnóstico da miastenia *gravis*:
		  ○ 0,01 a 0,04 mg/kg/dose, 1 vez, que pode ser repetida mais 1 vez no intervalo de 4 h
		• No tratamento da miastenia *gravis*:
		  ○ 0,01 a 0,04 mg/kg/dose, 4 a 12 vezes/dia
			• Em quê: sem diluir ou em SF
			• Em quanto: 0,15 a 0,5 mg/mℓ
			• Infundir em quanto tempo: 1 a 5 min
				Renal: sim
				Hepática: não
					• Pode provocar bradiarritmia, parada cardiorrespiratória, crise convulsiva, broncospasmo, fibrilação atrial e bloqueio atrioventricular
					• Recomendado o uso de atropina como pré-tratamento
					• Recomendável ter disponíveis fluidos para uso IV, para ressuscitação

Medicamento	Via	Dose	Diluição/Infusão	Ajuste	Observações

Nifedipino	VO	• Na hipertensão grave:
		  ◦ Nifedipino de liberação imediata: 0,04 a 0,25 mg/kg/dose (máx. 10 mg/dose), podendo ser repetida a cada 4 a 6 h (máx. 1 a 2 mg/kg/dia ou 60 mg/dia)
		• No edema pulmonar da doença da altitude:
		  ◦ Nifedipino de liberação imediata: 0,5 mg/kg/dose (máx. 20 mg/dose), a cada 8 h
		  ◦ Nifedipino de liberação estendida (preferível): 1,5 mg/kg/dia, 1 a 2 vezes/dia (máx. 40 mg/dose)
			NA	Renal: não
				Hepática: cautela
					• Pode ser usado na reversão do bloqueio neuromuscular (consultar base de dados para doses específicas)
					• Dados limitados para a faixa etária pediátrica
					• Interação medicamentosa significativa com outras substâncias (consultar base de dados)
					• Comprimido de liberação controlada não deve ser partido, triturado ou macerado

Nitrofurantoína	VO	• Tratamento de ITU:
		  ◦ 5 a 7 mg/kg/dia, 4 vezes/dia (máx. 100 mg/dose)
		• Profilaxia de ITU:
		  ◦ 1 a 2 mg/kg/dia, 1 a 2 vezes/dia (máx. 100 mg/dia)
			NA	Renal: sim
				Hepática: sim
					• Não usar em doença renal grave, deficiência de G6PD e menores de 1 mês
					• Em crianças com menos de 24 meses, seu uso fica reservado para quando não houver alternativas medicamentosas melhores

Omeprazol	IV	• 0,7 a 3,3 mg/kg/dia, 1 a 2 vezes/dia (máx. 4 mg/kg/dia ou 80 mg/dia)	• Em quê: utilizar o diluente próprio ou em SF • Em quanto: 0,4 a 4 mg/mℓ • Infundir em quanto tempo: 2 a 15 min	Renal: sim Hepática: sim	• Não existe recomendação formal para o uso IV em pediatria • Maior eficácia oral quando administrado em jejum • A cápsula pode ser aberta para administração dos grânulos íntegros (consultar o farmacêutico para diluição) • Não triturar/macerar os grânulos
	VO	• 0,5 a 2 mg/kg/dose, 1 ou 2 vezes/dia (máx. 4 mg/kg/dia ou 80 mg/dia)	NA		

(continua)

Medicamento	Via de administração	Dose	Diluição	Necessidade de ajuste da dose na injúria	Observações
Ondansetrona	IV ou VO	• 0,15 mg/kg/dose, até 3 vezes/dia (máx. 8 mg/dose)	• Em quê: não diluir ou diluir em SF, G5% • Em quanto: 2 mg/mℓ • Infundir em quanto tempo: 2 a 5 min	Renal: não Hepática: sim	• Pode prolongar o intervalo QT
Oseltamivir	VO	• Menor que 1 ano: ◦ 3 mg/kg/dose, 2 vezes/dia • 1 ano ou mais: ◦ 10 a 14 kg: 30 mg/dose, 2 vezes/dia ◦ 15 a 23 kg: 45 mg/dose, 2 vezes/dia ◦ 23 a 40 kg: 60 mg/dose, 2 vezes/dia ◦ 40 kg ou mais: 75 mg/dose, 2 vezes/dia	NA	Renal: sim Hepática: desconhecido	• Introduzir preferencialmente nas primeiras 48 h de início dos sintomas • Duração do tratamento: 5 dias • Segurança e eficácia não estabelecidas em menores de 1 ano • É possível abrir a cápsula para diluição do pó
Oxacilina	IV IM	• 100 a 200 mg/kg/dia, 4 vezes/dia (máx. 2 g/dia)	• Em quê: SF, G5% • Em quanto: 0,5 a 40 mg/mℓ • Infundir em quanto tempo: 30 a 60 min • Reconstituir com 2,7 mℓ de AD para cada 500 mg	Renal: sim Hepática: não	• Aplicar IM profundo, de preferência no glúteo
Oxcarbazepina	VO	• 2 a < 4 anos: ◦ Iniciar com 8 a 10 mg/kg/dia, 2 vezes/dia, podendo chegar a 16 a 20 mg/kg/dia, aumentando a cada 2 semanas até no máx. 60 mg/kg/dia • ≥ 4 anos e ≤ 16 anos: ◦ Iniciar com 8 a 10 mg/kg/dia, 2 vezes/dia (máx. 1.200 mg/dia), aumentando a cada 2 semanas até no máx. 1.800 a 3.600 mg/dia	NA	Renal: sim Hepática: cautela	• Por haver interação medicamentosa significativa com outras substâncias, a dose pode variar de forma significativa (consultar base de dados) • Indicado para tratamento da convulsão parcial

CAPÍTULO 136 • Bulário **639**

Fármaco	Via	Dose	Diluição	Ajuste	Observações
Paracetamol (13,3 mg/gota)	VO	10 a 15 mg/kg/dose, 4 a 6 vezes/dia (máx. 75 mg/kg/dia ou 4 g/dia)	NA	Renal: cautela Hepática: cautela	• Risco de hepatotoxicidade • Usar com cuidado em paciente com deficiência de G6PD
Penicilina cristalina (benzilpenicilina potássica)	IV/IM	100.000 a 400.000 UI/kg/dia, 4 a 6 vezes/dia (máx. 24 milhões de UI/dia)	• Em quê: SF, G5% • Em quanto: 50.000 a 100.000 UI/mℓ (máx. 500.000 UI/mℓ em acesso central) • Infundir em quanto tempo: 15 a 60 min	Renal: sim Hepática: recomendável	• Administrar com cautela em pacientes com restrição de sódio ou potássio • Consultar base de dados para doses específicas por patologia e idade

Penicilina G benzatina (benzilpenicilina benzatina)	IM	• Faringite estreptocócica:
		  ◦ < 27 kg:
		    ▪ 600.000 UI, 1 vez
		  ◦ > 27 kg:
		    ▪ 1.200.000 UI, 1 vez
		• Sífilis:
		  ◦ 50.000 UI/kg (máx. 2.400.000 UI), 1 vez
			• Em quê: não diluir
			• Em quanto: não diluir
			• Infundir em quanto tempo: lento
				Renal: cautela
				Hepática: não
					• Aplicar IM profundo, de preferência no glúteo
					• Não injetar próximo a nervos ou artérias (risco de dano permanente ou gangrena)
					• Não administrar IV de forma inadvertida (risco de trombose, lesão neurovascular grave, parada cardíaca e morte)

Piperacilina + tazobactam (dose calculada com base na piperacilina)	IV	• Dose habitual:
		  ◦ 240 a 300 mg/kg/dia, 3 a 4 vezes/dia (máx. 16 g/dia)
		• Dose estendida:
		  ◦ 100 mg/kg/dose, administrada em 4 h, 3 a 4 vezes/dia
			• Em quê: SF, G5%
			• Em quanto: 5 a 200 mg/mℓ
			• Infundir em quanto tempo: 30 a 60 min (recomendado em 3 h nos pacientes sensíveis ou nas infecções graves)
				Renal: sim
				Hepática: não
					• Administração estendida pode aumentar a eficácia
					• Dados limitados em pediatria

Polietilenoglicol (PEG)	VO	• Desimpactação:
		  ◦ 1,0 a 1,5 g/kg/dia, por 3 a 6 dias (máx. 100 g/dia)
		• Laxativo:
		  ◦ 0,2 a 1,0 g/kg/dia (máx. 17 g/dia)
			NA	Renal: cautela
				Hepática: não
					• Dados limitados na faixa etária pediátrica
					• A dose deve ser individualizada
					• Dar preferência para PEG com eletrólitos
					• Diluir na proporção de 14 g em 250 mℓ em SF, água ou suco de laranja

(continua)

640 PARTE 16 • Apêndice

Medicamento	Via de administração	Dose	Diluição	Necessidade de ajuste da dose na injúria	Observações

Prednisolona (0,55 mg/gota)	VO	• Asma:
		  ◦ 1 a 2 mg/kg/dia, 1 a 2 vezes/dia (máx. 60 mg/dia)
		• Síndrome nefrótica:
		  ◦ 2 mg/kg/dia ou 60 mg/m²/dose, 1 vez/dia (máx. 60 mg/dia)
			NA	Renal: cautela
				Hepática: cautela
					• Consultar base de dados para doses específicas por patologia e idade
					• Pode causar hiperglicemia
					• Pode causar sangramento digestivo
					• Recomendado administrar com alimentos

Prednisona	VO	• Asma:
		  ◦ 1 a 2 mg/kg/dia, 1 a 2 vezes/dia (máx. 60 mg/dia)
		• Síndrome nefrótica:
		  ◦ 2 mg/kg/dia ou 60 mg/m²/dose, 1 vez/dia (máx. 60 mg/dia)
			NA	Renal: cautela
				Hepática: cautela
					• Consultar base de dados para doses específicas por patologia e idade
					• Pode causar hiperglicemia
					• Pode causar sangramento digestivo
					• Recomendado administrar com alimentos
					• Pró-fármaco: metabolizado em prednisolona pelo fígado
					• Considerar substituição por prednisolona na insuficiência hepática

Prometazina	IV, IM ou VO	• Antialérgico:
		  ◦ 0,125 mg/kg/dose, até 4 vezes/dia (máx. 12,5 mg/dose)
		• Antiemético:
		  ◦ 0,25 a 1 mg/kg/dose, 4 a 6 vezes/dia (máx. 25 mg/dose)
		• Sedativo:
		  ◦ 0,25 a 1 mg/kg/dose, até 4 vezes/dia (máx. 25 mg/dose)
			Para uso IV
			• Em quê: SF, G5%
			• Em quanto: 0,25 a 25 mg/mℓ
			• Infundir em quanto tempo: 10 a 15 min
				Renal: não
				Hepática: sim
					• Dados limitados em pediatria
					• Não indicado para < 2 anos (risco de depressão respiratória)
					• Pode causar depressão respiratória, em qualquer idade, quando utilizada com outras medicações com efeito sedativo
					• Por ser vesicante, por via IV pode causar flebite
					• Se possível, evitar a via IM (pode causar necrose tecidual)

CAPÍTULO 136 • Bulário   **641**

Propranolol	VO	• Taquiarritmias:
		  ◦ 0,5 a 1 mg/kg/dia, 3 a 4 vezes/dia (máx. 16 mg/kg/dia ou 60 mg/dia); monitorar PA e ritmo cardíaco (ECG)
		• Tireotoxicose:
		  ◦ 0,5 a 2 mg/kg/dia, 3 vezes/dia (máx. 1 a 4 mg/kg/dia ou 40 mg/dose)
			NA	Renal: cautela
				Hepática: cautela
					• É contraindicado em pacientes com choque cardiogênico, bloqueio cardíaco, bradicardia sinusal ou síndrome de Raynaud; usar com cautela em asmáticos
					• Evitar uso concomitante com beta-2 agonista
					• Em pediatria, não é recomendado como tratamento inicial da hipertensão arterial
					• Os dados são limitados em pediatria
					• Consultar base de dados para doses específicas por patologia e idade

Ranitidina	IV	• Doença gastrintestinal:
		  ◦ 2 a 4 mg/kg/dia, 3 a 4 vezes/dia (máx. 50 mg/dose)
		• Anafilaxia:
		  ◦ 1 mg/kg/dose (máx. 50 mg/dose)
			• Em quê: SF, G5%
			• Em quanto: 0,5 a 2,5 mg/ml
			• Infundir em quanto tempo: 15 a 20 min
				Renal: sim
				Hepática: cautela
					• A infusão rápida pode causar bradicardia
					• Pode ser utilizada associada a um inibidor do receptor H1 para potencializar o efeito antialérgico

	VO	• Doença gastrintestinal: ◦ 4 a 10 mg/kg/dia, 2 vezes/dia (máx. 300 mg/dia)	NA		
Rasburicase	IV	• 0,2 mg/kg/dose (máx. 0,4 mg/kg/dia)	• Em quê: diluente próprio ou SF • Em quanto: 0,03 mg/ml (1 frasco em 50 ml) • Infundir em quanto tempo: em 30 min	Renal: não Hepática: não	• Deve ser administrada em via exclusiva

(continua)

Medicamento	Via de administração	Dose	Diluição	Necessidade de ajuste da dose na injúria	Observações
Resina de troca gastrintestinal (poliestirenossulfonato de cálcio – Sorcal®)	VO, SG ou VR	• 0,5 a 1 g/kg/dose, 2 a 4 vezes/dia	• Em quê: água • Em quanto: 20 a 100 ml (0,25 g/ml) • Infundir em quanto tempo: NA • Para VR: diluir 30 g em 100 a 200 ml de sorbitol ou manitol	Renal: não Hepática: não	• Tratamento de hiperpotassemia com início de ação em 2 h • Não usar se houver obstrução do trato digestório • Risco de obstrução de sonda; administrar somente em sondas com, no mínimo, 2 a 3 mm de diâmetro (recomendado 8Fr ou mais) • Administrar manitol ou sorbitol concomitantemente para evitar constipação intestinal, principalmente se administrado VR
Rifampicina	VO	• Tuberculose: 　◦ 10 a 20 mg/kg/dia, 1 vez/dia (máx. 600 mg/dose) • Infecção sistêmica: 　◦ 15 a 20 mg/kg/dia, 3 vezes/dia (máx. 900 mg/dia) • Profilaxia para meningococo: 　◦ 20 mg/kg/dia, 2 vezes/dia, por 2 dias (máx. 600 mg/dose) • Profilaxia para *H. influenzae*: 　◦ 20 mg/kg/dia, 1 vez/dia, por 4 dias (máx. 600 mg/dose)	NA	Renal: não Hepática: não	• Raramente utilizada como monoterapia • Para melhor absorção, administrar em jejum (1 h antes, ou 2 h depois da alimentação) • Na tuberculose meningoencefálica ou pericárdica, associar prednisona 1 a 2 mg/kg (máx. 30 mg/dia) • Pode alterar a coloração da urina (avermelhada/acastanhada)
Salbutamol	IV	• Iniciar com 0,1 a 0,2 µg/kg/min e aumentar 0,1 µg/kg/min a cada 20 min, até 3 a 6 µg/kg/min	• Em quê: G5% • Em quanto: 20 a 200 µg/ml • Infundir em quanto tempo: 10 a 45 µg/min	Renal: não Hepática: não	• Dados limitados para < de 4 anos • Pode causar taquicardia e queda de potássio sérico • Diminuição do efeito em pacientes que usam betabloqueador • Aumento e desmame lento, no uso IV, para evitar eventos cardiovasculares
	Inalatória	• Inalatória (jato de 100 µg): 　◦ 2 a 8 jatos, a cada 20 min (3 doses em 1 h) ou a cada 2 a 6 h • Nebulização: 　◦ 10 a 15 kg: 1,25 mg, a cada 20 min (3 doses em 1 h), 4 a 6 vezes/dia 　◦ > 15 kg: 1,25 a 5 mg, a cada 20 min (3 doses em 1 h), 4 a 6 vezes/dia	NA		

Medicamento	Via	Dose	Diluição / Infusão	Ajuste	Observações
Sevelâmer	VO	• 10 meses a 2 anos: ◦ 140 ± 86 mg/kg/dia • ≥ 2 anos: ◦ Dose inicial de 400 ou 800 mg, 3 vezes/dia	NA	Renal: sim Hepática: não	• Administrar junto às refeições • Segurança e eficácia não foram estabelecidas em < de 18 anos
Simeticona (2,5 mg/gota)	VO	• < 2 anos (< 11 kg): ◦ 20 mg, 4 vezes/dia (máx. 240 mg/dia) • 2 a 12 anos (> 11 kg): ◦ 40 mg, 4 vezes/dia (máx. 480 mg/dia) • > 12 anos: ◦ 40 a 125 mg, 4 vezes/dia (máx. 500 mg/dia)	NA	Renal: não Hepática: não	—
Somatostatina	IV	• Ataque: ◦ 3,5 µg/kg (máx. 250 µg/dose) • Manutenção: ◦ 3,5 a 10 µg/kg/hora (máx. 50 µg/h), por 3 a 5 dias	• Em quê: SF, SG5% • Em quanto: 50 µg/ml • Infundir em quanto tempo: ◦ Ataque: 3 a 5 min ◦ Manutenção: AC	Renal: sim Hepática: cautela	• Meia vida curta, infundir continuamente • Não utilizar por mais de 5 dias
Sucralfato	VO	• 40 a 80 mg/kg/dia, 4 vezes/dia (máx. 1 g/dose)	NA	Renal: cautela Hepática: não	• Administrar com o estômago vazio, 1 h antes das refeições • Não deve ser administrado concomitantemente a antiácidos • Não é recomendada a administração por sondas, pois gera obstrução e reduz o efeito
Sulfametoxazol + trimetoprima (dose referente à trimetoprima)	IV ou VO	• Infecção moderada: ◦ 6 a 12 mg/kg/dia, 2 vezes/dia • Infecção grave: ◦ 20 mg/kg/dia, 3 a 4 vezes/dia (máx. 160 mg/dose) • *Pneumocystis carinii:* ◦ 15 a 20 mg/kg/dia, 3 a 4 vezes/dia, por 21 dias	• Em quê: G5% • Em quanto: 3,2 a 5,3 mg/ml • Infundir em quanto tempo: 60 a 90 min	Renal: sim Hepática: cautela	• Não administrar IM • Pode causar flebite • Administrar imediatamente após o preparo, ou consultar farmacêutico

(continua)

644 **PARTE 16** • Apêndice

Medicamento	Via de administração	Dose	Diluição	Necessidade de ajuste da dose na injúria	Observações

Sulfato de magnésio
(10% = 0,81 mEq/mℓ = 100 mg/mℓ, ou 50% = 4 mEq/mℓ = 500 mg/mℓ)
	IV	• Hipomagnesemia: 25 a 50 mg/kg/dose, a cada 6 h (máx. 2 g/dose)
		
		• Asma:
		  ○ 25 a 75 mg/kg/dose (máx. 2 g/dose)
		
		• *Torsades de pointes*:
		  ○ 25 a 50 mg/kg/dose (máx. 2 g/dose)
			• Em quê: SF, SG5%
			• Em quanto: 60 mg/mℓ ou mais diluído
			• Infundir em quanto tempo: 15 a 30 min
			
			• Em quê: SF, SG5%
			• Em quanto: 60 mg/mℓ ou mais diluído
			• Infundir em quanto tempo: 15 a 60 min
			
			• Em quê: SF, SG5%
			• Em quanto: 60 mg/mℓ ou mais diluído
			• Infundir em quanto tempo: *bolus*
				Renal: não
				Hepática: não
					• Antídoto: gluconato de cálcio
					• Infusões rápidas podem provocar hipotensão
					• A correção da hipomagnesemia pode ser mais lenta em pacientes assintomáticos (12,5 mg/kg/h)
					• Concentração máxima de 20% para emergências

Teicoplanina	IV ou IM	• 10 mg/kg/dia, 2 vezes/dia, nas primeiras 3 doses, e depois 6 a 10 mg/kg, 1 vez/dia (máx. 400 mg/dose ou 600 mg em pacientes obesos)	• Em quê: SF, G5%, RL • Em quanto: sem diluir ou AC • Infundir em quanto tempo: 3 a 30 min	Renal: sim Hepática: cautela	• Ajuste da dose em paciente renal, a partir do quarto dia de tratamento

Terbutalina	IV, SC, IO	• Ataque: 4 a 10 μg/kg
		• Contínuo: 0,2 a 0,4 μg/kg/min, podendo aumentar, a cada 30 min, até a dose de 0,1 a 0,2 μg/kg/min (máx. 5 μg/kg/min)
			• Em quê: SF, G5%
			• Em quanto: 0,004 a 0,5 mg/mℓ
			• Infundir em quanto tempo:
			  ○ Ataque: 5 a 10 min
			  ○ Manutenção: AC
				Renal: não
				Hepática: não
					• Titular o medicamento de acordo com toxicidade e necessidade
					• Risco de hipopotassemia e hiperglicemia
					• Risco para taquicardia e hipertensão (monitorar FC e PA)
					• Pode ser administrada por hipodermóclise (infusão contínua SC lenta)

Terlipressina	IV	• Ataque (*bolus*): 20 μg/kg
		• Contínuo: 4 a 20 μg/kg/min
			• Em quê: SF
			• Em quanto: 0,2 mg/mℓ
			• Infundir em quanto tempo:
			  ○ 1 a 2 min (*bolus*)
			  ○ AC (contínuo)
				Renal: recomendável
				Hepática: não
					• Estudos limitados em pediatria

Medicamento	Via	Dose	Ajuste	Observações
Topiramato	VO	• Espasmos infantis: 　○ 0,5 a 1 mg/kg/dia, 2 vezes/dia, podendo sofrer ajustes • Convulsão: 　○ 1 a 3 mg/kg/dia, administrada à noite ou 2 vezes (máx. 400 mg/dia)	NA	• Consultar base de dados para verificar a dose apropriada de acordo com a indicação e com a faixa etária
Tramadol (2,5 mg/gota)	VO	• 1 a 2 mg/kg/dose, 4 a 6 vezes/dia (máx. 100 mg/dose ou 400 mg/dia)	NA	• Antídoto: naloxona • Dados limitados em pediatria; usar com cautela
Valganciclovir	VO	• Dose (mg) = 7 × superfície corpórea em m² × ClCr, a cada 12 h (máx. 900 mg/dia)	NA	• A segurança e a eficácia não foram estabelecidas nessa população pediátrica
Vancomicina	IV	• 10 a 15 mg/kg/dose, 4 vezes/dia (máx. 2.000 mg/dia)	Renal: sim Hepática: não	• Em quê: SF, G5%, RL • Em quanto: 2,5 a 5 mg/mℓ (máx. 10 mg/mℓ, porém com alto risco de reação infusional) • Infundir em quanto tempo: 60 a 90 min (máx. 10 mg/min)
				• A infusão em menos de 60 min pode provocar eritema cutâneo (síndrome do homem vermelho) • O nível sérico deve ser monitorado para evitar nefrotoxicidade
Vasopressina	IV ou IO	• Choque hipotensivo e arresponsivo a fluidos e catecolaminas: 　○ 0,01 a 0,5 mU/kg/h (máx. 2 mU/kg/h) • Diabetes insípido central: 　○ 0,5 mU/kg/h, titulando a cada 10 min até obter diurese < 2 mℓ/kg/h (máx. 10 mU/kg/h) • Sangramento GI: 　○ 2 a 5 mU/kg/min, titulando até conter o sangramento (máx. 10 mU/kg/min)	Renal: não Hepática: não	• Dados limitados na pediatria • Recomendável infundir em cateter central • Vesicante • Não há recomendação formal para uso pediátrico na TV e FV sem pulso

(continua)

646 PARTE 16 • Apêndice

Medicamento	Via de administração	Dose	Diluição	Necessidade de ajuste da dose na injúria	Observações

Vigabatrina	VO	Na convulsão parcial complexa refratária:
		• 10 a 15 kg:
		  ◦ Inicial: 175 mg, 2 vezes/dia
		  ◦ Manutenção: titular até 525 mg, 2 vezes/dia (máx. 1.050 mg/dia)
		• 15 a 20 kg:
		  ◦ Inicial: 225 mg, 2 vezes/dia
		  ◦ Manutenção: titular até 650 mg, 2 vezes/dia (máx. 1.300 mg/dia)
		• 20 a 25 kg:
		  ◦ Inicial: 250 mg, 2 vezes/dia
		  ◦ Manutenção: titular até 750 mg, 2 vezes/dia (máx. 1.500 mg/dia)
		• 25 a 60 kg:
		  ◦ Inicial: 250 mg, 2 vezes/dia
		  ◦ Manutenção: titular até 1.000 mg, 2 vezes/dia (máx. 2.000 mg/dia)
		
		Nos espasmos infantis:
		• 1 mês a 2 anos:
		  ◦ Inicial: 25 mg/kg/dose, 2 vezes/dia
		  ◦ Manutenção: titular aumento até 75 mg/kg/dose, 2 vezes/dia (150 mg/kg/dia)
			NA	Renal: sim
				Hepática: cautela
					• Interação medicamentosa significativa com outras substâncias (consultar base de dados)
					• Pode causar alterações visuais
					• Usar com cautela em crianças pequenas

Vitamina K (fitomenadiona)	IV	• Intoxicação por anticoagulantes ou falência hepática: 0,03 mg/kg/dose ou 2 a 5 mg/dose	• Em quê: SF, G5% • Em quanto: 0,05 a 10 mg/ mℓ • Infundir em quanto tempo: 15 a 30 min (máx. 1 mg/ min)	Renal: não Hepática: não	• A dose ideal deve ser decidida pelo médico e pautada na indicação e no peso do paciente • Diferentes apresentações podem ter indicação de vias de administração específicas (consultar o farmacêutico)
	SC, IM ou VO	• Alargamento do INR: 2 a 5 mg/dose	NA		

Voriconazol	IV ou VO	Ataque: ○ 6 a 9 mg/kg/dose, 2 vezes/dia Manutenção: ○ 4 a 8 mg/kg/dose, 2 vezes/dia	• Em quê: SF, G5%, RL • Em quanto: 0,5 a 5 mg/mℓ • Infundir em quanto tempo: 60 a 120 min	Renal: sim Hepática: sim	• Consultar base de dados para verificar outras indicações, doses, formas e tempo de tratamento • Administrar longe da dieta (1 h antes ou 2 h após), principalmente longe de alimentos gordurosos (reduz a absorção) • A apresentação oral não é indicada na fase inicial do tratamento • Evitar o uso prolongado da apresentação IV em pacientes com função renal alterada (risco de nefrotoxicidade) • O nível sérico deve ser monitorado
Zidovudina	VO	• Profilaxia pós-exposição: ○ 4 a 9 kg: ▪ 12 mg/kg/dose, 2 vezes/dia ○ 9 a 30 kg: ▪ 9 mg/kg/dose, 2 vezes/dia ○ 30 kg ou mais: ▪ 300 mg, 2 vezes/dia	NA	Renal: sim Hepática: sim	• Deve ser administrada até 72 h após a exposição • Manter a profilaxia por 28 dias • Mielotóxico; pode cursar com anemia e leucopenia

SF: soro fisiológico; AD: água destilada; RL: Ringer lactato; R: Ringer; SG: soro glicosado; G5%: glicose a 5%; G10%: glicose a 10%; PEG: polietilemoglicol; v/v: volume/volume; AC: a critério; máx.: máximo(a); SG: sonda gástrica; SNG: sonda nasogástrica; IV: intravenoso; IM: intramuscular; SC: subcutâneo; IN: intranasal; IO: intraósseo; ET: endotraqueal; TGi: trato gastrintestinal; VO: via oral; VR: via retal; DST: doença sexualmente transmissível; NET: necrólise epidérmica tóxica; FV: fibrilação ventricular; TV: taquicardia ventricular (sem pulso); TSV: taquicardia supraventricular; HIV: vírus da imunodeficiência humana; HSV: herpes simples vírus; PTI: púrpura trombocitopênica imune; ADEM: *acute disseminated encephalomyelitis*; PCR: parada cardiorrespiratória; ICC: insuficiência cardíaca congestiva; EBV: vírus Epstein-Barr; SNC: sistema nervoso central; COVID-19: doença causada pelo coronavírus SARS-CoV-2; ITU: infecção do trato urinário; HAC: hiperplasia adrenal congênita; SIMp: síndrome inflamatória multissistêmica pediátrica; G6PD: glicose-6-fosfato desidrogenase; NA: não se aplica; AC: a critério; PAS: pressão arterial sistêmica; PA: pressão arterial; FC: frequência cardíaca; Hb: hemoglobina; TSH: hormônio estimulador da tireoide; ClCr: *clearance* de creatinina; ECG: eletrocardiograma; vel.: velocidade; g: grama; mg: miligrama; kg: quilograma; ℓ: litro; µg: micrograma; mℓ: mililitros; UI: unidades internacionais; mEq: miliequivalente; h: hora; min: minuto; s: segundo; Na: sódio; K: potássio; Ca: cálcio; SRI: sequência rápida de intubação; PVC: resina plástica; m²: metro quadrado; PGE1: prostaglandina E1; bic: concentração sérica de bicarbonato; MRSA: *Staphylococcus aureus* resistente à meticilina; *H. influenzae: Haemophilus influenzae*; NS: nível sérico; QTc: intervalo QT.

Centros de intoxicações: CCI: 0800-7713733 / (11) 5012-5311 / 5012-2399; CEATOX: 0800-148110 / (11) 2661-8571.

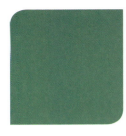

Índice Alfabético

A

Abdome
- inflamatório, 444
- obstrutivo, 473

Absorção intestinal de cálcio, diminuição da, 149

Acatisia, 86

Acesso
- intraósseo, 579
- venoso central, 581

Acetaminofeno, 71

Acetato de ulipristal, 508

Aciclovir, 615

Acidente(s)
- com escorpião, 119
- comuns na infância, 35
- ofídicos, 120
- vascular cerebral, 254, 320
- - confirmado, 256
- - suspeita, 255

Ácido
- acetilsalicílico, 73, 615
- aminocaproico, 615
- tranexâmico, 615
- valproico, 616

Acidose
- metabólica, 152
- respiratória, 153

Adenosina, 606

Adrenalina, 608

Afecção hepática aguda, 463
- fulminante, 465

Afogamento, 125

Agentes
- betabloqueadores, 441
- não farmacológicos, 75

Agitação psicomotora, 520

Alanina aminotransferase, 32

Albumina, 617

Alcalose
- metabólica, 152
- respiratória, 154

Álcool etílico absoluto, 616

Alterações
- da volemia, 489
- de sinais vitais, 95

Amicacina, 617

Aminofilina, 376

Amiodarona, 20, 606

Amnésia, 46

Amoxicilina, 617
- clavulanato de potássio, 617

Ampicilina, 617
- + sulbactam, 617

Anafilaxia, 21, 24

Analgesia, 106, 572
- dissociativa, 572
- moderada, 572
- profunda, 572

Análise do líquido pleural, 384

Anemia aguda, 263, 264

Anestesia geral, 572

Anfotericina B
- complexo lipídico, 618
- desoxicolato, 617
- lipossomal, 618

Angioedema, 202

Angiotomografia
- computadorizada, 426
- de tórax, 11

Anlodipino, 618

Anomalia(s)
- de Ebstein, 412, 560, 562
- esqueléticas, 332
- vasculares, 332

Anormalidades genéticas, 486

Anti-inflamatórios, 71

Antibióticos, 447

Anticoncepção de emergência, 508

Anticonvulsivantes, 543

Anticorpos
- anti-TNF, 181
- antirreceptores de IL-2, 181

Antieméticos, 448

Antitérmicos, 71

Antivirais, 428

Apendicite aguda, 448

Aranhas, 122

Arboviroses, 208

Arritmias cardíacas, 404
- em pacientes com cardiopatias congênitas, 408
- ventriculares, 413

Aspirina®, 615

Ataxia aguda, 317

Atresia pulmonar, 561
- com comunicação interventricular, 558

Atropina, 606

Avaliação
- do estado de hidratação do paciente, 445
- primária do traumatismo, 66
- secundária do traumatismo, 66

Avulsões fisárias da pelve, 62

Azitromicina, 618

Azul de metileno, 619

B

Bacteriemia oculta, 229

Baixo débito sistêmico, 557

Basiliximabe, 181

Betabloqueadores, 74

Bicarbonato de sódio, 20, 607

Bilirrubina total, 32

Biologia molecular, 426

Biopsia
- endomiocárdica, 426
- pericárdica, 434

650 Índice Alfabético

Bloqueadores de canal de cálcio, 74
Bothrops, 120
Bradicardia, 407
- na urgência pediátrica, 413
Bridas, 473
Brometo de ipratrópio, 375, 376, 619
Broncodilatadores, 374, 377
Bronquiolite viral aguda, 370, 372
BRUE (evento breve, resolvido e
  inexplicável), 25

C

Cálcio, 34
- iônico, 32
Calcitonina, 149, 619
Captopril, 619
Carbamazepina, 619
Cardiopatias congênitas, 557
Carvão ativado, 619
Cáusticos, 76
Cefaleia(s), 294
- primárias, 294
- tensional episódica infrequente, 297
Cefalexina, 619
Cefazolina, 620
Cefepima, 620
Cefotaxima, 620
Ceftazidima, 620
Ceftriaxona, 620
Cefuroxima, 620
Celecoxibe, 259
Células mesenquimais, 181
Celulite periorbitária e orbitária, 336
Cetamina, 572, 574, 607
Cetoacidose diabética, 158, 159
Cetoprofeno, 259, 621
Cetorolaco, 259, 621
Chikungunya, 212
Choque, 27
- cardiogênico, 28
- distributivo, 28
- frio, 29
- hipovolêmico, 28
- quente, 29
- restritivo, 28
- séptico, 31, 33
- tóxico
- - estafilocócico, 225, 226
- - estreptocócico, 226

- - por *S. aureus*, 225
- - por *S. pyogenes*, 225
Chumbo, 75
Ciclosporina, 621
Cintilografia, 11
Ciprofloxacino, 621
Circulação, 3, 105
Cistos congênitos, 332
Claritromicina, 621
Clindamicina, 622
Clobazam, 622
Clonidina, 622
Cloreto de potássio, 607
Coagulograma, 32
Cocaína, 93
Codeína, 259, 622
Colecistite aguda, 453
Coma, 315
Compressão
- medular, 322
- torácica, 14
Comunicação
- interatrial, 412
- interventricular, 412
Conduto auditivo externo, 36
Conjuntivite
- bacteriana, 345
- viral, 344
Contaminação bacteriana, 594
Contracepção de emergência, 508
Convulsão(ões)
- após TCE, 46
- clônicas focais, 538
- mioclônicas, 539
- neonatal, 538
- subclínicas, 539
- sutil, 539
- tônicas focais, 538
Corpo estranho, 36, 348
- em sistema digestório, 42
- em via aérea inferior, 39
- em via aérea superior, 36
- na orofaringe, 38
- no nariz, 38
- no ouvido, 37
Corticosteroides, 243, 375
COVID-19, 596
- caso suspeito ou provável, 597
Crack, 93

Crise
- álgica, 254
- asmática, 373
- convulsiva, 304
- de dor, 254
- febril, 304, 307
- hipertensiva, 415
- hipoxêmica, 550
- tireotóxica, 167
- tônica generalizada, 539
Critérios PECARN do traumatismo
  abdominal, 55
Crotalus, 121

D

D-dímero, 32
Daclizumabe, 181
Débito cardíaco, 28
Deferoxamina, 623
Déficit motor de instalação
  aguda, 320
Dengue, 212
- grave, 209
Derrames pleurais, 382, 584
Desfibrilador externo automático, 17
Desidratação, 132
Desloratadina, 623
Desmopressina, 623
Desobstrução de vias aéreas, 2, 16
Dexametasona, 624
Dexclorfeniramina, 624
Dexmedetomidina, 574, 624
Diabetes insípido, 162
Diarreia aguda, 444
Diazepam, 86, 624
Diclofenaco, 624
Difenidramina, 86, 625
Digitálicos, 74
Digoxina, 74
Dimenidrinato, 625
Dipirona, 259, 625
Discinesias, 85
Disfunção(ões)
- neurológica induzida pela
    bilirrubina, 536
- tireoidianas agudas, 167
Dismenorreia, 506
Dispneia, 392
Dispositivo intrauterino de cobre, 509
Distonias, 86

Distúrbios
- acidobásicos, 131
- de eletrólitos, 131
- de fluidos, 131
- do equilíbrio acidobásico, 151
- mistos, 154
Dobutamina, 440, 608
Doença(s)
- bacteriana grave, 229
- cardiovasculares, 403
- causada pelo coronavírus
  SARS-CoV-2, 596
- com baixa complacência e alta
  resistência pulmonar, 3
- de Kawasaki, 198
- do enxerto contra hospedeiro, 178
- - aguda, 178
- - crônica, 180
- endócrinas, 157
- falciforme, 254
- gastrintestinais, 443
- genitais, 477
- hematológicas, 253, 270
- hemorrágicas
- - associadas à hemostasia
    primária, 267
- - hereditárias associadas à
    hemostasia secundária, 268
- imunomediadas, 177
- infecciosas, 207
- inflamatória pélvica, 503
- meningocócica, 211
- metabólicas, 157
- - associadas à triagem neonatal, 566
- neurológicas, 293
- oftálmicas, 335
- oncológicas, 253
- respiratórias, 351
- urinárias, 477
Dopamina, 440, 608
Doxiciclina, 625
Drenagem anômala de veias
  pulmonares, 558
DRESS (reação a medicamentos
  com eosinofilia e sintomas
  sistêmicos), 185

E

Ebola, 209
Ecocardiograma, 424, 433

EDTA-cálcico, 626
Eletrocardiograma de 12
  derivações, 423, 432
Eletrólitos, 32
Emergências
- neonatais, 529
- psiquiátricas, 520
Empiema, 384
Enalapril, 626
Encefalites, 299
Encefalopatia bilirrubínica, 536
- aguda, 536
Endocardite infecciosa, 417
Endoscopia digestiva, 42
Enoxaparina, 626
Enterocolite
- necrosante, 459
- neutropênica, 457
Enxaqueca sem aura, 296
Epididimite, 494
Epiglotite, 362, 363
Epilepsia, 304
Epinefrina, 20, 440, 608
Episclerite, 345
Eritromicina, 626
Erros inatos do metabolismo, 566
Escala
- de coma de Glasgow, 45
- de faces Wong-Baker, 256
- visual analógica, 256
Esclerite, 346
Escorpião, 119
Escroto agudo, 494
Esmolol, 626
Espasmos epilépticos, 539
Espironolactona, 627
Estado
- de mal epiléptico, 304, 306
- físico do paciente, 572
- hiperglicêmico hiperosmolar, 158,
  161
Estenose
- de aqueduto de Sylvius, 332
- hipertrófica de piloro, 473
Estímulo imunogênico, 486
Estrabismo adquirido ou agudo, 338
Etanercepte, 181
Etanol desidratado, 616
Etomidato, 576, 609
Evento breve, resolvido e inexplicável
  (BRUE), 25

Excreção renal de cálcio,
  aumento da, 149
Exsanguinotransfusão, 534
Exsudatos, 384

F

Falência múltipla de órgãos, 263
Faringoamigdalite, 359
Fármacos vasoativos, 33
Febre(s), 261
- amarela, 209
- etiologia da, 239
- hemorrágicas, 208, 209
- maculosa brasileira, 210
- por arenavírus, 209
- purpúrica, 210
- sem sinais localizatórios, 228
- tifoide, 211
Fenitoína, 543, 627
Fenobarbital, 543, 627
Fenoterol, 627
Fentanila, 575, 609
Ferimentos por mordedura, 114
Ferro, 75
Fibrinogênio, 32
Fitomenadiona, 646
Flexão, 69
Fluconazol, 627
Fludrocortisona, 627
Fluidoterapia, 32, 132
Flumazenil, 609
Flutter atrial, 413
Fontanela abaulada, 46
Fórmula de Parkland, 105
Fossas nasais, 36
Fotoferese extracorpórea, 181
Fototerapia, 533
Fratura(s), 59
- da pelve, 62
- da região proximal do fêmur, 63
- de quadril, 62, 66
Furosemida, 628

G

Gamaglobulina, 628
Ganciclovir, 628
Gasometria arterial ou venosa, 31
Gentamicina, 628
Glicemia capilar, 31

652 Índice Alfabético

Glicose, 20, 34
Glomerulonefrite aguda
   pós-estreptocócica, 484
Glucagon, 628
Gluconato de cálcio, 20, 610

H

H. influenzae, 210
Haloperidol, 629
HEADSS, acrônimo, 524
Hemocultura, 32
Hemograma completo, 31
Hemorragia digestiva, 467
- alta, 467
- baixa, 470
Hemostasia
- primária, 268
- secundária, 268
Hemotórax, 388, 584
Hepatites virais, 209
- agudas, 463
Hérnia inguinal encarcerada ou
   estrangulada, 492
Herniações, 328
Hidralazina, 629
Hidrocarbonetos, 76
Hidrocefalia, 332
- obstrutiva, 332
Hidroclorotiazida, 629
Hidrocortisona, 34, 629
Hidróxido
- de alumínio, 630
- de magnésio, 630
Hidroxizina, 259, 631
Hipercalcemia, 145, 147
Hiperfosfatemia, 280
Hipernatremia, 141, 142
Hiperpotassemia, 137, 138, 280
Hiperpronação, 68
Hipertensão intracraniana, 328
Hipertermia, 95
Hiperuricemia, 280
Hipervolemia, 489
Hipocalcemia, 145, 281
Hipofaringe, 37
Hipoglicemia, 34, 99, 165
- neonatal, 545, 546
Hipoglicemiantes orais, 73

Hiponatremia, 141
- euvolêmica, 141
- hipervolêmica, 141
- hipovolêmica, 141
- redistributiva, 141
Hipopotassemia, 137
Hiposfagma, 346
Hipotensão, 31
- relacionada com a transfusão, 595
Hipovolemia, 132, 489
Hipoxemia, 557

I

Ibuprofeno, 72, 259, 631
Icterícia
- fisiológica, 530
- neonatal, 530, 533
- patológica, 530
Íleo terminal, 459
Imipeném + cilastatina, 631
Imobilizações no pronto-socorro, 62
Impactação de corpo estranho no
   sistema digestório, 43
Imunobiológicos, 243
Imunoglobulina
- antimócitos, 181
- hiperimune para varicela-zóster, 632
- intravenosa, 536
Imunossupressão, 427, 428
Infecção(ões)
- congênitas, 332
- de partes moles, 218
- do trato urinário, 229, 478
- na imunodeficiência
- - primária, 233
- - secundária, 237
- osteomusculares, 220
- pelo HIV e febre, 239
- secundária, 116
- viral, 229
Infliximabe, 181
Ingestão acidental de outras
   substâncias, 75
Inibição da reabsorção óssea, 149
Inibidores
- da enzima conversora de
   angiotensina, 440
- de JAK2, 181

- do sistema renina-angiotensina-
   aldosterona, 441
- neuro-hormonais, 441
Injúria renal aguda, 480
Inotropismo, melhora do, 440
Insuficiência
- cardíaca congestiva, 427, 436
- hepática aguda, 463
- renal aguda, 489
- respiratória aguda, 10, 12
- suprarrenal, 169
Intoxicação
- aguda por álcool, 97
- exógena, 70
- por medicação de uso comum, 71
Intubação, 2
- orotraqueal, 3, 377
- sequência rápida de, 3
Invaginação, 473
Isolamento viral, 424
Isomerismo atrial, 412

J

Junção neuromuscular, 326

K

Kernicterus, 536

L

Lactato, 31
Lactulose, 259, 631
Lamivudina, 631
Lamotrigina, 632
Laringite, 362
- aguda, 363
- espasmódica, 363
Laringotraqueobroncoscopia, 40
Latrodectus, 124
Leptospira interrogans, 210
Leptospirose, 210
Lesão(ões)
- elétricas verdadeiras, 111
- em *flash*, 111
- por chama causadas por ignição da
   roupa, 112
- por raios, 112
- pulmonar aguda relacionada com a
   transfusão, 593
Leucocoria, 341

Levetiracetam, 543, 632
Levofloxacino, 632
Levonorgestrel isolado, 508
Levotiroxina, 633
Lidocaína, 20, 259, 543, 610
Linezolida, 633
Líquido purulento, 384
Litíase, 490
Loratadina, 633
Loxosceles, 123
LSD, 95

M

Magnésio, 20
Malária, 211
Malformação de Dandy-Walker, 332
Manifestações oculares, 263
Manitol, 610
Manutenção da alimentação, 444
Marcadores laboratoriais de agressão inflamatória, 424, 433
Máscara laríngea, 3
Medicações/medicamentos
- durante a ressuscitação cardiopulmonar, 20
- em pronto-socorro pediátrico, 615
- na emergência pediátrica, 606
- para asma, 376
Medula, 321
Meningites, 299
Meropeném, 633
Mescalina, 95
Metais, 75
Metformina, 73
Metilprednisolona, 376, 634
Metoclopramida, 635
Método(s)
- de Yuzpe, 508
- hormonais, 508
Metronidazol, 635
Miastenia *gravis*, 326
Micofenolato de mofetila, 181
Midazolam, 543, 575, 610
Mielite transversa aguda, 322
Mielomeningocele, 332
Mielopatias, 321
Milrinona, 440, 611
Minoxidil, 635

Miocardiopatia
- dilatada, 558
- hipertrófica, 412
Miocardite, 421
- fulminante, 429
Miopatias agudas, 327
Monitoramento
- cardíaco, 19
- pós-intubação, 6
Mordedura
- de cão, 114
- de gato, 114
- de humanos, 114
Morfina, 259, 635
Mupirocina, 636
Músculo, 327

N

N-acetilcisteína, 636
N-butilescopolamina, 636
Naloxona, 611
Naproxeno, 259, 636
Necrólise epidérmica tóxica, 188
Nefrolitíase, 490
Neisseria meningitidis, 211
Neostigmina, 636
Neuralgias cranianas, 294
Neurônio motor
- inferior, 323
- superior, 320
Neuropatia periférica, 326
Neutropenia febril, 277
Nifedipino, 637
Nitrofurantoína, 637
Nitroprussiato de sódio, 440, 611
Norepinefrina, 612
Notificação, 518

O

Octreotida, 612
Óleo mineral, 259
Olho vermelho, 343
Omeprazol, 637
Ondansetrona, 638
Orofaringe, 37
Orquiepididimite, 494, 496
Orquite, 494
Oseltamivir, 638

Otite, 352
- externa, 354
- média aguda, 352
Oxacilina, 638
Oxcarbazepina, 638
Óxido nitroso, 577
Oxigênio, 374

P

Pancreatite, 455
Paracentese, 590
Paracetamol, 71, 259, 639
Parafimose, 498
Paralisias flácidas agudas, 323
Parkinsonismo, 85
Penicilina
- cristalina, 639
- G benzatina, 639
Pericardiocentese, 435, 584
- com análise do líquido pericárdico, 434
Pericardite, 430, 435
- no eletrocardiograma de 12 derivações, 432
Peritonite, 451
Petéquias, 267
Phoneutria, 122
Picada de animal peçonhento, 119
Pílula do dia seguinte, 508
Piperacilina + tazobactam, 639
Plantas tóxicas, 76
Plasmodium, 211
Pneumonia aguda, 379
Pneumotórax, 390
- catamenial, 390, 394
- espontâneo, 390
- hipertensivo, 584
- não hipertensivo, 584
- neonatal, 391
- traumático, 390
Poliestirenossulfonato de cálcio, 642
Polietilenoglicol, 639
Prednisolona, 376, 640
Prednisona, 376, 640
Priapismo, 261, 498, 499
Princípios de imobilização, 61
Probióticos, 447
Procalcitonina, 32

654 Índice Alfabético

Procedimentos no atendimento de urgência, 579
Processo inflamatório, 427
Prometazina, 640
Pronação dolorosa, 67, 69
Propofol, 577, 612
Propranolol, 641
Prostaglandina E1, 612
Proteína C reativa, 32
Pseudo-hiperpotassemia, 138
Pseudo-hiponatremia, 141
Pulso central, 13
Punção
- de cricoide, 587
- liquórica, 588
- torácica, 582
Púrpura(s), 267
- de Henoch-Schönlein, 191, 495
- *fulminans*, 270, 271
- trombocitopênica,
- - imune, 268, 270
- - trombótica, 272

Q

Queimadura
- cutânea, 101
- elétrica, 111
- extensão, 101
- inalatória, 101
- profundidade, 101
- química, 107
- térmica, 101

R

Radiografia
- cervical lateral, 11
- de abdome, 11
- de tórax, 11, 39
- - em decúbito lateral, 11
- - expirado, 11
- simples em duas posições de região cervical, tórax e/ou abdome, 42
Radionucleoisótopos, 424
Raiz do nervo, 324
Ranitidina, 641
Rasburicase, 641
Reação(ões)
- a medicamentos com eosinofilia e sintomas sistêmicos (DRESS), 185

- alérgicas, 591
- distônicas, 85
- febril não hemolítica, 593
- hemolítica aguda, 592
- transfusionais, 591
Redução
- da secreção do PTH, 149
- da sobrecarga hídrica e salina, 439
Regra DOPE, 6
Relação compressão/ventilação, 17
Reposição de potássio em caso de cetoacidose diabética, 160
Resina de troca gastrintestinal, 642
Respiração, 2, 13
- artificial, 16
Ressonância magnética, 43
- cardíaca, 425
Ressuscitação cardiopulmonar, 13
- avançada, 17
- medicações usadas durante a, 20
- monitoramento da qualidade da, 21
Retorno da circulação espontânea, 21
Rickettsia rickettsi, 210
Rifampicina, 642
Rinossinusites, 356
Risco de morte iminente, 1
Rocurônio, 613
Ruxolitinibe, 181

S

Salbutamol, 376, 642
Salmonella, 211
SAMU, 13
Secreção inapropriada de hormônio antidiurético, 172
Sedação, 572
- dissociativa, 572
- mínima, 572
- moderada, 572
- profunda, 572
Segurança do local, 13
Sepse, 247
Sequestro esplênico, 260
Serpentes, 120
Sevelâmer, 643
Simeticona, 643
Sinal(is)
- autonômicos, 539
- de Chvostek, 146

- de Trousseau, 146
- do cinto de segurança, 55
Síncope, 313
Síndrome(s)
- anticolinérgica, 77
- anticolinesterásica, 80
- compressivas, 282
- da hipoplasia do coração esquerdo, 559
- da resposta inflamatória sistêmica, 247
- de Guillain-Barré, 324
- de hipoplasia do coração esquerdo, 561
- de Kawasaki, 198
- de lise tumoral, 280
- de má absorção de água, 444
- de Stevens-Johnson, 188
- depressiva (sedativo-hipnótica), 82
- dissociativa, 95
- do choque tóxico, 224
- extrapiramidal, 85
- gripal, 366
- hemofagocítica, 194
- hemolítico-urêmica, 272
- hemorrágicas, 267
- meta-hemoglobinêmica, 88
- - adquirida, 88
- - congênita, 88
- nefrítica, 483
- nefrótica, 486, 488
- pulmonar e cardiovascular por hantavírus, 209
- simpatomimética, 90
- torácica aguda, 256
Sinusites, 356
Sobrecarga circulatória secundária à transfusão, 595
Somatização, 526
Somatostatina, 644
Sorcal®, 642
Staphylococcus aureus, 218
Streptococcus pyogenes, 218
Subluxação atlantoaxial, 48
Substâncias
- comuns em intoxicação exógena, 70
- de ação cardiovascular, 74
Succinilcolina, 613
Sucralfato, 643
Sugamadex, 614

Suicídio, 523
Sulfametoxazol + trimetoprima, 643
Sulfato de magnésio, 376, 377, 644
Sulfonilureias, 73
Supinação, 69
Suxametônio, 613

T

Taquicardia(s)
- atrial, 413
- na urgência pediátrica, 413
- por reentrada nodal, 413
- supraventricular, 405, 413
Técnica de compressão torácica de
   acordo com a idade, 16
Teicoplanina, 644
Tempo de coagulação, 121
Terapia elétrica, 19
Terbutalina, 644
Terlipressina, 644
Teste do pezinho, 567
Tetralogia de Fallot, 412, 559, 561
Tiflite, 457
Tiopental, 543, 614
Tireoidite subaguda, 168
Tomografia computadorizada, 40, 43
- de abdome, 11
- - pautada nos achados do
      eFAST, 56
- de crânio, 11
Topiramato, 645
Toracocentese, 582
Torção
- de apêndices testiculares, 494, 496
- de testículo, 496
- testicular, 494
Tramadol, 259, 645
Transfusão, 256

Transplante
- de células-tronco
   hematopoéticas, 178, 241
- de órgãos sólidos, 241
Transposição
- corrigida de grandes
   artérias, 412
- das grandes artérias, 559, 562
Transtornos psicossociais, 511
Transudatos, 382
Traqueíte, 362, 365
Traumatismo(s), 44, 495
- abdominal, 54
- - critérios PECARN do, 55
- - fechado, 58
- - - com suspeita de lesão de
       víscera, 57
- associados a alto risco de lesão
   contusa, 56
- cranioencefálico, 44
- de extremidades, 58, 61
- de uretra, 501
- ocular, 346, 348
- torácico, 51, 53
Tríade de Virchow, 321
Tromboembolismo, 489
- pulmonar, 397
- venoso, 272
Tumores congênitos, 332

U

Úlcera de córnea, 345
Ultrassonografia de tórax, 11
Unidade de emergência, 295
Urocultura, 32
Urticária, 202
Uveíte anterior, 345

V

Valganciclovir, 645
Vancomicina, 645
Vasopressina, 645
Vecurônio, 614
Veia
- femoral, 582
- jugular interna, 581
- subclávia, 582
Ventilação, 105
- com bolsa-valva-máscara, 2
- com via aérea avançada, 17
- mecânica, 377
- não invasiva, 377
Via(s) aérea(s), 105
- características anatômicas e
   fisiológicas das, 2
- desobstrução de, 2
- difícil, 6
- manejo de, 2
Via(s) de infusão de medicamentos, 19
- acesso vascular, 19
- central, 19
- femoral, 19
- intraóssea, 19
- traqueal, 19
- venosa periférica, 19
Vigabatrina, 646
Violência sexual, 512
Vitamina K, 646
Vitimização física e psíquica, 515
Vólvulo intestinal, 473
Vômito, 46
Voriconazol, 647

Z

Zidovudina, 647
Zika, 212
Zinco, 446